肝病
临床诊断与治疗

胡敬宝 等/编著

吉林科学技术出版社

图书在版编目（CIP）数据

肝病临床诊断与治疗 / 胡敬宝等编著. -- 长春：
吉林科学技术出版社, 2018.4
　ISBN 978-7-5578-3988-8

　Ⅰ. ①肝… Ⅱ. ①胡… Ⅲ. ①肝疾病—诊疗 Ⅳ.
①R575

中国版本图书馆CIP数据核字(2018)第082155号

肝病临床诊断与治疗

出 版 人　李　梁
责任编辑　孟　波　孙　默
装帧设计　孙　梅
开　　本　889mm×1194mm　1/16
字　　数　1280千字
印　　张　40
印　　数　1-3000册
版　　次　2019年5月第1版
印　　次　2019年5月第1次印刷

出　　版　吉林出版集团
　　　　　吉林科学技术出版社
发　　行　吉林科学技术出版社
地　　址　长春市人民大街4646号
邮　　编　130021
发行部电话/传真　0431-85635177　85651759　85651628
　　　　　　　　　　85677817　85600611　85670016
储运部电话　0431-84612872
编辑部电话　0431-85635186
网　　址　www.jlstp.net
印　　刷　三河市天润建兴印务有限公司

书　　号　ISBN 978-7-5578-3988-8
定　　价　268.00元

前　言

随着人们生活水平的不断提高和现代医学的迅速发展,人们对健康的要求和医学诊疗功效期望值越来越高。近年来,肝脏病学发展迅速,诊断方法和诊疗技术不断更新。因此作为一名肝病科医师,必须不断学习,具备广博的知识和精湛的医术,才能满足临床工作的需要,才能更好的为患者解除病痛。为了满足广大肝病科医务人员学习和提高业务水平,作者编写了这本《肝病临床诊断与治疗》。

本书内容包括肝脏疾病的症状和体征、肝脏疾病常见的诊断方法、病毒性肝炎、慢性肝炎、肝硬化、门静脉高压症、肝脏良性局灶性病变、肝癌、自身免疫性肝病、肝感染性疾病、遗传代谢障碍性肝病、重症肝病的救治、肝血管疾病和肝移植的诊断技术和治疗方法。本书编写过程中,参阅了大量相关专业文献书籍。同时注重实用性,并力求详尽准确。希望对从事肝病科的临床工作者提供帮助。

本书在编写过程中各位编者付出了巨大努力,但由于编写经验不足,加之时间仓促,疏漏或不足之处恐在所难免,希望诸位同道不吝批评指正,以期再版时予以改进、提高,使之逐步完善。

目　　录

第一章 肝脏疾病的症状和体征

第一节 肝大

肝大是肝病的常见体征,也是进一步确诊的重要线索,由于引起肝大的病因繁多,临床诊断往往比较困难。

正常成人如果肝上界正常,一般在肋缘下触不到肝下缘。在腹壁较松或体形瘦长者,有时深吸气时,可在肋弓下触及肝下缘,但在 1cm 以内,剑突下正中线可触及肝下缘,多在 3cm 以内,或不超过剑突下与脐连线的上 1/3 和中 1/3 交界处。正常人右侧锁骨中线上叩诊肝肺的交界(相对浊音界)为肝上界,通常在第五肋间,通过触诊或结合叩诊可确定肝下缘,右锁骨中线的肝上界和触诊所得的肝下缘之间距,正常为 9～12cm,此值的大小与身高及体形有一定的关系。身高高的人肝上下径也长,反之则上下径短,如肝上下径明显超过此值,则提示肝大,需进一步经超声检查确定。正常肝脏质地软,边缘薄,无压痛。当检查发现肝大时必须仔细检查有无压痛、叩击痛及肝脏表面是否光滑、肝质地有无改变。病理性肝大时肝区常有压痛、叩击痛且肝脏质地有不同程度改变。肝脏是否肿大可借叩诊、触诊、B 型超声和 CT 来确定,可以确定弥漫性肝大或局限性肝大。

一、病理性肝大的机制

弥漫性肝大可因肝细胞内和(或)肝细胞外的因素引起。

1.肝细胞内因素 ①肝细胞肿胀、气球样变,引起肝细胞增大。②淋巴组织细胞增生,是引起肝大的次要原因,仅在肝细胞坏死和部分肝切除后,才有较明显和过度的细胞增生。③肝非实质细胞增生(窦内皮细胞、Kupffer 细胞),外来的骨髓细胞可引起肝脏内 Kupffer 细胞增生;内毒素、细菌、激素和来自肠道的其他物质的慢性刺激,可导致其局部再生;内毒素以及内毒素作用介质如组胺、5.羟色胺可引起窦内皮细胞的增生。④异常物质的积存:由于分解代谢紊乱和排泄减少,导致糖原、蛋白质、蛋白多糖、脂类、铜和铁在肝实质细胞和非实质细胞内积存。⑤淋巴组织细胞浸润:主要是肝细胞坏死的反应或因细菌性和病毒性感染时的炎性反应所致。⑥溶血性疾病时骨髓外造血。⑦多发性囊肿或畸形(错构瘤),肝肿瘤时弥漫性或多发性浸润。

2.肝细胞外因素 ①窦状隙和 Disse 腔淤血,多为右心衰竭,尤其是缩窄性心包炎或肝静脉阻塞(肝静脉内膜炎、Budd-Chiari 综合征)时更为显著。②淋巴液生成过多和(或)淋巴回流受阻。③胆汁排泄受阻,在儿童时迅速肝大,在成人则缓慢。④细胞外基质及其大分子成分增加(胶原弹性蛋白、蛋白多糖、糖蛋白)。

肝大多是多因素共同作用的结果,例如:中央静脉周围的肝细胞气球样变和淋巴组织浸润可使血循环障碍和淋巴液生成增多;局部的肝大可因局限性畸形(囊肿)、局部炎症(肝脓肿)、寄生虫侵袭(棘球蚴囊虫)、良性或恶性肿瘤所致。

二、弥漫性肝大的常见疾病

弥漫性肝大的常见疾病:急性肝炎、慢性肝炎、急性中毒性肝炎、脂肪肝、肝硬化、代谢性肝硬化和累积病、胆道梗阻(儿童时)、免疫系统疾病、血液系统疾病、右心衰竭或缩窄性心包炎、闭塞性肝静脉内膜炎和Budd-Chiari 综合征、感染性疾病、肿瘤和转移癌、肝囊肿等。

局限性肝大的疾病:肿瘤(腺瘤和癌)、囊肿、血管瘤、血管性错构瘤、细菌性或阿米巴性肝脓肿、棘球蚴囊虫等。

常见的肝大原因有:

1.病毒性肝炎　肝大是各类病毒性肝炎的常见症状。一般肝大在肋下 1～3cm,表面光滑,边缘锐利,质地稍硬。主要是因为肝实质炎性水肿导致肝包膜紧张所致,当肝组织大块坏死时,肝脏可以萎缩。

2.胆汁淤积性肝大　主要是由于各种原因引起肝内毛细胆管、小胆管、肝胆管或胆总管的机械性阻塞、胆汁淤积引起肝大。由于阻塞部位不同,可分为肝内阻塞和肝外阻塞,常常合并有阻塞性黄疸。肝外阻塞的原因有:①胆管内因素:如结石、蛔虫、血凝块阻塞等;②胆管壁因素:如胆管狭窄、胆管癌、壶腹周围癌、胆管炎、先天性胆管闭锁;③胆管外因素,如胰腺癌、胰腺炎、肝门区淋巴结转移癌。

3.脂肪肝　脂肪肝触诊时肝脏轻度或中度肿大,表面光滑,质地正常或稍硬、多无明显压痛,黄疸少见。超声检查有助诊断。

4.淤血性肝大　常见于右心衰竭或心包炎,其特点是肝大程度与心功能不全程度成正比,心力衰竭加重时肝大加重,心力衰竭改善后肝脏可缩小。

5.中毒性肝大　某些药物或者化学制剂可引起不同程度的肝损害,且常导致肝大和黄疸。

6.肝脓肿　在腹腔化脓性感染或败血症病程中如出现肝大和疼痛,要高度怀疑本病。临床表现常以高热恶寒、右上腹痛、肝大为主要症状。

7.肝癌　包括原发性肝癌和继发性肝癌,肝脏大,质地偏硬,有压痛。

8.其他　如肝脏肿瘤与囊肿。

三、肝大的诊断步骤

1.超声检查　当体检发现肝大时,需作超声检查,其目的是:①触诊的肝大予以进一步证实;②区别局限性或弥漫性肝大;③判断肝内结构呈均质或非均质;④非均质改变时,了解是否存在局限结节、囊肿或血管重影;⑤当触诊不能确定是否肝大时,超声检查可以排除是否某些肝外疾病所致,如肿大的胆囊、胰腺肿瘤或肾癌,有时这些疾病触诊时易误诊为肝大。

2.临床化学、病毒学和血清学检查　对于均质性弥漫性肝大,常须进行一系列实验室检查,如 ALT、γ-GT、ALP、ChE 和 γ 球蛋白,结合病毒学和血清学检查以利于鉴别诊断。经超声检查证实充满液体的空腔,可通过穿刺后经血清学、细菌学和寄生虫检查以确定病因(棘球蚴、阿米巴和细菌性肝脓肿等);而对于超声证实的局限性病灶(结节、囊肿、血管瘤等),实验室检查常常难以定性。

3.超声检查不能确定的囊肿和血管性病变　大多数先用 CT,在怀疑或证实为血管病变时,可行血管造影检查,也可用 MRI 或 ECT 检查。

4.腹腔镜　腹腔镜检查结合目的性肝穿刺活检,对于明确肝大的病因具有重要的价值,尤其是局限性肝大如肝癌等,可明显提高确诊率;腹腔镜检查也可同时判断有无门静脉高压的征象或有无并发的腹膜病变;根据腹腔镜表现对先天性非溶血性黄疸,如 Gilbert 病、Dubin-Johnson 综合征的鉴别也具有重要的临床意义。

5.肝活检　经超声检查、结合临床化学、病毒学和血清学检查,不能确诊时均可行肝活检,对于肝脏均质性改变可行盲目肝穿刺,当超声证实肝组织内结节病灶时,可在超声或腹腔镜引导下作目的性穿刺。

6.囊肿和脓肿穿刺　除外血管病变(血管瘤、血管内皮瘤)时,可在目的性穿刺时抽吸其内容物进一步检查。当疑有肝棘球蚴囊虫病时,不宜作肝穿刺。

(姜春梅)

第二节　右上腹痛

一、右上腹痛的病理生理

右上腹痛是肝脏和胆道疾病常见而又重要的症状。肝脏的神经具有交感神经和副交感神经双重支配的特征,主要有来自迷走神经的腹支、两侧胸段 6~9 交感神经支以及右膈神经的分支。交感神经沿肝动脉,迷走神经沿门静脉进入肝脏。肝脏和胆囊具有丰富的内脏神经感受器,肝脏的门静脉分支和肝动脉壁上有游离的神经末梢和 Vater-Pacini 小体,即为肝脏的痛觉感受器。此外,少数痛觉感受器在叶间结缔组织,感觉神经从肝纤维囊和肝镰状韧带发出后即汇入膈神经。肝脏的痛觉感受器接受来自肝脏内部的各种物理的(机械的和温度的)和化学的刺激后,经传入神经纤维至脊髓后角并上行到中枢神经系统。肝脏组织内代谢产物及其浓度改变是否刺激肝脏内的游离神经末梢而引起肝区疼痛,还有待深入研究。内脏神经与躯体神经相比,其感觉较为迟钝,定位不很明确,且强弱不一,但对膨胀牵拉、痉挛及压力增加、缺血性强直收缩以及化学刺激较为敏感。临床观察证实,肝纤维束的伸张是感觉神经引起疼痛刺激的主要原因。腹膜脏层对刺激则较为敏感,因而当肝脏和胆道疾病累及腹膜、肠系膜、腹壁时则疼痛剧烈,且部位较为固定。此外,内脏疼痛常可在邻近脏器周围甚至远离脏器的其他部位,引起放射性或牵涉性疼痛。此乃内脏传入神经与躯体传入神经进入同一脊髓节段,发生聚合和相互作用,再由同一传导通路向上至大脑皮层。因此内脏疼痛可引起躯体神经支配的相应皮肤区产生疼痛敏感区,从而产生牵涉痛。例如胆绞痛常可向右侧背部、肩胛角放射。

疼痛是一复杂的病理生理过程,疼痛的强弱也受各种因素影响,老年、幼年患者及机体免疫功能低下时,则对疼痛的反应低下。因此,在评价疼痛时应全面分析,尤其是心理因素的影响不容忽视。

二、右上腹痛的诊断和鉴别诊断

引起右上腹痛的病因很多,应重视其鉴别诊断,见表 1-1。

表 1-1　右上腹痛的常见病因

肝脏疾病

　急性肝炎

　细菌性肝脓肿

　阿米巴肝脓肿

　肝肿瘤

　血液免疫系统疾病肝损害

　Budd-Chiari 综合征

胆道疾病

　胆囊结石,胆管结石

　胆囊炎、胆管炎

　胆道肿瘤

肝外疾病

　心肌梗死、胰腺炎

　右侧肺梗死、右下肺炎、右侧胸膜炎

　右侧肾盂肾炎、右肾结石、肾周脓肿

　　1.肝病所致的右上腹痛　肝大和引起肝包膜囊膨胀所致的肝病,常有右上腹痛。急性肝炎常右上腹痛、右腋部及腰部胀满和压迫感,可有明显的肝区疼痛和触痛;慢性肝炎和肝硬化无明显的肝大,右上腹痛一般不明显,但由于肝功能不良,影响胃肠功能、明显腹胀有时也可产生右上腹不适及钝痛;当慢性肝炎或肝硬化伴有肝坏死或因门静脉高压引起肠系膜血管局限病灶和自发性腹膜炎时,则可出现不同性质的腹痛;细菌性肝周炎,可突发右上腹 1/4 象限剧烈疼痛,可能误诊为干性胸膜炎、胆结石或急腹症,触诊时肝痛明显、有摩擦感,听诊可闻及摩擦音。

　　血液和免疫系统疾病常常引起高度的肝大和剧烈的上腹痛,同时伴有明显的脾大。

　　右心衰竭直接导致淤血性肝大,由于肝包膜急性扩张,引起肝区的压迫感和剧烈的右上腹痛,可向背部放射并伴恶心、呕吐,有时误诊为胆绞痛。体检时有肝大,肝-颈静脉回流征阳性,三尖瓣关闭不全时可见肝搏动,心包炎时常有明显肝大和疼痛,或有颈静脉搏动、怒张,深吸气时尤为明显(Kussmaul 征),和奇脉等。

　　Budd-Chiari 综合征急性期可引起十分剧烈的肝区疼痛,大多伴有顽固性腹水、黄疸和脾大,这些症状可在几小时至几天内出现,但在慢性期则可无疼痛。

　　局限性肝大、肝癌和肝转移癌可在很长时间内没有右上腹痛,随着不断增长的肝大,导致肝包膜扩张则有肝痛。而良性肿瘤尤其是腺瘤以及灶性结节性淋巴网状组织细胞增生,肝大可致右上腹痛和反复绞痛,年轻女性长期服用避孕药和出现不明原因的右上腹痛时要想到这一原因。

　　细菌性和阿米巴肝脓肿,在不同时期有不同性质的疼痛,有时右季肋部急性剧烈疼痛类似急腹症,大多有肝大和压痛,右侧肋间隙水肿和明显压痛。

　　2.胆道疾病引起的右上腹痛　胆结石典型的症状是阵发性胆绞痛,患者常辗转不安、不能忍受,可向右肩和背部放射,常伴有恶心、呕吐,胆绞痛可突然发生、也可迅速停止,但也可在几小时或几天后逐渐缓解,间歇期可几天,也可达数年。胆绞痛发生的频率各有不同,疼痛程度轻重不一,与胆结石引起梗阻的缓急、程度及部位有关。结石在胆囊管或胆总管下段发生急性梗阻,则可因胆压骤然升高而强烈收缩,发生剧烈胆绞痛,反之若梗阻部位在胆囊或在总肝管或左右肝管汇合处以上,逐渐发生轻度或不完全梗阻,则不出现剧烈上腹痛。有些胆结石甚至可不发生胆绞痛和缺乏特征性症状,但一般随着病情发展,疼痛发作的频率、程度有逐渐增加的倾向。胆囊炎常可在脂肪餐后促发和加重,大多在绞痛后疼痛持续时间较长,慢性胆囊炎大多无自发性疼痛,常伴有便秘、腹胀和肠痉挛、易误诊为胃和十二指肠球部疾病。

急性化脓性胆管炎多有典型的 Charcot 三联症:右上腹痛、发热和黄疸。胆囊是肝脏的近邻,肝脏疾病与胆道疾病的病理生理密切相关,互相影响,两者发生的上腹疼痛应予以仔细鉴别。重症肝炎也可发生假性胆绞痛,Alsted 报告,重症肝炎死亡病例中上腹绞痛者高达 37％。国内也有学者将黄疸型肝炎分型中具上腹绞痛伴寒战高热者归为胆道疾病型。Kayabali 认为,胆道高压时胆汁渗入 Disse 间隙,然后浸透至肝包膜下淋巴管而滴入腹腔,产生无穿孔性胆汁性腹膜炎,这类病例常因酷似胆结石或急性胆道感染而误诊。我们也曾遇到类似病例,其中一例重型肝炎伴剧烈上腹绞痛和休克,疑为急性化脓性胆囊炎作急诊手术、而术中探查胆囊、胆总管、胰腺和壶腹部均未发现病变,而有胆汁样液体不断自肝门处渗漏入腹腔,其剧烈疼痛可能与此有关。

3.肝、胆道疾病以外的上腹痛　如右肺基底部大叶性肺炎、右侧膈胸膜炎、右肾结石、右侧肾盂肾炎等,有其原发病的临床特征,常可通过详尽的病史、体征及相应检查予以确诊。

三、诊断步骤

由于右上腹痛的病因甚多,详尽的采集病史,区别疼痛的特征,判断是肝胆疾病还是其他疾病所致十分重要,需详细了解:

1.疼痛性质　疼痛的性质和程度、内脏性痛与躯体痛的区别。

2.疼痛部位　疼痛的部位,有无放射痛,一般而言器质性痛常有明确部位,而功能性疼痛则较弥散。

3.疼痛诱因　脂肪饮食可引起胆绞痛或急性胰腺炎,酗酒可致急性胰腺炎或酒精性脂肪肝疼痛。

在判断腹痛时必须排除神经精神因素,必要时进行各种神经功能检查,在此基础上进行相应的生化和影像学检查以利确诊;疼痛的性质尚不能确定时,内外科医师共同观察和评价局部疼痛的性质、对于确定诊断和决定治疗等,也是极为重要的。

（姜春梅）

第三节　黄疸

黄疸是由于血液中胆红素浓度增高,致使皮肤、巩膜、黏膜及某些体液发黄。正常血液总胆红素浓度为 $2\sim17\mu mol/L(0.1\sim1.0mg/dl)$,当超过 $51\mu mol/L(3mg/dl)$ 时,临床上出现黄疸。如血液中胆红素已增高,而临床上未出现黄疸,此种情况称为隐性黄疸。在大多数情况下,黄疸考虑为胆汁淤滞。胆汁淤滞可能为肝脏排泄功能受损或胆管阻塞性疾病。本节就胆红素代谢、黄疸成因和分类以及鉴别诊断等问题加以阐述。

一、胆红素代谢

（一）血红蛋白的破坏与分解

红细胞的寿命 120d。超寿命的红细胞破坏分解后释出的血红蛋白在组织蛋白酶的作用下除去珠蛋白,形成亚铁血红素。然后在微粒体酶的作用下,其α甲烯桥的碳原子被氧化。卟啉环裂开,产生一个分子的一氧化碳,释出一个分子铁,形成一个分子的胆绿素。胆绿素受胆绿素还原酶的作用而形成胆红素。这种游离胆红素又称为非结合胆红素,为白蛋白所吸附,循环于血液中。此种胆红素不溶于水,不能从肾小球滤过,故尿中不能检查出,可溶于有机溶剂及脂类,能透过血脑屏障,过量时可引起核黄疸,又称间接胆红素。

(二)游离胆红素在肝内"加工"

1.摄取　血窦侧的肝细胞膜有许多微突。胆红素究竟如何通过此膜,其说法不一。目前多数人认为是被动扩散。胆红素一旦接近肝细胞膜,即迅速被摄取。推测肝细胞膜对胆红素有高度亲和力。当胆红素接近肝细胞膜时,白蛋白即与胆红素脱离,造成肝细胞外胆红素的高浓度状态,有利于为肝细胞摄取。细胞内外胆红素的平衡,主要取决于细胞膜两侧的结合力及其浓度。摄取速度与胆红素生成的多少和肝细胞排泌快慢也有密切关系。

2.结合　游离胆红素进入肝细胞后与两种可溶性特异性蛋白(暂名Y、Z)结合,并被带到滑面内质网,在尿嘧啶核苷二磷酸葡萄糖醛酸和葡萄糖醛酰转移酶的作用下,与葡萄糖醛酸结合,形成胆红素葡萄糖醛酸脂,结合一个者称为胆红素单葡萄糖醛酸脂。绝大多数结合两个葡萄糖醛酸,称胆红素双葡萄糖醛酸脂。尚有15%可与活性硫酸及甘氨酸结合。结合胆红素不但分子大而且离子化,可溶于水,不能透过肝细胞的血浆侧膜,而可透过毛细胆管膜,凡登白试验为直接反应,可从肾小球滤过,但大部分通过近端肾小管再吸收,有一小部分从尿中排出。血中浓度超过$25.7\mu mol/L(1.5mg/dl)$时,尿中即可出现胆红素。

3.排泌　胆红素在肝内与葡萄糖醛酸结合后,再经肝细胞器的排泌机构排到毛细胆管。其机制更为复杂,有以下几种方式。

(1)胆盐依赖性排泌:因胆汁中胆盐含量较血中高100~1000倍,血中胆盐被肝细胞摄取再排泌至胆汁,为逆浓度梯度排泌,需消耗能量,此为主动排泌过程。胆红素、药物、色素、激素等均依赖胆盐排泌而排至毛细胆管。

(2)胆盐非依赖性排泌:需要细胞膜上的Na^+、K^+、ATP酶、环磷酸腺苷酶以及其他酶的作用,属主动排泌,也需要消耗能量。由于Na^+浓度梯度改变而传递其他阴离子。

(3)被动扩散:在胆盐和钠泵排泄的同时,水及电解质等随离子浓度的改变可被动扩散至毛细胆管。

(4)胆管分泌。

上述排泌机制与各种肝细胞器和毛细胆管关系十分密切,如线粒体、溶酶体、高尔基复合体、内质网等的功能状态,细胞膜的流动性,细胞间的连接,毛细胆管周围的微丝情况以及毛细胆管的微绒毛形态等。

(三)胆红素的肠肝循环

胆红素随胆汁排至胆管进入胆囊,根据消化的需要进入肠管,在小肠内保持结合胆红素形式,待到达回肠末端及结肠后,受细菌及β-葡萄糖醛酸的作用,与结合葡萄糖分离,还原为尿胆原及粪胆原,大部分由粪便排$68\sim473\mu mol/24h(40\sim280mg/24h)$,小部分(10%~15%)被肠黏膜重吸收经门脉进入肝内,重吸收尿胆原基本上以原形转变为胆红素排入肠道。少量未被结合的尿胆原自尿中排出。

二、黄疸发生的机制及类型

(一)肝前性

1.原料过剩　常见的是溶血引起的黄疸。特点是血清胆红素为间接胆红素,一般不超过$85.5\mu mol/L$($5mg/dl$),凡登白试验呈间接性反应,尿胆原和粪胆原增加,血清铁和网织红细胞也增加,骨髓增生旺盛,各种肝功正常。

2.旁路性黄疸　是由于未成熟的红细胞破坏，或红细胞生成过程中的"副产品"而产生黄疸。血中为间接胆红素，凡登白试验为间接性反应。尿中胆红素阴性，尿胆原阳性，网织红细胞轻度升高，骨髓轻度反应，但血清铁不高，红细胞寿命正常，无贫血，各种溶血试验均阴性，肝功能正常。

溶血性疾病可分先天性或后天性。先天性溶血性疾病包括：①红细胞膜缺陷如遗传性球形红细胞增多症，遗传性椭圆形细胞增多症。②戊糖磷酸酶缺乏如丙酮酸激活酶或葡萄糖-6-磷酸脱氢酶缺乏。③球蛋白结构或合成缺陷如镰形细胞病及地中海贫血。成人遗传性球形红细胞增多症有轻度高胆红素血症，50%患者在婴儿时有明显黄疸病史。溶血患者在稳定情况下血胆红素浓度不超过 $68.4 \sim 85.5 \mu mol/L$（$4 \sim 5mg/dl$）。然而在急性溶血或伴有肝、肾疾病情况下，血清胆红素浓度可以很高。例如镰形细胞病在大量急性溶血同时伴有肝病及肾功能障碍，可以有明显高胆红素血症，特别重要的是在长期溶血性疾患患者中应考虑到胆石症可能，因为在这种情况下胆色素结石发生率高。后天性溶血性疾病包括：①由于血型不配所致溶血性贫血，与药物有关自身免疫抗体及恶性疾病。②DIC 及溶血性尿毒症。③在血透中，由于化学、物理及毒物创伤。④阵发性睡眠性血红蛋白尿。⑤代谢紊乱如血磷过低。

无效红细胞生成也可导致轻度黄疸。疾病包括恶性贫血、严重缺铁性贫血等。

（二）肝性黄疸

由各种原因引起的肝细胞功能障碍所致。

1.摄取障碍　可能因胆红素不易与白蛋白分离，肝细胞膜不易透过或胞浆内 Y、Z 蛋白接受功能差，以致胆红素不能被肝细胞摄取，滞留血中形成黄疸。特点是血中间接胆红素升高，尿胆红素阴性，尿胆原不增多，无溶血反应，一般肝功能正常，用 [131]I 标记的胆影葡胺试验可证明肝细胞摄取功能差。新生儿黄疸可能因 Y、Z 蛋白不足，轻型的 Gilbert 病及肝炎后胆红素增多症亦属此型。

2.结合障碍　肝细胞摄取胆红素后，在滑面内质网由葡萄糖醛酰转移酶催化，与葡萄糖醛酸结合。如果此酶缺乏或活力不足，均能影响结合反应的进行，使胆红素的摄取和排泄发生障碍而形成黄疸。其代表疾病如下。

(1)新生儿黄疸：可因 Y、Z 蛋白不成熟，也可因葡萄糖醛酰转移酶的活力不足。

(2)哺乳黄疸：推测在乳汁中可能有抑酶物质。

(3)家族性、一时性黄疸(Lucey-Driscoll 病)：婴儿出生后即发生黄疸，血中胆红素达 $342 \sim 684 \mu mol/L$($20 \sim 40mg/dl$)，如不及时进行换血治疗常致死亡。推测其血中可能有大量葡萄糖醛酰转移酶的抑制物。

(4)先天性非溶血性黄疸(Crigler-Najjar 综合征)：分为Ⅰ型及Ⅱ型。Crigler-NajjarⅠ型原因是酶缺如，婴儿生后第 2 天出现黄疸，严重者血清胆红素可达 $427.5 \sim 769.5 \mu mol/L$($25 \sim 45mg/dl$)。常发生核黄疸，为家族遗传性疾病，患儿预后不良。Crigler-NajjarⅡ型是葡萄糖醛酰转移酶活力低下，甚至部分缺乏，血清胆红素$<342 \sim mol/L$($20mg/dl$)，不发生核黄疸，这些患者预后尚可。

(5)慢性家族性非溶血性黄疸(Gilbert 综合征)：系遗传性或获得性葡萄糖醛酰转移酶活力不足所致。遗传性患者的家族中约有 1/2~1/4 成员发生黄疸，长期不愈，血清中胆红素波动在 $17.1 \sim 102.6 \mu mol/L$($1 \sim 6mg/dl$)之间。

(6)某些药物引起的黄疸：如新霉素、利福平可抑制酶的活性，均可引起间接胆红素升高。

以上几种黄疸的共同特点是，血中间接胆红素升高，尿胆红素阴性，尿胆原不增加，无贫血，肝功能正常；还可用下列试验作为诊断参考。①胆红素排泌试验：给患者注射直接胆红素，可以排泌到胆管，但注射间接胆红素则不能排泌。②薄荷试验：正常人服薄荷后，尿中可检出薄荷葡萄糖醛酸酯，患者则无。③鲁米那是酶的诱导剂，如在 8d 之内服完 1g，多数患者可使胆红素明显下降，甚至正常。如果因缺乏酶引起的黄疸(Crigler-Najjar 综合征 I 型)则无效。

3.排泄障碍　由于肝细胞胆汁"排泌器"的病变,使结合胆红素不能排到毛细胆管。肝内胆管的病变(炎症、肿瘤),也能使胆红素反流至血窦引起黄疸。这类疾病可分为肝内胆汁淤滞及肝外胆汁淤滞二种。肝内胆汁淤滞见于药物性黄疸、妊娠黄疸、病毒性肝炎、酒精性肝炎和肝硬化等。这些疾病常可使肝细胞器发生变化。毛细胆管微绒毛变平或消失,管腔扩张,胆汁淤滞,毛细胆管周围微丝网变形、变性,失去支架及促进胆汁流动的作用;因代谢障碍,肝细胞膜内沉着的胆固醇高于正常 7 倍,使其流通性和通透性减低,不利于胆汁排泄;肝细胞间的紧密连接及其他连接是防止毛细胆管内胆汁外溢的重要结构,一旦连接部"松弛",胆汁即容易进入血窦,线粒体是合成胆盐的场所,如胆盐合成减低,胆盐依赖性胆汁排泌减少,也影响胆红素的排泌。常见的肝内胆汁淤滞性黄疸有以下几种。

(1)先天性(Dubin-Johnson 综合征及 Rotor 综合征):Dubin-Johnson 综合征是由于有机物通过胆小管膜到胆小管腔的输送发生缺陷。其特点为血中胆红素升高以直接型为主 $34.2 \sim 102.6 \mu mol/L$($2 \sim 6mg/dl$),肝呈棕黑色,细胞内含有脂褐素,常在 20 岁以前发病,且呈良性过程。这种缺陷扩大到对核素扫描及造影剂排泄,使在口服胆囊造影及肝胆系统显像时胆管及胆囊不显影。Rotor 综合征也是血中胆红素升高以直接型为主。可能由于肝细胞对胆红素贮藏能力明显减少所致,肝组织学及造影剂排泄是正常的,口服胆囊造影可以显影。

(2)病毒性肝炎:与一般黄疸性肝炎略同,起病多有食欲缺乏、恶心、倦怠等症状。肝可触及、有压痛。ALrl 明显升高。若系乙型肝炎,HBsAg 可为阳性,碱性磷酸酶、胆固醇升高,尿色黄,大便色淡甚至灰白。3 周后自觉症状好转,逐渐恢复。

(3)药物性黄疸:有服药史,可有发热、嗜酸粒细胞增多,BSP 滞留,停药后可恢复,再用药可再发。

(4)妊娠黄疸:多发生在妊娠后半期,分娩后即好转,下次妊娠仍再发。血胆红素增加不超过 $136.8 \mu mol/L$($8mg/dl$),ALT 正常或略高,碱性磷酸酶及胆固醇均升高。

(5)酒精性肝炎:慢性酒精中毒偶可发生肝炎,表现为食欲缺乏、恶心、呕吐、上腹痛及肝大。有时可有发热,持续 2 周以上,肝组织有脂肪变性及 Mallory 透明小体。

肝外胆汁淤滞最常见的病因为胆石症,其次包括硬化性胆管炎、胆管癌及手术创伤所致良性胆管狭窄。在胆石症患者中,血清胆红素一般在 $34.2 \sim 85.5 \mu mol/L$($2 \sim 5mg/dl$),很少超过 $205.2 \mu mol/L$($12mg/dl$),常伴有发热及腹痛,黄疸是暂时性的,患者可有胆绞痛史,有时黄疸病史较长,而腹痛不明显。胆石症患者可伴有细菌性胆管炎,表现为黄疸、寒战、高热、右上腹痛,在严重情况下,可有低血压及中毒性休克。原发性硬化性胆管炎,50%患者伴有肠道炎症性疾病,主要为溃疡性结肠炎。原发性硬化性胆管炎包括多发性胆管狭窄及近端胆管扩张。可以发生在通过肝动脉给予化疗药物后造成。胆管癌发现时常已属晚期,因为患者黄疸发生前,胆总管必须几乎完全阻塞。当肿瘤位于总肝管的分叉处,即使一条胆管完全阻塞也可不发生黄疸。只有当左右肝胆管全阻塞时才发生黄疸。胆管阻塞其他不常见原因包括胆管出血、Caroli 综合征、胆管腺瘤、转移癌、肝门或胆管淋巴瘤及胆管寄生虫感染。胆管及胰管蛔虫感染时可产生胆绞痛(黄疸很少见),在流行区如东南亚地区、印度及南美洲,应考虑蛔虫产生化脓性胆管炎及胰腺炎。肝吸虫病也可导致胆管阻塞及黄疸。肝吸虫比较重要之一是 Clonorchissinesis,在东南亚地区最常见,主要由食入生鱼所致。在严重感染情况下可以产生黄疸及胆管炎,反复发作。由胰腺疾病所致胆管阻塞包括胰头癌,急性和慢性胰腺炎的并发症。胰头癌是胆总管阻塞常见的原因。这些患者可能有较长时间的黄疸,体重减轻,吸收不良症状,胆红素水平比胆石症患者更高,往往超过 $256.5 \mu mol/L$($15mg/dl$)。在恶性狭窄中胆管炎所致发热,不如胆石症或手术后良性狭窄常见。急性胰腺炎胰头水肿可以产生胆总管部分狭窄但很少产生黄疸。当黄疸出现时必须立即确定是否结石嵌顿在胆总管远端,造成急性胰腺炎。慢性胰腺炎通过胰腺囊肿压迫可以产生部分或完全远端胆总管阻塞。

肝外胆汁淤滞少见原因,为十二指肠或腹膜后疾病产生胆总管阻塞,包括壶腹癌、十二指肠克罗恩病、十二指肠憩室、肝动脉瘤等。

三、诊断

黄疸的鉴别诊断与其他疾病一样,需要有详细的病史、体检及其他辅助检查材料供综合分析。

首先根据血清胆红素的性质将黄疸分为以间接胆红素为主、以直接胆红素为主两类。前一类属于溶血性黄疸及一部分肝性黄疸。根据家族史及相应的化验材料不难做出诊断。但成人中的非结合性胆红素增多症或肝炎后胆红素增多症比较常见,易误诊为溶血性黄疸。其特点是不贫血,尿中胆红素阴性,但尿胆原也阴性(与溶血不同)。后一类是由于肝病及肝外疾病所引起。需根据详细病史、体检及相应辅助检查材料,综合分析做出诊断。

肝病常见的有肝炎及肝癌。少见的有药物性黄疸、妊娠黄疸、酒精性肝病、手术后黄疸、原发性胆汁性肝硬化等。这类患者除肝炎、肝癌及胆汁性肝硬化外,都有较明确病史。肝炎在黄疸出现前先有食欲缺乏、恶心、乏力等。黄疸患者如有肝炎病史,最近肝明显增大,质硬,有结节,应考虑肝癌的可能性。毛细胆管性肝炎,肝大不明显,但胆汁性肝硬化则肝可明显肿大,后期可有脾大。原发性胆汁性肝硬化国内较少见,发病隐袭,病程长,黄疸可以波动,抗线粒体抗体可以阳性

至于肝外梗阻性黄疸,常见的有胆石、肿瘤、急性与慢性胰腺炎。胆石症的病史比较典型,诊断并不困难。胰头癌的黄疸为渐进性常不缓解,病后 1～2 个月胆红素可达 342～513μmol/L(20～30mg/dl),50% 的患者无症状,50% 有上腹痛或腰背痛,食欲减退,消瘦,无力。胆囊增大多见于肝外梗阻,特别是壶腹癌和胰头癌。

实验室检查:血液检查如全血细胞计数、红细胞计数、网织红细胞计数及周围血涂片检查可以提示溶血或无效红细胞生成。最重要的实验室检查是转氨酶,在肝细胞坏死时主要是转氨酶升高。而碱性磷酸酶,5′-核酸磷酸酶及亮氨酸氨基肽酶是胆小管酶,在胆汁淤滞时主要是这些酶升高。血清转氨酶升高大于正常值 5 倍,伴有轻度碱性磷酸酶升高是弥漫性肝细胞病的特点例如病毒性肝炎。碱性磷酸酶明显升高(大于正常 3～5 倍)提示胆汁淤滞存在。然而肝内或肝外胆管梗阻单靠实验室检查难以鉴别。需作 B 型超声、内镜下逆行胰胆管造影(ERCP)、经皮经肝胆管造影(PTC)、放射性核素扫描、选择性腹腔动脉造影、电子计算机断层扫描(CT)、腹腔镜及肝穿刺活检等进一步检查。

(一)B 超

简便易行,无痛无创伤,无禁忌证。除能直接显示扩张胆管、胰管外,还能发现肿块的部位,可反复检查,一般推为首选。但本法可出现假阴性,一般多系肥胖、肠腔积气过多、大量腹水或病灶小而影响观察。北京协和医院收治各类梗阻性黄疸 903 例,其中恶性黄疸 383 例,占同期梗阻性黄疸 42.41%,B 超阳性率为 95.48%,诊断正确率为 85.02%。

(二)ERCP

能准确显示出胰、胆管全貌、梗阻部位,并能观察十二指肠乳头情况,对确诊壶腹癌以及胰头癌浸润壶腹部意义很大。其主要缺点是检查时较痛苦,极少数患者造影剂注入后难以引流,有发生化脓性胆管炎的可能。近年来开展胆管内、外引流,有利于减少这一并发症的发生。

(三)PTC

为有创伤性检查,并发症相对较高,加之近年来 ERCP 造影诊断和治疗技术提高,其应用受到一定限

制,仅用于 ERCP 检查失败者。PTC 除能直接显示胆管系统外,还能引流胆汁。与 ERCP 合用,能确定肝外胆管癌的部位和梗阻范围。北京协和医院报道 PTC 对肝外胆管癌的诊断正确率高达 95.83%。

（四）CT

除能发现胰、胆管扩张外,还能清楚地显示肿块的部位、范围、浸润情况及有无周围组织、淋巴结的转移,有利于选择治疗方案。且无痛无创伤性。往往用于 B 超或 ERCP 不能确诊时。临床上高度怀疑胰头癌或壶腹周围癌,CT 优于 B 超,应作为首选。CT 也可出现假阴性,一般发生于胆管不扩张,如硬化性胆管炎或肝硬化。

（五）其他

1.肝胆系统显像术　具有非创伤性、安全、简单、快速、正确率较高等优点,它既可反映肝胆系统的动态功能,又可观察其形态变化,所以目前已用于临床。对于黄疸患者,肝胆显像有助于进行鉴别诊断。

2.肝活组织检查　在黄疸患者检查中,肝活检不列为常规检查。因为:①在已证实梗阻性黄疸患者中,组织学发现无特殊诊断价值。②即使组织学改变提示存在胆管阻塞,但不能提供梗阻部位及性质有关资料。肝活检的主要作用鉴别那些困难或混淆不清的肝内胆汁淤滞患者。

总之,黄疸仅是一种临床现象,必须寻找引起黄疸的原因。为了准确地找出引致黄疸的原因必须掌握黄疸发生的各种机制,详细询问病史和体格检查,有选择地进行各项检查,其对诊断确有困难的病例,特别是"内科"黄疸与"外科"黄疸难以区别,又无肝内胆管扩张时应做肝活组织检查。仍不能确诊时可采用皮质激素试验治疗,用泼尼松 10mg,每日 3 次。一周后黄疸仍无消退倾向,观察 4～6 周仍不能确诊,而又高度怀疑肝外病变引起梗阻时可考虑剖腹探查。

（姜春梅）

第四节　皮肤和血管的改变

一、色素沉着

1.黄疸　黄疸是由于血液内胆红素浓度增高,致使巩膜、黏膜、皮肤发黄。轻度血清胆红素增高,当超过 $34.2\mu mol/L(2mg/dl)$ 时可引起巩膜黄疸。各种不同性质和病程的黄疸颜色各有差异,仔细地辨别有助于诊断。仔细观察黄疸患者的巩膜,其黄染可呈现 4 种颜色:浅黄或淡黄、黄色、金黄或黄绿、绿黄或纯绿色。病毒性肝炎时黄疸多为金黄色和橘黄色;中毒性肝炎或先天性非溶血性黄疸常为柠檬样淡黄色;而胆汁淤积型肝炎和肝外胆汁淤积时,由于胆绿素增多,常呈黄绿色;病程较短的急性胆汁淤积型肝炎或肝总管以上的胆管梗阻者,为红黄色黄疸(阳黄),而长期(1 年以上)阻塞性黄疸则呈绿褐色或暗黄色(阴黄),甚至呈近于乌黑色。

2.皮肤和面容变黑　慢性肝炎,尤其是肝硬化患者由于黑色素增多和沉着,致面部色泽变黑、呈青灰色、晦暗而无光泽,即为肝病面容。其原因多由于肝病时内分泌代谢紊乱,雌激素增多、皮内硫氢基(-SH)减少,使硫氢基酪氨酸的抑制作用减弱,从酪氨酸变成黑色素之量增加。此外,慢性肝病时继发肾上腺皮质功能减退,也可引起皮肤发黑。血色病时由于黑色素及含铁血黄素的沉着,面部呈蓝灰色,具金属光泽.早期皮肤即可为灰褐色且在腋窝、腰和外生殖器以及陈旧瘢痕处可见色素沉着,对于血色病的诊断有重要价值。此外,有时在肝豆状核变性(Wilson病)时,皮肤可见银色沉着改变,且可在角膜外缘出现典型的 1～

2mm 黄色或棕褐色的色素环,称为 Kayser-Fleischer 环,用裂隙灯检查,即可确诊,乃铜代谢障碍时铜颗粒沉着于角膜后弹力层或内皮细胞的结果。

3.黄色疣 又称黄斑瘤或黄瘤,主要见于慢性胆汁淤积性肝硬化,是原发性胆汁性肝硬化的典型特征,当血浆胆固醇长期持续升高达 15.5mmol/L(600mg/dl)后出现黄斑瘤,而在终末期又可消失。黄斑瘤常见于眼睑内眦部,也可分布于颈项、背部以及腕、肘关节屈侧和臀部,可为扁平或结节状、色泽鲜黄或暗黄。需与高脂肪蛋白血症相鉴别,后者虽在肝脏可发现含胆固醇的泡沫细胞,但无肝功能损害。胆汁淤积性肝病时,由于胆盐的关系可有程度不等的皮肤瘙痒,患者常因皮肤瘙痒而引起皮肤抓痕。

二、营养缺乏

慢性肝病时,有时皮肤变薄和缺乏皮下脂肪,可能因间质代谢紊乱,引起皮下结缔组织疏松之故,继之由于皮下小血管缺乏支撑、血管脆性增加,加之凝血系统功能障碍,从而部分皮肤发生紫癜或皮肤表面有出血样改变,尤其是下肢等身体活动部位更为明显,若同时伴有网状毛细血管扩张,则皮肤可形成所谓大理石或钞票花斑样改变。

肝病时,摄入减少以及多种维生素吸收障碍,尤其是人体所需的 A 族、B 族以及一些脂溶性维生素大大减少,导致营养障碍,因而可出现营养缺乏性皮肤、黏膜、舌、唇、指甲等改变。因此慢性肝病时舌常呈绛红、光滑的光面舌,即所谓的漆色样舌和漆色样唇,且常伴有口角皲裂。

肝硬化患者指甲也可有改变,可呈匙状或有杵状指,也可有毛玻璃样指甲。慢性肝病患者手指和足趾等局部温度减低的部位,常有呈界限不清弧形的白色指甲或白色趾甲,近来有报告 80% 的肝硬化患者可有白色指甲或白色趾甲等改变。肝病时产生指甲的改变原因不明,可能与营养不良有关。

三、皮肤和血管的改变

1.蜘蛛痣和毛细血管扩张 蜘蛛痣是皮肤小动脉末端分支扩张所致的血管瘤,中心呈小瘤状、四周放射状的紫红色的毛细血管,常见于颜面、颈部、前胸、手背和肩部等处。呈鲜红色,大小不一,可由针头大小至数厘米大小不等。其成因可能与雌激素过多,促使小动脉增大和扩张有关。少数妊娠妇女也可有少数蜘蛛痣,分娩后可消退,乃生理现象;口服避孕药类似激素制剂也可能产生蜘蛛痣。其特征是,有一中心点,周围有辐射状扩张的毛细血管,形似蜘蛛,故称蜘蛛痣,中医又称为蟹爪。当用细棒一端压迫痣中心时,全痣消失,放开后又会出现,这一点可与其他血管痣相鉴别。病理性蜘蛛痣是慢性肝病、肝硬化、原发性肝癌的重要体征。各种肝病蜘蛛痣的发生率各家报告不一,数量和形态也各异,当肝功能改善时可减少或消失,肝功能恶化时又可出现。肝病时蜘蛛痣好发于上腔静脉分布的区域内,常见于颜面、颈、肩背、前臂及手背,也可发生于下肢和腹部,极少见于乳头线以下区域。蜘蛛痣周围常现白晕,这种白色斑点在臀、颈和臀部尤易发现,寒冷时尤为明显。有作者观察到,酒精中毒性肝硬化时,在头部和上腔静脉引流的上臂蜘蛛痣尤为多见。急性肝炎时出现蜘蛛痣常提示预后不良,而足底红斑内的蜘蛛痣则 90% 以上提示为失代偿期肝硬化。慢性嗜酒者面颊常因毛细血管扩张而呈典型的红色面容,急性重症肝炎和急性肝衰竭者,面部直至发际可见弥漫性、扁平状的红斑,此乃血流供应增加的征象,可通过毛细血管显微镜观察予以证实。值得注意的是,无论是蜘蛛痣,还是毛细血管扩张,均在身体的暴露部位多见,故推测日光能促使蜘蛛痣和毛细血管的形成。此外,蜘蛛痣和毛细血管扩张好发于局部血供较为丰富的颜面、颈项和肩部。因此局部供血对其形成可能也起到一定作用。

2.肝掌和跖部红斑　一些肝病患者的双手掌部常可出现鲜红色斑块,尤以掌心两侧边缘大、小鱼际及手指末端掌面最明显,用手指压后可呈苍白色,去除压迫后即恢复红色。这多是慢性肝病、肝硬化的特异性表现,故医学上称其为肝掌。跖部也可有类似红斑。一般认为,肝掌的发生与肝病时雌激素不能及时有效地降解与灭活有关,体内雌激素水平增高,导致体表小动脉充血、扩张。

3.腹壁静脉曲张　正常人腹壁静脉一般都看不到或者只隐约可见。当肝硬化门脉高压时,由于腹部静脉回流阻力增大,发生淤血而曲张,可出现以脐为中心放射状向四周延伸,严重时可伴有腹壁水肿。

(姜春梅)

第五节　其他症状和体征

肝病时由于病因不同,还可产生许多特异性和非特异性症状及体征。

1.皮肤病变　65%患者可见各类皮疹,最常见的为痤疮性皮疹、毛细血管扩张;其次为荨麻疹、斑丘疹、出血性紫癜、色素沉着或色素减退、非黄疸样皮肤瘙痒等。

2.关节肌肉疼痛　急性肝炎前驱期有关节疼痛者达40%,大关节周围的肌肉和腓肠肌亦常酸痛并有压痛,其血清及关节液中证实有HBsAg存在。慢性肝炎患者59.5%有关节疼痛,大、小关节均可受累,多为对称发生,呈游走性,且常反复发作。一般疼痛不严重,晨起时有僵直感,类似风湿性或类风湿性关节炎,但关节X线摄片骨质无破坏。

3.心血管病　肝炎患者心脏受累已被注意,可呈心肌炎,心律失常,Ⅰ、Ⅱ度房室传导阻滞等,心电图异常达71.4%。病毒性心肌炎伴发心脏疾病的原因可能系病毒对心脏直接损害所致,慢性患者可能与自身免疫有关。尚有报道20%～40%患者发生多血管炎,结节性动脉周围炎等。

4.肺疾病　肺部表现多为间质性肺炎、反应性胸膜炎等,儿童较成人更为多见。急性重症肝炎所致的肝性脑病,有19%～37%发生肺水肿,死亡率达73%,其发生与脑水肿、低蛋白血症、电解质紊乱、心功能不全及(或)心肌病和内毒素血症有关。

5.泌尿系统疾病　病毒性肝炎可引起膜性、增殖性、混合性或系膜增殖性肾小球肾,出现蛋白尿、血尿及管型尿等。目前认为,首先是肝炎病毒抗原和相应的抗体发生反应,引起CIC沉积于肾小球,激活补体,使血管通透性增加,渗出蛋白及血细胞,并引起肥大细胞释放组胺,使CIC易于沉积。补体尚有中性粒细胞趋化作用使中性粒细胞释出溶酶体酶,破坏肾小球基底膜及其他组织。另外,补体尚可使血小板凝聚,活化凝血因子Ⅻ和凝血系统,使肾小球毛细血管局部产生凝血,形成血栓。总之,肝炎所致的肾损害与免疫机制密切相关。

6.血液系统疾病　常有轻度贫血、血细胞减少、血小板减少,有时出现全血细胞减少、再生障碍性贫血、溶血性贫血。约5%～28%患者出现异型淋巴细胞,有的嗜酸性粒细胞增多,重症肝炎可发生DIC。乙肝和丙肝患者均可引起再生障碍性贫血,多发生在患肝炎的1年之内,预后多数不良。

7.神经系统表现　除肝性脑病外,还容易发生神经功能紊乱,如过度兴奋、易怒及失眠等,但这些症状易被忽视。此外,可有失眠、味觉和听觉障碍、无菌性脑膜炎、脑炎。曾有报道,肝炎可引起周围神经炎、横贯性脊髓炎等。Niermeiger等报告,急性乙型肝炎可伴发吉兰,巴雷综合征,重症肝炎可有30%～52%发生脑水肿。

8.内分泌及代谢异常　可出现高血糖,有5%～6%的慢性肝炎患者发生糖尿病,80%以上的慢性肝病表现不同程度的糖耐量减低,亦可出现低血糖、钠水潴留、低钾,尚有男性乳房发育、睾丸萎缩、女性月经异常等。

9.其他　有时出现白塞综合征、干燥综合征、胆囊病变、胰腺炎、溃疡性结肠炎及腮腺肿大、流涎等。

某些病因导致的肝病可发现特异性的体征。长期嗜酒可引起掌筋膜的纤维化，导致第 4 和第 5 指的挛缩，也称 Dupuytren 挛缩；血色病患者可于身体的暴露部位出现特征性的色素沉积，为金属灰色；血色病也可特征性地出现手的第 2 和第 3 掌指关节的萎缩性病变；肝豆状核变性导致的急性肝衰竭可伴有溶血性贫血。

（姜春梅）

第二章　肝脏疾病常见的诊断方法

第一节　实验室诊断

一、肝功能试验

肝功能试验主要包括蛋白质代谢、脂类代谢、胆红素代谢、胆汁酸代谢、摄取及排泄功能、肝细胞损伤和肝纤维化诊断等，通过各种生化试验方法，检测与肝代谢功能相关指标，以反映肝功能状态。其目的在于探测肝有无疾病，肝损害程度以及查明肝病原因，判断预后和鉴别发生黄疸的病因等。可早期发现和诊断某些肝脏疾病，如急性或慢性肝炎、酒精性肝炎、药物性肝炎、脂肪肝、肝硬化及肝胆系统疾病与肿瘤等。

肝生理功能复杂，肝功能检查种类繁多，医生常选择几种有代表性肝功能项目了解肝功能，如蛋白质代谢功能（血清蛋白电泳、A/G 比率）、胆红素代谢功能（包括血总胆红素和直接胆红素、尿胆原和尿胆红素）、肝染料排泄试验及血清酶检查。肝功能检查的敏感程度有一定限度，且肝代偿储备能力很强，正常者不一定没有肝病；检查中有些指标缺乏特异性，异常者也不一定就患肝病；血清酶活性是估计肝细胞完整性重要评判标准；总之，肝功能检查仅作为诊断肝胆系统疾病的一种辅助手段；对疾病正确诊断，须结合病史、体格检查及影像学检查等综合分析。

【检查方法选择】

因检查方法多，且某些方法特异性不强。临床评价肝功能是否正常，需考虑：肝储备能力很大，肝具有很强的再生和代偿能力。若检查结果正常，不等于肝细胞没有受损。反之，当检查结果异常时，则反映肝组织病变；尚无一种试验能反映肝功能全貌，在某些肝功能受损害时，对其敏感的某个检查首先异常，而其试验可能正常。某些试验并非肝所特有的。如 AST 或 ALT、LDH 在心脏和骨骼肌病变时亦异常，在判定检查结果时，注意排除肝外疾病或影响因素。

1.根据病情选用检查方法　当临床怀疑肝炎或已确诊为急性肝炎需进一步了解病变的程度时，可检测 ALT、胆红素和肝炎病毒标志。如为慢性肝炎，除以上试验外还可检测 A/G 比值，肝纤维化相关标志，必要时做血清蛋白电泳分析。如无黄疸，且其他肝功能正常而不能排除轻度肝损害，可检测 ALP。对原发性肝癌，除一般肝功能试验外，可进行 AFP、γ-GT 同工酶、ALP 同工酶等测定以帮助临床诊断。大手术前一般检查血 ALT，必要时检测血浆凝血原时间等。

2.根据肝病发展的动态观察　根据病情选择某几项肝功能试验复查动态观察，反映治疗是否有效。如急性肝炎病情好转时，ALT 由增高恢复到正常；如 ALT 长期波动或持续升高，则提示肝炎有转慢肝趋势等。某些肝功能试验有肝外疾病时，检查结果也可见异常，如肾病综合征、恶性肿瘤等导致血浆总蛋白和清蛋白减少;甲状腺功能亢进等可有血清胆固醇减低。而某些药物、外伤等,均可导致血清转氨酶升高。因此在选择肝功能试验及分析结果时应结合临床具体分析。

【临床应用注意点】

1.注意血样对结果的影响　肝病实验室检查,应空腹抽血,因肝功能检查的多项内容测定值与饮食有一定关系,如饮酒易使某些血清酶升高,进食油腻食物可使血脂增高等。特别是在进食高蛋白或者高脂肪的食物后,检查结果容易误诊。因此,为了检查准确,肝功能检查前不能进食,不能喝水,必须保持空腹,空腹时间一般为 8～12h。肝功能检查前一晚不可饮酒,不能吃辛辣食物,不能吃油腻食物,必须以清淡为主。肝功能检查前一晚不可熬夜,不能服药,否则可能导致转氨酶升高,肝功能检查异常。

2.注意肝功能试验局限性　肝担负着多样的生理功能,实验诊断是反映肝的生理功能,其检查在于探测肝有无疾病、损害程度及查明病因、判断预后和鉴别发生黄疸的病因等。检查方法可帮助患者及早地发现和诊断某些疾病,是否患有急、慢性肝炎,酒精性肝炎,药物性肝炎,脂肪肝,肝硬化及肝胆系统疾病等。常选择几种有代表性的指标了解肝功能。肝功能的检测尤为对肝疾病,如肝炎、肝硬化等疾病的判断极为敏感和重要。当这些病变时,首先影响到肝的代谢功能、免疫功能、合成功能等,使得这些极其敏感的指标在肝功能检查中体现出来。同时肝功能检查也有一定局限性,其检查只能作为诊断肝胆系统疾病的一种辅助手段。在对试验结果评价时,须结合临床症状全面考虑,避免片面性及主观性。

二、肝病标记诊断

【肝细胞损害的酶学指标】

血清酶学检查是反映肝细胞受损,细胞膜的通透性增加,甚或肝细胞坏死,细胞内的酶释放入血液循环,使血液中酶的水平升高,因此检测血清酶浓度可评估肝细胞受损的状况。肝细胞 ALT、AST 浓度远高于血清,前者为 3000∶1,后者为 7000∶1,且 AST 通常仅 20% 存在于细胞浆(ASTs),80% 存在于线粒体(ASTm);其中 ALT 是最常用的敏感指标。肝细胞发生损伤时,便可引起血清 ALT、AST 水平升高。

转氨酶异常见于:①急性和慢性病毒性肝炎感染。②胆囊炎或胆道疾病(如炎症、结石、息肉、癌症等)。③饮酒引起的肝损伤。④药物引起的肝损伤。⑤其他引起 ALT 异常因素(脂肪肝、肝癌等)。⑥病毒性肝炎(乙肝、丙肝、甲肝等)。⑦AST 主要分布于心肌,其次是肝、骨骼肌和肾等组织中。AST 增高 > 60U/L;心肌梗死急性期、急性肝炎、药物中毒性肝细胞坏死、慢性肝炎活动期、肝硬化活动期、肝癌、心肌炎、肾炎、肌炎。由于大约 80% AST 存在于线粒体内,对肝细胞损伤敏感度不如 ALT,升高幅度也不如 ALT 大,如 ASTm 大幅度升高意味着肝细胞损伤严重。⑧ALT/AST 比值,如 AST 持续升高,数值超过 ALT 即 AST/ALT > 1,临床上提示肝实质损害严重,是肝病严重或慢性化程度加重的诊断和病情监测指标。⑨出现胆红素持续升高,而 ALT 活性不高,即临床上的"胆酶分离"现象,表示肝病严重,预后不良。

【胆汁淤积指标】

胆汁淤积的指标主要包括总胆红素(TBil)、直接和间接胆红素、尿胆红素、尿胆原、胆汁酸(TBA)、高分子 γ-GT 和 ALP、甘胆酸(CG)和异常脂蛋白-X(LP-X)等。

1.胆红素检查　肝细胞受到损伤时如肝炎时,直接和间接胆红素会明显升高;胆道疾病,尤其是胆囊结石、胆道息肉、胆囊炎等、血中直接胆红素显著升高;溶血性疾病使血液胆红素来源增加,肝处理不及时,造成间接胆红素明显增加。肝细胞变性坏死,胆红素代谢障碍或者肝内胆汁淤积时,上述指标可升高。溶血性黄疸时,可出现间接胆红素升高。

2.CG 异常　当肝细胞受损或胆汁淤滞时,血液 CG 含量明显增高,反映肝细胞损害比 ALT 等更敏感,能早期发现轻度肝损害,有助于区别慢性肝炎病情严重程度。

3.TBA 异常　TBA 是肝排泄的主要有机阴离子,其代谢情况主要受肝控制,当肝功能损害时,其升高往往比胆红素早而明显,因此能更敏感地反映肝损害。

4.LP-X 阳性　胆汁郁滞是以胆汁物质特别是胆盐的滞留并伴以胆红素的滞留为特征。在胆汁郁滞时血浆脂蛋白亦有明显改变。在梗阻性黄疸患者中出现非酯化胆固醇及磷脂增高,血浆脂蛋白的变化以高密度脂蛋白浓度降低及低密度脂蛋白浓度增加为特征。LP-X 是一种异常的低密度脂蛋白,对胆汁郁滞的诊断有较高的特异性。

5.高分子 γ-GT 和 ALP　血清高分子量的 γ-GT 和 ALP 阳性是胆汁淤积极有价值的监测指标,在肝癌、阻塞性黄疸、胆汁性肝硬化、胆管炎、胆囊息肉、胆结石、胰腺炎、胰头癌、胆道癌等明显升高。

另血清总 γ-GT 活性也可用于:①肝炎,γ-GT 轻度和中度增高;②长期或大量的饮酒,也会导致该酶的升高;③长期接受某些药物如苯巴比妥、苯妥英钠、安替比林者;④口服避孕药等也会使 γ-GT 升高。

【肝合成功能的指标】

长期清蛋白、胆碱酯酶降低,凝血酶原活动度下降,补充维生素 K 不能纠正时,提示肝细胞逐渐减少,肝细胞合成蛋白、凝血因子功能差,肝储备功能减退,预后不良。

清蛋白(A)浓度高低与肝细胞数量呈正相关,它的半衰期为 19～21d,急性肝炎时清蛋白无明显变化,慢性肝病患者血清清蛋白低于 25g/L 以下,腹水产生;清蛋白在治疗后回升提示患者病情好转,如清蛋白逐渐下降或持续降低,提示临床预后不良。

SF(血清铁蛋白)在肝内合成并储存,肝细胞炎症反应可使 SF 合成增加,肝细胞变性坏死可使 SF 释入血中,SF 上升程度与肝细胞受损轻重呈平行关系,但在严重低蛋白血症、缺铁性贫血时可明显降低。

PA(凝血酶原活动度)对早期发现重症肝炎及慢性肝损害有一定意义。病愈重值愈低。

Tf(转铁蛋白)是肝合成的一种糖蛋白,主要功能是运转铁。急性肝炎时 Tf 升高,慢性肝炎、肝硬化则可低。其他多种感染时 Tf 降低,而缺铁性贫血和妊娠末期 Tf 升高。外周血蛋白浓度的高低,可反映肝储备功能,蛋白降低表示肝合成功能受损,是病情比较严重的表现,如慢性活动性肝炎、肝硬化、肝功能衰竭等。

【肝纤维化的指标】

慢性肝损害、细胞因子网络失调和 ECM 代谢异常等均可导致肝纤维化形成,肝活检病理学检查仍是诊断肝纤维化的金标准,是明确诊断、衡量炎症活动度、纤维化程度以及判定药物疗效的重要依据。然而,以非创伤性检查替代肝穿刺活检成为当务之急。常用的生化标志较多如单胺氧化酶(MAO)>3U/L、Ⅲ型前胶原(PⅢP)>163μg/L、Ⅳ型胶原(CⅣ)>8μg/ml、脯氨酰羟化酶(PH)>65μg/L、酸性黏多糖透明质酸(HA)>180ng/ml、层连蛋白(LN)>80μg/L 和基质金属蛋白酶(MMP)等,这些指标可以协助诊断肝纤维化和早期肝硬化,特别是 HA 和 PⅢP 对早期肝纤维化的价值最高,同时也受肝炎症程度的影响。但有认为慢性丙肝患者 HA 水平与纤维化分级呈正相关,与肝炎症活动关系不大。

新近推出 Fibrotest(FT)和 ActiTest(AT)系统,提供了评价肝纤维化的简便、非创伤性的检查方法,FT 通过检测血中载脂蛋白 A1、α₂ 巨球蛋白、触珠蛋白和总胆红素,能简便、快速、准确定量评价肝纤维化的程度(FT 值为 0.00～1.00),而 ActiTest(AT)系统,通过检测 ALT 和 GGT,能定量评价肝的炎症坏死的程度(AT 值 0.00～100)。

【肝凝血功能的检测指标】

大部分凝血因子由肝合成,在维持正常凝血功能中起重要作用。肝病患者的凝血因子合成均减少,临床可出现牙龈、鼻黏膜出血,皮肤瘀斑,严重者可出现消化道出血。一般最早出现、减少最多的因子Ⅶ,其次是因子Ⅱ和Ⅹ,最后出现,减少最少的是因子Ⅴ。

1.凝血酶原时间(PT)　正常值为 $11\sim15s$,较正常对照延长 3s 以上有意义。急性肝炎及轻型慢性肝炎 PT 正常,严重肝细胞坏死及肝硬化患者 PT 明显延长。PT 是反映肝细胞损害程度及判断预后较敏感的指标。

2.凝血酶原活动度(PTA)　正常值为 $80\%\sim100\%$。

3.肝促凝血活酶试验(HPT)　HPT 是测定肝储备功能的方法之一,能敏感而可靠地反映肝损害所造成的凝血因子Ⅱ、Ⅶ、Ⅹ合成障碍。临床上急性肝炎、慢性活动型肝炎、肝硬化和亚急性重型肝炎,在病程各个阶段 HPT 降低;病情越重,HPT 越低。当肝病发展到肝细胞功能衰竭时,其 HPT 均显著下降,一般低于 0.5。若 HPT 逐渐依次恢复,则预后良好。

【肝癌特异诊断与转移监测标志】

肝癌(HCC)预后极差,延长患者生存期的关键是早期(小肝癌)诊断和早期(手术)治疗。HCC 通过肝癌标记和影像检查建立诊断。甲胎蛋白(AFP)是主要肝癌标记,但有假阳性和假阴性;AFP 异质体(AFP-L3)、AFP-基因标志(AFP-mRNA)以及肝癌特异性 γ-谷氨酰转换酶(HS-GGT)、PIVKA Ⅱ、AFU 等其他肝癌标记可与 AFP 互补诊断,尤其对 AFP 假阴性肝癌和小肝癌的诊断甚有帮助。超声、CT、MRI 等影像学的进展,不仅能发现微小肝癌,还能显示肝癌“占位”的特征。

(一)肝癌特异性蛋白

尽管肝癌血清学标志物较多,其具有诊断特异性标志如下。

1.AFP-L3 阳性　AFP-L3 对肝癌诊断的特异性大于 95%,比影像学检查早 $9\sim12$ 个月检测出肝硬化患者中的早期 HCC。

2.HS-GGT　肝癌特异的Ⅰ'、Ⅱ和Ⅱ'区带对 HCC 诊断的敏感性为 85%,对 AFP 阴性和小肝癌诊断率分别为 84.0% 和 78.6%。

3.磷脂酰肌醇蛋白聚糖-3(GPC-3)阳性　GPC-3 是一种分泌型糖基磷脂酰肌醇锚钉膜蛋白,癌胚抗原胎肝大量表达,正常肝未见表达,HCC 阳性率为 72%。

4.癌胚型胰岛素生长因子-Ⅱ(IGF-Ⅱ)阳性　在小肝癌组织中,可见 IGF-Ⅱ呈强阳性表达,高达 $40\sim100$ 倍;诊断小肝癌敏感性为 63%,特异性为 90%。

5.高尔基蛋白-73(GP-73)异常　GP-73 为细胞高尔基体的跨膜蛋白,健康人群和非肝病患者 GP-73 水平低,肝癌患者 GP-73 水平是 HBV 携带者的 20 倍。

(二)HCC 相关基因多态性

如何降低肝癌发病风险,提前对易感人群采取干预和预防措施,及时发现与筛选 HCC 易感人群,有望降低 HCC 发病率,对肝癌发生相关基因的多态性研究值得关注。以全基因组关联研究(GWAS)技术,已发现白介素 10(IL-10)、信号转导和转录激活因子-4(STAT-4)、人类白细胞抗原 DQ(HLA-DQ)、GSTM1、XRCC1 和 MDR1 等基因多态性与 HCC 发生危险性尤其相关,但对 HCC 诊断和肝细胞恶性转化监测的临床应用还有待更多的积累。

(三)肝病相关通路关键信号分子

1.转化生长因子-β_1(TGF-β_1)诊断 HCC 敏感性为 74.4%,特异性 77.9%,与 AFP 联检阳性率达 95.5%,对 AFP 阴性 HCC 及小肝癌的诊断阳性率可达 85.7%。

2.肝癌 TNF-α 和 NF-κB 比浓度异常,其通路活化与肝炎病毒感染和病毒复制密切相关。

3.正常肝 VEGF 呈低水平表达,以满足生长发育和血管生成需要,HCC 患者 VEGF 水平升高,反映肝癌早期新生血管形成。

4.血管生成素-2(Ang-2),是维持血管内皮细胞稳定及促进血管重构,促血管新生的血管生成因子,血Ang-2>35ng/ml为界,肝癌组95%异常,肝硬化组异常(2.9%)。

(四)基因表达谱改变

从蛋白质整体水平探讨肝癌多基因、多蛋白参与的复杂过程提供了新的途径。miRNA表达谱改变,HBV和HCV相关HCC组织的188个miRNAs,has-miR-122a,has-m1R-199和has-miR-223等17种低表达和has-miR-21,has-miR-98,has-miR-221,has-miR-222等6种高表达,在肝癌发生早期,以miRNAs表达谱诊断具有应用前景。新的血清蛋白质谱分析,因灵敏性和特异性较高,对肝癌诊断的正确率优于AFP。

(五)异常凝血酶原(γ脱羧凝血酶原前体、DCP、PIVKAⅡ)

DCP系肝合成的凝血酶原前体释放入血。肝癌组织丧失羧化酶基因的表达,可使DCP积聚增加,但不能使DCP转化为具有凝血活性的凝血酶原。如以正常人28mAu/ml为上限,将HCC诊断的临界值定为40mAu/ml,随访肝硬化、慢性肝炎等高危人群,能早期诊断HCC。如测定值为30～40mAu/ml的患者,虽影像学上未见明显异常,应不断随访监视DCP水平,如两次或多次出现临界值,就应认真考虑是否已发展为HCC。以新型电化学发光法测定DCP,每3个月同步检测AFP及AFP-L3的百分比,三者结合敏感性为82.4%,准确性82.1%。在中等分化或低分化及多肝癌结节患者中,AFP-L3百分比有升高趋势,而DCP与肿瘤类型无相关性,二者联检是小肝癌诊断有用的互补指标。

(六)热休克蛋白70(HSP₇₀)

HSP_{70}存在于肝细胞内,在维持组织细胞的自身稳定和环境适应性方面有重要作用,在生理和应激情况下均能表达;HSP_{70}的表达与肿瘤细胞的分化、凋亡有关。以寡核苷酸微阵列法分析了不同病期肝癌组织中基因的变化,显示肝癌早期有95种基因发生改变,有别于非癌组织,改变最明显的是HSP_{70},免疫组化染色显示HSP_{70}在早期肝癌过度表达,明显高于癌前病变,提示作为分子信号的HSP_{70}是一种肝癌早期诊断的灵敏标志,而病理学家在肝癌发生早期,在分化很好的肝组织中含有罕见的不典型细胞时,的确很难加以区别。

肝功能的评估分为静态检验和动态检验。静态检验包括反映合成的清蛋白、胆红素等指标。动态检验包括ICG清除试验等。肝具有广泛的生理功能,如代谢、解毒、排泄、免疫、凝血和纤溶因子的生成等。现有的各种肝功能检查只能反映其中某个方面,各项肝功能检查结果亦并非平行,肝的代偿功能很强,病变轻时,肝功能检查可能正常,因此肝功能的判定必须结合临床及其他影像学检查全面考虑、综合判断,才能较准确地了解肝病变性质及程度。随着新的多种"组学"如基因组学、蛋白组学、转录组学及肝癌相关基因多态性等研究进展,将会发现越来越多肝细胞恶性转化相关与肝癌特异诊断的分子标志物。

(孟凡宇)

第二节   内镜诊断

一、胃镜

【门脉高压性胃病】

(一)门脉高压的诊断标准

肝硬化患者,参照Bayraktar等标准,符合以下两项或两项以上的诊断为门脉高压。

1.巨脾(B超下脾长轴超过 13cm)。

2.血小板计数少于 $100×10^9/L$ 和(或)白细胞计数少于 $4.0×10^9/L$(连续 3 次以上)。

3.B超下门脉宽度超过 14mm 或脾静脉宽度超过 10mm。

4.胃镜下食管静脉曲张。

5.存在腹水或胃镜下胃底静脉曲张。

(二)门脉高压患者胃镜检查的适应证与禁忌证

1.适应证　①凡有嗳气、反酸、腹胀、腹痛及黑粪等胃部不适者;②长期肝病史,怀疑有食管及胃底静脉曲张,需要确诊的患者;③凡疑有胃、十二指肠疾病的患者;④有过胃、十二指肠疾病需要复查的患者。

2.禁忌证　①心脏疾病严重者;高血压未能控制者;②精神疾病的患者;③年老体弱不能耐受的患者。

(三)门脉高压性胃病的内镜特征

1.轻度　①淡红色小斑点或猩红热样疹;②黏膜皱襞表面条索状发红;③马赛克图案-白黄色微细网状结构将红色或淡红色水肿黏膜衬托间隔成蛇皮状。

2.重度　①散在樱桃红斑点;②弥散性出血性胃黏膜病变。

【食管胃底静脉曲张】

慢性肝病有一部分将导致肝硬化,但是不论何种原因导致的肝硬化,其病理改变都是一样的:肝硬化结节形成和门静脉高压。由门脉高压发展来的胃底食管静脉曲张是最常见的并发症之一(40%~90%),也是引起致命性上消化道大出血的主要原因。只要胃底食管静脉曲张,肯定有门脉高压和肝硬化。所以,胃镜检查对肝硬化和慢性肝病患者的诊断治疗意义重大。而且胃镜也是部分肝硬化上消化道出血治疗的最简便、有效、安全和经济手段。

(一)食管胃底静脉曲张内镜下记录及分级标准

1.食管静脉曲张(EV)

(1)形态(F):F0:EV 已消失(作为治疗后的描述);F1:EV 呈直线形或略有纤曲;F2:EV 呈蛇形纤曲隆起;F3:EV 呈串珠状,结节状或瘤状。附记:如 EV 不同形态同时存在,应选择最重的记录。

(2)基本色调(C):白色静脉曲张(Cw)和蓝色静脉曲张(CB)。

(3)红色征(RC):无红色征 RC(—);有红色征 RC(+),表现为红斑,红色条纹,血疱样。

(4)部位(L):EV 最重的部位,以其与门齿的距离分为食管下段(Li);食管中段(Lm);食管上段(Ls)。伴发食管炎(E)有/无(+/—)黏膜糜烂。

(5)EV 内镜分级(grade,G)标准:按照 EV 的形态及出血的危险程度分轻、中、重 3 级。①轻度(GⅠ),EV 呈直线形或略有纤曲(F1),无红色征。②中度(GⅡ),EV 呈 F1 且有红色征,或者 EV 呈蛇形纤曲隆起(F2),无红色征。③重度(GⅢ),EV 呈 F2 且有红色征,或者 EV 呈串珠状、结节状或瘤状(F3),有或者无红色征。

2.胃静脉曲张(GV)　胃底静脉曲张的部位(Lg)。①胃贲门部的静脉曲张(Lg-C)。②离开胃贲门部的孤立(或瘤样)的静脉曲张(Lg-f)。

附记:①有糜烂 E(+),无糜烂 E(—)。②RC:有 RC(+),无 RC(—)。③Lg(+)→(—),指 GV 经内镜治疗后消失;Lg:E(+)→E(—)表明有效;RC(+)→C(—)表明有效。④红色血栓有/无;白色血栓有/无。

(二)内镜下静脉曲张"LDRf"分型方法

"LDRf"分型方法的意义在于对治疗方法与时机的强烈建议作用。

1.位置(L)　代表曲张静脉所发生的位置。Le 表示曲张静脉位于食管;再将食管发生曲张静脉的位置分为上段(s)、中段(m)、下段(i),分别记做 Lei,Lem,Lei,若曲张静脉为多段,使用相应部位代号联合表示。Lg 表示曲张静脉位于胃部;再将发生曲张静脉的位置细分为胃底(f)、胃体(b)、胃窦(a),分别记做 Lgf、Lgb、Lga,两处以上曲张静脉,使用相应部位代号联合表示。

2.直径(D) 表示所观察到曲张静脉最大的直径,为内镜下治疗提供治疗参考。依照曲张静脉的直径(以代号 D 后面加上曲张静脉的直径大小表示)分为以下几个梯度。D0:表示无曲张静脉。D0.3:表示曲张静脉≤0.3cm。D1:表示曲张静脉最大直径为 0.4～1cm;D1.5:表示曲张静脉最大直径为 1.1～1.5cm。D2:表示曲张静脉最大直径 1.6～2cm。D3:表示曲张静脉最大直径 2.1～3cm。D4:表示曲张静脉最大直径 3.1～4cm。D5:表示曲张静脉最大直径为 4.1～5cm。曲张静脉最大直径＞5cm,可按照以上按 D＋直径数字方法依此类推。

3.危险因素(Rf) 表示观察到的曲张静脉出血的风险指数,静脉曲张破裂出血的相关危险因素有:①红色征(RC),RC(＋)包括血疱征、条痕征、樱桃红征等;②肝静脉楔嵌压(HVPG),是评价门脉高压导致曲张静脉出血风险的危险因素,研究表明当 HVPG＞12mmHg 时曲张静脉出血的风险明显增加(可在有条件下进行);③糜烂,提示曲张静脉表层黏膜受损,是近期出血或将要出血的征象,需要及时内镜下治疗;④血栓,无论是红色血栓或是白色血栓都是近期出血的征象,需要及时内镜下治疗;⑤活动性出血,内镜下可以看到曲张静脉正在喷血或是渗血;⑥以上因素均无,但是镜下可见到中到大量新鲜血液物质并能够排除非静脉曲张出血因素。依照是否有近期出血征象以及是否有急诊内镜下治疗的指征分为 3 个梯度:Rf0:无以上 5 个危险因素,无近期出血征象;Rf1:RC(＋)或 HVPG＞12mmHg,有近期出血的征象,需要择期进行内镜下治疗;Rf2:可见糜烂、血栓、活动性出血,或以上因素均无,但是镜下可见到新鲜血液中到大量新鲜血液物质并能够排除非静脉曲张出血因素,这都需要及时进行内镜下治疗。

(三)胃食管反流病

慢性肝疾病,特别是肝硬化,胃食管反流病的发病率高达 60％以上,反流性食管炎的发病率高达 40％以上,明显高于普通人群,且男性多于女性。肝病患者发生胃食管反流疾病的临床表现主要是反酸,其次是胃灼热。主要与胃肠激素变化、胃排空减慢、门脉高压等有关。内镜下表现为同时有门脉高压性胃病和食管炎改变。

二、逆行性胰胆管造影

【梗阻性黄疸】

梗阻性黄疸是常见的肝病症状,常见的病因有胆石症、胆管良恶性狭窄、壶腹周围肿瘤,ERCP 诊断胆总管结石的敏感性在 70％～100％,特异性为 96％～100％,小结石常被漏诊,由于 ERCP 有一定的创伤性和风险,原则上不建议单纯实施诊断性 ERCP。对于胆管良恶性狭窄梗阻,ERCP 作为二线检查手段,适用于腹部超声、CT、MRCP 等一线检查手段不能确诊,或者已经确诊需要 ERCP 治疗的情况下实施。ERCP 对胆管恶性肿瘤的诊断率小于 60％,主要依赖胆管造影的横断型改变判断,结合活检、细胞刷检可提高诊断率。ERCP 在早期诊断肝外胆管癌方面明显优于 B 超及 CT 检查,并能清晰地显示胆道系统的全貌。

【肝移植术后胆道并发症的 ERCP 表现】

肝移植逐渐成为终末期肝病治疗的主要手段,肝移植后胆管并发症高达 8％～20％,其中胆管吻合口狭窄、胆道腹腔漏、胆管内泥栓、弥漫性肝内胆管狭窄、胆道铸形形成是常见并发症,ERCP 不但可以清晰显示胆系改变,而且可以进行分型,为 ERCP 治疗提供指导。

【胆汁淤积性肝病】

胆汁淤积性肝病是一组以胆汁淤积为主要表现的临床常见病。ERCP 作为胆汁淤积性肝病的诊断手段,多用于有治疗目的的胆汁淤积,单纯诊断价值,ERCP 并发症的发生率和病死率高于 EUS 和 MRCP。诊断性 ERCP 对于怀疑原发性硬化性胆管炎(PSC)的诊断是标准选择,ERCP 表现为肝内、外胆管多发性、弥漫性或节段性狭窄、僵直和不规则扩张,弥漫性狭窄和狭窄段之间的扩张胆管形成典型的"串珠样"改变。ERCP 除可确诊外,还可用于评估预后,高度肝内胆管硬化和弥漫性狭窄提示预后不良。

三、腹腔镜

【腹腔镜检查的适应证和禁忌证】

(一)适应证

诊断性腹腔镜可直视下观察腹腔脏器表面的形态和病变,适用于其他方法未能明确诊断的腹腔内疾病,肝穿刺活检技术的应用,使得腹腔镜对肝疾病的诊断价值尤为突出。适应证有:①各种肝疾病的诊断,如急慢性肝炎、肝硬化、原发性或继发性肝癌、肝脓肿、肝包虫、各种不明原因的肝大;②黄疸的鉴别诊断;③腹膜性疾病,如结核性腹膜炎、腹膜转移癌、腹膜间皮瘤等;④腹水原因性质不能明确的;⑤妇科疾病,如宫外孕、输卵管出血、输卵管绝育术等。

(二)禁忌证

包括:①心肺功能不全;②腹腔广泛粘连;③各种腹部疝;④出血性疾病。

【腹腔镜的诊断】

(一)正常表现

腹腔镜下可以清晰观察到圆韧带、镰状韧带、左右肝叶、肝方叶、胆囊底、胃前壁、十二指肠球部、膈肌腹腔面、大网膜、肠管、腹膜、卵巢、子宫、膀胱等。正常的肝呈棕红色,表面光滑、反光不强,表面无血管走行,边缘薄、锐、柔软,肝边缘与圆韧带大致平齐,肝边缘超过圆韧带则视为肝大。

(二)脂肪肝

腹腔镜下脂肪肝的特点:肝体积增大,颜色变为灰暗;肝边缘变得圆钝;肝脏表面脂肪颗粒增多;肝的质地变得由软变韧,肝表面的血管变得由清晰到模糊。

腹腔镜下脂肪肝的分级:根据腹腔镜下脂肪肝的特点,可以将脂肪肝分为轻度、中度、重度。轻度为肝体积轻度增大,肝边缘轻微变钝,肝表面散在脂肪颗粒,肝的质地较柔软,肝表面的血管清晰。中度为肝体积增大较明显,肝边缘变钝,肝表面脂肪颗粒较多或布满整个肝,肝的质地变韧,肝表面的血管模糊。重度为肝体积明显增大,肝边缘变钝或呈圆形,肝表面脂肪颗粒密集,肝的质地变硬,肝表面的血管消失。

(三)肝硬化

肝边缘薄、锐利或圆钝,边缘结节样不平,质地僵硬感,肝表面有大小不等的结节,凹凸不平,结节间结缔组织明显增生,其间夹杂血管。

腹腔镜下肝硬化分型:Ⅰ型:在大白肝的基础上出现散在的红色结节,数量不多,称之为"大花肝"。Ⅱ型:肝普遍潮红充血,散在丘疹状或半球状结节。Ⅲ型:肝呈淡红色,结节感明显,结节之间有白色纤维组织围绕,夹杂扩张的血管。Ⅳ型:表面呈暗绿色,夹杂红色或黄色,结节明显,多为胆汁性肝硬化。

(四)肝癌

肝癌多余肝硬化合并存在,癌组织呈单个孤立的大结节,或者为大小不等、凹凸不平的结节,结节中央多成白色,肿瘤表面常有大血管,周围呈紫色或红色。

(五)肝血管瘤

肝血管瘤多较小,呈紫色、隆起、分叶状。大的血管瘤少见,呈团块状,凹凸不平突出于肝表面,凸出部分呈蓝紫色,凹陷部分见白色纤维素沉积。

(六)慢性病毒性肝炎

肝可增大,边缘多锐利,质地稍硬。腹腔镜下可分为四型:Ⅰ型,表面光滑,淡红色,近看纹理较正常明显,表面常见扩张的血管和白色纤维组织。Ⅱ型,表面粗糙,颗粒样改变,暗红色,散在纤维组织。Ⅲ型,表面不光滑,纤维组织浮于肝表面,呈地图样改变。Ⅳ型,肝表面呈灰白色,纤维组织增生明显,纵横交错,夹杂扩张的血管,俗称为"大白肝"。

（贾福军）

第三节　超声诊断

随着现代电子技术的进步,促进了超声诊断仪的不断更新与发展,特别是 20 世纪 70 年代初开始出现了灰阶实时 B 型超声显像仪,这是继 X 线之后成为临床上可以直观地显示人体内部器官结构和动态的又一重大技术进展。对软组织、实质性脏器的解剖结构及层次均可显示清晰的断面图像,接近于真实的解剖结构层次,提供了形态学诊断的依据。随后发展的新型"双功"及三功超声仪采用脉冲多普勒和血流信号的伪彩色编码显示,即在二维图像的基础上叠加了血流的信息,不仅能提供清晰的解剖结构图像,而且能反映血流动力学的变化,更丰富了诊断的内容,提高了诊断的水平。而且该项检查技术,无放射性损伤作用,检查方便,不受条件限制,结果迅速,可重复多次检查。当今,灰阶实时超声与 X 线、CT、放射性核素及磁共振成像构成现代四大医学影像诊断系统,已广泛地应用于临床各科,日益发挥着重要的作用。

近时发展的超声造影技术和弹性成像技术对肝脏疾病的诊断又是一重大进展,特别是利用新型超声造影剂经肘静脉注射后,运用谐波超声成像技术,能实时观察到组织血流灌注的全过程,达到功能成像的效果,对肝脏病变的早期发现和定性诊断有着重要的作用,故被誉为是现代超声医学影像发展中继灰阶实时二维超声,彩色多普勒超声之后的第三次革命性发展。弹性成像技术利用组织在一定外力作用下所产生的应变特性,在肝纤维化的诊断方面亦有重要的参考价值。

一、实时 B 型超声显像

(一)应用原理

超声诊断的主要原理是利用超声波在生物组织中的传播特性,亦即从超声波与人体组织相互作用后的声信息中提取所需的医学信息。当利用超声诊断仪向人体组织中发射超声波,遇到各种不同的物理界面时,便产生不同的反射、散射、折射和吸收衰减等信号差异,将这些不同的信号差异加以接收、放大和信号处理,显示各种可供分析的断面图像,从而进行医学诊断。

Kossoff 等根据人体内不同界面的特征将其分为大界面和小界面。大界面的宽度大于波束及波长的宽度,呈镜面反射模式,人体各脏器的表面、大血管、胆管管壁均属大界面,反射回声的振幅与界面两侧声阻抗差别大小有关,在同样条件下,入射角愈大,反射回声振幅愈低,可使界面轮廓显示不清。小界面的宽度小于波束及波长的宽度,呈散射模式,波束形成散乱反射,回声较弱且与波束的入射角大小无关。各种脏器或组织内部的细小结构均可产生散射。10～100 个红细胞的集合体已可产生散射,散射波中仅有一小部分返回声源,这一部分即所谓后向散射回声。这些后向返回的信号太微弱,以致无法构成回声而被个别地观察到。但若其中有部分的排列位置使返回的"微小回声"产生集合,即将产生一个可被探测的信号。

这便是实质组织图像中见到的低度和中度灰阶回声显示的机制。值得注意的是,光点并不能代表在组织内的一个解剖学上明确的结构,图像和组织两者间虽有关系,但这是一种间接关系,散射回声并不决定于这些小结构与超声声束在方位上的关系。

人体组织对入射超声反应的另一重要物理特性即吸收衰减,超声在组织内传播,除声束的远场扩散、界面反射和散射使其声能衰减外,主要是介质的吸收所致,包括介质的黏滞性、导热率和弛豫性。新近大量实验研究证明生物组织吸收几乎是由大分子引起,其中主要是蛋白质,含量高则吸收也高,蛋白质中又以胶原蛋白吸收最为显著,凡胶原蛋白含量高的韧带、肌腱、纤维组织等吸收更多的声能,人体组织中以水的吸收系数最小,骨骼和气体吸收系数最大。

病灶或组织后方回声也从一定角度反映其衰减特性,当病灶界面有较强的反射及较强的衰减特性时,后方回声减弱乃至消失,从而形成所谓声影。当病灶或组织为液性或衰减不明显时,其后方回声强于周围组织,即称为后方回声增强效应。故在声像图的观察分析中除应注意其形态学特征外,后方回声所反映的组织声学特性也是一项不可忽视的重要特征。

综上所述,了解以上超声图像形成有关物理因素和组织声学因素,是正确识别和分析图像必要的基础知识。

(二)仪器的类别与特点

现代 B 型超声显像仪种类很多,就接收超声信号而言,可分为反射式和穿透式,现多采用反射式。按其扫描方式有电子式(多晶体)、机械式(单晶片、多晶片)及复合扫查式;电子式又分为线阵、凸线阵扫描和相控阵扫描;就其图像显示方式,可分为实时和静态两种:电子和机械式扫描显示实时动态图像,复合式显示静态图像。现代 B 型超声仪多同时附有距离选通的脉冲多普勒装置,即双功超声仪,能同时显示组织结构和血流信息。彩色多普勒血流显像(CDFI),即将其信号经自相关处理后,进行彩色编码显示,用不同颜色表达血流方向,亮度表示血流速度,是无创直接观测血流的新技术。

现代新型超声诊断仪微电脑技术已经深入到信号接收、处理和图像显示的全过程,使图像的细微分辨力,对比清晰度和图像的均匀性均达到较高水平。为了了解生物组织的细微结构或微小病变,从脉冲回声中获取更多的信息,人们已开始探讨从回波信号中提取频率信息与相位信息,这方面突破后生产出新型仪器将使超声诊断进入新的更高水平。

(三)声像图的描述与分析

1.回声的描述与命名

(1)回声强弱的命名:根据图像中不同灰阶将回声信号分为强回声、高回声、等回声、低回声、弱回声和无回声。回声强弱或高低标准一般以该脏器正常的回声强度比较来确定。也有主张以人体内某些固定部位出现的回声强度作为比较标准。如骨骼、结石后方伴明显衰减的回声强度为强回声标准;肾窦、肠系膜上动脉周围腹膜后脂肪的回声为高回声;正常肝脏实质的回声为等回声标准;正常肾皮质的回声为低回声标准;正常肾锥体的回声为弱回声标准;正常充盈的胆囊回声为无回声标准。

(2)回声分布的描述:按其图像中光点的分布情况分为均匀或不均匀,密集或稀疏。病灶部的回声分布可用"均质"或"非均质"表述。

(3)回声形态的命名:团状回声:回声光点聚集呈明亮的团块状,有一定边界。斑片状回声:回声光点聚集呈明亮的小片状,其大小 0.5cm 以下,边界清楚。点状回声:回声呈细小点状。环状回声:回声点排列呈圆环形。带状或线状回声:回声光点排列呈带状或线状。

(4)某些特殊征象的描述:即将某些病变声像图形象化命名为某征,用以强调这些征象,常用的"靶环征"或"牛眼征",即某些病灶中心为强回声区,周围形成圆环状低回声,形似靶环故名。周围的低回声亦定名为晕圈征或声晕。肝肿瘤自肝脏表面隆起时,可称为驼峰征;肝管扩张后在声像图上形成与门静脉平行的直径相近或更粗的管道影像,称为"平行管"征或"双筒枪"征。还有如来自胃肠肿瘤时的"假肾征",宫内避孕环回声后方出现的狭长带状强回声谓"彗星尾"征。

(5)病灶后方回声的描述:在某些圆形病灶声像图后方出现的回声,即回声增强效应和侧边声影、中心声影等。

超声图像命名时既要反映回声的差异,又要具有形态学特点并与病理性质相联系。

2.图像分析的内容

(1)形态轮廓:包括脏器的轮廓有无形态异常,如局部边缘的膨出或明显隆凸。如系肿块,则其外形为圆形、椭圆形或不规则形。边界或边缘回声清晰或模糊。有无包膜显示,光滑或粗糙,完整或有中断;或为浮雕状、蟹足状等。如系结节状或团块周围有无"声晕"。仔细观察病变的形态和边缘,在病变性质的鉴别上有重要意义。

(2)内部结构特征:可分为结构正常、正常结构消失、界面的增多或减少、界面散射点的大小与均匀度以及其他各种不同类型的异常回声等。

(3)后壁及后方回声:由于人体各种正常组织和病变组织对声能吸收衰减不同,则表现后壁与后方回声的"增强"效应或减弱乃至形成后方"声影",如衰减系数低的含液性囊肿或脓肿,则出现后方回声"增强",而衰减系数高的纤维组织、钙化、结石、气体等则其后方形成"声影"。另外,某些质地均匀、衰减较大的实质性病灶,内部可完全表现为低回声,在声像图上酷似液性病灶,但无后壁和后方回声的增强效应则可区别。

(4)周围回声强度:当实质性脏器内有占位性病变时,可致病灶周围的回声改变。如系膨胀性生长的病变,则其周围回声呈现较为均匀性增强或有血管挤压位移;如系浸润性生长的病变,则其周围回声强弱不均或有血管走向的中断。另有在其边缘与正常组织之间出现从强回声向正常回声过渡的"灰阶梯度递减区"。

(5)周围关系:根据局部解剖关系判断病变与周围脏器的连续性,有无压迫、粘连或浸润。如胰腺癌时对胃后壁的侵犯以及周围血管的挤压移位,淋巴结或远隔脏器转移灶等。

(6)量化分析:包括测量病变所在位置、数目、范围、大小等,也即包括测量径线、面积、体积(或容量)、时距4种基本时空量度。

另外,还可进行某些功能性检测,如应用脂餐试验观察胆囊的收缩功能。空腹饮水后,测定胃的排空功能及收缩和蠕动状态等。

3.常见的病理性图像特征

(1)囊性与实质性病变:由于超声对液体与实质组织有着显著的图像差别,因而对囊性与实质性病变具有良好的鉴别能力,两者图像差别。

(2)均质性与非均质性病变:实质性病变中根据其内部结构均匀或不均匀,表现为均质性与非均质性图像。均质性病变呈现为均匀一致的低回声、等回声或强回声,边界亦可清晰完整。透声性良好者后方回声亦有"增强"效应。非均质性病变则呈现复杂的回声结构,强回声、低回声和无回声可混合存在。

(3)钙化性与含气性病变:由于钙化物的声速及密度均显著增大,故与周围软组织形成的界面反射显著增强,如结石、钙化病灶等表现为极亮的强回声和浮雕状前缘,后方伴清晰的声影等特征。气体的声速及密度较软组织明显降低,其界面反射亦最强,同样表现为强回声,其后有"声影",又由于气体最富流通变化,故静止观察时可发现强反射随脏器蠕动、呼吸活动或体位改变而迅速活跃变化。胃肠道肿块常呈含气体性肿块的特征。

(4)炎性与纤维化病变:根据组织病理变化的特点,急性炎症早期以水肿为主,则局部回声减低,透声性增强,脏器肿胀,径线值增大,新生血管进入炎症区及其他渗出,小区坏死等变化,使界面数增多而回声增多与增强。慢性炎症组织修复过程使纤维组织增加,回声增多、增粗或呈光带状且分布不均。急性胰腺炎与阑尾炎之声像图变化往往呈现以上典型表现。纤维化病变呈强回声,按其病变程度不同可表现为光点增粗与分布不均、线状回声增强、网状回声增强、斑片状回声增强等。如血吸虫病肝纤维化则呈现为典型的网状回声增强。

(5)良性与恶性病变:目前所用的超声仪不能达到细胞水平的诊断,但可通过病变组织结构变化所致的界面反射和吸收衰减特性不同,判断组织内部大体病理变化。一般来说,良性病变,质地均匀,界面单一,故回声均匀、规则。恶性病变因生长快,伴出血、变性,瘤内组织界面复杂不均匀,表现为不规则回声结构。

(四)超声显像在肝脏病学中的应用范围

肝脏是人体最大的实质性脏器,而且位置固定,最适于超声检查,其应用范围主要包括:①肝脏大小、形态、位置的检测。如肝大、肝萎缩、位置过高、过低、形态变异,肝尾叶大,舌叶肝(Reidel 叶)等;②肝脏局限性病变的诊断:包括各种囊性病变(单纯性肝囊肿、多囊肝、肝包虫囊肿、肝脓肿、肝周围脓肿、肝外伤性血肿等)、肝脏良性实质性占位病变(肝血管瘤、肝腺瘤、肝脏局灶性结节性增生、肝结核等)、肝脏原发性和继发性恶性病变(原发性肝癌、肝母细胞瘤以及各种转移性肝癌等);③肝脏弥漫性病变主要包括肝硬化、脂肪肝、淤血肝和血吸虫病肝等;④黄疸的鉴别诊断:确定黄疸的属性(肝内性或肝外性)、梗阻的部位、梗阻的病因等;⑤应用双功超声进行门静脉血流动力学检测;⑥肝脏的介入性超声,包括超声引导下的肝脏占位病变的细针抽吸细胞学检查、活体组织学检查、肝脏脓肿穿刺抽脓引流;肝囊肿、肝癌硬化剂治疗;经皮肝胆管造影,导管留置胆汁引流术等;⑦肝癌术中超声检查。

(五)正常肝脏、胆道和胰腺的超声显像

1.正常肝脏的超声显像

(1)正常肝脏的声像图

1)正常肝脏形态呈楔形,即右端厚而圆,左端扁薄,上部厚而钝圆,下部渐薄,因此肝脏切面形态无论横断面、斜断面、纵断面或冠状面均呈近似三角形。肝脏被膜整齐、光滑,呈细线状回声。膈面呈弧形强回声,肝的脏面一般内凹或较平坦,边缘较锐利,常可显肝门部血管及韧带结构。

2)肝实质内表现为均匀弥漫分布的细小光点回声,其回声强度一般呈中、低回声。

3)肝脏内血管包括门静脉和肝静脉可显示一级、二级、三级三支,呈自然解剖学走向,可清晰地显示第一、二肝门部出入的血管和门静脉左支的"工"形结构。

4)正常肝实质内亦可于门静脉的腹侧显示相应的胆管结构,即肝脏内一、二、三级胆管,如左、右肝管,叶间肝管和段间肝管。

5)彩色多普勒除能清晰地显示正常的肝门静脉和肝静脉外,尚可显示肝动脉。

(2)正常肝脏的解剖分区:按照肝脏外科解剖学,可将肝脏分为左(半)肝和右(半)肝,以及五个肝叶、八段,即采用 Couinaud 分段法。这种分类法主要根据肝脏的血液供应,即门静脉、肝动脉、胆管(合称汇管)和肝静脉在肝脏内的分布特点,即肝脏的功能解剖单位。在肝脏的这些功能解剖单位之间,是以肝裂和肝裂间隙中一些明显的边界结构相隔的。借助于超声断面图,以显示这些边界的解剖结构从而达到肝脏进行外科解剖学分区的目的,这对于肝脏内病变的定位诊断以及临床肝切除手术的应用,均有重要的意义。

（3）肝脏分叶分段的标志

1）肝中裂分肝脏为右半肝和左半肝两部。①肝中裂在肝膈面的位置：为肝前缘胆囊窝中点至下腔静脉中点间线的左侧；②肝中裂在肝前缘的位置：多位于胆囊窝中点左侧 10mm 范围内；③肝中裂与门静脉分叉点的关系：肝中裂经分叉点左侧者 74.52％±2.71％，经分叉点者 12.74％±2.07％，经分叉点右侧者 12.74％±2.07％；④肝中裂的方位：中裂与肝门平面或向左开放的角度为-50°～125°。

声像图标志是：经胆囊切面中轴与下腔静脉前壁的连线或肝中静脉长轴的走行部位。

2）左叶间裂分左叶为左内叶和左外叶。①左叶间裂在肝脏表面的位置：在肝膈面行走在下腔静脉左缘至肝切迹间线上，可偏左或偏右，最远可达 23mm，在肝脏的脏面行于左纵沟内。②左叶间裂的方位：左叶间裂平面与矢状面相交成 7°～17°角。

左叶间裂声像图标志：肝切迹、肝圆韧带、门静脉左支矢状部及肝静脉韧带的连线，或左肝静脉的分支，左叶间小静脉的纵断面。

3）左段间裂：在肝脏表面位置：左叶间裂中点至肝左缘中点的连线。

声像图标志：门静脉左支矢状部中点与肝左缘中点连线，或左肝静脉的分支，左肝静脉上段纵断面。

4）右叶间裂分右叶为右前叶和右后叶。①右叶间裂在肝膈面的位置定位较困难。在肝的膈面大致与肝右缘平行，上端在腔静脉窝上口右缘（右肝静脉汇入下腔静脉处），右叶间裂距右上角 5～10cm，距右缘中点 1.6～7.5cm，距右前下角 2.7～8cm 处；②右叶间裂在肝前缘的位置：位于右前下角往左 6cm 范围内，右叶间裂在肝前缘经胆囊切迹中央和右前下角的中点者占 62.86％±5.78％，经两者中外 1/3 交界处者占 21.43％±4.90％，另有 15.17％±4.35％分别在胆囊窝右缘、右前下角或右缘中点；③右叶间裂的方位：右叶间裂与水平面成 30°～45°向左开的角。

声像图标志：右肝静脉走行范围。

5）右段间裂：自肝门右切迹横过右叶于右侧外侧缘中点的连线。声像图上，自肝门横沟右侧至肝右缘中点的连线或自肝门与门静脉右支断面的连线为右前叶段间裂，而肝右静脉的第一分支上后支正好行走在右后段间裂内。右段间裂有右前叶段间裂和右后叶段间裂，分别将右前叶分为右前上段（Ⅷ段）和右前下段（Ⅴ段）及将右后叶分为右后上段（Ⅶ段）和右后下段（Ⅵ段）。

2.正常胆道系统的超声显像

（1）正常胆囊声像图：当胆囊充盈时，其纵切面呈梨形，亦可见圆形或长茄形。正常胆囊周边轮廓清晰，呈光滑而纤细的强回声光带，囊腔内呈无回声区，后壁线明亮，后壁及后方回声增强，显示为典型的囊性结构。胆囊纵轴切面可见底、体及颈部。胆囊颈部位置较深，指向肝门邻近门脉，有时体颈转折部可见"S"形弯曲，颈部的螺旋瓣常呈强回声可伴声影。胆囊颈部常呈折叠状，于站立位时可伸展开，是属于正常表现。胆囊体部贴于肝脏的胆囊床，底部游离于肝脏下缘邻近腹前壁。在右肋缘下探头向上方斜切面声像图上，肝正中裂显示为连接门静脉或门静脉右支根部与胆囊颈部之间的一条线状强回声带，这是识别胆囊位置的重要标志。横切面上胆囊图像显示为圆形无回声区，位于肝方叶和右叶之间，后方为右肾，左邻十二指肠和胰头。

正常胆囊的长径约为 7～9cm，前后径 3～4cm。正常胆囊壁一般呈一条强回声线，胆囊收缩后，厚度增加，约为 2～3mm。正常胆囊管超声不易显示，其扩张时须注意与肝总管或胆总管鉴别，胆囊的大小、形态和位置常因个体差异而有变异。

B 型超声检查胆囊的显示率达 95％以上，高于 X 线检查的显示率，一般 X 线胆囊造影（口服、静脉）常因黄疸存在而不能显影。另外，若胆石位于胆囊管，逆行胰胆管造影（ERCP）或经皮肝穿胆道造影（PTC）胆囊均不能显示。然而，B 型超声检查则不受以上条件限制，只要胆囊内有较多液体存在皆可显示。胆囊不显示见于下列情况:①先天性胆囊解剖畸形,如先天性缺如,胆囊异位等;②胆囊内填满结石或被肿瘤所占据;③胆囊萎缩;④当观察时,有肠道气体位于胆囊前方;⑤进食后排空的胆囊;⑥过度肥胖;⑦胆囊管以上水平完全性梗阻,胆囊内无胆汁充盈。如禁食 12 小时以上多次超声胆囊不显示,则 90% 以上为不正常胆囊。

(2)肝内胆管声像图:正常肝内胆管可显示一、二、三级,系与同名门静脉并行。①右肝管紧贴于右门脉的前上方向左下行,左肝管紧贴于门脉横部前方向右行;②右前叶肝管位于右前叶静脉左侧,右后叶肝管位于右后叶静脉的前方;③左内叶肝管位于门脉矢状部的内部,左外叶下段肝管位于同名门脉后方,左外叶段肝管位于同名门静脉的前方,但常有变异情况。

(3)肝外胆管声像图:正常肝总管和胆总管在声像图上较难以区分,既往文献中通常将肝外胆管分为上下两段,上段自肝门发出与门静脉伴行,下段与下腔静脉伴行并延伸进入胰头背外侧。近期由于探测技术的改进已能依据某些解剖学标志区分肝总管和胆总管。如在门静脉腹侧找到与之平行的肝外胆管(肝门纵断法),位于右肝动脉之前的肝外胆管即肝总管,或在门脉主干及其左右分支的腹侧可见与之平行的左右肝管及其略下方的汇合点,此汇合点即肝总管近端。沿肝总管纵行向下可见其移行至胆总管处,管径变宽呈瓶状,胆总管上端(十二指肠上段)位于十二指肠头侧,门脉之前,易于显示。胆总管下段(十二指肠后段和下段)常因肠气的干扰较难以显示。当应用垂直于门脉或下腔静脉的右肋缘下斜向或横向扫查技术时,以显示位于下腔静脉前方之"米老鼠"征,选择门脉与下腔静脉(相当于"米老鼠"头和体)相应的断面,尽可能向下扫描以接近门静脉最远端,则可确定此处肝外胆管(右耳)为胆总管。超声测量肝总管内径约为 3~4mm,胆总管内径 6~8mm。根据资料,正常胆总管内径随年龄增长而有加宽趋势。50 岁以上年龄组胆总管内径可达 10mm。当胆总管下段有阻塞时,则可见肝内、外胆管扩张。

(4)胆囊收缩功能的测定:正常胆囊进食脂肪餐后,小肠黏膜上皮细胞分泌的 CCK 及迷走神经兴奋促使乙酰胆碱释放,可以促使胆囊收缩和 oddi 括约肌开放,共同协作排空胆汁。一般在脂餐后 50~60 分钟胆囊排空达到最大。在胆管、胆囊结石和胰腺炎等疾病时胆囊收缩功能下降。超声敏感地反映胆囊体积的变化,从而对胆囊的收缩功能加以判断.并是随访观察的最好方法,对临床有重要价值。

3.正常胰腺超声显像

(1)正常胰腺切面形态及其类型:对于胰腺形态的观察,一般取腹部横向扫描以显示胰腺的长轴切面,常呈一内部回声均匀的带状或纺锤形结构。但又常依据其胰头部和尾部厚度不同而将其外形分为 3 种不同的类型。①蝌蚪型:胰腺的厚度从头部向尾部逐渐缩小,形似蝌蚪,此型较多,占 44%。②哑铃型:胰腺颈部较头和体尾部的厚度为小,此型约占 33%。③腊肠型:胰腺的头、颈和体尾部的厚度相似,此型较为少见,约占 23%。此种分型本身没有病理意义,但它在认识解剖变异上有重要的参考价值。有的胰头钩突部较明显,形似鱼钩状。腹部纵向扫描时胰腺短轴切面形态其胰头部多呈椭圆形,胰体尾部多呈三角形。

(2)胰腺的内部回声:正常胰腺由于其内部有许多导管、血管和分叶状结构,造成许多界面,因而产生大量回声,一般具有中等以上强度的回声。光点细小、均匀、前表面较为清晰而平整,胰腺的回声强度也可与周围脏器回声作相对比较,即肾窦回声>胰腺≥肝脏>肾实质回声。1982 年 Worthen 观察了正常胰腺回声与年龄和皮下脂肪厚度的关系,其与肝脏回声图强度的比较,将胰腺回声强度分为 4 度:Ⅰ度即胰腺强度等于肝脏;Ⅱ度即轻度高于肝脏;Ⅲ度高于肝脏;Ⅳ度类似腹膜后脂肪的回声。在评价胰腺回声强度时,要注意年龄、皮下脂肪的厚度以及胰腺前方的解剖路径等诸因素。一般认为胰腺回声强度不会低于肝脏,有时胰腺回声似乎略低,其实系胰腺正常而肝脏不正常。如肝脏有弥漫性脂肪浸润,肝脏回声增强,而相对显得胰腺有回声减低。另外老年人的胰腺回声强度常明显高于肝脏,故分析图像时应予注意。

(3)胰管的测量:主胰管沿胰腺长轴走行于中心部,管壁表现为平滑线状回声,即胰管之前后壁,有时此两线状回声相互重合而表现为一条强回声线。正常胰管的内径小于 2mm。胰管的改变表现在管径宽度和内径形状两个方面，以胰体部内径超过 2mm 为扩张的病理图像，并以扩张的形状分为 3 型。

1)平滑扩张型:管径虽有增宽，但内腔形状无改变，具有与正常型相同之平滑线状管壁回声。

2)不规则扩张型:管壁回声不均，边缘不整，表现有不规则扩张的内腔。

3)串珠状扩张型:管壁呈波浪状曲线，扩张之内腔呈有规律的分布，其图像表现为串珠状。

(六)常见肝脏疾病超声诊断的主要指征与评价

1.肝脏局限性占位病变

(1)肝囊肿

1)声像图表现:肝内囊肿超声有独特的诊断价值，单纯型典型囊肿表现为:①囊壁菲薄，边缘整齐光滑，或前壁呈亮弧线，侧壁回声失落;②内部为清晰的无回声;③伴后壁和后方回声增强，有侧边声影。多房者则其内现间隔状强回声带。不典型肝囊肿见于囊肿合并出血或继发感染，此时可有囊内出现光点、囊壁增厚、模糊不清、边缘不整齐等变化。若超声显示囊壁厚或有分隔或伴有向腔内乳头状突起之肿块，则应注意多为肝脓肿液化、肝脏囊腺瘤，或肝恶性肿瘤变性坏死、液化等改变，注意其鉴别诊断。

2)与各类肝囊性病变的鉴别诊断:①多囊肝:肝脏体积增大，肝脏内密布大小不等的圆形无回声区，内径数毫米至数厘米，边界清晰，各囊肿之间互不相通，多囊肝常与多囊肾、多囊脾等内脏多囊性病变合并存在。②先天性胆管性肝囊肿(Caroli 病)肝脏内现多个圆形、梭形无回声区，暗区间有狭窄通道相连，囊肿沿胆管主支分布，内部无回声清晰但不规整、欠光滑，追踪可见其与肝管或胆管相通。③肝包虫病:Ⅰ型为单个囊、内有不少粒样高回声光点及重力移动征，如囊壁可分出内外囊所致的"双囊征"者更有特异性;Ⅱ型有"囊中囊"征象。患者有疫区生活史。

(2)多囊肝:多囊肝为胚胎发育时期肝脏内多余的胆管未发生退化和吸收，并逐渐呈分节状和囊状扩张而形成。多见于儿童，亦见于中老年人，常有遗传性及家族史。约 50% 伴发多囊肾，也可伴脾、胰等脏器多囊性疾病。大体标本上多囊肝表面呈结节状，肝脏内囊肿数目众多。绝大多数累及全肝，也可仅局限于某一肝叶。囊壁薄而光滑，内液清亮，富含胆汁。如合并感染或出血，则囊液混浊或变红。临床大多无症状，但随着年龄增长，肝脏明显增大，逐渐出现症状与体征。

1)声像图表现:肝脏不均匀性普遍增大，切面形态异常，表面不光滑，高低不平。肝脏内密布大小不等的圆形无回声区，内径数毫米至数厘米，以 2~5cm 多见。边界清晰，常紧密相连，间隔组织少，使多数囊肿难以显示后方回声增强效应。各囊肿之间互不相通。严重者肝脏内无正常实质回声，较大囊肿无回声区之间呈无数短棒样的等号状高回声，其两侧边缘不封闭，为小囊肿侧壁回声失落时的表现。多囊肝常与多囊肾、多囊脾等其他内脏的多囊性病变合并存在，约 50% 可同时显示多囊肾。

2)鉴别诊断:多囊肝根据典型声像图表现、家族史或伴其他脏器多囊性病变，即可明确诊断。

3)临床意义:多囊肝在声像图上表现往往典型，超声诊断准确而且迅速，同时还能发现肾脏、脾脏、胰腺等脏器是否伴发多囊性病变。常为临床诊断的首选方法。

(3)肝脓肿

1)声像图分型及各型声像图特征:肝脓肿 B 超显像可分以下 5 型。

Ⅰ型:早期肝脓肿，脓肿尚未液化，国外学者将其归纳为六大征象:①无清晰的壁;②脓肿中心为等回声时，周边伴无回声晕环;③脓肿中央部回声程度逐渐减低时，该晕环与脓肿的大部分无回声相融合;④后方回声增强;⑤脓肿内为外形不规则的无回声区;⑥动态观察短期内(1 周左右)有明显变化。

Ⅱ型:液化不全肝脓肿。脓肿外形逐渐变圆、内为蜂窝状结构，不规则无回声区及光团回声混合存在。脓肿壁不平整、边缘不平滑，后方回声轻度增强。

Ⅲ型：典型肝脓肿、大部或全部液化。呈圆形或椭圆形无回声区，内部伴细小光点，改变体位可见光点漂浮移动。边界清晰，内壁光滑，后方回声增强，及侧边声影。

Ⅳ型：肝脓肿愈合期，脓肿暗区逐渐缩小，尚可见边界清晰的无回声区，或同时还有残存光团回声，继发征象消失。

Ⅴ型：慢性厚壁肝脓肿。脓肿内坏死物多，壁厚而不光滑，且回声增高。无回声区范围小，内可见不规则的光团与光点。

2)鉴别诊断：应注意与肝癌液化，肝囊肿、肝包虫病相鉴别。

3)临床意义：①诊断价值高，超声诊断肝脓肿的准确性超过 95％；②超声可准确定位肝脓肿所在部位及其与周围肝脏内外各结构与脏器的关系；③可动态观察不同时期肝脓肿的演变过程，既经济又方便，且可反复进行；④超声引导下穿刺可做各种治疗，如抽脓、药物冲洗、置管引流等，对鉴别诊断困难的可行活检确诊。

(4)肝包虫囊肿

1)声像图表现：肝脏内包虫囊肿可为单个或多个，多呈圆形或椭圆形，边界清晰。有较厚囊壁，呈双层结构。内层为内囊，欠规则；外层为外囊，光滑，呈高回声。囊壁钙化者在囊壁局部可出现斑片状弧形强回声后方伴声影。新发生的肝包虫囊腔外形饱满，内为均匀的无回声区。当内囊脱落后，囊壁内漂动有不定形的膜状回声带。大的囊腔内可含许多较小的圆形无回声区。显示特征性者为囊(母囊)中有囊(子囊)，甚至有的小囊内还有更小的囊泡(孙囊)。大囊内、小囊间可见囊砂所形成的大小不等的高回声，改变体位时，可呈移动性。囊肿后方多具有增强效应。

肝泡状包虫病较少见，声像图上常表现为类实质性包块，形态不规则。在较大的病灶中心出现液化，形成不规则的无回声区，其内常有少许沉积状的高回声光点，亦有呈弥漫分布的小结节，内呈众多光点和小圆圈状钙化强回声。

国内学者根据包虫病的病理特点、发展过程和继发改变进行分型，很有实用价值。具体分为 4 型：

Ⅰ型(单纯囊型)：周壁清晰光滑，呈双层结构(内外囊)，内含细小光点(囊砂征)，亦有表现为囊壁较薄，双层结构不明显，且无囊砂征。

Ⅱ型(多子囊型)：在大的囊肿内显示大小不等多个类圆形小囊，即囊中有囊，或表现为分隔膜状光带回声。

Ⅲ型(继发性征象型)：肝包虫囊肿自然衰亡，老化和机械、化学损伤可使包虫囊肿出现内囊分离，内囊破裂卷曲，子囊部分溶解，内囊子囊感染化脓，包虫囊壁和(或)子囊钙化等继发征象：①内囊分离，呈"套环征"；②内囊破裂；③混合回声；④钙化；⑤实变。

Ⅳ型(多发病灶型)：显示两个以上包虫囊肿病灶，每一个病灶的超声特征可为上述任何一种类型或三个以上类型。

2)诊断与鉴别：肝包虫疾病的诊断可根据流行病学资料、典型的声像图特征、包虫病补体结合试验和特异性血清检查，诊断即可成立。声像图不典型的病例需与其他囊性病变鉴别。怀疑肝包虫病囊肿时，切勿作穿刺抽液检查，以免引起囊液外溢，发生其他部位的种植或严重过敏反应。

3)临床意义：声像图对肝包虫病的检出率高，诊断符合率约 75％～97％。它可显示不同感染阶段的肝包虫特征，是术前诊断、术中定位及各种治疗后观察的十分简单有效的手段。当然，声像图对有的类型肝包虫病诊断无特异性，例如，无囊砂的Ⅰ型肝包虫病与单纯性肝囊肿鉴别困难，需结合其他检查。

(5)原发性肝癌

1)声像图表现：①肝脏形态轮廓：肿瘤较小时，肝切面形态可无改变，肿瘤较大时，肿瘤所在肝叶明显增大,肝脏表面隆起,可呈"驼峰征"。②肿瘤的超声特征:肝脏内出现肿块图像。可单个或多个,病灶大小不一,直径小于 1cm 的病灶超声也可以显示,但明确诊断较困难。肿块可为低回声、等回声、高回声或混合性回声。一般直径小于 3cm;低回声型多见;直径 3cm 左右为高回声;大于 3cm 多数肿瘤内部出现坏死液化,表现为混合性回声。肿瘤的边界不清晰或清晰。有包膜者边界尚清晰可辨:"暗环征"或"声晕"是病灶外周的环形低至无回声细带,部分肿瘤可见。较大的肿瘤可伴后方回声衰减,小的低回声结节可有轻度后方回声增强。由于肝癌病理变化不同,声像图上尚可分为以下几种类型:低回声型、等回声型,高回声型、混合型与弥漫型。其中高回声型又分为 5 个亚型,即结节型、团块型、包膜型、融合型及巨块型。多结节的融合,即"瘤中之瘤"为原发性肝癌的主要征象。彩色多普勒血流显像肿瘤的周边及内部均有丰富的血流信号显示,频谱多普勒检测多呈高速高阻型。超声造影检查更有其特征性表现,病灶在增强期和消退期与周围肝实质有较清晰的边界,且呈"快进快出"的特征,延迟相为低增强表现。③肝细胞肝癌周围组织的继发征象:肝脏内血管受压征如肿瘤压迫肝静脉、门静脉使狭窄、移位、呈环绕瘤灶走行。胆道系统受压:肿瘤挤压肝内胆管使受压部位以上的胆管扩张等。肝脏周围的组织、脏器受压征象:膈面抬高,胆囊移位,右肾下移等。

血管内癌栓:门静脉癌栓常见,可见门静脉段管腔内有低至高回声的实质团块。肝静脉内癌栓也较常见,有时可延伸至下腔静脉、右心房内。

转移征象:肝脏内转移可见在结节周边有卫星灶,肝外转移常见于肝门淋巴结和上腹部及腹膜后淋巴结转移。

关于小肝癌:B 型超声对亚临床型小肝癌的诊断颇受临床重视。高分辨力的超声已能发现 1cm 以下的微小肝癌。小肝癌的病理特点是 90% 以上均有不同程度的包膜形成,80.9% 有纤维分隔,肿瘤以膨胀型生长为主,内部较均匀。因此,小肝癌声像图多呈圆球形,边界规整清楚。可有低回声声晕,后方回声轻度增强或有侧方声影带。内部多呈低回声或等回声。亦可呈多结节融合型或边界模糊型。作者曾报道对一组 21 例小肝癌的检测结果,其中 17 例表现为低回声和等回声,占 80.96%。Tanaka 曾对 20 例小肝癌患者中经手术切除的 23 块离体病理标本,采用固定位置切面超声扫描技术,对其超声图像与组织学上相关性进行研究,提出了如下结论:①低回声型病灶在组织学上是没有坏死的实质性肿瘤;②混合型病灶组织学的变化是伴有部分坏死的实质性肿瘤;③强回声病灶在组织学上可看到两种不同表现,一种是伴有脂肪变性,另一种是伴有明显的窦状扩张。

2)鉴别诊断:①肝血管瘤:肝血管瘤内回声变化规律与肝癌相反,即小血管瘤多为高回声,较大的血管瘤内出现多房无回声区,故为混合性回声。②弥漫型肝癌应注意与肝硬化再生结节进行鉴别;肝癌液化坏死时要注意与肝脓肿相鉴别;另外,应注意原发性肝癌与转移性肝肿瘤及其他肝脏内良性肿瘤如:肝腺瘤、肝局灶性结节性增生(FNH)等的鉴别。

3)临床意义:①超声对肝癌的诊断符合率高:特别是多普勒超声和超声造影的临床应用,利用肝癌血供特点和其他病灶的血供特点的差异,再结合二维超声表现,使超声对肝细胞肝癌诊断符合率达 95% 以上;②定位诊断较准确,超声可根据肝脏内各大静脉及韧带对肝脏分叶、分段,显示肿瘤与各结构的空间位置关系,从而获得准确定位;③对确定治疗方案有较大意义:超声显示肿瘤大小、数目、位置、静脉内血栓有无等,为临床制订治疗方案提供有力依据;④可作为治疗后随访的检查方法:超声检查简便、经济、无创、可早期发现或除外肝癌的复发;⑤对肝癌高危人群定期同时检测超声和甲胎蛋白,是发现早期肝癌的基本措施。

(6)转移性肝癌(继发性肝癌)

1)声像图表现:因转移性肝癌的数目、大小不一而异。弥漫型或较大的肝转移癌使肝大、形态失常,并可推挤肝脏内管道系统,出现占位效应。转移癌多呈近圆形或稍不规则状,边界较清晰;回声类型多样,可呈无回声、低回声、高回声及混合性回声,如分泌性腺性转移癌及肝脏内淋巴瘤转移可呈无回声区,而有的转移癌灶内可呈后方伴声影的强回声,多见于胃肠道、肾脏和骨骼肿瘤的肝转移;另外,"靶型"或"牛眼征"是肝转移肿瘤的一种特征性声像图,这时肿瘤多呈圆形、形态规则,内部为高回声、等回声或稍低回声,中央可有小的无回声区,为癌组织坏死、液化所致,而外周有较宽的低至无回声带环绕。

2)鉴别诊断和临床意义:转移性肝癌主要与原发性肝癌鉴别,还需与肝血管瘤、肝硬化结节、非均匀性脂肪肝、肝囊肿等疾病的声像图鉴别。超声诊断转移性肝癌属无创性,且简单易行、费用低廉的首选方法。现在临床正将超声检查作为肝外科恶性肿瘤手术前及术后,排除和及时发现肝脏内转移的主要和常规性手段。

(7)肝血管瘤

1)声像图表现:血管瘤多数较小,肝脏大小和形态均无改变。较大的肝血管瘤也可使肝大,切面形态失常。肝血管瘤的回声类型可呈高回声、低回声、无回声及混合性回声。肿瘤境界清晰,较小时为近圆形,多为高回声;回声较低或稍高者外周有细的回声增强带,内部呈网格状;较大时形态不规则,可见膜回声,多为混合回声型,即网络状分隔光带内间隔大小不等的无回声区。多数血管瘤有后方回声增强。肝血管瘤具有可压缩性,即加压时可见肿瘤径线变化。肝血管瘤一般无"声晕"暗环,生长缓慢,其回声变化规律与肝癌不同,即较小时多为高回声,随着病灶增大,逐渐变为低回声和混合性回声。

超声造影表现为:在动脉相和门脉相,病灶周边呈结节样或环形强化,造影剂逐渐呈向心性填充,延迟相呈等增强或稍低增强。这一增强特点极少出现在恶性肿瘤中,对诊断肝血管瘤具有特征性。

2)鉴别诊断和临床意义:肝血管瘤主要与肝癌及肝转移癌相鉴别,见"原发性肝癌"部分。超声对肝血管瘤检出率很高,可达100%,大多数声像图很典型、容易确诊。对于少数不典型的病例,可做超声造影或结合其他影像学方法可确诊。

(8)肝腺瘤:肝脏腺瘤为良性肿瘤,多为单发,直径大小可为1~10cm。肝腺瘤较小时,肝形态无改变,大的肝腺瘤产生占位效应,对周围组织结构产生挤压作用。肿瘤边界清晰、规整、外周常可见稍高回声的包膜包绕。小的腺瘤内为较均匀的低回声或稍高回声。较大的腺瘤内常有出血、坏死和液化,表现为混合性回声。

超声检查对肝腺瘤的检出率很高,但确诊较困难,须结合其他影像技术及穿刺活检。肝腺瘤需与肝局灶性结节性增生(FNH)、肝细胞性肝癌、肝血管瘤、肝脓肿、肝转移癌等疾病相鉴别。

(9)肝脏局灶性结节增生:肝脏局灶性结节增生(FNH)是一种良性增生性病变,临床较为少见。病变通常为单个,大小1~7cm,也可很大,近圆形或不规则形,多位于肝包膜下。病灶无明显包膜,但边界清晰,中央有一星芒状的瘢痕,并有以此向周围呈放射状分布的纤维隔,具有特征性。部分病灶的血供来自于中央瘢痕部的中央动脉,并经由纤维隔之间的血管呈离心性流向外周。其声像图表现为,肝大小和形态一般正常。典型表现为肝包膜下出现单个或大小不等多个病灶,一般大小约4~7cm,边界清晰,无包膜回声。内部回声稍高于或低于周围肝实质回声,分布基本均匀,中央有时可见星状强光斑和光带。极少出现出血、坏死及液化所产生的无回声区。彩色多普勒和超声造影有一定特征性表现,病灶内显示轮辐状血流信号,超声造影其在动脉期呈离心型涡轮状血流增强外,在延迟相出现由中心瘢痕所产生的低增强区。上述病变的典型表现有助于与肝脏内的其他病变的鉴别。

2.肝脏弥漫性病变　肝脏弥漫性病变早期常无明显改变或仅有肝大,但随着病程的进展,一些病变出现特征性声像图表现。有的病变引起肝脏回声减弱,又称"暗肝";有的引起回声增强,又称"亮肝"。

(1)肝硬化

1)声像图表现:典型的肝硬化有以下特征性改变。①肝脏形态轮廓:肝切面形态失常,肝脏各叶比例失调,肝脏缩小,以右后叶萎缩明显,左叶及尾叶常增生肿大;肝缘变钝;肝脏表面不光整,呈波浪状、锯齿状或驼峰状改变。②肝内部回声:肝脏内光点分布不均,回声增粗、增强,有结节感,较大的结节可呈低回声区或高回声结节。③肝内管道系统:肝内管道早期无明显异常,晚期可发生改变:肝静脉内径变细或粗细不均,可出现管壁受压,走行扭曲,僵硬或消失;肝动脉可出现代偿性增宽;肝内门静脉小分支出现扭曲变细,管壁回声增强,门脉主干及二、三级分支增宽,有时可见门脉血栓和门脉海绵样变性。④门脉高压征象:门静脉内径增宽,主干内径≥1.4cm,其内径不随呼吸而改变;脾大,脾厚≥4.0cm,脾静脉扩张、迂曲,内径≥0.8cm;侧支循环开放:附脐静脉开放;冠状静脉扩张、迂曲,其内径≥0.5cm;脾周交通支形成:脾肾交通、脾胃短静脉交通、脾腹膜后交通等。⑤腹水。⑥胆囊壁增厚,水肿,呈双边影。⑦彩色多普勒超声:门静脉血流速度减低,随呼吸波动减弱,可出现双向血流或反向血流;有栓子时,可见充盈缺损,当有门脉-肝动脉瘘时,门静脉内可测到高速动脉性血流信号;有门脉海绵样变性时,可示肝门部的回声增强、呈海绵状结构为门静脉血流。肝动脉增宽,血流速度有所增加。可显示附脐静脉、胃冠状静脉等侧支循环的离肝彩色血流。

2)鉴别诊断和临床价值:肝硬化是一种慢性肝病,早期组织学改变轻微,声像图缺乏特征性,难于和其他原因引起的慢性肝病鉴别,肝硬化后期肝脏形态学改变时,超声可确立肝硬化诊断,对临床非常有帮助。同时超声可以对其病因以及与其他病变进行鉴别诊断,指导临床作相应处理,提高治疗质量。

各种病因所致肝硬化的鉴别诊断:肝静脉、下腔静脉扩张可提示淤血性肝硬化;肝内胆管扩张时可考虑胆汁性肝硬化;肝脏内显示粗大结节,肝脏呈驼峰样改变时可考虑坏死后肝硬化。当然,诊断时要结合病史和其他检查。

肝硬化结节与弥漫性肝癌的鉴别:后者肝脏内结节边界较清晰,有占位效应,肝体积一般肿大;门脉内常有癌栓,肝内管道显示不清;彩色多普勒超声可显示肝脏内异常丰富的高速动脉血流信号;结合甲胎球蛋白阳性等临床资料。

超声有利于其他原因腹水与肝硬化腹水的鉴别诊断:结核性腹水时肝脏回声无明显改变,无门静脉高压的表现,肠管相互粘连并附着于腹后壁,可有壁腹膜增厚,有结核病史或胸片提示有结核样病灶。肾源性腹水有急性或慢性肾衰竭病史,肝脏声像图无明显改变,肾脏有肿大或缩小及回声增强等改变。心源性腹水有心力衰竭病史,肝脏声像图无明显改变。肿瘤性腹水可在腹腔、腹膜后发现肿瘤病变,腹水抽吸细胞学检查可见癌细胞。

肝硬化门脉高压与Budd-Cluari综合征门脉高压的鉴别:因其治疗方案不同,在诊断时应注意鉴别,注意肝段下腔静脉及肝静脉的通畅情况和血流情况。

(2)血吸虫病肝

1)声像图表现:急性血吸虫病肝中,除肝脾大外,一般无明显特征性改变;慢性血吸虫病肝:①肝脏切面形态正常或失常,肝右叶特别是右后叶缩小,左叶增大;②肝脏表面不光整呈波浪状改变;③肝脏内回声增粗、增强,回声稍强的纤维光带将肝实质分隔成鳞片状或网格状不规则小区;④伴有肝硬化时可有肝硬化的声像图表现;⑤彩色多普勒超声:肝脏内血流显示无异常,当并发肝硬化门脉高压时,可示门脉血流速度减慢及侧支循环。

2)鉴别诊断与临床价值:急性血吸虫病肝无特异声像图改变,慢性血吸虫病肝显示典型的网格状特征,诊断较明确,再结合疫水接触史,易于和其他各型肝硬化鉴别,提高临床诊断率。

(3)脂肪肝:脂肪肝按其脂肪浸润的范围可分为弥漫性脂肪肝和非均匀性脂肪肝。

1)弥漫性脂肪肝声像图表现:弥漫性脂肪肝时,①肝脏切面形态示肝体积增大,肝缘、肝角变钝;②肝实质回声弥漫性增强,前区回声明显增强,随着深度的增加,回声逐渐衰减;③肝内管道结构回声模糊或消失;④彩色多普勒超声见肝脏内彩色血流信号减少或不易显示,但肝脏内血管走行正常。

2)非均匀性脂肪肝病变区声像图大致可分为两型。

A.弥漫非均匀性脂肪肝:脂肪浸润肝脏广泛区域累及各叶。具体有两种表现:①脂肪浸润肝实质绝大部分,仅残存小片正常的肝组织区域。肝实质绝大部分回声弥漫增强,深部回声减弱,肝脏内有一处或多处低回声区域,呈不规则片状,也可为近圆形,多位于左内叶或右前叶靠近胆囊床的区域,一般边界较清晰,后方可有轻度回声增强。此型最常见。②脂肪非均匀性浸润肝脏各叶,脂肪浸润区的高回声与正常组织的相对低回声区域相间,呈花斑状。有的高回声呈团块状,并可融合成片。

B.局限型脂肪肝:脂肪浸润局限于某一区域,可分为两个亚型:①局限团块型:多位于肝右叶,脂肪浸润区呈较致密的高回声,单个或多个,直径约 2～5cm,边界清晰,但无包膜回声,其他肝脏实质亦多有增强。②局限叶段型:脂肪浸润限于一个或数个相邻的叶段。声像图显示为高回声,内部回声强度均匀。界限清晰,可由肝脏内沿段叶间走向的静脉划分。

其次,还有小叶间脂肪组织堆积,即在肝脏的小叶间、叶间裂、第一肝门附近的管道出入区、肝脏横突周围、肝脏的胆囊床部位常可出现成片的脂肪组织或在这些区域附近的肝脏组织中有小片区域发生脂肪性变。由于成片脂肪组织主要由脂肪细胞所组成,缺乏纤维组织,声学界面相对较均匀,因而声像图上表现为低弱的回声,可呈三角形,长条形,类圆形等多种不规则形态,边界清楚,但无球体感,且变化缓慢,可与其他肝脏内占位性病变鉴别。

根据各型脂肪肝的典型声像图表现,一般诊断并不困难,诊断的准确率可达 85%～97% 以上。局限团块型和弥漫非均匀性脂肪肝,需注意与肝脏内局限性占位性病变相鉴别,除具一定声像图特征外,彩色多普勒血流显像检查及超声造影均具有重要意义,尤以超声造影更为明显。动态观察其声像图的变化,对治疗效果的判断亦有一定价值。

(七)B 型超声对黄疸鉴别的意义

由于 B 型超声能较完整地显示扩张的肝内外胆管和判断其扩张的顺序,因而在阻塞性黄疸的鉴别诊断方面有着重要作用。

1.鉴别肝内或肝外胆管梗阻　主要观察有无胆管扩张,观测的内容包括:①肝内胆管有无扩张;②左右肝管有无扩张和连通;③肝外胆管有无扩张即肝门部有无"双筒枪"征;④胆囊有无肿大或其他改变;⑤胰管有无扩张等。

根据以上观测内容,其声像图鉴别的要点如下:①正常的左右肝管内径一般小于 2mm,如果大于 3mm,则提示存在扩张;二级以上的正常肝内胆管一般不易显示,如果管腔明显与相应门静脉呈"平行管"征,则提示有扩张,肝内胆汁淤滞则无肝内胆管扩张。②扩张的肝内胆管,其管壁不规则,边缘似串珠样凸起,呈起伏不整的强回声结构。管道多叉,左右肝管相连通。从肝门至肝内胆管呈放射状扩张如星状或树枝状。③从肝门部移行扫描扩张的肝内胆管,可见与肝外胆管相连。肝内梗阻时,肝外胆管无扩张。④扩张的肝外胆管上段与伴行的门静脉呈现为"双筒枪"征。⑤正常肝外胆管声像图显示肝总管内径小于 4mm,胆总管内径为 6～8mm。若肝总管内径大于 6mm,胆总管内径大于 10mm,即表明有扩张。⑥肝内梗阻不引起胆管扩张,而肝外梗阻则可引起扩张。B 型超声鉴别肝内或肝外梗阻的准确率可达 95% 左右。

2.判断胆管梗阻部位的声像图要点　若确定为阻塞性黄疸,根据胆管扩张发生的顺序,即可判断梗阻所在部位。①胆总管扩张提示胆管下端梗阻(包括胰上段、胰腺段及壶腹部);②胆总管正常或不显示,而肝内胆管、左右肝管扩张时,提示肝门部梗阻;③胆管、胰管均扩张,提示十二指肠壶腹部水平的梗阻;④仅有胆囊肿大,肝内、肝外胆管正常者多为胆囊管阻塞;⑤一般情况下,胆囊肿大提示下端梗阻,胆囊不大提示上端梗阻。

但是尚需要注意:①肝内淤胆可因内脏神经受刺激引起反射性胆道运动功能障碍,使胆汁淤积而肿大。因此,即使是肝内淤胆性肝炎也可以出现胆囊肿大。②肝门部梗阻,如肝门肿瘤,因肿瘤延及胆囊颈而引起胆囊肿大。③胰腺段或壶腹部梗阻,可有胆囊肿大,肿瘤可能侵犯胆囊或胆囊萎缩。

3.确定病因　确定黄疸属性和梗阻部位之后,就要进一步探查造成梗阻的原因。声像图对于梗阻病灶性质的诊断,以胆囊和胆道系统内结石、胆囊癌及胰腺癌诊断符合率较高,对胆管癌和胆总管下端的结石诊断率甚低,对病因诊断的符合率约为73%～81%。

在肝外阻塞性黄疸的病例中,约90%以上的病因是胆管结石、胰头部肿瘤及胆管癌,故需重视对结石与软组织肿瘤的鉴别。一般结石为强回声光团或光斑,与胆管壁分界清楚,多数有明显的声影。而胆管癌、胰头癌等软组织肿瘤呈不均匀或低回声,与胆管壁分界不清,无声影。胆管癌与胰头癌等引起病灶以上肝管扩张的程度较结石更为明显。

超声显示肝外胆管有轻度扩张,但未能发现相应病变时,脂餐试验具有重要意义。脂餐试验的异常或正常反应,是从胆管功能的角度证实肝外胆管存在或不存在梗阻。值得指出的是,某些胆管恶性肿瘤引起的梗阻性黄疸病例,在发现黄疸之前便可显示一定程度的胆管扩张,特别是脂餐后扩张管径不变或扩张更为明显的病例,应高度警惕其有胆系梗阻。对某些病灶难以显示的病例。建议进一步在超声引导下作PTC或ERCP等检查,以便确诊。

近年来由于介入性超声的发展。超声引导下PTC和经皮经肝穿刺胆汁引流术(PTBD)等技术,一改传统的以解剖学位置关系和数据为参考的"盲穿",而利用专用的超声穿刺探头或导向器,在实时监视下准确地命中目标,大大地提高了穿刺的成功率,减少了并发症,颇有实用价值。

(八)肝胆疾病中的介入性超声

1.应用范围　①超声引导下肝脏穿刺术细胞学和组织学检查,对肝脏内弥漫性病变和占位性病变进行鉴别诊断。②超声引导穿刺经皮经肝胆管X线造影(PTC)和置管引流术(PTCD)。③肝囊性病变的超声引导穿刺与引流如肝囊肿、肝脓肿的抽吸和引流。④肝癌超声引导介入治疗:超声引导治疗肝癌的方法很多,包括肿瘤局部注射乙醇术、射频治疗术,经皮门静脉穿刺化疗与栓塞术,经皮穿刺肝动脉化疗与栓塞术等。⑤肝脏术中超声检查:对于肝脏内有占位性病变而术前未能确诊者;术前发现肝脏内占位而术中未触摸到者;肝脏内病变需准确定位及了解其周围关系的;明确肝脏内有无其他转移或门脉内有无癌栓者,都需术中超声检查。

2.注意事项　①不论肝脏穿刺或肝胆管穿刺,均应按肝脏穿刺术常规术前准备及其注意事项操作。②对肝脏穿刺宜先通过一段正常肝组织。③穿刺时应注意避免损伤横膈和肺,引起脓胸或气胸;虽然可以经胃肠对深部脓肿作细针穿刺,但对置管引流则不允许贯穿任何空腔或实质性的非感染性器官。④穿刺活检取样要有足够的代表性,要注意病灶中央和周边部同时取样。⑤肝癌的介入治疗要力求使坏死区覆盖大于肿块外缘5mm,并注意止痛和出血问题。

3.临床意义　介入超声是介入放射学的一个重要组成部分。它采用超声影像引导经皮穿刺抽吸活检和引流等介入技术,实现对病灶的诊断和治疗目的。它实时监控、无放射损伤、操作重复性强、费用低廉,在现代临床医学中占有重要地位,介入超声在肝脏的临床应用减少了诊断和治疗的盲目性,减轻了患者的治疗痛苦,缩短了治疗时间,提高了患者,特别是肝癌患者的生存时间和生存质量。

二、彩色多普勒超声显像

多年来,肝脏疾病的超声诊断主要依靠B型超声,近年来彩色多普勒超声在肝脏疾病中的研究和应用日益广泛深入,对肝脏疾病的诊断和鉴别诊断有很大的帮助,目前该检查方法的应用已显示出巨大的潜力。

彩色多普勒是根据多普勒效应,用各种方式显示探头与被探测物体之间相对运动产生的多普勒频移,对疾病做出诊断,彩色多普勒血流显像(CDFI)是在二维显像的基础上,以实时彩色编码显示血流的方法。以不同的色彩显示不同的血流方向,颜色的深浅代表血流的快慢。CDFI能提供血流的空间信息并增强血流的直观感。

彩色多普勒能量图(CDE)是一种以血流中红细胞的密度、散射强度或能量分布,即以能量模式的血流成像新技术,CDE的问世进一步拓宽了CDFI临床应用的范围与价值。CDE成像的原理与常规的CDFI有所不同。后者提取和显示两种多普勒参数:平均血流速度和加速度,即能反映血流速度,方向和速度的变化,但这些信号的显示受探测角度的影响较大,测定低速血流的能力亦受到一定的限制。而CDE提取和显示返回多普勒信号的第三种参数:能量即信号强度。它显示的参数不是速度而是血流中与散射体相对应的能量信号,故显示的彩色血流不受血流和探测角度的影响,不存在Aliasing现象,无色彩的混叠。CDE图像上所显示的血管连续性好,即能显示较完整的血管网或血管树,尤其是对微小血管和弯曲迂回的血管亦易于显示。且显示的信号范围大,灵敏度高。

肝脏是腹腔内体积最大的消化器官,腹腔消化系统的血液经门静脉流入肝脏,经肝脏代谢、解毒等处理后流入体循环。肝脏的血管系统有门静脉、肝静脉和肝动脉。各类肝脏疾病的病理改变可出现肝脏血流色彩、频谱形态和速度等血流参数的异常改变。彩色多普勒超声通过对血流的检测可协助肝脏疾病的诊断和介入治疗。

(一)彩色多普勒超声在肝脏疾病诊断中的应用

1.肝脏血管系统CDFI

(1)门静脉:门静脉位于第2腰椎处由脾静脉和肠系膜上静脉汇合而成,长约6.0cm,前后径1.0cm,走行于十二脂肠韧带内,在肝动脉、胆总管背侧向右上行至肝门部,进入肝左、右叶内。经肋间扫描在肝内右干分为右前叶支及右后叶支,呈Y字型;门静脉左支横部,矢状部及门静脉左内叶支、左外叶上下段支,后者构成一"工"字型结构。二维图像上正常门静脉显示为条状管形结构,管壁回声为光滑的强回声线,管腔内部为无回声,分辨率高的仪器可显示管腔无回声区内流动的细光点回声。门静脉内径0.7~1.3cm,显示CDFI正常人门静脉主干由脾静脉和肠系膜上静脉两股蓝色血流汇合而成为入肝的红色血流,血流频谱位于基线上方,为受呼吸影响较小的平稳型单向低速连续波,血流平均速度为16.65cm/s±2.88cm/s,血流量为720.58ml/min±244.57ml/min。

(2)肝静脉:肝脏内的静脉分为左、中、右三大支,在第二肝门处,三支肝静脉汇合成肝总静脉注入下腔静脉,也有的为肝左静脉和肝中静脉首先汇合后再注入下腔静脉。肝左静脉内径约0.5~0.9cm,肝中静脉内径约0.5~0.9cm,肝右静脉内径0.4~0.9cm。于右肋缘下或剑突下斜向头侧扫描,可获得肝左、肝中、肝右静脉呈放射状汇入下腔静脉的图像。CDFI显示为正常三支肝静脉为蓝色血流信号。脉冲多普勒为基线以下负像为主的频谱,一般呈三相型波,少数呈四相型。三相型波即心室收缩期心房充盈,腔静脉血流回流右房,肝静脉呈离肝方向,为第一个负向波(S波);心室舒张早期,右房血液迅速流入右室,肝血流继续向下进入腔静脉,产生第二个负向波(D波);右房收缩使右房部分血流返回腔静脉,波及肝静脉,血液方向发生逆转产生正向的小波(α波)。

(3)肝动脉:肝动脉又称肝固有动脉,由肝总动脉发出,沿门静脉向右上行走,在肝门区域分成左右肝动脉进入肝脏。右肋间扫描显示肝门区的左右肝动脉呈纤细的橘红色血流信号,颜色明亮,收缩期出现,舒张期消失、呈闪烁状。肝内细小肝动脉,有时不易显示彩色血流。肝动脉频谱为搏动型频谱,呈收缩期正向单峰上升,至收缩中期达峰值,舒张期缓慢下降,至舒张末期速度最低。

2.CDFI对慢性实质性肝病早期诊断　慢性肝病早期的基本病理变化是肝脏内结缔组织异常增生,CDFI对晚期肝硬化做出诊断并不困难,而对慢性肝病做出正确诊断,主要依赖于肝穿刺活组织检查。

肝静脉频谱异常常发生于多种不同疾病,如重度脂肪肝、布-加综合征、冠心病、心力衰竭等。Bolodi等认为肝静脉频谱的变化可因肝静脉回流障碍引起,亦可因肝实质弥漫性病变引起。有学者将慢性实质性肝病早期肝静脉频谱特征分为三类:①O型:三相波,存在短暂反向血流;②Ⅰ型:双相波、频谱波振幅减弱,无反向血流存在;③Ⅱ型,单相波,频谱波动消失,波形平稳。正常人肝静脉频谱均呈O型,而慢性肝病除少数为O型外,多为Ⅱ、Ⅲ型。上述征象有助于慢性肝病的早期诊断。

3.CDFI对肝血管瘤的诊断　肝血管瘤为常见的肝脏良性肿瘤,是一种血管的先天性畸形。肝血管瘤分海绵状血管瘤和毛细血管瘤,前者多见,后者少见,可发生在肝脏的任何部位,小者可为几毫米,大者10cm以上,肝血管瘤生长缓慢,多无症状,当肿瘤增大时,可引起上腹胀痛,或压迫邻近器官产生有关的症状。

(1)二维图像特征:肝血管瘤根据回声特征分为①强回声型:肝血管瘤呈圆形或椭圆形;边界清楚,回声增强,中心回声稍低,有不规则的低回声区;②低回声型:边界尚清,内部回声偏低,边缘回声较强;③混合型:内部回声增强且强弱不均,有斑片状及不规则液性暗区,或是网络状回声,周边常邻近肝静脉等血管结构。

(2)CDFI特征:小的肝血管瘤无CDFI血流信号,而3cm以上者,内部可见少许点状或斑片状色彩暗淡彩色血流信号,无血流频谱。其周边多为无明显搏动性的动脉血流信号,偶见低速动、静脉血流信号,巨大肝海绵状血管瘤压迫肝内血管时,可出现肝静脉、门静脉或肝动脉血流参数的改变。

尤其是低回声肝血管瘤,为众多血管和大小不等血窦构成,有时类似肝癌声像图,在一般情况下,二维超声仍能鉴别,如CDFI能测到病变内部有如下征象者:①丰富细小的静脉血流,使整个病变染色;②病变中间有较粗大的窦状静脉血流,常可确定本病的诊断。

(3)CDE特征:①病灶周围有短线状稳定血流信号;②病灶内部有散点状血流信号;③病灶染色随轻微呼吸运动,整个病灶一过性被散点状血流信号部分或全部覆盖。在血管瘤的血窦内,血流流动极缓慢,处于相对静止状态。当肝脏随呼吸运动而运动时,血窦内大量的细胞也因运动而产生强大的能量,它被CDE捕获,从而病灶被显示出来。

CDFI与CDE对比观察发现,在肝血管瘤周边裂隙内的血流显像上,两者存在极其显著的差异。CDFI对肝血管瘤周边裂隙的血流显像远不如CDE,CDE对其周边裂隙显像高度敏感,且充盈性和连续性好,呈现为细条状彩色血流。并可短距离地伸入到肝血管瘤内。

4.CDFI在非肿瘤性结节的应用　常可探测到病变周边处的动、静脉血流,多为低速的动脉血流包绕病变区,亦有受病变挤压而绕行的肝动脉,而腺瘤样增生结节绝大部分探及门静脉血流,如为动脉血流,多为低速低阻频谱;肝硬化结节多呈强回声,血流稀少,如为动脉血流,多为低速低阻频谱,借此可与肝癌小结节的高速血流鉴别。

5.CDFI对原发性肝癌的诊断　现在影像技术(如CT、MRI、US)的发展,使肝脏局限性占位病变的检出率,特别是对小于3.0cm的占位病变的检出率有了很大提高。然而对良、恶性占位病变的鉴别诊断水平并不高,其敏感性和特异性分别为65.6%和48.5%。国外学者报道,小肝癌的诊断,二维超声的敏感性只有50%~84%。肝癌滋养血管有两种表现形式,从干支血管发出异常增粗的直线血管到达远处病灶或从干支血管发出许多“鸡爪”状细小血管分布到邻近病灶。肿瘤血管表现为病灶周围和(或)内部出现短线状、环绕状、树枝状(网状)血管,管径粗细不一,迂曲扩张,部分呈“囊状”改变。近年来,利用HCC血管丰富这一特征,通过 CDFI、能量多普勒、造影多普勒的临床应用,使 HCC 的诊断提高到新的水平。

(1)彩色多普勒血流显像:①结节内有搏动性血流,流入结节的搏动性血流及流出结节的持续性血流是 HCC 典型 CDFI 表现;②观察血流性质、检测血流速度、判断血流来源,为 HCC 的鉴别诊断提供帮助;③能显示血管造影不能显示的从肿块回流至门脉的血流;④能清晰显示门静脉及肝静脉的血流状态;⑤可诊断肝动脉、门静脉分流、门静脉内癌栓、肝静脉内癌栓;⑥评价 HCC 的供血、指导 HCC 的治疗及评价其疗效。

1)微小肝癌声像图特征:1cm 以下为微小肝癌,超声图像以低回声伴声晕为主,接近半数,其次为强回声镶嵌样回声和镶嵌样伴声晕回声。低回声结节.多呈单发。侧壁声影,后方回声增强不明显,因肿瘤小,周边硬化部分声速差,被膜形成不十分明显。

2)小肝癌声像图特征:①小结节病灶按亮度分为:低回声(为主)、强回声和等回声,介于其间者为相对增强或相对降低型。②小结节内部回声不均匀(占 1/2),均匀一致或镶嵌样。③小结节周围回声:声晕即结节周围低回声带,在镶嵌样图像、等回声型、相对强回声结节出现率高;后方回声强,主要出现在低回声结节;侧壁声影在强回声或等回声结节出现率约 15% 左右;亮环样表现,多在低回声结节周围。典型的小肝癌 CDFI 图像为肝门区肝动脉呈橘黄(红)色,血管增粗,流量增加,小肝癌周边显示弧形或间歇性橘黄色或花色血流包绕,其直径<0.2cm,多为动脉血流频谱。其他肝脏内占位病变如血管瘤、囊肿、脓肿等则无上述征象。

3)肝癌声像图特征:巨块和大结节型肝癌,肝门区肝动脉管腔增粗,呈橘红色间杂淡蓝及黄色彩色血流,有搏动感。且分支增多,向肿瘤区分布,游蛇状迂曲走行于肿块内部,呈星点状。CDFI 呈肝动脉血流频谱,且肝内动脉扩张。最高流速可达 1.7m/s,RI 增加。

肿瘤周围的声晕显示为:①以橘红色为主的花色血流包绕肿块,有搏动感,其频谱为肝动脉血流特征;②以黄为主的花色血流包绕肿块,脉冲多普勒显示肝静脉血流频谱,并回流入下腔静脉;③持续性红色血流包绕肿块,呈门静脉低速连续性血流。肝癌侵蚀邻近血管时,癌细胞经门静脉小分支进入大分支,而门静脉无静脉瓣,血流可顺逆双向流动,易形成癌栓。

肝癌病灶的血流表现通常分 4 类:①肿瘤内部血流显示中等或一般;②肿瘤内部血流丰富,肿瘤周边处血流稀少或包绕或丰富或形成网格状构型;③肿瘤内部血流稀少;④肿瘤内部或周边处未能测到血流。动静脉血流的频谱分析,除包绕在肿瘤周边的门静脉、肝静脉外,亦可探测到肿瘤内外的其他动、静脉血流,HCC 呈动脉频谱,为高流速、高阻抗血流,收缩期最高流速多在 40~90cm/s。

大部分肿瘤多为低 RI 表现,然而 HCCRI 多在 0.65 以上,可能原因有:①癌瘤生长快,无规律,质实而致密,挤压血管,导致血管狭窄、弯曲及远端压迫堵塞;②肿瘤供应血管生长较快,管壁缺乏平滑肌层,弹性低,血管构型失常、常形成动-静脉瘘,血管呈窦腔,以致舒张末期流速减慢。

CDFI 在 HCC 合并门静脉癌栓的血流状况显示:①有癌栓的门脉周围可见扩张的肝动脉分支;②部分可见进入栓子内的滋养动脉;③少数形成动脉-门脉分流;④门静脉原向肝的血流可转变为离肝或双向交替出现。故 CDFI 通过对门脉、栓子周围及内部血流动力学的分析做出诊断。

(2)能量多普勒血流显像法(PDI):由于受操作者、仪器条件及肿瘤本身血管发育程度的影响,加之 CDFI 缺乏量化指标,故各家报道检出肿瘤血流的敏感性差异较大,从而影响了它的临床应用价值。为提高肿瘤血流的检出率,更准确地反映 HCC 血流丰富这一特点,一种全新的血流显示方式,即能量多普勒血流显示法已应用于临床。它是利用血流中红细胞的密度、散射强度或能量分布,亦即单位面积下红细胞通过数量以及信号振幅大小进行成像。故 PDI 所显示的参数不是血流速度而是血流中与散射体相对应的能量信号,与 CDFI 相比,主要优点是:①检出血流的敏感性增高,尤其利于显示低流量低流速的血流信号;

②相对不依赖于角度;③无混选现象;④依赖于血流量的图像,易与放射线血管透影相对比。

张青萍等对小肝癌血流参数的研究结果提示:①在血流形态学参数方面,小肝癌的内部血流信号丰富,多呈树枝状,非小肝癌组多无血流信号。②血流动力学参数方面,小肝癌的内部多以动脉血流为主,常伴门静脉血供。小肝癌动脉检出率为83%,门静脉为39%。小肝癌内部的动脉血流速度为:PS 27.5cm/s±2.6cm/s,ED 7.6cm/s±1.0cm/s;非小肝癌则分别为8.5cm/s±0.5cm/s、4.2cm/s±0.2cm/s,差异明显。以病灶内部的血流速度PS>10cm/s、ED>2.5cm/s为参考指标,诊断HCC敏感性为83%,特异性100%,符合率84%。

(3)造影多普勒血流显像法(CECD):肝脏超声造影始于1986年,Matsuda等首先用二氧化碳气泡作造影剂用于肝脏肿瘤的诊断,发现其效果优于传统造影剂,特别是对小HCC的诊断而且无毒性。近年来,国内外学者进行了许多研究,进一步证实该技术能够描述肿瘤的血管特征,对于肝脏内占位性病变的鉴别诊断有重要价值。

近年来,Levovist是一种能显著增强血流多普勒信号的造影剂,它具有独特的优点和良好的显示效果而受到广泛的关注。它能显示传统超声所不能显示的血流信息,能提高肝肿瘤血流检出敏感度,尤其对于小于2.0cm结节和位置较深的肿瘤有明显优势。应用Levovist后,正常肝脏血管CDFI血流显像明显增强,不同的肝脏肿瘤显示了常规CDFI没有见到的不同血管形态。HCC可见肿块中心显示出血管征象,转移性肝肿瘤周边显示更多的血流,肝血管瘤周边常规CDFI未见血流征象,而造影后在肿瘤周边见到点状或短条状血流。

6.CDFI对继发性肝癌的诊断

(1)声像学特征:常呈低、中、高,牛眼状、靶环状病变,病灶多位于血管侧端,血流均在各病变结节间环绕穿行。有时偶可见到病变中间有血流穿行,原因:①当肿瘤病灶较大时,中间部分常发生坏死,甚至液化;②转移病变本身的灌注血流;③转移病变增大、融合过程将结节间的血管包绕在内,有时活动探头可见血管在结节外缘处。

(2)CDFI血流灌注指数:有人对肝外恶性肿瘤发生肝转移进行研究发现,恶性肿瘤存在肝转移者其CDFI血流灌注指数(DPI)增高,另外,部分手术前DPI增高而肝脏相对正常的大肠癌患者,手术后出现肝转移,从而认为DPI不仅可用来检测已发生的肝转移癌,而且多能预示隐匿性肝转移癌的存在,为大肠癌患者提供一种简单、有效的术后监测手段。

7.良、恶性肿瘤的鉴别

(1)CDFI对肝脏内占位病变的鉴别:测定多普勒血流灌注指数(DPI)、门脉充血指数(PCI)及阻力比(RR)等血流参数,有助于肝良、恶性病变的鉴别。①HCC和肝转移癌的DPI显著高于肝血管瘤(HH)、肝硬化增生结节(HCRN)及正常对照组;②HCC及肝转移癌的RR显著高于正常对照组和HCRN,HCRN组的RR低于对照组;③HCRN的PCI高于HCC组,而HCC组的PCI又高于肝转移癌、HH与对照组;④将DPI≥0.26设为肝脏内恶性与良性占位性病变阈值时,诊断敏感性、特异性和准确性分别为76.7%、88.9%和80%。故上述血流动力学参数对肝脏内恶性占位病变有着重要的早期诊断与鉴别诊断的价值。

(2)能量谐波成像在肝脏内占位性病变的应用:谐波成像是运用超声波场中的组织和造影剂微泡在常规反射和散射声波能量之外,其自身还存在固有非线性振动的频率,除基波外这些反射频率的特征是能量低,但分辨率高。传统的超声仪器不能有效地对这部分信息进行接收和处理,而最新推出的具有超宽频带探头的数字化超声诊断仪能够有效地利用二次谐波原理获得相关成像,是医学超声领域的又一重要发展。而能量谐波成像结合造影剂应用除了能有效增强多普勒血流信号外,亦可作为标记物进入感兴趣的组织或靶器官,有效反映组织血流灌注情况。1996年Buarn报道此项技术明显优于CDFI。其优点是:①显示肿瘤血流更敏感;②判断肿瘤来源;③鉴别肿瘤性质;④判定超声介入治疗的效果。

(3)CDFI和三维血流能量成像在肝脏内占位病变的应用:随着计算机的飞速发展,新型全数字化的CDFI使灰阶超声图像更加清晰,CDFI和能量图(CDE)的信号质量及其对低速血流的敏感性均有了明显的提高。三维成像(3D)方法和设备的改进,使三维成像技术变得简便省时,肿瘤内部血流检出率有明显的提高。因CDE不受血流角度的影响,所以更能使血流信号连续、丰富。3D的优点为:①能提供二维超声无法显示的肿瘤血供的整体结构;②肿瘤内、外血流区分更为分明清楚;③肿瘤和正常肝组织之间的血流连续,图像直观,便于理解;④肿瘤定位更明确;⑤对肝脏内、外肿瘤鉴别提供重要信息。总之,三维血流能量图可获得较完整肝癌血流主体血管网图像,且与选择性肝动脉血管造影的血管分布特征相似。

8.CDFI对肝内型门脉高压的检测　门脉系统血流量增加和(或)血流受阻,导致门脉及其属支内静力压升高,称为门脉高压症。门脉高压90%以上由肝硬化引起。肝硬化门脉高压发生消化道大出血的死亡率高达50%,寻找预示出血先兆的诊断方法和改进治疗措施一直为人们所关注。门脉高压首先表现在门静脉系高动力循环、门-体侧支循环的开放及肝内小动脉与门静脉短路。门脉高压侧支循环的检查尽管有胃镜、X线、食管钡餐、血管造影、CT、磁共振检查(MRI)等,但这些检查有的需接受X线照射,有的为侵入检查且不易重复。彩色多普勒血流显像(CDFI)无须注射任何造影剂就可以显示门静脉系统及其主要侧支循环血管,对其形态学及门脉高压时门静脉血流流速、流量和方向进行评价和测定。应用CDFI还可以方便地初步判断门脉高压的类型。根据其阻塞部位可分为肝前型(肝外型)、肝内型和肝后型3种类型。

(1)门脉高压门静脉系血流动力学改变:肝硬化引起的门脉高压时,CDFI可见门静脉系统血管显示为普遍性扩张或局限性扩张,门静脉主干内径>1.4cm。门静脉系统血管管径的粗细与门静脉压呈正相关。门脉高压的血流动力学表现为门静脉压力增高,阻力增加,血流减慢,血流速度低于正常。血流量亦可因血管内径扩张增宽可相对正常。另有学者认为,门脉高压时部分病例可见门脉血流量增加。当门脉高压较严重时,门静脉血流速度极慢或出现离肝血流。门静脉频谱波动随呼吸的变化缩小或消失,进餐后血流增加很少或出现脾静脉反流。国内学者蔡至道等报道,食管钡餐造影有静脉曲张的病例,超声检测门脉系统扩张的检出率为100%,而无食管静脉曲张的病例超声检测扩张者为72.7%,说明超声对门脉高压的揭示比食管钡餐造影术更为敏感。

(2)门脉高压肝静脉血流动力学改变:门脉高压一般多由肝硬化所致,肝静脉变细、扭曲、僵硬,甚至闭塞、不能显示。CDFI显示肝静脉呈细窄迂曲的蓝色血流束或无血流信号显示。肝脏内血流动力学也随之发生改变,肝静脉频谱三相型波消失,呈平坦、无时相波动,振幅减低,血流速度缓慢,类似门静脉血流频谱,称为假性门静脉型。

(3)门脉高压肝外侧支循环的检测

1)脐静脉重新开放:正常人脐静脉呈圆形条索状强回声,内无管腔显示。CDFI无彩色血流出现,肝硬化引起的门脉高压症约10%~30%的患者有脐静脉重新开放。声像图显示肝圆韧带呈一液性无回声管腔,始于门静脉左支囊部,经肝下缘、前腹壁至脐。扩张的脐静脉内径>5mm,重度扩张时内径可>10mm。CDFI显示增粗弯曲的脐静脉呈红色或红蓝相间的彩色血流信号,为持续离肝性低速血流多普勒频谱。这种侧支循环的发现被认为是门脉高压有力的重要根据。

2)胃左静脉(胃冠状静脉)扩张:空腹状态下,探头置于剑突下纵向扫描,在肝左叶后方可见向食管方向行走的胃左静脉,其平均内径约2mm。门脉高压时,胃左静脉扩张,内径达4mm以上,显著扩张者其内径可>6mm,呈不规则迂曲的管状无回声区。CDFI在该区显示暗红、深蓝血流信号,为持续的静脉频谱。

3)食管胃底静脉扩张:正常时肝左叶后方食管与胃贲门连接处不会出现血管断面,当门脉高压形成时,将探头置于剑突下纵向扫查,在该部位可见食管、胃底静脉呈曲张的管状无回声区。CDFI可显示为红、蓝血流信号,呈静脉频谱。

4)脾门区周围血管扩张:国外学者报道,实时超声显像门静脉、脾静脉扩张是门脉高压的可靠特征。其中以脾门静脉扩张检出率最高。正常人脾门区仅有少量进出脾脏的脾动脉、脾静脉分支,很少有其他血管断面显示。门脉高压时,胃短静脉丛扩张、迂曲。脾、肾静脉间和胃、肾静脉间形成侧支循环。脾门区周围可出现蜂窝状或蚯蚓状的无回声区,管壁多不明显。CDFI显示深蓝色、暗红色的血流信号,呈连续的静脉血流频谱。

5)腹壁脐周围静脉扩张:脐周腹壁的浅静脉增粗,可见粗细不均,呈串珠状的无回声区。CDFI显示为红、蓝镶嵌的血窦,部分与扩张的脐静脉相通至肝脏内;亦有进入腹壁深层者;亦有小动脉由腹壁深部通向静脉窦内形成动、静脉窦。脉冲多普勒显示为连续性静脉低速频谱或动、静脉混合性高速频谱。

6)肝内门静脉-肝动脉短路:在肝硬化患者,门静脉与扩张的肝内动脉之间存在广泛交通。CDFI检查显示该区血流为花色,脉冲多普勒检出门静脉内的血流呈现搏动性频谱,甚至出现门静脉逆流现象。

9.CDFI对肝后型门脉高压的检测　肝静脉阻塞综合征(Budd-Chiari综合征,简称BCS)是指肝静脉和(或)邻近的下腔静脉部分或完全性阻塞所引起的下腔静脉梗阻及门脉高压症的症候群。CDFI表现为一支或多支肝静脉扩张、狭窄、闭锁,交通支开放。如右和(或)中肝静脉与左肝静脉之间显示交通静脉;也可为中和(或)左肝静脉之间显示交通静脉。肝静脉血流流速减慢。有时可见肝静脉内无血流或逆流,狭窄区可见湍流。下腔静脉阻塞部位管腔呈狭窄状或内有膜状强回声,梗阻以下部分扩张,管径缺乏正常随呼吸的变化。BCS患者约有20%门静脉同时发生栓塞,故门静脉可扩张,超声也可发现侧支循环的形成。

10.CDFI对肝前型门脉高压的检测

(1)CDFI对门静脉血栓形成的诊断:门静脉和一般静脉不同,其始末均为毛细血管,一端始于胃、肠、胰、脾的毛细血管网,另一端终于肝小叶的窦状隙。其内血流缓慢,易使血栓形成。肝硬化门脉高压时,血流阻力增大,血流速度更加减慢,血液中有形成分易于析出形成血栓。CDFI能明确地显示血管腔内血栓存在及管腔阻塞程度。其表现为:门静脉内有大小不等的斑片状或强回声团块,门静脉显著扩张。管腔不完全阻塞时,血流信号减弱,频谱为低速的静脉血流频谱。管腔完全阻塞时,则血流信号消失。

(2)CDFI对门静脉海绵状变性的诊断:门静脉主干或分支完全、部分阻塞后,在其周围形成大量侧支静脉或阻塞后再通称为门静脉海绵状变性。这种变性则是保证肝血流和肝功能正常的一种代偿机制。当门静脉阻塞范围局限时,周围侧支静脉可越过阻塞处与肝内静脉分支沟通从而保证肝脏血流灌注。阻塞广泛时,侧支静脉代偿不足可导致门脉高压形成。CDFI可见栓塞的门静脉主干和(或)分支正常结构消失,门静脉周围海绵状病变区域为多条形态不一的弯曲管状结构,呈蜂窝状改变,内有深蓝色或暗红色血流信号,呈低速的连续频谱,可正向亦可反向。

11.CDFI对食管静脉曲张破裂出血的预测

(1)胃左静脉分流指数:食管静脉破裂出血是门脉高压最致命的并发症之一,曲张静脉一旦破裂,死亡率高达40%。目前预测出血的手段有纤维胃镜、门静脉造影及CDFI等。但均未获得非常满意的预测效果。有研究表明,胃左静脉血流量越大,门静脉血流量越小,发生食管静脉出血的可能性越大。研究证实,出血组胃左静脉分流指数明显高于未出血组。当胃左静脉分流指数截断值定于0.12时,其预测出血的敏感性、特异性及准确性分别高达93.7%、90.0%及92.3%。同时食管静脉套扎后胃左静脉分流指数较结扎前明显降低。故胃左静脉分流指数具有较高的预测价值,是较理想预测食管静脉破裂出血的指标。

(2)胃左静脉的流向:用CDFI检查门静脉和胃左静脉的管径、最大血流速度、血流量和血流方向,探讨它们与预测食管静脉曲张出血的关系,结果发现,胃左静脉为离肝性血流者,出血组多于非出血组,差异非常显著。随访1年,出血组再发出血亦高于非出血组。食管静脉曲张出血发生于胃左静脉为离肝性血流者在出血组为80%,非出血组为53.3%,这表明胃左静脉为离肝血流时,对预测食管静脉曲张出血有一定的价值。

12.CDFI对特发性门脉高压的诊断　特发性门脉高压(IPH)是指肝脏内中等大小门静脉管壁的慢性进行性炎症、纤维化,从而导致的肝内窦前阻塞性门脉高压症。CDFI显示门静脉管壁增厚,回声增强,内径变窄或闭塞。管腔内见红蓝相间变细的彩色血流信号,闭塞时无血流显示。门静脉峰值血流下降,为正反向彩色显示。血管闭塞处测不到门静脉血流频谱。除了门静脉改变外,还有肝脏光点增粗及脾脏明显肿大。

(二)彩色多普勒超声在肝脏疾病治疗中的应用

1.CDFI在脾肾静脉分流术血流动力学研究中的应用脾肾静脉分流术是治疗门脉高压症的常用方法之一。它能缓解门脉系统的高阻力、高动力性循环状态,同时也能解除脾功能亢进。Crant报道CDFI对门体分流术吻合口通畅性及栓塞情况的显示特异性与敏感性均为100%。脾肾静脉分流术吻合口深,又有肠气遮盖,有时显示困难,此时显示靠近肠系膜上动脉(SMA)处的脾静脉(sv),并测量此段血流流量、流向,亦能间接反映吻合口的通畅情况。当术前CDFI显示胃左静脉(LCV)逆肝血流量大,选择胃左静脉、腔静脉分流术最合理或选择离断术。另外,有时自发脾肾静脉分流侧支丰富,其外径可达1cm以上。此时,如再行脾肾静脉分流术,必然破坏此非出血性侧支,又给手术增添了难度,如果行离断术或选择性分流为佳。应用CDFI系统测量该手术前后门脉系统的血流动力学参数对指导外科合理治疗具有实用价值。

2.CDFI在经颈内静脉肝内门-体支架分流术中的应用经颈静脉肝内门-体分流术(TIPS)是治疗肝硬化门脉高压症,特别是伴有食管静脉曲张破裂大出血的有效介入治疗方法。即在肝内门静脉与肝静脉之间置入内支架形成人工管道达到分流,降低门静脉压力。在TIPS术中可用超声引导肝内穿刺,选择肝静脉与门静脉穿刺点的位置,穿刺方向和角度,指导进针深度,使内支架准确置入。在正常情况下,TIPS术后CDFI检查肝静脉左右支血流方向是离肝血流,门静脉左右分支的血流亦为离肝血流。门静脉主干、脾静脉血流速度显著增快,门静脉血管内径变细,食管胃底静脉曲张减轻或消失。分流道内支架内血流充盈呈五彩色,离肝流向,血流频谱呈单向层流频谱或双向湍流频谱。血流速度平均为129cm/s±45cm/s。CDFI对分流道狭窄及闭塞的诊断主要依据对分流道血流速度的检测。一般认为分流道的血流速度不应低于80cm/s。Mizutani等观察到90%以上分流道血流速度＞90cm/s,低于此值时考虑有狭窄存在。分流道闭塞时,分流道内无彩色血流,多普勒检查无血流信号。应用CDFI不仅能清楚观察内支架的形态、管径、连接方式、内部回声及门脉系统的形态学改变,还能观测其血流动力学的变化,是目前观察术后分流道开放情况,评价TIPS术后疗效的行之有效且较可靠的检查方法。

由于引流减压作用,TIPS术后门静脉、脾静脉血流速度、血流量显著增加。TIPS术后肝内门静脉左矢状支及右前支血流速度明显减慢,血流量明显减少。说明术后门脉压力降低有利于控制消化道出血及腹水的发生。随访发现术后早期门脉系及支架内血流速度增加,尤以术后1周及1个月时最为明显,表现为高速湍流频谱。此改变与门脉和肝静脉之间直接建立分流通道,大量的进肝血流直接进入支架有关,因支架呈网状毛糙结构,故血流为湍流表现。手术后期,随着内皮细胞的增生,支架内变得平整光滑,血流速度逐渐减慢。当支架出现狭窄或栓塞时,血流明显减慢,甚至消失。

3.CDFI在脾肺固定合并门奇断流术后对门脉系统血流动力学的观测:对于肝硬化门脉高压患者施行脾肺固定门奇断流术后,于固定部位产生扩张的侧支血管,门肺间形成了侧支循环,属反流所致的代偿性改变,也可看作是自然分流。门奇断流、脾动脉主干结扎的结果可减轻脾胃区的异常反流,减轻和阻断门奇静脉间危及生命的病理分流,大大减少脾静脉血流量。CDFI可见门静脉及脾静脉血管内径缩小,平均血流速度、血流量都比术前明显降低。这样有效地减轻或缓解食管静脉曲张,使上消化道出血得到控制。

CDFI作为一种无创性的检查方法,应用于门脉高压症手术治疗的观测,具有重要的临床应用价值。

4.CDFI对降门脉压药物作用的监测:最近,不少国内、外学者已筛选出β-受体阻滞剂、钙通道阻滞剂和硝酸类药物,这些药物均有降低门脉高压的作用。基于门脉高压形成机制中"前向学说"以内脏高动力循环,门脉系统血流量增加,门脉主动性充血为依据。近年来,一些学者应用CDFI检测门脉血流量,证实肝硬化患者门静脉血流量大于正常人,且门脉压力与门静脉血流量正相关。应用垂体后叶素、硝酸甘油、特利加压素、硝苯地平等降门脉压药物,发现门脉内径和血流速度均减小,血流量亦减少,门脉压力可降低。CDFI具有无创、简单、方便、宜于反复检查等优点。可定期动态观察血管内径、血流速度和血流量,并可根据以上3个因素的变化特点和规律来判断和探讨降门脉压药物的作用和机制,也是评价药物降门脉压程度远期疗效的有效手段。

5.CDFI对肝血管瘤硬化治疗的估价:超声引导下经皮经肝穿刺肝血管瘤体内注射无水酒精硬化治疗临床应用日趋广泛,治疗前后CDFI检测瘤体内血流信号作为判断近期疗效的指标。即瘤体内血流信号消失可作为治疗有效的指征。这为本病治疗是否有效提供了一个新的标准,对指导临床工作有较大价值。

6.CDFI对Budd-Chiari综合征手术治疗血流动力学的观察:目前国内已采用CDFI观察本病的手术效果,术前应用CDFI可确定阻塞的部位、范围、血流的有无和方向,以及门脉高压形成后的侧支循环情况等。肠系膜上静脉与右心房转流术后应用CDFI可清晰显示人工血管的开放程度、吻合情况,结合脉冲多普勒显示的血流频谱情况,若为三相波,反映右房收缩,说明仍与右房保持通畅,其准确率高达100%。另外,CDFI测量未阻塞或未完全阻塞的肝静脉,扩张的肝短静脉汇入下腔静脉部的血流速度,尤其是肝短静脉汇入下腔静脉部血流速度及观察频谱形态能够反映肝脏内血流压力情况,判断扩张的肝静脉、肝短静脉及侧支循环的建立是否足以代偿阻塞的肝静脉的功能,为介入治疗的方式、治疗效果的评价、手术时机的选择及追踪随诊提供血流动力学的指标。

7.CDFI对HCC肝动脉栓塞术前后疗效的估价:通过对HCC患者肝动脉栓塞术(TAE)前后肿瘤的血供情况、肝动脉血流动力学的改变观察发现:①肝癌主要由肝动脉供血,部分由门静脉供血;②TAE后肿瘤内部及周边动脉血流明显减少;③肝动脉收缩期最大流速(Vmax)、舒张期最小流速(Vmin)均明显下降,而阻力指数(RI)和肝动脉直径改变不明显;④TAE后瘤体亦明显减小。故TAE前后应用CDFI对肿瘤血供、肝动脉血流动力学改变进行观察,可对TAE的预后提供重要的指标,为重复治疗提供依据。

8.CDFI在肝癌超声引导下介入治疗的应用:CDFI作为一种无创性的血管影像学检查,对于观察介入性治疗前后血流的变化,判定疗效起着重要的作用,经介入性治疗的HCC患者治疗前有血流显示,而治疗后多有血流消失或减少。凡有上述征象患者,肿瘤缩小,回声增强及AFP下降相一致,是病变良好转归的表现,反之亦然。病理检查提示,CDFI无血流显示者系因肿瘤完全坏死所致,肝癌治疗的效果较好。如仍发现瘤内有血流,则需继续进行治疗。

9.CDFI在HCC肝动脉和门静脉双重栓塞治疗中的价值 HCC患者经肝癌肝动脉栓塞(TAE)及肝动脉和门静脉双重栓塞(TAE+PVE)的治疗前后肿瘤血供和声像学的变化研究发现,TAE后肿瘤门静脉供血增加;在TAE基础上行PVE治疗,使肿瘤动脉供血和门静脉供血均明显减少,肝癌化疗栓塞后肿瘤缩小程度与血供减少程度密切相关。经双重栓塞治疗的HCC患者临床预后优于单纯经TAE治疗。在指导临床介入治疗药物用量和评价介入性治疗效果中CDFI为主要方法之一。

10.CDFI监测肝部分切除术后肝血流改变:现代影像诊断技术及肝脏外科学的迅速发展,使原发性肝细胞癌患者的手术切除率大为提高,但其预后常常难以预测,许多患者最后并非因肿瘤本身因素,往往因术后肝功能乃至多器官功能的衰竭而死亡。目前已有许多方法用于手术前的肝功能状态的检测,如各种生化指标。但术后短期内往往出现相关指标的异常,它们是否能恢复正常,这对患者的预后甚为重要,而肝功能的恢复有赖于术后肝细胞的再生及良好的肝血流供应,尤其是适当的门静脉血供对细胞再生极为重要,CDFI血流检测可提供肝脏血流状况,对肝部分切除后肝功能状态的预测很有帮助。有人分别于术前1周及术后1~14天内测量肝动脉及门静脉血流。结果显示,肝部分切除后,肝动脉及门静脉管径均有显著地缩小。门静脉血流量、肝动脉收缩峰值、流速均有不同程度降低,门静脉的平均血流速度则无改变。这表现,肿瘤组织及部分肝组织的切除,降低了肝动脉及门静脉的血流供应,但心输出量增加及门静脉来源的稳定保持了适量的门静脉血供,这对术后患者肝脏功能的恢复提供了必要的条件。

11.CDFI在肝移植术的应用:CDFI是评价移植肝的形态、结构以及血流灌注状况、早期发现肝移植术后并发症的主要手段之一。

(1)CDFI对肝移植前的评价:术前CDFI检查主要目的在于评价肝脏的血管状况。CDFI对肝实质的病变情况及继发于门静脉高压的侧支循环的了解十分重要,尤其是肝动脉、门静脉和肝段下腔静脉是否通畅、管腔内是否有血栓存在。约5%~10%肝病患者门静脉内有血栓形成。陈旧的血栓机化后与血管壁紧密相连,不易剥离,这势必影响术中门静脉的吻合,从而增加手术难度,甚至导致肝移植术失败。术前了解肝门周围有无扩张的静脉团及其血流状况和肝门周围的侧支循环状况,对于手术的安排和术中处理非常重要。另外,术前明确肝占位性病变性质以及腹腔内转移的情况亦有助于手术治疗的合理选择。

(2)CDFI在肝移植后的应用

1)急性排斥反应(AR):CDFI监测原位肝移植术后急性排斥反应(AR)有应用价值,发挥着独特的作用。文献报道其发生率约为15%~30%。最常发生于术后5~15天(7~10天居多)。CDFI诊断发生于术后2周内的AR较为困难,因为此期间正常移植肝血流动力学尚在动态变化中,且部分与AR重叠。但CDFI对诊断发生于术后2周的AR有一定意义,表现为肝静脉波形变钝,流速减低和(或)肝动脉RI升高。当然,要除外其他因素所致的假性升高,如肝炎和上方的下腔静脉吻合口狭窄、胆道炎症也引起肝静脉波形变钝,部分肝动脉血栓形成前期亦有RI升高。

肝移植术后2周内门静脉流速较正常门脉血流明显增高,以后逐渐减低到恢复正常。这种渐变趋势与文献报道一致。正常情况下,1~2周内移植肝动脉供血增加而门静脉TAV应降低,如果门静脉TAV不降低或中途增高,则需考虑肝动脉供血障碍未缓解,出现了肝动脉供血不足甚至肝动脉血栓形成(HAT),如果门静脉血流速度持续降低则要考虑移植肝排异反应出现。因此,结合临床及实验室检查,应持续动态的超声监测尤为重要。

2)肝动脉异常改变:包括肝动脉狭窄、肝动脉血栓形成和假性动脉瘤形成。①肝动脉狭窄:术后引起的肝动脉狭窄的发生率为1%,主要发生于吻合口处。超声表现是肝动脉局部高速血流,呈明亮的五彩样镶嵌信号。最大流速>2m/s,肝内肝动脉血流信号亦可异常。表现为流速减低,圆钝型频谱上升段平缓,加速度时间延长>802m/s,阻力指数<0.5。②肝动脉血栓形成:是最常见的血管并发症,多见于术后前6周内,其发生率约为4%~12%,儿童高达15%~42%。有如下征象时提示这一并发症,肝外动脉分支内直接探测到动脉血流信号消失,肝门区及肝内肝动脉血流信号消失为最可靠的指标,肝内动脉阻力指数(RI)减低和加速时间(SAT)延长。另外,可出现肝梗死、肝脓肿、肝内胆管扩张和胆汁漏等。肝动脉血栓形成(HAT)是移植肝最严重的并发症之一。HAT可引起高达75%的死亡率,成人发生率约3%~5%,小儿9%~15%。HAT时,肝动脉血流信号消失是其重要征象。但应注意其他因素引起的假阳性。当有侧支循环形成时,这类患者肝脏内虽有动脉血流信号,但动脉血供不充分,不及时处理仍有一定的危害。③假性动脉瘤形成:此并发症较少见,可发生于肝脏内,也可发生吻合口周围。由于有破裂的危险,一旦诊断确立,应立即手术治疗。超声显示瘤内为彩色旋流信号,即"来回型动脉频谱"。

3)肝静脉和下腔静脉异常改变:移植肝发生急性排斥反应时常表现为肝静脉和下腔静脉三相波消失,

频谱曲线变平坦。肝静脉血流频谱的变化可作为评估移植肝是否正常的敏感指标,但特异性差。肝移植早期肝静脉波幅下降,三相波消失,代之负向波群甚至呈类似门静脉平稳波。此征象对于排异反应具有较高的敏感性,但也可出现于其他肝病,应注意鉴别。

4)门静脉异常改变:肝移植术后门静脉频谱出现搏动性改变,常提示有动脉,门静脉瘘存在,它会引起门静脉高压,从而导致手术失败,要及早行动脉造影,寻找瘘口位置并及时封堵。

三、超声造影和弹性成像

(一)超声造影在肝脏疾病中的应用

超声造影谐波成像,即造影增强超声(CEUS)被视为重大的技术进步和超声医学发展新的里程碑。借助于静脉注射微泡造影剂和超声造影谐波成像技术,能清楚显示微细血管和组织血流灌注,增加图像对比分辨力,充分提高超声检出肝脏病变的特异性和敏感性。此法方便、实用、快捷,无放射性辐射,还具有实时显像的优点,这不仅提高常规灰阶/CDFI的诊断水平,而且还进一步拓宽了临床应用范围,它是对传统超声检查的一个重要补充,有着重要的应用价值。

除心脏超声造影外,肝脏超声造影检查系目前应用最早、最多且诊断价值令人满意的检查手段。其原理是超声造影剂经肘静脉注射后,在体内循环进入到肝动脉、门静脉及肝实质形成三个时相,即肝动脉相、门静脉相和延迟相,三者之间有时相差,亦可见相互重叠的阶段。动脉相提供病变部位血供情况及血管生长模式,而门脉相及延迟相提供造影剂从病变部位的清除方式与正常肝脏的组织比较,依据上述三个时相的出现和结束的特征来判断病变的良、恶性。其典型特点为,大部分恶性病变在延迟相表现为低增强,而多数良性实性病变表现为等增强或高增强。

与临床上用于胃肠造影的口服造影剂不同,微泡超声造影剂属于一种血池性造影剂或称血管增强造影剂。微泡造影成像技术随超声造影剂不断开发而发展,由高机械指数超声造影逐步发展为低机械指数超声造影。后者具有如下的优点:①可消除人体自然组织谐波干扰;②类似于数字减影血管造影,实时、长时间显示组织血流变化;③造影剂微泡不易被破坏;④能清晰显示和区分肝脏血管、即动脉相、门静脉相和延迟相,有助于肝脏良、恶性病变的鉴别;⑤显著提高了组织分辨力,图像质量明显改善。近年来,该技术的开发深受医患双方的青睐,使得在肝脏肿瘤方面的应用已有突破性进展,并且可与MRI、CT造影相媲美。尤其对肝脏病灶小于1cm的患者特别适用,使得超声检查肿瘤病变的特异性和敏感性显著提高,因而有着广阔的临床应用前景。

1.CEUS在肝脏良、恶性病变鉴别中的应用

(1)CEUS在原发性肝癌中的应用:肝脏存在着双重血供,正常情况下,70%以上的血供来自门静脉系统,而HCC的血供绝大多数来自肝动脉系统。肿瘤内血流速度比周围肝实质血流速度高,而且又有血流丰富、代谢快的特点,表现为增强造影"快进快出"的图像,即注入造影剂后肿瘤迅速增强,回声呈均匀性或不均匀性,此时肝脏实质尚未增强,在动脉相后期或门静脉相肿瘤内造影剂又快速减退,此时肝实质开始或已经增强形成鲜明的对照特征。HCC动脉相快速增强,门脉相和实质相快速消退的特点,认为其敏感性、特异性、准确性分别为94.8%、94.0%、94.5%。另外,HCC在动脉相还可同时显示瘤内及瘤周增强血管和血管湖,此特点是HCC典型的血管特点,是诊断HCC的重要佐证。

值得注意的是,近年来CEUS新技术取得了突破性的进展;对常规超声诊断困难的肝脏微小局灶性病变诊断有其重要价值。HCC体积较小时内部坏死较少见,故整体增强为其特征;呈现环状或斑片状增强者,病理则显示其内有小灶坏死、出血或纤维分隔。对微小HCC,其理论上以门脉供血为主,造影时开始增

强较晚,且程度轻。超声造影实时显示小 HCC 相对于肝脏实质增强和消退的动态过程,获得病灶内微血管的影像,从而有助于发现本病。

（2）CEUS 在肝转移癌诊断中的应用:肝脏是转移癌最高发的器官。依据其原发病灶血运情况分为少血管型和多血管型两类。多血管型表现为动脉相均匀性增强,边缘增强或无增强。门静脉相造影剂清除相对较快,在增强的肝脏组织内呈弱回声或无回声,此增强形式有时与 HCC 不易鉴别。少血管型常见于胃肠道和肺的转移病灶,在动脉相病灶多呈周边环状增强,肿瘤组织的内部可有轻度点状回声不增强或增强改变,继而门脉相与延迟相造影剂快速退出,增强的肿瘤组织呈弱回声,与周围增强的实质呈鲜明对比。然而,应注意少数转移癌(如结肠和乳腺)可有上述两种类型共存现象。Dietnch 认为,超声造影探测本病的准确率(91.2%)明显高于普通超声(81.4%),而与 CT 相似(89.2%)。

（3）CEUS 在胆管细胞癌诊断中的应用:本病多为少血供的肿瘤。动脉相早期快速增强,与肝实质相比呈高回声图像,此后回声迅速减低,门静脉相病灶呈低回声,但结节周边因造影剂减退慢呈现稍高回声环,延迟相稍高回声环减低呈低回声或等回声。即图像特征表现为"快进快出"的增强模式,此结果与增强 CT 检查有很好的一致性。本病超声造影表现出的这种特征与 HCC 的造影特征有所不同,对病灶的鉴别诊断将有一定的帮助。

（4）CEUS 在肝血管瘤诊断中的应用:本病为常见的肝脏良性肿瘤,其结构由毛细血管、静脉血窦、纤维结缔组织构成,瘤内血管血流速度甚为缓慢,故造影剂增强时比 HCC 晚。注入造影剂后,血管瘤开始增强的时间迟于其他由动脉供血的病变。在动脉相,病灶内部不出现增强改变,仅病灶周围缓慢出现斑片状点状环形增强,范围逐渐从外周向中心部延伸,呈向心性填充,增强过程缓慢,可持续大部分肝实质相,呈"慢进慢出"的特征。这一典型征象系诊断本病的关键。

（5）CEUS 在肝脏局灶性结节性增生(FNH)诊断中的应用:FNH 是一种少见的肝脏增生性良性病变。多系偶然发现,诊断常很困难。CEUS 显示动脉相造影从中央动脉向四周呈放射状快速增强显示微轮辐状,而中央瘢痕区呈缺失的低增强,门静脉相和延迟相呈高增强,此种"快进慢出"的表现对 FNH 有很高的诊断价值。

（6）CEUS 在炎性假瘤诊断中的应用:本病临床上并非少见,其致病原因甚多,病理改变迥然各异,由于病理改变不同,故超声造影的特征亦不一致。多数表现三个时相均无增强。动脉期可呈现出周边间断性环状低增强,中心无增强的特征。当出现炎性肉芽肿时,超声图像可呈现非均匀性增强。

（7）CEUS 在肝脏再生结节诊断中的应用:本病较为常见,临床上可见各种不同原因所致的肝细胞损伤后肝硬化患者出现肝脏内再生结节,超声表现为低回声或高回声结节。此结节与小肝癌鉴别甚为困难。超声造影可见这类结节呈现等增强或低增强表现,高增强者较少见。门静脉相和延迟相呈等增强。

（8）CEUS 在非均匀性脂肪肝诊断中的应用:非均匀性脂肪肝常出现局限性脂肪浸润或脂肪缺失,易误认为肝脏肿瘤病变。CEUS 有助于两者的鉴别。超声造影增强显示高回声及低回声灶,无论是动脉相、门静脉相及延时相均与周围肝脏组织同步等增强、等消退。部分患者动脉相呈稍高增强,门脉相及延迟相等增强。

（9）CEUS 在肝脓肿诊断中的应用:超声造影动脉相和门静脉相可见病变外周呈环状或片状高增强,肝段亦呈高增强,内部灌注不均匀或无增强,间隔呈"蜂窝状"增强,且增强过程在时相上与肝脏实质增强同步。

2.CEUS 在肝脏疾病治疗中的应用

（1）CEUS 在肝癌介入治疗中的应用:超声造影对 HCC 介入治疗的疗效估价至关重要,可及时准确地评价治疗效果,并指导进一步治疗。超声造影时肿瘤的轮廓清晰,消融更准确。同时,可发现常规超声未发现或怀疑的病灶,这些病灶通常需要进行穿刺活检,提高活检的检出率和准确性。另外,还能敏感地发现肿瘤内部残存的血流信号,可及时补充消融治疗,从而为预后提供了保证。超声造影对消融治疗过程可进行监控,并有助于取得较好的疗效。

另外,超声造影亦可指导 HCC 的其他非手术治疗,肝动脉化疗栓塞术(TACE)和经皮肝穿刺无水酒精注射(PEI)已被广泛应用。通常,增强 CT 扫描通过显示有无强化作为 HCC 介入治疗后的监测、疗效评价的影像学标准。然而,TACE 后肿瘤内的碘油聚集常影响 CT 的判断效果,而 CEUS 对诊断有优势。

(2)CEUS 在肝癌手术中的应用:术中行 CEUS 检查可及时改变外科手术治疗的途径或处理范围,亦可术中发现新的病灶。另外,肝癌切除后,可进行肝脏内隐匿转移病灶的检查,即刻决定再切除或采用消融术,以期提高疗效。

(3)CEUS 在其他肝病中的应用:如 Budd-Cluarri 综合征、肝硬化门脉高压食管静脉曲张患者 TIPS 支架是否保持通畅、移植肝有无血管闭塞、狭窄等。TIPS 已被广泛用于治疗门脉高压所致的食管、胃底静脉曲张大出血及难治性腹水,CEUS 可进行造影剂肝脏通过时间的测定,对正常肝脏与早期肝硬化及肝脏内良、恶性占位病变间的鉴别有所帮助。

(4)CEUS 在肝移植术中的监测

1)CEUS 在肝移植前门静脉通畅性中的应用:肝移植前准确评价门静脉通畅性极为重要。造影剂可提高门静脉血流显示率,将显示率由 CDFI 的 50% 提高到 90%。CEUS 能鉴别门静脉重度狭窄与完全栓塞,CEUS 则可通过动态显示微气泡的流动、清晰显示其狭窄的部位。门静脉癌栓内有动脉血供是其特征,也是鉴别血栓与癌栓的有力证据,但动脉细小,位置深,很难被 CDFI 发现,而 CEUS 通过动态评价癌栓的血流灌注反映其病理特征,能把血栓与癌栓区别开。

2)CEUS 在肝移植术后血管并发症中的应用:CEUS 对肝移植术后的监测有重要价值,肝移植术后出现肝动脉、门静脉狭窄、肝动脉假性动脉瘤时,注射造影剂后不同时相可出现相应的超声造影图像的改变。未出现肝移植并发症时,注射造影剂后门静脉旁肝动脉快速增强。相反,当肝动脉出现血栓时,正常的肝动脉不能显示。除在动脉相可见肝脏内外动脉有无血流灌注外,通过门静脉相及延迟相对肝组织的扫描可显示肝脏组织内有无梗死区发生。

A.门静脉并发症:CEUS 可清晰显示门静脉狭窄的部位及程度,对门静脉血栓形成亦具有较高的敏感性。有报道,使用造影剂后,门静脉分支的血流信号增强明显强于门静脉主干的血流信号,且显示的范围长度增加也比较有利于发现血管狭窄、肝脏实质的正常和异常灌注区。据报道,CEUS 对门静脉血栓形成的敏感性达 94%,特异性为 100%。

B.肝动脉并发症:CEUS 可提高肝动脉的显示率,可明确显示肝动脉行走迂曲或成角造成的假阳性结果。可达到类似血管造影的效果。当术后出现肝动脉血栓形成时,在肝动脉期于肝门部、肝内段均无动脉血流灌注存在。

C.肝实质病变:注入造影剂后分析动脉相、门脉相及延迟相的变化情况,应用定量分析软件对病灶及周围组织采用手动法描绘感兴趣区进行时间-强度曲线分析。能了解移植肝局灶性病变有无常见的肝脏肿瘤复发、肝脓肿、肝内血肿、非均质性脂肪肝及梗死灶等。①肿瘤复发:CEUS 呈典型的 HCC 表现,动脉相呈增强回声,门脉相快速消退,呈"快进快退"特征。少数表现为转移癌增强特征。②肝脓肿:动脉相脓肿周边呈厚环状高增强,其内为无增强液化坏死区;门脉相及延迟相环状增强区域消退为低增强。③肝血肿:病变部位始终为无增强区。④非均质性脂肪肝:肝增强幅度及强度存在明显差异,表明血流灌注分布不均衡。

(二)超声弹性成像的临床应用

超声弹性成像是近几年发展起来的一种全新的成像方式,它依据人体正常组织与病理组织间存在一定的弹性差异来进行成像,能直接反映组织的弹性信息,用来对疾病进行诊断。超声弹性成像为肝脏疾病的诊断提供了新的检查方法,通过测量肝脏组织弹性模量的差异,从而达到无创性诊断肝脏疾病的目的。例如肝纤维化及肝硬化是慢性肝病最重要的病理特征,导致肝实质硬度增加是肝脏组织弹性成像诊断的病理基础,准确判断肝纤维化分期及肝硬化程度将为疾病的诊断和治疗提供重要依据。传统的肝脏组织活检、肝静脉压力梯度(HVPC)及上消化道内镜检查分别是诊断肝纤维化及评价肝硬化门静脉高压的重要手段,但上述方法均具有创伤性。寻找无创伤性诊断方法系摆在医务工作者面前的重要使命及迫切需求。

目前探测肝脏疾病的超声弹性成像方法有两种,即瞬时弹性成像和实时弹性成像(RTE)。主要用于肝纤维化程度的检测,而后者则是利用组织硬度及肿块在灰阶声像图与弹力图中的大小差异来鉴别实质性肿瘤的良、恶性。一般说来,良性肿瘤弹性影像面积与灰阶超声相近似,而恶性肿瘤在弹力图上比良性肿瘤更硬或更暗。也就是说,瞬时弹性成像是依据正常肝脏组织与病变肝脏组织的弹性系数的差异,在加外力或变更振动后的形态改变(即应变不同)为依据,然后收集被测体某时间段内的各个片段信号,用自相关法综合分析,再以彩色编码或灰阶成像,用以测量肝脏组织的硬度。施行超声扫描时,超声医师通过对肝脏施加一定的外部压力后,受压的检测部位随自身组织的硬度改变对抗外压强度恢复弹性的特性(弹性模量)亦发生相应变化,影像学上的差别可通过不同色彩的超声图像显示出来。其典型特征为红色到蓝色表示感兴趣区的组织硬度从“软”到“硬”,其绿色为平均硬度。随肝病加重,肝纤维化逐渐发展,则超声色彩随之而变,即由绿逐渐变蓝,且蓝色的颜色日趋加深。取样框内色彩改变可与二维超声图像同时展现,从而使成分改变和解剖定位清晰可见。目前,人们以测量肝脏组织反射波强度(用 kPa 表示)来反映肝纤维化的程度,即 kPa 值越高者,肝纤维化程度越重。然而,该法尚处于起步、探索阶段,部分大量腹水及重度肥胖患者亦可能影响检查结果。然而,随着经验的积累,这一诊断技术有望成为检测肝纤维化简单、可行的方法。

1.Fibroscan 在肝纤维化探测中的应用 此法主要用于肝纤维化程度的检测,肝纤维化是各种原因引起的肝脏损伤的修复反应,主要表现为肝脏内弥漫性细胞外基质(主要是胶原纤维)过度沉积肝脏。所有早期发现,并给予及时有效的治疗显得十分重要。Fibroscan 为早期诊断肝纤维化提供可靠的影像学信息。

Fibroscan 系通过超声换能器探头安装于振动器的轴上,振动器传出小振幅低频振动,超声换能器向组织传递,这种振动在通过肝脏组织时引起弹性剪切波,脉冲回波超声捕获装置跟踪弹性剪切波的传播并测量它的速度,通过计算可以获得组织的弹性数值,以千帕(kPa)表示。研究证实,组织硬度越高,弹性数值越大,剪切波在组织中的传导速度越快。肝脏弹性模量与肝纤维化程度有显著相关性。有人对 324 例丙型肝炎患者肝硬度的单变量回归分析结果显示,肝纤维化($R=0.610$)、肝细胞脂肪变性($R=0.145$)、肝坏死性炎症($R=0.037$)系影响肝硬化的前三位因素,其中肝纤维化对硬度的影响占绝对主导地位。Fibroscan 得到的肝脏弹性模量测量结果与纤维化分期高度相关。临床结果表明,Fibroscan 能很好地检测出严重肝纤维化(F≥3)或硬化(F=4)的患者,从而进行治疗,防止病情进一步发展,此外,亦可识别出重纤维化(F≥2)的患者。

(1)Fibroscan 对一般人群肝纤维化的筛选:Roulot 等选取 1358 例健康人作研究对象,结果发现以 14.6kPa 为临界值来诊断肝硬化,其特异性和阳性预测值为 100%,其中发现受检健康人群中有 0.7% 以上诊断为肝硬化。当肝脏硬度测量值大于 8kPa 患者中,有 50% 与非酒精性脂肪肝有关,其肝脏硬度值有助于判断肝病的严重程度。目前认为 Fibroscan 作为一种无创评价肝纤维化的新手段甚至可挑战肝脏活检在肝纤维化中的“金标准”地位。但 Fibroscan 能在多大程度上取代肝脏活检尚无定论。需积累更多的经验,并排除其他各种因素对肝脏弹性及硬度测定结果的影响。

(2)Fibroscan 在肝纤维化和肝硬化中的应用:肝纤维化是肝硬化的早期改变,是各种慢性肝病向肝硬化发展的必然趋势。肝纤维化尚可逆转。因此,肝纤维化的早期诊断和治疗显得十分重要。研究发现,肝纤维化的弹性成像评分与病理分期密切相关,有学者将肝纤维化的病理分为 4 期(即 S_0、S_1、S_2、S_3、S_4),肝纤维化 S4 期作为诊断早期肝硬化的标准时,通过 ROC 曲线分析超声弹性成像评分的曲线下面积为 0.883(95% 的可信区间 0.708~1.509),面积的标准误为 0.090,超声弹性成像评分越高,早期肝硬化的可能性越大。当评分为 4 分时,其敏感性为 88.9%,特异性为 95.1%。

有学者通过 Fibroscan 对慢性肝病患者进行肝硬化的前瞻性研究。发现肝脏的硬度与纤维化分级之间具有显著的相关性。肝脏的硬度与肝脏疾病的临床生物学和形态学参数显著相关。研究发现,当阴性预测量>90% 时,肝硬化患者的肝脏硬度测定范围随病情的加重而升高。有人通过 Fibroscan 对 327 例丙肝患者进行肝纤维化和肝硬化的评估。结果提示,以 14.6kPa 和 9.6kPa 为分界值是诊断重度纤维化和肝硬化可靠的非创伤性指标。

近来有人开发了一种新型的超声弹性成像技术,即采用声辐射力激励的声辐力脉冲成像(ARFI),它属于振动性弹性成像的一种。德国学者开发了声触诊组织量化技术(VTQ),该系统发出探测脉冲检测到剪切波进而测量其波速,而剪切波大小正好反映了组织的硬度大小。该法的优点在于,克服了肥胖、ALT升高及肋间隙狭窄难以实施 Fibroscan 检查的缺点,从而克服了 Fibroscan 扫描时诸多不利影响因素的干扰,有其独特的优势。Carmen FB 的研究中,对于重度肥胖(BMI>30)的患者,ARFI 技术也能成功测得其 VTQ 值。另外,ARFI 系统检测肝脏弹性测值是在常规超声直视下进行的,操作者可以根据常规超声图像上肝脏实质回声选择感兴趣区域,这在 Fibroscan 成像系统无法实现。有学者将 ARFI 与 Fibroscan 进行对比研究,并以肝脏穿刺活检作对照,在相关性上,两者分别为 0.71、0.73;诊断肝硬化的准确率,分别为 91%、91%。这表明,上述两种方法在诊断准确率方面无明显差别。

2.RTE 在其他肝脏疾病中的应用

(1)RTE 在脂肪肝中的应用:脂肪肝已成为影响中国人健康的重要的肝病之一,其发病率逐年升高。迄今为止,尚无较好的客观评价脂肪肝分度简单的辅助诊断方法。目前超声检查是本病不可缺少的诊断手段,但是仍缺乏客观指标。近年来的研究证实,随着脂肪肝程度的加重,超声弹性成像评分亦增加,从而有助于脂肪肝的分度,其诊断脂肪肝的敏感性、特异性分别为 96.1%、93.3%,该法与传统的超声方法在脂肪肝分度上有较高的一致性。

(2)RTE 在肝脏占位病变中的应用:业已证实,肿瘤的力学性质随着病变组织而改变。恶性肿瘤多由坚硬的病变组织构成,它与周围结构发生粘连,使其活动性降低。由于组织的坚硬度增加从而使弹性减少。因此,肿瘤力学性质有助于对肝脏占位病变的良、恶性做出可靠的鉴别,尤其对≤2cm 的病灶的诊断。有人采用 5 级评分标准(a~e 级)将所得弹性图像进行评分,并与超声引导下穿刺病理结果对照。结果发现肝良性病变以 a~b 多见,而恶性病变以 c~e 级多见。RTE 区别良、恶性肿瘤的敏感性、准确性及特异性分别为 93.5%、91.8%及 87.0%。RTE 有助于早期肝癌的诊断。有学者证实,肝脏肿瘤硬度病理类型与 RTE 成像分级之间存在相关性,从弹性分级 a~c 为硬度逐渐增加,病理类型由肝血管瘤→肝细胞癌→转移癌→肝内胆管细胞癌硬度也是逐渐增加。结果:肝血管瘤弹性分级多为 a~b 级,肝细胞癌多为 c 级,肝转移癌多为 d 级;肝内胆管癌多为 e 级。RTE 区分良、恶性肿瘤的敏感性、特异性及准确性分别为 93.5%、87.0%及 91.8%。而常规超声分别为 74.2%、73.4%及 74.1%。另外,有学者对 42 例肝硬化患者的 58 个结节的 595 幅弹性图像进行分析后认为,RTE 有助于早期诊断肝癌。这表明,超声弹性成像从病变的硬度上分析,弥补了常规超声及 CDFI 对肝脏硬度判断的不足,丰富了诊断的信息。研究发现,RTE 更为突出的优势在于对小肝癌的早期诊断,由于常规超声及 CDFI 对小肝癌诊断的敏感性及特异性不高,有时不易与肝血管瘤相鉴别,特别是部分小肝癌的回声呈等回声时,容易造成漏诊。此外,RTE 在识别常规超声难以发现的病变浸润区域上亦有优势,如胆管细胞癌的病变周围组织若有蓝色覆盖,表明肿瘤浸润周围组织范围的大小。因此 RTE 在肝肿瘤诊断中具有很好的临床应用前景。

(姜春梅)

第四节　肝组织活检诊断

一、适应证与禁忌证

通过肝穿刺吸取活体组织进行病理组织学检查,是协助诊断肝疾病的良好方法,称为肝穿刺活体组织检查术,简称肝活检。

随着现代影像学、免疫学、分子生物学技术的进步,需要肝活检明确诊断的病例也日益减少。一般不采用组织学诊断的方法。当前肝穿刺活检主要用于慢性肝病和肝移植等方面,可确定肝病变的严重程度,包括肝细胞变性坏死的程度和肝纤维化的程度,确定肝病的分期,如慢性肝炎的轻、中、重型或肝硬化等,从而有助于确定治疗方案和判断预后。

【适应证】

1.原因不明的肝大　尤其是弥漫性肝大,如肝硬化、脂肪肝、酒精性肝病、先天性肝纤维化等。

2.原因不明的黄疸　黄疸患者的病因一般通过询问病史、临床及实验室检查可确定,但约有 15% 的黄疸患者仍不能准确判断。

3.慢性肝炎　各种类型的慢性肝炎是肝穿刺活检最主要的适应证。主要用于诊断、判断疗效和随访病情。

4.代谢性肝病　包括淀粉样变性、血色病、糖原贮积病、铜代谢障碍的 Wilson 病。除了明确诊断,系列活检还有助于评价疗效和判断预后。

5.药物性肝病　病史对药物性肝病的诊断十分重要,但对于病史不明,与慢性肝炎鉴别有困难时,需借助活检明确诊断。

6.感染性疾病　影响肝的感染性疾病包括结核、布鲁热病、钩端螺旋体病、化脓性细菌感染、阿米巴病及各种机会性感染,如疱疹病毒、巨细胞病毒等。对怀疑上述感染性疾病的病例,活检的组织需要进行特殊染色和病原体培养才能明确诊断。

7.器官移植　在肝移植的围术期,穿刺活检起着非常重要的作用。有助于判断术后出现的各种并发症,包括排斥反应、感染、血管栓塞和胆道梗阻。

8.原因不明　包括原因不明的肝功能异常、怀疑由肝内病变引起脾大者,或肝脾均增大而又原因不明者、原因不明的发热怀疑为恶性组织细胞病者。

【禁忌证】

禁忌证包括:①用临床常规检查方法已可达到目的者。②有出血倾向的患者,如血友病、海绵状肝血管病、凝血酶原时间超出正常范围者等。③穿刺有可能损伤肺、胆囊或肝内外大血管等重要脏器和组织时。④右侧脓胸、膈下脓肿、胸腔积液或其他脏器有急性疾病者,穿刺处局部感染者。⑤中等以上腹水,全身衰竭及合并严重疾病者。⑥重度黄疸,特别是肝外阻塞性黄疸伴胆囊肿大者。⑦肝缩小或肝浊音界叩不清。⑧精神高度紧张,不合作者。⑨昏迷患者。⑩位于或接近肝表面的癌肿、血管瘤或肝包虫病者,最好不做肝穿刺,必须穿刺时应谨慎。

二、术前准备

1.和患者进行交流,解除患者的心理负担,让患者做积极的配合,同时告知做肝穿刺的必要性,要求患者签订肝穿刺知情同意书。

2.向患者解释穿刺目的,练习屏气方法(在深呼气末屏气片刻)。有咳嗽者,术前 1h 给服可待因。

3.常规检查,包括血常规、血小板计数、出血时间、凝血酶原时间、血型。

4.胸部 X 线,除外胸腔积液或明显肺气肿。

5.穿刺前 B 超检查,了解肝形态与大小,有无血管瘤或增大的胆囊,同时确定穿刺部位。

6.穿刺前排空膀胱,测血压与脉搏。

7.穿刺前 3 天,每日肌注维生素 K_1 10mg。

8.详细询问病史与用药情况。如有使用抗凝药物,至少应在穿刺前 72h 停用。

9.用品准备:无菌肝穿刺包、多头腹带、无菌手套、2%利多卡因、生理盐水、标本固定液等。术者应熟悉操作程序并仔细检查器械。

三、方法

【快速穿刺术(也称一秒穿刺术)】

最早成熟并在临床上广泛使用的肝穿刺术是 Menghini 的一秒钟肝活检。这种方法是通过使用特制的带鞘针对肝组织进行快速穿刺,操作简便快捷,并发症相对较少,且成本较低,尤其适用于肝硬化患者。但由于该方法肝组织碎片较多,对病理诊断带来了一定的困难。

1.患者取仰卧位,身体右侧靠近床边,右臂上举于脑后,左背垫一薄枕,脸向左侧。

2.穿刺点一般取右侧腋前线第 7、8 肋间或腋中线第 8、9 肋间叩诊实音处。疑诊肝癌者,宜选较突出的结节处再用 B 超定位进行穿刺。

3.常规消毒局部皮肤,铺无菌洞巾,穿刺点以细针皮内注射 2%利多卡因成丘状,继续进针逐层麻醉至肝包膜。

4.备好肝快速穿刺针,常规使用的活检针(Menghini 针)针径一般为 1.4mm,针长 7.0cm,针尖有一定斜度,其微凸面朝外。针内装有长 2~3cm 实心带小针帽钢针芯活塞,空气和水可以通过,但可阻止吸进针内的肝组织进入注射器。将穿刺针连接于 10ml 注射器,吸入无菌生理盐水 3~5ml。

5.术者先用皮肤穿刺锥在穿刺点皮肤上刺孔,由此孔将穿刺针沿肋骨上缘与胸壁呈垂直方向刺入 0.5~1.0cm。然后将注射器内生理盐水推出 0.5~1.0ml,冲出针内可能存留的皮肤与皮下组织,以防针头堵塞。

6.在穿入肝前,将注射器抽成 5~6ml 空气负压并予保持,同时嘱患者先吸气,然后于深呼气末屏住呼吸(术前应让患者练习),继而术者将穿刺针迅速刺入肝内并立即抽出。总计穿刺深度不超过 6.0cm。

7.拔针后立即盖上无菌纱布,用手按压创面 5~10min,待无出血后用 2%碘酊消毒,无菌纱布覆盖,再以胶布固定,并以多头腹带束紧。

8.推动注射器用生理盐水从套针内冲出肝组织条于弯盘中,用针尖挑出肝组织以 10%甲醛固定后送病理检查。

9.穿刺后每隔15～30min测呼吸、血压、脉搏1次,连续观察4h,如有脉搏增快细弱、血压下降、烦躁不安、面色苍白、出冷汗等内出血现象,应紧急处理。如无变化,改为每小时测呼吸、血压、脉搏1次,共6次。卧床休息24h。

【B超引导下肝穿刺活检】

利用现代影像学技术作引导,对肝内病灶进行穿刺活检不但可以提高穿刺的准确性,选择最佳的进针路径,避开肉眼可见的血管、胆管、胆囊、肺、肾等,增加了安全性,还可避免盲穿带来出血风险等各种并发症的发生。

目前临床上,B超引导下穿刺最为常见。在操作前,B超可评估肝大小、胆囊位置、解剖变异和局灶病变,选择最佳的穿刺途径。术者可在B超引导下安全地完成整个穿刺操作。对于肝弥漫性病变,B超引导下穿刺可以降低各种并发症,如出血、疼痛和低血压。据统计,对于慢性肝病患者,无引导的盲穿大约有81%的准确性,而引导下肝穿刺则有95%的准确性。

(一)粗针肝穿刺切割组织学检查

一般采用影像直视引导下穿刺的方法多选用穿刺成功率较高的Trucut穿刺针进行活检。具有穿刺成功率高,活检组织完整,有利于病理诊断等优点。同时,对于凝血功能欠佳的患者,在穿刺结束样本被取出之后,经外部套管注射明胶海绵或其他凝血药物,可有效防止穿刺点大出血。具体步骤如下。

1.患者取仰卧位或侧卧位,右臂上举于脑后。

2.先用B超探查肝病变的位置、范围及与周围脏器和大血管的关系,确定穿刺部位。

3.穿刺部位常规消毒后铺无菌洞巾,局部浸润麻醉同快速穿刺术。用手术刀尖将穿刺点皮肤刺一小口。

4.穿刺前将Trucut穿刺针的针芯全部退回,以掩盖标本切槽。

5.让患者深呼气并屏住呼吸。消毒无菌探头,引导穿刺针进入穿刺靶区。

6.将活检针插入肝,以使其标本切槽进入病变组织进行活检,注意活检针仅需插入2～4cm即可。

7.原位固定活检针芯,向外拔出T形套管,露出标本切槽。

8.快速小心地插入活检针芯上的T形套管,套管超过针芯位置切割已突入开放的标本切槽内的组织。将Trucut穿刺针和外套管一同拔出。

9.退出针芯、露出标本切槽,取出组织标本固定并送病理检查。

10.穿刺点处理和术后观察同快速穿刺术。

(二)细针肝穿刺涂片细胞学检查

关于使用细针穿刺抽吸细胞学检查的问题,存在一定的争议。诊断准确率取决于病理医师的专业水平,最高可达80%～95%。对于有肝肿瘤和肝损伤病史的患者更适用于病灶细针穿刺抽吸细胞学检查。细针穿刺还可用于诊断其他局灶性病变并有助于肿瘤分型,但不常用于慢性肝炎、肝硬化等弥漫性肝疾病。具体步骤如下。

1.患者取仰卧位或侧卧位,右臂上举于脑后。

2.先用B超探查肝病变的位置、范围及与周围脏器和大血管的关系,确定穿刺部位。

3.穿刺部位常规消毒后铺无菌洞巾,局部浸润麻醉同快速穿刺术。

4.用手术刀尖将穿刺点皮肤刺一小口,改换无菌穿刺探头再次确定进针点和穿刺部位,稍稍侧动探头,当病灶显示最清晰,穿刺引导线正好通过活检部位时固定探头。

5.先将带针芯穿刺针从探头引导器刺入腹壁,于肝包膜前停针,嘱患者于深呼气末屏气,迅速将穿刺针沿引导线刺入肝病灶边缘,拔出穿刺针的针芯,将穿刺针与10ml空注射器紧密连接,迅速将穿刺针推入病灶内 2～3cm,用 5～6ml 空气负压抽吸病灶组织后拔出穿刺针。

　　6.将吸出的少许血液或肝组织液立即涂片,固定后镜检。

　　7.穿刺点处理和术后观察同快速穿刺术。

四、临床意义

　　肝穿刺就是肝组织活检。是一种能直接了解组织的病理变化,做出较精确诊断的检查方法,是公认的金标准。其诊断价值远远高于血液生化、影像学检查的诊断价值,具有其他检查所无法替代的确诊价值。主要临床意义有以下几点。

　　1.有利于多种肝病的鉴别诊断　许多临床诊断比较困难的慢性肝病,如各型病毒性肝炎、酒精性肝炎、脂肪肝、肝结核、肝肿瘤、肝硬化及各种代谢性肝病(肝豆状核变性、肝淀粉样变性)等,通常需要肝穿刺检查,为明确诊断提供重要甚至决定性的依据。

　　2.了解肝病变的程度和活动性　肝穿刺活检可直接了解肝组织的病理变化,并可做出较客观、精确的诊断,并能推断其病变的轻重程度。

　　3.提供各型病毒性肝炎的病原学诊断　大部分肝炎病毒是嗜肝病毒,它们往往在肝组织中寄生。只有血清肝病病毒达到一定量时,临床化验才能够检测到。但是,通过肝穿刺,用超敏感免疫组织化学和原位分子杂交技术,可检测出寄生在肝组织中的肝炎病毒。

　　4.发现早期、静止或尚在代偿期的肝硬化　特别是肝纤维化,在发病早期,通过血液化验、B超检查一般难以发现。但通过肝穿刺,可以对肝纤维化和早期、静止或尚在代偿期的肝硬化进行精确诊断,并能鉴别肝硬化临床类型,以及是否伴有活动性肝炎。

　　5.有利于药物的选择和疗效判断　治疗前后的肝活检组织病理变化是评判药物疗效的可靠指标,为临床药物治疗提供客观的评价依据。

　　6.鉴别黄疸的性质和原因　临床上黄疸往往难以确定病因,可做肝活检。它可以确定黄疸是胆红素代谢障碍,或是肝细胞性黄疸,还是胆汁淤积所致,是病毒性还是药物引起。不同的病因,预后和治疗完全不同。

　　7.作为慢性肝炎病情、预后的评判指标　肝穿刺从细胞分子水平判断肝的炎症、纤维化、早期肝硬化的状况,填补了慢性肝炎与早期肝硬化之间漫长病程而缺乏有效检查评价手段的空白,为病情变化、预后的判断提供客观依据。

　　8.可进行诊断性治疗　在超声介入下,有目的性的肝穿刺,可开展肝脓肿穿刺排脓、注射药物,无水乙醇瘤内注射治疗肝癌等。在进行穿刺取材、诊断的同时,还可以开展诊断性治疗。

(孟凡宇)

第五节　放射学与介入放射学诊断

　　近年来,肝脏的影像诊断获得了很大的发展。除了超声诊断外,CT、磁共振成像、血管造影成为肝脏疾病的主要诊断方法,而传统放射学检查则起辅助诊断的作用。

一、传统放射学检查

（一）上腹部平片

上腹部平片能大致了解肝脏的位置、轮廓和异常密度。肝脏上缘相当于右膈穹隆部,呈凸面向上光滑整齐的圆弧状影。右膈向上异常隆凸,常常是由于肝上缘向上隆凸所致,可由肝脏肿瘤、脓肿和肝硬化等引起,膈膨出也使膈位置升高并向上隆凸。平片是观察膈穹隆部位置形状的最好方法。

腹部平片可发现肝区钙化和气体。肝区钙化可由寄生虫(包囊虫)、脓肿、血肿和肿瘤引起。肝包囊虫的钙化多呈环形(蛋壳状)。慢性及愈合的肝脓肿和血肿的钙化也常呈环形。脓肿愈合后还可呈团状浓密钙化。肝结核可有粟粒状钙化。肝血管瘤可有小圆形钙化。CT可见的肝脏内钙化在平片不一定显示。经导管肝动脉内注射碘油抗癌药混合剂,作化疗栓塞治疗肝癌,是近年来较常用的治疗方法,通常于注射完后当时拍摄一张肝区片,以了解碘油的分布、形状和大小,然后于治疗后一周、数周和数月拍摄随诊片观察碘油影的变化。如果碘油充盈满意,则其形状大小常可代表肿瘤的形状大小。若治疗有效,可见碘油影逐渐浓密、缩小且边界更为清楚;若某处碘油减少消失应考虑该处有肿瘤复发。

慢性胆囊炎可致胆囊壁钙化,常呈环状(蛋壳状),如判断困难可作胆系造影。

肝脏内出现低密度多表明有气体存在。肝脓肿内的气体卧位显示类圆形低密度区,立位则显出液平,可作为诊断根据。常见的肝区气体是胆管积气,呈树枝状分布,描绘出胆管的走行和分布,胆管常稍扩张。肠梗阻患者肠坏死后肠内气体,可进入肠壁血管而进入门静脉形成门脉气栓,表现为肝脏边缘部的小分支状透亮影。

（二）胃肠道钡剂造影

在某些情况下本法对肝脏病变的诊断和全面了解有一定帮助。这些情况包括:对于肝硬化患者可了解食管/胃底静脉曲张的有无及程度;对上腹部肿块可判断其是否来源于肝脏;对肝脏转移性肿瘤可寻找胃肠道原发病灶。

为了更好地显示食管静脉曲张,通常认为下列方法和措施是有益的:①使用中等黏稠度的钡剂。太稀或太稠的钡剂都不利于显示静脉曲张。②一次咽下中等量钡剂,然后较长时间不作吞咽运动。食管静脉曲张仅当食管处于舒张状态才能显示良好,而当食管蠕动或收缩时,静脉内血液被挤出,甚至明显的静脉曲张都可不显示。吞咽运动可激发食管蠕动,所以应尽量避免。③卧位可使食管静脉内血液充盈较好,从而有利于食管静脉曲张显示.同时应在透视下充分暴露食管下段。④Valsalva动作(深吸气后关闭声门,作呼气动作,但气不能呼出),可使胸内静脉压力增高,静脉血回流受阻,从而食管静脉曲张更好地显示。⑤检查前注射654-2(肌注或静注)10～20mg作低张造影,可使食管张力降低和管腔舒张,使食管静脉更好地充盈。

食管静脉曲张的典型表现,是食管下段黏膜皱襞增粗、迂曲,呈蚯蚓状充盈缺损影。明显曲张可呈串珠状充盈缺损。它与肿瘤的最大区别是静脉曲张时管壁柔软,蠕动存在,钡剂通过不受阻,管腔无狭窄,反而略显扩张。

利用胃肠道造影判断上腹部肿块的来源,大致可根据以下征象考虑:①胃小弯弧形受压,向左下推移,可由肝脏肿瘤、大肝脏、胰腺肿瘤或囊肿以及网膜囊的肿物引起。侧位观察,肝脏肿瘤或大肝脏可将胃向后推压移位,胰腺或网膜囊的肿瘤则相反,将胃向前压迫推移。②肝右叶增大使结肠肝曲向下向后移位;如为右肾肿物则使结肠肝曲向上向前移位。③肝脏肿瘤可使十二指肠球部向左下移位,十二指肠降段向左移位,使十二指肠C形曲受压变小;胰腺或腹膜后肿物(包括淋巴结肿大)则使十二指肠降段向前向右移位,使 C 形曲增大。

(三)胆系造影

肝胆关系密切,临床上有时难以区别肝脏疾病还是胆系疾病,胆系造影对之有一定帮助。传统的口服法胆囊造影最为安全简便。晚 8 时口服碘番酸 3g,第二天早 8～10 时摄右上腹片,正常胆囊应显示良好,呈均匀的高密度影。服脂肪餐(鸡蛋、牛奶)后 30～60 分钟拍片,胆囊缩小为原来的一半左右。为了保证造影成功,通常主张服造影剂前一天或当天午餐进油脂饮食,使胆囊内存留的胆汁排出,服造影剂后至拍片前则禁食油脂食物。对肠道清洁应该用灌肠法而不用泻药,后者可致造影剂过早排出而吸收不足。

静脉注射法胆系造影可使胆囊和胆管都得以显示,静脉注射 50% 胆影葡胺 20ml(缓慢注射,10 分钟注完),开始注射后 15、30、60、120 分钟摄片,通常 15～30 分钟显示胆管(主要是胆总管),60～120 分钟显示胆囊。口服法胆囊造影的特点是可反映胆囊的浓缩功能,对诊断胆囊炎有较大价值,若胆囊显影不良通常可判断为病理性胆囊。静脉注射法的特点是迅速显示胆管和胆囊,不受胆囊浓缩功能和胃肠道吸收的影响。明显的黄疸是胆系造影的禁忌证。

二、上腹部 CT 检查

CT 是电子计算机体层扫描的简称,其临床应用已有近 30 年的历史。多排螺旋 CT(MDCT)是螺旋 CT 的一个重大技术突破,它使得高精确度和功能成像成为可能,具有成像速度快,质量高,后处理功能强大的特性,为临床提供更丰富与准确的诊断信息,具有广阔的发展前景。MDCT 的特点是:①成像速度快,可以进行大范围的容积扫描,腹部检查能在一次性屏气周期内完成,扫描时间短,特别适合于小儿、老年、危重及不合作患者的检查,减少了伪影的发生,提高图像质量。②由于它是一种快速扫描,能较好地观察组织的动态变化,特别是增强扫描获取各个不同时期的特征变化,高质量的三维重建能够采集大量数据,追踪对比剂的流程。③一次扫描可以得到重建不同层厚 CT 像数据,可作容积测量。④图像后处理功能强大,可进行任意位置、改变层厚的影像重建,改变了传统横断面图像的诊断方式,真实再现解剖信息和良好空间毗邻关系。⑤能够通过灌注成像技术,早期的检测肝脏的血流状况和功能变化。

(一)临床应用的一些基本概念

1.CT 图像   CT 图像是由一定数目的、由黑至白不同灰度的小方块(实际上代表组织的小立方块)按矩阵排列而成,这些小方块称为像素,代表一定容积的吸收系数。黑代表低密度,白代表高密度,与普通 X 线照片上的黑白影像相同。从黑到白的不同灰度称为灰阶。人眼实际上能区分 16 个灰阶,即 16 个不同程度的密度差。

每帧 CT 图像代表人体的一个横断层面。大多数 CT 机常规的横断面厚度是 10mm,每层间隔 10mm,这就是等于某个器官从头到尾不间断的连续切片。对小的病灶或小的器官(如肾上腺)应该用较薄切层(如 5mm 或更薄)。

2.密度值   CT 诊断的基本原理,在于用检测器测量 X 线通过人体组织后射线衰减(吸收)的程度(量)。射线衰减的程度主要取决于组织的密度。X 线胶片不能区分诸如肝脏、胆、胰、脾等不同的密度,而 CT 借助于高灵敏度的检测器和电子计算机,就可以精确地显示它们。为了客观地和统一地表达组织的密度,CT 的发明者 Hounsfield 将各组织的 X 线吸收系数分度。规定水的吸收系数为 0,物体吸收系数大于水的为(+),小于水的为(−),每相差 0.2% 吸收系数为 ±1,这样就将人体组织分为 +1000(骨)和 −1000(气体),通常将这个数值称为 CT 单位或 CT 值,又称亨氏单位(HU)。随着机器的发展目前有的将 CT 值范围定为 +2000HU 和 −2000HU。

CT发现和描述病变,除了显示某器官的大小、形状、位置改变外,在很大程度上有赖于病变区的密度改变。例如,肝脏内病变密度低于周围正常肝脏组织者,称为低密度病变,反之则为高密度病变。病变区与正常区密度相等或相近者称为等密度病变。通常认为密度值相差不足10HU者,人眼难以识别。

3.对比增强扫描　对比增强扫描(简称增强法),是静脉注射含碘造影剂(对比剂)以增强病变与正常组织之间的对比。它有2个主要作用:①若病变区与邻近正常组织之密度相近而平扫难以确定时,增强法可使病变区确切显示。②即使平扫已显示病变,增强法可了解病变的增强特征,从而为定性诊断提供依据。注射造影剂后可能产生两种效果:正常组织的密度明显增加(增强、强化),而病变区的密度不增加或只微弱增加;病区密度明显增加,超过正常组织的密度增加。

对比剂的种类、注射量、注射流速和注射时间均影响增强的效果。目前国内螺旋CT用量一般在80~120ml,多根据体重确定,一般采用1.5~2.0ml/kg计算。方法分团注法、静滴法和静注法几种。目前已经达成共识,认为团注法优于其他方法,多采用团注法。对比剂总量一定时,团注流速越快,强化的峰值越高,但是注射流速过快会导致患者的不适,增加对比剂漏出血管的危险。常用团注流速为2.5~3.5ml/s。多层螺旋CT扫描时间快,可以在一次屏气完成全肝脏乃至全腹部的扫描,现在多采用多期动态增强所谓动态扫描,是用来观察兴趣区对比增强的动态变化(即造影剂灌注和消退的过程),从而更好地了解病变的结构特征,提供定性诊断的依据。

现今,更常用的方法是根据肝脏供血和血流特点而进行动态增强扫描,常称双期或三期增强扫描。①动脉期:外周静脉注射开始后20秒内作扫描,此时对比剂在肝脏的动脉分支内,对显示主要由动脉供血的肿瘤有利;②门脉期:注射开始后55秒,可使肝实质密度明显增高,使低/等密度病灶显示更好;③平衡期:通常为2~5分钟,此时造影剂在细胞内、外达到平衡。

不用造影剂的扫描称为平扫,是增强扫描前的常规方法。

4.窗　可理解为观察物体(图像)的窗口,也就是观察某些组织CT值的"段落"。可分为窗宽和窗位。窗宽是指显示图像时所选用的某一定范围(段落)的CT值。窗位也叫窗均值或窗平面,指窗宽的上限及下限之间的中心即平均值。如上所述,人体组织包括-1000HU至+1000HU的各种密度。在观察诊断CT图像时,如果作此大范围的"全面"观察,那此时所形成的对比度将是很差。所以,应该根据受检组织本身密度的范围,将窗口缩小和集中,使需要观察的"段落"具有良好的对比度,而把不需要观察的"段落"除去。例如,对上腹部,常用的窗位是40(HU),窗宽是150~200(HU),这是因为上腹部器官的正常CT值大多为40左右,在此条件下观察图像最好。而窗宽200,意味着观察范围的下限是40-100=-60,上限为40+100=140,在此范围内的组织才有灰度(灰阶)的变化,每个灰阶只包括12个CT值,具有良好的对比度。在下限以下的组织成为一片黑色,上限以上的组织成为一片白色。因为对上腹部来说,没有必要去分辨-60以下和+140以上的组织。如果需要,可以将窗位和窗宽进行调整再观察另外的"段落"。

窗的选用通常有一个常规,在扫描和摄影时已预选设置,但有时还需要视病变而作一些调节。例如当病变与正常(肝脏)组织之间密度相差不明显时,需要将窗宽调窄(例如自150~200调至100),借以增加对比度。又如当肝脏增强后CT值明显增高时(可自60增至90或更多),需将窗位自40调至60或更高,以保证足够的对比。门静脉显影后有时亦需将窗位调高,才能显示其中的癌栓。

5.人工伪影　是CT图像中相当常见的表现,多见于两种密度差别很显著组织的"界面"处,出现一些不规则的、放射状的或扇面状的影像。例如,邻近肝脏的充盈气体和碘剂较多的胃和肠管、肝脏附近的肋骨、金属异物、钙化灶、经导管注入的碘油、导管本身、蠕动增强的肠管等,都易于在肝区引起伪影,读片时要注意,不要做出错误的解释。

6.CT灌注成像　是在静脉团注对比剂后对选定层面行同层动态扫描,以获得该层面内每一像素的时间.密度曲线(TDC),根据该曲线利用不同的数学模型计算出血流量(BF)、血容量(BV)、对比剂的平均通过时间(MW)、对比剂峰值时间(TTP)等参数,其意义如下:①血流速(CBF):为血液在脉管系统,包括大的主干、动脉、小动脉、毛细血管、小静脉、静脉和静脉内流动的速度。单位为 ml/(min·g);②脑血容量(CBV):为血液在脉管系统,包括大的主干、动脉、小动脉、毛细血管、小静脉、静脉和静脉内的容量,单位为ml/g;③平均通过时间(MTT):血液通过脉管系统的时间。由于不同血管走行的长度不同,从动脉流入到静脉流出很难有统一的通过时间,因而采用平均通过时间;④最短通过时间(TTmin):血液或对比剂从动脉流入到静脉流出的最短时间。

与传统的观察组织器官血流动力学的方法相比,CT灌注成像经济实用,无须使用放射性核素,图像的空间、时间分辨率高,扫描设备简单,影响因素少,成像时间短等特点,随着MDCT的应用,CT灌注成像可采用多层同时技术,大大提高了CT灌注成像的应用范围,因此CT灌注成像技术是研究组织器官血流动力学应用最广泛的工具。

(二)上腹部和肝脏的CT检查方法

CT检查前5~6小时禁食。检查前30分钟口服1%~2%泛影葡胺液200~300ml,临扫描前再服200~300ml,其目的是充盈并显示胃、十二指肠和小肠,以避免把胃肠道影像与病变(如肿块)混淆,十二指肠显示也利于勾画出胰头的轮廓。扫描范围可在CT定位片上测定,自肝上缘(右膈顶)至肝下缘,每10mm为一层,约10~14层可将全部肝脏包括在内。

检查以平扫开始,多数患者平扫可发现病变。为了进一步确定病变的性质、数目或了解门静脉情况等,需要注射造影剂作增强扫描。

采用离子性造影剂增强扫描前必须做碘过敏试验。常用方法是检查前静脉内注射30%泛影葡胺1ml或滴注60%泛影葡胺1~2ml,观察有无过敏反应。非离子性造影剂因其碘过敏反应发生率低,一般可不做碘过敏试验,但必须有完备的碘过敏反应抢救设备。对碘造影剂有过敏反应高危因素的患者,应尽可能选用非离子性造影剂,并预先静脉注射地塞米松10mg。训练好患者平静呼吸和在一致的吸气幅度下屏气,要求患者在检查过程中呼吸合作并保持静止不动。另外,去除检查部位的金属异物。胃肠道钡剂造影患者需在钡剂排净后做CT检查。

(三)上腹部和肝脏CT的正常表现

肝脏实质密度均匀,其CT值40~70HU,大多数是60~65HU,高于上腹部其他器官(脾、胰、肾脏等)。下腔静脉、门静脉、肝脏内血管显示为低密度,通常呈管道状结构,若横断面投影则呈圆形。肝门部有脂肪,因而显示为多角形更低密度区,而其中的门静脉、肝动脉和胆总管可显示为稍高密度。门静脉主干及左右大分支在每个病例都能见到,视断面位置可表现为圆形(横断面)或长管形(纵切面)。门静脉主干横径约为2cm,左右支横径为1.5cm左右。

增强扫描后正常肝脏实质密度明显升高,可达90HU以上。肝内外血管密度更高于肝脏实质。

肋骨、肝脏附近的胃和结肠(尤其有较多气体或碘剂共存时)易造成伪影,使邻近的肝脏组织密度不均。胆囊呈现为圆形或长圆形的低密度区,大小约(2~4)cm×(7~10)cm。正常胆囊CT值为5~30HU,与其中胆汁成分有关。几乎在每个患者都能见到胆囊。

肝内胆管显示为低密度,若胆管不扩大实际上难以见到。注射造影剂后胆管密度不增高,据此可与血管鉴别。肝脏增强后扩大的胆管易于显示,表现为树枝状略迂曲走行的管道状低密度影。若注射胆影葡胺作CT胆囊造影,则胆囊胆管密度明显增高。

肝叶之间为肝裂,表现为裂状低密度。在CT图像上常将肝脏分为四叶:左叶、方叶、右叶和尾叶。纵裂将左叶和方叶分开,右切迹将方叶和右叶分开,尾叶是右叶内侧的一个突起,位于下腔静脉之前、肝门

（门静脉）之后。

（四）肝脏病变的 CT 诊断

肝脏病变在 CT 图像上可表现为肝脏大小、轮廓和密度的改变,这些改变可以是弥漫性（全肝）或局灶性。

1.弥漫性肝病　肝脏弥漫性增大可由慢性肝炎、早期肝硬化、某些代谢性病变以及大范围的肿瘤如肝癌、淋巴瘤等引起,它们常伴有轮廓和密度的改变。肝脏缩小常由肝硬化引起,明显的肝硬化使肝脏的全部或局部缩小、变形,肝脏轮廓变为不规则或波浪形,结节状凸起与局部凹陷并存。肝脏各叶的硬化程度常不一致,致使各叶大小失去其正常的比例关系,例如尾叶增大右叶萎缩,或者左叶增大右叶萎缩等。肝裂增宽也是肝硬化缩小的一个征象。靠近肝脏表面的肿瘤、囊肿、脓肿等,均可使邻近的肝轮廓凸起。

肝脏的密度改变是肝脏病变的主要 CT 征象,表现为密度降低或密度增高,其范围则可以是弥漫的或局部的。

弥漫性肝脏密度降低常由脂肪肝（肝脂肪浸润）引起,肝脏密度可降低为 10～30HU,此时,肝内门静脉分支即使不注射造影剂,也显示为较高密度的管道状影像。如脂肪浸润与酒精中毒或静脉性过度营养有关,则肝的低密度常是不均匀性。慢性活动性肝炎也使肝脏密度普遍降低,仔细观察可见肝结构不均匀,由密度高低不等的小点状影像组成。

弥漫性肝脂肪浸润诊断不难。肝脏密度降低除了可由 CT 机准确测定其 CT 值外,目测比较肝脏与脾脏的密度,是一个简便可行的方法;若脾脏的密度高于或等于肝脏,就说明肝脏密度降低。局灶性或不均匀的肝脂肪浸润,需要与占位病变鉴别,这时增强扫描十分必要。肝脂肪浸润没有明确的边界,其中可见正常的血管,这是与占位病变不同之处。

弥漫性肝脏密度降低也是肝硬化的 CT 征象之一。肝硬化的其他征象是:脾大（脾外缘超过 5 个肋单元,一个肋骨或肋间隙的断面为一个肋单元）;肝再生结节形成,使肝脏轮廓局部结节状凸起,这些再生结节密度与正常肝脏相似,增强扫描时与肝脏实质同样增强;腹水,表现为肝脏与腹壁间出现水样密度的新月状影像;静脉曲张表现为圆形或管形迂曲的血管影,多位于脾脏的内后方和食管裂孔附近。

血吸虫病肝硬化除上述表现外,还可出现肝脏内和肝包膜下条纹状钙化,明显者可呈地图样钙化。

肝脏的弥漫性密度增高可由血红蛋白沉着症和肝豆状核变性（Wilson 病）引起。血红蛋白沉着症时肝脏内含铁量明显升高,可达正常值的 5～15 倍,CT 显示为弥漫性密度增高,CT 值达 80～120HU。此时脾、胰、腹淋巴结甚至心肌均因铁沉着而由 CT 显示;Wilson 病时肝脏密度也弥漫性增高,是因为过量的铜在肝脏内沉积所致。

2.肝脏局灶性病变　肝脏的局灶性密度低,常是很多病变的主要 CT 表现。包括各种囊肿、脓肿及各种肿瘤等,它们的 CT 值介于 5（液性病变）和 40（肿瘤性病变）之间。气体（脓肿内或胆管内）的密度特别低。不要忘记,正常的胆囊、肝内血管、肝裂以及扩大的胆管都可表现为低密度区。

（1）肝脓肿:表现为类圆形低密度区,CT 值 10～30HU。脓肿周围可有一圈整齐的环状"晕"影,其 CT 值高于脓肿腔,但低于正常肝脏。增强扫描时此环状影可明显增强,高于增强的正常肝脏,代表肉芽组织。如腔内有气体则诊断基本肯定。然而有些囊肿、血肿、肝梗死甚至某些囊性转移肿瘤,都可酷似脓肿的 CT 图像。

（2）肝囊肿:通常与脓肿不同,其囊壁非常清晰锐利,囊肿密度只略高于水。平扫见不到脓肿周围的那种环状影,增强后也不出现增强环。

（3）肝细胞腺瘤:常单发,CT 平扫呈圆形低密度灶,边界清楚,有薄层包膜,其内若有新鲜出血则出现高密度影,陈旧性出血则为低密度。增强扫描时病灶早期可有短暂的均匀强化。

(4)肝结核、炎性肉芽肿等病变:多表现为局限性较小低密度或混合密度灶,可单发或多发,病灶内及边缘部不强化或轻度强化。

(5)肝包虫病:基本表现是低密度囊性病灶,边界清晰,大的囊内产生子囊并悬浮其中。各囊的内容物密度不等,CT值可为0~34HU,相差较大。半数以上病例囊壁有弧状或环状钙化。肝内血肿与肝脓肿表现颇相似,新鲜血肿(出血)与肝的脏密度近似或略高,数天后血肿成为低密度区。长期的血肿和脓肿都可产生壁的钙化。肝包膜下血肿呈梭形或新月形低密度区,与积液难以区分。

(6)原发性肝癌:肝脏内局灶性低密度最常见的原因是原发性或转移性肝癌。使用CT以发现肝脏内肿瘤或占位性病变,是简便可靠的方法,其准确率达90%以上,但小于5mm的病变常难发现。

原发性肝癌基本表现是低密度区,CT值约30~40HU,可以单发或多发,呈类圆形或不规则形,边界可清楚或不清楚,病变密度亦可不均匀,尤其中央呈更低密度区,其CT值可低至10左右。较大的肝癌可引起肝增大或外形异常(局部隆凸)、肝门移位和(或)变形、受压、邻近器官移位等。若见到门静脉癌栓的征象(平扫门静脉扩大、密度不均,增强后显示充盈缺损区)则诊断可以确定。

CT平扫难以确诊肝癌,因肝海绵状血管瘤的CT表现与肝癌非常相似,根据平扫两者难以区别。这时必须施行动态增强扫描,这种动脉增强扫描可以显示肿瘤的供血特征,从而使鉴别诊断成为可能。肝癌的表现为:癌区稍有强化且多不均匀,但与正常肝相比仍为低密度;癌内的强化大多呈多个结节状或分叶状;瘤内出现分隔状改变,肿瘤边缘可强化而与相邻正常肝呈等密度,以致肿瘤似乎有所缩小;或者肿瘤边缘出现一个环状稍低或稍高密度的"晕圈征"。癌中心更低密度区仍存在,常呈尖角状、蟹足状、裂隙状,其病理基础以坏死、瘢痕、出血为主。在动脉期扫描中(开始注射后15~45秒),常可显示肝癌的病理血管(杂乱、形态不规、粗细不等),为肝癌的特征性表现。血管瘤的典型表现为:在较早的扫描图像上,平扫所见低密度区边缘(外围)出现明显强化区,其CT值远超过正常肝而与腹主动脉的密度相仿;上述强化灶逐渐融合,范围增大,向瘤中心扩展,使瘤中心密度渐增,而边缘强化灶的密度则渐降低;在5~10分钟后,血管瘤的中心被完全"填满",即整个血管瘤被造影剂充满成为稍高密度或与邻近肝脏等密度。血管瘤越小,完全"填满"的可能性越大,较大的血管瘤其中心不易被完全"填满"。

肝癌常在肝硬化的基础上发生,在明显的肝硬化患者肝脏的密度普遍降低时,肝癌有时难以发现,因为此时它们的密度相近。将窗宽降低观察可增加它们之间的对比,有助于发现病变。

近年来对小肝癌(直径≤3cm)的诊断受到重视。大组病例经验显示:①直径≤1cm的病灶,普通CT平扫的检出率只有<3%~5%,螺旋CT平扫的检出率升高,接近20%,可见仍有一定限度。②动态增强双期或三期扫描是必要的,有利于小肝癌的检出。其中,以动脉期最为重要。约85%的小肝癌可以强化而得以显示,其中以均匀强化者居多(约80%),其余可以不均匀强化或环状强化。门脉期:肝实质明显增强,病灶大多表现为低密度,得以检出,少数亦可呈等密度甚至高密度。

(7)肝转移性肿瘤:典型CT表现是肝脏内多数圆形低密度区,边界较清楚。增强后其密度稍增高,但仍低于正常肝脏。若病灶边缘出现环状增强,是十分典型的表现。少数转移性肿瘤可出现钙化或囊性变,也有少数肿瘤增强后呈高密度。

肝脏内局灶性高密度影不多见,这可由钙化、胆结石或异物引起。肝包虫病的囊壁常见弧状或环状钙化。血吸虫病肝硬化的钙化常在肝脏内或包膜下,多呈条纹状,明显者呈地图样分布。胆管内结石大多呈小斑点状或略带分支状。

3.胆系疾病　CT对诊断胆系疾病有一定价值。胆囊(腔)的CT值为5~25,含钙结石多表现为高密度影像。肝内胆管结石也表现为高密度。少数胆结石的密度与胆液相近,需注射或服胆囊造影剂后作扫描,结石可显示为低密度。泥沙状结石可在CT上显示其与胆液所形成的平面。转变体位检查(例如自仰卧转成俯卧)结石的影像可以移动。

胆囊炎的主要表现是胆囊增大(横径超过5cm可认为增大)、胆囊壁增厚(超过3mm)和(或)模糊不清,且强化较明显。若CT示胆囊壁不规则、有局限性或全部增厚,甚至呈肿块状,应考虑胆囊癌可能。如胆囊附近的肝脏受侵犯形成低密度区,则胆囊癌的可能性更大。

CT对梗阻性黄疸的诊断和鉴别诊断有较大价值,可提示有无胆道梗阻、梗阻的部位和原因。正常肝内胆管CT平扫基本上看不到。若平扫能明确见到肝内胆管像提示胆管扩大,增强扫描后扩张的胆管显示更为清楚。肝外胆管正常约6~8mm大(直径),约1/3患者可于CT上显示,在肝门区脂肪内,位于门脉(较同密度圆形影像)右前方。胆总管下段走行于胰头的后部,于胰头和钩突的右后部显示为环形低密度区,若直径超过10mm可认为肯定扩大。

在连续切层片上观察分析胆总管扩张所致环状影的多少、位置和形状,有助于确定梗阻的部位和原因。

肝内胆管扩张而见不到肝总管及胆总管扩张者,应考虑为肝癌、肝门部肿瘤或高位的胆管癌。若肝内外胆管均明显扩张,应观察分析肝外胆管的那几个层面上扩张,在那几个层面上看不到其扩张。例如,若在胰腺以上(头侧)的层面可见胆总管扩张而胰腺部的胆总管不扩张,说明梗阻部位较高;反之,若在许多层面上都见到胆总管扩大的环状影,且一直向下延续到胰头和钩突区的下方,则提示梗阻部位较低,可能在壶腹部。

分析"环影"远端的形状可判断梗阻的原因(性质)。若环影突然中断(消失)且呈不规则形状者、环影的壁增厚或环影中有软组织影者,多为恶性肿瘤;环影中有圆形边缘整齐的高密度影,甚至呈同心圆者,多为结石;环影逐渐变细者,可能为炎性改变(胆管炎或胰腺炎),但不能排除恶性肿瘤。如见到胰腺头部增大,内有低密度区者,则为胰腺肿瘤。若见胰管扩大更支持胰腺癌的诊断。

三、腹部血管造影

20世纪60年代以前对于肝脏的X线检查,只停留在外形和大小的了解。20世纪60年代开始腹部血管造影获得迅速而普遍的发展,从而为研究肝脏、脾脏、肾脏等器官的内部结构(主要是血管结构)创造了条件。时至今日,腹部血管造影尤其是肝脏血管造影为介入放射学开辟了道路,例如经导管肝动脉内注射抗癌药和(或)栓塞,已成为当前对中晚期肝癌治疗的有效手段。

肝脏的血管造影包括肝动脉造影、门静脉造影和肝静脉造影,它们的方法和用途各不相同。概括地说,肝的动脉造影主要用于肝脏内占位病变的诊断,以及通过肝动脉置管进行化疗和(或)栓塞治疗肝脏肿瘤(原发性或继发性肿瘤)。门静脉造影也曾用于诊断肝脏内占位病变,但现在主要用于了解肝硬化、门脉高压和离肝血流(食管、胃静脉曲张)的情况,并通过门脉置管进行栓塞以及治疗食管、胃底静脉曲张。至于肝静脉造影则很少用于肝脏疾病的形态学诊断,主要用肝静脉置管以测定压力和某些物质的含量以及分析了解门脉高压和肝硬化的分类和病因等。

(一)选择性腹腔动脉/肝动脉造影

将导管置于腹腔动脉、肝总动脉或肝固有动脉,注射造影剂后拍摄系列片,可清晰显示肝动脉及其所供血的肿瘤。如导管置于腹腔动脉注射造影剂,还可显示脾动脉、脾静脉和门静脉,后者称为间接门脉造影。

1.适应证 肝动脉造影有较广泛的适应证。但是随着超声、CT、MRI的逐渐普遍应用,肝动脉造影用于诊断的适应证亦逐渐缩小和集中,主要用于经导管治疗。

(1)肝脏肿瘤：下列情况可考虑作肝动脉造影：①临床疑有肝脏肿瘤或占位病变，其他影像诊断法难以确定时；②肝脏肿瘤拟行切除术前，肝动脉造影有助于了解切除范围以及有无血管变异；③肝癌拟行经导管化疗和(或)栓塞疗法前，了解肿瘤血供来源、血供多少和血管变异；治疗后随访疗效并决定是否再次治疗。

(2)疑有肝脏血管性疾病：如肝动脉瘤、动静脉畸形、血管发育异常等，以及上消化道出血疑为来自肝胆系统者。

(3)用于了解门静脉的情况：如肝硬化门静脉高压、食管胃底静脉曲张的部位和程度，以及门静脉栓塞等，此时应将导管置于腹腔动脉，从而使门静脉得以显示。

(4)肝脏创伤：动脉造影可判断肝脏破裂、血肿、动静脉瘘等的有无、部位和程度，必要时可通过导管注射栓塞剂进行止血。

2.禁忌证

(1)造影剂过敏。

(2)一般情况极差、全身感染、败血症、严重的肝肾功能不良等。

(3)严重的出血性疾病或凝血功能障碍。

3.造影准备和操作原理　动脉造影虽然已经得到普遍使用，但是它毕竟是一种损伤性检查，所以事先应该做好充分准备。

造影前应该做心、肾功能检查以及有关出血和凝血的各项化验，如有异常应加以纠正。要向患者做好解释，说明造影检查的意义和可能发生的反应和意外情况，争取得到患者的密切合作。对造影剂过敏和意外反应要保持警惕，准备好急救措施和药物。造影剂过敏试验并不可靠，不能因为试验阴性而放松警惕。尽管如此，目前在国内过敏试验仍属必要。非离子型造影剂引起的意外反应比离子型造影剂要少。穿刺部位的皮肤要清洗，毛发要剃去，以减少感染可能。

动脉造影现多采取动脉穿刺插管法(Seldinger法)。通常选择股动脉为穿刺进路。穿刺见血后拔出针心，将导丝经针管放入血管；然后拔去穿刺针，将预先塑形的导管沿导丝放入；最后将导丝拔出，将导管深入放置到靶血管作选择性造影。导管放于腹腔动脉已能使肝动脉良好显示，将导管置于肝固有动脉可使其显影更为满意。通常用压力注射器经导管一次注入60%泛影葡胺或相应的非离子型造影剂40～60ml，用快速换片装置作系列拍片，要观察动脉期和实质期门静脉的表现。使用数字减影血管造影装置(简称DSA)可将重叠和干扰的结构减去，从而使血管显示更为清楚。此时，录像和多幅照相代替了大片，可起实时和反复观察的作用，选择所需照相帧幅还可起节约费用的效果。

4.腹腔动脉/肝动脉的正常解剖和造影表现　腹腔动脉是腹主动脉最大最早的分支。它分成三支：肝总动脉、脾动脉和胃左动脉。肝总动脉向右行，将至肝门处分为两支：肝固有动脉和胃十二指肠动脉。肝固有动脉实际上是肝总动脉的延续。肝固有动脉在肝门处分成肝左和肝右动脉，有的人还有一支肝中动脉。腹腔动脉/肝动脉有很多解剖变异，有些与肠系膜上动脉的解剖变异合并存在。临床上重要的解剖变异如下：①肝右动脉起自肠系膜上动脉；②肝左动脉起自胃左动脉；③肝总动脉起自肠系膜上动脉或腹主动脉；④脾动脉起自肠系膜上动脉或腹主动脉；⑤胃左动脉和肝左动脉分别来自腹主动脉，肝右动脉起自肠系膜上动脉；⑥腹腔动脉，肠系膜上动脉共同；⑦肝动脉重复畸形，即存在两条肝动脉；⑧胃十二指肠动脉起自腹腔动脉干(而不是起自肝总动脉)，而肝总动脉起自肠系膜上动脉。

肝脏的血管解剖和供血：肝脏的主要供血动脉是肝总动脉-肝固有动脉。肝固有动脉的分支有：胃右动脉、肝右动脉与肝左动脉(有的人还有一支肝中动脉)，有时还有胆囊动脉。

肝左动脉通常供应左叶，但也可能供应方叶和右叶。肝右动脉主要供应右叶，有时还供应左叶和尾叶。

肝脏的静脉:肝静脉分三支:肝左、肝中和肝右静脉。肝右叶的静脉经肝右静脉和肝中静脉汇入下腔静脉,肝左叶的静脉经左肝静脉汇入下腔静脉。汇入处恰在横膈下或横膈内。

腹腔动脉造影像可分为动脉期、动脉实质期、门静脉期和门脉实质期。肝动脉及其分支较纤细,走行柔和,轮廓光滑整齐,由粗到细分支,常不到肝脏的边缘。注射数秒钟后造影剂进入血窦,使整个肝脏密度增高,为肝动脉实质期。在腹腔动脉内注射造影剂后 8～12 秒,可见门静脉系统显影。门静脉显影一般较淡(造影剂由脾静脉来,被肠系膜上静脉的血液冲淡),其肝内分支较粗,走行较直,与肝动脉支易于区别。然后门脉血内造影剂也到血窦,又使肝脏密度普遍增高,为门静脉实质期。由于门静脉供血占肝脏供血的3/4,所以门静脉实质期所造成的肝脏密度增高远比动脉实质期为明显。作肝动脉造影时肝静脉常不显影。

(二)门静脉造影

门静脉造影主要用于评估门静脉系统的病变,例如在门静脉高压患者,了解门静脉扩大的程度以及侧支血管形成(如胃冠状静脉充盈的情况),以帮助决定治疗方案。对于门静脉高压引起食管静脉曲张和出血患者,门静脉造影是曲张静脉栓塞治疗前必不可少的检查。本法也用于诊断门静脉的栓塞(血栓和癌栓)。

在肝癌患者,通常先作腹腔动脉造影全面观察,然后作肝总/肝固有动脉进一步了解肝癌血供,最后作间接门静脉造影了解门静脉是否有癌栓、血栓。

1.门静脉造影的方法 门静脉造影的方法可分直接法与间接法两种。直接将造影剂注入门静脉及其属支内,称为直接法;将造影剂注入脾动脉或肠系膜上动脉内,通过循环而使门静脉显影者,称为间接法。

(1)经皮肝穿刺门静脉造影:患者仰卧,带有针芯的穿刺针在右腋中线 7～9 肋之间刺入,在距脊柱中线 3～4cm 处停止进针。拔出针芯见到静脉血流出时,试推少量造影剂,若透视下见到门静脉系统显影,即可做造影,通常用 60％造影剂 40～60ml,流量每秒 8～10ml,于约 20 秒内拍摄 6～10 片。近年来都按 Seldinger 法将导管置入门静脉做造影,其优点是借助导丝可以选择性将导管置入门静脉的属支(如胃冠状静脉)或者脾静脉,并可作分段采血检验。此法主要用于某些治疗措施如冠状静脉栓塞治疗。

(2)经皮脾门静脉造影:作经皮脾穿刺,见血后于 5～6 秒内注入 76％造影剂 20～40ml,注完后立刻拔针,并于约 25 秒内系列拍片 6～10 张,此法主要适用于门静脉高压、脾大患者,现少用。

(3)经脐静脉插管门静脉造影:在剑突和脐连线的中点,切开暴露脐静脉,用扩张器使脐静脉再通,插入塑料管至门静脉内作造影,此法现少用。

(4)经小剖腹插管作门静脉造影:作腹部小切口,暴露门静脉的某一属支如网膜静脉、回肠静脉等插入导管作门脉造影,此法造影效果良好,缺点是要施腹腔手术,现少用。

以上 4 种方法均属直接法门脉造影。

(5)间接法门静脉造影:按 Seldinger 法作肠系膜上动脉或脾动脉插管,注射 76％造影剂 40～60ml,流量每秒 8ml,20 秒内摄片 6～8 张,可较好地显示肝内外门静脉系统。此法现今常用,缺点是门脉系统显影不够好。若有 DSA 装置可以克服这个缺点,成为门脉造影的首选方法。

2.正常 X 线表现 门静脉干由脾静脉和肠系膜上静脉成直角汇合而成,长约 6～8cm,宽约 1.2～1.6cm,门静脉在肝门处分成左右两支,后在肝内反复分支,越分越细,最后汇入肝血窦内,与来自动脉的血混合,逐渐形成肝静脉,最后注入下腔静脉。正常脾静脉宽约 0.8～1cm,常稍迂曲,其分支有胃短静脉、胃冠状静脉等。肝内门静脉树较粗大,走行较直,其分支互相垂直而交叉重叠呈网状结构,与肝动脉易于区别。

（三）肝静脉造影

1.解剖概要　肝静脉有三条大干,即肝右静脉(来自右叶)、肝中静脉(来自尾叶和方叶)和肝左静脉(来自左叶),均包埋在肝脏实质内。下腔静脉深藏于肝脏的右纵沟内。在肝膈面顶部下腔静脉窝上端,右、中、左肝静脉进入下腔静脉,此处称第二肝门。肝右静脉开口于下腔静脉的前壁或右壁,约有 30%～50% 的肝左、中静脉合干后进入下腔静脉的左前壁。此外,还有一些小的肝静脉和副肝静脉也分别进入下腔静脉,但它们都不是插管造影的目标。

2.临床应用　肝静脉造影可显示肝静脉的狭窄或闭塞,以及可能存在的解剖变异/异常和侧支循环。肝静脉造影很少单独作为一种诊断方法施行,常配合内科作肝静脉测压(如用于门静脉高压的诊断)或在 Budd-Chiari 综合征(BCS)作介入治疗时(如球囊扩张,支架置入)配合使用。Budd-Chiari 综合征是肝静脉血液回流受阻而引起的一系列症候群,除肝静脉狭窄或闭塞外,也常有肝段下腔静脉的阻塞,此时,常须同时作下腔静脉造影。良好显示肝静脉和下腔静脉的狭窄、闭塞、解剖变化及侧支循环,是进行合理和有效治疗的前提。

3.方法　根据检查目的和患者情况,可选用以下几种方法。

(1)经股静脉途径:使用通常的选择性血管造影导管(如 Cobra 导管),经皮穿刺股静脉,将导管置入股静脉—下腔静脉.肝静脉。此途径较安全、方便。但此时,导管进入肝静脉是逆血流方向的,因此操作上有一定困难。为了使导管能进入较深以提高造影成功率,常使用导管导丝协同进行,逐步深入,进行所谓"楔嵌"肝静脉造影。若使用球囊导管,将球囊暂时堵塞肝静脉出口部,可使肝静脉显影更为满意。

(2)经皮肝/肝静脉穿刺:其方法与 PTC 相似,在透视或超声引导下穿刺肝静脉(大多是肝右静脉)。此法多用于肝静脉狭窄或阻塞病例。采用聚乙烯套管针进入阻塞段远心段扩张部,抽出金属内芯,缓慢退出鞘管,若血液涌出即注入少量造影剂观察,如确认为肝静脉即注 40ml 造影剂作连续摄影,也可在穿刺成功后换置导管进行肝静脉造影。此法的优点是路径短,易直接达到狭窄处,显示肝静脉的解剖和走行颇满意。但操作不慎有损伤肝脏危险。

(3)经颈静脉入路:按 Seldinger 法,将导管送入肝段下腔静脉后寻找肝静脉开口部,将导管送入尽量深,然后进行造影。此法与经颈静脉肝内门体分流术(TIPS)基本相同。

作肝静脉造影时,尤其在 Budd-Chiari 综合征患者,常同时作下腔静脉造影以了解下腔静脉是否有狭窄或阻塞,除正位照相外,加用多角度斜位照相可避免漏诊。

除了上述的造影方法外,近年发展起来的磁共振血管成像和螺旋 CT 血管成像,尤其是三维动态增强磁共振血管成像(3DDCEMRA),均能十分良好地无创显示肝静脉和下腔静脉的各种病变,为我们提供较大的选择余地。彩色多普勒超声检查也能仔细了解肝静脉/下腔静脉的结构和血流情况,可选择使用。

将导管进入肝静脉嵌塞部位进行测压(WHVP),可作为估价门脉压力的指标。

（四）肝脏血管造影的异常图像

肝脏局灶性病变或弥漫性病变均可产生血管造影图像的异常改变。结合临床资料分析这些异常改变,常可做出或提示影像学的判断。

1.血管受压推移　这是局灶性改变或占位性病变引起的征象。可见血管偏离正常位置,呈弧形走行或互相分开、挤紧、伸直至变细。但此现象无助于确定病变性质。

2.血管侵蚀、包裹　血管被肿瘤侵蚀、包裹(包绕),表现为血管轮廓(边缘)失去正常光滑整齐的边缘,而变为不规则和粗细不等,可出现局限的狭窄或僵直段,甚至可以完全截断。这种表现是恶性肿瘤(主要是原发性肿瘤)特征性的征象。

3.新生肿瘤血管　为肿瘤尤其是恶性肿瘤具有的征象,表现为肿瘤区出现粗细不等、形状不定、长短不

一、走行紊乱的血管结构,常形成不规则的团块或结节。血管结构短而成角,或呈毛刷状、放射状等种种形状。这种新生的肿瘤血管没有血管内膜,与正常血管的结构不同。在恶性肿瘤它们充盈较早,消失也较早。看到这些表现,做出恶性肿瘤的判断多无问题。

4.肿瘤染色　见于毛细血管期和实质期,肿瘤呈密度增高、常不均匀的结节状或团块状影像,大致相当于上述"肿瘤血管"出现的区域。

5.池状充盈　表现为一团不规则的造影剂充盈区。它不具有血管的形状,形状不定,大小不等,数目可多可少。它常于动脉期出现而消失较晚。池状充盈的形成机制仍未完全肯定,可能是高度扩张的变性的异常血管。有学者认为它代表肿瘤的坏死区,但没有足够的证据。

6.动脉门静脉(肝静脉)短路(分流、瘘)　短路多见于较小分支,于动脉期可见到动脉和门静脉分支同时显影,有人称之为"双轨征",认为是恶性肿瘤常见征象之一。短路也可位于主干或大分支,在肝总或固有动脉显像时门脉也显影。据报告,肝硬化时也可出现小的肝动脉门脉短路。

7.静脉血栓或癌栓血栓和癌栓表现相似　表现为类圆形、长条形、不定形或附壁的充盈缺损影,可使管腔狭窄或闭塞,流入的静脉扩大或产生侧支血管、门静脉癌栓也可表现为线条状阴影,后者被称为"线索征"。"线索征"的机制认为是癌栓有动脉血供,所以在动脉期(注造影剂后3~5秒)得以显影。静脉充盈造影剂后,癌栓之间的造影剂亦可使之显示。门脉癌栓可使门脉血流部分或完全受阻,并导致门脉高压和侧支(如胃冠状静脉)显影。血栓与癌栓表现相似,难以区别。

8.血管狭窄或闭塞　血管本身疾病、膜性狭窄、血栓或癌栓等均可造成血管或闭塞,引起血流障碍,肝静脉、下腔静脉的狭窄或闭塞就引起 Budd-Chiari 综合征。

对肝脏内病变的判断与鉴别在于分析各种异常表现的有无、组合、分布和持续时间等情况。原发性肝癌的诊断主要根据血管侵蚀、新生肿瘤血管、肿瘤染色和动脉门脉短路等征象。转移性肿瘤大多为多发,肿瘤血管和染色常呈环状分布。海绵状血管瘤以早期显示血池为特征,这种血池的形状常为爆米花状、集簇状或小片状,多位于肿瘤的边缘区,呈丛状或集团状分布。血池显影持续时间长,排空消失慢(可达20~30秒)是血管瘤有别于肝癌的重要特征。此外,血管瘤不出现血管侵蚀、动脉门脉短路等表现。大的囊肿可造成血管推移,于实质期形成充盈缺损区。慢性脓肿、血肿除造成血管推移外,其周围肉芽组织可产生环状染色区。

肝硬化和一些弥漫性病变可使动脉支稍迂曲、受压、平行、伸直或如弓状分开、变长或如螺旋状表现,血管壁不锐利,粗细不均,甚至出现一些小的动脉门脉短路。肝硬化再生结节除可见局部血管增多、扭曲外,实质期还可显示结节状染色(密度增高)。

门静脉高压、食管静脉曲张时,门脉造影可显示门静脉扩大,胃冠状静脉和(或)胃短静脉等侧支逆行显影并扩大、迂曲、向左上走行。

(贾福军)

第三章 病毒性肝炎

第一节 核苷类似物抗病毒作用机制

核苷(酸)类似物(NA)治疗CHB通过15年的临床实践已得到共识,NA抑制乙肝病毒(HBV)复制,减轻肝细胞坏死和炎症活性,逆转肝纤维化和肝硬化,预防肝细胞癌发生,从而提高了患者生活质量和改善预后。普遍认为联合治疗比单治疗的疗效高,但联合的形式何种最佳尚无一致共识。由于NA对cccDNA无作用,仅能抑制乙肝病毒复制,故需要长期用药,这给患者带来严重精神和经济负担。自1999年批准应用拉米夫定(LAM)治疗CHB迄今已有5种核苷类(NAs)药物,包括两大类:一类为核苷类似物:拉米夫定、替比夫定(LdT)、恩替卡韦(ETV);另一类为核苷(酸)类似物:阿德福韦酯(ADV)和替诺福韦酯(TDF)。ETV和LdT抗病毒作用强,耐药性低,是一线推荐药物。核苷/核苷(酸)类似物抑制HBV多聚酶而抑制HBV复制,减轻肝坏死和炎症活性,逆转肝纤维化和肝硬化,预防肝细胞癌(HCC)发生,从而改善患者生活质量和生存率。

一、核苷(酸)类似物抗病毒作用机制

HBV进入肝细胞后,病毒核衣壳裂解并释放松弛环状DNA(rcDNA),rcDNA进入肝细胞核,在宿主和病毒DNA聚合酶作用下合成共价闭合环状DNA(cccDNA),然后以cccDNA为模版转录成4种不同长度的mRNA和前基因组RNA(pgRNA),翻译HBV的各种蛋白并启动逆转录以合成病毒负链DNA,再以负链DNA为模版,形成新的子代rcDNA。NA可抑制新的HBV DNA合成,但对已有的cccDNA无作用,cccDNA可在肝细胞内持续存在并作为复制的模板,因此NA停药后仍有可能复发。

新近报告指出,通过治疗抑制HBV复制和ALT正常化,可能与下调宿主负调节有关。Li等将52例HBeAg阳性CHB患者分为2组,一组接受IAT(600mg/d),另一组用LAM(100mg/d)。结果2组均达到HBV复制抑制和48周时ALT正常化。与健康对照组比较有低循环CD_8T细胞[(29.44±11.55)% vs.(37.17±7.30)%,P=0.03]和程序死亡阳性CD_8T细胞(PD-1$^+$$CD_8$T)增高[(16.48±10.82)% vs.(7.02±3.62)%,P=0.0001]和$CD_4^+$$CD_{25}^\pm$FoxP3$^+$调节T细胞[(23.64±9.38)% vs.(13.60±6.06)%,P=0.001]增高,治疗24周时HBV DNA和HBeAg降低,其机制不明。在12和24周2个治疗组PD-1$^+$细胞和Treg细胞逐渐和显著减少。NA介导HBV抑制可能通过下调宿主免疫性负调节的产生,且可部分恢复CD_8T细胞分泌炎症前细胞因子的能力,这个免疫应答与可能与HBV DNA和HBsAg水平有关。病毒负荷降低有助于抗病毒T细胞应答的恢复。Zheng等对15例HBeAg阳性CHB患者用ADV治疗,12周后肝活检发现肝内HBV DNA和cccDNA显著降低,HBeAg患者肝内CD8$_+$T淋巴细胞增加,HBV DNA降低,其

可促进抗病毒免疫性恢复和有助于 HBeAg 消失。

NA 可控制 HBV 复制,但不能清除 HBV,PEGIFN 虽可清除 HBV,但由于全身反应大,有些是严重的,使应用受到限制。TNF-α 和淋巴毒素 β 受体上调 APBEC3A(载脂蛋白 BmRNA 编辑酶催化多态样蛋白质 3A)和 APOIPEC3B 胞苷脱氨酶,最后降解 cccDNA,阻止 HBV DNA 再激活。

HBV 改变宿主细胞基因表达,有利于支持 HBV 复制和存活,促进肝细胞损伤。Tian 等在 HepG2 细胞进行研究显示,HBV 引起组蛋白基因位点修饰改变,LdT 不仅纠正靶基因表达,同时也参与关键基因表观遗传的修饰,作者认为组蛋白修饰异常可能主要涉及宿主细胞 HBV 的进入、炎症、纤维化和癌形成。LdT 明显恢复体内和体外由 HBV 引起的表达异常和组蛋白 H3K4me3(组蛋白 3 第 4 位赖氨酸三甲基化)和 H3K27me3(组蛋白 3 第 27 位赖氨酸三甲基化)基因位点修饰与肝细胞的发病机制有关,揭示 HBV 介导肝损伤的新机制。

不同的 NA 作用于 HBV 复制的不同环节,ADV、TDF、ETV 和 LdT 抑制逆转录启动;LAM、ADV、TDF 和 IAT 抑制负链 DNA 合成;ETV 和 LdT 也可抑制正链 DNA 合成。

二、慢乙肝抗病毒核苷(酸)类似物治疗的长期性

现有的核苷/核苷(酸)类似物抗病毒治疗是安全、可耐受,在降低病毒炎症和改善临床结局有很高疗效。现已证明,应用 NA 可明显改善肝组织学、逆转肝纤维化或肝硬化,以及减少肝细胞质癌症的发生。但仅能使小部分 HBeAg 阳性并伴 ALT 升高的患者实现 HBeAg 血清学转换甚至 HBsAg 消失,对于大部分 CHB 患者,尤其是 HBeAg 阴性 CHB 和肝硬化患者仍需要长期抗病毒治疗。多项研究表明,HBeAg 阳性 CHB 患者 NA 标准治疗后停药 1 年后的临床或病毒学复发率高达 $15.9\% \sim 82.5\%$,HBeAg 阴性 CHB 患者则高达 $47.0\% \sim 91.4\%$。因此,为了减少停药后临床或病毒学复发,综合国内外制定 CHB 管理共识或指南提出停药标准:①对 HBeAg 阳性患者,治疗中出现血清学转换伴 HBV DNA 转阴持续最少 12 个月后可以考虑停药(我国指南认为疗程最少需要 2 年);②对 HBeAg 阴性患者,亚太地区慢性乙肝管理共识指出,HBeAg 阴性且经治疗后 HBsAg 未转阴的患者治疗疗程尚不明确,但目前认为治疗持续 2 年并间隔至少 6 个月的 3 个不同时间点 HBV DNA 阴性,则可考虑停药。我国提出停药标准为:使用 NA 治疗总疗程 >2.5 年,HBV DNA 水平持续低于检测下限(至少复查 3 次,间隔 6 个月 1 次)者,可以考虑停药。国外指南认为,应尽可能延长治疗,并重视停药后监测。特别是明确肝硬化诊断的患者在接受抗病毒治疗后更不能随意停药。不少学者认为,最好实行个体化治疗,以增加 HBsAg 消失和优化治疗持续时间。由此可见,需要制定一个更可靠的 NA 长期治疗 CHB 的停药标准。鉴于 NA 虽可快速有效抑制 HBV DNA 复制,但对 cccDNA 无作用,因此需要长期治疗,甚至终身抗病毒治疗。

NA 治疗的优化策略在治疗上有很高的临床现实意义。优化治疗策略是指根据患者基线的特点,如 ALT 水平、病毒载量等选择适当药物,在治疗过程中对患者应答的监测,对早期病毒应答欠佳者及时调整治疗方案,以达到更佳的长期疗效。NA 治疗 CHB 在 12 周时低血清 HBV DNA 水平是独立预测早期病毒应答因子,因此,血清 HBV DNA 水平可用于 CHB 的治疗选择。

优化治疗策略的临床研究包括:①根据基线优化治疗;②根据早期应答优化治疗;③根据基线特征结合早期应答优化治疗,可预测远期疗效和耐药的发生。因此专家建议:NA 治疗期间应动态进行疗效监测,治疗 12 周时初步评估病毒学应答,在继续治疗时,对无病毒学应答者加强监测,治疗 24 周时 HBV DNA < 300copies/ml 患者为完全应答者,继续该 NA 治疗,每 3 个月监测 1 次 HBV DNA;24 周时 HBV DNA 在 $300 \sim 1 \times 10^4$ copies/ml 之间者为部分应答,继续该 NA 治疗,每 3 个月监测 1 次 HBV DNA;24 周时 HBV

DNA$>1\times10^4$copies/ml 者加用无交叉耐药的其他抗病毒药。

三、单治疗或联合治疗

NA 单治疗如果选用得当有显著的抗病毒治疗效果,替诺福韦和恩替卡韦耐药性低而药效最强,可作为一线单治疗选择药物。国内应用的 NA 有 LAM、ETV、ADV 和 LdT,TDF 也已由国家中医药管理局批准上市。我国 CHB 患者超过 80%选择口服 NA 抗病毒治疗,根据中国乙肝随访与临床科研平台(CR-HepB)2014 年度工作进展报告,核苷类药物使用情况以 LAM、ETV、ADV 应用最多,分别为 5%、33%、30%,此外 LdT 11%,TDF 仅 1%。鉴于我国是乙肝病毒肝炎大国,国家经济基础仍较薄弱,广大群众对医疗卫生费用承担尚有一定困难,因此,NA 单治疗较为符合国情。

NA 仅能抑制 HBV 复制,仅降低 HBV DNA,对 cccDNA 无作用,因此 HBsAg 阴转率(清除率)甚低。Kim 等报告 5409 例 CHB 患者,开始用 LAM 或 ETV,随访中位数 6 年,结果 110 例 HBsAg 血清清除(清除率 0.33%/年)。基线 ALT 水平>正常上限 5 倍是伴有高 HBsAg 清除概率(HR1.80,P<0.01)。HBsAg 清除后随访 1 年 2 例肝硬化发生 HCC 或死亡(危险率 0.7%/年),其比无 HBsAg 血清清除者明显低(HR0.09,P<0.01),HBsAg 逆转和/或 HBV DNA 逆转者,不需要再治疗。指出 NA 治疗后 HBsAg 清除可有良好的临床结局且疗效持久。

一组 20 例 HBeAg 阳性 CHB 患者用 LdT 治疗 52 周获完全应答,然后继用 IFNα-1b 治疗者比继用 LdT 治疗患者的复发率低(30% vs. 40%,P>0.05)。操作特征曲线下面积在 24 周时比 12 周和 24 周时明显增高。并发现 SVR 高低与 HBsAg 水平相关。停止治疗后 24 周 SVR 患者血清 HBsAg 水平降低,在 24 周时血清 HBsAg 水平降低>1000IU/ml 比 HBsAg 水平降低<1000IU/mlSVR 显著高。Huang 等报告 30 例 CHB 患者用 NA 治疗失败无应答患者用 TDF 治疗结果安全有效。TDF 治疗超过 48 周时 HBV DNA 水平显著下降,HBV DNA 随着治疗时间延长不能检测率逐渐增加。治疗 48 周时病毒应答率、HBeAg 转换率和 VBT(病毒突破)分别为 88.9%、6.7%和 0。结果指出,对 NA 无应答的患者使用 TDF 治疗可迅速抑制 HBV DNA 复制,ALT 正常化率很高,不良反应事件发生率低。

目前 NA 单治疗存在的问题:①由于某种原因对 cccDNA 无作用,因此需要长期治疗,长期用药可引起 HBV 基因变异,引起耐药发生,如拉米夫定、替比夫定。②HBsAg 阴转率低(<10%)。③HBV DNA 在治疗期间有效降低,停药后疗效逐渐消失,VCR 持续时间不能长期维持,导致复发。④长期用药给患者带来沉重的经济负担。⑤对 HBsAg、抗 HBc 在指导临床停药时的价值,尚需进一步探索。

乙肝抗病毒药物联合治疗有两种形式,一是核苷/核苷(酸)类似物与干扰素联合,其疗效安全性仍需更多的证据加以阐明。二是不同核苷/核苷(酸)类似物之间的联合。主要功能是利用无交叉免疫耐药位点核苷/核苷(酸)类似物协同治疗不同病毒群,从而减少耐药突变株。联合方式有多种形式,包括 ETV+TDF、ETV+Furin 抑制剂、ETV+PEG-IFNα-2a、ADV+PEG-IFNα-2b、NA+异甘草酸镁、LAM+ADV、TDF+ADV、LdT+ADV 等。其中以 ETV+TDF 认为是最佳联合方式。一般而论,不管哪种联合方式对 CHB 患者 HBV DNA 下降、HBeAg 转换和 VCR 均高于单用 NA 治疗,但尚缺乏大系列病例的对照试验研究与验证。

慢性 HBV 感染的抗病毒治疗,追求双重目标即病毒反应(血清 HBV DNA 不能检出)和 HBeAg 血清应答(血清 HBeAg 转换/消失)是比较困难。Yang 等用 ETV+Furin(弗林蛋白酶)抑制剂联合治疗,在 HepG2.2.15 细胞的研究发现,可加强 HBV 复制的抑制和减少 HBeAg 的分泌。

NA 联合干扰素治疗的研究,在疗效上并无很大的优势。218 例 HBeAg 阳性 CHB 患者,分 3 个治疗组：PEG-IFNα-2a 单治疗 72 例，治疗 48 周，或 13 周时加用 ETV 治疗 24 周 73 例，或治疗前用 ETV 治疗 24 周，在 21 周开始用 PEG-IFNα-2a73 例。结果治疗后 24 周 HBeAg3 组从基线均达到显著减少，HBeAg 血清转换率 3 组相似 HBV DNA 附加 ETV 组降低最明显，不良事件发生率单治疗和联合治疗组也相似。一组 61 例 HBeAg 阳性 CHB 患者分别用 PEG-IFNα-2b＋ADV 与单用 PEG-IFNα-2b 作比较，结果也显示 HBeAg 血清转换率分别为 11/30(36.7%) vs. 8/31(25.8%)(P＝0.36)，相比之下血清 HBV DNA 不能检测的 % 联合组比单治疗组显著高(76.7% vs. 29.0%，P＜0.001)，甲状腺功能障碍联合组比单治疗组较多见。小队列病例研究显示，LdT＋TDF 联合治疗 HBeAg 阳性和阴性的 CHB 患者，用药 52 周，显示显著的病毒和生化反应，但 HBV DNA 降低联合治疗并不高于单药治疗。

对于急性恶化的 CHB 患者可于早期用糖皮质激素＋核苷酸类似物治疗以控制病情。13 例患者，7 例存活，5 例死亡，1 例接受肝移植，治疗后 2、4 周 HBV DNA 显著下降。研究显示，糖皮质激素＋核苷酸类似物治疗有充分的病毒学疗效来对抗 CHB 的急性恶化，且存活患者 HBV DNA 快速降低令人注目。

对于新治疗患者，联合治疗与单治疗 CHB 其疗效和耐药性尚无共识。Liu 综合文献 328 例分析支持联合治疗的疗效高于单治疗。LAM＋ADV 联合治疗 12 周时比单治疗较快地引起 HBV DNA 降低，48 周时有较高的病毒应答率(90.0% vs. 78.9%，P＝0.01)，ALT 正常化和 HBeAg 转换未发现两者之间不同。96 周时联合组 ALT 正常化和 HBeAg 转换高于单治疗组，联合治疗组无病毒耐药发生，ETV 组 6 例发生病毒突破。日本报告 1 例 HBeAg 阳性 C 基因型 CHB 患者接受 TDF＋ETV 治疗后，引起病毒突破，指出耐 ETV 病毒潜在引起病毒突破。

研究显示，TDF 对未经治疗和 LAM 耐药 CHB 患者有相似的抗病毒疗效。但 TDF 用在 ADV 耐药患者是不一致的。98 例 CHB 患者用 TDF 治疗进行分析，其中 44 例未经 NA 治疗(NN)，30 例 ADV 耐药(ADV-R)，24 例对 ADV 次优应答(ADV-S)，NN 患者比 ADV-R 和 ADV-S 基线 HBV DNA 高。指数回归分析，3 组之间 HBV DNA 降低动力学不同，以 NNCHB 患者为快，在 12 个月时 NN、ADV-R、ADV-S 不能检出 HBV DNA 率分别为 77.2%、60% 和 75%。初步认为经 ADV 治疗患者比未经治疗患者 HBV DNA 降低慢，在这些患者可考虑 TDF＋ETV 优化联合治疗。HBeAg 阳性的慢性 HBV 感染有高病毒载量而 ALT 正常患者，TDF＋emtricitabine(恩曲他滨 200mg/d，核苷酸逆转录酶抑制剂)联合治疗比 TDF 单治疗有较好的病毒抑制作用，虽然 HBeAg 血清转换率和 HBsAg 消失率低。

对 HBeAg 阳性、HBV DNA≥10^5/ml 和 rtN236T 突变，对 ADV 治疗无反应的患者，主张抗病毒联合治疗。Yue 等治疗 65 例成年 CHB 患者，分为两组：A 组(n＝33)用 ADV＋PEGIFN，48 周；B 组(n＝32)接受 ADV＋LAM，48 周，以后继续 LAM 单治疗 24 周。治疗前后测定病毒载量和乙肝标记。所有患者接受肝活检确定组织活性指数(HAI)、炎症和纤维化期的治疗应答。结果治疗 24 周和 48 周时和治疗终止后 24 周，HBV DNA 降低率、病毒应答(VR)、HBeAg 阴转率、ALT 正常化率，A 组比 B 组的疗效显著增高，P＜0.05，但前者不良反应率高，缺乏 HBeAg 血清转换提示伴有高病毒载量和高 ALT 水平。

2014 年第 49 届 EASL(欧洲肝脏研究学会)年会中关于 PGEIFN 治疗 NA 经治 CHB 患者的研究结果均提示，对于经治 HBV DNA 检测不到，HBeAg 低水平，或者已达到指南推荐停药标准的 CHB 患者，使用 PGEIFN 治疗可帮助其摆脱 NA 药物长期治疗的困扰，即对于已接受 NA 治疗获得一定疗效的患者，适时选择 PGE-IFN 治疗，可获理想治疗结局。但哪些 NA 经治患者采取 PGE-IFN 联合或换用治疗等问题值得进一步探讨。有学者报告 192 例 NA 治疗 2 年以上仍获得病毒学应答或未获得 HBeAg 清除或血清学转换的 CHB 患者，分别给予 NA 继续治疗或加用 PGEIFN 治疗 48 周，停药后随访 24 周，研究结果显示，对于经 NA 长期治疗的 CHB 患者，接受 NA＋PGE IFN 治疗后可获较高 VR(60.2%)，基线 HBsAg 定量＜1000IU/ml 患者 100% 获得完全应答(HBeAg 清除，且 HBV DNA＜2000IU/ml)，91% 实现 HBsAg 清除,这为如何识别适合 PGEIFN 治疗的 NA 经治 CHB 患者提供了有力的参考。另一个口头报告介绍了荷兰 Janssen 团队报道的国际多中心、双盲对照研究-ARES 的最新结果。结果显示与 ETV 单治疗相比,CHB 患者经 ETV 治疗 24 周后加用 PGE-IFN-α-2a 治疗有获得停药后持久应答率,HBsAg 定量下降更多,研究者认为 PGE-IFN-α-2a 治疗能预防 ETV 经治患者停药后复发,可能是因为 PGE-IFN-α-2a 提高了机体免疫能力所致。

四、核苷(酸)类似物治疗的安全性与耐药

核苷(酸)类似物治疗一般具良好耐受性,但长期治疗的安全性仍有待证实。在 CHB 患者长期治疗中,应特别关注患者肾、心及骨骼等重要器官有无损害。另一方面应提出来的是 NA 的线粒体毒性,可引起乳酸酸中毒、脂肪再分配、肝性脂肪变性、肾近曲小管受损、肌病、周围神经病变、血液系统疾病及心肌病等。因此,长期使用 NA 应特别警惕患者肾损伤和代谢性骨病发生。尽管核苷/核苷(酸)类似物只能抑制 HBV 复制,长期治疗(一般 4~5 年)可停药,停药后 >50% 患者不需要再治疗。近年 CHB 患者发生肝细胞癌(HCC)受到广泛关注。一组 306 例 HBeAg 阴性 D 基因型 CHB,接受 NA 治疗 18 个月结果 2 例(1.0%)CHB 患者、23 例(20%)代偿肝硬化患者发生 HCC。因此,众多学者共识,在长期治疗过程中一定要警惕 HCC 发生。用干扰素治疗 HCC 的危险性降低 >70%,NA 治疗组 7 年 HCC 发生率 7.32%,对照组 22.7%。CHB 患者伴有慢性肾病时 NA 治疗宜选用 ETV 和 LdT。失代偿肝硬化患者有肾损害的 CHB 患者中长期 LdT 治疗可有肾功能持续改善,其作用机制尚不明了。

ETV-901(AI463901)是一项累计的开放性长期随访研究,1051 例 CHB 患者应用 ETV 中位时间为 184 周,常见的不良事件发生率 ≥10%,主要是上呼吸道感染、头痛和咽喉炎。我国报道随访 1766 例应用 ETV 治疗的 CHB 患者,治疗 192 周时严重不良事件发生率和因不良事件而停药率均 <1%。LAM 不良事件发生率低,安全性类似安慰组。ADV 毒性小,可明显增加抑制 HBV DNA 复制,治疗 5 年时累计耐药基因突变发生率为 29%,病毒学耐药发生率为 20%,临床耐药发生率为 1%。替比夫定的总体不良事件发生率和拉米夫定相似。TDF 安全性大,也很少发生耐药突变。

耐药是 CHB 治疗达不到治疗总目标的一大障碍。耐药导致病毒学反弹,生化学突破,肝炎复燃,增加肝脏失代偿,甚至发生 HCC 的风险;还会加大后继治疗的难度,增加长期治疗的医疗成本;耐药可导致 S 基因突变,产生免疫逃逸,可感染未接种或已接种乙肝疫苗者。耐药引起的 rtA181T/Sw172* 突变株可能有潜在致癌性。由于不同 NA 的抗病毒效力和耐药基因屏障不同,这些药物长期治疗的耐药率差异显著。根据现有临床试验数据,LAM 治疗 1 年耐药率为 20%,治疗 5 年的耐药率高达 70%,单用 LAM 易产生耐药,联合用药可显著降低耐药发生率。LdT 治疗 2 年,HBeAg 阳性和阴性 CHB 患者的耐药率分别为 25% 和 11%。目前,我国 CHB 抗病毒治疗的耐药问题较为严重。如在 NA 治疗中,存在多种不规范的治疗情况,包括单药随意序贯、短期内频繁换药,以及耐药后不合理加药或换药等。ADV 治疗 5 年 HBeAg 阳性和阴性 CHB 累积耐药率分别为 42% 和 29%。我国报道 ADV 治疗 HBeAg 阳性 CHB 患者 5 年累积耐药率为 14.6%。CHB 患者抗病毒治疗耐药严重,直接与使用高耐药的 NA 品种有关。

由于病毒基因型耐药突变的发生早于生物化学物突变前几个月,因此,早期发现耐药并及时处理可避免肝炎发作。在依从性良好的患者中,一旦发现 HBV DNA 升高,则有可能出现耐药可能性,除检查患者依从性外,并在 1 个月后复查 HBV DNA,有条件者可进行基因型耐药检测,当基因型耐药或证实出现病毒突破时,应立即予以挽救治疗。LAM 或 LDT 耐药加或换用 TDF;ADV 耐药加或换用 ETV;ETV 耐药加或换用 TDF;TDF 耐药加或换用 ETV,可获得较好的抗病毒疗效。

五、结语

核苷/核苷(酸)类似物经过 15 年的临床试验与应用,对慢性乙型肝炎患者的疗效得到肯定,但因对肝内 cccDNA 无作用,仅能抑制 HBV 复制,决定了它的长期用药的必要性。各种 NA 之间由于某种原因药物分子结构上的差异和基因突变,致使产生耐药的发生率有高低之分。一般而论,联合用药,包括与 PE-GIFN 和 Na 间联合其疗效高于单治疗。有关单治疗、联合治疗疗效的最终结论、联合用药的方式尚需在今后临床实践中进一步双盲、对照试验加以确立。今后增加低耐药 NA 的应用,寻求对抗 cccDNA 的抗病毒药是今后重点研究课题,如获成功将会给 CHB 抗病毒治疗带来里程碑式进展。

(刘沙沙)

第二节　甲型病毒性肝炎

甲型肝炎是经由肠道传播的甲型肝炎病毒(HAV)感染引起的一种急性自限性肝脏炎症性疾病。发病以儿童和青少年为主,临床特征为食欲下降、恶心呕吐、疲乏无力、肝大及肝功能异常。部分病例有发热并出现黄疸,无症状感染较为常见。本病呈世界性分布,虽然发病率在近十年内呈下降趋势,但随着旅游业的发展,交通运输的便利,甲型肝炎的发病呈现出多样化特点,如易感年龄的增加,有临床表现者增加,发达国家潜在流行的几率增加等。我国仍然是甲型肝炎高发区,其发病在各型肝炎中仍占重要地位。

早在 17、18 世纪欧洲就有肝炎暴发流行的记载,直到 1940 年第二次世界大战期间,流行病学工作者根据肝炎的特征将当时部队中流行的肝炎分为"感染性肝炎"(甲型肝炎)和"血清性肝炎"(乙型肝炎),其中甲型肝炎怀疑由一种可被滤过的病毒类因子所引起。1969 年学者们成功地将这种可能的病毒因子传播给小狨猴,继之发现黑猩猩亦为易感动物。1973 年,Feinstone 用免疫电镜发现感染恢复期患者的粪便中有直径 27nm 病毒样颗粒,命名为甲型肝炎病毒抗原(HAAg)。该发现为随后血清学检测的问世、动物模型的建立、HAV 体外细胞培养以及 HAV 的基因测序和克隆等奠定了坚实的基础。

一、甲型肝炎病毒学

1.甲型肝炎病毒(HAV)　HAV 属于微小核糖核酸病毒科,早期将其归类于肠道病毒 72 型,后来对其核苷酸和氨基酸序列分析发现它与肠道病毒之间相差甚大,因此归类于肠道病毒 72 型不合适。为了将 HAV 归类,新创了一个嗜肝病毒属,HAV 是目前为止这个属中唯一的病毒。

HAV 是一种无囊膜,由 60 个拷贝结构蛋白组成的二十面体立体对称的球形颗粒,直径为 27～28nm 大小,内含一条单股正链线性 RNA 基因组。沉降系数为 33～35S,在氯化铯中的漂浮密度为 1.33～1.34g/cm^2,超离心时沉降系数为 156～160S,分子量为 $2.2×10^6$～$2.8×10^6$。HAV 存在于患者的粪便、血清、胆汁及肝细胞质内。在体外抵抗力甚强,低温下能长期存活,耐受 pH＝3 的酸性环境,耐乙醚(40℃ 12 小时仍稳定),耐热(56℃ 30 分钟不能灭活),在 60℃时存活 1 小时,但在 85℃时 1 分钟即可灭活。遇甲醛溶液(1:4000,37℃ 72 小时)、3％甲醛溶液、3％漂白粉、5％次氯酸钠处理 5 分钟,或紫外线照射皆可灭活。

HAV 的致病性主要是对人和几种高等灵长类动物,狨猴的人工感染成功率达 30％～100％。野外捕获的黑猩猩血中甲肝病毒抗体(抗-HAV)阳性率高达 90％,故动物实验需用饲养中出生的黑猩猩。从患者或感染动物中分离的野生型 HAV,可在多种细胞中生长繁殖,包括原代猕猴肝细胞、猴胚肾细胞、人肝癌细胞、人胚二倍体或纤维细胞、人羊膜细胞、Vero 细胞及非洲绿猴肾细胞等。HAV 在多数细胞中的生长繁殖过程较长,一般需要 2~4 周病毒量才达最高值。细胞培养的 HAV 一般无细胞致病作用。HAV 在体外培养成功为 HAV 的检测、病毒抗原的制备及甲肝疫苗的研制,提供了良好的条件。

2.HAV 的基因结构及其功能　　HAV 基因组含有 7478 个核苷酸,由 3 个部分组成即 5'末端非编码区(5'-NTR),一个长的开放读码框(ORF)及 3'末端非编码区(3'-NTR)。

ORF 含 6681 个核苷酸,编码一个 2227 个氨基酸组成的多聚蛋白,经蛋白酶裂解后,产生 3 个大的多聚肽片段,即 P1、P2 和 P3。P1 区编码结构蛋白 VP1、VP2、VP3 及 VP4。VP1~VP4 组成 HAV 颗粒的衣壳蛋白,其中 VP1 是最大的衣壳蛋白,可能与 VP3 一起构成 HAV 免疫决定簇的抗原位点。VP2 和 VP4 可能衍生于共同的前体 VP0。VP2 有一个丝氨酸残基,VP0 经蛋白酶裂解为 VP2 和 VP4,推测该裂解发生于 RNA 衣壳包装期间,是小核糖核酸病毒成熟过程的最终步骤。P2、P3 区编码与病毒复制有关的非结构蛋白 2A、2B、2C、3A、3B、3C 和 3D 蛋白。2A 参与病毒分子形态形成,2B 和 2C 参与病毒的复制,2C 还是一个多功能蛋白,具有螺旋酶及 NTP 酶的活性,另外 2C 和 2BC 可与胞内膜和 RNA 结合。3A 含有一个跨膜区域,可以锚定 3B 及相关的下游蛋白。3B 又叫基因连接蛋白(VPg),作为病毒 RNA 合成的肽类引物共价结合到基因组的 5'末端。3C^{pro}是唯一由病毒编码的半胱氨酸蛋白酶,对多聚蛋白进行多处裂解。3D^{pol}是 RNA 依赖的 RNA 多聚酶。与其他微小 RNA 病毒一样,多聚蛋白裂解的中间体有着与成熟产物不同的功能,如 3ABC 是一个稳定的中间体,可与 5'NTR 结合调节病毒的翻译,而成熟的 3C^{pro}无此活性。

5'非编码区(5'-NTR)有 734 个核苷酸,是最保守的区域,由高度有序的二级结构组成六个区,Ⅰ区(nt1~nt41)是一个发夹结构,Ⅱ区(nt42~nt98)在两个假结(pseudoknot)后连接一个嘧啶富集区(pY1,nt96.148),Ⅲ区(nt99~nB23)是一个迂回结构,而Ⅳ区(nt324~nt586)是一个较长的迂回结构,其顶端有一个三叶分叉结构,底部是一个螺旋结构,中央部位是核酸酶作用位点,主要是 557~566 位点,而对应的位点 338~347 则未被酶裂解,说明内部三维结构在其中起了重要作用。Ⅴ区(nt587~nt706)含有几个长螺旋结构及一个分支迂回结构,在 640~660 位点处形成一个假结,有单链或双链特异的核酸酶作用于此。Ⅵ区是从Ⅴ区 U-706 到 AUG 之间的连接区,其后是高度保守的寡嘧啶序列连接于 13 个碱基的起始密码子。5'-NTR 区复杂结构组成了内核糖体进入位点(IRES),可通过共价与 VPg 结合,对翻译启动起调节作用。

由于微小 RNA 病毒没有原核细胞内 5'm^{7}G 帽状结构,因此其翻译不同于原核细胞 mRNA 翻译模式(即核糖体扫描加工方式或帽依赖方式),而是以非帽依赖方式启动。IRES 可直接将细胞内 40S 核糖体亚单位结合到病毒 RNA,而启动病毒的翻译。微小 RNA 病毒在运行非帽依赖性翻译的同时,对细胞本身 mRNA p220 帽结合蛋白进行裂解,阻断了帽依赖方式,因而提高病毒本身翻译效率,但 HAV 则不能阻断帽依赖方式翻译,由于 HAV 的 5'-NTR 在 ORF 之前含有多个 AUG 启动子,这样就弥补了 HAV 之不足,使其翻译效率与其他微小 RNA 病毒相似。

IRES 可与大量的宿主蛋白结合如多聚胞苷结合蛋白-2(PCBP2),3-磷酸甘油醛脱氢酶(GAPDH),多聚嘧啶序列结合蛋白(PTB)和翻译启动因子 eIF4CI,但具体作用有待进一步研究。

3'末端非编码区(3'NTR)紧接于 ORF 之后,长度为 63 个核苷酸。含有一个多聚 A 结构。多聚 A 对翻译的启动起调节作用,同时也是负链 RNA 复制的起始处。由于 RNA 复制和翻译不能同时受多聚 A 调控,这种调控转换可能与多聚 A 结合蛋白(PABP)裂解有关。PABP 与 3'-NTR 的多聚 A 结合,而翻译因子(TF)与 5'-NTR 结合,若 PABP 与 TF 连接就形成一个"蛋白桥",将病毒 RNA 连成环状,加速了翻译进程。翻译后产物中含有 3Cpm 蛋白酶,会反过来对 PABP 进行裂解,裂解的产物仍然连接在多聚 A 上,但不能与 TF 结合,通过与 3'末端 PTB 等联系形成复制复合物,促进 RNA 负链的合成。

3.HAV 的生活周期　　HAV 生活周期从与细胞表面受体接触开始,这个受体可能是一个非特异血清蛋白,非洲绿猴肾细胞表面的一种糖蛋白叫 HAVcr-1,又称 TIM-1,可视为 HAV 受体,用单抗阻断 HAVcr-1 可预防 HAV 感染其他易感细胞;TIM-1 表达在肝细胞及淋巴细胞上。另一个可能的受体是唾液酸糖蛋白。进入细胞后,HAV 去包壳,细胞核糖体结合到病毒 RNA 上并形成多聚体,在此 HAV 翻译成一个大的多聚蛋白,经蛋白酶裂解成结构蛋白和与病毒复制有关的非结构蛋白。非结构蛋白与细胞蛋白和 RNA 母链在一个有膜的囊体内结合形成复制酶复合物,并在囊内进行 RNA 复制,正链 RNA 经酶复合物复制出互补的负链 RNA 形成一个含正链和负链的中间体,其中负链 RNA 作为模板复制出正链 RNA,用于蛋白质的翻译和成熟病毒颗粒的装配,最后在细胞质膜上衣壳蛋白组装包含正链 RNA 的病毒颗粒,并被释放出宿主细胞。HAV 颗粒有可能会感染邻近的肝细胞,也可能经液泡释放出胆小管,然后在胆酸作用下从液泡中释放出来。

HAV 在组织培养中有一个明显的特征是:在对细胞不致死的浓度范围内,HAV 能抵抗 25 种对其他病毒的繁殖有抑制作用的抗病毒药物,如 guarnidine、amantine、thodamine、methyl、guercitin(3-MQ),这一特点说明 HAV 的繁殖与其他已知的小核糖核酸病毒之间有本质区别,同时也说明了对甲型肝炎特异性预防和治疗的可能性。

4.HAV 基因型及亚型　　世界各地分离到的 HAV 毒株,其核苷酸序列的同源性在 90% 以上,不同株间核苷酸序列的变异占 1%～10%。5'非编码区核苷酸序列最为固定,是最保守的基因组分。株间核苷酸序列一致性达 96%～99%。HM-175、LA 和 MBB 三个不同株的核苷酸序列测定,其一致性分别为 92%(MBB 比 LA)、92%(HM-175 比 LA)和 95%(HM-175 比 MBB)。从西半球患者分离的 2 个已适应细胞培养的毒株,具有最大的核苷酸序列的一致性。而两个野生株灰质炎病毒 3 型(Leon 株和 231.27 株)整个基因组核苷酸序列同源性为 80.7%;5'非编码区核苷酸序列同源性为 84.7%;当与不同血清型灰质炎病毒比较时,发现其核苷酸序列同源性仅有 70%。故此 HAV 株间核苷酸序列同源性明显高于灰质炎病毒株间或型间核苷酸序列同源性。HAV 经体外传代培养后,核苷酸序列仅有少量的变异。

但 VP1 和 2A 区变异相对较大,据报道在 VP1 和 2A 连接区基因序列有 15%～25% 的差异。HAV 分为 7 个基因型(Ⅰ、Ⅱ、Ⅲ、Ⅳ、Ⅴ、Ⅵ、Ⅶ),感染人类的有 Ⅰ、Ⅱ、Ⅲ 和Ⅶ,而以 Ⅰ 型为主,占 80% 以上;Ⅳ、Ⅴ 和Ⅵ型主要感染猿猴类,引起类似人甲型肝炎的表现。根据基因序列间的差异(7.5%),Ⅰ、Ⅱ、Ⅲ 型又进一步分为 ⅠA、ⅠB、ⅡA、ⅡB、ⅢA、ⅢB 亚型。人类 HAV 基因型分布主要有两种模式,即以一种基因型为主的地方性分布和以多种基因型同时存在的非地方性分布。第一种模式见于美国,研究发现 16 株中有 15 株为 ⅠA 型,且 13 株存在于同一地区。在 HAV 高度流行区如印度、中南美洲和南美洲,也存在地方性流行株,并呈周期性流行。在这些地区,人群感染平均年龄较早,发病多为婴儿,亚临床型多见。我国属于 HAV 高流行区,最近中国疾病控制和预防中心病毒疾控所对我国 2003～2008 年 9 个不同地区的 HAV 株进行基因序列分析,发现这些毒株均为 Ⅰ 型,其中 ⅠA 型占 98.8%,而 ⅠB 型只占 1.2%。基因型及亚型分析的实际意义有待进一步研究。在所有的 HAV 株中,HM175 和 CR326 最为重要,它们已用于制作疫苗。HM175 是 1978 年在澳大利亚一次小型暴发流行中患者粪便中提取的,CR326 是从感染 HAV 的哥斯达黎加患者中获得的。这两株病毒的核苷酸及氨基酸序列有 95% 的同源性。

5.HAV 抗原位点　　尽管核苷酸序列在各基因型间存在差异,但人 HAV 的抗原结构在各株型间具有高度的保守性。目前仍认为 HAV 只有单一的抗原特异性,即一个血清型。病毒交叉研究发现,不同地理分布的 HAV 株间有差异。而且临床研究也表明,免疫球蛋白能预防世界各地的 HAV 感染,同时亦未发现与其他肝炎病毒之间有交叉免疫反应。

对 HAV 蛋白 VP1 同灰质炎病毒 VP1 表面结构进行比较,发现 HAV 有一个抗原位点邻近 VP1 氨基端,其相应的合成肽含 12 个氨基酸,用此合成肽对豚鼠和家兔进行免疫,可以诱导动物产生抗 HAV 中和抗体。

采用杂交瘤技术在小鼠体内生成抗 HAV 中和性单克隆抗体(McAb)。两组 McAb 均能与人体恢复期血清多克隆抗体竞争结合 HAV。这两组抗体对应于病毒体的两个不同部位,并发现 HAV 的中和部位主要在 VP1 上,不同 McAb 识别的表位可能都位于病毒体单个的决定簇中和抗原部位,将病毒裂解并用 SDS-PAGE 使病毒各种蛋白分离后,发现 Fab 段主要结合在 VP1 上,说明 HAV 中和位点主要定位于 VP1。HAV 单一中和位点对甲肝疫苗的研制具有重要意义。鉴于 HAV 在细胞培养中生长的滴度较低,所以灭活疫苗生产费用昂贵。如 HAV 有单一的中和位点,则可采用中和位点相应的合成肽或相应于中和位点的重组 DNA 抗体,生产病毒抗原以研制合成肽疫苗或抗独特型疫苗。随着 HAV 分子生物研究的发展,人们将可能采用基因工程方法获得更多的减毒 HAV,这将是今后疫苗制备的发展方向。

二、甲型肝炎的流行病学

1.传染源　　主要传染源是急性期甲型肝炎患者和隐性感染者。在急性患者中不典型的无黄疸型肝炎患者和儿童患者尤为重要。甲型肝炎的传染期主要在潜伏期的后期及发病后的一周内,此时患者粪便中排出 HAV 量最多。隐性感染也是一个重要的传染源。甲肝患者病毒血症最早始于黄疸出现前 25 天,持续至黄疸出现为止,在此期间患者血液有传染性。亦有接触黑猩猩后发生甲型肝炎的报道。传统的观点认为 HAV 无慢性长期带病毒者,但 1983 年 Frosner 报道,在北极寒带地区,如阿拉斯加及格陵兰的流行区,有的患者 23 年甚至长达 26 年粪便中的 HAV 才消失。

HAV 在人群中的传播方式可能与水痘病毒一样,经历潜伏期转为短暂的活动期。曾经感染过 HAV 但无抗体存在的人,再次被感染会重新出现粪便排毒,从而增加了 HAV 在人群中的感染比例,再次被感染现象可能是地方性流行的原因。

2.传播途径　　甲型肝炎系粪-口途径传播,可通过食物、饮水及人与人密切接触而传染。日常生活的密切接触多为散发性发病,食物和饮水传播往往呈暴发流行。我国华东沿海地区常因生食或半生食水产品(如蛤蜊、牡蛎、毛蚶)引起流行。尽管性传播的作用不太清楚,但男性同性恋之间感染 HAV 的几率增加,可能与肛交有关。静脉注射毒品者也是高危人群,这不是由污染针头注射引起,与不良卫生习惯有关。母婴传播及输血引起的 HAV 感染较为罕见,但偶有报道。

3.易感性和免疫力　　人类对 HAV 普遍易感,在甲型肝炎流行地区,绝大多数成人血清中都有抗 HAV 抗体,故婴儿在出生后 6 个月内,由于血清中含有来自母体的抗 HAV 抗体可以防止 HAV 感染。6 月龄后血抗 HAV 抗体逐渐消失而成为易感者。患过或感染过甲型肝炎的人,可获得比较持久的免疫力,以防止 HAV 再感染,但无交叉免疫力,不能防止其他类型肝炎病毒的侵袭。

4.流行特点　　甲型肝炎呈全球性分布,在许多热带和亚热带地区常呈地方性流行,农村多于城市。在集体单位中,如学校、兵营、工地、托儿机构、监狱等人群密度高、居住拥挤的场所发病率较高。在温带地区的一些国家,甲型肝炎的流行有周期性,每隔 5～10 年有一次流行或 6～7 年出现一次流行高峰。原因是在一次流行后,人群的免疫力普遍提高,再经过一段时期,易感性逐渐增加,又出现另一次流行。

本病无严格季节性,一般以晚秋早冬发病较多。北半球国家以 2～4 月、11～12 月为发病高峰,南半球如澳大利亚及新西兰以夏季为发病高峰。战争、灾荒常促发本病流行,第二次世界大战中美军、德军均有甲型肝炎流行的报道。在我国甲型肝炎的流行仍是一个重要的公共卫生问题,国内曾发生多起甲型肝炎的暴发流行,1988年春季上海甲型肝炎暴发流行发病数达31万余人,平均罹患率为4082.6/10万,是有记录以来最大的一次流行。这次流行的特点是:流行主要在12个市区,病情波及面广,11%的家庭有2个或2个以上的人同时发病;流行时间持续较长,自1月中旬始至3月中旬,3月下旬明显减少,以1月下旬至2月中旬为高峰,持续近20天左右,高峰期间每日发病数达1万以上。发病年龄以青壮年为主,20~39岁占病例总数的83.5%。由于旅游业的快速发展及现代交通的便利,导致甲型肝炎从卫生条件差的落后地区向卫生条件好的发达地区转移的潜在危险性明显增加,2003年美国宾夕法尼亚州的一次甲型肝炎暴发流行就是一例。当时的一个餐馆从邻国墨西哥购进一批污染了HAV的洋葱,导致至少7653人感染,这是近年来在发达国家发生的最大的一次HAV暴发流行。

目前在急性病毒型肝炎中,甲型肝炎占30%~50%。世界卫生组织资料显示,高度流行区是在卫生条件差、个人卫生习惯不良的发展中国家,10岁前儿童感染的可能性达90%。大部分感染发生在年幼的儿童,但发病有症状者比例不高。因为年长的儿童及成人一般都有免疫力。暴发的可能性罕见,如非洲、南美洲部分国家、中东、东南亚及拉丁美洲国家,我国也是高度流行区。中度流行区多在经济转型的国家及卫生条件差异较大的地区,年幼儿童多无感染。事实上,这种经济及卫生条件的差异常会导致高发病率,因为感染常发生在年龄偏大的群体,以致于发生暴发流行,如欧洲南部及东部、某些中东部国家。低流行区是在发达国家,卫生条件及个人卫生习惯良好的地区。疾病常发生在青少年及成人,高危人群有静脉药瘾者、男性同性恋者、到高度流行区旅行者及某些封闭的社区,如西欧、北欧、美国、澳大利亚、日本、新西兰及加拿大等。

三、发病机制

当HAV经口摄入后,通过肠道黏膜吸收进入血流,随血流进入其靶器官内,在肝细胞及Kupffer细胞内繁殖,在肝外其他地方如肠道内也发现有复制。在非洲猕猴的动物模型中发现,静脉注射HAV后第一周血清转氨酶升高不明显,而在第三周时达到最高值,此时血清中抗HAV转为阳性,提示第一周转氨酶升高与病毒复制有关,而第三周则是免疫反应所引起。因此目前认为,甲型肝炎的发病机制主要以免疫介导为主,而由病毒直接杀伤肝细胞引起病变的证据不明显。

1.免疫反应作用　HAV感染后,动物或人体肝穿超薄切片电镜观察结果显示,与HAV在体外组织培养中所见形态学改变相一致,HAV可引起持续感染而不出现细胞裂解,血液出现循环免疫复合物和补体水平下降现象,因此推想HAV诱导的免疫反应在甲型肝炎发病中起重要作用。在患者和动物实验中都观察到,HAV感染后可出现早期和晚期两次肝功能异常,与丙氨酸氨基转移酶(ALT)升高相同的时期内,血清中和抗体活性升高,而且HAV感染黑猩猩后,黑猩猩肝组织所产生的特征性病变是明显的汇管区炎性细胞浸润伴汇管区周围肝实质坏死性炎症,汇管区周围肝细胞被炎性细胞浸润,以淋巴细胞为主,故多认为肝细胞损害与免疫病理有关。免疫反应机制包括细胞免疫和体液免疫两方面的作用。

(1)细胞免疫:甲型肝炎特征的肝细胞损伤主要与细胞免疫反应有关,包括特异性T细胞免疫反应及非特异性先天性免疫反应。Vallbrancht等对患者外周血淋巴细胞功能的研究表明,急性甲型肝炎患者外周血淋巴细胞特异性杀伤HAV感染的自身皮肤成纤维细胞的细胞毒活性升高,并且在黄疸出现后2~3周时,细胞毒活性达高峰。从2例发病数周的甲肝患者肝活检获取的淋巴细胞克隆,检测出以$CD8^+$T细胞为主,并证明其具有特异性杀伤HAV感染肝细胞的功能,这种特异性T细胞介导的针对HAV感染肝细胞的免疫应答,很可能与急性甲型肝炎的肝损伤有关。HAV抗原与肝细胞表面宿主组织相容性抗原形成复合物,$CD8^+$T细胞识别这种复合物,并攻击破坏HAV感染的肝细胞,从而引进免疫病理变化。

由于外周血抗 HAV CD8$^+$ T 细胞水平在症状出现后 2～3 周才达高峰,因此认为先天性免疫系统的细胞在早期疾病中发挥了更为重要的作用,如自然杀伤淋巴细胞(NK 细胞)。研究显示,NK 细胞表面有 TIM-1(HAV 受体分子)表达,原代 NK 细胞能杀伤 HAV 感染的肝癌细胞株,但不能杀伤未感染的细胞;用 TIM-1 单克隆抗体处理 NK 细胞和 HAV 感染的肝癌细胞可阻断 NK 细胞的杀伤作用;HAV 感染可诱导 NK 细胞产生多种细胞因子如 IL-4、IFN-γ 及颗粒酶 B,后者被认为参与了 HAV 感染细胞的杀伤效应,但这种效应也可被抗 TIM-1 抗体所阻断。总之,HAV 感染细胞通过 TIM-1 分子激活 NK 细胞,后者一方面直接杀伤感染细胞,另一方面又产生大量的细胞因子而间接放大了这种杀伤效应。NK 细胞还可阻止 HAV 感染后慢性炎症的发生,这可能与 NK 细胞诱导的 Treg 细胞有关,具体机制有待进一步研究。

有研究发现,急性 HAV 感染患者在出现黄疸后,外周血淋巴细胞与皮肤成纤维细胞均能产生干扰素,γ-干扰素可能是由 HAV 特异性细胞毒性 T 细胞所产生,可能有助于诱导增强肝细胞表面 HLA-1 决定簇的表达。这种增强肝细胞 HLA 表达的作用,可能是促进 T 细胞所介导的清除 HAV 感染细胞的关键。

(2)体液免疫:HAV 急性感染动物在疾病早期及恢复期血清中同时存在病毒中和抗体,血清抗 HAV IgM 和 HAV IgG 均有中和 HAV 的作用。其保护作用表现在急性感染后多年抗 HAV IgG 仍维持较高水平。Margolis 等检测了 9 例黑猩猩 HAV 感染期间血清中的免疫复合物,其中 8 例为阳性,免疫复合物中的抗体主要是 IgM,IgM 型免疫复合物通常在转氨酶升高前出现,且与抗 HAV IgM 的存在相关。在 8 只黑猩猩中 6 只体内 C3 补体浓度明显下降,下降最明显时与免疫复合物介导的反应有关。但用免疫组化方法未发现肝细胞表面免疫复合物沉淀。故复合物是否引起肝内炎症尚未明了,其可能对肝外表现如皮疹、关节炎等发生起一定作用。

(3)病毒的免疫逃逸:HAV 的病毒因子在后天性免疫出现前于体内存在数周,说明 HAV 可能有逃避先天性免疫的能力。有研究表明,HAV 的 3ABC 中间体可破坏线粒体抗病毒信号蛋白(MAVS)。MAVS 是重要的信号衔接蛋白,连接着视黄酸可诱导基因 Ⅰ(RIC-1),而 RIG-1 是 PRR 之一,能识别病毒 dsRNA 并激活下游信号分子干扰素调节因子 3(IRF-3)和核因子 κB(NF-κB),并从胞质中转移到核内,从而诱导 IFN 的产生。因此,HAV 3ABC 可通过破坏 MAVS 来降低体内干扰素的产生。

2.病毒直接作用　　HAV 经口进入消化道黏膜后,可能先在肠道中繁殖,经过短暂的病毒血症,然后在肝细胞内增殖,HAV 在肝内复制的同时,亦进入血循环引起低浓度的病毒血症。病毒血症一般持续 7～10 天。在黑猩猩感染 HAV 早期,用免疫荧光法可在 5%～10% 的肝细胞质中检测到病毒颗粒存在。静脉接种狨猴,其大部分肝细胞中含有病毒抗原,电镜显示在肝细胞质中有病毒颗粒存在。粪便排毒前可在肝脏中发现抗原,并在整个酶活性升高期间持续存在。感染后期,抗原仅局限于少数肝细胞和 Kupffer 细胞中。研究结果表明 HAV 主要在肝细胞内增殖。但这种增殖是否会引起肝细胞的变性坏死或功能改变需要进一步研究。

HAV 从肝内分泌到肠道经粪便排出体外,传统观点认为是肝细胞将 HAV 分泌到胆汁所致,但最近对肝细胞极性研究发现,肝细胞可能先将 HAV 分泌到血液中,被肠道细胞吸收后,再直接分泌到粪便中,因为肝细胞的顶面朝向胆管,基底面朝向肝窦,HAV 进入细胞和分泌都是经过肝基底面,而不是经过顶面,因此不大可能经肝细胞直接分泌到胆汁;在感染肠道细胞时,由于存在多聚免疫球蛋白受体及 IgA,通过穿胞运输,HAV 可从血管面进入肠道细胞,从肠腔面分泌到粪便中。

关于甲型肝炎的发病机制目前认为,早期可能是由于 HAV 的增殖作用、先天性免疫反应(主要是 NK 细胞反应及病毒特异性 CD8$^+$ 毒性 T 细胞的特异性杀伤作用)共同导致肝细胞损伤。γ-干扰素的产生诱导 HLA 抗原表达,也是早期肝细胞受损原因之一。晚期则主要是免疫病理作用,即肝组织中浸润的 CD8$^+$ T 细胞的特异性杀伤作用及 γ-干扰素对肝细胞膜 HLA 抗原的表达和调控而致肝细胞受损。

影响甲型肝炎病情的因素目前并不十分明确。病毒亚型与病情的关系不明确,感染的病毒量大可缩短病毒感染的潜伏期,并加重病情;感染的年龄在临床上是一个重要的参考指标,年龄愈大,病情就会愈重;合并其他肝炎病毒感染可致病情复杂化。据报道,TIM-1的多态性与HAV感染的病情有一定关系。

四、病理与临床表现

甲型肝炎潜伏期最短15天,最长45天,平均30天。人类感染HAV后大多为隐性感染。临床上可为无症状或进展为不同程度的急性肝炎,很少有慢性肝炎发生,几乎无HAV携带者存在。急性肝炎根据有无黄疸又分为急性黄疸型肝炎和急性无黄疸型肝炎。急性重症肝炎的发生率较低。但两种变异型甲型肝炎即胆汁淤积性甲型肝炎和复发性甲型肝炎不容忽视。

1.急性甲型肝炎

(1)病理:急性甲型肝炎早期最常见的肝细胞病变为气球样变,肝细胞高度肿胀,形似气球样,胞质染色变浅,胞核浓缩。其次为肝细胞嗜酸性变,胞体缩小,胞质嗜酸性染色增强,最后胞核染色消失,成为红染的圆形小体,即嗜酸性小体,再次为肝细胞胞核空泡变性,继续发展为核溶解,最后为肝细胞灶性坏死与再生。汇管区可见炎性细胞浸润,主要为大单核细胞与淋巴细胞,肝血窦壁Kupffer细胞增生。病变在黄疸消退1~2个月才恢复。无黄疸型肝炎病变与黄疸型相似,仅程度较轻。

(2)临床表现:人类感染HAV后大多为隐性感染,仅少数有典型症状。根据临床症状轻重不同,急性甲型肝炎可分为:急性黄疸型与急性无黄疸型。

1)急性黄疸型甲型肝炎:临床过程可分为黄疸前期、黄疸期和恢复期三个阶段,一般总病程约2~4个月。

黄疸前期患者经过潜伏期后,开始出现临床症状,但尚未出现黄疸,即黄疸前期。此时患者大多急性起病,有畏寒发热、全身乏力、肌肉酸痛、食欲不振、恶心呕吐、腹痛、腹泻及腹胀。约半数以上患者以胃肠道症状为主要表现。少数患者有头痛、发热、咽喉炎、支气管炎等呼吸道的一些非特异症状。尚有少数患者并无明显黄疸前期症状而进入黄疸期。此期短者2~3天,长者2~3周,平均5~7天。初次感染时症状的出现与年龄有关。儿童,特别是两岁以下感染HAV后很少出现明显的肝炎症状,而成年人症状明显。

在黄疸前期部分患者已有肝区压痛及触痛,少数病例可出现皮疹,尿胆红素阳性,白细胞总数正常或略低,分类淋巴细胞增高,可见异常淋巴细胞,肝功能检查ALT升高,抗HAV IgM阳性。

黄疸前期过后即转入黄疸期,此期各种典型症状和体征先后出现,发热减退后尿色逐渐加深,似浓茶样。随着尿色加深,患者相继出现巩膜黄染,黏膜黄染常发生于皮肤黄染之前,以软腭黏膜黄染发生较早,继之皮肤逐渐变黄,约于1~2周内达高峰,此时可有短期大便颜色变浅、皮肤瘙痒、心动过缓等胆汁淤积的表现。约在2~3周内恢复正常。65%的患者肝大至肋缘下1~3cm,有充实感,有压痛及叩击痛。部分病例有轻度脾大。慢性肝炎特征性表现如蜘蛛痣极少出现,但可一过性存在。整个黄疸期持续2~6周,也有短者2天,长至95天或更长。黄疸消退时患者症状减轻,食欲及精神好转。

恢复期黄疸消退而临床症状减轻以至消失。食欲增加,体力恢复,肝脾大逐渐恢复即为恢复期。此期持续时间2周至4个月不等,平均1个月左右。90%以上的患者在起病后半年内完全恢复。

2)急性无黄疸型甲型肝炎:为临床最常见的类型,在流行病学上此型尤为重要。在甲型肝炎流行区无黄疸型肝炎比黄疸型更为多见,占急性肝炎病例的90%以上;从临床经过及病理变化的程度看,无黄疸型肝炎可以认为是急性甲型肝炎的一种轻型,其临床症状较轻,整个病程不出现黄疸,仅表现为乏力、食欲减退、腹胀和肝区疼痛等症状,少数病例有发热、恶心、腹泻等症状。临床表现类似急性黄疸型肝炎的黄疸前期。体征以肝大为主,脾大少见。相当多的一部分病例症状不明显而仅有体征和肝功能改变,在普查时才被发现。一般在3个月之内恢复正常。由于其发生率远高于黄疸型,因此成为更重要的传染源。

2.急性重症肝炎(又称暴发性肝炎)　重症肝炎的发生率极低,大约1‰。病死率小于0.5%。50岁以上的患者病死率略高,约1.8%。临床特征为急性起病,短期内出现意识障碍、出血、黄疸及肝脏缩小。由于肝细胞急性大量坏死导致急性肝功能衰竭及各种并发症。

(1)病理:主要特征为大量肝细胞坏死融合成片,病变多自肝小叶中央开始,向四周扩延,溶解坏死的肝细胞迅速消除,仅残留网状纤维支架,残余肝细胞淤胆呈黄色,肝脏体积缩小,故名急性黄色肝萎缩。镜下可见两种病理组织学改变:①急性水肿型:以严重的弥漫性肝细胞迅速肿胀为主,胞膜明显,胞质淡染或近似透明,细胞相互挤压成多边形,类似植物细胞;小叶结构紊乱,内有多数大小不等的坏死灶,肿胀的肝细胞间有明显毛细胆管淤胆。②急性坏死性重症型:有广泛的肝细胞坏死,该处肝细胞消失,遗留网状支架,肝窦充血,有中性粒细胞、单核细胞、淋巴细胞及大量吞噬细胞浸润,部分残存的网状结构中可见小胆管淤胆。

(2)临床表现:急性重症肝炎发病早期临床表现与急性黄疸型相似,但病情进展迅速,患者极度乏力,消化道症状严重,黄疸进行性加深,伴有严重神经精神症状,病死率高。1981年我院统计155例重症肝炎中,急性重症型31例,死亡24例,病死率为85%。由于起病类似急性肝炎,在病情急剧发展中出现一系列重症肝炎的表现,故当急性甲型肝炎患者,出现以下征象时,应考虑重型的诊断。①明显的全身中毒症状,随着黄疸进行性加深,患者极度乏力、精神萎靡、嗜睡或失眠、性格改变、精神异常、计算及定向力障碍、扑翼性震颤、意识障碍。②严重消化道症状,食欲明显减退,甚至厌食、频繁恶心、呃逆呕吐,高度腹胀、鼓肠。③黄疸进行性加深,数日内血清胆红素升高达171μmol/L以上,而血清ALT下降甚至正常,出现胆酶分离现象。亦有少数患者,病情进展迅速,黄疸尚不明显便出现意识障碍。④肝脏或肝浊音区进行性缩小,并在发病几天内迅速出现腹水。肝脏CT或B超检查提示有肝萎缩。⑤有明显出血倾向(皮肤瘀点瘀斑、呕血、便血),凝血酶原时间明显延长。⑥血清前清蛋白、胆固醇、胆碱酯酶活力及C_3明显降低。

(3)并发症:急性重症肝炎常见并发症有肝性脑病、脑水肿、低血糖、水电解质酸碱平衡紊乱、内毒素血症、出血、感染、肝肾综合征等。

3.淤胆型肝炎　淤胆型甲型肝炎以持续性黄疸和瘙痒为特征,伴有胆红素显著升高,发病率低,易被误诊为肝外胆道阻塞或慢性胆汁淤积性肝病。尽管症状和异常的生化变化可持续数月乃至一年,但最终都会完全治愈。肝活检通常不是常规选项,但一旦获得肝组织,可发现中央胆管胆汁淤积和典型的门脉区炎症。

4.复发型肝炎　复发性甲型肝炎可发生于5%～10%的急性甲型肝炎患者,表现在生化指标明显恢复正常后的数周及数月内,患者再度出现无症状性转氨酶升高。但有一部分患者,在复发期也出现症状和黄疸。复发期间粪便中可再次检出HAV。这种异型肝炎也是最终完全恢复而不留下后遗症。

5.其他　其他并发症更为稀少,个别报道HAV感染与格林巴利综合征、急性胰腺炎、胆囊炎、再生障碍性贫血、肾衰竭、脑炎及噬血吞噬细胞综合征有关。偶有报道急性甲型肝炎之后出现自身免疫性肝炎。

五、诊断与鉴别诊断

1.诊断

(1)流行病学:①发病前曾与确诊甲型肝炎患者有过密切接触史,如共同进餐或生活;②曾在甲型肝炎暴发流行地区逗留,并饮用污染的水或食物;③发病前2～6周内曾吃过生的或半生不熟的蛤蜊、牡蛎、毛蚶等被 HAV 污染的水产品;④在有甲型肝炎流行的集体单位工作或生活者。

(2)临床诊断:急性起病,有畏冷发热的前驱症状后出现无其他原因可解释的食欲减退、厌油、乏力、肝大、黄疸等前述各型肝炎所具有的表现。

(3)实验室诊断:起病初即出现血清转氨酶升高,ALT 在发病第一周内升达高峰,是发生肝炎的最早信号。若同时血清胆红素在 17.1μmol/L 以下,拟诊为急性无黄疸型肝炎。若同时血清胆红素超过 17.1μmol/L 以上者,可拟诊为急性黄疸型肝炎。

1)特异性病原学及免疫学检查:①检测 HAV 或 HAV 抗原,取发病前 2 周及发病后 8～10 天内患者的粪便,采用免疫电镜技术检测 HAV 或 HAV 抗原颗粒,阳性可作为急性感染的证据。此方法因设备和技术条件要求高,尚不能作为常规应用。②用免疫荧光、免疫电镜或放射免疫法检测患者肝组织内的 HAV 或 HAV 抗原,阳性者表明为 HAV 急性感染,此方法亦仅用于某些特殊的研究。③分子杂交技术:利用核酸探针检查粪便或感染细胞中 HAV RNA。如 HAV cDNA 亚基因转录子的 cDNA 分子杂交法和 Shiel 报道的用 ssRNA 探针检测 HAV。用此法检测出的病毒血症平均存在时间为 95 天(36～391 天),在症状出现前 30 天就出现。④病毒分离:用组织培养或动物接种方法检测患者粪便中的 HAV,分离 HAV 技术已成功,但由于实验动物狨猴价格昂贵,尚不能应用于临床。

特异性抗体及血清学检查:①血清抗 HAV IgM 在发病早期即明显增高,其特异性高,持续时间短,急性甲型肝炎起病后 12 周内血清抗 HAV IgM 阳性可作为急性 HAV 感染的标志。此项检查已被公认为甲型肝炎病原标志的最可靠依据。可采用放射免疫法(RIA)或酶联免疫吸附试验(ELISA)、免疫荧光法(IFA)及免疫电镜等技术检测。②采用 RIA/ELISA 或固相放射免疫法检测血清抗 HAV IgG。抗 HAV IgG 是保护性抗体,在病后 1 个月左右可自血清中检出,2～3 个月后达高峰,以后缓慢下降,持续多年甚至终生。单份血清抗 HAVIgG 阳性,表明机体有免疫力,适用于流行病学调查。双份血清(相隔 2～3 个月)抗 HAV IgG 滴度增高 4 倍以上有诊断意义,但不能作为早期诊断。③检测患者粪便中 HAV 特异性 IgA。感染 HAV 后粪便中特异性 IgA 可持续 4～6 个月左右,故用 EUSA 测定患者血清特异性 IgA 可代替血清抗 HAV 检测来诊断甲型肝炎。

目前有学者发明一种联合 ELISA-RT-PCR 法用于检测粪便中 HAV 和 HEV。该法是将特异性探针结合到 RT-PCR 产物上,再通过 ELISA 进行检测,该法灵敏度高,可检出 0.1ng/μl 的病毒量;特异性强,与其他病毒如肠道病毒,轮状病毒等之间无交叉反应性,可望于不久的将来应用于临床。

2)血清酶学检查:以 ALT 为最常用。此酶在肝细胞质内含量最丰富,肝细胞损伤时即释出细胞外,因此是一种非特异性肝损害指标。当其他引起肝损害的原因被排除后,ALT 比正常值升高 2 倍以上时,结合临床表现和血清免疫学检查才有诊断意义。急性肝炎在黄疸出现前 3 周,ALT 即升高,通常在几百个单位,但也有超过 1000～2000 单位,有时成为肝损害的唯一表现。ALT 升高先于胆红素升高,后者将会持续上升到 ALT 下降。重型肝炎患者若黄疸迅速加深而 ALT 反而下降,表明肝细胞大量坏死。AST 意义与 ALT 相同,但特异性较 ALT 为低。血清碱性磷酸酶(AIP)的显著升高有利于肝外梗阻性黄疸的鉴别诊断,在急性甲型肝炎时一般正常或轻度升高。

3)血清蛋白的检测:肝损害时合成血清清蛋白的功能下降,导致血清清蛋白浓度下降。急性甲型肝炎时清蛋白下降不多见。

4)血清和尿胆色素检测:急性肝炎早期尿中尿胆原增加,黄疸期尿胆红素及尿胆原无增加,淤胆型肝炎时尿胆红素强阳性而尿胆原可阴性。黄疸型肝炎时血清结合和非结合胆红素均升高。血清胆红素升高常与肝细胞坏死程度相关。

5)凝血酶原时间检测:凝血酶原主要由肝脏合成,肝病时凝血酶原时间长短与肝损害程度成正比。凝血酶原活动度<40%或凝血酶原时间比正常对照延长一倍以上时提示肝损害严重。但在急性甲型肝炎时很少异常。

6)血常规检查:急性肝炎初期白细胞总数正常或略高,一般不超过$10\times10^9/L$,黄疸期白细胞总数减少,分类淋巴细胞及大单核细胞升高,可见异型淋巴细胞。有报道认为,血小板数量多少与急性肝炎的严重程度呈正相关。

7)尿常规检查:深度黄疸或发热患者,尿中除胆红素阳性外,还可出现蛋白质、红、白细胞或管型。

8)肝活体组织检查(肝活检):急性肝炎患者不是首选及常规检查项目。急性甲型肝炎的组织学变化与其他急性病毒性肝炎一样即肝细胞的气球样变、凝固性坏死、局灶性坏死、单核细胞在门管区广泛浸润及 Kupffer 细胞增生。

9)超声检查:B 型超声检查能动态地观察肝脾的大小、形态、包膜情况、实质回声结构、血管分布及其走向等,对监测重症肝炎病情发展、估计预后有重要意义。

2.鉴别诊断　甲型肝炎在许多方面有别于其他病毒性肝炎,而各型肝炎的临床表现基本相似,须结合实验室检查发现各自的特征予以鉴别(表 3-1)。

表 3-1　各型肝炎的鉴别

	甲型肝炎	乙型肝炎	丙型肝炎	丁型肝炎	戊型肝炎
流行病学					
流行类型	流行或暴发	散发	散发或暴发	散发或暴发	流行或暴发
地区季节	农村多,秋冬季	城市多,无季节性	城市多,无季节性	无季节性	雨季或洪水季节
年龄	儿童、青壮年多	成人为主	成人为主	成人为主	15~39 岁为主
传播方式	粪口途径、密切接触	输血、血制品、注射途径为主	输血、血制品,注射,性接触,母婴传播	同乙肝	水源、食物、粪口为主密切接触
传染源	患者、隐性感染者	患者、带毒者	患者、带毒者	患者、带毒者	患者
病原学	HAV	HBV	HCV	HDV	HEV
病毒大小	27nm	42nm	37~40nm	35~37nm	27~38nm
核酸	单链 RNA	双链 DNA	单链 RNA	单链 RNA	单链 RNA
血清学					
血清抗体	早期抗 HAV IgM、病程中抗 HAV IgC4 倍升高	抗 HBe,抗 HBc IgM,恢复期抗 HBs	抗 HCV	抗 HDV IgM	抗 HEV IgM,抗 HEV
抗原检测	潜伏末期发病,早期短暂病毒血症期可查出 HAAg	HBsAg(+) HBeAg(+) HBcAg(+)	HCV RNA(+)	HDAg(+)	HEAg(+)
临床特征					
潜伏期	2~6 周	2~6 个月	2~26 周	6~12 周(同时感染),3~4 周(重叠感染)	10~60 天
起病方式	急性较多	隐匿或缓起多见	隐匿	隐匿	急起
病情病程	大多轻,病程短	一般较重,病程长	较轻度至重度	较重度至重度	轻度至重度

续表

	甲型肝炎	乙型肝炎	丙型肝炎	丁型肝炎	戊型肝炎
关节痛皮疹	—	+	+	+	
关节炎	少见	常见	?	?	?
发热	常有	不常有	不常有	不常有	有
食欲不振	常有	常有	有	有	有
恶心呕吐	常有	常有	有	有	有
慢性携带者	无	有	有	有	无
预防					
丙种球蛋白	有效	无效	无效		
乙肝疫苗	无效	有效	无效	有效	无效
动物模型					
狨猴	+	+	?	?	
黑猩猩	+	+	+	+	+

急性重症肝炎的鉴别诊断：

(1)中毒性及药物性肝炎:误食毒草或四氯化碳、黄磷、氯仿、利福平、异烟肼、对氨基水杨酸、保泰松、吲哚美辛、甲基多巴、氟烷、四环素等均可致大块或亚大块肝坏死,其临床表现与重症肝炎相似。主要依据:①病前服用毒物或药物史;②有不同程度的肝功能改变,但一般没有重症肝炎严重;③无黄疸前期的肝炎症状而有某种原发病史;④常伴有心、脑、肾等脏器损害。

(2)妊娠急性脂肪肝:患者多为初产妇,发生于妊娠后期出现深度黄疸、出血、肝肾综合征、昏迷等。病情发展迅速,与急性重症肝炎相似。以下几点有助于鉴别:①起病多有急腹痛;②黄疸深度、肝脏进行性缩小的程度均没有急性重型肝炎严重;③常出现严重低血糖,某些病例可出现低蛋白血症;④尿中胆红素始终阴性;⑤超声波呈典型的脂肪波形;⑥病理呈严重的脂肪变性,无肝坏死改变。

(3)重症黄疸出血型钩体病:有疫水接触史,急性起病,畏寒高热,伴头痛、腰痛、腓肠肌疼痛、眼结膜充血、局部淋巴结肿痛。4～8日后体温下降出现黄疸加深、出血和肾功能损害。肾损害出现较早。钩体病一般无中毒性鼓肠、腹水、肝脏缩小。实验室检查白细胞增加,血沉增快、病原体检查及凝溶试验阳性可助鉴别。

六、治疗与预防

1.治疗　甲型肝炎为自限性疾病,除少数急性重症型肝炎外,绝大多数病例预后良好。急性甲型肝炎治疗原则以适当休息、合理营养为主,辅以药物。避免饮酒、过度劳累和使用损害肝脏的药物。急性重症肝炎需加强重症监护,针对病情发展各阶段的主要矛盾,应用对症与支持的综合基础治疗,以维持患者生命,促进肝细胞再生。

(1)休息:急性黄疸型肝炎患者应强调早期卧床休息至症状基本正常,黄疸消退可逐渐起床活动。一般轻症无黄疸患者不必卧床休息,可轻度活动和自理生活。急性重症肝炎必须绝对卧床休息,严格消毒隔离,防止医源性感染。

(2)饮食:应根据食欲、病情、病期适当把握,病初因食欲减退、厌油,宜进清淡适合患者口味的低脂半流质食物。病情好转后,给予充分热量、蛋白质及维生素,食物品种可多样化,以促进食欲。急性重症肝炎患者应低盐、低脂、低蛋白、高糖饮食。并发肝性脑病时,应严格限制蛋白摄入,以控制肠道内氨的来源。进食不足者,可静脉滴注 10%～25% 葡萄糖溶液 1000～1500ml,补充足量维生素 B、C 及 K。

(3)药物:对病毒性肝炎的治疗目前尚无特效药物,可根据药源适当选用中西药联合治疗。

(4)护肝药物:主要包括维生素类如维生素 B、C、E、K、叶酸等。促进解毒功能药物:葡萄糖醛酸内酯、维丙胺、硫辛酸。促进能量代谢药物均为非特异性护肝药,或根据病情及药源情况适当选用。

(5)中医中药:按中医辨证施治,急性黄疸型肝炎多属阳黄,可用茵陈蒿汤、栀子柏皮汤加减,湿偏重者用茵陈四苓散、五仁汤加减;湿热并重者用茵陈蒿汤与四苓散合方加减。黄疸较重者用茵栀黄(茵陈、山栀、黄芩)注射液静脉滴注。淤胆者重用赤芍。单味中成药如垂盆草、黄芩苷、板蓝根、丹参、五味子、田基黄等亦有较好疗效。联苯双酯、齐墩果酸片、甘草甜素、强力宁、肝炎灵等均获较好的效果。

(6)对症治疗:食欲锐减且伴呕吐者,静脉滴注 10%～25% 葡萄糖液。恶心呕吐者可用甲氧氯普胺、维生素 B_6 等。食欲不振可服多酶片、胰酶、山楂丸。肝区痛可服维生素 K、逍遥丸、舒肝片等。其他免疫调节治疗等参阅乙型肝炎治疗章节。

总之,病毒性肝炎的治疗尚无特效药物,以上药物主要为辅助性治疗,我们认为在临床药物的选择中必须避免滥用或过多使用药物,以免增加肝脏的负担,不利于病情的恢复。

(7)急性重症肝炎的处理:重症监护。急性重症肝炎病情凶险,进展迅速、变化多,必须及时发现问题才能在治疗上争取主动。

2.预防　甲型肝炎的预防应强调改善居住生活条件及卫生设施,养成良好的个人卫生习惯是预防的关键。在甲型肝炎流行地区应采取以切断粪-口途径为主的防治措施,力争早发现、早诊断、早隔离、早报告、早治疗及早处理疫点以防止流行。在发病率极低地区则应以控制传染源为主。甲型肝炎疫苗的研制、普及自动免疫,保护易感人群是消灭本病的重要措施。

(1)管理传染源:患者应按肠道传染病隔离至起病后 3 周,托幼机构的患者需隔离 40 天,疑似患者及密切接触者接受医学观察 4～6 周。在家疗养的患者应严格遵守个人卫生制度。患者的排泄物及用物应严格消毒。

(2)切断传播途径:重点要搞好卫生措施,做好"两管"(管水、管粪)、"五改"(改水井、厕所、畜圈、炉灶、环境),养成良好的个人卫生习惯。饭前便后要洗手,生吃蔬菜瓜果要洗烫,不吃未经充分加热处理的水产品和食物。食具应煮沸或蒸汽消毒。注意医疗器械消毒,加强粪便管理。

(3)保护易感人群:在高或中度 HAV 流行地区旅行者或工作者、男性同性恋、静脉药瘾者、凝血功能障碍者、日托中心儿童及工作人员,食物处理者等可以接种甲肝疫苗;接触甲型肝炎患者的易感儿童还可以注射丙种球蛋白进行被动免疫。

(叶　昊)

第三节　乙型病毒性肝炎

一、乙型肝炎病毒(HBV)的分子生物学

1.HBV 病毒颗粒及其基因组结构　HBV 代表一组嗜肝 DNA 病毒的原型。从 HBV 受染者血清中纯化的 HBV 组分,电镜检查呈现三种颗粒:①直径约为 42nm 并由双层外壳包裹的完整 HBV 颗粒,即 Dane

颗粒;②直径约为22nm的圆形颗粒,血清含量约为Dane颗粒的$10^3 \sim 10^6$倍;③直径约为22nm,但长度不等的管形颗粒。Dane颗粒由HBV表面蛋白(HBs)构成的外壳包裹内层核衣壳,后者含有HBV基因组及DNA多聚酶(DNAP)等与病毒复制有关的组分。Dane颗粒是具有感染性的HBV颗粒。圆形颗粒和管形颗粒主要由HBs及受染者体内相关的脂质构成,这些亚病毒颗粒因为不合有病毒核酸组分而不具感染性。

HBV基因组由一松弛环状,部分呈双链结构、长度约为3200碱基对(bp)的小DNA分子构成。长链又称负链,代表完整的核苷酸序列,其长度恒定。短链又称正链,其5'端起始序列固定,3'端核酸序列长度可变。正链约为负链全长的50%～80%。基因组的环状结构由两条链5'端的碱基配对来维持。不同来源的HBV基因组其核苷酸序列长度有所变异。

HBV核苷酸序列分析提示该基因组含有四个主要的基因编码区(ORF),即外壳蛋白(PreS/S)基因、核心蛋白(前C/C)基因、DNA多聚酶(DNAP)基因以及X蛋白(X)基因。

以HBVadw亚型为例,PreS/S基因起始于第2856位核苷酸(nt),止于835nt,全长约1179nt。该基因5'端含有彼此间隔不等的三个起始密码子,借此编码三种具有相同羧基端和不同氨基端,且分子量各异的HBV外壳蛋白多肽,亦即通常所称的PreS$_1$、PreS$_2$及HBs。大HBs(LHBs)由SORF5'端第一个起始密码子翻译而成,为含PreS$_1$、PreS$_2$区及HBs的多肽。中HBs(MHBs)由SORF第二个起始密码子翻译而成,为含PreS$_2$及HBs的多肽。小HBs(SHBs)由SORF第三个起始密码子翻译而成,因而仅含HBs多肽。

前C/C基因起于1818nt,止于2458nt,为一全长642nt的ORF,主要编码HBV核心蛋白。该基因的5'端含有彼此相间约28个氨基酸残基的两个起始密码子。这一段相间的核苷酸序列亦称之为PreC区。从CORF5'端第一个起始密码子编译的多肽含前C区序列,分子量约为25kD,故称之为P25。由第二个起始密码子编译的多肽不含前C序列,分子量约21kD,故称之为P21。

P基因起于2309nt,止于1623nt,全长2514nt,为HBV基因组中最大的ORF。P基因与其他三个基因相互重叠。这种重叠不仅提高了HBV基因组内有限的核苷酸序列的利用效率,同时也显示该基因组结构的复杂性。P基因主要编码病毒的DNAP,并参与病毒的复制、装配与成熟过程。

X基因起于1376nt,止于1838nt,全长462nt,为HBV基因组中最小的ORF。X基因编码一分子量约为16.5kD的X蛋白。近年的研究提示,X蛋白对HBV的生命周期并非必不可少,但其对许多病毒基因和细胞基因的表达有着重要的调控作用。

2.HBV病毒蛋白的分子结构与功能

(1)HBVPreS/S基因产物:HBV受染者血中的各种HBs均由受染的肝细胞产生和分泌。一般而言,HBV受染者体内的病毒外壳蛋白98%～99%存在于圆形颗粒中,1%～2%存在于管形颗粒,仅不足0.2%存在于Dane颗粒,低滴度的HBV携带者病毒外壳蛋白通常形成圆形颗粒而非管形颗粒。下面分别将这三种SORF产物进行更详细的讨论。

1)SHBs:SHBs即通常所称的HBsAg,共含有226个氨基酸残基,SHBs系制备乙肝疫苗的主要成分,疫苗的免疫效果可由抗HBs的滴度判断。

2)MHBs:业已证实,MHBs的PreS$_2$区可与人或黑猩猩的聚合清蛋白(PHSA)结合。由于PHSA也可与人肝细胞结合,提示HBV可通过其PreS$_2$区与PHSA的结合而产生与肝细胞的黏附。基于这些结果,有学者曾提出MHBs的PreS$_2$区可能介导HBV的感染。

3)LHBs:LHBs主要存在于Dane颗粒及管形颗粒表面,其PreS$_1$区可覆盖PreS$_2$区而位于这些颗粒的表面。位于LHBs分子内的PreS$_2$区不含糖基分子。

(2)HBV前C/C基因产物:如前所述,CORF含有两个起始密码子,位于PreC的起始密码子可编码长约167个氨基酸残基的多肽,称为P25。位于C区的第2个起始密码子可编码含138个氨基酸残基的多肽称为 P21。这两种多肽携带有不同的抗原决定簇,血清学可加以区别。P21 存在于 HBV 核心颗粒,亦即通常所称的核心抗原(HBcAg);P25 经加工、修饰后被分泌至患者血中,此即通常所称的 e 抗原(HBeAg)。

1)Pre C 区与 HBeAg:临床研究证实,HBeAg 阴性、抗-HBe 阳性的慢性乙型肝炎以及急性重型乙型肝炎患者,其体内 HBV 的 Pre C 区常发生伴有终止密码子产生的突变。接受干扰素治疗的患者也可发生上述突变。这类患者体内病毒复制活跃,肝穿标本可见 HBV/cAg 呈胞核型及胞膜型表达,临床过程呈慢性活动性或重症型经过,但常因 HBeAg 阴性而被忽视,因而临床医师必须予以注意。

2)核心蛋白的免疫原性:机体对 HBcAg 的免疫应答对决定 HBV 感染的预后起着重要作用,HBcAg 的 T 细胞免疫应答似乎取决于抗原分子上许多散在的决定簇及宿主肝细胞的主要组织相容性复合体。HBcAg 和 HBeAg 的 T 细胞应答具有很强的交叉反应。有效的抗 HBc 应答有赖于辅助性 T 细胞(T$_H$)的功能。如前所述,Pre C 区突变可改变宿主的免疫应答,从而影响 HBV 感染的临床过程。

(3)HBV P 基因产物:P 基因为 HBV 基因组中最大的 ORF,且与其他基因相互重叠。P 基因产物即 DNAP,实际上是一具有多种功能的酶分子。DNAP 羧基端区域含有多聚酶及 RNaseH 活性,因而代表 HBV 的反转录酶。DNAP 的氨基端区域含有一 DNA 末端蛋白,推测其以共价键形式结合于 HBV DNA 负链的 5'端,启动转录过程。目前认为,DNAP 分子内高度保留的 YMDD 氨基酸基本序列为 HBV DNAP 的反转录酶活性必不可少的区域。

(4)HBV X 基因产物:电子计算机序列分析显示,HBVX 基因编码的 X 蛋白为一细胞内可溶性蛋白,分子量约为 16.5kD。

1)Px 的基因调控功能:近几年对 X 蛋白研究的最大进展是发现其对许多病毒基因与细胞基因表达的调控作用。X 蛋白对 HBV 自身的增强子成分也呈现正相调控作用,提示 X 蛋白为 HBV 基因表达所必需,但并非为 HBV 生命周期所必不可少的。X 蛋白基因调控发生在转录水平,这种由蛋白质控制基因转录的过程被称之为反式激活作用。目前已知,X 蛋白的靶序列主要包括增强子和启动子序列。X 蛋白可与多种转录调节蛋白,如 AP-1、AP-2、AP-3、CRE 及 Oct-1 等结合,但其作用机制尚不十分清楚。

2)X 蛋白与肝细胞癌:X 蛋白广泛的基因调控作用引起许多学者对 X 蛋白与肝细胞癌之间的关系的兴趣。事实上,X 基因常常存在于肿瘤细胞内整合的 HBV 序列中。而且这种整合的 X 基因仍保留有调节基因的反式激活功能。将表达 X 蛋白的细胞接种于小鼠可诱发肿瘤的形成。虽然有理由推测 X 蛋白可能通过刺激控制细胞生长的基因的表达而诱发生长和癌变,其致癌性及其机制尚有待更多的实验资料加以验证。

3.HBV 的复制周期　HBV 通过自身有效的繁殖来对抗机体的免疫应答,维持慢性感染。HBV 的生命周期可人为地分为如下 4 个环节:HBV 黏附、入侵肝细胞、病毒的转录及复制、新生的 HBV 完整颗粒的装配与释放。

(1)HBV 黏附以及入侵肝细胞:由于缺乏能被 HBV 自然感染的人肝细胞系,目前对 HBV 感染的起始过程所知甚少。HBV 与肝细胞膜表面的受体结合后,通过去外壳蛋白过程将其基因组及有关组分转入细胞质。HBV 进入肝细胞后,释放其核衣壳。病毒的 DNA 聚合酶可能进一步将 HBV 基因组引入肝细胞核内,为病毒的复制做好准备。

(2)HBV 的转录与调控:随着分子生物学技术的广泛应用,目前对 HBV 的转录及其调控机制有了深入的了解。

1)HBV 转录体:HBV 感染肝细胞后可产生 4 种不同的基因或亚基因组转录体。它们是以负链 DNA 为模板,经宿主的 RNA 多聚酶转录以及转录后修饰而成。

从乙肝患者肝组织和体外转染细胞分离的 RNA 可检出两种主要的 HBV 转录体,即 3.5kb 和

2.1/2.4kb RNA。3.5kb RNA 包括一组 5'端起始部位各异的混合的转录体,即核心蛋白、DNAP 和作为前基因组的 mRNA。前基因组 RNA 可作为 HBV 反转录的模板参与 HBV DNA 的复制过程。2.4kb 转录体载有 LHBs 的编码信息,其含量较少,有时不易检出。2.1kb mRNA 编码 MHBs 和 SHBs,S_1 图谱分析显示其含有 2~3 种 5'端起始部位不同的转录体。

除上述两种主要的转录体外,体外转染细胞系尚可检出一种约 0.7~0.8kb 的 HBV mRNA。依其分子量的特点,这种 mRNA 被认为是 X 基因的转录体。有报道,在 HBV 感染的肝组织证实存在有拼接型 HBV 转录体,其在 HBV 转录和蛋白编码中的作用尚不清楚。

2)HBV 启动子序列:迄今 HBV 基因组中已发现 5 个启动子序列,即 $PreS_1$、$PreS_2$、Pre-core、core 以及 X 启动子。前 S1 启动子位于 SORF 第一个起始密码子的上游,HBV 基因组第 2826~2306 位核苷酸之间的序列。前 S2 启动子序列位于 HBV 基因组第 3194~3173 位核苷酸序列,亦即 SORF 第二个起始密码子的上游。前 S_1 启动子控制 LHBs(即 2.4kb mRNA)的转录;前 S_2 启动子则控制 MHBs(即 2.1kb mRNA)的转录。前 S_2 启动子具有很高的活性,并决定病毒蛋白在受染肝细胞中的特异性表达。

CORF5'端上游的前 C 基因启动子与 C 基因启动子序列有部分重叠,控制核心蛋白和前基因组 RNA 的转录,后者为 HBV 反转录的模板,是病毒复制的关键产物。

X 基因启动子(Xp)位于 X ORF 5'端上游,推测其控制 0.8kb X mRNA 的合成。Xp 与增强子因子Ⅰ呈部分重叠,后者可能参与 Xp 的调控。在增强子Ⅱ的影响下,Xp 的活性主要在肝细胞中才能有效表达。

3)HBV 增强子序列:EnhⅠ位于 S ORF 3'端和 X ORF 5'端之间,Xp 稍上游处与 Xp 部分重叠。有报道认为 EnhⅠ可能特异地增强 HBV 基因在肝细胞的表达,因而与 HBV 的嗜肝特性有关。另有报道的结果似乎不支持上述设想。

继 EnhⅠ后又有学者发现了 EnhⅡ,其位于 C 启动子附近。EnhⅡ除了可增强与其毗邻的 C ORF 转录外,它也可通过作用于 SORF 启动子调节 S ORF 的转录。不过,研究表明 EnhⅡ的主要功能是调节 HBV 前基因组在肝脏中的特异表达。

(3)HBV 的复制:HBV 的复制包括如下 4 个主要步骤:共价闭合环状 DNA(cccDNA)分子形成、前基因组 RNA 的合成与装配、HBV DNA 负链形成及 HBV DNA 正链合成。

1)cccDNA 形成:不对称的 HBV DNA 双链在受染肝细胞核内转变成 cccDNA。cccDNA 是目前可以检出的唯一的 HBV 复制中间体,cccDNA 可作为模板合成前基因组 RNA 和 mRNA。

cccDNA 的形成过程包括将残缺的正链延长为与负链等长的链;从正链和负链的 5'端去掉 RNA 引物和末端蛋白以及两条链 5'端和 3'端的连接。体外培养的肝细胞内蓄积的 cccDNA 系以 RNA 为模板而合成,而且主要由细胞内不断产生而不是由于重复感染。

2)前基因组合成:HBV 感染时正链与负链 DNA 在体内的蓄积量并非相等,提示病毒 DNA 的复制不可能遵循双链 DNA 的半保留复制机制,而且负链的合成并非依赖于正链 DNA。

HBV 感染发生后,松弛的环状 DNA 转变为 cccDNA,后者指导病毒 mRNA 及前基因组 RNA 的合成。前基因组随后被组装至核心颗粒,并在此以反转录的方式合成负链 DNA.然后是正链 DNA。这一过程的最终产物是松弛环状的病毒体 DNA。如前面讨论的,HBV DNAP 可能是指导上述反转录过程的多聚酶。HBV 基因组的合成标志为直接重复体,即 DR1 和 DR2,正链和负链的合成均起始于该部位。

3)负链 DNA 合成:业已证实前基因组 RNA3'端靠近 DR1 的部位为负链 DNA 合成的起始部位,因而负链 DNA 的合成以 RNA 模板 3'端为其起点,并持续至其 5'端(注意:负链 DNA 自身合成过程则是沿 5'→3'方向)。随着负链 DNA 合成进行,RNA 模板被与病毒反转录过程有关的 RHaseH 样活性物质所降解。

4)正链 DNA 合成:目前已知正链的合成以负链为模板,正链的合成以一长约 17~18 个核苷酸的 RNA 寡聚体为引物。RNA 引物来自前基因组 5'端,包括 DR₁ 区。DR₁ 与 DR₂ 区的同源性促成 RNA 引物与正链合成的起始部位结合。前基因组 RNA5'端部位决定了 RNA 引物 5'端黏附于正链 DNA 的位置。由上面的讨论可知,前基因组具有作为负链 DNA 合成模板及正链 DNA 合成引物双重功能。嗜肝 DNA 病毒正链的合成于负链的 30%~50%处终止,形成 HBV 特殊的部分双链结构。

DR₁ 区构成病毒复制的中心部位,其为前基因组 RNA 及负链 DNA 合成的起始部位。DR₁ 区编码合成正链的 RNA 引物,同时也作为前 C 区基因产物的编码区。此外,DR₁ 区可能还参与调节前基因组 RNA 装配。

(4)病毒的装配与释放:含新合成的 HBV 基因组的病毒核衣壳必须经病毒外壳蛋白包装完整的病毒颗粒后才能从感染的肝细胞中释放。研究表明,亚病毒颗粒的装配发生在胞质内高尔基体及内浆网之间的区域。此过程包括一系列复杂的蛋白翻译后的修饰及构型改变。最终成熟而完整的 HBV 颗粒以囊泡转输的方式从肝细胞中释出,从而完成一个完整的 HBV 生命周期。

受染肝细胞胞质内病毒复制复合体的成熟过程可能遵循两条不同的途径。其一是成熟病毒颗粒的分泌;其二是 cccDNA 在受染肝细胞中的自我放大。这种方式使得病毒能在受染肝细胞中以 cccDNA 形式长期、稳定的存在。

4.HBV 核苷酸序列的变异、HBV 基因组分型及其临床意义

(1)HBV 变异:HBV 的反转录酶和其他转录酶一样缺乏校正阅读功能。因此,HBV 的变异率较其他 DNA 病毒高十倍以上。预估的 HBV 突变率为每个循环 1 个核苷酸/1 万个碱基对。许多核苷酸序列的突变不导致病毒蛋白功能的改变,故称为无意义突变。另一方面,由于 HBV 的 4 个亚基因相互重叠,所以某位核苷酸序列的突变可以影响两种以上病毒蛋白的功能。

HBV 基因突变可涉及任何一个功能基因,多数的突变其临床意义尚待证实。这里仅列举几种具有肯定临床意义的 HBV 基因突变作进一步的讨论。

前 S 的变异:前 S₁ 变异可改变病毒颗粒及其编码蛋白的形态大小,但只要前 S₁/AA21~47 区段完好(此段含与肝细胞膜结合位点),变异病毒仍能侵入肝细胞。前 S₂ 启动子区与 T 细胞、B 细胞识别位点丧失可影响宿主对病毒的清除。前 S₂ 缺失使 ATG 起始密码子变异,这类变异使大/中/主蛋白之间比例不平衡,导致大蛋白在肝细胞内滞留,从而使病变进展。

S 区变异:此种变异可导致:①隐匿性 HBV 感染,表现为血清 HBsAg 阴性,但仍有低水平 HBV 复制,血清 HBV DNA 常<10^4 拷贝/ml;②乙肝免疫失败,在乙肝疫苗受者或免疫球蛋白(HBIG)治疗的肝移植病例中发现免疫逃逸变异株,多显示"a"决定簇的变异,致使发生 HBV 再感染。感染"a"决定簇免疫逃逸病毒的婴儿常有较重的临床过程;③HBsAg 与抗-HBs 共存,一旦"a"决定簇变异,变异株可逃避未变异株诱生的抗-HBs 的中和作用,而与抗-HBs 共存;④HBV 亚型的转换,S 区第 122 位如果是赖氨酸则为 d 亚型,如为精氨酸则为 y 亚型;第 160 位如果是赖氨酸则为 w 亚型,如为精氨酸则为 r 亚型。编码赖氨酸和精氨酸的密码子分别为 AAA 和 ACA,仅一个碱基的改变即可引起亚型的改变。

前 C/C 区变异:前 C 区最常见的变异为 G1896A 点突变,使 TGG 变成终止密码 TAG,因而不能形成 P25 蛋白,不表达 HBeAg。在临床上表现为 HBeAg 阴性慢性乙型肝炎。此类肝炎患者临床经过较重,但也有学者认为病变未加重。

基本核心启动子(BCP)区最常见的变异是 A1762T/G1764A 联合点变异,这种突变选择性地抑制了前 C mRNA 的转录,从而降低了 HBeAg 的合成。

C 基因区相当保守。在病变活动的慢性乙型肝炎时也可发生变异,此区变异可影响核壳的稳定性、患

者的抗病毒免疫应答减弱,从而使感染持续。

X区变异:有人发现此区点突变可抑制 X 蛋白的转录和增强子Ⅱ的作用使 HBV DNA 复制下降,从而使血清中 HBV 标志物全部阴性,但如果以 X 区引物作 PCR 仍阳性。此类患者易误诊为其他病因的肝炎。

P区变异:P 基因变异主要见于 POURT(反转录酶)基因片段。目前已上市的口服核苷(酸)类似物的抗病毒作用靶点均位于 P 基因的反转录酶区,因此该基因区的变异与耐药变异株的形成,及 HBV 药物的长期有效性有关。为方便读者,我们将有关的讨论集中在慢性乙型肝炎治疗部分。

(2)HBV 基因分型

1)血清亚型:HBV 的血清亚型由外膜主蛋白上的一些残基决定。"a"是 HBV 的一个共同抗原决定簇,另外根据 S 区 122 位氨基酸不同分为 d 和 y 亚型;又根据 S 区 160 位氨基酸不同分为 w 和 r 亚型。由此组成 HBsAg 的 4 个主要亚型:adw、adr、ayw 和 ayr。然后又可根据 w 的不同及 q 的有无细分为 9 个亚型:ayw1、ayw2、ayw3、ayw4、adw2、adw4、ayradrq+和 adrq-。各亚型的地理分布不同,在我国长江以北以 adr 占优势,长江以南 adr、adw 混存。在新疆、西藏自治区本地民族中 ayw 占优势。不同亚型的临床意义尚不很清楚。

2)基因型:根据 HBV 全基因序列差异≥8%或 S 区基因序列差异≥4%,目前 HBV 分为 A~H8 个基因型。各基因型又可分为不同基因亚型。A 基因型可进一步分为 A1(Aa)、A2(Ae)、A3(Ac)亚型;B 基因型分为 B1(Bj)、B2(Ba)、B3、B4 和 B5 亚型;C 基因分为 C1(Cs)、C2(Ce)、C3、C4 和 C5 亚型;D 基因型分为 D1、D2、D3 和 D4 亚型;F 基因型分为 F1 和 F2 亚型等。关于 HBV 基因型的临床意义,从近年文献报道可归纳如下:①不同基因型的 HBV 感染者免疫应答不一致。②对干扰素的治疗应答不一致,如 A 基因型患者对扰素治疗的应答率优于 D 基因型,B 基因型优于 C 基因型,A 和 D 基因型又高于 B 和 C 基因型。基因型是否影响核苷(酸)类似物的疗效尚未确定。③感染不同基因型的患者的疾病进展不同。大量研究资料表明,C 基因型 HBV 感染者的 HBV DNA 滴度和 HBeAg 阳性率均显著高于 B 基因型。C 基因型与疾病的进展、肝硬化和肝癌的发生关系更为密切。

二、乙型病毒性肝炎的流行病学

乙型病毒性肝炎是威胁人类健康的重大疾病之一。乙肝病毒感染在世界范围内很广泛。全世界 HBV 感染者约有 3.5 亿人,亚洲、非洲等有色人种感染率高。我国 HBV 感染者高达 0.93 亿,约占人口的 7%左右。其中部分患者发展成慢性肝炎。亦有少部分可发展成肝硬化或肝癌,成为致死的原因。

1.传染源 主要是 HBV 无症状携带者(AsC)和急、慢性乙型肝炎患者。AsC 因其数量多、分布广、携带时间长、病毒载量高,是重要的传染源。其传染性的强弱主要与血清病毒复制水平有关。急性乙型肝炎患者在潜伏后期即有传染性。慢性乙型肝炎患者病情反复发作或迁延不愈,传染性与病变的活动性无关,而与血清病毒水平相关。

2.传播途径 HBV 主要经血和血制品、母婴、破损的皮肤和黏膜及性接触传播。

(1)母婴传播:HBsAg(+)母亲的子女出生后若未经乙肝免疫接种,则 30%~40%将表现 HBsAg(+)。HBeAg(+)母亲的婴儿 70%以上将在 1 年内 HBsAg 转阳,其中 80%将成为 AsC。

母婴传播最重要的是发生在围生(产)期。HBsAg(+)母亲的新生儿,按要求出生后接受乙型肝炎免疫球蛋白(HBIG)及乙肝疫苗的预防后,可有 90%~95%的保护率;新生儿在分娩过程中接触大量的母血和羊水,新生儿胃液中绝大多数 HBsAg 阳性,可能与 HBV 感染密切相关。宫内传播的发生率和传播机制尚不一致,估计其发生率约为 5%~10%。水平传播指未经系统乙肝免疫接种的围生(产)期后小儿发生

HBV 感染。主要来自母亲或家人的亲密接触,也可来自社会。

(2)医源性传播

1)经血传播:输入 HBsAg 阳性血液可使 50％受血者发生输血后乙型肝炎。对供血员进行 HBsAg 及 ALT 的筛查已经大大减少了输血后乙型肝炎的发生,但筛查的方法必须灵敏。供血员中可能有 2％的 HBsAg 阴性的隐匿性 AsC,受血者可能引起 HBV 感染。接受抗 HBc 阳性的血液,也可发生 HBV 感染,而目前我国尚不可能将抗 HBc 列入筛查项目。输入被 HBV 污染的凝血Ⅷ因子、Ⅸ因子、凝血酶原复合物等可以传染 HBV。成分输血如血小板、白细胞、压积红细胞也可传播。由于对献血员实施严格筛查,经输血及血制品而引起的 HBV 感染已较少发生。

2)经污染的医疗器械传播:不遵循消毒要求的操作、使用未经严格消毒的医疗器械、注射器、侵入性诊疗操作和手术,均是感染 HBV 的重要途径。静脉内滥用毒品是当前急需防范的传播途径。

3)其他如修足、文身、扎耳环孔,共用剃须刀、牙刷和餐具等也可以经破损的皮肤黏膜感染 HBV。医务人员特别是经常接触血液者,HBV 感染率高于一般人群。血液透析患者的 HBV 感染率高于一般人群。对于高危人群应加强乙肝免疫接种。

(3)性接触传播:HBV 可经性接触传播,西方国家将慢性乙型肝炎列入性接触传播疾病。精液和阴道分泌物中含有 HBsAg 和 HBV DNA;性滥交者感染 HBV 的机会较正常人明显升高,相对危险度(RR)为 3.7。观察一组性滥交女性 HBsAg 携带率为 10.40％,正常对照组为 2.8％。性病史者、多性伴、肛交等人群是 HBV 感染的重要危险人群。应重视防范性接触传播。

日常工作或生活接触,如同一办公室工作、共用办公用品、握手、拥抱、同住一宿舍,同一餐厅用餐和共用厕所等无血液唾液暴露的接触,一般不会传染 HBV。经吸血昆虫(蚊、臭虫等)传播未被证实。

总之,由于对新生儿乙肝疫苗计划免疫的实施,母婴传播率已明显下降,医源性传播、性接触传播及静脉毒瘾者中的传播明显上升,这些方面需加强防范。

3.人群易感性   凡未感染过乙型肝炎也未进行过乙肝免疫接种者对 HBV 均易感。吸毒者、性传播疾病患者、性滥交者为高危人群。免疫功能低下者、血液透析患者、部分医护人员感染 HBV 的机会和可能性亦较大。

4.流行特征

(1)地区分布:乙肝呈世界性分布,按照流行率不同大致可分为高、中、低度三类流行区。西欧、北美和澳大利亚为低流行区(人群 HBsAg 阳性率为 0.2％～0.5％);东欧、日本、前苏联、南美和地中海国家为中流行区(HBsAg 阳性率为 2％～7％);东南亚和热带非洲为高流行区(HBsAg 阳性率为 8％～20％)。

据 2008 年卫生部公布的 2006 年全国流行病调查结果,我国人群乙肝表面抗原携带率从 1992 年的 9.75％降至 7.18％。1～4 岁人群乙肝表面抗原携带率最低为 0.96％;5～14 岁人群为 2.42％;15～59 岁人群达 8.57％。抗-HBs 阳性率为 50.09％。1～4 岁人群抗-HBs 阳性率最高,为 71.24％;5～14 岁人群为 56.58％;15～59 岁人群为 47.38％。按此次调查乙肝表面抗原携带率 7.18％推算,我国仍有乙肝表面抗原携带者约 9300 万人。目前我国已实现了世界卫生组织亚太地区提出的 5 岁以下儿童乙肝表面抗原携带率小于 2％的目标,实现了国家 2006～2010 年乙肝防治规划提出的 5 岁以下儿童乙肝表面抗原携带率小于 1％的目标。

(2)季节性:无一定的流行周期和明显的季节性。

(3)性别与年龄分布:乙肝的感染率、发病率和 HBsAg 阳性率均显示出男性高于女性。我国在 1992 年把乙肝疫苗纳入儿童免疫规划管理,2002 年乙肝疫苗纳入儿童免疫规划,因此既往 10 岁以前呈现的乙肝感染率、发病率和 HBsAg 阳性率的高峰现已不再存在。

三、乙型病毒性肝炎的发病机制

HBV 进入人体造成组织损害的机制尚未完全阐明。HBV 由皮肤、黏膜进入人体内,可到达肝、胆、胰、肾、骨髓等脏器,主要在肝内繁殖复制,但对肝细胞无明显的损伤作用。这从一些 HBV 携带者的肝脏病理学检查无病理改变可以得到证明。只有人体对侵入的 HBV 发生免疫反应才出现肝脏病变。细胞免疫、体液免疫及可能出现的自身免疫相互关联参与才能引起疾病。不同的临床疾病类型以不同的免疫反应为主。

1.急性肝炎 HBV 在体内引起病变的类型取决于宿主的免疫应答,急性肝炎的免疫功能正常,HBV 在肝细胞内复制,在肝细胞膜上表现为特异性抗原。HBsAg 与 HBcAg 可能是主要的靶抗原。靶抗原与致敏的 T 淋巴细胞结合,通过淋巴活素杀死肝细胞。同时,特异性体液免疫应答产生抗体(如抗-HBs)释放入血中和病毒,将病毒清除,感染停止,疾病痊愈。

2.慢性肝炎 慢性肝炎的病变主要由细胞免疫异常所致。细胞免疫的效应是 3 种淋巴细胞,即自然杀伤细胞(NK)、细胞毒性 T 细胞(TC)及抗体依赖淋巴细胞。免疫效应所攻击的靶抗原为肝细胞膜上的抗原,如 HBsAg、HBcAg、肝特异性脂蛋白(LSP)及肝膜抗原(LMAg)等。

(1)NK 细胞为不经致敏具有杀伤能力的细胞。NK 细胞的活性在慢性活动性肝炎及 HBsAg 携带者中均有增加。故认为其为肝损伤的发病机制中的重要细胞。

(2)TC 细胞致敏后对有抗原表达的肝细胞具有细胞毒性作用而致肝细胞溶解破坏。肝细胞膜表面有 HBcAg 表达时可为 TC 细胞损伤,如无 HBcAg 靶抗原表达则不能被 TC 细胞损伤。如 HBcAg 只在细胞核内,则不受 T 淋巴细胞的攻击,病变轻微。肝细胞损伤还有其他的因素,如靶细胞的特征、免疫调控功能改变等。

(3)抗体依赖细胞介导的细胞毒性作用(ADCC):肝细胞膜上有两种抗原,一为肝特异性脂蛋白(LSP),目前在血清中已可测出。抗 LSP 在 HBsAg 阳性及阴性的肝炎患者血清中均可测到。肝细胞膜上另一种抗原为肝膜抗原(LMAg)在患者血清中可以测定抗肝膜抗体(LMA)。主要见于自身免疫性慢性活动性肝炎,但亦可见于 HBV 所致慢性活动性肝炎。抗 LSP 等自身抗体可以介导抗体依赖性细胞毒作用(ADCC)成为肝细胞损伤的原因。

免疫调控细胞即辅助性 T 细胞(Th)与抑制性 T 细胞(Ts),其功能是调控免疫反应,其功能低下或亢进均引起免疫紊乱。根据多数学者检测的结果,在肝炎急性期及慢性肝炎活动期存在着抑制性 T 细胞功能低下或缺陷。慢性肝炎稳定期多无变化。

慢性 HBV 感染患者血清免疫球蛋白水平多为正常,说明 B 细胞功能正常。HBV 在体内激发多种抗体,抗原抗体发生免疫反应形成免疫复合物引起肝细胞损伤,清除病毒。抗原抗体的量不平衡决定病变程度。免疫反应低下者所产生的抗-HBs 不足以清除体内的 HBV,病毒大量复制,持续不断地导致肝细胞病变,即形成慢性肝炎。如宿主为免疫耐受状态,大量病毒复制,主要表达为 HBsAg,不引起宿主的免疫反应,肝细胞不受累,即为慢性 HBsAg 携带状态。

有学者提出病毒通过 3 方面的机制得以在宿主体内持续存在:①通过逃避宿主的免疫监视,细胞表面 HLA-ABC 表达少或抗-HBc 滴度高掩盖了 HBcAg 在肝细胞膜上的表达,T 淋巴细胞不能识别并接触病毒抗原;②淋巴细胞或巨噬细胞本身感染了病毒,产生了可溶性抑制因子,不能发挥免疫反应去清除病毒。同时也抑制了干扰素的产生;③病毒自身在复制过程中发生突变,产生有缺陷的变异株不被通常的免疫机制清除。

3.重型肝炎   宿主的免疫反应亢进,产生抗-HBs过早过多,与HBsAg形成过多的复合物,导致局部过敏坏死反应(Arthus反应),肝细胞大块或亚大块坏死。或过多的HBsAg-抗-HBs复合物在肝窦内沉积,造成微循环障碍,导致缺血坏死,波及全肝。除强烈的体液免疫反应外也发生相应强烈的细胞免疫反应。T细胞介导细胞毒作用也发挥效应,促进肝细胞坏死,引起急性或亚急性重型肝炎。

内毒素的作用在重型肝炎的发展上也起一定作用。正常情况下肠道细菌所产生的内毒素运送至肝脏后由肝脏清除。肝受损时不能有效清除内毒素,内毒素进入体循环,引起血管通透性增加,血小板激活因子(PAF)增加,能促进DIC形成。同时,内毒素刺激单核/巨噬细胞系统,使后者分泌两种因子。一为PAF,一为肿瘤坏死因子(TNF),TNF又引起一系列介质如白细胞介素1、白细胞介素6,白三烯及PAF的分泌。白三烯收缩平滑肌和增加血管通透性的作用比组胺强100倍,从而引起各器官强烈的血管反应,可导致多器官衰竭。

近年来发现丁型肝炎病毒感染与乙型重型肝炎的发病也有密切关系。重型肝炎血清中丁型肝炎病毒标志物>30%阳性,而普通型肝炎则<5%阳性。

四、乙型肝炎的病理学特征及临床表现

病毒性肝炎的病变主要在肝脏,累及全肝。肝细胞的变性坏死为原发性病变。

1.急性乙型病毒性肝炎(B)   临床上分黄疸型及无黄疸型。基本病变相同,病变程度有轻重不同,85%可恢复正常,约10%～15%可转变为慢性肝炎,1%可转变为急性重型肝炎。

病变高峰时肝细胞的形态变化为肝细胞水肿变性、点状坏死、嗜酸性变性、嗜酸性小体形成,气球样细胞变性,肝小叶内和汇管区出现以淋巴细胞为主的炎性细胞浸润。Kupffer细胞增生活跃并游离成巨噬细胞。汇管区的炎性细胞浸润可伸向邻近肝小叶,有碎片坏死但不破坏肝小叶界板,故小叶轮廓清楚。肝内淤胆,毛细胆管扩张并可含小胆栓,肝细胞亦可有胆色素颗粒沉着。急性病毒性肝炎后期肝细胞肿胀,肝索排列紊乱,含有胆色素颗粒的Kupffer细胞以及汇管区的淋巴细胞浸润等可继续存在达数月之久。

临床上,急性黄疸型肝炎总病程约2～4个月,可分为3期。

黄疸前期持续5～7天,大多数患者起病缓慢,可有发热、乏力、食欲不振或恶心、呕吐等消化道症状。有些患者出现荨麻疹、关节痛或上呼吸道症状。尿色发黄。肝区胀痛,肝轻度肿大。肝功能检查ALT升高。

黄疸期持续2～6周,约1～3周内黄疸达到高峰。患者巩膜皮肤黄染,尿色更深。此时发热消退,乏力、胃肠道症状逐渐好转。肝大有压痛及叩击痛,少数患者脾轻度肿大。肝功能检查血清胆红素含量升高,ALT显著升高。

恢复期持续1～2个月,黄疸渐退,食欲恢复,体力逐渐恢复,肝功能恢复正常。

急性无黄疸型肝炎病程多在3个月内,除无黄疸外,其他临床表现与黄疸型相似。无黄疸型发病率远高于黄疸型,通常起病较缓慢,症状较轻,主要表现为全身乏力、食欲下降、恶心、腹胀、肝区痛,肝大、有轻压痛及叩痛等。恢复较快,有些病例无明显症状,易被忽视。

2.慢性乙型病毒性肝炎(CHB)   病程超过半年,由急性乙型肝炎迁延不愈而发展成慢性肝炎,或因乙型肝炎起病隐袭,待临床发现疾病时已成慢性。

病理变化轻重多样化,慢性肝炎多非全小叶性病变,小叶内有不同程度的肝细胞变性、坏死、汇管区及汇管区周围炎症较明显,主要病变除炎症坏死外还有不同程度的纤维化。

(1)轻度慢性肝炎:肝细胞气球样变性,有点状坏死、灶状坏死或出现凋亡小体,汇管区有炎性细胞浸

润或可见碎屑坏死。肝小叶结构完整,轮廓清楚,不见肝细胞结节形成,不发展成肝硬化。

临床上症状、体征轻微或缺如,肝功能正常或轻度异常,ALT 和 AST 轻度升高,蛋白质代谢正常,血清胆红素可有轻度升高($\leqslant 34.2\mu mol/L$)。

(2)中度慢性肝炎:肝细胞有中度碎屑坏死,汇管区炎症明显,小叶内炎症明显,肝内坏死灶融合或伴有少数桥接坏死,有纤维间隔形成,小叶结构大部分保存完整。

临床上症状体征都比轻度慢性肝炎重,有较明显的乏力、厌食、腹胀、中等度黄疸,肝脾大,肝区触痛。实验室检查 ALT 及 AST 明显升高(>正常 3 倍),血胆红素定量 $34.4\sim 85.5\mu mol/L$,蛋白质代谢不正常,白/球比例降低(<1.4~1.0),凝血酶原活动度降低(<71%~60%)。

(3)重度慢性肝炎:汇管区严重炎症性变化,桥接坏死累及多个小叶,小叶结构紊乱,小叶间的界板呈锯齿状,肝小叶被瓜分成假小叶,形成早期肝硬化的病理特征。

临床上有明显的肝炎症状。乏力、纳差、腹胀、黄疸更明显。有肝病面容、蜘蛛痣、肝掌、脾大。实验室检查 ALT 及 AST 持续或明显升高(>正常 3 倍),血胆红素升高(>$85.5\mu mol/L$),蛋白质代谢异常,白/球比例降低($\leqslant 1.0$),凝血酶原活动度降低(60%~40%)。B 型超声波检查可发现门静脉增宽($\geqslant 14mm$),脾静脉增宽(>8mm)及脾脏肿大等门静脉高压现象。

3.重症乙型病毒性型肝炎　分急性、亚急性及慢性重型三类。

(1)急性重型肝炎:又称暴发型病毒性肝炎,病死率极高。致病原因多为 HBV 感染。由于强烈的免疫反应,导致肝细胞广泛坏死,肝脏萎缩,表面光滑。早期死亡者的肝脏未见明显的胆色素积聚。切面见各个肝小叶中央区塌陷,色深红,称为红色肝萎缩。大多数重型肝炎尸检时呈所谓急性黄色肝萎缩,肝显著缩小,胆色素沉积呈黄色,重量可减少到 600~800g.异常柔软,被膜皱缩,边薄。显微镜下见肝小叶内肝实质细胞大都溶解坏死,病灶内肝细胞消失,可见到一些核已消失的肝细胞质或残屑,在这些碎屑之间散布着较多的炎性细胞,包括组织细胞、淋巴细胞及少数中性粒细胞。肝窦充血,Kupffer 细胞增生肿大,游离并吞噬破碎物质和色素颗粒,遗留有网状纤维支架。黄疸超过 10 日者小叶周边的细胆管往往增生,且有淤胆。

急性重型肝炎的临床特点是在起病 2 周以内出现肝性脑病,且凝血酶原活动度低于 40%。昏迷往往与黄疸同时发生,极少数病例可先于黄疸发生。有许多致昏迷因素(如氨、短链脂肪酸等)及促进昏迷的因素(如低血糖、缺氧等)导致昏迷、脑水肿、脑疝而死亡。全病程不超过 3 周。

(2)亚急性重型肝炎:亦称亚急性肝坏死。起病类似急性黄疸型肝炎,病情经过较急性重型肝炎缓慢,此型病理改变肝实质坏死范围较小(亚广泛坏死),坏死区有单核细胞浸润,炎症病变弥散。除肝小叶有较广泛的坏死外,同时兼有明显的肝细胞再生现象,这是与急性重型肝炎病变的主要区别点。肉眼观察肝体积普遍缩小。表面皱缩塌陷,部分隆起较硬,粗大结节状即肝细胞再生区域。显微镜下在塌陷区多数肝细胞坏死,网状纤维支架萎缩,肝小叶轮廓缩小,汇管区炎性细胞浸润,新生的小胆管内淤胆。此型肝炎病变多样化(坏死、萎缩、再生、早期肝硬化等),主要是病变不同期发展所致。

临床上多于起病 15 天至 24 周出现病情逐渐加重,黄疸迅速加深,血清胆红素每日上升$\geqslant 17.1\mu mol/L$或大于正常值 10 倍,极度疲乏、恶心、呕吐不能进食,腹胀,可出现腹水,同时凝血酶原时间明显延长,凝血酶原活动度低于 40%。易并发自发性腹膜炎、肝性脑病、肝肾综合征或大出血而致死亡。部分患者经积极治疗可好转,但以后易发展为坏死后性肝硬化。

(3)慢性重型肝炎:亦称慢性肝炎亚急性肝坏死,是在慢性肝炎或肝硬化的基础上发生的亚急性肝坏死。病理改变除亚急性重型肝炎的变化外尚有慢性肝炎或肝硬化的典型表现。本型患者临床表现与亚急性重型肝炎相似,预后更差,病死率极高。

4.淤胆型肝炎(胆汁淤积型乙型病毒性肝炎)　即以往称的毛细胆管炎型肝炎,主要表现为肝内"阻塞性"黄疸。病变主要位于小叶中心部,毛细胆管内有胆栓。肝细胞病变较轻,可见肝细胞大小不等,呈多染性,很少看到肝细胞坏死及嗜酸性小体。汇管区有炎性细胞浸润。其病变程度与黄疸的深度不平行。临床上黄疸持续时间较长,为胆汁淤积性黄疸。皮肤瘙痒,大便颜色变浅或灰白。中毒病状较轻。实验室检查血胆固醇升高,血胆红素升高以结合胆红素为主要成分。蛋白质代谢基本正常,碱性磷酸酶升高,ALT轻到中度升高,病程虽长,预后良好。

五、乙型病毒性肝炎的自然病程

1.乙型病毒性肝炎的 4 个时期　根据临床病程、乙肝病毒的血清学、病毒复制及血清转氨酶的水平,慢性 HBV 感染的自然病程一般可人为地划分为 4 个阶段,即免疫耐受期、免疫清除期、非活动或低(非)复制期和再活动期。

(1)免疫耐受期:其特点是 HBV 复制活跃,血清 HBsAg 和 HBeAg 阳性,HBV DNA 载量高(常常> $2×10^6$ IU/ml,相当于 10^7 拷贝/ml),但血清 ALT 水平正常或轻度升高,肝组织学无明显异常并可维持数年甚至数十年,或轻度炎症坏死、无或仅有缓慢肝纤维化的进展。

(2)免疫清除期(即 HBeAg 阳性慢性乙型肝炎):患者免疫耐受消失进入免疫活跃阶段,表现为血清 HBV DNA 下降(常常>2000IU/ml,相当于 10^4 拷贝/ml),伴有 ALT 持续或间歇升高,肝组织学中度或严重炎症坏死、肝纤维化可快速进展,部分患者可发展为肝硬化和肝衰竭。

(3)非活动或低(非)复制期:表现为 HBeAg 阴性、抗-HBe 阳性,HBV DNA 持续低于最低检测限,ALT/AST 水平正常,肝组织学无炎症或仅有轻度炎症,这一阶段也称为非活动性 HBsAg 携带状态,是 HBV 感染获得免疫控制的结果。大部分此期患者发生肝硬化和 HCC 的风险大大减少,在一些持续 HBV DNA 转阴数年的患者,自发性 HBsAg 血清学转换率为每年 1%～3%。

(4)再活动期(即 HBeAg 阴性慢性乙型肝炎):部分处于非活动期的患者可能出现 1 次或数次的肝炎发作,多数表现为 HBeAg 阴性、抗-HBe 阳性[部分是由于前 C 区和(或)C 基因基本核心区启动子变异导致 HBeAg 表达水平低下或不表达],HBV DNA 活动性复制、ALT 持续或反复异常,成为 HBeAg 阴性慢性乙型肝炎,这些患者可进展为肝纤维化、肝硬化、失代偿期肝硬化和 HCC。也有部分患者可出现自发性 HBsAg 消失(伴或不伴抗-HBs)和 HBV DNA 降低或检测不到,因而预后常良好。少部分此期患者可恢复到 HBeAg 阳性状态(特别是在免疫抑制状态如接受化学治疗时)。

2.与慢性乙型病毒性肝炎进展相关的因素　HBV 感染期的自然病程是复杂和多变的,同时受到很多因素的影响,包括感染的年龄、病毒因素(HBV 基因型、病毒变异和病毒复制的水平)、宿主因素(性别、年龄和免疫状态)和其他外源性因素,如同时感染其他嗜肝病毒和嗜酒等。临床上 HBV 感染包括从症状不明显的肝炎到急性有症状的肝炎,甚至急性重症肝炎,从非活动性 HBsAg 携带状态到慢性肝炎、肝硬化等各种状况,大约 15%～40% 的慢性 HBV 感染者会发展为肝硬化和晚期肝病。

HBV 感染时的年龄是影响慢性化的最主要因素。感染的年龄越轻,慢性化的可能性越高。在围产期和婴幼儿时期感染 HBV 者中,分别有 90% 和 25%～30% 将发展成慢性感染,而 5 岁以后感染者仅有 5%～10% 发展为慢性,一般无免疫耐受期。在 6 岁以前感染 HBV 的人群,约 25% 在成年时发展成肝硬化和 HCC,但有少部分与 HBV 感染相关的 HCC 患者无肝硬化证据。死亡率与肝硬化和肝细胞癌的发生发展有关。慢性乙型肝炎、代偿期和失代偿期肝硬化的 5 年病死率分别为 0～2%、14%～20% 和 70%～86%。

肝细胞病变主要取决于机体的免疫应答,尤其是细胞免疫应答。免疫应答既可清除病毒,亦可导致肝细胞损伤,甚至诱导病毒变异。机体免疫反应不同,导致临床表现各异。当机体处于免疫耐受状态,不发生免疫应答,多成为无症状携带者;当机体免疫功能正常时,多表现为急性肝炎,成年感染 HBV 者常属于这种情况,大部分患者可彻底清除病毒;在机体免疫功能低下、不完全免疫耐受、自身免疫反应产生、HBV 基因突变逃避免疫清除等情况下,可导致慢性肝炎;当机体处于超敏反应,大量抗原-抗体复合物产生并激活补体系统,以及在 TNF、白细胞介素-1(IL-1)、IL-6、内毒素等参与下,导致大片肝细胞坏死,发生重型肝炎。

血清 HBV DNA 含量的变化与大部分慢性乙型肝炎的急性发作有着密切的关系,乙型肝炎病毒的复制启动和激发的机体免疫反应,导致肝细胞损伤。

乙型肝炎慢性化的发生机制尚未充分明了,有证据表明,免疫耐受是关键因素之一。由于 HBeAg 是一种可溶性抗原,HBeAg 的大量产生可能导致免疫耐受。免疫抑制亦与慢性化有明显关系。慢性化还可能与遗传因素有关。

3.慢性乙型病毒性肝炎与肝硬化及肝癌 慢性乙型肝炎患者中,肝硬化失代偿的年发生率约为 3%,5 年累计发生率约为 16%。发展为肝硬化的患者一般大于 30 岁,通常伴有炎症活动和病毒再激活,往往有早期肝功能失代偿的表现,乙肝病毒前 C 区和 C 区变异相当常见,其特点尚待进一步认识。

慢性 HBV 感染者的肝硬化发生率与感染状态有关。免疫耐受期患者只有很轻或无肝纤维化进展,而免疫清除期是肝硬化的高发时期。肝硬化的累计发生率与持续高病毒载量呈正相关,HBV DNA 是独立于 HBeAg 和 ALT 以外能够独立预测肝硬化发生的危险因素。发生肝硬化的高危因素还包括嗜酒、合并丙型肝炎病毒(HCV)、丁型肝炎病毒(HDV)或人类免疫缺陷病毒(HIV)感染等。

HBV 与原发性肝细胞癌(HCC)的关系密切。其发生机制现在认为首先由于 HBV 在肝细胞内与人体染色体整合,这是癌变的启动因素。整合后的肝细胞易于受到一系列的刺激而发生转化。HBV 的 X 蛋白和截断的前 S2/S 多肽作为增强子可反式激活各种细胞促进因子,后者在各种生长因子的共同作用下,促进已整合的肝细胞转化。此外,某些原癌基因如 N-ras 基因可被激活,某些抑癌基因如 P53 基因可能产生突变,均可促进癌变的发生。

非肝硬化患者较少发生 HCC。肝硬化患者中 HCC 的年发生率为 3%～6%。HBeAg 阳性和(或)HBV DNA>2000IU/ml(相当于 10^4 拷贝/ml)是肝硬化和 HCC 发生的显著危险因素。大样本研究结果显示,年龄大、男性、ALT 水平高也是肝硬化和 HCC 发生的危险因素,HCC 家族史也是相关因素,但在同样的遗传背景下,HBV 病毒载量更为重要。

六、HBV 标志物的检测及其意义

1.乙型肝炎表面抗原(HBsAg) HBV 感染后 2～6 个月出现,相当于临床潜伏期,ALT 升高前 2～8 周。出现于肝细胞质、血液及其他体液(胆汁、唾液、乳汁、汗液、鼻涕、泪水、精液、阴道分泌物)。急性自限性肝炎 6 个月内可消失。慢性肝炎或慢性携带者可持续存在。HBsAg 有抗原性无传染性。HBsAg 是病毒的外壳物质(表面蛋白)并不是完整的病毒颗粒,血清 HBsAg 阴性而 HBV DNA 阳性可能有 3 种情况:①HBsAg 滴度低或正在消失,用现行通用的 ELISA 方法测不出;②可能为不同亚型感染;③S 基因变异,以致血中出现有缺陷的 HBsAg,用常规方法测不出。故检查乙肝病毒感染时,只测 HBsAg 是不够的。

2.抗-HBs 出现在血清中,在急性 HBV 感染后期或 HBsAg 消失之后,经过一段时间的窗口期出现抗-HBs,表示为 HBV 感染的恢复期。一般而言,抗-HBs 可数年保留在血中。正常情况 HBsAg 与抗-HBs

不同时在血中出现。人体在感染期虽持续产生抗-HBs,因有过多的 HBsAg 与之形成 HBsAg-抗-HBs 复合物,抗 HBs 不易被测出来,只有 HBsAg 消失后才能测出。抗-HBs 为保护性抗体,能抵抗同型病毒的侵入,但如抗-HBs 滴度低,侵入病毒的量过大时,仍可发生感染。不同亚型病毒亦可感染。乙肝疫苗注射后血中可出现抗-HBs。

3.HBeAg HBeAg 的出现迟于 HBsAg,消失早于 HBsAg,急性自限性感染在血中存在的时间不超过10 周。在慢性感染及病毒携带者可持续存在。HBeAg 阳性多与病毒高复制相关,但 HBV 前 C 区基因突变时,可发生 HBeAg 阴性的慢性乙型肝炎,病毒感染可能更重。单独 HBeAg 阳性时必须除外类风湿因子所致的假阳性。

4.抗-HBe 抗-HBe 出现在 HBeAg 消失的血清,此时血 HBV DNA 及 DNA 多聚酶多数已转阴性。HBsAg 未消失就出现抗-HBe,也早于抗-HBs。HBeAg 消失而抗-HBe 产生称为血清转换。抗-HBe 转阳后,病毒复制多处于静止状态,传染性降低。长期抗-HBe 阳性者并不代表病毒复制停止或无传染性,研究显示 20%～50%仍可检测到 HBV DNA。少数病例抗-HBe 阳性,始终未出现过 HBeAg,是因 HBV 基因存在变异,无法分泌 HBeAg。虽然血清无 HBeAg,但病毒仍在复制,可出现疾病加剧现象。有人观察到从HBeAg 向抗-HBe 转换过程中,临床上有两种不同的过程,一种为隐性转换。一种为急性发作伴有 ALT升高,肝组织坏死甚至有桥接坏死。后者属 HBV 清除的免疫反应。

HBeAg 转换为抗-HBe 的时间长短不一,急性自限性感染一般在 10 周内转换。慢性感染者可多年不变,少数抗-HBe 阳性 HBV DNA 也阳性的患者,HBeAg 又可能重新阳性。

5.抗-HBc IgM 出现在 HBV 感染早期的血清中,稍后于 HBsAg,为急性感染期指标,在发病第 1 周即可出现,持续时间差异较大,多数在 6 个月内消失。慢性活动性肝炎患者可多年持续存在,但滴度低。

6.抗-HBc IgG HBsAg 与 HBeAg 出现后才在血清中出现。抗-HBc IgG 在血清中可长期存在,高滴度的抗-HBc IgG 表示现症感染,常与 HBsAg 并存;低滴度的抗-HBc IgG 表示过去感染,常与抗-HBs并存。

7.HBcAg Dane 颗粒的核心结构存在于细胞核。通常在血中不易检测,要用去垢剂处理才能分离出HBcAg,然后用放免法测定在血清中的含量。HBcAg 阳性表示 HBV 处于复制状态,有传染性。

8.乙肝病毒脱氧核糖核酸(HBV DNA)血清 HBV DNA 阳性及含量反映病毒复制,代表传染性的强弱,是 HBV 感染最直接、特异且灵敏的指标。急性 HBV 感染时,潜伏期即可阳性,于感染后第 8 周达高峰,至血清转氨酶升高时,90%以上已被清除。慢性 HBV 感染者,HBV DNA 可长期阳性,斑点杂交法检测 HBV DNA 特异性高但灵敏度较低,PCR 法的应用大大提高了灵敏度,现广泛用于治疗过程中疗效评估。

七、慢性乙型病毒性肝炎的治疗

慢性乙型病毒性肝炎的治疗原则以充足的休息、营养为主,辅以适当的药物,避免饮酒、过度劳累和使用肝脏药物。根据患者具体情况采用综合性治疗方案,包括合理的休息和营养、心理辅导、改善和恢复肝功能、调节机体免疫、抗病毒、抗纤维化等治疗。

慢性乙型肝炎治疗的总体目标是:最大限度地长期抑制 HBV 复制,以减轻肝细胞炎性坏死及肝纤维化,延缓和减少肝脏失代偿、肝硬化、HCC 及其并发症的发生,从而改善生活质量和延长存活时间。

慢性乙型肝炎治疗主要包括抗病毒、免疫调节、抗炎和抗氧化、抗纤维化和对症治疗,其中抗病毒治疗是关键,只要有适应证,且条件允许,就应进行规范的抗病毒治疗。

目前应用的抗 HBV 的药物主要有普通干扰素或聚乙二醇化干扰素和核苷（酸）类似物两类。世界主要的肝病协会，包括美国肝病协会（AASLD），欧洲肝病协会（EASL），及亚太肝病协会（APASL）均已发表其慢性乙型肝炎防治指南。中华医学会肝病学分会、中华医学会感染病学分会也于 2011 年初更新其慢性乙型肝炎防治指南。

抗病毒治疗的一般适应证包括：①HBeAg 阳性者，HBV DNA≥10^5 拷贝/ml（相当于 20000IU/ml）；HBeAg 阴性者，HBV DNA≥10^4 拷贝/ml（相当于 2000IU/ml）；②ALT≥2×正常值的上限（ULN）；如用 IFN 治疗，ALT 应≤10×ULN，血清总胆红素应<2×ULN；③ALT<2×ULN，但肝组织学显示 Knodell 组织学活性指数（HAI）≥4，或炎性坏死程度≥二级（G2），或纤维化分级≥二级（S2）。需要指出的是这些已发表的指南在 HBV DNA 和 ALT 标准上可能有所不同。

对持续 HBV DNA 阳性、达不到上述治疗标准，但有以下情形之一者，亦应考虑给予抗病毒治疗：①对 ALT 大于 ULN 且年龄>40 岁者，也应考虑抗病毒治疗。②对 ALT 持续正常但年龄较大者（>40 岁），应密切随访，最好进行肝组织活检；如果肝组织学显示 Knodell HAI≥4，或炎性坏死≥G2，或纤维化≥S2，应积极给予抗病毒治疗。③动态观察发现有疾病进展的证据（如脾脏增大）者，建议行肝组织学检查，必要时给予抗病毒治疗。

在开始治疗前应排除由药物、酒精或其他因素所致的 ALT 升高，也应排除应用降酶药物后 ALT 暂时性正常。在一些特殊病例如肝硬化或服用联苯结构衍生物类药物者，其 AST 水平可高于 ALT，此时可将 AST 水平作为主要指标。

1.干扰素 α（IFN-α）治疗　普通 IFN-α 为最早用于抗 HBV 的药物，于 1994 年被美国 FDA 批准使用，该药半衰期短，具有直接抗病毒、抗增殖及免疫调节活性。聚乙二醇化干扰素 α（Peg IFN-α）通过延长半衰期，增强疗效，只需每周给药一次，Peg IFN-α 于 2005 年批准用于 CHB 的治疗。我国已批准普通 IFN-α（2a、2b 和 1b）和聚乙二醇化干扰素 α（2a 和 2b）用于治疗慢性乙型肝炎。研究表明，普通 IFN 治疗慢性乙型肝炎患者，HBeAg 血清学转换率、HBsAg 消失率、肝硬化发生率、HCC 发生率均优于未经 IFN 治疗者。

国际多中心随机对照临床试验结果显示，Peg IFN-α-2a 或 Peg IFN＝α-2b 在治疗 HBeAg 阳性或阴性的慢性乙型肝炎中，HBV DNA 抑制率、HBeAg 血清学转换率、HBsAg 消失率及持久应答率均可达到较高的水平，其对 HBV 的抑制更持久，疗效较普通 IFN-α 高。在有抗病毒指征的患者中，对年龄较轻的患者（包括青少年患者）、近年内希望生育的患者、期望短时间内完成治疗的患者和机体免疫清除反应较强的患者（如病毒载量较低、ALT 水平较高、肝脏炎症程度较重），应首先考虑追求更高的目标，优先推荐选择持续应答率较高的干扰素治疗，对有条件者可优先推荐选择 Peg IFN-α。

有下列因素者常可取得较好的疗效：①治疗前 ALT 水平较高；②HBV DNA<2×10^8 拷贝/ml（相当于 4×10^7IU/ml）；③女性；④病程短；⑤非母婴传播；⑥肝组织炎性坏死较重，纤维化程度轻；⑦对治疗的依从性好；⑧无 HCV、HDV 或 HIV 合并感染；⑨HBV 基因 A 型；⑩治疗 12 周或 24 周时，血清 HBV DNA 不能检出，其中治疗前 ALT、HBV DNA 水平和 HBV 基因型，是预测疗效的重要因素。在 Peg IFN-α-2a 治疗过程中，定量检测 HBsAg 水平或 HBeAg 水平对治疗应答有较好的预测价值。

在用干扰素进行治疗的过程中，应密切注意患者血清学的监测和随访。治疗前应检查：①生物化学指标，包括 ALT、AST、胆红素、清蛋白及肾功能；②血常规、尿常规、血糖及甲状腺功能；③病毒学标志物，包括 HBsAg、HBeAg、抗-HBe 和 HBV DNA 的基线状态或水平；④对于中年以上患者，应作心电图检查和测血压；⑤排除自身免疫性疾病；⑥尿人绒毛膜促性腺激素检测以排除妊娠。

治疗过程中应检查：①血常规：开始治疗后的第 1 个月，应每 1～2 周检测 1 次血常规，以后每个月检测 1 次，直至治疗结束；②生物化学指标：包括 ALT 和 AST 等，治疗开始后每月检测 1 次，连续 3 次，以后随病情改善可每 3 个月检测 1 次;③病毒学标志物:治疗开始后每 3 个月检测 1 次 HBsAg、HBeAg、抗-HBe 和 HBV DNA;④其他:每 3 个月检测 1 次甲状腺功能、血糖和尿常规等指标;如治疗前就已存在甲状腺功能异常或已患糖尿病者,应先用药物控制甲状腺功能异常或糖尿病,然后再开始 IFN 治疗,同时应每月检查甲状腺功能和血糖水平;⑤应定期评估精神状态:对出现明显抑郁症和有自杀倾向的患者,应立即停药并密切监护。

IFN 的不良反应及其处理:①最为普遍的是流感样症候群:表现为发热、寒战、头痛、肌肉酸痛和乏力等,可在睡前注射 IFN-α,或在注射 IFN 的同时服用解热镇痛药。②骨髓抑制,一过性外周血细胞减少:主要表现为外周血白细胞(中性粒细胞)和血小板减少。如中性粒细胞绝对计数≤$0.75×10^9$/L 和(或)血小板<$50×10^9$/L,应降低 IFN-α 剂量;1~2 周后复查,如恢复,则逐渐增加至原量。如中性粒细胞绝对计数≤$0.5×10^9$/L 和(或)血小板<$30×10^9$/L,则应停药。对中性粒细胞明显降低者,可试用粒细胞集落刺激因子(G-CSF)或粒细胞巨噬细胞集落刺激因子(GM-CSF)治疗。③精神异常:可表现为抑郁、妄想、重度焦虑等精神疾病症状。对症状严重者,应及时停用 IFN-α,必要时会同神经精神科医师进一步诊治。④自身免疫性疾病:一些患者可出现自身抗体,仅少部分患者出现甲状腺疾病(甲状腺功能减退或亢进)、糖尿病、血小板减少、银屑病、白斑、类风湿关节炎和系统性红斑狼疮样综合征等,严重者应停药。⑤失眠、轻度皮疹、脱发:根据具体情况可不用停药。出现少见的不良反应如癫痫、肾病综合征、间质性肺炎和心律失常等时,应停药观察。

IFN 治疗的绝对禁忌证包括:妊娠、精神病史(如严重抑郁症)、未能控制的癫痫、未戒掉的嗜酒或吸毒者、未经控制的自身免疫性疾病、失代偿期肝硬化、有症状的心脏病。IFN 治疗的相对禁忌证包括:甲状腺疾病、视网膜病、银屑病、既往抑郁症史,未控制的糖尿病、高血压,治疗前中性粒细胞计数<$1.0×10^9$/L 和(或)血小板计数<$50×10^9$/L,总胆红素>51μmol/L(特别是以结合胆红素为主者)。

2.核苷(酸)类药物治疗　核苷(酸)类似物抗 HBV 作用的主要机制之一就是抑制 HBV DNA 聚合酶的活性。具有高效、低毒、使用方便等优点,在临床应用范围广泛。但是核苷类似物不能消除肝细胞内的 HBV cccDNA,不能根除 HBV 感染,因此停药后可复发。

目前在美国和欧洲已批准上市用于治疗 CHB 的核苷(酸)类似物有 5 种,即拉米夫定(LAM)、阿德福韦酯(ADV)、恩替卡韦(ETV)、替比夫定(LdT)和替诺福韦酯(TDF),TDF 尚未获得我国国家食品药品监督管理局(SFDA)的批准,预计 1~2 年后也会在我国上市。其他正在进行临床或临床前期研究的核苷(酸)类似物还有恩曲他滨(FTC)、克拉夫定等。其中,克拉夫定已在韩国完成Ⅲ期临床研究后上市,但由于其在临床应用中可引起肌肉损害,前景不甚明了。

核苷(酸)类药物大致可分为两类:即核苷类似物和核苷酸类似物,前者包括拉米夫定、恩替卡韦、替比夫定,后者包括阿德福韦酯、替诺福韦酯。也可根据化学结构不同将这些药物归为 3 类:①左旋核苷类:拉米夫定是原型,其衍生物替比夫定,也属于胞嘧啶核苷类似物;②无环磷酸盐类:阿德福韦酯是原型,还包括其衍生物替诺福韦酯等;③环戊烷类:恩替卡韦是原型,属于鸟嘌呤核苷类。结构相似的药物可能有相同或相近的耐药基因突变位点,存在一定程度的交叉耐药性;结构不同的药物可能无交叉耐药或耐药基因突变位点相差较远。

(1)拉米夫定(LAM):LAM 是 2'-3'-双脱氧-3'-硫代胞嘧啶核苷的异构体。其有活性的三磷酸盐(3TC-TP)掺入延伸中的 DNA 链可导致 DNA 合成的提前终止,从而抑制 HBV DNA 的合成。1998 年美国食品及药品管理局批准拉米夫定为治疗乙型肝炎的药物。国内外随机对照临床试验结果表明,每日 1 次口服 100mg 拉米夫定可明显抑制 HBV DNA 水平;HBeAg 血清学转换率随治疗时间延长而提高。随机双盲临床试验结果表明,慢性乙型肝炎伴明显肝纤维化和代偿期肝硬化患者经拉米夫定治疗 3 年可延缓疾病进展、降低肝功能失代偿及 HCC 的发生率。失代偿期肝硬化患者经拉米夫定治疗后也能改善肝功能，延长生存期。国外研究结果显示，拉米夫定治疗儿童慢性乙型肝炎的疗效与成人相似，安全性良好。我国临床研究也显示了相似的临床疗效和安全性。拉米夫定不良反应发生率低，安全性类似安慰剂。

随着治疗时间的延长，病毒耐药突变的发生率增高（第 1、2、3、4 年分别为 14%、38%、49% 和 66%）。长期服用拉米夫定的乙肝患者可诱发体内 HBV DNA 多聚酶 C 区发生 YMDD 突变。这种 YMDD 突变可产生 HBV 对拉米夫定的耐药性，显著降低拉米夫定的疗效。临床上，YMDD 突变发生后，患者的病情可加重，出现停药前转氨酶（ALT）的反跳及 HBV DNA 转为阳性。用药时需考虑其影响。我国 CHB 防治指南（2010 年版）建议对于接受 LAM 治疗的患者，一旦检出基因型耐药或 HBV DNA 开始升高时就加用 ADV 联合治疗，2009 年欧洲肝脏病学会乙肝防治指南（EASL 指南）对 LAM 耐药建议加用 TDF（如果没有 TDF，加用 ADV）。由于核苷（酸）类似物之间存在交叉耐药，LAM 引发的 YMDD 变异病毒株对上述所有左旋核苷类的敏感度均明显降低，因此，LAM 耐药患者应避免选用左旋核苷类药物如 LdT。研究结果还提示，拉米夫定治疗失败患者使用恩替卡韦每日 1.0mg 亦能抑制 HBV DNA、改善生物化学指标，但疗效较初治者降低，且病毒学突破发生率明显增高，从第 1 年到第 5 年 ETV 治疗 LAM 失效患者累计基因型耐药发生率分别为 6%、15%、36%、46% 和 51%。因此，我国最新指南及欧美指南均不推荐 ETV 作为 LAM 失效患者的挽救治疗。

（2）阿德福韦酯（ADV）：ADV 是一种腺嘌呤核苷单磷酸类似物，既可抑制反转录酶也可抑制 DNA 聚合酶的活性，也可掺入 HBV DNA 而导致其合成终止。2002 年被美国 FDA 批准用于 CHB 的治疗，2005 年在我国上市。该药起效较慢，抗 HBV DNA 活性较低，易发生变异，长期使用可发生肾损害。

国内外随机双盲临床试验结果表明，HBeAg 阳性慢性乙型肝炎患者和 HBeAg 阴性患者口服阿德福韦酯可明显抑制 HBV DNA 复制、促进 ALT 复常、改善肝组织炎性坏死和纤维化。随着治疗时间延长，病毒耐药突变的发生率增高，肾脏损害发生率增高。阿德福韦酯联合拉米夫定，对于拉米夫定耐药的慢性乙型肝炎能有效抑制 HBV DNA、促进 ALT 复常，且联合用药者对阿德福韦酯的耐药发生率更低。多项研究结果显示，对发生拉米夫定耐药的代偿期和失代偿期肝硬化患者，联合阿德福韦酯治疗均有效。对拉米夫定耐药患者目前不推荐直接单用阿德福韦酯。近年有研究显示，拉米夫定耐药患者单用阿德福韦酯较加用阿德福韦酯者发生阿德福韦酯耐药率高。对于儿童患者阿德福韦酯的疗效和安全性尚不确定。

与拉米夫定相比，阿德福韦酯的耐药率较低，约有 30% 的初始抗病毒治疗患者会出现原发性无应答。随着治疗时间的延长，其耐药率也是逐年升高的（第 1、2、3、4、5 年分别为 0%、3%、11%、18% 和 29%）。虽然体外和临床研究证实拉米夫定和恩替卡韦对阿德福韦酯耐药患者仍然具有较好的疗效，但是拉米夫定耐药患者对阿德福韦酯的耐药率较初始抗病毒治疗患者是增加的。

2009 年 EASL 指南对 ADV 耐药者建议换用 TDF，或加用另一种没有交叉耐药的药物。我国 2010 版《指南》对于 ADV 耐药者，建议可加 LAM、LdT 或 ETV 联合治疗。亦可考虑改用或加用 IFN 类联合治疗。

三期临床试验证实 10mg/d 的阿德福韦酯具有良好的耐受性，与安慰剂相比没有明显的不良反应。但是使用阿德福韦酯治疗 4～5 年的代偿性肝病、等待肾移植的患者和肝移植患者，分别有 3%、6%、47% 会出现肾脏毒性，因此在阿德福韦酯治疗过程中每 3 个月复查肌酐是很有必要的。

（3）恩替卡韦（ETV）：ETV 是 2'-脱氧鸟嘌呤核苷的碳环类似物，可在三个不同的环节抑制 HBV 复制：HBV DNA 聚合酶的启动阶段，以 HBV 前基因组 RNA 为模板合成 HBV DNA 负链的反转录阶段，以及 HBV DNA 正链的合成阶段。体外研究显示恩替卡韦是较拉米夫定和阿德福韦酯更强效的抗乙肝病毒药物，被国外指南推荐为一线药物。一项随机双盲对照临床试验结果表明，对于 HBeAg 阳性慢性乙型肝炎患者,恩替卡韦治疗 48 周时 HBV DNA 下降,ALT 复常者,有肝组织学改善者均优于接受拉米夫定治疗者;但两组 HBeAg 血清学转换率相似。长期随访研究结果表明,对达到病毒学应答者,继续治疗可保持较高的持续 HBV DNA 抑制效果。

未曾使用过核苷类药物患者应用恩替卡韦抗病毒治疗的耐药发生率较低,初步研究显示,恩替卡韦治疗 5 年时其耐药率仍然维持在 1.2%,而在拉米夫定难治患者则可达到 51%。体外研究显示,恩替卡韦耐药可使用阿德福韦酯和替诺福韦酯治疗。

临床试验显示,恩替卡韦与拉米夫定相比具有相似的安全性。在动物实验中 3～40 倍人体剂量的恩替卡韦会导致肺癌、脑肿瘤、肝癌的发生率增高,然而在人体研究中未发现肝癌和其他肿瘤的发生率增高,其安全性需要进一步的临床研究证实。失代偿性肝病患者是否可以使用恩替卡韦目前还有争议。

(4)替比夫定(LdT):LdT 是 L-脱氧胸腺嘧啶核苷的缩写,是一种 L-核苷类似物,有强大的抗 HBV 活性。2006 年美国 FDA 批准该药用于治疗 CHB,2007 年在我国上市,现已在临床上广泛应用。一项为期 2 年的全球多中心临床试验结果表明,HBeAg 阳性患者治疗 52 周时,替比夫定组 HBV DNA 下降至 PCR 法检测水平以下者、ALT 复常率、耐药发生率、肝组织学应答率优于拉米夫定治疗组,但其 HBeAg 血清学转换率(22.5%)与后者相似。HBeAg 阴性患者治疗 52 周时,其 HBV DNA 抑制率、ALT 复常率及耐药发生率亦优于拉米夫定组。治疗 2 年时,其总体疗效(除 HBeAg 消失及血清学转换率外)和耐药发生率亦优于拉米夫定组。基线 HBV DNA<109 拷贝/ml 及 ALT≥2×ULN 的 HBeAg 阳性患者,或 HBV DNA<10^7 拷贝/ml 的 HBeAg 阴性患者,经替比夫定治疗 24 周时如达到 HBV DNA<300 拷贝/ml,治疗到 1 年及 2 年时有更好的疗效和较低的耐药发生率。

Ⅲ期临床研究发现,治疗 1 年和 2 年的基因耐药发生率在 HBeAg 阳性患者中分别为 4.4% 和 21.6%,在 HBeAg 阴性患者中分别为 2.7% 和 8.6%。由于 LdT 耐药位点 rtM204 I 与 LAM 相同,不适合用于 IAM 变异患者。EASL 指南(2009 年版)对 LdT 耐药建议加用 TDF(如果没有 TDF,加用 ADV)。我国指南(2010 年版)也建议加用 ADV 联合治疗。

LdT 的总体不良事件发生率和 LAM 相似,但治疗 52 周和 104 周时发生 3～4 级肌酸激酶(CK)升高者分别为 7.5% 和 12.9%,明显高于拉米夫定组的 3.1% 和 4.1%,使用 LdT 后导致 CK 升高这一现象也增加了临床医师的担忧。2008 年美国 FDA 网站报道,应用 LdT 联合 Peg IFN-α-2a 治疗的 HBV 感染者中有 17% 的患者出现外周神经病变,提示 LdT 还可以引起以外周神经病变为首要症状的线粒体毒副作用,因此应用 LdT 的患者应系统检查肌肉骨骼,定期检测 CK 水平,且避免和 Peg IFN-α 联合应用。

(5)替诺福韦酯(TDF):替诺福韦酯与阿德福韦酯结构相似,是无环的核苷酸类 HBV 聚合酶和人类免疫缺陷病毒(HIV)反转录酶的抑制剂,在体外有极好的抗 HIV 和 HBV 的双重活性,化学结构与 ADV 相似,体外试验显示 TDF 与 ADV 是等效的。由于 TDF 的肾毒性似乎比 ADV 小,因此批准使用的治疗剂量为 300mg/d,远远高于 ADV 的 10mg/d,这可能是 TDF 在临床上抗病毒效应更强的原因。TDF 于 2001 年首次在美国上市,临床主要用于治疗 HIV 感染,2008 年被批准用于 CHB 的治疗。TDF 目前被认为是治疗 CHB 的一线药物之一。本药在我国尚未被批准上市。

TDF 是近年来研究较热的新型抗 HBV 的核苷酸类似物,在 HBV 感染的相关慢性肝病中显示出很强的抗 HBV 效果及较少的不良反应,是目前较理想的现有核苷(酸)类似物治疗过程中出现耐药变异的挽救用药,随着 TDF 不断推向临床,将使更多患者获益。在一项随机双盲对照临床试验中,TDF 或 ADV 治疗 48 周时 HBeAg 阳性患者,HBV DNA<400 拷贝/ml 者分别为 76% 和 13%,ALT 复常率分别为 68% 和 54%;HBeAg 阴性 CHB48 周时 HBV DNA<400 拷贝/ml 者分别为 93% 和 63%;该研究结果显示其抑制 HBV 的作用优于 ADV。持续应用 TDF 治疗 3 年时,72% 的 HBeAg 阳性患者和 87% 的 HBeAg 阴性患者

血清 HBV DNA<400 拷贝/ml,亦未发现耐药变异。最近的报道证实,持续应用 TDF 治疗 5 年,未发现与 TDF 有关的耐药突变。

还有研究报道 TDF 在体外可以抑制野生型的 HBV 和 LAM 耐药突变 HBV 的复制,并且在 HBV 联合 HIV 感染的患者中可以抑制 LAM 耐药的 HBV。与 ADV 相比,TDF 对 HBV 野生株、LAM 耐药株、ADV 耐药株均有较好的抑制作用,给 LAM 或 ADV 耐药的患者提供了一个重要选择。在 HIV/HBV 合并感染的患者中以及体外试验均显示了 rtA194T 氨基酸替换与替诺福韦耐药相关。体外研究中显示 TDF 和 FTC 联用有一定的协同作用,与 LAM、ETV、LDT 联用也有一定的累加效应。

核苷(酸)类药物治疗的相关指标及临床随访:基线检测:①生物化学指标:主要有 ALT、AST、胆红素和清蛋白等;②病毒学标志物:主要有 HBV DNA 和 HBeAg、抗-HBe;③根据病情需要,检测血常规、血清肌酐和 CK 等。如条件允许,治疗前后最好行肝组织病理学检查。

治疗过程中相关指标定期监测:①生化学指标:治疗开始后每个月 1 次、连续 3 次,以后随病情改善可每 3 个月 1 次;②病毒学标志物:主要包括 HBV DNA 和 HBeAg、抗-HBe,一般治疗开始后 1~3 个月检测 1 次,以后每 3~6 个月检测 1 次;③根据病情需要,定期检测血常规、血清肌酐和 CK 等指标。

预测疗效和优化治疗:有研究结果表明,除基线因素外,早期病毒学应答情况可预测其长期疗效和耐药发生率。国外据此提出了核苷(酸)类药物治疗慢性乙型肝炎的路线图概念,强调治疗早期病毒学应答的重要性,并提倡根据 HBV DNA 监测结果给予优化治疗。但是,各个药物的最佳监测时间点和判断界值可能有所不同。而且,对于应答不充分者,采用何种治疗策略和方法更有效,尚需前瞻性临床研究来验证。

核苷(酸)类药物耐药性的预防:目前已上市的口服核苷(酸)类似物的抗病毒作用靶点均位于 P 基因的反转录酶区,药物可有效抑制病毒的复制,同时也可诱发 P 基因区的突变及耐药变异株的形成。由核苷(酸)类似物诱发的耐药变异株的出现影响了药物的长期有效性。因此,HBV 耐药性的形成是核苷(酸)类药物治疗慢性乙型肝炎时应注意的重要议题。耐药性的发生与所选用的药物、疗程及其他因素有关。

已报道的突变位点很多,归纳为以下几类:①rtM204V/I 变异:与左旋核苷(酸)类似物(如 LAM、LdT 和克拉夫定等)耐药相关,突变位点在 HBVRT 区 YMDD 基序的 204 位,变异类型多为 rtM204V/I。此种变异可使 HBV 对拉米夫定的敏感性降低 1000 倍以上。在此基础上若伴随 rtI169T、rtS2021、rtM250V 位点置换,可引起对恩替卡韦的耐药。拉米夫定耐药时常伴有 rtL180M、rtV173L 和 rtL801/V 等位点的变异。②rtN236T 变异:可使 HBV 对阿德福韦酯的敏感性下降。阿德福韦酯耐药时还可伴有 rtI233V、rtA181V/T 等位点的变异。③交叉耐药:如出现 rtA181T/V 变异,可引起阿德福韦酯耐药,也会使拉米夫定的敏感性降低。④多重耐药:如 rtL180M、rtM204V、rtN236T 等多个位点变异同时出现于同株病毒的基因组中,则该病毒对多种药物耐药。随着核苷类似物的广泛应用,这种情况应引起高度重视。

应用同一种药物,可出现多个变异位点,这些位点可分为两类:主要位点和代偿性位点。主要变异位点出现使病毒对药物的敏感性下降,同时也可能降低病毒的复制能力。代偿性变异位点的出现能够重建病毒的复制能力。例如 204 位点是拉米夫定耐药的主要位点,单一 rtM204V/I 变异的毒株其复制能力仅为野毒株的 37% 左右,如伴随 rtL180M 变异后,复制能力增加,为野毒株的 67%,若再伴有 rtV173L 的变异,则病毒的复制能力强于野毒株。

遵循如下原则可帮助减少核苷(酸)类药物耐药性的形成:①严格掌握治疗适应证,对于肝脏炎症病变轻微、难以取得持续应答的患者,尤其是年轻患者,治疗适应证不确切时,不用核苷(酸)类药物治疗。②如治疗适应证确切,应选用抗病毒作用强和耐药发生率低的核苷(酸)类药物治疗。③如必须应用联合治疗时,宜选用强效低耐药的药物,或尽早采用无交叉耐药位点的核苷(酸)类药物联合治疗。④核苷(酸)类药治疗开始后应定期随访,定期检测血清 HBV DNA,一旦发现耐药,尽早给予救援治疗。

与核苷(酸)类药物治疗相关的少见、罕见不良反应的预防和处理核苷(酸)类药物总体安全性和耐受性良好,但在临床应用中确有少见、罕见严重不良反应的发生,如肾功能不全、肌炎、横纹肌溶解、乳酸酸中毒等,应引起关注。建议治疗前仔细询问相关病史,以减少风险。对治疗中出现血清肌酐、CK 或乳酸脱氢酶明显升高,并伴相应临床表现如全身情况变差、明显肌痛、肌无力等症状的患者,应密切观察;一旦确诊为尿毒症、肌炎、横纹肌溶解或乳酸酸中毒等,应及时停药或改用其他药物,并给予积极的相应治疗干预。

在使用 IFN 和 NA 治疗的过程中,均应该密切关注患者治疗依从性问题,包括用药剂量、使用方法、是否有漏用药物或自行停药等情况,确保患者已经了解随意停药可能导致的风险,提高患者依从性。

3.慢性乙型病毒性肝炎的治疗方案及停药标准

(1)HBeAg 阳性慢性乙型肝炎患者:普通 IFN-α3～5MU,每周 3 次或隔日 1 次,皮下注射,一般疗程为 6 个月。如有应答为提高疗效亦可延长疗程至 1 年或更长。可根据患者的应答和耐受情况适当调整剂量及疗程;如治疗 6 个月仍无应答,可改用或联合其他抗病毒药物。

Peg IFN-α-2a 180μg,每周 1 次,皮下注射,疗程 1 年。具体剂量和疗程可根据患者的应答及耐受性等因素进行调整。

Peg IFN-α-2b 1.0～1.5μg/kg,每周 1 次,皮下注射,疗程 1 年。具体剂量和疗程可根据患者的应答及耐受性等因素进行调整。

拉米夫定 100mg,每日 1 次口服。在达到 HBV DNA 低于检测下限、ALT 复常、HBeAg 血清学转换后,再巩固至少 1 年(经过至少 2 次复查,每次间隔 6 个月)仍保持不变、且总疗程至少已达 2 年者,可考虑停药,但延长疗程可减少复发。

阿德福韦酯 10mg,每日 1 次口服。在达到 HBV DNA 低于检测下限、ALT 复常、HBeAg 血清学转换后,再巩固至少 1 年(经过至少 2 次复查,每次间隔 6 个月)仍保持不变、且总疗程至少已达 2 年者,可考虑停药,但延长疗程可减少复发。

恩替卡韦 0.5mg,每日 1 次口服。在达到 HBV DNA 低于检测下限、ALT 复常、HBeAg 血清学转换后,再巩固至少 1 年(经过至少 2 次复查,每次间隔 6 个月)仍保持不变、且总疗程至少已达 2 年者,可考虑停药,但延长疗程可减少复发。

替比夫定 600mg,每日 1 次口服。在达到 HBV DNA 低于检测下限、ALT 复常、HBeAg 血清学转换后,再巩固至少 1 年(经过至少 2 次复查,每次间隔 6 个月)仍保持不变、且总疗程至少已达 2 年者,可考虑停药,但延长疗程可减少复发。

(2)HBeAg 阴性慢性乙型肝炎患者:此类患者复发率高,疗程宜长。最好选用 IFN 类或耐药发生率低的核苷(酸)类药物治疗。

普通 IFN-α3～5MU,每周 3 次或隔日 1 次,皮下注射,一般疗程至少 1 年。如有应答为提高疗效亦可延长疗程。可根据患者的应答和耐受情况适当调整剂量及疗程;如治疗 1 年仍无应答,可改用或联合其他抗病毒药物。

Peg IFN-α-2a 180μg,每周 1 次,皮下注射,疗程至少 1 年。具体剂量和疗程可根据患者的应答及耐受性等因素进行调整。

拉米夫定、阿德福韦酯、恩替卡韦和替比夫定,剂量用法同 HBeAg 阳性慢性乙型肝炎患者,但疗程应更长。在达到 HBV DNA 低于检测下限、ALT 正常后,至少再巩固 1 年半(经过至少 3 次复查,每次间隔 6 个月)。复查仍保持不变、且总疗程至少已达到 2 年半者,可考虑停药。由于停药后复发率较高,建议适当延长疗程,尤其乙型肝炎肝硬化患者。

4.特殊类型患者的抗病毒治疗

(1)慢性 HBV 携带者和非活动性 HBsAg 携带者:慢性 HBV 携带者暂时不需抗病毒治疗;但应每 3～6 个月进行生物化学、病毒学、AFP 和影像学检查,若符合抗病毒治疗适应证,可用 IFN-α 或核苷(酸)类药物治疗。对年龄＞40 岁,特别是男性或有 HCC 家族史者,即使 ALT 正常或轻度升高,也强烈建议做肝组织学检查以确定其是否需要抗病毒治疗。

非活动性 HBsAg 携带者一般不需抗病毒治疗,但应每 6 个月进行 1 次生物化学、HBV DNA、AFP 及肝脏超声显像检查。

(2)代偿期乙型肝炎肝硬化患者:治疗指征为:不论 ALT 是否升高,HBeAg 阳性者 HBV DNA≥10^4 拷贝/ml,HBeAg 阴性者 HBV DNA≥10^3 拷贝/ml;对于 HBV DNA 可检测到但未达到上述水平者,如有疾病活动或进展的证据,且无其他原因可解释,在知情同意的情况下,亦可开始抗病毒治疗。治疗目标是延缓或降低肝功能失代偿和 HCC 的发生,因需要较长期治疗,最好选用耐药发生率低的核苷(酸)类药物治疗,其停药标准尚不明确。

因 IFN 有导致肝功能失代偿等并发症的可能,使用时应十分慎重。如认为有必要,宜从小剂量开始,根据患者的耐受情况逐渐增加到预定的治疗剂量。

(3)失代偿期乙型肝炎肝硬化患者:对于失代偿期肝硬化患者,只要能检出血清 HBV DNA,不论 ALT 或 AST 是否升高,建议在知情同意的基础上,及时应用核苷(酸)类药物抗病毒治疗,以改善肝功能并延缓或减少肝移植的需求。因需要长期治疗,最好选用耐药发生率低的核苷(酸)类药物治疗,不能随意停药,一旦发生耐药变异,应及时加用其他已批准的能治疗耐药变异的核苷(酸)类药物。IFN 治疗可导致肝衰竭,因此,对失代偿期肝硬化患者属禁忌药物。

(4)应用化学治疗和免疫抑制剂治疗的患者:对于因其他疾病而接受化学治疗、免疫抑制剂治疗的患者,应常规筛查 HBsAg;若为阳性,即使 HBV DNA 阴性和 ALT 正常,也应在治疗前 1 周开始服用拉米夫定或其他核苷(酸)类药物。

对 HBsAg 阴性、抗-HBc 阳性患者,在给予长期或大剂量免疫抑制剂或细胞毒药物(特别是针对 B 或 T 淋巴细胞单克隆抗体)治疗时,应密切监测 HBV DNA 和 HBsAg,若出现阳转则应及时抗病毒治疗。

在化学治疗和免疫抑制剂治疗停止后,应根据患者病情决定停药时间。对于基线 HBV DNA＜2000IU/ml 的患者,在完成化学治疗或免疫抑制剂治疗后,应当继续治疗 6 个月。在基线 HBV DNA 水平较高(＞2000IU/ml)的患者,停药标准与免疫功能正常慢性乙型肝炎患者相同。对于预期疗程≤12 个月的患者,可以选用拉米夫定或替比夫定。对于预期疗程更长的患者,应优先选用恩替卡韦或阿德福韦酯。核苷(酸)类药物停用后可出现复发,甚至病情恶化,应予以高度重视。IFN 有骨髓抑制作用,应当避免选用。

(5)HBV 和 HCV 合并感染患者的治疗:对此类患者应先确定是哪种病毒占优势,然后决定如何治疗。如患者 HBV DNA≥10^4 拷贝/ml,而 HCV RNA 检测不到,则应先治疗 HBV 感染。对 HBV DNA 水平高且可检测到 HCV RNA 者,应先用标准剂量 Peg IFN 和利巴韦林治疗 3 个月,如 HBV DNA 无应答或升高,则加用拉米夫定或恩替卡韦或阿德福韦酯治疗。对于可以检测到 HCV RNA,而 HBV DNA 检测不到者,先用标准剂量 Peg IFN 和利巴韦林进行治疗,每 3～6 个月复查,注意 HCV RNA 和 HBV DNA 的水平,一旦 HCV 得到控制,HBV DNA 的复制活性,即血清 HBV DNA 含量可能出现反弹,此时要加用抗乙肝病毒药物。

(6)HBV 和 HIV 合并感染患者的治疗:对于符合慢性乙型肝炎抗病毒治疗标准的患者应当治疗。对一过性或轻微 ALT 升高(1～2 倍 ULN)的患者,应当考虑肝组织活检。对于未进行高效抗反转录病毒治疗(HAART)和近期不需要进行 HAART 的患者(CD4$^+$ T 淋巴细胞>500/μl),应选用无抗 HIV 活性的药物进行抗 HBV 治疗,例如 Peg IFN-α 或阿德福韦酯。

对于需同时进行抗 HBV 和抗 HIV 治疗的患者,应优先选用拉米夫定加替诺福韦酯,或恩替卡韦加替诺福韦酯。对于正在接受有效 HAART 的患者,若 HAART 方案中无抗 HBV 药物,则可选用 Peg IFN-α 或阿德福韦酯治疗。对于拉米夫定耐药患者,应当加用替诺福韦酯或阿德福韦酯治疗。当需要改变 HAART 方案时,除非患者已经获得 HBeAg 血清学转换、并完成了足够的巩固治疗时间,不应当在无有效药物替代前就中断抗 HBV 的有效药。

(7)乙型肝炎导致的肝衰竭:由于大部分急性乙型肝炎呈自限性经过,因此不需要常规抗病毒治疗。但对部分重度或迁延、有重症倾向者,应该给予抗病毒治疗。HBV 感染所致的肝衰竭,包括急性、亚急性、慢加急性和慢性肝衰竭,只要 HBV DNA 可检出,均应使用核苷(酸)类药物抗病毒治疗。IFN 可诱导肝衰竭,加重其进程,故禁止使用。

(8)乙型肝炎导致的原发性 HCC:初步研究结果显示,HCC 肝切除术时的 HBV DNA 水平是预测术后复发的独立危险因素之一,且抗病毒治疗可显著延长 HCC 患者的生存期,因此,对 HBV DNA 阳性的非终末期 HCC 患者建议应用核苷(酸)类药物抗病毒治疗。

(9)肝移植患者:对于拟接受肝移植手术的 HBV 相关疾病患者,如 HBV DNA 可检测到,最好于肝移植术前 1~3 个月开始,并长期服用拉米夫定,每日口服 100mg;术中无肝期给予 HBIG;术后长期使用拉米夫定和小剂量 HBIG(第 1 周每日 800IU,以后每周 800IU 至每月应用 800IU),并根据.HBs 水平调整 HBIG 剂量和用药间隔(一般抗-HBs 谷值浓度应大于 100~150IU/L,术后半年内最好大于 500IU/L),但理想的疗程有待进一步确定。对于发生拉米夫定耐药者,可选用其他已批准的能治疗耐药变异的核苷(酸)类药物。另外,对于低复发风险者(如肝移植术前 HBV DNA 阴性且移植后 2 年内 HBV 未复发者),可考虑停用 HBIG,只采用拉米夫定加阿德福韦酯联合预防。

(10)妊娠相关情况处理:育龄期女性慢性乙型肝炎患者,若有治疗适应证,未妊娠者可应用 IFN 或核苷(酸)类药物治疗,并且在治疗期间应采取可靠措施避孕。在口服抗病毒药物治疗过程中发生妊娠的患者,若应用的是拉米夫定或其他妊娠 B 级药物(替比夫定或替诺福韦酯),在充分告知风险、权衡利弊、患者签署知情同意书的情况下,可继续治疗。妊娠中出现乙型肝炎者,视病情程度决定是否给予抗病毒治疗,在充分告知风险、权衡利弊,患者签署知情同意书的情况下,可以使用拉米夫定、替比夫定或替诺福韦酯治疗。

慢性乙型肝炎妊娠的患者,尤其 HBeAg 阳性者,在血清 HBV DNA 很高时(HBV DNA>10^6 拷贝/ml),HBV 垂直传播的风险增加。初步研究结果显示,这类患者如在妊娠的第三期开始服用拉米夫定或替比夫定,似乎是安全的。这类抗病毒治疗结合新生儿乙型肝炎疫苗及乙型肝炎免疫球蛋白接种,可进一步降低 HBV 垂直传播的风险。

(11)儿童患者:对于 12 岁以上(体重≥35kg)的慢性乙型肝炎患儿,其应用普通 IFN-α 治疗的适应证、疗效及安全性与成人相似,剂量为 3~6MU/m^2,最大剂量不超过 10MU/m^2。在知情同意的基础上,也可按成人的剂量和疗程用拉米夫定或阿德福韦酯治疗。

5.慢性乙型病毒性肝炎治疗的随访及疗效的评估

(1)慢性乙型病毒性肝炎治疗的随访:治疗结束后,不论有无治疗应答,停药后半年内至少每 2 个月检测 1 次 ALT、AST、血清胆红素、HBV 血清学标志物和 HBV DNA,以后每 3~6 个月检测 1 次,至少随访 12 个月。随访中如有病情变化,应缩短随访间隔。

对于持续 ALT 正常且 HBV DNA 阴性者,建议至少每 6 个月进行 HBV DNA、ALT、AFP 和超声显像检查。对于 ALT 正常但 HBV DNA 阳性者,建议每 3 个月检测 1 次 HBV DNA 和 ALT,每 6 个月进行 AFP 和超声显像检查;必要时应做肝组织学检查。

对于慢性乙型肝炎、肝硬化患者,特别是 HCC 高危患者($>$40 岁、男性、嗜酒、肝功能不全或已有 AFP 增高者),应每 3～6 个月检测 AFP 和腹部超声显像(必要时做 CT 或 MRI 显像检查),以早期发现 HCC。对肝硬化患者还应每 1～2 年进行胃镜检查或上消化道 X 线造影,以观察有无食管胃底静脉曲张及其进展情况。

(2)慢性乙型病毒性肝炎疗效的评估:乙型病毒性肝炎在治疗的过程中和停药后,根据以下指征来判断患者的应答,调整患者的后续治疗方案。

1)病毒学应答:指血清 HBV DNA 检测不到(PCR 法)或低于检测下限(完全病毒学应答),或较基线下降$\geqslant$210g 10IU/ml(部分病毒学应答)。

2)血清学应答:指血清 HBeAg 低于检测下限或 HBeAg 血清学转换,或 HBsAg 低于检测下限或 HBsAg 血清学转换。

3)生物化学应答:指血清 ALT 和 AST 恢复正常。

4)组织学应答:指肝脏组织学炎性坏死或纤维化程度改善达到某一规定值。

5)原发性治疗失败:在依从性良好的情况下,用核苷(酸)类药物治疗 6 个月时 HBV DNA 下降小于 210g 10IU/ml。

6)病毒学突破:在未更改治疗方案的情况下,HBV DNA 水平比治疗中最低点上升 1log10 值,或一度低于检测下限后又转为阳性,可有或无 ALT 升高。

7)生物化学突破:常发生在病毒学突破后,表现为 ALT 和(或)AST 复常后,在未更改治疗方案的情况下再度升高,但应排除由其他因素引起的 ALT 和 AST 升高。

8)维持应答:在抗病毒治疗期间 HBV DNA 检测不到(PCR 法)或低于检测下限,或 ALT 正常。

9)治疗结束时应答:治疗结束时的病毒学、血清学、生物化学或组织学应答。

10)持续应答:治疗结束后随访 6 个月或 12 个月以上,疗效维持不变,无复发。

11)复发:治疗结束时出现病毒学应答,但停药后 HBV DNA 重新升高或阳转,伴有 ALT 和 AST 升高,但应排除由其他因素引起的 ALT 和 AST 升高。

12)耐药:在抗病毒治疗过程中,检测到和 HBV 耐药相关的基因突变,称为基因型耐药。体外实验显示,抗病毒药物敏感性降低并与基因耐药相关,称为表型耐药。针对一种抗病毒药物出现的耐药突变对另外一种或几种抗病毒药物也出现耐药,称为交叉耐药。

6.调节免疫功能的治疗 免疫调节治疗有望成为治疗慢性乙型肝炎的重要手段,但目前尚缺乏疗效确切的乙型肝炎特异性免疫疗法。胸腺素-α_1可增强机体非特异性免疫功能,对于有抗病毒适应证,但不能耐受或不愿接受 IFN 或核苷(酸)类药物治疗的患者,如有条件,可用胸腺素-α_1 1.6mg,每周 2 次,皮下注射,疗程 6 个月。胸腺素-α_1联合其他抗 HBV 药物的疗效尚需大样本随机对照临床研究验证。

7.中医药制剂治疗及抗纤维化治疗 虽然研究报道许多中医药制剂对于抑制 HBV DNA,改善肝功能,降低黄疸,改善纤维化方面有一定效果,但这些疗效尚需设计严谨、执行严格的大样本随机对照临床研究予以证实。

已有研究报道,长期接受核苷(酸)类药物抗病毒治疗的慢性乙型肝炎患者,在取得长期有效的抑制 HBV DNA 复制后,肝组织病理学可见纤维化程度减轻,甚至肝硬化的逆转。因此,在慢性乙型肝炎患者,早期有效的抗病毒治疗是抗纤维化治疗的最佳办法。

8.乙型肝炎治疗的展望 随着我们对乙肝发病机制的认识加深,以及对于抗 HBV 药物的发掘,对于乙肝的治疗方法与疗效在过去的十年里取得了巨大的进展。干扰素作为首先应用的抗 HBV 药物使我们至少治愈了一些乙肝患者。核苷(酸)类似物具有经济、方便、安全及有效等多种优点,使更多的患者能接受抗 HBV 治疗。然而,开发更有效而耐药性及不良反应均很少的新型抗 HBV 药物或疗法仍有待解决。鉴于用联合药物治疗艾滋病及丙型病毒性肝炎的经验,联合药物治疗乙型肝炎似乎是改善疗效的根本途径之一。HBV 为反转录 DNA 病毒,其转录体 HBV cccDNA 半衰期长,对许多药物有一定的抵抗力。另外,HBV 突变率高,容易产生耐药突变。HBV 的这些病毒学特点也支持联合药物治疗。目前对 HBV 感染的联合治疗的研究仍然有限。有报道干扰素与拉米夫定联用并未增加乙型肝炎治疗效果。但最近的报道提示联合用药有可能改善疗效。显然,正确的结论有待更进一步的临床研究。

国际上对治疗丙型肝炎的药物开发进展十分迅速,而对乙型肝炎的研究进展缓慢,未来 5～10 年慢性乙型肝炎的治疗将主要依赖已上市的这些抗病毒药物,包括对现在药物的联合方案及治疗优化,国内外在治疗乙肝的策略上有以下几个发展趋势:

(1)联合治疗:针对不同靶点的抗 HBV 药物联合治疗。如干扰素和拉米夫定联合治疗,可以采取序贯、交替应用等形式,减少病毒耐药的发生,降低费用,提高疗效,值得深入研究。此外,抗病毒药与免疫调节剂联合应用,具有很好的前景,目前免疫调节剂或免疫增强剂尚有待开发。

(2)抗病毒药物的肝脏靶向治疗:将能够特异性被肝脏摄取的物质与抗病毒药物结合(螯合剂),使最小剂量的药物在肝脏达到治疗浓度,减少药物用量,降低全身反应及费用。

(3)治疗性疫苗:治疗性疫苗被认为是抗病毒治疗的一个重要方向,已有研究者进行了探索。研究较多的是抗原抗体复合物、DNA 疫苗和多肽疫苗,在动物实验中均显示能够改善细胞和体液免疫应答,但人体研究结果值得关注。

八、乙型病毒性肝炎的预防

1.乙型肝炎疫苗预防　主要对象是新生儿,其次为婴幼儿和高危人群(如医务人员、经常接触血液的人员、托幼机构工作人员、器官移植患者、经常接受输血或血液制品者、免疫功能低下者、易发生外伤者、HBsAg 阳性者的家庭成员、男性同性恋或有多个性伴侣和静脉内注射毒品者等)。通常采用 0、1、6 个月 3 针免疫程序,即接种第 1 针疫苗后,间隔 1 及 6 个月注射第 2 及第 3 针疫苗。新生儿应在出生后 24 小时内尽早接种,对 HBsAg 阳性母亲的新生儿还应注射乙型肝炎免疫球蛋白(HBIG)。

2.传播途径预防　大力推广安全注射(包括针刺的针具),对牙科器械、内镜等医疗器具应严格消毒。医务人员应按照医院感染管理中标准预防的原则,在接触患者的血液、体液及分泌物时,均应戴手套,严格防止医源性传播。服务行业中的理发、刮脸、修脚、穿刺和文身等用具也应严格消毒。注意个人卫生,不共用剃须刀和牙具等用品。进行正确的性教育,若性伴侣为 HBsAg 阳性者,应接种乙型肝炎疫苗;对有多个性伴侣者应定期检查,加强管理,性交时应用安全套。对 HBsAg 阳性的孕妇,应避免羊膜腔穿刺,并缩短分娩时间,保证胎盘的完整性,尽量减少新生儿暴露于母血的机会。

3.意外暴露后 HBV 预防　在意外接触 HBV 感染者的血液和体液后,可按照以下方法处理。

(1)血清学检测:应立即检测 HBV DNA,HBsAg、抗-HBs、HBeAg、抗-HBe、ALT 和 AST,并在 3 个月和 6 个月内复查。

(2)主动和被动免疫:如已接种过乙型肝炎疫苗,且已知抗-HBs＞10mU/ml 者,可不进行特殊处理。如未接种过乙型肝炎疫苗,或虽接种过乙型肝炎疫苗,但抗-HBs＜10mU/ml 或抗-HBs 水平不详,应立即注射 HBIC 200～400U,并同时在不同部位接种一针乙型肝炎疫苗(20μg),于 1 个月和 6 个月后分别接种第 2 针和第 3 针乙型肝炎疫苗(各 20μg)。

4.对患者和携带者的管理　各级医务人员诊断急性或慢性乙型肝炎患者时,应按照中华人民共和国传染病防治法,及时向当地疾病预防控制中心(CDC)报告,并应注明是急性乙型肝炎或慢性乙型肝炎。建议对患者的家庭成员及其他密切接触者进行血清 HBsAg、抗-HBc 和抗-HBs 检侧,并对其中的易感者(该 3 种标志物均阴性者)接种乙型肝炎疫苗。

对急性或慢性乙型肝炎患者,可根据其病情,确定是否住院或在家治疗。患者用过的医疗器械及用具(如采血针、针灸针、手术器械、划痕针、探针、各种内镜及口腔科钻头等)应严格消毒,尤其应加强对带血污染物的消毒处理。对慢性 HBV 携带者及 HBsAg 携带者,除不能献血及国家规定的工种外,可照常工作和学习,但要加强随访。乙型肝炎患者和携带者的传染性高低,主要取决于血液中 HBV DNA 水平,而与血清 ALT、AST 或胆红素水平无关。

(刘沙沙)

第四节　丙型病毒性肝炎

丙型肝炎是由丙型肝炎病毒(HCV)引起的一种传染病,是输血后肝炎的主要病因。HCV 感染全球流行,已经成为一个主要的公共卫生问题。丙型肝炎初期常无临床症状,大约 70%～80%发展为持续性病毒血症与慢性肝炎、肝硬化,并与肝细胞性肝癌的形成有关。在丙型肝炎的发展过程中有很多因素影响疾病发展的结局,包括感染时患者的年龄、性别、感染方式、病毒基因型和亚型、病毒准种、血清病毒载量等。近年来,丙型病毒性肝炎无论是在病原学、发病机制,还是实验室检测、临床治疗等方面都取得了巨大的进展。

一、丙型肝炎病毒的生物特性与分子生物学

1.病毒颗粒特征　HCV 病毒体呈球形,直径为 55～65nm,为单股正链 RNA 病毒,在核心蛋白和核酸组成的核衣壳外包绕含脂质的囊膜,囊膜上有刺突。HCV 最低沉降系数为 140S,在蔗糖中浮密度为1.15g/ml,氯化铯中浮密度为 1.29～1.3g/ml。目前 HCV 仅有 Huh7、Huh7.5、Huh7.5.1 三种体外细胞培养系统,黑猩猩可感染 HCV,但症状较轻。HCV 对氯仿等有机溶剂敏感,用 10%～20%氯仿、1:1000 甲醛溶液,37℃ 96 小时、60℃ 10 小时、100℃ 5 分钟,高压蒸汽和甲醛熏蒸等均能使其灭活。

2.HCV 病毒分子结构　HCV 基因组是一单股正链 RNA,其外有来自宿主的脂质外膜,在脂质外膜内嵌有病毒胞膜基因编码的 E1 和 E2 糖蛋白,外膜围绕着核衣壳蛋白和单股、正链 RNA 基因组。HCV 基因组链长约为 9600 个核苷酸(nt)。HCV 与瘟病毒和黄病毒的基因组成有相似的结构,在分类学上与瘟病毒和黄病毒同属黄病毒科。1991 年将 HCV 列入黄病毒科丙肝病毒属。HCV 基因组可分为 5'末端、3'末端及位于两个末端之间的病毒编码开读框架(ORF)三部分。

5'非编码区(UTR)约有 341 个核苷酸,形成数个小的末端茎-环样结构,含一个短的直接重复序列。该区在病毒进化中最为稳定,极少发生变异,不同的病毒分离株在该区的同源性最高,是诊断 HCV 合成特异性引物的最佳选择部位。但后来研究发现该区内含有 3～4 个终止密码,形成几个小的 ORF,这些小的 ORF 编码的多肽最长为 28 个氨基酸,均以甲硫氨酸开头,尚不清楚是否先在核糖体翻译这些小肽后再翻译大的病毒多肽。该区的功能目前还不十分清楚,由于 5'非编码区有非常复杂的二级 RNA 结构和一些茎

一环样结构,去除这些区域可使 HCV RNA 的体外表达效率提高。采用无细胞体外翻译体系(兔网织红细胞裂解物)研究 HCV RNA 的翻译和复制,提示 5'末端内部存在核糖体进入位点(IRES),而缺失实验表明几乎全长的 5'-UTR(nt29～nt332)对 IRES 的正常功能是必要的。最近有报告显示 5'-UTR 的第三个茎环结构(核苷酸 131～253)可与肝细胞中的两种蛋白(120kD、87kD)结合,这两种蛋白对 HCV 在肝脏内复制和翻译具有抑制作用,由此推测,HCV 在感染者体内的低滴度状态可能与该肝细胞因子的抑制有关,其在病毒复制过程中有重要的负调节作用。

3'末端由 3 部分组成。编码区第一个终止密码子之后是 30～40 个核苷酸的非编码变异序列,在不同的基因型间有所不同。然后是 poly(U)或 poly(A)结构,长 20～200 个核苷酸不等(不同的分离株间差异很大)。第三部分为最后面的 98 个核苷酸组成的高保守序列,称为 3'-X 结构。

5'端与 3'末端之间,由 9100 个核苷酸组成一个大而连续的开读框架,编码 3010 或 3000 个氨基酸组成的一个巨大病毒多肽。从病毒编码框架 5'端到 3'端,编码不同蛋白质的基因依次为:核衣壳蛋白基因、包膜蛋白基因及非结构蛋白 1～5 基因。

3.病毒多聚蛋白的结构　由病毒基因组中部单链大的 ORF 编码的大病毒多聚蛋白前体经过加工处理至少形成 10 个多肽。分为结构蛋白与非结构蛋白两大部分。结构蛋白由一个核蛋白(C)或称核衣壳蛋白和两个胞膜蛋白(E1 和 E2)组成。

(1)核心蛋白(C 蛋白):核心蛋白编码区位于 HCV RNA 基因组的 342～914nt,C 蛋白位于整个多聚蛋白的 N 末端,是病毒衣壳的组成部分,可以通过与病毒 RNA 的结合来调节 HCV 基因组的翻译,并通过与糖蛋白作用组装出完整的 HCV 病毒颗粒。多聚蛋白 N 末端 191 个氨基酸为核心蛋白(P21),一般认为是由宿主信号肽酶将其从多聚蛋白上切割下来。核心蛋白的 N 末端富含碱性氨基酸且高度保守,这和它的重要功能是一致的。通常情况下,C 蛋白是磷酸化的,主要结合在细胞膜上,可以与 II 型载脂蛋白结合,说明 C 蛋白是一种脂质结合蛋白。近年研究发现,C 蛋白可以与细胞质内信号转导通路分子相互作用,从而调节特定基因的表达。如 C 蛋白在白介素-6 和干扰素-γ 不同刺激因子的作用下会对信号转导分子 JAK-STAT 的表达分别产生上调和下调的作用;C 蛋白还可以参与对细胞凋亡的调控,如可以抑制 c-myc 诱导产生的细胞凋亡。除了这些功能,C 蛋白还可以与很多细胞内源蛋白因子相互作用来反式调控一系列的生理、病理过程如细胞的信号转导、脂类代谢以及癌的发生等。

(2)F 蛋白:近年来发现,核衣壳蛋白基因序列中存在一个重叠的序列编码 F 蛋白。F 蛋白是由于核心编码区的核糖体读码框在 11 位密码子处作 -2/+1 移位所产生,由核心蛋白序列 AUC 密码子翻译起始后移框合成。F 蛋白是很不稳定的蛋白,合成后迅速降解,半衰期约为 8～10 分钟。其存在的生物学意义尚不明确。

(3)外膜蛋白:E1 和 E2 分别为 30kD 和 70kD 大小,是广泛糖基化蛋白。E1 和 E2 通过非共价键形成异源性二聚体,共同组成 HCV 病毒粒子的包膜,其与病毒吸附和进入靶细胞过程有重要关系。E1 蛋白有 192 个氨基酸,含 5～6 个 N-糖基化位点,属于 I 型内源性糖基化蛋白。E1 通过 N 末端与 C 蛋白结合,也可与 NS2 蛋白相互作用,在病毒生命周期中起着重要作用。E2 蛋白的末端氨基酸具有高度可变性,位于多聚蛋白氨基酸 384～410 的多变区称为高变区 1(HVRl),相当于 E2 的氨基酸 1～27。多聚蛋白氨基酸 474～480 为高变区 2(HVR2),HVR2 的进化似乎与 HAV1 的进化无相关性,其意义尚不明确。大量研究资料指出:E2 蛋白构成病毒外壳的一部分,特别是 HVR1 位于病毒颗粒的表面,带有中和表位。高变区在各分离株、基因型以及各个体准种之间往往出现明显差异。并可观察到,在慢性感染过程中对该区所产生的特异性抗体出现改变,提示 HVR1 是免疫原,HCV 通过形成变异逃脱宿主的免疫攻击,人血清中的特异性抗体不能再识别新形成的变异株,从而相应的变异株则成为慢性感染新的优势病毒株。HVR1 可吸附于哺乳动物细胞表面的 CD81,参与病毒入胞;并可诱导机体产生中和抗体,但由于其高度变异性使其难以用于疫苗的研制。

(4)p7 蛋白:p7 蛋白是从 E2 蛋白上切割下来的一段含有 63 个氨基酸的多肽,其在结构上有两个跨膜结构域。P7 蛋白在细胞体内表达后整合于内质网膜上,形成六聚体的阳离子通道,对 HCV 病毒颗粒的释放有一定的促进作用。有研究发现,P7 蛋白对 HCV 核心颗粒组装和 E1/E2 包膜蛋白的组装,以及核心蛋白和包膜蛋白两者之间的结合起着重要的调节作用。

(5)非结构蛋白:有 NS2、NS3、NS4a 和 NS4b 以及 NS5a 和 NS5b,为非结构基因所编码的蛋白。NS2 蛋白推测属半胱氨酸蛋白酶,其功能是裂解 NS2～NS3;NS3 至少编码具有 3 种酶活性的蛋白:丝氨酸蛋白酶、核苷酸三磷酸酶和解链酶。NS3 可能与 HCV 感染后的肝癌发生有关。NS4a 系一分子量很小的蛋白(8kD),可促进多聚蛋白的加工处理,是 NS3 蛋白酶的重要辅助因子,在 HCV 的复制中发挥重要作用;NS4b 分子量较大(27kD),它和 NS3 以及 NS4a 一起,为 NS5a 的高度磷酸化所必需,该蛋白是否还有其他功能迄今还不清楚;NS5a 高度磷酸化,据推测存在干扰素敏感决定区(ISDR,氨基酸 2209～2248),来自日本的报道认为,HCV1b 基因型 ISDR 部位的氨基酸变异状况,对患者干扰素治疗的应答起着决定性作用,该区存在 4 个以上氨基酸变异时则对干扰素敏感。但此结果未得到欧洲的研究支持。NS5a 可与载脂蛋白相互作用参与感染后脂肪肝的发病,还可与细胞内多种蛋白相关作用,影响细胞内的信号通路。NS5b 含有一由甘氨酸、天门冬氨酸组成的序列基元,这是 RNA-依赖 RNA 聚合酶(RdRp)的特征,其编码产物是 HCV 复制的核心酶,同时也成为设计抗 HCV 药物时考虑的重要靶蛋白。

4.HCV 的复制　图 3-1 概略地显示 HCV 的复制过程:首先 HCV 与细胞表面受体结合,感染细胞主要是肝细胞,接着病毒进入细胞;病毒脱去外壳,暴露出正链 RNA 基因组,正链 RNA 随即被翻译成一大分子多聚蛋白,多聚蛋白再裂解成结构蛋白和对病毒复制至关重要的非结构蛋白。正链 RNA 同时也被用于产生负链 RNA,负链 RNA 与非结构蛋白相结合,形成胞质内复制复合体,产生另外的正链 RNA。核蛋白、E1、E2 以及在一定程度上 NS2 的加工是由宿主细胞蛋白酶所介导。核蛋白从多聚蛋白裂解出后形成核衣壳,正链 RNA 被包装到核衣壳蛋白内,并为外膜和脂质所包裹。一般病毒复制过程还包括外膜蛋白被转运到细胞表面,当病毒从细胞内芽生出来时,病毒颗粒获得外膜蛋白和细胞的脂质作为它的外衣。病毒颗粒从细胞释放后感染邻近的肝细胞或进入血液循环,再感染新的宿主。

HCV 与 CD81 的结合是 HCV 接触感染肝细胞的关键步骤,CD81 是细胞表面蛋白,其分子有四个环,两个在细胞外,另两个在细胞内,细胞外环分子序列在人类与黑猩猩高度保守,其结构与其他哺乳种系动物不同。资料表明 CD81 可与 HCV 外膜蛋白 E2 特异结合,介导病毒入胞,提示 CD81 是 HCV 的受体之一。最近发现除 CD81 外,LDL 受体(LDL-R)、B 族 I 型清道夫受体(SR-BI)、C 型凝聚素 DC-SIGN 和 L-SICN、细胞间紧密连接蛋白 claudin-1 和 occludin 等分子都与 HCV 入胞有关。

近年随着脂筏研究的开展,证明 HCV 复制发生在细胞的脂筏内,依据是从细胞内得到的含有复制复合体的膜结构能耐受 1%NP40 处理,并且含有小窝蛋白。脂筏是质膜上富含胆固醇和鞘磷脂的微结构域。由于鞘磷脂具有较长的饱和脂肪酸链,分子间的作用力较强,所以这些区域结构致密,就像一个蛋白质停泊的平台,与膜的信号转导、蛋白质分选均有密切的关系。

5.HCV 感染　研究模型在发现 HCV 后 20 多年内,国内外学者对 HCV 体外复制子系统、HCV 假病毒系统、HCV 感染细胞模型和动物模型等的建立进行了不懈的努力,为 HCV 病原学、发病机制、治疗等方面的研究提供了基础。

(1)HCV 体外复制子模型:1999 年首次用 Huh-7 细胞系和 1 例慢性丙肝患者体内 HCVcDNA 共同序列 conl 的克隆,建立了选择性双顺反子亚基因组 HCV 复制子模型。该复制子的建立显示 HCV 中结构蛋白对 HCV 复制不是必需的。在此基础上通过改进,构建了 Huh7.5 和 Huh7.5.1 细胞株。这些复制子模型已广泛用于 HCV 的研究,并取得了巨大成果。

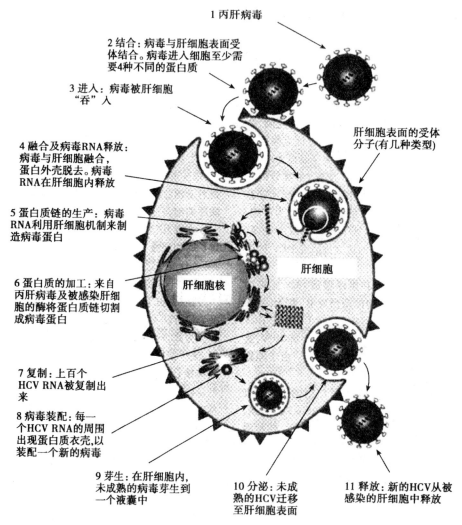

1 丙肝病毒

2 结合:病毒与肝细胞表面受体结合。病毒进入细胞至少需要4种不同的蛋白质

3 进入:病毒被肝细胞"吞"入

4 融合及病毒RNA释放:病毒与肝细胞融合,蛋白外壳脱去。病毒RNA在肝细胞内释放

5 蛋白质链的生产:病毒RNA利用肝细胞机制来制造病毒蛋白

6 蛋白质的加工:来自丙肝病毒及被感染肝细胞的酶将蛋白质链切割成病毒蛋白

7 复制:上百个HCV RNA被复制出来

8 病毒装配:每一个HCV RNA的周围出现蛋白质衣壳,以装配一个新的病毒

9 芽生:在肝细胞内,未成熟的病毒芽生到一个液囊中

10 分泌:未成熟的HCV迁移至肝细胞表面

11 释放:新的HCV从被感染的肝细胞中释放

肝细胞表面的受体分子(有几种类型)

肝细胞

肝细胞核

图 3-1　HCV 复制模式图

　　(2)HCV 体外感染模型:2004 年 Takaji Wakita 等从一例日本暴发性肝衰竭患者体内分离出基因 2a 型 HCV 克隆,命名为 HFH-1,通过该克隆构建的亚基因或全基因复制子模型,无须适应性突变即可在 Huh-7 或其他细胞系(HepG2、IMY-9、Hela 和 293 细胞)中高效的支持 HCV 复制,且能产生具有生物活性的病毒颗粒,能感染新的 Huh-7 细胞。这使得体外研究 HCV 的生命周期成为可能。以后在 Huh7.5 和 Huh7.5.1 细胞中,HFH-1 复制效率更高。感染性 HCV 细胞培养模型(HCVcc)的建立为研究 HCV 的生命周期,筛选抗 HCV 药物提供了良好的平台。

　　(3)HCV 感染小动物模型:人和黑猩猩是 HCV 感染的自然宿主。HCV 感染的黑猩猩动物模型已建立,在 HCV 接种后 2 天,肝内即可检测出 HCV RNA。此后 1～2 天 HCV RNA 在血清中出现,而在接种后 3～8 个月才产生抗-HCV,这对于 HCV 感染的临床观察具有一定的参考意义。由于黑猩猩来源有限,价格昂贵,难以普遍应用。

　　近年来对 HCV 的其他动物模型进行了广泛的研究。自然动物主要有树鼩、小绢猴和猕猴。小鼠模型主要有人-鼠嵌合肝模型、HCV 三聚体小鼠、转基因小鼠和质粒转染鼠模型。虽然目前 HCV 感染的动物模型取得不少进展,但没有一种模型能满足各种研究的需要。

6.HCV 的准种与基因型　　HCV 是具有高度变异率的不均一病毒,复制过程所依赖的 RNA 多聚酶是易于错配的 RdRp。与许多其他 RNA 病毒一样,其缺乏修正机制,因此往往出现较多的错配,表现出高度的变异率。多次复制和变异导致产生多种不同变异株,各分离株之间 HCV 存在着不同程度的差异,形成 HCV 株的不均一性。根据各分离株的序列分析,按各株之间差异程度可分为各种准种或称准株和不同的基因型以及多种亚型。

(1)准种:是同一受感染个体内有多种不同 HCV 株共存的现象。与 HIV 感染相似,HCV 受感染者体内存在着以一株为主的多株感染,称为准种。准种之间的核苷酸差异甚小,仅为 1% 或 2% 的核苷酸不均一性。准种的出现不能单纯理解为多株同时或相继感染,而是复制过程中受到免疫压力,病毒通过变异逃避机体免疫监督和清除的结果。HCV 的母婴传播研究显示:一个多株感染的母亲可将某一优势株传播给婴儿,但是经过演化后在婴儿体内出现的病毒优势株并不是母体当时最为常见的病毒株。

有研究认为,准种导致 ALT 升高有所差异,一些资料提示 HCV 准种多样性较显著,与肝脏疾病的严重性有关,考虑这可能是肝脏内导致细胞毒性 T-淋巴细胞袭击目标增加的结果,但此机制尚待证实。

准种对于 α-干扰素治疗的应答也似有差异,干扰素治疗后随着病毒复制降低,同时也使病毒株的不均一性减少。然而也可见到干扰素治疗后,某些 HCV 准种却变成了优势毒株,这些优势株对干扰素治疗应答甚差。

(2)基因型:丙型肝炎病毒在复制过程中,核苷酸替换频率相对较高,每年每位点为 $10^{-3}\sim10^{-2}$ 之间,这些复制的错配每年每个位点产生 10 到 100 个核苷酸替换变异株。核苷酸替换变异株能否形成可持续存在的变异株,则因替换的部位而异。HCV 基因组不同的区域其遗传保守性不相同,高保守区是编码具有关键功能的区域,例如编码聚合酶和其他非结构蛋白、核蛋白、5'端非编码区和内核糖体进入位点等是具有特殊功能的区域,核苷酸在这些区域出现替换,可以导致具有预定功能区域结构上的改变。如果这些区域出现核苷酸替换,很少能继续存在下去。而基因组的其他区域包括高变区,则对于核苷酸替换比较耐受。因此,这些区域也是确定核苷酸序列细微变异的最佳部位。

病毒 RNA 聚合酶引起高频率核苷酸随机替换和错配,经过长时期缓慢的遗传演化,导致 HCV 形成高度不均一性病毒,各分离株之间仅有 70% 的均一性。因此,HCV 的基因遗传性、分子和亲缘性是基因分型依据的基础。

最初,由于不同学者在分型时所选用的基因部位和采用的分型方法不同,命名也各异,很难在不同的研究之间进行比较。为此,1994 年全球从事这方面研究的 46 名专家联名倡议,统一使用 Simmonds 提出的分型命名系统。根据 HCV 分离株核苷酸序列同源性分类,序列间同源性较大者称作基因型,其核苷酸同源性为 55%~72%(平均 64.5%);同一基因型内不同序列间称基因亚型,亚型之间核苷酸同源性为 75%~86%(平均 80%)。HCV 共分 6 个基因型,分别以阿拉伯数字 1、2、3 等表示;各亚型用英文字母 a、b、c 等表示。

HCV 基因型的地理分布:世界各地区 HCV 的基因型别有一定的差异,在美国主要是 1 型,其中 1a 和 1b 大致相等,另外 10% 的 HCV 感染为 2 型,6% 为 3 型;欧洲的基因型分布与北美相似以 1 型为主,尤以 1b 型多见;斯堪的纳维亚地区 50% 的 HCV 感染是 3 型病毒感染;3 型也见于远东(特别是泰国)、巴基斯坦、印度部分地区和澳大利亚;4 型主要见于中东地区;5 型常见于南非;6 型常见于中国香港。综合我国有关基因分型的资料提示:我国的 HCV 基因分型与日本类似,以 1b 和 2a 为主,其他基因型少见。但我国不同地区基因型亦有明显不同,在南方城市 1b 型占 90% 以上,从南到北基因 2a 型逐渐增多。

HCV 基因分型的意义:其临床意义在于其与干扰素治疗的应答和疗程密切相关,详细情况将在本节治疗部分介绍。HCV 基因分型也可用于追踪传播来源,但 HCV 的基因型别是否影响丙型肝炎的自然史和临床表现,仍有争议。有研究发现,1b型HCV分离株多见于较严重肝病,发展成肝硬化者比1a、2a、2b感染者更为多见。而有研究认为HCV感染的病情严重性取决于多种因素:例如病毒的血清水平、感染时间、性别、年龄、是否合并饮酒以及HBV感染等,而与HCV基因型关系不明显。

二、流行状况与传播方式

本病呈世界性分布。据报道全球HCV的感染率平均为3%(0.1%~5%),估计全球约有1.7亿HCV携带者,其中约4百万在美国,5百万在西欧,东欧的发病率似高于西欧。在工业化国家20%的急性肝炎、70%的慢性肝炎、40%的终末期肝硬化以及60%的肝细胞性肝癌均系HCV感染所致,30%的肝脏移植患者是HCV感染的后果。每年新增的有症状感染估计为1~3例/100000,实际感染患者数显然高于此数字,因为多数是无症状感染。90%以上输血后肝炎和25%以上急性散发性肝炎为丙型肝炎。

根据1992年至1994年间进行的全国血清流行病学调查结果,我国普通人群丙型肝炎抗体的阳性率为3.2%,超过3%,属于高流行区。据此估计HCV感染者为4千万。20世纪90年代,为阐明丙型肝炎在我国的流行状况、分布特征以及在肝病中所占地位,我们曾对来自我国不同地区的2016份肝病患者血清进行了血清流行病学调查。其结果如下:

血清学检测显示抗-HCV的检出率为12.25%,HBsAg为74.55%,HAV IgM为29.31%。提示我国肝病中HBV感染占首位,其次为HAV感染和HCV感染。247例HCV感染的年龄分布表明HCV的检出率随年龄的增加而增高,HCV感染性别无显著差异。各型肝病患者中HCV感染状况:急性肝炎为8.24%,慢性迁延性肝炎为8.87%,慢性活动性肝炎为17.78%,慢性重型肝炎(慢加急性肝衰竭)为15.63%,肝硬化为23.78%,肝细胞性肝癌为20%。这表明随着疾病的加重,抗-HCV的检出率也逐渐增高。

比较不同地区的HCV感染率,结果提示HCV的感染状况有较大的差异。总体而言,不论急性还是慢性丙型肝炎,北方地区均高于南方地区。

近年发达国家HCV的感染率有所降低,这是因为:①通过筛查献血员,输血和血液制品的传播显著降低;②由于对医疗器械病毒传播的重视,HCV通过注射的传播率显著降低,静脉药瘾共用注射器仍是主要的传播方式,在一些国家因为实施注射器交换计划使其传播率明显降低。

1.输血及血制品传播　HCV主要经血液或血液制品传播。输血后丙肝病毒的感染率与献血员的HCV携带状态有关。美国与日本的献血员抗-HCV检出率为1.2%~1.4%,意大利为0.9%,法国为0.7%,德国为0.4%,英国为0.3%~0.7%。我国各地区的调查结果不一,用PCR检查血清HCV RNA的结果表明,职业供血员HCV RNA的检出率为27%(17/74),而义务献血员仅是1.85%(1/54)。职业性供血员的阳性率显著高于义务献血者。

我国曾报道一次丙型肝炎的暴发流行,因单采血浆回输红细胞过程中,血液交叉污染引起丙型肝炎病毒的传播,献血浆员15000人,约2600人发病(17.4%)。此外,在山东、安徽及湖北等地也陆续发现采浆献血员抗-HCV阳性率显著高于一般献血员。我国已停止单采血浆和禁止有偿献血,使通过输血途经传播HCV的几率大为降低。但由于窗口期的存在,目前还不能完全杜绝输血导致丙型肝炎的发生。

HCV经血液制品传播也屡见不鲜,1975~1978年英国371名接受第Ⅷ因子治疗者,发生了72例(19.4%)临床型丙型肝炎。1979年在当时的东德曾发生一次大的丙型肝炎暴发流行,其起因是使用HCV污染的抗-D免疫球蛋白预防Rh因子不相容性,共有2867名妇女接受这种抗-D免疫球蛋白的注射,约90%的妇女在4个月内ALT升高,49%出现症状,22%发生急性肝炎伴有黄疸,仅101人未出现感染的表现,追究污染的来源是因为用 HCV 感染妇女的红细胞免疫献血员,制备抗-D 免疫球蛋白所致。我国也曾报告一起因输入美国进口的Ⅷ因子而引起的丙型肝炎暴发,10 名血友病患者输入该Ⅷ因子后,其中 9 名(90%)发生丙型肝炎。此外,因输入纤维蛋白原而发生丙型肝炎者也有报道。

经常暴露血液者,如血友病患者、妇产科、外科医师、手术者、胸外手术体外循环患者、肾移植血液透析患者及肿瘤患者、输入大量库血或多次输血均极易感染丙型肝炎。例如,西班牙与英国的血友病患者,因多次接受血液与血液制品,抗-HCV 的检出率为 64% 与 85%。我们发现反复输血的血友病患者的抗-HCV阳性率达 83.3%。应用未曾筛查 HCV 的献血员的血液制品,如免疫球蛋白、Ⅷ因子以及血浆,是 HCV 感染的重要危险因素。近年由于应用敏感的多抗原抗-HCV 检测试剂筛查后,使输血后感染的发生率显著减低,据报道每次输血后感染的危险性已经降低到 0.01%~0.9%。自从采取灭活病毒措施后,在一些发达国家血液制品已不再是 HCV 感染问题的来源。

2.注射、器官移植、透析和其他有创途径传播　静脉毒瘾共用注射器是 HCV 感染的高危因素,在美国和澳大利亚静脉药瘾是 HCV 感染的主要来源,HCV 感染率随着药瘾时间的延长而增高,注射 5 年后感染HCV 者达 50%~90%。在德国 40%、西班牙 70%、英国 81% 的静脉药瘾者抗 HCV 阳性。据对云南昆明441 名药瘾者的分析,抗 HCV 阳性率为 60.54%。

应用 HCV 感染供体的器官移植和骨髓移植也是 HCV 感染的重要来源。肾移植患者的丙型肝炎发病率较高。一项前瞻性研究调查了 405 名肾移植患者,肝炎发病率为 10.4%(42/405),其中 64%(27/42)为丙型肝炎。

血液透析(HD)患者因为反复透析和输血是 HCV 感染的高危人群,血液透析者的 HCV 感染率为41%~81.2%,其中移植后再透析者为 56.52%。与 HCV 感染相关的 HD 因素包括:HD 次数,HD 每增加100 次,感染 HCV 的危险增加 6.1%;透析机共用及消毒;透析机复用;不规范操作;患者自身因素,营养不良和免疫受损者对 HCV 易感性增高。此外,文身、穿耳环、消毒不严格的牙科治疗也可导致 HCV 感染。近年因内镜操作引起的 HCV 感染引起了重视。

HCV 与 HBV 以及 HIV 相似,可以通过极少量感染性液体从一个体传播给另一个体,从而引起严重疾病。在医疗手术操作中由于被污染的、锐利的手术器械刺破手套,或针刺伤手指,可经皮感染。我们曾对两所医院 1213 名医务人员进行了抗-HCV 检测,发现其 HCV 感染率甚低,仅为 0.33%。医务人员感染造成的医源性感染比较少见,值得注意的是文献已有诸如心脏外科、麻醉科及妇科医师将 HCV 传播给患者的数起事件报道。

3.性接触传播　性接触途径传播 HCV 已得到证实,但是与乙型肝炎相比较,发生的频率较低。性行为中的血液污染可增加 HCV 感染风险。欧美的报道表明,伴有慢性 HCV 感染者的异性配偶的感染率较低(0~6.3%),但最近有亚洲的报道发现其感染率较高(7.3%~27%)。抗-HCV 阳性率较高是否有其他因素存在,例如静脉药瘾,尚不清楚。在异性性活动中有研究认为 HCV 感染与首次性交时间、性伴数、其他性传播疾病史和是否用安全套有关。有报告认为妓女 HCV 感染往往与外伤、药瘾以及其他性传播疾病有关。男性传播给女性比女性传播给男性更为容易。根据 330 例到性病防治所检查的性乱者分析,血清抗-HCV 阳性率为 4.9%,其中患性病者阳性率为 6.7%。为探讨 HCV 在家庭内传播的可能性,对 16 例(男性 7 例,女性 9 例)输血后肝炎患者的唾液、精液、阴道分泌物作 HCV RNA 检测,并对其子女作 HCV感染状况调查。结果表明:HCV 感染患者的精液、唾液和阴道分泌物的 HCV RNA 检出率分别为 57.1%(4/7)、31.2%(5/16)和 22.22%(2/9)。家庭成员中 2 例配偶感染 HCV,16 个家庭中无一子女蒙受感染。提示 HCV 感染在家庭内有可能通过性活动在夫妻之间传播,虽然在唾液内可检出 HCVR-NA,但其传播的几率甚低,与 HBV 感染者的家庭聚集性相比较,HCV 感染的家庭聚集性远低于 HBV 感染。

4.母婴传播　母婴传播的几率各报道结果不尽相同。由于对母婴传播定义不同,不能进行直接比较。母婴传播严格定义包括:①在大于 18 个月龄的婴儿体内可检测到抗-HCV 阳性;②在 3～6 个月龄婴儿体内检测到 HCV RNA;③在一个婴儿体内至少 2 次随机检测 HCV RNA 阳性;④婴儿体内 ALT 增高;⑤或在母亲和婴儿体内检测到同样的基因型。

Resti 等报道了意大利 403 名抗 HCV 阳性孕妇的多中心观察,其所生的 403 个婴儿平均随访 28 个月。所有的新生儿出生时抗-HCV 均阳性,但是全部 HCV RNA 阴性的婴儿在 20 个月内抗-HCV 均转为阴性,这些婴儿的母亲 HCV RNA 均为阴性。403 名孕妇中 275 名 HCV RNA 阳性,她们所生婴儿中有 13 人(5%)获得 HCV 感染,呈 HCV RNA 阳性。综合不同的报道,抗 HCV 阳性母亲将 HCV 传播给新生儿的危险性为 2% 左右,若母亲在分娩时 HCV RNA 阳性,则传播的危险性升高至 4%～7%。母亲体内病毒含量高,婴儿感染的几率亦随之增加。合并 HIV 感染以及体内高 HCV RNA 载量是造成围产期感染的危险因素。垂直传播在儿童 10～15 岁之前很少出现 HCV 感染相关症状和体征。近 20% 的儿童可清除病毒,50% 为慢性无症状感染,30% 表现为伴有 ALT 升高的慢性感染。丙型肝炎的母婴传播可发生于宫内、产程和哺乳期,可能以宫内感染为主,而宫内感染主要是胎盘传播,羊水传播的可能性很小。婴儿在 1 个月时抗-HCV 和 HCV RNA 几乎全部阳性,但 HCV RNA 和抗-HCV 的阳性率随婴儿年龄的增加而递减;4 例引产胎儿的观察结果证实:HCV RNA 和抗.HCV 阳性孕妇引产婴儿心脏血 HCV RNA 和抗-HCV 均阳性,1 例在胎肝内证实 HCV RNA。

5.生活密切接触传播　散发的 HCV 感染者中有 40% 无明确的输血和血制品、注射史,称社区获得性感染,其中大部分由生活密切接触传播。

三、丙型肝炎的发病机制

丙型肝炎的特征是易慢性化,约 60%～85% 将发展为慢性感染,慢性丙型肝炎的自然病程也有非常大的差异,常以 ALT 和 AST 水平的显著波动为特征,起病轻微,缓慢进展,常常在十年或数十年后才出现明显症状,进一步发展成肝硬化和肝细胞性肝癌。由于缺乏稳定的体外细胞培养系统和适当的小动物作为研究模型,使研究受到限制,HCV 感染造成肝细胞损害的机制以及为何 HCV 感染易于慢性化目前仍不清楚。

1.HCV 引起肝损害的机制　目前普遍认为,HCV 引起肝细胞受损主要是由免疫介导的,但病毒的直接损害也起一定作用。

(1)免疫介导性损伤:是 HCV 发病的主要因素。有较多的证据提示 HCV 感染的肝脏损伤是免疫反应介导的:①受 HCV 感染的肝细胞数量少,而肝组织炎症反应明显,两者形成反差;②HCV 感染的典型组织学表现是肝脏的淋巴细胞浸润,而并不是被感染细胞出现病变;③从丙型肝炎患者肝脏中分离出 HCV 特异性 T 细胞克隆。免疫组化证明,丙型肝炎肝实质坏死区主要为 CD8$^+$ 淋巴细胞浸润,免疫电镜观察到 CD8$^+$ 细胞与肝细胞直接接触;④HCV 结构蛋白转基因小鼠未观察到这些小鼠的肝脏出现损伤。因此,认为是宿主对病毒的免疫应答导致肝细胞损伤。

丙型肝炎的发病可能还与自身免疫反应有关。除抗体依赖性细胞介导的细胞毒反应外,还发现部分患者血清抗肝肾微粒体抗体等自身抗体阳性。

(2)病毒直接作用:Kagawa 等研究发现,丙型肝炎患者血清 HCV RNA 含量和 HCV 抗原的出现与血清 ALT 水平呈正相关,经干扰素治疗后,随着 HCV RNA 含量的减少,ALT 水平逐渐降低。因此认为 HCV 的复制伴随肝细胞的损伤可能是 HCV 直接对肝细胞作用的结果。丙型肝炎患者肝组织病理学表现也支持这一观点。急性丙型肝炎肝组织病变部位有显著的嗜酸性变和较多的嗜酸小体形成，而炎性细胞数目较少且常在肝窦聚集，提示存在 HCV 对感染细胞的直接破坏。

2.慢性化机制　病毒的变异特别是准种的形成，逃脱机体免疫系统的清除是病毒感染持续存在的主要原因之一。近年发现急性自限性 HCV 感染的特征具有明显的多克隆、多特异性 CD4$^+$ MHC Ⅱ类分子和 CD8$^+$ MHC Ⅰ类分子限制性 T 细胞反应。HCV 感染的缓解与产生高水平 γ-干扰素的 Th1 细胞因子模式占优势有关。

慢性 HCV 感染的特征是外周血中 MHC Ⅰ类分子和 MHC Ⅱ分子限制性 T 细胞反应较弱，可能抗病毒免疫反应在病毒高速合成时，在数量上不足以控制感染。除诱导外周血 T 细胞耐受和消耗外，HCV 还可能通过以下方式逃避机体的免疫清除：减少机体免疫系统发现 HCV 的机会；减少病毒抗原的表达；干扰抗原的呈递；降低抗病毒细胞因子效率；增加 HCV 感染细胞对 CTL 所介导杀伤的抵抗力以及突变等逃避机体的免疫监控。

HCV 的体液免疫对宿主的保护作用、在丙型肝炎发病机制和 HCV 感染自然病程中的作用均不十分清楚。抗-HCV 抗体似乎不能保护机体免受 HCV 再感染，这些抗体可能与 HCV 感染相关的自身免疫现象以及丙型肝炎的肝外症状如肾小球肾炎、关节炎有关。

3.HCV 的致癌机制　HCV 导致 HCC 的机制尚不清楚，因为 HCV 复制不经过反转录成 DNA 的阶段，并不能与宿主的基因组相整合，因而致癌机制可能与 HBV 不相同。由于 HCV 所致 HCC 90% 伴有肝硬化，对 HCV 感染回顾性分析发现 HCV 感染到 HCC 出现一般需要 20～30 年，并且绝大多数伴有肝硬化现象。因此现在认为，长期持续慢性炎症引起的肝纤维化和免疫介导的细胞死亡引起的肝再生可能是发展为 HCC 的因素。但亦有少数无肝硬化的 HCV 感染者发生肝癌。HCV 蛋白质的直接作用尚待确定，有研究证实 HCV 非结构蛋白 NS3 具有丝氨酸蛋白酶及 RNA 解旋酶活性，且 NS3 具有转化小鼠 NIH3T3 细胞的能力，转化的细胞移植入裸鼠体内可形成纤维肉瘤。多项研究显示，NS5A 能作用于中心粒和纺锤体，引起延迟分裂和错误分裂，导致染色体畸变。核心蛋白和 HBx 一样，能使宿主细胞抵抗氧化损伤，使 HCV 感染的细胞逃脱免疫损伤，也使癌变细胞得以存活。然而，大部分研究采用人工模型，仅能提供潜在机制的线索，需在更多的相关模型中确定。此外，确定 HCV 蛋白质和患者受感染的肝细胞非常困难。由于这些原因，目前关于 HCV 直接致癌作用的实验数据非常少，需要进一步实验来阐明这些问题。

四、丙型肝炎的临床表现

1.潜伏期　本病潜伏期约为 3～26 周，平均 7.4 周。我国由单采血浆回输红细胞引起的一次丙型肝炎病毒感染，潜伏期为 35～82 天，平均 (53.4＋16.5) 天。另一次由输入美国进口的 Ⅷ因子所引起的丙型肝炎，潜伏期为 7～33 天，平均 19 天。

2.临床类型

(1)急性丙型肝炎：一般较乙型肝炎为轻，多为临床无症状型。HCV 感染后 1～2 周内即可检测出 HCV RNA，平均 50 天(15～150 天)出现血清 ALT 升高，表明已出现肝脏损伤。仅 25%～35% 的患者出现乏力、纳差、恶心和右季肋部疼痛，少数伴低热，轻度肝大，部分患者可有脾大。黄疸发生率很低，仅 5% 左右。无症状的隐匿性感染多见。急性丙型肝炎主要的肝功能异常为 ALT 升高，但峰值一般低于急性乙型肝炎。ALT 升高曲线分三种类型：单相型、双相型和平台型。单相型可能是一种急性自限性感染，很少慢性化；双相型临床表现较重，慢性化率也较高；平台型 ALT 升高持续时间较长。在患者出现症状时，仅 50%～70% 患者血清中可检测抗-HCV，感染后 3 个月血清中抗-HCV 检出率达 90%。

（2）无症状 HCV 携带者：血清学检查抗-HCV 及 HCV RNA 阳性，但是反复检测 ALT 均在正常之内，其表现与 HBV 携带者类似，称为 HCV 无症状携带者。无症状携带状态较多见于免疫缺陷患者。无症状抗 HCV 阳性献血员的肝活检表明，至少 31% 为慢性活动性肝炎，9% 已有间隔纤维化病变。

（3）慢性丙型肝炎（CHC）：约 85% 的急性丙型肝炎发展成为慢性肝炎，慢性肝炎的发展经过因个体而异，但与其感染方式有关，输血后丙型肝炎的组织学活动性改变较静脉药瘾者更为显著。

有回顾性研究分析慢性丙型肝炎 18 年的病情经过，认为输血后肝炎的病死率并不高于对照组人群。而另一前瞻性研究认为，虽然 CHC 多数并无特殊的临床表现，但却是一种缓慢进展性疾病，一般经过十余年方才显示出临床表现，逐渐发展成肝硬化。但亦有报道慢性肝炎在 4 年内已经发展成肝硬化，慢性丙型肝炎伴有肝硬化的患者进展成肝细胞性肝癌的机率较高，其从慢性肝炎到肝细胞性肝癌的间期约为 20～30 年，相对甚短。

（4）特殊临床类型：虽然一般丙型肝炎起病经过较轻，但亦可见急性丙型肝炎暴发型与亚急性型经过，或慢性迟发性肝功能衰竭等严重表现。HCV 单独感染极少引起急性和亚急性肝衰竭，HCV 相关的急性和亚急性肝衰竭主要见于重叠感染 HBV 或 HIV、过量饮酒、应用肝毒性药物等情况。HCV 感染所致的肝衰竭与其他嗜肝病毒引起的肝衰竭临床表现并无不同，可表现为急性、亚急性和慢性过程。但有研究表明，在乙肝所致急性重症肝炎时，由于宿主的免疫应答增强，HBV 的复制被抑制，而在丙型肝炎急性重症肝炎时，在出现昏迷时仍可见持续性 HCV 复制，这提示丙型急性重症肝炎与乙型肝炎不同，HCV 仍处于高度复制状态。

另一特殊表现类型是胆汁淤积性经过病情进行性进展，并出现肝脏功能衰竭。与乙型肝炎相类似，这种类型主要见于肝脏移植患者。

3.病毒血症与感染类型　通过对输血后 HCV 感染者的系列血清标本进行抗-HCV 的检查及 HCV RNA 研究，发现 HCV 感染的病毒血症有 3 种类型：

（1）急性感染的短暂病毒血症：主要见于急性自限性丙型肝炎。应用 PCR 法可在 ALT 升高之前检出 HCV RNA，但病毒血症持续时间较短，仅数天或数月。而抗-HCV 往往要在 ALT 升高后数天或数月才能检出。

（2）慢性感染的持续病毒血症：HCV RNA 可在急性期、ALT 升高之前检出，并且持续存在。

（3）慢性感染的间歇病毒血症：表现在感染早期出现病毒血症，其后病毒血症消失数月，几年以后，重新出现病毒血症。重新出现的病毒血症与急性阶段出现病毒血症相似，一般在 ALT 出现升高之前，提示肝内病毒活动性复制。

4.HCV 与 HBV 重叠感染　由于 HCV 的传播途径与 HBV 相似，因此 HCV 与 HBV 的重叠感染是我国一特殊问题。HCV 感染有时发生在 HBV 感染的基础上，有时为同时感染。国际上报道慢性 HBV 感染者约 10%～15% 发生 HCV 共感染，主要发生于静脉药瘾者。我国一项关于静脉药瘾者 HBV 和 HCV 共感染调查，219 例静脉药瘾者中有 171 例发生 HBV/HCV 共感染（78.1%），而对照人群仅 6.7%（6/90）。大学生体检中 HBsAg 和抗 HCV 共阳性者仅 0.48%。

我们发现 66 例轻症慢性乙肝病毒感染中，3 例抗-HCV 阳性（4.55%），而 61 例重症乙型肝炎（2 例亚急性重症肝炎，59 例慢性重症肝炎）中 22 例抗-HCV 阳性（36.07%）。HBV/HCV 重叠感染的重症肝炎与单纯 HBV 感染的重症肝炎，两组的胆红素、AST/ALT 及病死率比较，有明显的差异。说明重叠感染组的肝细胞坏死远较单纯 HBV 感染的重症肝炎严重，死亡率前者为 77.27%，高于后者（51.28%）。国外也有类似报道，认为在重症肝炎中有较高的抗-HCV 检出率。表明 HCV 的重叠感染可加剧肝脏损害。重症乙型肝炎患者对 HCV 易感性高的原因，推测除与输血治疗有关外，可能由于本身严重的肝脏病变，使机体不能有效地限制 HCV 复制,而出现大量 HCV 的活跃复制。

5.HCV 感染与肝细胞性肝癌　回顾性随访研究发现,从 HCV 感染发展成肝细胞肝癌平均约 30 年。有报告黑猩猩感染 HCV 后 7 年发展成肝细胞肝癌。慢性 HCV 感染者约有 20%～30%在 20～30 年内发生肝硬化,而发生肝硬化后每年有 1%～4%的机会发生肝癌。但各国肝细胞肝癌的抗-HCV 检出率不一。美国及西欧的原发性肝细胞癌(HCC)患者中 45%～69%与丙肝病毒感染有关。在日本,HCV 与肝癌的关系比 HBV 更重要。我国台湾在原发性肝癌患者中,抗-HCV 的阳性率为 19%～23.5%;大陆报告为8.0%。HCV 和 HBV 同时存在具有协同致癌作用的可能性。

对于丙肝患者的肝癌预测因子目前所知有限。台湾 RE-VEAL-HCV 研究对 925 名抗 HCV 阳性且在 5 年内未发生肝癌和死亡的案例进行长期追踪,分析显示基线 HCV RNA 阴性(<25IU/ml)、病毒低浓度、高浓度患者,10 年内肝癌的累计发生率分别是 1.1%、6.4%和 14.7%。基因 1 型和非 1 型,肝癌的累计发生率分别为 12.6%和 4.5%。基线 ALT≤15IU/L、>15IU/L 但<45IU/L、≥45IU/L 患者的肝癌累计发生率分别为 13.8%、4.2%和 1.7%。

6.HCV 感染与酒精性肝硬化　临床发现酒精性肝硬化抗-HCV 检出率较高,按瑞士的报告为 8%(9/107),西班牙为 47%(7/15)。比较组织学改变与血清学检测结果,发现有 HCV 抗体者,组织学常见有病毒所致慢性肝脏病变。慢性 HCV 感染合并嗜酒肝脏病变常较严重和较快进展成肝硬化,形成肝癌的概率也更高。研究发现 HCV 感染者每日嗜酒量与 HCV 的复制水平呈正相关,表明乙醇可促进 HCV 复制,导致更严重的肝脏病变。乙醇也可能影响干扰素的疗效,嗜酒者 HCV RNA 的清除率往往很低,因此对 HCV 感染者应积极告诫患者戒酒,特别是在抗病毒治疗过程中。

7.HCV 感染与自身免疫性肝炎　据报道在自身免疫性肝炎中抗-HCV 的检出率为 40%～80%。此结果有两种可能:在自身免疫性肝炎中确实有较高的抗-HCV 假阳性反应,或者自身免疫性肝炎可能与 HCV 感染有关。现已明确 HCV 可诱导产生自身抗体,且存在 HCV 相关性自身免疫性肝病和肝外自身免疫状态。一项前瞻性研究表明,36%的慢性 HCV 感染者伴有冷凝球蛋白血症,70%类风湿因子阳性,41%伴有抗组织抗体(如 ANA、SMA、LKM 和抗甲状腺抗体),49%伴唾液腺病变,5%发生扁平苔藓。

早在 1990 年,Mishiro 等发现 HCV 可诱导针对宿主抗原的抗体(抗-GOR),并提出自身免疫性肝炎可能与 HCV 感染有关。慢性丙肝与 2 型自身免疫性肝炎的关系近年来引起重视。LKM-1 抗体的靶分子为细胞色素 P4502D6。LKM-1 抗体阳性患者有很高的 HCV 检出率,意大利报道为 88%,德国和法国为 55%。

8.HCV 感染与脂肪肝　关于 HCV 感染与肝脏脂肪变性之间的关系,近年来积累了丰富的临床和实验室资料,业已证实,HCV 是引起肝脏脂肪变性的重要因素。

肝脏脂肪变性是 CHC 的一个显著的病理学特征。Castera 等对 558 例 CHC 患者进行分析,发现 54%的患者合并脂肪肝,重度占 10%,是肝纤维化的独立相关因素。Rubbia-Brandt 等对 254 例 CHC 患者的肝脏脂肪变性进行分析,43%(109/254)的患者有显著的肝脏脂肪变性;在 HCV 基因 3 型感染的患者中合并脂肪肝的比率显著升高,且重度脂肪肝比例较高;CHC 患者合并脂肪变与酒精摄入量、HCV 基因 3 型等显著相关,但与人体重指数是否有关报道不一。Hwang 等对 106 例中国血统的 CHC 患者进行分析,发现 52%的患者合并脂肪肝,合并脂肪肝组甘油三酯和 γ-谷氨酰转肽酶水平显著高于不合并脂肪肝组,而且肝纤维化发生率也显著升高。Adinolf 等的研究结果表明,在 HCV RNA 水平高的患者中,肝脏脂肪变性的比率显著升高。表达 HCV 多聚蛋白或 HCV 结构蛋白的转基因的 C57BL/6 小鼠模型中研究也发现,随着时间的推移,小鼠出现了时间相关性的肝脏脂肪变,而且雄性转基因小鼠的肝脏脂肪变更为显著。应用 HCV 结构基因建立的转染细胞系,也发现了细胞中存在着脂肪滴,HCV 实验感染的黑猩猩也发生了肝脏脂肪变。HCV 结构和非结构蛋白转基因小鼠发生脂肪变的病理学特征,与临床上见到的肝脏脂肪变的性质和特点基本相同。

HCV 慢性感染引发脂肪肝的作用机制复杂,大致可以总结为如下几方面:引发胰岛素抵抗;引起脂代谢异常;影响代谢过程中的各种相关因素,如代谢途径中相关酶类、调节代谢途径中相关激素、与胰岛素受体结合及作用的过程等。最终,在这些因素的相互作用下,HCV 慢性感染导致肝脏脂肪变性。而胰岛素抵抗可能是此类代谢性疾病发病机制的中心环节。

9.HCV 感染的肝外表现　现已明确 HCV 不仅引起肝脏病变,而且可能因为诱导自身免疫反应或形成免疫复合物,与一些感染的肝外表现有关。HCV 感染的肝外表现既可出现在急性肝炎期,也可出现在慢性期。根据肝外表现与 HCV 感染的相关程度,可将 HCV 的肝外表现分为三类。

特发性冷凝球蛋白血症的特征是血管炎、关节炎、Raynaud 综合征和紫癜,偶尔可见神经病变和肾小球性肾炎,过去的研究认为,本病可能与乙型肝炎病毒感染有关,但并未得到证实。近年流行病学和血清学研究表明,冷凝球蛋白血症与 HCV 感染有密切关系,患者的血清中不仅有较高的抗.HCV 检出率,有报道 HCV RNA 病毒血症达 90％,并且可在患者的皮肤和肝脏内用免疫组织化学方法检出 HCV 抗原,应用干扰素治疗也显示出一定的效果。冷凝球蛋白血症血管炎往往需应用激素和血浆置换治疗。

迟发性卟啉症的特征是细胞中尿卟啉脱羧酶活性低下或缺乏,临床表现为皮肤损害,特点为皮肤脆性增加、青肿和水疱形成,可出现出血、色素沉着、多毛症和形成硬化性囊肿,常伴有肝脏损伤。有报道发现其抗-HCV 检出率达 62％～82％,HCV RNA 检出率高达 66％～100％,认为本病与 HCV 感染有关。目前认为 HCV 可能是具有迟发性卟啉症遗传素质者的一个诱发因素,其发病可能还有其他因素参与。

膜增生性肾小球性肾炎与 HBV 感染的关系早已明确,近年研究在肾组织活检中免疫组织化学检查发现 HCV 的核心抗原,提示膜增生性肾炎与 HCV 有一定的关系。有人用大剂量的干扰素进行治疗,结果尿蛋白下降、HCV RNA 阴转、肾组织活检显示肾脏病变好转。

五、HCV 感染的特异性检测

常用的丙型肝炎病毒感染特异性检测方法有检测血清抗 HCV 抗体的酶联免疫吸附试验(ELISA)、重组免疫印迹试验(RIBA)及检测肝和血清中 HCV RNA 反转录聚合酶链反应(RT-PCR)和基因分型等。

1.ELISA 检测血清抗-HCV　利用各种 HCV 重组蛋白作为抗原检测血清中的抗-HCV 抗体。现主要采用第三代酶免疫试验试剂(EIA-3),除含有核心和 NS3 区蛋白作为包被抗原外,还额外加上 HCV 基因组 NS5 区编码蛋白作为包被抗原。特别适合用于筛查献血员,感染至血清学转换的间期 7～8 周。应用 ELISA 检测血清中抗-HCV 的主要问题是:不能区分是急性或慢性感染,是新近的感染还是过去的感染,而且也不适宜评价治疗的效果。所检出的是 IgG 抗体,仅是 HCV 感染的指标,抗-HCV IgG 并不是保护性抗体。急性感染的患者用目前的试剂检测,72％的病例抗-HCV 阳性,约 13％的患者 6～9 个月才可测到抗体,2％的病例在 9 个月以后仍然不能检出抗体。由于 ELISA 试剂因素,特别是在 ALT 正常的献血员往往出现假阳性反应,有时有必要作验证实验排除其中的假阳性反应。

理论上抗-HCV IgM 的检测有其独特的意义,在自限性病例中,抗-HCV IgM 消失,而在慢性化病例仍阳性。提示抗-HCV IgM 可作为演变为慢性的指标,对指导抗病毒治疗似有一定的价值。但是,抗-HCV IgM 的检测未能广泛应用于临床,这是因为:①虽然 HCV-IgM 有利于急性感染的诊断,但是并不能作为急性感染的指标,因为 IgM 不仅存在于急性期患者,而且慢性 HCV 感染者也有较高的检出率(达 71％～90％);②理论上 IgM 出现早于 IgG 抗体,但是实际上急性输血后肝炎往往两者同时出现。为提高 IgM 抗体的检出率往往需要用葡萄球菌 A 预先吸附 IgG 抗体后,再作 IgM 抗体检测;③IgM 抗体的检出与患病的时间、ALT 水平以及组织病变的活动度之间也未见相关关系。因此,IgM 抗体的检测仍是一个待研究的问题。

2.重组免疫印迹试验(RIBA)　又称验证试验,以确认标本 ELISA 阳性的特异性,特别是那些无明显危险因素的阳性反应者,例如 ALT 正常者、自愿献血者以及自身免疫疾病患者、高丙球血症患者和长期冻存的血清标本,建立了条带免疫印迹法试验或称重组免疫印迹试验。用 HCV5-1-1、C-100 抗原、C-22 与 C-33 等抗原检测相应抗体,出现针对 4 种抗原中任何 2 种抗原反应者为阳性。此方法操作较繁琐,价格昂贵,现已被 HCV RNA 检测所代替。

3.血清内 HCV RNA 定性检测　HCV 在血清中的含量极低,一般方法不能检出。目前,已建立反转录-巢式 PCR 法检查 HCV RNA。所用引物均根据 HCV 基因 5'端保守区域设计,先用一套外引物进行首次 PCR,然后在第一次 PCR 基础上,再用一套内引物,对第一次 PCR 产物进一步放大扩增,扩增产物的大小为两个内引物之间的 DNA 片段,扩增产物再作电泳观察结果。本法灵敏度高,可测到低于黑猩猩最小感染剂量(CID/ml)10 倍的血清病毒含量。

必须注意,PCR 是一极其敏感的检测方法,很易出现假阳性或假阴性结果。欧洲 86 个试验室曾对一批参比血清进行了检测,其结果是 16% 试验室的结果较好,29% 的试验室漏诊弱阳性标本,55% 的试验室出现假阳性或假阴性结果。说明引物设计、标本处理、试验室内污染、操作方法等均可影响实验的结果。因此,对于 HCV RNA 的检测有必要标准化,包括引物设计,操作规范,试验条件的标准化等。

4.血清内 HCV RNA 定量检测　由于病毒血症血清负荷与感染性、传播的危险性、婴儿感染,以及评价抗病毒治疗的效果存在着一定的关系,因此临床上常需要对 HCV RNA 进行定量检测,目前定量检测方法主要有两种。一是 RT-PCR 定量法,是根据 HCV RNA 与一合成内定量标准(IQS)共同扩增,IQS 与病毒序列的差异仅是插入一特异性探针,以一对具有生物素化的 5'-UTR 引物扩增,扩增产物作系列稀释,在微孔板上对 HCV RNA 和 IQS-探针杂交,此外还有其他类似的方法。PCR 法定量具有高度敏感性,但较繁琐和费时。另一定量方法称为 bDNA(branch DNA)信号扩增技术,方法较简便,重复较好,但是其敏感性却低于 RT-PCR 定量法。RT-PCR 技术的灵敏度一般为 500～1000Eq/ml,而第二代 bDNA 技术的灵敏度为 200000Eq/ml。因此,有 10%～30% 经 RT-PCR 检出 HCV RNA 阳性的慢性患者其 bDNA 检测为阴性。

5.HCV 的基因分型　目前有多种方法可用于 HCV 的基因分型,主要有:①PCR 产物直接测序;②反向杂交(如线性探针分析);③型特异性 PCR;④PCR 扩增后限制性片段长度多态性(RFLP);⑤实时定量 PCR 扩增后熔合曲线;⑥型特异性抗体;⑦质谱仪分析限制性片段质量多态性。5'非翻译区(UTR)高度保守,又足以区分亚型,与 NS5B 分型结果高度一致,但不能有效区分亚太区高流行的 6a-1 和 1/Ⅰb 型。核心区测序分析可有助于鉴别 6a-1 型。如不能有效鉴定 6a-1 型,则影响 1/Ⅰb 型接受干扰素(IFN)治疗的持续病毒学应答(SVR)预测。

6.HCV 感染的自然史　自然史研究存在一些无法克服的不利因素。难以确定获得感染的时间,原发感染往往无症状,而疾病进展缓慢。自然史数据因研究方法不同而异,比如是前瞻性还是回顾性研究。不同研究人群所得出的结论也不同,如肝病门诊患者、献血者、社会调查、输血后感染等。

HCV 感染临床经过的特征是多数患者为隐匿性起病,一般病情经过缓慢。急性 HCV 感染:①20%～30% 患者有症状;②暴发性肝衰竭非常罕见;③暴露后约 2～8 周的时间出现 ALT 升高;④暴露后约 1～2 周血清中可检测到 HCV RNA;⑤ALT 升高和出现临床症状之前 HCV RNA 可达峰值;⑥20%～50% 患者可以自发清除病毒;⑦有症状和女性患者更易清除病毒;⑧大多数病毒的清除在最初 12 周内;⑨50%～

85%的慢性化率。

约15%的HCV感染者自然恢复,多数急性感染患者发展成慢性,疾病的进展缓慢,从急性肝炎发展到终末期肝病平均约≥20年。具有生化改变的慢性感染者多数组织学显示轻度至中度坏死性炎症病变和轻度纤维化,约20%～30%的患者发展为慢性进展性肝病,最终导致肝硬化和肝细胞癌。HCV感染10年以内往往表现为病情似乎较轻,感染20年后肝硬化和肝癌发生率显著上升。

很多因素在HCV感染发展成肝硬化中起着重要作用:①感染时的年龄,老龄人获得感染疾病进展往往较迅速,感染在年轻人的进展较缓慢;②所有的研究均指出嗜酒是慢性丙型肝炎发展成肝硬化的重要协同因素;③协同HIV感染;④协同HBV肝炎;⑤其他:如感染持续时间、性别、免疫抑制情况(如合并HIV感染或器官移植)、肥胖和胰岛素抵抗、合并有其他病毒感染、ALT升高以及遗传因素等都与肝病的进展相关。虽然ALT升高提示活动性肝损伤,但正常的ALT水平亦不能排除显著的肝脏疾病;基线肝脏病理变化水平如炎症活动度及纤维化分级是进展为肝硬化的预测指标;一旦进展为肝硬化,HCC的年发生率约为1%～4%。基线甲胎蛋白(AFP)升高者发生率更高。此结果说明在已经形成或疑似肝硬化的患者有必要经常作超声波和AFP检查,监测肝细胞性肝癌的发生。

HCV感染自然史的共识:①急性感染患者应监测自发的病毒清除,有症状者及女性更易清除病毒;②慢性HCV感染者血清ALT升高提示肝脏损害进展,ALT正常也不能排除显著的肝脏损害,纤维化指数(Metavir指数>2或Ishak指数>3)提示进展性肝脏损害;③慢性HCV感染中,酒精摄入和胰岛素抵抗在疾病进展中的作用已得到广泛认同,推荐酒精的摄入量应该低于世界卫生组织酒精性肝病指南中的数值,建议通过运动和饮食控制达到理想体重指数(BMI)来控制糖尿病和胰岛素抵抗;④HCV感染者失代偿肝硬化年发生率3%～4%,HCC年发生率1.4%～6.9%。代偿期肝硬化患者10年生存率是80%,失代偿肝硬化患者10年生存率锐减至25%左右。HCC是慢性HCV感染常见的危及生命的并发症,对肝硬化患者应该进行常规的监测以早期发现HCC;⑤IFN治疗对于防止HCV相关性肝硬化发生有益。在获得SVR的患者中,失代偿肝硬化的5年发生率是1%。获得生化应答的患者,失代偿的5年发生率是9.1%。

7.丙型肝炎的肝脏组织病理及免疫病理改变 丙型肝炎的肝组织学改变与其他病毒所引起的肝脏病变相似,难以区别,但是丙型肝炎的组织学改变有其特点。例如:肝细胞明显嗜伊红变、肝窦单核细胞浸润、Kupffer细胞活化、肝细胞内脂肪聚集、汇管区淋巴细胞聚集和胆小管损伤。这些特征并不是特异性的,也可见于其他类型病毒性肝炎,其区别仅是量与程度的差异而已。

(1)急性丙型肝炎:肝活检组织病理改变常见:①肝实质肝细胞内可见大脂肪滴;②肝窦壁细胞明显活化,Kupffer细胞增生,肝窦内可见淋巴细胞,有时还有浆细胞、嗜酸性粒细胞和中性粒细胞;③肝细胞质内见不规则嗜伊红变及嗜伊红小体;④肝细胞形成气球样变,胞质疏松,肝细胞膜界限分明,似中毒性肝细胞损害改变。汇管区病变一般较急性甲型与乙型肝炎轻,但个体间差异较大,轻者仅见淋巴细胞浸润为主,重者可见大量滤泡状淋巴细胞聚集,重症也可见片状坏死与桥接坏死,以及小胆管损伤。反复急性发作的丙型肝炎患者,连续肝活检证实其中约10%～15%伴有肝硬化病变。

(2)慢性丙型肝炎

1)汇管区病变:汇管区见不同程度的淋巴细胞、浆细胞浸润,可出现类淋巴细胞聚集和滤泡伴有生发中心形成。这种病变虽不是丙型肝炎的特异性改变,但却是丙型肝炎的典型病变。免疫组织化学研究显示,生发中心内含有活化的B细胞,为滤泡树突细胞网络所包绕,其外围见B细胞带、大量的T细胞和少量巨噬细胞、浆细胞、嗜酸性粒细胞以及中性粒细胞。

2)肝炎相关胆管损伤:病变的特征是汇管区胆管上皮细胞肿胀,形成空泡、核排列不规则和假复层形成,基底膜可出现断裂,有时可见淋巴细胞侵入,这些侵入细胞为CD4$^+$或CD8$^+$T细胞,偶尔见浆细胞或中性粒细胞浸润。胆管病变可见于各种肝炎,但是在丙型肝炎比较多见,约 25% 的慢性丙型肝炎病例可见这种病变。

3)碎屑坏死:在肝脏实质和汇管区结缔组织界面肝细胞破坏,伴有淋巴细胞浸润称为碎屑坏死。其特征是界板不规则,汇管区炎症通过界板扩张到汇管区周围肝脏实质,炎性细胞围绕并侵犯损伤肝细胞,出现单个细胞坏死,嗜伊红或气球样变性。可出现肝细胞凋亡,形成凋亡小体。较大的凋亡小体含有细胞核片段,被称为嗜伊红小体,这些嗜伊红小体游离在肝窦内,最后被 Kupffer 细胞吞噬和消化,上述病理改变与其他病毒所引起的肝脏病变相同。

4)小叶内病变:与其他原因引起的肝脏病变相似,在小叶内见坏死性炎症改变,呈多灶性分布("斑点状"),主要由凋亡细胞构成。可见不同大小散在分布的凋亡小体、淋巴细胞和浆细胞在病灶内聚集以及吞噬清除凋亡细胞和其他残骸的肥大的 Kupffer 细胞。除细胞坏死外,可见肝细胞气球样变;严重者第 3 区带见肝细胞脱落,中心至中心或中心至汇管区桥接坏死和不同程度的淤胆现象;或多小叶坏死伴有基质萎陷,脂肪变性一般为大空泡性细胞内脂肪聚集,呈轻度、中度或重度改变,在活检中占 30%～70%(平均约 50%)。

(3)肝脏组织内病毒抗原的检出:不论是用酶免疫法还是用免疫荧光法均能成功地在组织内显示病毒抗原的定位。研究证实血清 HCV RNA 阳性的患者,约 75% 以上组织中可以检出 HCV 抗原。272 份不同肝病肝脏组织,用免疫组织化学酶免疫法以 NS3 单克隆抗体和多克隆抗-HCV 抗体检测肝脏内 HCV 抗原,结果分别为 19 例(7.54%)及 25 例(9.92%)检出 NS3 和 HCV 抗原表达。HCV 抗原阳性颗粒主要定位于肝细胞质内,多表现为胞质均质型分布,部分肝细胞肝癌的组织中见阳性物质绕核周分布或呈包涵体状。除少数组织中阳性细胞较多呈弥散性分布外,大多数组织中的阳性细胞较少,呈散在或簇状分布于肝脏小叶内。阳性细胞周围多数无坏死灶和炎性浸润,但是病毒抗原也可见于坏死灶残余肝细胞,或见于再生肝细胞和浸润的单个核细胞之中,以及汇管区胆小管上皮细胞内见病毒抗原表达。肝内 HCV 抗原阳性细胞可正常或呈不同程度的变性。但是从总体上看来 HCV 抗原表达与肝脏损伤以及病变严重性并无相关关系。HCV 是否具有直接致肝细胞病变作用,还是肝脏损伤系免疫性损伤是一尚待研讨的问题。

(4)HCV 抗原在外周血单个核细胞(PBMC)内检出:HCV 可以感染 PBMC。单个核细胞内检出病毒抗原和 HCV RNA 正、负链。说明 HCV 存在于外周血细胞的细胞质内,并且可能在其中复制。HCV 感染 PBMC 是否可以影响其功能,不利于 HCV 的清除,使疾病慢性化仍不清楚。临床观察发现:干扰素治疗 HCV 感染后,部分患者外周血清中已经不能检出 HCV RNA,但在 PBMC 中仍然可以检出 HCV RNA,外周血细胞成为 HCV 隐藏的场所,推测这可能是干扰素治疗后疾病复发的一个因素。

(5)HCV 抗原在其他肝外组织中检出:除 PBMC、唾液腺、精液外,有报道在其他肝外组织内,例如淋巴结、骨髓细胞、脾细胞、胰腺、肾脏、肾上腺和甲状腺内检出 HCV 抗原和 HCV RNA,并证实存在 HCV RNA 负链。但是在这些组织内 HCV 抗原的分布甚少,感染细胞未见明显病变。HCV 的肝外感染以及肝外复制场所的意义尚待进一步研究。

六、丙型肝炎的治疗

丙型肝炎的治疗除一般治疗外,应用有效的抗病毒治疗清除病毒,对阻断疾病的进展,防止 HCV 感染相关并发症和死亡具有重要意义。大量研究已经证实,抗病毒治疗能降低 HCV 患者相关疾病如肝硬化、肝癌的发生率和死亡率。丙型肝炎的抗病毒治疗经历了 3 个阶段,第一阶段为常规 α-干扰素单药治疗,第二阶段为常规干扰素联合利巴韦林治疗,第三阶段为聚乙二醇干扰素(Peg IFN)联合利巴韦林治疗。总体

SVR 从最初的 24％左右到现在的 69％左右。最近两种 NS3 丝氨酸蛋白酶抑制剂的上市可能预示丙型肝炎治疗进入了第 4 阶段。但 Peg IFN-α 联合利巴韦林目前仍是我国最有效的标准治疗方案(SOC)。

1.抗病毒治疗药物

(1)干扰素 α:包括普通干扰素 α 和 Peg IFN-α,有关知识见慢性乙型肝炎治疗部分。为提高干扰素的疗效,近年通过改变干扰素的结构,开展了新型干扰素的研究。

1)新型组合干扰素(CIFN):重组甲硫氨酸组合干扰素 1 或称 Infergen(CIFN)是由 166 个氨基酸组成的新型非天然 I 型干扰素,其分子量为 19.5kD,根据已知 11 种 α 干扰素亚型的氨基酸序列,筛选各序列等位点上出现频率最高的氨基酸,构建成合成重组互补 DNA,转染给大肠杆菌的表达产物。这种非天然重组组合干扰素与等当量成分的天然 α-2a 和 α-2b 干扰素比较,体外可增强自然杀伤细胞活性、抗病毒活性、抗增殖作用以及基因诱导活性,这可能与 CIFN 和 I 型干扰素受体的亲和力较强有关。

早期的临床研究证实,9μg 组与 α-2b 3 百万单位组比较无显著差异。但是,天然干扰素或用 9μg 后复发者,用 CIFN15μg 再治疗可获得较好效果;初次治疗无应答者,再用 15μg 治疗,虽可取得一定的效果,但是逊于复发组的再治疗。此外,CIFN 对于高病毒负荷组和 1b 型病例均有较好的疗效。CIFN 的不良反应与天然干扰素相似,15μg 患者也能很好耐受。根据国内多中心的研究表明,CIFN 15μg 组不论生化和病毒的应答均显著高于 α-2a 干扰素 3 百万单位组。CIFN 的疗效虽优于普通干扰素,但低于长效干扰素,现应用已不广泛。

2)清蛋白干扰素:清蛋白干扰素 α-2b 是通过直接的基因融合产生,并且由多肽分子重组构成。在这种多肽分子中,治疗蛋白的氨基酸系列后面紧跟着清蛋白的氨基酸系列。Alb IFN-α-2b 的半衰期较 Peg IFN 更长,能每两周注射一次。在对初治患者所进行的 2 期临床研究中,清蛋白干扰素 α-2b 联合利巴韦林治疗后的 SVR 率与 Peg IFN 联合利巴韦林治疗后所引起的 SVR 率相当,但前者的剂量只有后者的一半。在对 IFN 无应答者中,清蛋白干扰素 α-2b 的 SVR 总的发生率为 17.4％,而对 Peg IFN 联合利巴韦林无应答的基因型 1 患者的 SVR 率为 10.7％。但清蛋白干扰素治疗组中因不良事件导致停药的事件较 Peg IFN 组增多,已停止临床试验。

3)干扰素 ω:Novozheov 等报告了干扰素 ω 单独给药或联合利巴韦林治疗基因 1 型慢性丙型肝炎的安全性、耐受性及抗病毒疗效(Ⅱ期研究)。研究中,102 例受试者随机分组,单用干扰素 ω 治疗组有 21/35 例(60.0％)获得早期病毒学应答(EVR),联合治疗组有 56/67 例(83.6％)获得 EVR。结果提示,干扰素 ω 耐受性较好,共有 4 例严重不良事件报告,最常见的导致减少剂量的事件为贫血和中性粒细胞减少。

(2)利巴韦林(RBV):又名病毒唑、三氮唑核苷等,是广谱强效的抗病毒药物,目前广泛应用于病毒性疾病的防治。RBV 增强干扰素抗 HCV 的机制尚不清楚,单独应用 RBV 对 HCV 几乎没有作用。国内人体生物利用度研究资料表明,RBV 颗粒口服后吸收迅速,在 60～90 分钟内血药浓度可达到峰值。RBV 进入体内后,经磷酸化生成具有活性的代谢产物-RBV 单磷酸。消除半衰期约为 24 小时。RBV 能滞留于红细胞内。主要由肾脏排泄,仅有少量随粪便排出。

(3)NS3/4A 丝氨酸蛋白酶(NS3/4A SP)抑制剂:NS3/4A SP 抑制剂根据其作用位点,可分为 2 类:可逆共价结合抑制剂和非共价结合抑制剂。NS3/4A SP 可逆共价结合抑制剂是基于 NS3/4A SP 的底物设计的抑制剂。其抑制原理是利用不易被切割的底物类似物来竞争 NS3/4A SP 的反应中心,从而降低 NS3/4A SP 的活性,抑制病毒的复制。这类药物现在研究比较成熟的有 Vertex 公司的特拉普韦和 Merck 公司的宝赛普韦。

1)特拉普韦(TVR):TVR 是一种口服的拟肽类抑制剂,其主要作用于 HCV1 型。该药联合 Peg IFN-α-2a 和 RBV(P/R)治疗 HCV 基因 1 型感染的初治及再治患者 3 项Ⅲ期临床研究结果已发表。与原有标准的 P/R 治疗方案(SOC)相比,加用 TVR(750mg 每日 3 次)的三联疗法,可将初治患者 SVR 疗效从 44%提高至 69%～75%。TVR 已于 2011 年 5 月获美国 FDA 批准上市。推荐的治疗方案为,先用 TVR 联合 P/RSOC 的三联治疗 12 周,再根据既往治疗史及患者对 12 周三联治疗的反应(即 RGT,应答指导的治疗),再继续使用 P/RSOC 12～36 周,所以全疗程为 24～48 周。TVR 的主要不良反应有瘙痒、皮疹和贫血。

2)宝赛普韦(BOC):为 2011 年 5 月美国 FDA 批准上市的另一种直接抗 HCV 药物,也主要用于 HCV1 型治疗。该药联合 Peg IFN-α-2b 及 RBV(P/R)治疗 HCV 基因 1 型感染的初治及再治患者三期 3 个临床研究结果。与原有标准的 P/R 治疗方案(SOC)相比,加用 BOC(800mg 每日 3 次)的三联疗法,可将初治患者的 SVR 从 38%提高至 63%～66%。对既往 sOc 方案治疗无应答者三联疗法亦可获得 23%～33%的 SVR。与 TVR 不同的是,应用 BOC 与 P/RSOC 三联疗法的推荐治疗方案为:先用四周的 P/RSOC 导入期治疗,再于第五周加 BOC,依既往治疗史及患者对治疗的反应,进行 24～44 周的三联治疗。部分患者完成所需的三联治疗后尚需 12 周的 P/R 治疗。所以,依据既往治疗史及患者对治疗的反应,BOC 三联治疗的全疗程为 28～48 周。对参与上述研究的亚裔患者的进一步分析提示,亚裔患者对 BOC 三联治疗反应也高于对 P/RSOC 的 SVR 率。BOC 治疗出现贫血等不良反应的比例比 SOC 标准治疗要高。

TVR 和 BOC 单独使用数周即可检测到耐药变异,因此不宜单独使用,只能与 SOC 方案联合使用于:①提高 SVR 率;②sOc 难以获得 SVR 的难治性患者;③在对标准治疗耐受性较差患者中,加用蛋白酶抑制剂可减低干扰素或 RBV 剂量,提高耐受性;④既往抗 HCV 治疗无应答或复发患者。对于 IFN-α 或 RBV 有禁忌证患者的治疗尚有待更多的直接抗病毒药(DAA)上市。

NS3/4ASP 抑制剂正在进行 Ⅰ 期或 Ⅱ 期临床试验的有 TMC435350、R7227/ITMN-191、MK-7009、BI201335、Narlaprevir、BMS-650032 和 PHX1766。

(4)其他直接抗病毒药物:主要有 NS5B 多聚酶抑制剂、NS5A 抑制剂、亲环素抑制剂、HCV 受体拮抗剂、水飞蓟宾衍生物、thiazolide 等。以 NS5B 核酸多聚酶抑制剂研究较多,并有多种药物显示较好的应用前景。

1)NS5B 多聚酶抑制剂:包括核苷类 NS5B 多聚酶抑制剂和非核苷类 NS5B 多聚酶抑制剂。前者较有前景的有 Valopicitable、R1626、R7128、IDX184、MK-0628,其中 R7128 已进入 Ⅱ 期临床试验。后者有 Filibuvir、B1207127、MK-3281、VCH759、VCH916、VCH222、ANA598、CS-9190 和 ABT-333 等,其中 Filibuvir、B1207127 已进入 Ⅱ 期临床试验。

2)NS5A 蛋白抑制剂:NS5A 蛋白存在干扰素敏感决定区,且研究表明 NS5A 对 HCV 的复制有调节作用。BMS-790052 是第一个在研的 NS5A 蛋白抑制剂,初步研究表明,该药能迅速降低 HCV RNA 载量,已进入 Ⅱ 期临床试验。

3)IRES 抑制剂:可抑制 HCV 多聚蛋白的翻译,现已知的 IRES 抑制剂包括反义寡核苷酸、小干扰 RNA 和核酶等。目前这类制剂临床试验结果均不太理想。

(5)作用于宿主靶位的抗 HCV 药物:这类药物包括病毒入侵抑制剂如抗 CD81 抗体、靶向作用于宿主代谢药物如亲环素 B 抑制剂 Deblo-25 以及作用于核受体的药物如 PPAR 受体的药物柚皮素等。

(6)胸腺素-α:是由 28 个氨基酸构成的肽类免疫调节剂,能在体内和体外修饰免疫应答,增强细胞免疫。有关胸腺素-α 治疗丙型肝炎的研究很早就有开展,但各报道的病例数均较少,且缺乏高质量的随机对照研究。有限的研究表明,单一用于丙型肝炎,疗效并不理想。胸腺素-α 与干扰素 α 联合治疗比单用干扰素 α 能获得更高的 ALT 复常率和 HCV RNA 阴转率。对 SOC 方案治疗失败者加用胸腺素可获得一定的疗效。这种免疫调节剂与干扰素联合治疗似有一定的益处,但是也应注意到在诱导不良反应方面可能出现协同效应。

2.抗病毒治疗的疗效评估指标   大量临床研究表明,有效的抗病毒治疗可改善患者长期生存率。因此,抗病毒治疗的长期目标为减少 HCV 感染相关的肝硬化、肝衰竭与肝细胞癌发生率,降低 HCV 相关病死率,改善患者生活质量。但由于 HCV 感染患者病情进展缓慢,很难以长期目标来评价抗病毒疗效,因此疗效评价多采用短期的临床指标,包括病毒学应答、生化学应答与肝组织学应答指标。其中病毒学应答指标中的持续病毒学应答是当前评判疗效的最主要指标。

3.干扰素的适应症与禁忌症   慢性 HCV 感染者干扰素的适应症与禁忌症见表 3-2。需要说明的是,患者血清 ALT 水平不应作为是否进行抗病毒治疗的参考指标。另外,部分患者虽然肝脏组织学病变较轻,但随着年龄的增加,其对于抗病毒治疗的耐受性会逐渐降低;慢性 HCV 感染除导致肝脏疾病外,还可增加患者脂肪肝和糖尿病发病风险;且肝组织学病变轻微的患者进行抗病毒治疗同样能取得理想的疗效,对这部分患者也应该进行抗病毒治疗。急性丙型肝炎因慢性化率高,现在一般认为也应进行抗病毒治疗。

表 3-2   干扰素的适应症与禁忌症

适应证(需同时满足以下条件)	禁忌证(出现任一项即可排除)
1.患者自愿接受抗病毒治疗并保证治疗依从性	1.未控制的抑郁性精神疾病
2.血清 HCV RNA 阳性	2.肾脏、心脏与肺脏移植患者
3.肝功能代偿(Child-Pugh 分级为 A 级)	3.自身免疫性肝炎或其他可由 IFN 或 RBV 引起恶化的自身免疫状态
4.不存在治疗禁忌证	4.未控制的甲状腺疾病
5.治疗前粒细胞大于 1.0×10^9/L,血小板大于 50 $\times 10^9$/L	5.妊娠期或不愿采取避孕措施的女性患者
	6.并存的严重躯体疾病,如严重的高血压、心功能衰竭、冠状动脉粥样硬化性心脏病、糖尿病与慢性阻塞性肺疾病等
	7.年龄<2 岁
	8.对抗病毒治疗药物过敏

4.初治患者抗病毒治疗方案   基因型是影响 CHC 患者抗病毒治疗应答的最重要因素,不同基因型患者初治的抗病毒治疗以及随访。

多项大型临床研究均表明,Peg IFN 联合 RBV 的方案疗效优于普通 IFN 联合 RBV 方案。而且 Peg IFN 仅需每周注射一次,方便患者用药并有利于增加患者依从性。目前 Peg IFN 联合 RBV 的方案被认为是丙型肝炎抗病毒治疗的"标准方案"。在条件允许的条件下,应推荐患者采用 Peg IFN 联合 RBV 的方案治疗,尤其是对于基因 1 型和(或)高 HCV RNA 载量的患者。

急性丙型肝炎患者应该接受干扰素为基础的抗病毒治疗。但治疗可推迟到急性起病后的 8～12 周进行,以观察有无自发性恢复。对急性丙型肝炎单用普通干扰素治疗往往也可取得较好的疗效,但聚乙二醇干扰素疗效更好,使用更方便。其最佳疗程尚待确定,但是至少应治疗 12 周,也可考虑治疗 24 周。对于加用或者不用 RBV 目前尚无一致意见,因此应根据个案情况来决定。

5.抗病毒治疗的疗效预测因素与方案调整

(1)与疗效相关的因素:影响疗效的因素很多,可分为病毒因素、宿主因素和药物因素。

1)病毒因素:主要是病毒基因型和病毒载量,也是研究最多的疗效影响因素。基因 1 型,特别是 1b 型对干扰素的应答较差。McHutchison 等(1998)观察了 RBV 与 α-2b 干扰素联合和单独干扰素治疗初次接受治疗的基因 1 型和 2、3 型 HCV 感染者的结果,结果表明有明显的差异,经过 6 个月联合治疗的 2 型和 3 型患者,几乎 70% 获得持续性应答效果,而在 1 型患者仅有 30% 获得持续性应答。对于联合 Peg IFN 和 RBV 的标准治疗方案(SOC),基因型同样是最强的疗效预测指标之一。对 1 型患者,SOC 方案治疗 48 周,其 SVR 为 40%~54%,2 型或 3 型患者治疗 24 周即可获得 65%~82% 的 SVR。最近的一项研究表明 2 型患者的 SVR 稍高于 3 型患者(74% 对 69%)。

治疗前病毒载量是预示干扰素疗效的另一重要因素,较低者(小于 2×10^6 拷贝/ml)疗效好,其持续应答率也高,可达到 62%。

除上述两病毒因素外,HCV 准种和干扰素敏感决定区也与抗病毒疗效相关。

2)宿主因素:下列宿主因素有利于取得 SVR:①年龄<40 岁;②女性;③感染 HCV 时间短;④肝脏纤维化程度轻;⑤对治疗的依从性好;⑥无明显肥胖者;⑦无合并 HBV 及 HIV 感染者。

近来发现 IL-28B 基因上游序列的多态性与患者对 Peg IFN+RBV 方案应答相关。IL-28B 又名 IFN-λ3,目前已公布的三项全基因组关联分析表明,IL-28B 基因多态性与基因 1 型慢性丙型肝炎对 SOC 的应答密切相关。IL-28Brs1297860 有 3 个等位基因表型,C/C、C/T、T/T。其中 C/C 型者应答较好,分析表明该指标是比病毒载量、肝纤维化程度更强的 SVR 独立预测因素。因中国汉族 HCV 感染者 93.4% 为 C/C 型,故疗效优于欧美人群。研究还发现 C/C 型患者在急性感染时自发清除病毒的几率也明显高于 C/T 和 T/T 型者。甚至有专家建议应根据 IL-28B 基因型将 1 型 HCV 分为两群:①高应答型,可采用与基因 2 或 3 型相同的治疗方案;②低应答型,可能需联合直接抗病毒药治疗。

近来研究发现,血清瘦素、胰岛素抵抗是慢性丙型肝炎抗病毒治疗获得 SVR 的独立预测因子;IFN 联合 RBV 在 ALT 正常或升高的患者中疗效相似,故基线 ALT 水平与 SVR 关系不明显。肝脏及血清铁蛋白水平也对疗效有一定影响,水平高者疗效差。

干扰素抗体:干扰素抗体分中和抗体和结合抗体。前者可以与干扰素的生物活性位点结合,从而使干扰素失去作用;后者不影响干扰素活性。影响干扰素抗体产生的因素除与宿主的免疫状态有关外,也与干扰素的种类、剂量、疗程有关。

3)药物因素:干扰素的种类和剂量与疗效相关,Peg IFN 疗效优于普通干扰素,而 Peg IFN-α-2a 与 α-2b 之间的疗效并无明显差别。干扰素的剂量与疗效密切相关,剂量不足将影响最终 SVR 几率。RBV 剂量也影响 SVR,一般要求至少维持 80% 的标准剂量。

(2)个体化治疗方案:每一个患者的情况不同,治疗方案也有所不同,如对于基因 1 型、高 HCV RNA 载量和(或)高体重的患者应更加倾向于推荐 Peg IFN 联合 RBV 治疗;在经验丰富的专业医师指导下,与患者充分沟通,并在患者可耐受的情况下,部分患者应当根据患者治疗过程中病毒应答情况与耐受情况在标准疗程的基础上延长患者疗程、调整 RBV 和(或)IFN 的剂量。

根据患者治疗过程中病毒学应答情况来预测患者的疗效并相应调整治疗方案,即所谓的应答指导治疗(RGT),成为抗病毒治疗的研究热点。目前对 SVR 预测价值最高的病毒学应答预测指标为 RVR 和 EVR(包括 cEVR 与 pEVR)。

有研究表明,IFN 抗 HCV 治疗的前 4 周可分为两个时相,治疗的 24~48 小时为快速时相,此阶段 IFN 阻断病毒产生和释放、清除血液中病毒,并且疗效呈剂量依赖性;第 2~28 天为第二时相,此阶段由 IFN 促进机体免疫系统发挥作用,清除病毒感染细胞。因此,治疗 4 周后 HCV RNA 阴转在一定程度上可反映机体具有较强的清除 HCV 感染能力,这也奠定了以 RVR 预测患者最终 SVR 的理论基础。同时这也提示在患者初始治疗时应尽可能采用足量的 IFN 联合 RBV 进行治疗。临床研究证实,RVR 对于患者 SVR 具有强预测作用,且其预测意义不受患者 HCV 基因型影响。在基因 1 型获得 RVR 的患者中,最终有 89% 患者获得 SVR;在基因 2 与 3 型患者中,70%～95% 患者达到 SVR;在基因 4 型患者中,86% 患者达到 SVR。基于 RVR 对于 SVR 的预测价值,有研究建议将基因 1 与 4 型获得 RVR 的患者疗程缩短为 24 周,或将基因 2 与 3 型患者的疗程缩短为 16～18 周。但考虑到相关研究结果尚存在争议,且尚无基于我国患者人群的研究数据,因此建议,除非患者不能耐受标准疗程的治疗,应慎重缩短获得 RVR 患者的治疗疗程。

EVR 的预测价值在于,未达到 EVR 患者仅有极小几率获得 SVR。有研究表明未达到 EVR 的基因 I 型患者仅有 3% 达到 SVR。因此,基因 1 型患者,如治疗 12 周 HCV RNA 下降 < 210g 10IU/ml(拷贝/ml),应与患者充分沟通进一步的治疗方案,终止治疗或调整治疗,即在经验丰富的医师指导下,在患者知情同意并可耐受的情况下,延长治疗疗程、调整 RBV 和(或)IFN 的剂量。其中对于未达到 cEVR 并于治疗 24 周前实现 HCV RNA 阴转的患者,多项研究均表明此类患者延长 24 周疗程可显著提高 SVR 率。因此,治疗 12 周与 24 周期间实现 HCV RNA 阴转的基因 1 与 4 型患者,可考虑延长疗程至 72 周;而基因 2 与 3 型患者可延长疗程至 48 周。

6.特殊患者人群的治疗

(1)治疗无应答或复发患者的再治疗:慢性丙型肝炎复发是指治疗结束时 HCV RNA 低于检测下限(50IU/ml),但在停药后 24 周随访期内 HCV RNA 复阳(即达到 ETVR 却未获 SVR)。HCV 抗病毒治疗无应答或复发患者,确定再治疗方案前应首先充分了解既往抗病毒治疗情况,分析导致无应答或复发的可能原因,包括所应用药物的类型、剂量、给药途径、疗程及治疗期间的病毒应答情况;同时要了解患者的治疗依从情况;患者是否嗜酒和静脉吸毒等。

初次单用普通 IFN-α 治疗后复发或无应答的患者,可采用 Peg IFN 或普通 IFN-α 联合 RBV 的参考方案再次治疗;初次应用普通 IFN 联合 RBV 无应答或复发的患者,可使用 Peg IFN 联合 RBV 的参考方案进行治疗。采用 Peg IFN 联合 RBV 的标准方案治疗无应答的患者再次应用相同方案治疗,仅有 <5% 患者可获得 SVR,此类患者更换 IFN 种类是否有效仍无统一意见。

Peg IFN 联合 RBV 的标准方案治疗后复发的患者,重复以前治疗方案,仍可获得一定 SVR(38%),再治疗是将疗程延长至 72 周,SVR 率可明显提高(58%)。认真分析复发原因,尽量避免引起复发的因素,对预防再次复发至关重要。因此,此类患者应当在更换治疗方案后按照病毒学应答情况进行个体化治疗。

(2)丙型肝炎肝硬化患者的抗病毒治疗:有效的抗病毒治疗可降低肝硬化患者相关并发症发生率、延长患者生存时间并改善患者生活质量。因此,虽然此类患者抗病毒治疗的 SVR 率低于肝组织学无肝硬化患者,但仍应对符合治疗指征的患者进行抗病毒治疗。

丙型肝炎肝硬化患者抗病毒治疗指征主要根据肝功能情况进行区分:Child-Pugh 评分<7 或终末期肝病模型评分(MELD)<18 者强烈推荐治疗,Child-Pugh 评分为 8～11 或 MELD 评分为 18～25 应当选择病例治疗,而 Child-Pugh 评分>11 或 MELD 评分>25 不推荐治疗。需要明确的是,患者肝功能评分处于动态变化过程。评分差的患者经过治疗后可得到一定程度的改善。因此,对当时未达到评分的患者可先积极改善肝功能治疗,再进行抗病毒治疗。

由于肝硬化患者常伴有外周血白细胞计数或血小板计数下降,因此在治疗初始,往往不能接受足量的抗病毒治疗剂量。对于此类患者,可考虑在密切观察的情况下逐渐加量,达到临床能耐受的抗病毒治疗剂量,以尽可能完成治疗疗程。

(3)肝移植后丙型肝炎复发的抗病毒治疗:肝移植前未进行有效抗病毒治疗的 CHC 患者,移植后丙型肝炎 5 年复发率为 90%,因再感染者 5 年内移植肝发生肝硬化的比率为 25%～30%。对此,最有效的预防手段是在移植前通过抗病毒治疗将血液中的 HCV RNA 降至最低。肝移植前未能有效抗 HCV 治疗的患者,在肝移植后应密切观察,如出现 HCV RNA 阳性,伴有不能以其他原因解释的 ALT 持续升高或肝活检显示移植肝出现显著纤维化,应考虑抗病毒治疗。但由于肝移植后患者多同时应用高剂量的免疫抑制剂,全血或部分血细胞水平下降以及存在肾功能损伤等问题,仅有 40%～60%患者可耐受抗病毒治疗。另外,抗病毒治疗还可增加移植排斥反应的风险。因此,此类患者抗病毒治疗应在有丰富经验的肝移植医师与肝病学医师的共同监督下进行。患者抗病毒治疗方案应选择 Peg IFN,再根据患者耐受情况选择加用或不加用 RBV。治疗剂量应当从小剂量开始,无严重不良反应时逐渐增加剂量;即便如此,应密切监测并及时处理抗病毒治疗的不良反应;密切关注患者是否存在移植排斥反应的迹象,一旦发现应及时停药。

(4)CHC 合并肾脏疾病患者的治疗:所有慢性肾病等待肾脏替代疗法(包括血液透析或者肾移植)的患者都应该进行 HCV 筛选以便于管理与治疗。CHC 合并肾脏疾病患者的治疗主要包括两种情况:①HCV 感染引起的肾脏损害,最常见的是冷球蛋白血症相关性肾小球肾炎;②CHC 合并慢性肾脏疾病患者的抗病毒治疗。

HCV 感染继发的冷球蛋白血症唯一有效的治疗即为抗病毒治疗,有效的抗病毒治疗可使冷球蛋白血症消失,肾脏损害也可有效缓解,因此该类患者存在抗病毒治疗的必要性。但由于 IFN 本身有可能加重患者肾脏内血管炎病变,并导致肾功能恶化;因此目前此类患者的治疗指征为存在明显的冷球蛋白血症症状、轻到中度蛋白尿并且肾功能损害进展缓慢的患者。治疗方案选择 IFN 联合 RBV 治疗,自小剂量开始,无严重不良反应时逐渐增加剂量,并密切关注患者肾功能改变。具有冷球蛋白血症以及严重蛋白尿、快速进展肾病表现,或者冷球蛋白血症急性复发的患者,可以应用利妥昔单抗(美罗华)、环磷酰胺联合甲泼尼龙,或者血浆置换治疗,在急性过程缓解后可以继续以干扰素为基础的治疗。

CHC 合并肾脏疾病患者的抗病毒治疗至少需要注意 3 点:①抗病毒治疗初始时应详细评估导致慢性肾脏损害的基础疾病,如原发性高血压、糖尿病等是否已得到控制,并明确是否存在治疗禁忌证;②由于 IFN(包括普通 IFN 与 Peg IFN)和 RBV 均经过肾脏代谢,应根据患者肾小球滤过率(GFR)情况决定患者是否可以治疗以及治疗剂量的调整;③慢性肾病患者一般情况往往较差,存在不同程度的肾性贫血,且现有研究表明,相当比率的患者不能完成疗程,治疗后复发率较高,在开始治疗前应与患者充分沟通,并密切监测不良反应。

CHC 合并肾脏疾病患者的抗病毒治疗药物选择方案与疗程可参考一般 CHC 患者,但应根据患者 CFR 来调整药物剂量。患者治疗应在经验丰富的肝病医师指导下进行,对于 CFR<60ml/(min·1.73m^2)的患者,需从小剂量开始应用,逐渐加量。需血液透析的患者,开始抗病毒治疗应更加谨慎,需要与经验丰富的肾脏病医师密切配合,根据患者血液透析的类型与频率来调整治疗方案。

慢性 HCV 感染以及严重肾病而未进行血液透析的患者,可采用减量的聚乙二醇干扰素(α-2a 每周 135μg;α-2b 每周 1μg/kg)以及 RBV(每天 200～800mg)治疗,并严密监测不良反应;正在透析的 HCV 感染者的治疗,可以考虑普通干扰素(α-2a 或者 2b)3MU 每周 3 次或减量的聚乙二醇干扰素(2a 每周 135μg 或 2b 每周 1μg/kg)。RBV 在减量的情况下可以与干扰素联合应用,并密切观察贫血及其他不良反应。对慢性 HCV 感染但已行肾脏移植的患者不推荐治疗,除非出现了淤胆性肝炎。

(5)儿童和老年丙型肝炎的治疗:有关儿童慢性丙型肝炎的治疗经验尚不充分。初步临床研究结果显示,IFN-α 单一治疗的 SVR 率似高于成人,对药物的耐受性也较好。65 岁或 70 岁以上的老年患者原则上也应进行抗病毒治疗,但一般对治疗的耐受性较差。

(6)嗜酒及吸毒者:慢性酒精中毒及吸毒可能促进 HCV 复制,加剧肝损害,从而加速发展为肝硬化甚至 HCC 的进程。由于嗜酒及吸毒患者对于抗病毒治疗的依从性、耐受性和 SVR 率均较低,因此,治疗丙型肝炎必须同时戒酒及戒毒。

（7）合并 HBV 或 HIV 感染者：合并 HBV 感染会加速慢性丙型肝炎向肝硬化或 HCC 的进展。对于 HCV RNA 阳性/HBV DNA 阴性者，先给予抗 HCV 治疗；对于两种病毒均呈活动性复制者，建议首先以 IFN-α 加 RBV 清除 HCV，对于治疗后 HBV DNA 仍持续阳性者可再给予抗 HBV 治疗。对此类患者的治疗尚需进行深入研究，以确定最佳治疗方案。

在 HIV 高流行地区，HIV 和 HCV 混合感染常见，据估计，全世界有 HIV/HCV 混合感染者 4 百万～5 百万。合并 HIV 感染也可加速慢性丙型肝炎的进展，抗 HCV 治疗主要取决于患者的 CD4$^+$ 细胞计数和肝组织的纤维化分期。免疫功能正常、尚无即刻进行高活性抗反转录病毒治疗（HAART）指征者，应首先治疗 HCV 感染；正在接受 HAART 治疗、肝纤维化呈 S2 或 S3 的患者，需同时给予抗 HCV 治疗；但要特别注意观察 RBV 与抗 HIV 核苷类似物相互作用的可能性，包括乳酸中毒等。对于严重免疫抑制者（CD4$^+$ 阳性淋巴细胞$<2\times10^8$/L），应首先给予抗 HIV 治疗，待免疫功能重建后，再考虑抗 HCV 治疗。但 CD4$^+$ 细胞恢复到什么水平开始抗病毒治疗并无一致意见。混合感染者抗 HCV 疗效与 CD4$^+$ 计数有关，高者疗效好。

7.抗病毒治疗常见的不良反应及处理　有关干扰素的不良反应和处理见乙肝部分。

RBV 的不良反应和处理：IFN 联合 RBV 抗病毒治疗中约有 1/3 患者出现不同程度的贫血，主要原因为 RBV 引起的红细胞破坏增加。最近报道，ITPA 基因的变异可显著影响 RBV 所致贫血，IrIPA 基因变异导致肌苷三磷酸激酶缺陷，从而抵抗由 RBV 治疗丙型肝炎（HCV）引起的溶血性贫血发生。rs1127354 的 CC 型和 rs7270101 的 AA 型较易发生 RBV 相关贫血。贫血常于用药 1～3 周后出现。当血红蛋白下降到 85～100g/L 时，需减少 RBV 剂量，当低于 85g/L 时则需要停用 RBV。RBV 用量对患者能否获得 SVR 具有重要意义，应尽可能保证患者足量完成疗程。血红蛋白的减低可使用促红细胞生成素治疗，特别是对曾进行治疗但因停止 RBV 使用而失败者。在对症治疗无效的情况下才考虑降低 RBV 剂量，每次减量可以 200mg/d 的幅度递减。要避免过早和过度减量，从而将药物减量对抗病毒疗效的影响降至最低。

8.丙型肝炎的其他治疗

（1）一般治疗：丙型肝炎的一般治疗，肝纤维化和肝硬化的治疗，癌变后的治疗与其他病因所引起的相应改变的治疗无特殊之处。肝外表现的治疗也应以抗病毒治疗为主（前面已有叙述），同时根据相应的损害和临床表现进行相应的内科治疗。在此均不赘述。

（2）肝脏移植：肝脏移植的适应证是致命性肝硬化和肝硬化基础上的肝细胞性肝癌，伴有肝硬化的患者出现合并症，如反复出现腹水、Child-Pugh C 肝硬化、难以控制的消化道出血、严重脑病以及细菌性腹膜炎等，若不作肝脏移植其预期生存期只有 1～2 年。肝硬化基础上的肝细胞性肝癌，如果只有 1～2 个 3cm 大的结节，无肝外扩散，也应考虑肝脏移植治疗。肝脏移植后 HCV 再感染非常常见，在 3 年后约 50% 的患者出现移植器官感染或伴轻度病变，45% 有慢性肝炎，只有 5% 的患者发展成严重病变，HCV-相关肝硬化 5 年存活率约为 10%。

肝脏移植的 5 年和 10 年存活率为 70% 以及 60%，这是可以与其他非恶性肝病移植患者相媲美的。但是，应告知患者 HCV 复发的危险性和其移植前可能出现的后果（APASL 2006）。

七、HCV 感染的预防

1.控制 HCV 传播的措施　HCV 感染的主要来源是输血和应用血液制品。除筛查献血员是当前预防 HCV 感染的重要措施外，提倡义务献血是预防丙型肝炎流行的一项根本的措施。筛查献血员所用的试剂至关重要。我国近年在试剂的标准化，定期核查各种市场上供应的试剂，废除不合格品，推广合格试剂等方面做了大量工作,在降低输血后肝炎的发病率方面取得一定的效果。目前各大城市开展推广义务献血运动,根据我们用 PCR 筛查职业供血员与义务献血者的 HCV RNA 检出率,前者为 23%(17/74),而后者为 1.85%(1/54)。可以明显看出,职业供血者虽然经过抗-HCV 筛查,但是仍然有 HCV 感染的可能,并不能杜绝 HCV 感染,而义务献血者的 HCV 感染率显著低于职业供血者,提倡义务献血是降低输血后 HCV 感染的有效措施。严格掌握输血和血制品指征,提高血制品灭活病毒措施,应用基因技术制备凝血因子也是控制 HCV 感染的重要措施。

近年来,因静脉毒品注射引起的 HCV 感染逐渐增加。在美国,2/3 以上的新发病例为静脉药瘾者。积极戒毒和一次性注射器的使用对减少 HCV 传播很有意义。性传播虽然是 HCV 传播方式之一,但一夫一妻制的夫妻传播率仅 0~0.6%,因此夫妻之间采取保护措施的意义不大。但多个性伙伴和同性恋者的感染率 4%~6%,他(她)们之间应提倡使用安全套来避免感染。日常生活用品也可被血液污染,如剃须刀和牙刷也是 HCV 的传播途径。但接吻、拥抱、喷嚏、咳嗽、食物、水、公用餐具和其他无血液的接触不会传播 HCV。

针刺意外暴露感染 HCV 的危险性为 2%,建议传染源和被针刺者接受抗-HCV 检查。如果血液来源者抗-HCV 阳性,被刺者应在 4 周后检测 HCV RNA,12 周和 24 周后检测抗 HCV 和 ALT,如证实发生感染,被刺者应咨询专家考虑接受治疗。因意外针刺暴露感染率较低,一般不主张对暴露者进行预防性的抗病毒治疗。

HCV RNA 阳性的育龄期女性建议在妊娠前进行抗病毒治疗。不推荐为预防母婴传播而进行剖宫产手术。婴儿出生后 1 个月检测 HCV RNA 以评估婴儿是否感染,但因从母亲体内来的抗 HCV 可持续数月,期间检测抗 HCV 无意义。慢性丙型肝炎母亲可正常哺乳。

2.HCV 疫苗的研制 上述丙型肝炎的预防措施,只限于切断 HCV 感染的传播途径。虽然血源性感染是 HCV 感染的主要传播途径,但是仍有其他可能存在的途径,例如散发性丙型肝炎的传播途径多数不明。因此,HCV 感染的完全杜绝尚有待抗-HCV 疫苗的研制成功。尽管目前尚无临床实用的 HCV 疫苗出现,但已有不少进展。

(杨新英)

第五节 丁型病毒性肝炎

一、病原学

丁型肝炎病毒(HDV)又称 δ 因子,是一种直径为 35~37nm 的 RNA 病毒,需要在 HBV 辅助下才能复制,被认为是类病毒或卫星病毒。经分子杂交研究,HDV RNA 与 HBV DNA 无同源性。HDV 为双壳病毒颗粒,分为核心和外壳两部分,外壳为 HBsAg,核心含有 HDAg 和 RNA。核衣壳由 HDV 基因组编码。基因组是一个闭合的环状 RNA。在镁离子调节下,能自动分开和合拢。HDV RNA 为单股负链,含有 1679 个碱基,在人类致病微生物中是最小的。

利用宿主细胞 RNA 多聚酶 II(PolII)依滚环机制转录 RNA,以自身核酶活性切断 RNA,以生成 2 个 HDAg 同种型为结果完成终止密码子的 RNA 编辑。HDV 依靠 HBsAg 外壳穿入宿主肝细胞进行复制,并在 HBsAg 辅助下,进行了包装、释放和再感染。

HDV 只有一个血清型,敏感动物有黑猩猩、土拨鼠和北京鸭等。人感染 HDV 后能明显抑制 HBV DNA 合成。

依据基因序列差异可将 HDV 分成 8 个主要的基因型,由于 HDV 的 RNA 聚合酶缺乏校正功能,基因型内碱基差异可高达 16%,而不同基因型间序列差异更可以达到 20%~40%,甚至在同一个体内,病毒也以准种现象存在。基因 1 型呈世界性分布,尤其在欧洲和地中海地区属于优势基因型,东亚以 1、2 和 4 型为主,非洲撒哈拉以南以 5~8 型为主,北美和南美分别以 1 和 3 型为主。

二、流行病学

急性或慢性丁型肝炎患者以及 HDV 携带者是本病的传染源,丁型肝炎潜伏期为 4~20 周。感染 HDV 后,可表现为 HBV/HDV 同时感染或重叠感染。如既往未感染过 HBV,且同时暴露 HBV 和 HDV,则发生 HBV/HDV 同时感染;如既往已感染 HBV,则发生 HDV 重叠感染。

传播途径 HDV 的传播途径与 HBV 近似。经血液或血液制品传播是 HDV 主要传播方式,反复接受混合血浆,如第Ⅷ因子、第Ⅸ因子,发生 HDV 感染的可能性很大;药瘾者和多次受血者是高危人群;性乱者和男性同性恋者极易感染 HDV;HBsAg 与 HBeAg 双阳性的母亲,易发生围产期感染,使新生儿同时感染 HBV 和 HDV 两种病毒,而 HBsAg 和抗-HBe 双阳性母亲不易发生围产期感染;在血液透析中心和手术室工作的人员感染率很高;部分人通过皮肤黏膜轻微破损的伤口传播,接触了被 HDV 污染的血液和唾液等体液而造成感染。易感性 HBV 易感者和 HBV 携带者都是 HDV 易感者,对 HBV 有免疫的人和黑猩猩,对 HDV 也有免疫。用乙型肝炎疫苗免疫的人和对 HBV 有保护性抗体的人对 HDV 有保护作用。

目前,HDV 感染呈全球性分布,大约有 5% 的慢性 HBV 感染者同时存在 HDV 感染,HDV 感染的流行区与慢性 HBV 的流行区基本一致,但各地感染率仍有较大差异,HBV 高流行区不一定呈现 HDV 高流行。自 20 世纪 80~90 年代以来,全球大规模实施乙肝疫苗接种,大大降低了慢性 HBV 感染的发生率,尤其是新生儿,因而直接导致 HDV 感染的发生率明显下降,与此同时,较前相比,慢性 HBV 感染者中 HDV 的感染率也有明显下降。静脉药瘾者有较高的 HDV 感染率。

中国属于 HBV 感染的中高流行区,但不同研究结果显示 HDV 流行率地区差异较大,在慢性 HBV 感染者中,石家庄地区和山东地区 HDV 感染率均达到 13%,而香港地区仅为 0.15%,而武汉的静脉药瘾者为 2.2%,梅州地区为 5.3%。但也有研究认为中国慢性 HBV 感染者中 HDV 感染率非常低,多数地方小于 1%,仅仅在新疆、内蒙古、西藏和青海等地的少数民族地区,HBsAg 阳性患者 HDV 感染率在 4% 左右。

随着乙肝疫苗在全球的广泛应用,HBV 感染率显著下降。全球 HDV 感染者绝对数量正在明显下降,尤其是发展中国家,这种下降更为明显。

三、发病机制

HDV 的致病机制与免疫性还不清楚。一般认为 HDV 对肝细胞有直接的致细胞病变作用。其主要依据:①在 HDV 感染黑猩猩的动物实验中,HDV RNA 的消长与肝损害的程度相关;②在发生肝衰竭患者的肝细胞大片坏死区域 HDAg 阳性细胞相对较多,HDV 对肝细胞有直接损伤;③如果用干扰素进行治疗,病毒减少,炎症好转,且对药物的反应速度好于乙型肝炎。但是在患者以及转基因小鼠中的大量研究表明 HDV RNA 载量与疾病严重程度并不一致。

大量研究表明,和 HBV 及 HCV 的致病机制类似,HDV 主要是通过 T 细胞介导的免疫反应而导致病毒清除或者机体产生病理改变。在慢性 HDV 感染者，Th2 细胞能够诱导大量的 IL-10 产生，在抗病毒治疗后，存在病毒学应答的患者 IL-10 下降，而无应答者则变化不大，分泌干扰素诱导蛋白 10 较多者也往往对抗病毒治疗有效。

四、临床表现

(一)同时感染

常出现于输血、血制品或静脉药物依赖者。其潜伏期为 4~20 周。

1.急性肝炎 多数患者 HDV 复制并不显著，血清中常一过性地检出 HBsAg 和抗-HDIgM。临床表现与其他急性病毒性肝炎相似，但多数患者临床症状轻，肝损害也较轻，疾病恢复较快。急性丁型肝炎的慢性化发生率与成人乙型肝炎慢性化发生率相似，为 2%~5%。

2.急性肝衰竭 由于 HDAg 具有高度致病潜能。少数患者 HDV 复制可非常明显，患者血清和肝组织中均可检出 HDAg，且持续时间较长，其肝组织有明显的炎症改变，消化道症状及乏力明显，但多数呈急性经过，不发展成慢性。极少数患者临床症状和肝损害严重，出现瘀点、瘀斑、消化道出血、肝性脑病等急性肝衰竭表现，病死率高。

(二)重叠感染

重叠感染比同时感染多见，70%~90%的重叠感染最后变为慢性携带者，抗 HDV-IgM 和 IgG 均升高。且 HDV 复制更明显，肝炎症状也较同时感染重，大部分表现为慢性感染急性发作或病情恶化发展为肝衰竭。

HBV 携带者感染 HDV 后，可没有症状，也可病情十分严重。当体内 HBV 和 HDV 都处于复制活跃状态，由于 HDV 对肝细胞有直接致病作用，加速肝细胞溶解，导致严重的肝损伤，使肝炎重症化和慢性化。大多数慢性肝炎患者表现为肝炎反复发作，肝功能反复异常，病情进展较快，两年内 10%~15%患者发展为肝硬化或肝细胞癌。这类患者往往临床症状、生化指标和肝组织学损害都很重。

五、诊断

慢性乙型肝炎病毒感染的患者，出现肝炎症状发作或病情活动、加重者，应考虑合并丁型肝炎病毒感染可能，应当进行相应的病原学检测。对于急性乙型肝炎，呈双相性转氨酶升高时也需要考虑合并 HDV 感染可能。

通常根据流行病学资料、临床症状、体征和实验室检测结果进行综合判断。确诊时，须经血清 HDV 标记物检测，必要时进行肝穿刺，对肝组织进行组织病理学、免疫学和病毒核酸检测。

1.HDAg 血清中的 HDAg，有助于丁型肝炎早期诊断，是诊断急性 HDV 感染的最佳指标。但病毒血症时间很短，急性感染 1~2 周后就难以检测到。HDAg 阴性，不能否定丁型肝炎感染。在慢性感染时，血液中存在抗-HD，HDAg 常以免疫复合物的形式存在。肝细胞核内的 HDAg 可用免疫荧光或者免疫组化方法进行检测，HDV 感染的直接证据，是诊断 HDV 感染的"金标准"。

2.抗-HDV IgM IgM 抗体在病毒感染早期出现，持续 3~9 周，在疾病恢复期消失。IgM 抗体持续阳性，提示慢性活动性肝炎，预后不佳。

3.抗-HDV IgG IgG 抗体在血清中维持时间长。持续高滴度是慢性肝炎的主要血清学标志。只能在 HBsAg 阳性的患者血清中检测到。

4.HDV RNA 是判断 HDV 在体内复制和传染性的直接指标。在急性患者 HDV RNA 载量可与 HDAg 平行,在慢性患者抗病毒治疗时,用于监视病情变化和判断预后。

六、治疗

重叠 HDV 感染慢性化率很高,而且慢性丁型肝炎病程进展迅速,容易发展为肝衰竭、肝硬化或肝癌。但和慢性乙型肝炎或丙型肝炎不同形成鲜明反差的是,目前用于 HDV 抗病毒治疗的药物非常少,干扰素仍然是唯一被证明有效的抗 HDV 药物。多个核苷(酸)类似物先后单用或联合干扰素治疗丙型肝炎,但均没有显示出较单用干扰素疗效更好。在治疗 HBV-HDV 之出现的不良反应也很明显。Yurdaydin 依据多篇文献制定了 HDV 感染后的治疗,重叠感染时干扰素应给予较大剂量,5MU 或 9MU 干扰素 α,每周 3 次,12 个月,有效率 36%,患者的病情改善,15%~25% HBsAg 阴转。而低剂量(每次 3MU,每周 3 次)则无效。在 HDV/HBV 合并感染时,应大剂量长疗程,目前推荐的干扰素用药方案是:干扰素 α 9MU,每周 3 次,或 3~5MU,每天 1 次,疗程 1~1.5 年。约 50% 的患者血清 HDV RNA 阴转。按此大剂量用药,随之出现的不良反应也很明显。Yurdaydin 依据多篇文献制定了 HDV 感染后的治疗流程。

此外,患者应当多食新鲜水果蔬菜,少吃油腻食品。一般支持疗法、护肝治疗、免疫调节疗法和中西医结合疗法与乙型肝炎相同。急性期患者要适当休息,可以口服维生素 B、维生素 C 和护肝药。

七、预防

丁型肝炎传播方式与乙型肝炎相似,预防乙型肝炎的措施同样适用于丁型肝炎的预防。广泛接种乙型肝炎疫苗能阻断乙型肝炎病毒传播,也能阻断丁型肝病毒传播。HBsAg 阳性母亲所生的新生儿,接种乙型肝炎疫苗,不但能预防乙型肝炎,而且能预防丁型肝炎。

目前尚无特异性预防丁型肝炎的疫苗。动物研究表明目前的 T 细胞疫苗只能阻止 HBV/HDV 的同时感染,对 HBV/HDV 重叠感染无预防作用。

此外需要加强血液和血液制品管理,严格筛选供血者,除外 HBsAg(+)者,保证血液和血液制品的质量和安全,使丁型肝炎传播失去依靠。加强医源性感染管理,医院应当严格执行无菌操作和消毒隔离制度。对牙科器械、手术器械、插管和内镜等医疗用品进行严格消毒灭菌。医务人员接触患者的血液和体液时要戴手套。注射器、针头、针管、针灸针、采血针、穿刺和文身用具尽量使用一次性制品,或者经过严格消毒灭菌后,才能使用。剃须刀和牙具要专用。对静脉吸毒者进行心理咨询和安全教育,避免滥交和同性恋。

(顾 伟)

第六节 戊型病毒性肝炎

戊型病毒性肝炎(HE)简称戊型肝炎,是由于戊型肝炎病毒(HEV)引起的急性传染病,是经粪-口途径传播的非甲非乙型肝炎。20 世纪 80 年代以来,在亚洲、非洲、拉丁美洲约 20 个国家报告有本病流行,我国新疆南部地区 1986 年曾有 HE 流行。其临床表现与甲型病毒性肝炎相似,但本病黄疸型多见,常见于青壮年,孕妇易感性高,病情较重,经及时治疗,预后较好。

一、戊型肝炎病毒（HEV）及其生物学

1.病毒颗粒的发现　1983年前苏联学者 Balagan 首先报道一种粪-口传播的非甲非乙型肝炎病毒颗粒。其后美国 Bradley 及 TiceHurst 等进一步研究发现，该病毒颗粒存在于感染者或感染动物急性期胆汁、粪便及肝细胞中，并经免疫电镜证实。感染者血清中亦表现有针对该病毒颗粒的特异性抗体反应。研究表明，这种病毒颗粒在血清学和形态学上明显不同于甲型肝炎病毒，其物理化学性质也不同于一般 RNA 病毒。晚近戊型肝炎病毒的基因组核苷酸序列已全部弄清，是肠道传播的新的肝炎病原体，称为戊型肝炎病毒（HEV）。

2.HEV 生物学特征　HEV 是大小约 27～34nm（一般在 30～32nm）的单股、正链无包膜的 RNA 病毒，其表面有许多凹陷和突刺形成锯齿状结构，偶尔可见厚壳状破碎的颗粒。部分纯化的 HEV 沉降系数为 183S（前苏联 82 年株和墨西哥 86 株），酒石酸钾-甘油密度梯度离心其飘浮密度为 $1.29g/cm^3$。不少观察发现 HEV 相当容易破坏，在蔗糖变速离心中易受破坏，悬液中的病毒于 $-70℃$ 与 $+8℃$ 之间极不稳定，液氮中则极为稳定。在碱性环境中较稳定，可存在于肝内胆汁和胆囊胆汁中。长期保存需放在液氮内，镁或锰离子有助于保持病毒颗粒的完整性。HEV 可能是一个尚未分类的新病毒族成员或是小杯状病毒中一个单独的病毒群。

3.病毒的基因组与复制　HEV 有 4 种基因型，即 1、2、3 和 4 型。目前世界上流行的 HEV 主要有两个基因型，分别以 HEV 缅甸株和墨西哥株为代表，从我国分离的 HEV 与缅甸株属同一亚型。HEV 缅甸株，称 HEV（B）的基因组核苷酸序列分析表明：HEV 为单股、正链 RNA 病毒，其核苷酸链长度约为 7500 个碱基，3'末端具有 polyA 结构，含有 150～200 个腺苷；5'末端含有 27 个碱基的非编码区，其中含有三个开放阅读框架。开放阅读框架 1（ORF-1）主要编码非结构蛋白，如 RNA 依赖的 RNA 多聚酶、三磷酸核苷结合酶等。该区具有所有正链 RNA 病毒保留的氨基酸特征：①具有特征性 GDD 三肽（位于氨基酸第 1550～1552 位），这种三肽是 RNA 依赖的 RNA 多聚酶的一部分；②两处同源性最好的区域，均与三磷酸核苷结合酶有关。位置 A：位于氨基酸第 975～982 之间；位置 B：在位置 A 的下游 46 个氨基酸处，即氨基酸第 1029～1032 处。推测位置 B 可与 Mg-ATP 复合物中 Mg^{2+} 作用。

开放阅读框架 2（ORF-2）：开始于 5147 处核苷酸，计 1980 个核苷酸长。终止于 3'末端 PolyB 的上游 65 个碱基处。推测该框架编码病毒结构蛋白。该区所编码的多肽为一种新蛋白质，具有如下特征：①在 N 端有明显的疏水性，紧接疏水区后为亲水区。疏水区包括一个典型的信号序列（氨基酸位置 5～22）；②在氨基酸残基 22～322 之间，大约 10% 的氨基酸为精氨酸，使多肽一半的等电点增高至 10.35 左右；③开读框架 2 编码核衣壳蛋白，核及壳蛋白带正电荷，在包被基因组时可有效中和 RNA 的负电荷。

开读框架 3（ORF-3）共含 369 个碱基与开读框架 1、2 相互重叠，该区可编码能为 HEV 感染人及动物血清所识别的免疫反应多肽。

目前已证实 HEV 可在非人类的灵长类动物中复制，HEV 的分泌量呈波浪状，多次传代可缩短潜伏期，不同的 HEV 株毒力不同，但细胞培养尚未获得成功。关于 HEV 复制的部位与途径目前尚不清楚，据推测 HEV 感染经胃肠道感染入血后在肝脏复制，这些过程大多数发生在肝炎症状出现前。

2000 年前我国散发性戊型肝炎的 HEV 以 1 型为主。而近年研究表明，包括香港在内，从患者分离的 HEV 以 4 型为主。

4.HEV 血清型　目前对 HEV 的免疫学反应知之甚少，虽然发现有多种 HEV 分离株，但它们之间有血清交叉反应，也有交叉保护作用，对易感动物接种某地区分离株，两年后再用另一分离株感染，可获得交

叉保护,出现抗 HEV 升高,表明存在免疫记忆。因此推测 HEV 有多种分离株,但只有一种血清型。值得注意的是 1987 年在印度收集的患者粪便悬液中,含有病毒样颗粒,与 HEV 形态不一样,该病毒样颗粒可在恒河猴中引起肝炎,但并不产生针对该病毒样颗粒的血清学反应。另外,从中亚地区收集的 HEV,也不能与明确诊断的 HEV 感染者的特异性抗 HEV 发生反应。推测除 HEV 外可能还存在另一种肠道传播的非甲非乙型肝炎病原。

二、HEV 感染的检测方法

1.血清学　用酶联免疫吸附试验检测血清 HBsAg、抗-HBc IgM、抗-HAV IgM 及抗 CMV IgM 均阴性,而急性期血清抗-HEV IgM 阳性或急性期抗-HEV 阴性至恢复期阳性。

王占英等应用反转录-巢式聚合酶链反应检测 32 例戊型肝炎患者系列血清 HEV RNA,并与抗-HEV IgM 和抗-HEV IgG 比较,结果:HE 患者发病一周内,血清 HEV RNA 阳性率(96.6%)明显高于抗-HEV IgM 和抗-HEV IgG,发病 2 周后,血清 HEV RNA 大部分患者阴转,而抗-HEV IgM 和抗 HEV IgG 阳性率明显增高(分别为 71.1% 和 97.8%)。结果提示:发病后一周内,检测血清 HEV RNA 作为早期诊断指标最敏感,但发病后 2 周血清抗-HEV 阳性率增加,作为诊断指标抗.HEV 比 HEV RNA 敏感。

2.急性期患者粪便中免疫电镜可找到 HEV 颗粒

3.肝组织活检　肝组织学病变与急性病毒性肝炎相似,但病变较轻。据学者报道,3 例 HE 患者肝穿结果显示肝小叶结构轻度紊乱,汇管区稍扩大,伴较多炎性细胞浸润。肝细胞呈灶性"中毒性"改变,胞质疏松、气球样变,胞质内淤胆和细胞灶性溶解性坏死,毛细胆管胆汁淤积显著,有胆栓形成,肝窦内 Kupffer 细胞增生。有学者报道大多数 HE 患者的肝组织病理改变呈中度损坏,偶可见亚大块或大块坏死。

三、流行病学

本病流行与社会经济、卫生水平和文化素质等密切相关,世界各地均有发生,主要见于亚洲和非洲一些发展中国家。亚洲有印度、尼泊尔、巴基斯坦、日本、泰国和中国;在亚洲次大陆本病呈地方性流行。非洲阿尔及利亚、突尼斯及中美洲的墨西哥均有本病暴发性流行,美、英、法及前苏联有散发病例发生。我国的吉林、辽宁、内蒙古、河北、湖北、山东及新疆地区有本病流行发生。1986 年 8 月至 1988 年 4 月间新疆流行本病,发病者 7.8 万余人。本病流行有明显季节性,多发生于雨季或洪水后。近年来我国的戊型肝炎发病率呈逐年上升趋势。

传染源:主要是患者及隐性感染者的粪便污染水源或食物。

传染途径:①经水传播:主要水源被患者的粪便污染所致。根据流行情况分为两种类型:一为短期流行,即水源被一次性污染,流行数周;二为长期流行,即水源持续性被污染所致。其流行达数月之久。②经食物传播:患者(特别是潜伏期)的粪便污染食物而致局部流行。③日常生活接触传播本病有明显家庭聚集性。④血液传播。⑤母婴传播。⑥动物源性(猪可能是我国戊型肝炎的传染源)。粪-口途径是主要传播途径。

四、HEV 感染病理特征

据国内学者自戊型肝炎患者急性期、恢复期血清制备的辣根过氧化物酶标记抗-HEV IgM-HRP 及抗-

HEV IgG-HRP,用直接或间接标记法,对 14 例 HE 患者肝组织及 18 例 HE 孕妇患者死胎/新生儿肝组织进行 HEV 抗原检测,全部戊肝患者(包括孕妇)血清抗-HEV IgM 均阳性,HBsAg、抗-HBc IgM、抗-HAV IgM 则均阴性。以抗-HEV IgG-HRP 直接酶标法,在 14 例 HE 患者肝组织中检出 6 例阳性(48.25%),在胎肝和新生儿肝组织中未发现阳性颗粒。HEV 抗原阳性肝细胞多为单个散在分布,但在一些肝细胞病变明显部位,可见阳性细胞较集中并见淋巴细胞侵入 HEV 抗原阳性肝细胞中。HEV 抗原在肝细胞胞质中的表达可见胞质弥漫型,胞质包涵体型及核膜胞质面聚集型。肝细胞核中未发现 HEV 抗原。上述征象提示戊肝的免疫发病机制。

五、临床表现

潜伏期一般为 2~9 周,平均 6 周。

本病多见于青壮年,15~39 岁占 70%,男性发病率高于女性,两者之比 1.3:1~3.0:1,孕妇易感性高,重症者较多,且早产、死胎率高,晚期妊娠患者病死率亦较高。老年患者起病较隐袭,淤胆型肝炎所占比例较高,黄疸深,持续时间长,病程相对较长,恢复较慢。重型肝炎相对较多,并发症多,易继发感染。由于病毒株不同,毒力不同,其引起的病变程度和临床表现也不同。本病起病急,临床上分为急性黄疸型和无黄疸型。大多数为急性黄疸型。有学者报道 199 例戊肝患者,急性黄疸型 181 例(91%),无黄疸型肝炎 18 例(9%),其中重型肝炎 16 例(8.04%)。病程中发热伴不同程度畏寒、咳嗽者 78 例(39.2%),乏力、纳差、恶心呕吐者,分别为 176 例(88.4%)、178 例(89.4%)、及 137 例(66.8%),腹胀 144 例(72.4%)、皮肤瘙痒 89 例(44.7%)、肝大 126 例(63.3%)、脾大 42 例(21.1%)、少数患者有关节痛及腹泻。重型肝炎 16 例中,男女各 8 例。孕妇 17 例中,发生重症肝炎者 6 例(35.3%),非孕妇 68 例中,发生重症肝炎 2 例(2.9%),全部病例均有肝性脑病。9 例并发出血,因消化道大出血死亡 2 例均为晚期妊娠者。晚期妊娠死亡率占重型肝炎的 12.5%。存活病例中,经半年随访未见慢性肝炎发生。在经母乳喂养的 6 例婴幼儿中均未发病,提示戊肝病毒不经乳汁传播。

有学者报道 142 例肠道传播的暴发型非甲非乙型肝炎中,其临床表现与其他病毒性肝炎暴发型的表现基本相似,除一般肝炎症状外,突出表现为起病突然,消化道症状及全身中毒症状在黄疸出现后继续加重,黄疸程度与预后无明显相关性;全部病例均出现昏迷,昏迷愈深,病死率愈高;35% 病例发生消化道和(或)产道出血,但无齿龈及其他部位出血倾向,黄疸愈深,出血机会愈多;孕妇病死率高,其病死例数占总病死例数的 66%(37/56);早产及死胎分别为 55.2% 和 31.2%,妊娠月龄愈大,病死率愈高,该组 36 例出现肝肾综合征,多为孕妇且多在病程早期出现,无一例存活。

在免疫抑制人群中,基因 3 型 HEV 可呈慢性持续性感染,可进展为肝硬化;在肝移植受者中 HEV 感染可能是导致慢性肝炎的病因之一。

六、诊断

戊型肝炎的诊断,主要根据流行病学资料和临床表现,结合实验室检查。如出现急性肝炎临床症状,急性期患者血清 HEV RNA 阳性和(或)粪便中免疫电镜找到 HEV 颗粒,或发病一周后血清抗-HEV IgM 和(或)抗 HEV IgG 阳性;或急性期抗 HEV 阴性,但恢复期抗 HEV 阳性者均可确诊。如无条件作上述特异性血清学检测,可用血清排除法:凡经血清学检查不符合甲型、乙型及丙型病毒性肝炎,无输血传播病毒(TTV)、巨细胞病毒、EB 病毒及其他肝炎病毒感染,经流行病学资料证实为经粪-口感染者,可诊断。

乙型和丙型病毒性肝炎,可重叠感染戊型肝炎,引起慢性肝炎的急性发作,造成严重的肝功能损伤,甚至重症肝炎。在诊断戊型肝炎时应结合过去病史,作乙型和丙型肝炎有关病原学检查。

七、HEV 感染的防治

治疗:戊型肝炎的治疗与甲型病毒性肝炎相似。对一些症状明显患者采用护肝、降酶、退黄支持等治疗。老年淤胆型戊肝患者,可加用腺苷蛋氨酸(思美泰)联合熊去氧胆酸;重症戊型肝炎患者或合并其他肝炎病毒的重症患者,采用人工肝支持系统治疗,可显著改善临床症状及生化指标,提高治愈率。对戊型肝炎孕妇的处理,特别强调早期诊断,早期治疗。对重型肝炎患者除一般基础综合治疗外,应加强支持疗法,密切观察病情变化,早期应用白蛋白及少量多次输注新鲜血,对防止出血,促进肝细胞再生,增强机体免疫力和肝功能恢复等均有积极作用。并应积极防治脑水肿及肝肾综合征等各种并发症的发生。对晚期妊娠患者预防产后出血是抢救成功的关键。

预防:同甲型病毒性肝炎。普通免疫球蛋白预防戊型肝炎无效,疫苗尚在研究中。鉴于本病目前尚无免疫预防方法,预防重点是切断粪-口传播途径,加强饮用水及粪便的管理,加强卫生宣传,改善环境卫生,认真贯彻执行食品卫生法等。在戊型肝炎流行区实施避孕对降低戊型肝炎的发病率和病死率有重要意义。此外,还应加强对献血员和血液制品的筛查。

(顾　伟)

第七节　瘀胆型病毒性肝炎

一、病因

目前甲至戊型肝炎病毒均有报道可致淤胆型肝炎。急性淤胆型肝炎中,急性甲型肝炎病毒有 2.7%～4.59% 发展为淤胆型肝炎;虽然急性乙型肝炎淤胆型并不比其他型病毒性肝炎常见,但在中国为乙型肝炎高发区,病毒性肝炎肝内胆汁淤积中 HBsAg 阳性者占 36.5%;丙型肝炎病毒目前尚无报道;急性戊型肝炎 20% 发展为淤胆型肝炎,尤其老年患者更常见。慢性淤胆型肝炎较急性淤胆型肝炎常见,资料显示 32% 慢性肝炎,43% 肝炎后肝硬化的可发生胆汁淤积。患者中男性明显多于女性,男:女为(2～4):1,中年多见。乙型肝炎病毒感染占 80%～87%,丙型病毒感染占 6%,乙型和丙型肝炎病毒混合感染占 10.8%～15%。

二、发病机制

淤胆型肝炎发生肝内胆汁淤积的机制尚不明确,可能与毛细胆管微绒毛原发性损伤有关,或者由于肝细胞的损伤,致使肝细胞合成、分泌和排泄胆汁的功能障碍。肝炎病毒感染时,肝细胞的细胞结构发生明显改变,包括微管的断裂、中间丝的增加和毛细胆管周围紊乱的肌动蛋白微丝蓄积。这些改变可使毛细胆管微绒毛卷缩、数量减少,甚至消失,小胆管膜的收缩性减少,毛细胆管管腔扩大,造成胆汁淤积;也可使肝细胞间的紧密连接处出现漏孔,细胞旁渗透性降低,从而发生胆汁淤积。肝炎病毒可使肝细胞内胆汁代谢的主要细胞器-内质网肥大,功能减退,使胆红素转换机制障碍以及形成的结合胆红素不能顺利通过囊泡转运的小胆管而发生胆汁淤积。此外肝细胞炎症、水肿、变性、坏死及毛细胆管破裂致使毛细胆管与血窦相通,当毛细胆管内压增高时更易与Disse腔交通而引起胆汁淤积。

近年来,分子水平研究证明,在炎症性胆汁淤积的患者中,钠离子-牛磺胆酸共转运蛋白(NTCP)和OATP2 mRNA和NTCP蛋白表达显著减少,且与血清胆盐水平呈负相关。BSEPmRNA也有中等度降低,且BSEP阳性小胆管的数目减少。表明肝细胞和毛细胆管上皮细胞的这些转运泵表达减少与炎症性胆汁淤积密切相关。

另外,有人提出用抗原刺激肝炎患者的末梢血淋巴细胞时,产生一种淋巴因子。该因子能诱发实验动物的急性肝内胆汁淤积,因而称为胆汁淤积因子(CF)。这种因子主要是抑制毛细胆管胆汁的排出而引起胆汁淤积,也有认为胆汁淤积因子可能引起微丝功能丧失或微丝损害而造成胆汁淤积。

三、临床特征

(一)急性淤胆型肝炎

患者起病多较急,初为急性黄疸型肝炎,可有畏寒、发热、食欲减退、恶心、呕吐、厌油腻食物,全身乏力、腹胀、肝区痛、尿黄、皮肤巩膜黄染。随着病程延长,尿色加深似浓茶,皮肤巩膜黄染加深,而消化道症状反而减轻,皮肤瘙痒,皮肤有抓痕,甚至可达到难以忍受的程度,以夜间为主,部分患者影响睡眠。这种瘙痒感通常被认为是由于血中胆汁酸增加并刺激皮肤感觉神经所致。大便呈淡黄或灰白色似白陶土样。肝大,一般在右锁骨中线肋缘下2~3cm,少数可达6cm以上,质地中等,边缘钝,表面光滑,部分病例可有轻度触痛和叩击痛,少数病例可有脾大,质呈中等硬度。一般黄疸持续1~4个月,部分病例可达1年以上。

(二)慢性淤胆型肝炎

患者消化道症状及周身疲乏等症状相对较慢性肝炎轻,且肝外脏器损害表现也较之少见。除急性淤胆型肝炎的一些表现,由于黄疸持续时间过长,可使皮肤变厚,并可有色素沉着。患者的面色晦暗,可有肝掌、蜘蛛痣和面部等处的毛细血管扩张,有时可于眼睑、面颊、躯干及腹股沟皮肤皱褶处出现黄色瘤。部分患者出现腹泻,腹泻多与黄疸程度一致,可分为脂肪性腹泻和胆汁性腹泻。脂肪性腹泻是由于流入十二指肠胆汁不足,食物中的脂质乳化不充分,小肠中脂肪和脂溶性维生素(维生素A、维生素D、维生素K和维生素E)的吸收不良。粪便溏烂、色浅、量多而有异味。胆汁性腹泻是由于结肠中的胆酸过多。胆汁酸正常时进行肝肠循环,当其受阻时进入结肠的浓度增高,以Ca^{2+}和cAMP依赖的机制引起Cl^-分泌,从而引起腹泻。整个肝均匀增大,表面多光滑,中等硬度,无压痛。脾大也较多见,尤其是肝硬化伴有淤胆的病例。

四、诊断与鉴别诊断

(一)诊断

1.**病史**　与病毒性肝炎患者有密切接触史或输血史、不洁饮食史、在外就餐史等。

2.**临床表现**　起病类似急性黄疸型肝炎,可有畏寒、发热、食欲缺乏、恶心呕吐、厌油腹胀和全身乏力等。但随着症状的减轻,黄疸逐渐加深,出现皮肤瘙痒,大便灰白。肝内梗阻性黄疸持续3周以上,并除外其他肝内外梗阻性黄疸者。黄疸具有“三分离”特征,即黄疸深而消化道症状轻;黄疸深而ALT上升的幅度低;黄疸深而凝血酶原活动度下降不明显。常有明显肝大,表面光滑,有触痛和肝区叩击痛,部分患者可有脾大。

3.**实验室检查**　血清总胆红素升高,以直接胆红素为主,占胆红素总量的60%以上。血清ALT和

AST早期升高,当黄疸加深时反而下降甚至降至正常,而肝外梗阻性疾病,早期轻度升高,后期肝细胞受损时则明显升高。γ谷氨酰转肽酶(γ-GT或GGT)、碱性磷酸酶(ALP或AKP)、总胆汁酸(TBA)、胆固醇(CHO)、β-脂蛋白、三酰甘油(甘油三酯)和脂蛋白-X可升高。腺苷脱氨酶(ADA)在肝细胞有损害时,其表现与ALT相似。凝血酶原时间(PT)正常或轻度延长,凝血酶原活动度(PTA)一般在60%以上(要在补充维生素K后再检测)。可检出某型肝炎病毒标志物。

4.影像学检查   可做B超、CT、MRI、MRCP和ERCP等检查,无胆管扩张、胆结石或肿瘤等引起梗阻性黄疸的证据。

(二)鉴别诊断

1.急性黄疸型肝炎   由于细胞的肿胀、坏死,毛细胆管内胆汁反流,在黄疸期可出现短暂的肝内胆汁淤积,皮肤瘙痒,大便呈灰白色,多数在数日内消退。老年人肝细胞生理功能减退,肝内胆汁淤积时间可延长,故应予以注意,并应结合有关化验进行分析,通过临床治疗观察来加以判断。

2.药物性肝内胆汁淤积

3.妊娠期肝内胆汁淤积   又称妊娠复发性良性肝内胆汁淤积,多发生于妊娠中、晚期,占88.1%,也有早至妊娠8周。

4.原发性胆汁性肝硬化

5.原发性硬化性胆管炎

6.先天性家族性非溶血性黄疸   此类黄疸是由于肝细胞在摄取、结合和排泄胆红素的功能有先天性缺陷,自幼年起慢性间歇性黄疸,可呈隐性,随年龄增长而消退。常见的有三类,为间接胆红素增高型、直接胆红素增高Ⅰ型和直接胆红素增高Ⅱ型。黄疸多在疲劳、饮酒、饥饿、手术和感染等情况下首次发生。多无明显的消化道症状,偶有乏力、食欲缺乏,肝区不适等症状,多无皮肤瘙痒。患者常有家族史,多为轻中度黄疸,胆红素升高在41.04～331.74μmol/L,血清ALP、ALT正常。本病易被误诊为淤胆型肝炎,故应仔细鉴别。

7.其他伴肝内胆汁淤积的疾病   手术后良性肝内胆汁淤积,有麻醉手术创伤、低血压休克、感染史等。大约25%慢性酒精性肝病合并肝内胆汁淤积,此病有长期大量饮酒史,且往往提示预后不良。

8.良性特发性复发性肝内胆汁淤积

此外,还应与肝外胆汁淤积鉴别,常见的引起肝外胆汁淤积的疾病有胰头癌、壶腹周围癌、肝外胆管癌、肝癌、肝门部或总胆管周围淋巴结肿大(各种转移癌和结核等)、总胆管囊肿或狭窄、总胆管结石等。在鉴别中B超检查有很大意义,只要能肯定肝外和(或)肝内胆管有扩张(如胆总管扩张,胆囊胀大,脂餐后不缩小,常提示梗阻在胆总管下端,如只有肝内胆管明显扩张常提示肝门部有梗阻)表明为肝外梗阻性黄疸。另外,B超还可以发现肝内肝外、胰腺等处的占位性病变。必要时可做MRCP或ERCP,常可肯定梗阻的部位。对于占位性病变较小,B超不能肯定时亦可应用CT、MRI等检查以免误诊。

五、治疗

(一)一般治疗

患者早期应卧床休息,进食流质、易消化的饮食,禁饮酒,避免应用对肝有损害的药物,给予一般护肝药,如还原型谷胱甘肽、多烯磷脂酰胆碱、甘草酸类制剂、葡醛内酯肝泰乐等。补充维生素如施尔康、复合维生素B、维生素C等,黄疸深者可加用维生素K_1 10～20mg肌内注射,每日1～2次,疗程根据病情而定。

(二)退黄治疗

1.药物治疗

(1)腺苷蛋氨酸(思美泰):腺苷蛋氨酸通过甲基转移作用,活化细胞膜磷脂的生物转移反应,保障细胞膜的流动性和 Na^+/K^+-ATP 酶的活性。肝细胞浆膜保持良好的流动性和 Na^+/K^+-ATP 酶的活性有利于肝细胞摄取和分泌胆红素。腺苷蛋氨酸还通过转硫基作用,合成半胱氨酸、谷胱甘肽、牛磺酸等化合物,有利于肝细胞的解毒功能。腺苷蛋氨酸对急、慢性肝炎合并肝内胆汁淤积有较好疗效,且对皮肤瘙痒症状也有较好疗效。初始治疗每日 1000～2000mg,加入 5%葡萄糖液 250ml 中静脉滴注,治疗 2 周黄疸无下降者可停止治疗,有效者可延长疗程或改为维持治疗,疗程视黄疸消退情况而定,急性肝炎 2～4 周,慢性肝炎为 4～6 周。维持治疗每日 500～1000mg,口服,连用 1～2 个月,该药未见严重不良反应。

(2)熊去氧胆酸:新近研究认为,熊去氧胆酸可增加毛细胆管碳酸盐的分泌,从而促进胆汁分泌,增加胆汁流量。用法为 8～10mg/(kg·d),分 2 次,早晚进餐时口服。疗程视病情而定,一般用 2～4 周或更长时间。不良反应较少见,有腹泻便秘、过敏反应、瘙痒、头痛、头晕、胃痛、心动过缓等。本药对肝毒性小,严重肝功能减退者禁用。

(3)苯巴比妥:临床上此药只适用于治疗血清胆红素水平较低的淤胆型肝炎,因其对肝有一定的损害,对肝功能损害较严重或胆红素水平较高的淤胆型肝炎不用此药治疗。成人每次 30～60mg,每日 2～3 次,口服,小儿每日每千克体重 1～2mg,分 3 次服。一般用药 5～7d 黄疸开始下降,待黄疸消退约 50%(2 周左右)可适当减量,总疗程 4～8 周,黄疸深者可用至 4 个月。该药治疗淤胆型肝炎,多属个例报道,实际疗效尚需进一步观察。

(4)门冬氨酸钾镁:门冬氨酸是草酰乙酸的前体,能促进三羧酸循环,并参与鸟氨酸循环,促进氨与二氧化碳生成尿素。钾离子既是细胞生存所必需,也是高能磷酸化合物合成与分解的催化剂。可用于治疗急、慢性病毒性肝炎伴有高胆红素血症者,无明显不良反应,忌用于高钾血症者。用法为门冬氨酸钾镁 20ml 加入 5%～10%葡萄糖液 250～500ml 缓慢静脉滴注(每分钟 30 滴),每日 1 次,2～3 周为 1 个疗程。

(5)低分子右旋糖酐与肝素:低分子右旋糖酐加小剂量肝素,能改善胆汁黏稠度,加快胆汁流量,有利于胆栓的溶解,从而有利于胆红素的清除。可用低分子右旋糖酐 500ml 加肝素 50mg 静脉滴注,每日 1 次,1 个疗程为 3～4 周。据报道,用药 2 周左右黄疸下降。有出血倾向时禁用。

(6)酚妥拉明:酚妥拉明具有扩张门静脉,特别是肝微小血管的扩张,改善肝细胞的营养和血供,降低门脉压力,增加肾血流量等作用。据报道该药单独应用或联合丹参治疗淤胆型肝炎,联合当归素治疗重度黄疸型慢性乙型肝炎,联合强力宁治疗黄疸持续不退的慢性重型肝炎高度胆汁淤积均获得疗效。成人每日 10～20mg 溶于 500ml 液体中静脉滴注,每分钟 20～25 滴。疗程视病情而定,有报道疗程 1 个月。酚妥拉明常见的不良反应为低血压,血容量不足者禁用。

(7)胰高血糖素-胰岛素(GI)疗法:胰高糖素是胰岛 A 细胞分泌的由 29 个氨基酸组成的多肽激素,主要位于肝细胞膜上,具有环状腺嘌呤酶的功能,使 cAMP 形成 ATP,促进肝细胞生长,减少线粒体及肝内转化性囊泡的膨胀,使之功能恢复,通过 Na^+/K^+-ATP 酶活力增强,使 Na^+ 的主动传递作用增强,使不依赖和依赖胆汁酸的胆汁流均增加,胆红素排出也相应增加。肝细胞和毛细胆管上皮均表达胰岛素受体。胰岛素对胆汁分泌有调节作用。此疗法主要用于重型肝炎,但治疗淤胆型肝炎,有人认为疗效较差。实际疗效尚需进一步观察。

(8)前列地尔:对肝细胞具有保护作用,直接作用于血管平滑肌,可使肝、胆囊血管扩张,改善肝胆微循环,增加血流量,并可促进肝细胞再生,调节肝代谢促进肝细胞的修复,减轻炎症及水肿,阻止肝细胞坏死,促进蛋白质合成,阻止胆红素升高,具有利胆、抑制和清除免疫复合物的作用。

(9)肾上腺皮质激素:毛细胆管上皮细胞的主要功能之一是通过 H^+/HCO_3^- 转运过程和 Cl^-/HCO_3^- 交换泵的协调作用分泌 HCO_3^- 进入胆汁中,毛细胆管上皮细胞表达糖皮质激素受体(GcR),毛细胆管增殖时 GcR 上调。实验证明投药 2d 后皮质激素通过毛细胆管上皮受体表达和转运过程活性增加胆汁流和 HCO_3^- 分泌入胆汁中,另外皮质激素还能减轻毛细胆管非特异性炎症,降低毛细胆管的通透性,减轻水肿,以利于胆汁排泄,皮质激素治疗淤胆型肝炎有效率约为 60%,常用制剂为泼尼松龙每日 30~60mg,早上顿服或分 2~3 次口服,若 7d 后胆红素下降 50%以上者认为有效,可继续减量使用,否则即应停药。有人主张短疗程(12d)较好,收效快,不良反应少,反跳率低。因长期使用激素可促使肝细胞对非结合胆红素的摄取,当肝细胞微粒体催化酶葡萄糖醛酸转移酶活力下降时,大量非结合胆红素进入肝细胞会加重肝细胞变性、水肿甚至坏死。激素还能抑制微粒体呼吸链中的电子转移,ATP 相应减少,胆汁排泌障碍。另外长期应用激素可引起较严重的不良反应,如诱发感染、消化性溃疡及溃疡病出血、糖尿病、精神障碍和骨质疏松等。基于上述原因,目前大多不主张皮质激素作为首选药。

其适应证:①急性淤胆型肝炎黄疸上升难以用其他疗法控制时。②自身免疫性肝炎胆汁淤积。慢性淤胆型肝炎很少有效,尽量不用。激素作为鉴别肝内、外梗阻性黄疸的诊断性治疗,假阳性和假阴性机会较多,如有 10%的肝外梗阻性黄疸下降 50%,而部分肝内胆汁淤积不降或上升,故应予以注意,用激素治疗应严格掌握适应证,注意不良反应的发生。

(10)中药治疗:在西医治疗效果不佳时,针对不同患者具体表现进行中药辨证治疗。若早期中阳偏盛,湿从热化,湿热为患,则按阳黄辨证;晚期中阳不足,湿从寒化,寒湿为患,则按阴黄辨证,治疗原则根据病期不同而有差异,在黄疸早期以"理肝健脾,清热利湿,佐以活血化瘀,疏肝利胆"为原则,以茵陈蒿汤为主方,加用赤芍、丹参、郁金、金钱草等中药,具有活血化瘀,疏肝利胆之功效。中药基本方如下。醋柴胡、郁金各 12g,炒枳实、生白术、鸡内金、瓜蒌皮各 15g,金钱草、丹参、茵陈各 30g,大黄 10g,广木香 9g,每天 1 剂,每次 150ml,每天 3 次。一些中成药物如丹参、川芎嗪联合其他西药治疗淤胆型肝炎也取得不错的效果。

2.高压氧治疗　能提高肝细胞含氧量,促进肝组织毛细血管增生,改善肝组织微循环,加强线粒体内以细胞色素 P_{-450}。为重要成分加单氧酶的功能,增强肝细胞解毒和胆色素的运输和排泄功能,对慢性淤胆型肝炎可明显改善症状,减轻肝细胞和毛细胆管胆汁淤积。纯氧单舱治疗,每日 1 次,每次 2h,10d 为 1 个疗程,间隔 2d 后进行下一疗程,共 6 个疗程。

3.物理方法治疗　对高胆红素血症经药物治疗下降不明显的,采用人工肝支持系统(包括血浆置换法和胆红素吸附法)或血液透析治疗尽早降低胆红素阻止肝进一步损伤。能去除致病抗原、抗体或抗原抗体复合物,可部分清除血浆中的白三烯、胆红素、胆酸、内毒素等循环毒性物质,减轻其对肝及其他脏器的毒性作用。血浆置换一般每次置换血浆 2000~3000ml,间隔 3~5d 治疗 3~5 次。血浆置换和血液透析患者发生 HIV、HBV、HCV、TTV 感染的危险性增加。

4.肝移植　慢性肝内胆汁淤积致终末期肝硬化和肝衰竭者需行肝移植。

（刘沙沙）

第八节 老年人病毒性肝炎

一、病原体及流行病学特点

(一)病原分类

老年人肝炎的病原国外以丙型和戊型肝炎病毒占绝大多数,而国内老年人肝炎病原的感染率各家报道不一,对各型病毒的敏感性、不同临床类型的病原分型差异、检测的方法,所用试剂不统一等诸因素有关。据老年病毒性肝炎病因学分析,前3位的依次是乙型肝炎、丙型肝炎和戊型肝炎,分别占55.47%、16.45%和6.42%。近年老年人慢性肝炎中仍以乙型肝炎为主,占50.3%;在肝炎肝硬化者中,HBV感染发生率可达94.9%。老年人丙型肝炎发生率高于中青年人。

(二)流行病学特点

1.流行率 老年人急性肝炎占全年龄组的10.5%左右,约占老年人肝炎的1/3。对老年人肝炎发病是否逐年增多,目前尚无数据资料分析。

2.性别 发病男性多于女性,(2~3):1。

3.季节 一般急性肝炎发病率有春季高峰和秋季小高峰,7、8月份处于发病低峰,老年人急性肝炎发病季节以冬春略多于夏秋季,前者约占58%,1、5月份发病较多。老年人慢性肝炎及肝炎肝硬化的复发以夏秋季略多于冬春季,约占60%。

二、临床特征

老年肝炎发病多隐匿,发热者不多见,消化道症状不典型,自觉症状与病变程度不一致,多数慢性肝炎病例缺乏明确的急性肝炎病史。在部分老年急性肝炎中,少数病例清蛋白降低,γ球蛋白升高,提示有隐匿性慢性肝病存在可能。

老年人急性肝炎有以下特点。

1.黄疸发生率高(>80%),且多在中度以上,高度黄疸者占30%左右。

2.淤胆型肝炎发生率高,出现皮肤瘙痒、粪便颜色变浅等淤胆表现,黄疸消退较慢,持续时间长。

3.易发生肝衰竭,可达10%~15%,以亚急性和慢加急性肝衰竭为主,易出现出血、感染、肝性脑病、电解质紊乱、肝肾综合征等并发症,病死率高。

4.合并症和并发症多且复杂,40%~70%的患者有心血管、呼吸系统疾病及糖尿病、消化性溃疡病、胆道疾病、血吸虫肝病、酒精性肝病等;并发症的发生率为20%~30%,而肝衰竭者并发症达到100%。老年患者肾实质萎缩,肾小动脉硬化,肾储备能力下降,在肝衰竭、出血、感染、电解质紊乱时易发生肝肾综合征,其他并发症如消化道出血、感染、电解质紊乱、肝性脑病也很常见,并发症之间互相影响,互为因果而促使病情加重。老年人感染症状不典型易致延误病情并促使其他并发症出现。

5.要注意是否同时存在药物性肝损害,老年人存在糖尿病、高血压病、关节病、感染等,使用降压、降糖、中草药等药物会加重肝损害。

6.在老年慢性肝炎中,重叠病毒感染多见,约占17.5%,而慢性肝病基础又以乙肝多见,丙肝少见。重叠感染以乙肝病毒基础上重叠戊肝病毒多见,其病情重,病死率高。

7.老年病毒性肝炎中,据报道在有手术或输血史的,其丙型肝炎达86.5%,而乙肝表面抗原在老年病毒性肝炎中检出率低于5%,处于HBV感染的低感染和高免疫状态,老年人HBV引起的慢性肝炎,其血清学表现不典型,病毒较多出现变异。

三、实验室特点

除血清胆红素升高外,ALT增加和PT延长的幅度较非老年组轻,但持续时间较长。AKP异常者占50%,高于非老年组。此外,常有血清清蛋白降低,血清免疫球蛋白IgA和IgG的升高,还有肾功能和电解质紊乱,细胞免疫功能减弱,可有多种自身免疫抗体形成等。在肝组织内检测乙、丙、丁型肝炎表面抗原阳性率老年组明显高于非老年组,与老年人机体免疫功能减退,免疫应答能力下降,清除病毒抗原的作用减弱相关。

四、诊断与鉴别诊断

(一)诊断要点

1.由于老年人的记忆力减退,回答问题的真实性较差。另外,老年人不容易发现自己的疾病,有时患重病也毫无感觉,加之有视力、听力障碍更增加采集病史的困难,故对老年人应耐心、细致地询问病史,进行全面仔细的查体。

2.老年人常患有多系统疾病,即使患有肝炎,有时可被其他症状所掩盖,故在诊断时应特别警惕。

3.老年人黄疸常见且严重,多有肝脾肿大,发热少见,易误诊为阻塞性黄疸或其他疾病。

4.老年人肝、胆肿瘤及其他原因所致的阻塞性黄疸多见,即使诊断为病毒性肝炎,也要尽量使用其他必要手段(如B超、CT、MRCP、ERCP等)进行全面检查,排除易与肝炎混淆的疾病。

5.老年人易出现消化道症状,意识障碍及继发感染,注意不要把其他疾病引起的上述症状误诊为肝炎、肝性脑病;反之,也不应把肝炎引起的并发症误诊为其他系统的疾病。

(二)鉴别诊断

1.黄疸 老年肝炎以黄疸多见且深,持续时间长,故需其他疾病所致的黄疸加以鉴别。高龄者肝外梗阻性黄疸常见的原因有胆道结石,肝和胆道肿瘤,胰腺炎或肿瘤。肝内阻塞性黄疸常见原因有药物性胆汁淤积症、胆管炎、原发性或继发性胆汁性肝硬化等。此外,尚应与其他疾病引起的肝细胞性黄疸作鉴别诊断,如门脉性肝硬化、原发性或转移性肝癌、心源性肝硬化和药物性肝炎等。

2.意识障碍 由于中枢神经系统老化,储备能力降低,易于引起老年人一过性或长时间的意识障碍。引起老年意识障碍有各种原因,最多者为脑血管疾病如脑出血、脑栓塞等,此外,感染、阿-斯综合征、病窦综合征、心力衰竭、高血压脑病、肺栓塞、肺性脑病、糖尿病或低血糖、胃肠出血、急慢性肾衰竭、电解质紊乱、脱水、药物中毒、过度疲劳或精神损伤等均可引起意识障碍,故诊断肝性脑病时,应与这些鉴别。

五、治疗

(一)一般治疗

老年肝炎饮食宜低脂肪、低糖,以免诱发老年性疾病,老年性肝炎易发生低蛋白血症,故主张高蛋白饮食,以植物蛋白为主,如肝衰竭患者应控制动物蛋白的摄入。如口服困难者,可静脉补充复方氨基酸、水解肝素、血浆或清蛋白等。另外需补充足够的维生素和纤维素,有助于病情恢复。根据临床类型和病情轻重,适当安排卧床休息或动静结合。随着年龄的增加体内的水分含量显著减少,减少的主要为细胞内液及其所含的钾、镁、磷等。故老年人易发生细胞内脱水和低血钾,一旦发生应及时给予纠正。

(二)护肝药物治疗

适当使用还原型谷胱甘肽、多烯磷脂酰胆碱、维生素等保护肝细胞药。对黄疸上升速度快,凝血酶原时间延长的要尽早按肝衰竭处理,在治疗肝衰竭的同时,应积极预防并及时处理各并发症,以防多脏器功能衰竭发生,注意防治水及电解质的紊乱,及时纠正酸碱失衡。老年患者肝血供差,可使用一些活血化瘀改善微循环的药,如丹参、川芎嗪、前列地尔等。

(三)合并症的治疗

1.保护其他重要脏器的功能　老年人的脑、心、肺、肾等重要脏器在结构和功能上减退,或伴有这些脏器的疾病,肝炎时使这些器官的损害加重,或出现某些治疗矛盾,治疗中要权衡利弊,以防加重其他脏器的损害。

2.控制感染　老年人免疫功能减退,并发感染时应积极治疗。抗生素应选择对肝无毒或毒性小者。老年人用药剂量偏小。此外,输血或血浆、免疫调节药等支持疗法,对老年肝炎更为必要。

(顾　伟)

第九节　病毒性肝炎重叠性感染

一、重叠感染组合形式

重叠感染的常见组合形式有:①在乙型肝炎病毒(HBV)感染的基础上,再感染 HAV、HCV、HDV、HEV 等中的一种或多种;②在丙型肝炎病毒(HCV)基础上再次感染 HBV、HEV 等中的一种或多种;③在 HBV 和 HDV 的基础上再次感染 HAV、HCV、HEV 中的一种或多种。

二、流行病学

(一)HBV 和 HAV

1988 年,上海甲型肝炎流行期间,约 10% 为 HBsAg 慢性携带者重叠感染 HAV,而谭顺对重庆地区散发的甲型肝炎分析发现,其 HBsAg 携带率达 52.3%。随着甲肝疫苗的接种其流行率明显下降。

(二)HBV 和 HCV

由于有相同的感染途径,HBV 和 HCV 混合感染机会多,其形式有以下 3 种:①同时急性感染,二者同时感染发生肝衰竭的既可使病情加重,HCV 也可抑制 HBV 复制。②慢性 HBV 基础重叠 HCV 感染,在西方国家比较常见,为 10%～15%。③慢性 HCV 基础重叠 HBV 感染,这种模式较少。

(三)HBV 和 HDV

在我国和东南亚一些国家中,HBV 携带率甚高,但 HDV 感染率却为低水平,其原因尚不明确,可能与当地流行的病毒基因型别和种族不同有关。我国 HBV 感染者中 HDV 流行率在 0～10%,西南地区、内蒙古和新疆发病较多。其传播途径类似于 HBV,在地方性流行区主要通过日常生活接触传播;在非地方性流行区则主要经血或血制品及静脉内注射毒品传播,HDV 也可经性接触和母婴传播,在卫生条件差的农村边远地区,HDV 传播更加迅速,家庭聚集现象更加明显。

(四)HBV 和 HEV

世界范围内的 HBV 重叠 HEV 感染流行率尚不清楚,为 5%～60%。对慢性 HBV 感染者 HEV 的感染率是否高于正常人群,报道不一,多数研究认为慢性肝病组抗-HEV 流行率高于正常组,有研究认为,我国 HBV 基因型 C 型比 B 型更易重叠 HEV 感染。引起 HBV/HEV 重叠感染的危险因素和 HBV、HEV 单一感染的危险因素类似。年龄>50 岁和终末期肝病为重叠感染的主要危险因素,可能与这部分人群免疫力较弱有关。

(五)HBV 和 HGV

国内外均有报道在慢性乙肝基础上重叠感染庚型肝炎病毒(HGV),其感染率为 5%～17%。HGV 在慢性肝炎、HBsAg 携带者中感染率与健康人无差异,而在 HBV 合并 HDV 和或 HCV 患者中比率明显增高,可能与它们的传播途径相似有关。

(六)HCV 和 HEV

国外的一项研究在慢性丙肝人群中抗-HEV IgG 阳性率达 54%,而无肝病组为 15.7%,国内也报道在多次输血、长期血透的者体内有 HCV/HEV 重叠感染,可能与 HCV 和 HEV 有相同的传播途径相关。重叠感染组 ALT 及血清胆红素与单一感染组无明显差异。

三、临床特征

病毒性肝炎的重叠感染或同时感染所引起的临床表现,一般与单纯型肝炎病毒感染的急性或慢性肝炎相似,但可能更复杂、更严重。

1.HBV 和 HAV　HBV 和 HAV 重叠感染者的 ALT 峰值及肝功能异常较单纯型甲型肝炎者更明显,持续的时间更长,HBV 和 HAV 重叠感染的预后取决于原有肝疾病的严重程度,一般预后良好,少数病情进展至肝衰竭或死亡的病例多见于原有慢性活动性肝病、肝坏死或肝硬化基础。

2.HBV 和 HCV　HBV 和 HCV 重叠感染病情较单纯型乙型肝炎或丙型肝炎重,容易反复,肝功能呈持续异常,容易慢性化和重症化。其机制可能与肿瘤坏死因子及白介素-6 活性显著升高,活化了巨噬细胞及所产生的单核细胞,而引起肝细胞坏死有关。HBV/HCV 重叠感染不一定使肝炎症和坏死程度加重,但慢性化程度较二者单一感染时更高,组织学改变两组也无明显差异。HCV 可能是疾病持续的主要原因,HCV 可能取代 HBV 而引起持续性慢性肝炎的主要因子。在重叠感染组,其 HBeAg 和 HBV DNA 阳性率低于单一感染组,可能 HCV 对 HBV 复制有一定的干扰作用,而国内一些学者认为重叠感染并无明显干扰现象。

3.HBV 和 HDV　HBV 和 HDV 混合感染可分为重叠感染与同时感染,两者的临床转归、血清和肝内病毒标志存在状况等均有明显差别。HBV/HDV 重叠感染者一般病情较重,预后较差,多伴有黄疸和肝功能损害,70%～90%发展为慢性肝炎或肝硬化,也有导致暴发性肝衰竭。

典型 HBV/HDV 重叠感染的血清学经过一般有以下几个特点:①当血清中出现 HDAg 时 HBsAg 滴度可有所下降;②血清中一般可持续检测到 HDAg 和 HDV RNA;③高滴度抗-HD-VIgM 和 IgG 可长期持续存在。同时感染者多表现为自限性过程,临床上常出现双相型转氨酶高峰,两次转氨酶高峰分别表示 HBV 感染和 HDV 感染,其间隔时间一般不超过 6 周。同时,HBV 血症十分短暂,从而限制了 HDV 的致病作用。典型的血清学过程是在潜伏期末或疾病早期血清 HBsAg 出现阳性,肝内 HBeAg 阳性,2 周后血清和肝内 HDAg 阳性,随即 HBV 复制减少。血清 HDAg 存在时间短暂,6d 内可消失,间隔 2~8 周后抗HDIgM 阳性,随后抗 HD 升高,但常为低滴度。这一类型的 64%~92%患者痊愈,2%~20%发展为暴发性肝炎,约 5%转为慢性肝炎。

4.HBV 和 HEV　单纯型 HEV 感染大多呈急性自限性经过,当重叠 HEV 感染后其临床症状、体征、肝组织学、血清学和病程预后均发生变化,其病死率达 28.4%。HBV/HEV 重叠感染者相对于单一感染者,其初期的发热、黄疸、消化道症状重,其血清生化指标 ALT、AST、胆红素明显升高,而人血清蛋白和凝血酶原活动度显著降低。其临床进展至肝衰竭的比例高,并发症和病死率明显增加。可能与慢性 HBV 感染者机体免疫功能较弱,导致患者长期不能清除体内病毒,在此基础上,患者很容易重叠感染 HEV。慢性乙肝患者重叠感染 HEV 后,HEV 可能通过病毒直接破坏及诱发免疫反应,造成肝细胞的损伤,使胆红素不能脂化和分泌障碍加重,肝内毛细胆管损害加剧,引起胆红素排泄严重障碍,使原有的肝损害进一步加重,诱发慢加急性肝衰竭的发生。

5.HBV 和 HGV　慢性 HBV 感染重叠 HGV 并不影响乙肝的临床表现和肝病的严重性,ALT、AST水平和肝组织损伤与无 HGV 感染者类似。另外此种情况也见于 HCV 重叠 HGV 感染患者。

四、重叠感染对原有病毒标志的影响

一般来说,两种或两种以上的病毒感染同一细胞或机体时,常常发生一种病毒抑制另一种病毒复制的现象。目前对于 HBV 和 HEV 重叠感染时究竟有无病毒间相互干扰现象,尚无定论。

(王彬彬)

第四章 慢性肝炎

慢性肝炎不是一种独立的疾病,而是一组由多种病因所致的临床病理综合征。其特征为肝细胞不同程度的炎症坏死,包括点状、灶状、融合性、桥接样坏死,以及小叶周围及间隔的碎屑样坏死,炎症以淋巴细胞浸润为主,伴有不同程度的纤维化。临床病程在 6 个月以上,临床表现轻、重程度差别很大,轻者无临床症候,重者出现肝衰竭。

一、命名的演变

20 世纪 60 年代,由于检测技术的滞后,人们对嗜肝病毒所致的慢性肝炎,可谓一无所知或知之甚少,当时研究慢性肝炎的对象,主要集中于自身免疫性肝炎。为了阐明慢性肝炎发展趋向,1968 年欧洲肝病学会学术会议上,Groote 等肝病学家,根据慢性肝炎活动的程度(即碎屑样坏死的有无),提出了慢性肝炎命名和分类的建议(以下简称 1968 年方案),将慢性肝炎区分为两种类型:慢性持续性肝炎(CPH)和慢性活动性肝炎(CAH)。至 1971 年 Popper 及 Schaffner 根据病变仅限于小叶内的特征,在 CPH、CAH 基础上,又增补了慢性小叶性肝炎(CLH)。这三种慢性肝炎的命名与分类,曾受到国际肝病学会的认同,一度成为国际上通用的慢性肝炎诊断分型的标准,当时在规范和推动慢性肝炎的诊断、治疗研究方面,曾起到一定程度的积极作用。

随着分子生物学技术的开展与不断更新,新型嗜肝病毒的不断发现,发病机制的逐步阐明,新治疗方法的不断开拓,使慢性肝炎原有的三种命名,逐渐暴露出不足和缺陷:①1968 年方案未能也不可能反映嗜肝病毒在慢性肝炎中所起的主要作用;②慢性肝炎病变的活动与否及其轻重程度,与宿主的免疫功能状况呈密切相关性,所以慢性肝炎病变活动与否及活动程度,可随着宿主免疫功能状态的改变而转变。但 1968 年方案在以后应用中,根据病变的活动情况,错误地区分为三种独立的慢性肝炎。很显然 1968 年方案已不适应于当今慢性肝炎的客观实际,由此出现了一些新的诊断命名,以致造成某种程度的混乱。

20 世纪 80 年代以来,分子生物学技术的应用,免疫病理学的开展,大大扩展了人们对微观世界的认识能力,乙肝、丙肝、丁肝等病毒相继被发现,它们的致病机制逐渐被阐明,为了反映慢性肝炎发展变化的客观实际,消除概念上和诊断上的不统一,1994 年在世界胃肠病学术大会顾问委员会和筹委会支持下,组成了国际肝病研究学会(IASL)的专家小组委员会,该小组在世界肝病学会年会(墨西哥坎肯,1994 年 5 月)上提出了慢性肝炎诊断、分级、分期的新建议(以下简称 1994 年方案),其内涵主要包括 3 个方面:①病因诊断:突出病因的致病作用,以病因作为慢性肝炎的诊断命名;②分级:根据组织学坏死和炎症的程度,反应慢性肝炎病变的活动度;③分期:根据纤维化的程度,反映慢性肝炎向肝硬化进展的趋向。慢性肝炎的最后诊断,必须具备病因、分级、分期这 3 个条件。1994 年 9 月洛杉矶第 10 届世界胃肠病学大会(WCC)对国际工作组所建议的慢性肝炎的病因命名分类与肝组织学的分级、分期达成共识。1995 年我国制定了《病毒性肝炎防治方案》,即 95 方案,对慢性肝炎以病因分类为依据,以组织学分级分期为基础,再将慢性肝炎分为轻、中、重 3 度。其后在 2000 年、2005 年、2010 年又分别根据实践结果进行了三次修订。形成了最新的《病毒性肝炎防治方案(2010 版)》,并取得共识。本文主要根据 1994 年方案结合我国最新制定的《病毒性肝炎防治方案(2010 版)》,对病毒性慢性肝炎的病因、病理及临床诊治作重点介绍,并对 1994 年方案所涉及的非病毒性慢性肝炎一并略作概述。

二、病因学

慢性肝炎的时间概念,是指肝脏的炎症病变至少持续 6 个月以上而未能消散者,规定这一时限的目的,旨在将慢性肝炎与急性肝炎区别开来。急性肝炎一般于起病后 3 个月内完全恢复,其慢性化开始于 3～6 个月之间,迟至 6 个月以后病变仍不消散者,则可确认为肝炎的慢性过程。1994 年方案强调慢性肝炎应以病原学为依据来命名,只要有可能和可行,应标明病因学分类,例如自身免疫性肝炎、乙型慢性肝炎、丙型慢性肝炎、丁型慢性肝炎、药物性慢性肝炎等。对无病因诊断的慢性肝炎,均废弃不用。

由未定或未知病毒所致者,称为病毒性慢性肝炎,未确定是病毒性或自身免疫性肝炎、持续 6 个月或以上者,该方案简称为慢性肝炎,实际上应为隐源性慢性肝炎。

有些特殊类型的慢性肝病,如原发性胆汁性肝硬化、原发性硬化性胆管炎、肝豆状核变性(Wilson 病)、α_1-抗胰蛋白酶缺乏症,它们的临床过程似慢性肝炎,肝活组织学检查与自身免疫性肝炎和病毒性慢性肝炎亦有类似之处,故 1994 年方案对这类疾病也一并作了简要介绍,并沿用原名,但不采用慢性化脓性阻塞性胆管炎及胆管周围炎名称。

既往把慢性酒精中毒性肝病和脂肪性肝炎列入慢性肝炎的范围,但两者的形态学特征与慢性肝炎有明显区别,1994 年方案未将其列入慢性肝炎范围之内。现根据 1994 年方案,有病因依据应确立的命名及无病因依据应废弃的命名,一并列表。

三、病理学

慢性肝炎的组织学特征,以肝细胞炎症坏死/凋亡为主,其活动程度从点状、灶状、碎屑样坏死至桥接样、融合性(多小叶)坏死,在炎性坏死的基础上,伴随不同程度的纤维增生;至纤维隔及硬化性结节/假小叶形成时,标志着疾病已进展至肝硬化。1994 年方案为了阐明肝实质细胞炎症坏死的活动度及纤维化向肝硬化进展的趋向,提出了慢性肝炎组织学分级(活动度)及分期(纤维化进展)的标准。

1.组织学分级　以病理组织学为依据,衡量坏死和炎症的程度,用以阐明慢性肝炎活动性的严重度,1994 年方案提出了 Knodell 计分法及 Scheuer 分类法,更倾向于后者。

(1)Knodell 计分法:又称组织学活动性指数(HAI),是目前应用最广泛的方法,它包括 4 个项目,前 3 项(Ⅰ、Ⅱ、Ⅲ)表示分级,第 4 项(Ⅳ)实际上是分期,故 HAI 最大的缺点是将分级与分期混在一起计分,现许多病理学家已将前 3 项与第 4 项分开考虑。

HAI 是一种半定量分级,其计分结果应与肝活检诊断相匹配,与旧命名亦有对应关系。

(2)Scheuer 分类:1994 年方案对 Scheuer 分类颇为肯定,该分类除病因诊断外,将分级与分期分开,各分为 0～4 五个层次,分开进行评估,较 Knodell 的分级与分期混在一起计分更趋合理。该分类将汇管区及其周围与小叶炎症和坏死程度,分为 G_0、G_1、G_2、G_3、G_4 等 5 级;将纤维化程度也分为 S_0、S_1、S_2、S_3、S_4 等 5 级。层次分明,简便易行。Scheuer 分类虽然淘汰了 1968 年方案的 CPH 和 CAH 的诊断分类,但与 CPH 及 CAH 仍有衔接。

2.组织学分期　主要依据纤维化的程度和肝硬化的形成,以反映疾病慢性化过程中的发展阶段。慢性肝炎炎症坏死的轻重程度,通过适宜的治疗,一般可以逆转。纤维化,则有不同程度逆转。因此,组织学分期直接关系着疾病的治疗与预后。慢性肝炎时,纤维组织沉积在汇管区或其周围,常伴小叶周围坏死和炎症反应,广泛的碎屑样坏死可伸入相邻的两汇管区,并形成纤维间隔(汇管区-汇管区间隔),汇管区的纤维组织可进一步伸入小叶内,直至中央静脉(汇管区-中央静脉间隔),后一种纤维间隔对肝硬化的形成比前者更为重要,因为它分割、包绕肝小叶形成硬化性结节或假小叶。

四、肝炎慢性化的机制

肝炎的慢性化是病原因素与宿主因素两方面综合作用的结果,后者包括基因易感性/多态性及机体的免疫功能状态。

1.病原因素　在嗜肝病毒中,乙、丙、丁型肝炎病毒(HBV、HCV、HDV)所致的肝炎,慢性化倾向特别明显,而甲型(HAV)、戊型(HEV)肝炎病毒所致的急性肝炎,尚无进展至慢性肝炎的报道。

(1)HBV 伴或不伴 HDV:2006 年全国乙型肝炎流行病学调查结果表明,我国 1～59 岁人群 HBsAg 携带率为 7.18%,5 岁以下者为 0.96%,据此推算我国现有慢性感染者为 9300 万人,其中乙型慢性肝炎(CHB)约 2000 万人。HBV 感染时的年龄是影响慢性化的最主要因素,在围产期和婴儿时期感染 HBV 者中,分别有 90% 和 25%～30% 发展为慢性感染,而 5 岁以后感染者仅 5%～10% 发展为慢性感染。

HBV 已发现有 A～I 9 个基因型,在我国以 C 型和 B 型为主,与 C 基因型感染者相比,B 基因型感染者较早出现血清学转换,较少进展为 CHB。此外重叠感染(如 HBV/HDV)可促进慢性化过程并使病情加重。

(2)HCV:世界卫生组织公布的最新数据显示,全球约有 1.23 亿人感染 HCV,流行率为 2%。我国人群抗-HCV 检出率为 3.2%,估计有 3800 万 HCV 感染者,感染 HCV 后的慢性化率为 50%～85%,肝脏失代偿发生率为 3%～4%,肝癌发生率为 1.4%～6.9%。HCV 可区分为 6 个基因型,在我国以 1b、2a 常见,以 1b 为主,对干扰素疗效差。若 HBV 与 HCV 协同或重叠感染,可互相促进慢性化及加重病情。故 HBV 与 HCV 同属嗜肝慢病毒,占慢性肝炎构成比的大半壁江山(70%～80%)。

(3)HAV 与 HEV:为了说明 HBV、HCV 慢性化的病原因素,我们将 HAV、HEV 与之对比。这两种病毒亦属嗜肝病毒范围,但与 HBV、HCV、HDV 相反,缺乏慢性化倾向。急性甲型肝炎在症状出现前 2～3 周,粪便中可检出病原体(HAV RNA),至出现临床症候、血清转氨酶达高峰/黄疸出现后,则病原体逐渐从粪便中消失,故肠道无 HAV 携带状态。约 6%～10% 的急性甲型肝炎,在起病 4～15 周后可呈典型的复发,从急性起病至复发的全过程约 16～40 周,粪便中 HAVRNA 的检出率长达数月,即使出现这种复发的过程,但从不演进至慢性肝炎。

HEV 亦为嗜肝 RNA 病毒,其临床过程与甲型急性肝炎相似,病毒血症及粪便中排泄 HEV RNA,可迁延至黄疸出现后近 2 个月(52 天)才消失,亚临床戊型肝炎约 27%,急性 HEV 感染后,血清中低滴度的 HEV IgG 抗体至少持续 20 个月,尽管如此,迄今尚未见 HEV 致慢性肝炎的报道。

鉴于 HAV 及 HEV 感染无慢性化倾向,故有学者把 HAV 及 HEV 所致的肝炎称为自限性病毒性肝炎,与 HBV、HCV 或 HBV+HDV 所致的慢性肝炎形成鲜明的对比。由此可知病原学的慢性化倾向,在慢性肝炎发病机制中起一定作用。

2.基因易感性/多态性　各种原因所致的慢性肝炎.均与基因易感性/多态性有关,其中以自身免疫性肝炎、原发性胆汁性肝硬化、原发性硬化性胆管炎及药物性慢性肝炎最明显。

(1)自身免疫性肝炎 AIH)：虽然有个别病例呈急性过程,但绝大部分患者呈慢性过程。目前普遍认为,基因易感性是 AIH 发病的必要条件。已证实在北欧、北美人群中,AIH-Ⅰ型患者,以 HLA-B8 和 HLA-DR₃ 占优势,它们出现的频率分别为 68%～82% 及 74%～85%,而在对照组分别为 19% 及 32%。在日本某些地区人群中,以 AIH-Ⅱ型为主,其易感基因以 HLA-DR4 及 HLA-B54 占优势。

随着分子生物学技术的发展,PCR 已引入 HLA 复合体的研究,现在新发现的基因,除传统血清学分型外,均采用基因分型的方法命名,基因分型进一步提示：AIH-Ⅰ型易感性等位基因主要为 HLA-DRB1 * 0301、-DRB * 0101、-DQA1 * 0501 和-DQB1 * 0201；AIH-Ⅱ型的易感性等位基因则为 HLA-DRB * 0401、DRB1 * 0405。

目前认为单纯基因分型来确认 AIH 的易感性还不够完备,应进一步测定基因表达产物氨基酸的变化,有助于进一步了解 AIH 易感性的危险因子。已发现 HLA-Ⅰ类分子 DR-β 链 71 位置上的氨基酸为赖氨酸时,AIH 的易感性很高；在日本人群中,HIA-Ⅱ类分子 DR-β 链 13 位置上的碱性氨基酸(精氨酸或组氨酸)亦为危险性氨基酸,发生 AIH 的危险度大大增加。

(2)原发性胆汁性肝硬化(PBC)：在不同的人群中,MHC-Ⅱ类等位基因 HLA-DR8 与 PBC 的易感性有关。Cores 等发现 114 例 PBC 患者 HLA-DRw8 出现的频率较对照人群增加 6 倍；Manns 等研究证明：HLA-DRw8 及 MHC-Ⅲ类分子 C4 位点出现零等位基因(补体 C4 缺乏)是 PBC 的危险因子。基因易感性除受 MHC-Ⅱ类基因位点因素的影响外,还与非 MHC 基因/基因多态性有关,细胞毒 T 淋巴细胞抗原-4 (CTLA-4)外显子 1 的基因多态性已首次鉴定为 PBC 非 MHC 易感性位点。

(3)原发性硬化性胆管炎(PSC)：基因分型表明：DRB1 * 1301、DQA1 * 0103、DQB1 * 0603 等位基因与 PSC 发病呈高度相关性。另外还发现 HLA-DR3 与 HLA-DR6 单倍体阳性者,PSC 的患病率也高度增加。

(4)药物性慢性肝炎：基因多态性在药物性慢性肝损害中起重要作用。在一般正常人群中,药物代谢酶(简称药酶)活性呈均匀性、一致性分布,即基因的单一模式或基因单态性。但在个别个体中,偶有 1 种以上的基因模式分布,称为基因多态性,若为一种罕见者,则表现为特异质性。研究最多者是某些芳香胺药物的乙酰化,药酶活性对芳香胺类药物清除较快者,称为快乙酰化,反之则为慢乙酰化。慢乙酰化个体属基因多态性,对异烟肼、肼屈嗪代谢物的清除减慢,使毒性/反应性代谢物在肝内蓄积,引起慢性肝损害、其他特异质性药物引起的慢性肝炎,均与此有关。

(5)乙型及丙型慢性肝炎：这类慢性肝炎的慢性化也与基因易感性有一定程度的关系,早期研究提示乙型肝炎的慢性化决定于 X-染色体上的调节基因,现认为与 HLA-DR 亚型有关,确切机制还待进一步阐明。

3.免疫功能状况　各种原因引起的慢性肝炎,都是通过机体免疫反应介导肝损害及病毒清除,免疫功能状态在各类慢性肝炎中起主导作用。

(1)慢性乙型肝炎：对于病毒的复制,宿主的免疫功能有三种应答反应：完全免疫应答、免疫耐受及不完全免疫应答,后者是慢性肝炎的重要发病机制。

1)完全免疫应答：见于成人的急性肝炎。众所周知,HBV 自身并无致肝损害的直接作用,由于病毒的不断复制,感染 HBV 的肝细胞(靶细胞)膜上表达大量的特异性抗原(靶抗原),由此引起机体的免疫反应,细胞毒性 T 细胞(CTL)对靶抗原进行攻击,靶细胞溶解,病毒释放至血中,与保护性中和抗体结合形成免疫复合物后,被吞噬细胞吞噬清除。这种免疫反应能完全彻底地清除病毒,急性肝炎得以自愈,不转化为慢性肝炎。完全免疫反应是机体免疫状态健全的反映,包括以下条件：①靶细胞膜上有足够的 HLA-Ⅰ类抗原表达,能促进 CTL 对靶抗原的识别；②抗原呈递细胞能表达足够的 HLA-Ⅱ类抗原,传递病毒特异性的抗原信息,促进免疫细胞(T、B 淋巴细胞)的增殖分化,使之成为能参与细胞免疫反应的 T 细胞,以及能产生足量特异性中和抗体的 B 细胞。

2)免疫反应缺失/极度低下:与完全免疫应答相反,即机体对病毒复制及其抗原表达不发生免疫反应,即免疫耐受,主要由于免疫系统发育不成熟或受抑制,缺乏完全免疫反应的条件,故不引起免疫反应。此种情况见于垂直传播的新生儿及青少年、获得性免疫缺陷综合征(AIDS)、白血病以及接受免疫抑制剂治疗的患者,这类患者多呈无症状携带状况,肝组织没有或极少有炎症坏死病变。随着年龄的增长,免疫系统日臻完善,或撤除免疫抑制剂后,可激活免疫系统,引起慢性肝炎的急性发作。

3)不完全免疫应答:机体有一定的免疫功能,对靶抗原能产生免疫应答。但由于某种免疫缺陷,一次急性发作的免疫反应,并不能完全、彻底地清除病毒,残存的病毒仍可不断复制,导致免疫反应持续存在或反复发作,这是肝炎慢性化最主要的机制。免疫缺陷的相关因素:①免疫系统抗原呈递存在一定缺陷,致敏的淋巴细胞生成不足或功能不全;②遗传性或病毒诱生的干扰素-α 生成不足,靶细胞不能表达足够的HLA-Ⅰ类抗原,影响 CTL 对靶抗原的识别;③高效、保护性中和抗体生成不足,不能结合血中的病毒颗粒,后者可重新侵入未被感染的肝细胞;④全身病毒的负荷量大,不能通过一次免疫反应被清除;⑤肝外组织细胞亦有病毒复制,成为病毒的储存库,不受肝组织免疫反应的影响。

研究表明:在 CHB 患者外周血中,具有免疫抑制功能的 $CD4^+$-$CD25^+$-调节性 T 细胞($CD4^+$-$CD25^+$-Treg)的比例明显高于对照组,普遍认为:这是导致细胞毒性 T 淋巴细胞(CTL)功能低下的关键因素。$CD4^+$-$CD25^+$-Treg 通过 IL-10 及 TGF-$β_1$ 的分泌,介导机体免疫耐受或不完全免疫应答。

(2)慢性丙型肝炎:有学者认为,HCV 的变异特别是准种的形成,逃避机体免疫系统的清除,是病毒感染持续存在的一个主要原因。Cabrera 等对 CHC 患者的 $CD4^+$、$CD25^+$、Treg 抑制机制进行了与 CHB 相似的研究,结果表明:$CD4^+$、$CD25^+$、Treg 在受刺激后,能分泌 IL-10 及 TGF-$β$ 细胞因子,发挥免疫抑制作用。加用 TGF-$β$ 抗体时,能有效消除 $CD4^+$、$CD25^+$、Treg 的免疫抑制功能。以上提示:$CD4^+$、$CD25^+$、Treg 调节功能紊乱也是 HCV 感染慢性化的重要原因之一。

(3)自身免疫性肝炎(AIH):AIH 的免疫性肝损害属于一种非自限性疾病,如不进行干预治疗,阻断其免疫损害的重要环节,则呈慢性持续进展过程。AIH 免疫性肝损害的机制有以下几个环节:

1)自身抗原肽与 HLA-Ⅱ类分子桥接,形成抗原肽—HLA-Ⅱ类分子复合物。由抗原呈递细胞(APC)递呈给辅助性 $CD4^+$-Th 细胞($CD4^+$-Th),并与其抗原受体(TCA-R)结合形成第 1 信号。

2)$CD4^+$-Th 细胞表面的 CD28 分子与 APC 表面表达的 B7 配体(CD80)等共刺激分子互相连接共同参与,$CD4^+$-Th 被激活,成为自身反应性 T 细胞,这是免疫激活的第 2 信号。

3)已被激活的 $CD4^+$-Th 细胞,是 AIH 的效应细胞,分别沿着 1 型细胞因子途径和 2 型细胞因子途径分化繁殖,分别成熟为特异性的 $CD4^+$-Th1 和 $CD4^+$-Th2 细胞。

4)$CD4^+$-Th1 细胞主要释放 IL-2、IFN-γ 及 TNF-α,它们引起的反应称为 1 型细胞因子应答,主要介导单核巨噬细胞、自然杀伤细胞及 CTL 对靶细胞的细胞毒作用。

5)$CD4^+$-Th2 细胞主要释放 IL-4、IL-5、IL-6 及 IL-10 等细胞因子,使 B 细胞克隆分化繁殖并转化为浆细胞,分泌相关的免疫球蛋白/自身抗体,这一过程称为 2 型细胞因子应答,介导体液免疫性肝损害。

此外,由于 Treg 细胞的数量和功能缺陷,不能有效抑制自身免疫,使 $CD8^+$ T 淋巴细胞的细胞毒作用和抗体依赖的细胞介导的细胞毒作用(ADCC)持续损害肝细胞。

(4)药物性慢性肝炎:药物肝内代谢生成的反应性中间代谢产物可激活免疫系统引起免疫性肝损害,包括特异质性与非特异质性。

1)特异质性的免疫肝损害:特异质个体对药物呈超敏性或过敏性反应者称为特异质反应,其主要机制是药物在肝内生成的反应性中间物与肝细胞成分共价连接。形成巨分子新抗原,或损伤肝细胞成分形成自身抗原,两种抗原均可分别或同时激活 T、B 淋巴细胞,引起细胞免疫和(或)体液免疫介导的自身免疫性肝损害。

氯噻苯酸是作为利尿剂的降压药,该药在肝微粒体烷化,与代谢它的 P450-2C11 及 P450-2C9 酶蛋白形成加合物,循小泡途径运至肝细胞膜,与相应抗体结合,引起以体液免疫为主的肝损害。加合物不仅形成抗肝微粒体抗体,还可形成抗肝肾微粒体抗体(抗-LKM-2)等。

2)非特异质的免疫性肝损害:药物性肝损害的坏死病变中,存在有炎性细胞浸润,这提示某些固有免疫细胞也参与中毒性肝损害的病理过程。在药物性肝损害中,以多形中性粒细胞(PMNs)的浸润多见,肝细胞释放的趋化因子吸引 PMNs 至病变区。除释放含氧的自由基外,其胞质内的颗粒含有降解酶类,除清除吞噬外源性异物外,对自身肝细胞亦有损害作用。

巨噬细胞亦参与药物性肝损害的病理过程。Kupffer 细胞是固定于肝内的巨噬细胞,能释放趋化因子,并使黏附分子上调,从而加重模型动物的肝损害(四氯化碳诱导的肝损害模型),如用氯化钆等抑制 Kupffer 细胞功能,则可减轻模型动物肝损害,以上提示:非特异性免疫也参与了药物性慢性肝损害的病理过程。

五、临床表现及鉴别诊断与治疗

1.症状　各种原因所致慢性肝炎的临床症状大多为非特异性的一般症状,轻者可无症状,常见表现为乏力及消化道症状,后者包括食欲不振/厌食、腹胀、恶心及呕吐等,肝区不适或胀痛常见,有时伴黄色尿。这些非特异症候表现的程度,因病情轻重/炎症活动度而有很大差异。乏力及消化道症状的程度是反映病情轻、重的一面镜子,急性复发性再激活的慢性肝炎,如极度乏力影响生活自理和(或)厌食、频繁恶心、呕吐等,是病情发展迅猛的指标,应警惕发展为慢性重型肝炎。

女性患者无其他原因可解释的持续乏力和(或)瘙痒,宜首先考虑 PBC,并作相应的进一步检测。反复发作的无其他原因可解释的慢性胆管炎患者,宜排除 PSC 存在的可能性;对于有慢性腹泻怀疑炎性肠病的患者,宜同时检测血清 AIP、AMA 及抗核周中性粒细胞胞质抗体(pANCA),以排除可能伴发的 PBC/PSC。对于隐源性慢性肝炎,必须详细询问药物史、肝毒物史(如乙醇)、服用持续时间、剂量以及与发病的时间关系。

2.体征

(1)黄疸:是慢性肝炎炎症活动进展的表现之一,药物性肝损害患者出现黄疸时,较病毒性慢性肝炎同等程度的黄疸具有更大的危险性;青少年出现黄疸无其他原因可解释者。须排除肝豆状核变性铜负荷过重引起的溶血性贫血。

(2)肝大:慢性肝炎患者肝一般不肿大或仅轻度肿大(<锁骨中线肋下 2～3cm),如明显肿大(>4cm)者须排除:酒精性肝病、非酒精性脂肪肝、胆管梗阻性疾病、肝脏血管性疾病以及肝脏浸润性病变等。

(3)脾大:慢性肝炎一般脾不肿大或轻度肿大(锁骨中线肋下<2～3cm),明显肿大者提示可能进展至肝硬化门脉高压症,或同时存在的其他疾病(特别是血液病)。

(4)肝掌、蜘蛛痣:轻症慢性肝炎一般不出现此种体征,中、重度慢性肝炎患者可出现轻度或少数的肝掌、蜘蛛痣。肝大及胸、背、颈部、上肢普遍散在的蜘蛛痣,多见于酒精性肝炎和(或)肝硬化。

3.各型慢性肝炎的鉴别诊断　慢性肝炎以乙型、丙型肝炎多见,药物性肝炎次之,AIH 及特殊类型慢性肝炎较少见。慢性肝炎主要的临床、病理特征见表 4-1。

表 4-1   各型慢性肝炎临床、病理特征的比较

	乙型(丁型)	丙型	AIH	药物性
性别	男＞女	相等	女性多见	女性多见
年龄	青、中年、新生儿	任何年龄	15～25 岁或停经前后	中、老年
药物肝毒性史	无	无	无	有
血清病样综合征	无	无	无	可有
HBV 血清标志	＋	—	—	—
HCV 血清标志	—	＋	—	—
自身免疫疾病	罕见	罕见	常见	罕见
血清 γ-球蛋白增加	中度	中度	高度	中度
抗-平滑肌抗体	低滴度/无	低滴度/无	高滴度	低滴度/无
肝肾微粒体抗体	—	—	＋	—
原发性肝癌危险度	高	高	低	低
对皮质激素治疗反应	无	无	佳	不佳
肝活体组织学	毛玻璃样细胞	脂肪变性	玫瑰花环改变	脂肪变性
	地衣红染色阳性	滤泡样淋巴细胞聚集	嗜酸性粒细胞肉芽肿	肉芽肿

注:＋,阳性;-,阴性

（王彬彬）

第五章　肝硬化

第一节　肝纤维化

　　肝纤维化是指肝脏细胞外基质(ECM)弥漫性的过度沉积。它不是一个独立的疾病,而是许多慢性肝病的共同病理过程。几乎各种慢性肝脏疾病均可引起肝纤维化,其病因主要包括感染性(如慢性乙型、丙型和丁型病毒性肝炎,血吸虫病等)、先天性代谢缺陷(如肝豆状核变性、血色病和 α_1-抗胰蛋白酶缺乏症等)、化学损伤性(如慢性酒精性、药物性及其他化学毒物所致肝病)及自身免疫性(如自身免疫性肝炎、原发性胆汁性肝硬化和原发性硬化性胆管炎等)肝病等。另外,近年文献报道非酒精性脂肪性肝炎也可引起肝纤维化甚至肝硬化。

　　在正常肝组织中,各种细胞及 ECM 成分都有精确的相对比例和特定的相对空间位置,通过细胞之间、细胞与 ECM 之间的信号传递精确地调控着其结构、功能和代谢状态,成为一个相对稳定的微生态系统。从动态的观点来看,纤维增生是指各种 ECM 合成增加,而纤维分解则是指 ECM 的降解过程;肝纤维化的发生、发展和转归取决于两者的"净效应"。

　　肝脏纤维增生是机体对于肝实质损伤的一种修复反应。在急性肝损害时,一旦病因去除则过多的 ECM 被降解,肝组织内细胞与 ECM 成分恢复正常,因而不产生肝脏纤维化。但在慢性肝病时,持续或反复的肝实质炎症坏死,可引起纤维结缔组织大量增生、而其降解活性相对或绝对不足,因此大量 ECM 沉积形成肝纤维化。如果在肝纤维化的基础上,出现肝小叶结构的破坏(肝再生结节形成),则称为肝硬化。慢性肝病由肝纤维化到肝硬化是一个连续的发展过程,在临床上难以将两者截然分开。近年的基础和临床研究表明,如果能给予有效的病因治疗,或能直接抑制 ECM 的合成和(或)促进其降解,则已经形成的肝纤维化甚至早期肝硬化也可逆转。

一、细胞外基质的组成

　　ECM 不是仅起支架作用的静态堆积物质,而是组织有序、生物学活性多样的生命大分子。它们对细胞和组织的结构、代谢、生长及分化有重要影响。

　　ECM一般包括胶原、非胶原糖蛋白、蛋白多糖和弹性蛋白。肝内含量较高的胶原包括 Ⅰ、Ⅲ、Ⅳ、Ⅴ 及 Ⅵ 型。其中 Ⅰ、Ⅲ、Ⅴ 和 Ⅵ 型胶原为纤维化胶原,主要分布于血窦周围及汇管区,Ⅳ 型胶原为基底膜胶原,主要位于肝血窦内皮下,为肝细胞和内皮细胞功能性基底膜的主要成分。

　　广义的 ECM 还包括细胞-基质黏附分子(如整合素家族和 CD44 蛋白家族)。细胞和细胞外基质成分之间的相互作用就是通过各种黏附分子来实现的。在纤维化的发生过程中某些黏附分子的表达增加,并促进肝纤维化的进展。

二、细胞外基质的来源

正常情况下,ECM 可由多种肝脏细胞产生;而在纤维化进展期,ECM 主要由肌成纤维细胞产生。近年研究发现,肌成纤维细胞的来源包括肝星形细胞(HSC),汇管区成纤维细胞,骨髓来源的纤维细胞,以及可以发生上皮-间质转化(EMT)的上皮细胞。但多数学者认为 HSC 和汇管区成纤维细胞仍是肌成纤维细胞的主要来源,而上皮-间质转化在肝纤维化中的作用未得到体内实验证实。

HSC 位于 Disse 间隙内,胞体为圆形或不规则形,常伸出数个胞突呈星状包绕着肝血窦。正常情况下它富含维生素 A 脂滴,主要功能包括:代谢和贮存维生素 A、储存脂肪、合成和分泌细胞外基质成分、合成基质金属蛋白酶(MMP)及其组织抑制剂(TIMP)、表达细胞因子及其受体、参与肝细胞再生的调控以及参与肝窦血流调节。HSC 还可以作为抗原递呈细胞,参与免疫反应。目前认为,在不同病因引起的肝纤维化过程中,肌成纤维细胞的细胞来源可能有所不同,而且各种细胞来源的相对重要性也会随着疾病进展而变化。

三、肝纤维化时细胞外基质的变化和降解

肝纤维化时,ECM 的含量及其相对比例都发生了变化。一方面,ECM 的总量比正常情况下明显增加;另一方面,各种 ECM 组分的比例也发生变化。如:正常肝脏 I/Ⅲ型胶原的比为 1:1,各占总胶原含量的 33% 左右;肝纤维化和肝硬化时肝脏胶原含量可增加数倍,且 I/Ⅲ型的比值可增加到 3:1 左右。同时,Disse 间隙内皮下的 ECM 由基底膜样基质向间质性基质转变,形成"肝窦毛细血管化",且这一过程和肝硬化的门脉高压密切相关。

ECM 的过度沉积既是肝纤维化的结果,也可促进纤维化的进展。越来越多的研究表明,ECM 在刺激 HSC 的激活、增殖和促进纤维化方面也起重要作用。

降解 ECM 的酶类主要包括:基质金属蛋白酶(MMP)、丝氨酸蛋白酶类及半胱氨酸蛋白酶类。在细胞内约有 30% 新合成的前胶原在合成后很快被降解;在细胞外 ECM 主要被 MMP 降解,MMP 在肝脏内主要由 HSC 和 Kupffer 细胞表达分泌,因其需要 Ca^{2+}、Zn^{2+} 等金属离子作为辅助因子而得名。MMP 是迄今所发现的能分解纤维类胶原的唯一酶类,几乎能降解多糖以外的所有细胞外基质成分。

MMP 以无活性的酶原形式分泌出来,在细胞外需要经过水解激活才能发挥降解作用。尿激酶纤溶酶原激活物(uPA)和组织纤溶酶原激活物(tPA)是此过程的促进因素,而纤溶酶原激活物抑制因子-1(PAI-1)则起负性调控作用。

金属蛋白酶组织抑制因子(TIMP)可结合 MMP 并使之失活,是纤维降解的负向调控因素。TIMP 除了抑制 MMP 活性从而使基质降解减少外,还可以通过抑制 HSC 的凋亡而加重纤维化。

四、肝纤维化的发生机制

肝纤维化发生发展的一般过程为:各种慢性损伤因素引起肝细胞、炎性细胞和其他非实质细胞(特别是肝窦内皮细胞和 Kupffer 细胞)释放出复杂的刺激信号,使 HSC 激活成为肌成纤维细胞;在众多细胞因子及其细胞内信号通路的参与下,导致产生 ECM 的基因表达增强,而促降解的基因表达下降;合成增加和

降解不足最终导致 ECM 的过度沉积。

当肝脏受到炎症等损伤时,HSC 由静止型转变为激活型。许多研究表明,HSC 的持续激活是肝纤维化发生、发展过程的关键环节。激活的 HSC 大量增殖并分泌过量的 ECM 从而促进肝纤维化的形成,同时还可通过细胞收缩使肝窦内压升高,上述变化是肝纤维化、门静脉高压症的重要病理学及病理生理学基础。

Gressner 将 HSC 激活分为炎症前、炎症及炎症后三个阶段,而 Fnedman 将其分为起始和扩展两个阶段。目前认为,如果肝损伤停止,激活过程之后还可出现纤维化的消退阶段。

1.起始阶段 HSC 激活作为肝纤维化的启动过程,是细胞与细胞、ECM 与细胞相互作用的结果。肝细胞、内皮细胞、Kupffer 细胞及血小板所释放的 PDCF、VECF、bFCF、TGF-β、ICF 和内皮素等细胞因子,以旁分泌方式作用于 HSC,通过相应的细胞内信号转导活化 c-myc、NF-κB、Sp1、c-jun/AP1 和 STAT 等一系列核转录因子,从而激活 HSC。激活后的 HSC 表达自身盘状结构域受体(DDRs)和整合素受体,这些受体通过与胶原结合维持 HSC 自身的持续活化状态。

2.扩展阶段 扩展阶段是指已经被激活的 HSC 不仅受旁分泌途径的调控,而且能够通过自分泌效应维持和扩展其激活状态。

在正常状态下呈"静止"表型的 HSC,被激活后获得了一系列新的表型:增殖性、收缩性、趋化性、纤维增生、纤维降解、视黄酸类丢失、释放细胞因子等。

(1)增殖性:血小板衍生生长因子(PDGF)是目前已知最强的促进 HSC 增殖的有丝分裂原。HSC 激活的早期,PDGF 受体表达增加(PDGFR-α、PDGF-β),与 PDGF 结合后激活下游信号通路(Ras/ERK、PBK、JAK/STAK、MARK、Ca^{2+} 和 Na^+/H^+ 泵等途径)。其他生长因子如:肝细胞生长因子、成纤维生长因子、胰岛素样生长因子、血管内皮生长因子等物质也可促进 HSC 的增殖。

(2)收缩性:在肝纤维化过程中,HSC 的收缩性可能是门脉阻力早期和晚期增加的决定因素。内皮素(ET)和一氧化氮(NO)是控制 HSC 收缩和舒张的主要调节剂。其他影响收缩的介质还包括:血管紧张素Ⅱ、类花生酸类,心房利钠肽、生长抑素和一氧化碳等。

ET 是促进 HSC 收缩的最主要刺激因子。ET 家族包括 3 个成员:即 ET-1、ET-2 和 ET-3。正常情况下,ET 主要由内皮细胞产生,其受体为 ETA(主要在血管平滑肌细胞表达)和 ETB(主要在内皮细胞表达)。肝脏损伤后,内皮细胞合成的 ET-1 减少,而 HSC 合成 ET-1 增加。局部 ET 产物的增加和 HSC 的 ET 受体表达增强,引起肝窦周围的 HSC 收缩,从而使肝内门脉血流阻力增加。

NO 是内皮素的生理对抗剂。它以自分泌方式减少细胞内 Ca^{2+} 浓度从而调节肝内血管的顺应性,可促进 HSC 的松弛和血管舒张。肝纤维化时,肝窦内皮细胞 NO 分泌减少,从而导致血管收缩和舒张因子平衡失调。

(3)纤维增生:肝纤维化时,HSC 的数量增加,同时单个 HSC 产生的 ECM 量也增加。目前研究最多的肝脏 ECM 成分是Ⅰ型胶原。

转化生长因子 β(TGF-β)是促进 HSC 产生Ⅰ型胶原的最强刺激因素,它有 3 种主要型(TGF-β₁、TCF-β₂、TGF-β₃),其中 TGF-β₁ 占主要部分。TGF-β₁ 由单核细胞和巨噬细胞产生,主要通过细胞内 Smad 信号转导通路发挥生物学作用。其简要过程为:TGF-β₁ 首先与其Ⅱ型受体结合使其活化;活化的Ⅱ型受体蛋白激酶使Ⅰ型受体磷酸化,后者再使 Smad2 和 Smad3 磷酸化;磷酸化的 Smad2 和 Smad3 再与 Smad4 形成异源寡聚体复合物,并从细胞质移入细胞核内,与胶原基因启动子区 Smad 反应元件结合,最终启动胶原基因的转录。Smad7 能抑制 Smad2 和 Smad3 的活化,是 TGF-β 信号通路的抑制性调控蛋白。除了 Smad 途径之外,TGF-β 还可通过过氧化氢和 C/EBP-β 依赖性机制来刺激胶原的合成。

结缔组织生长因子(CTGF)也是一种促进 HSC 纤维生成的强效刺激信号,可被高血糖和高胰岛素血症特异性上调。CTCF 的产生主要受 TGF-β 调节,但目前也认为存在其他调控途径。激活后的 HSC 自身分泌 TGF-β 和 CTGF 的能力增强,因而 TCF-β、CTGF 与 HSC 之间的相互作用在肝纤维化的发生发展过程中起着重要作用。

(4)纤维降解:肝纤维化的发生是纤维合成和降解失衡的结果。MMP-1 主要降解 I 型胶原,但是其细胞来源尚未完全阐明。虽然 HSC 可以表达 MMP-1mRNA,但是却检测不到此酶活性的存在。HSC 可产生 TIMP-1 和 TIMP-2 来拮抗 MMP。HSC 还可以表达 uPA-1 和它的抑制剂(PAI-1),以及其他的血纤维蛋白酶系统成分。这提示 HSC 在调节 ECM 的降解中也起着非常重要的作用。

(5)趋化性:HSC 活化后,可以向损伤部位迁移,从而使损伤部位肌成纤维细胞增多,促进肝纤维化。PDGF、单核细胞趋化肽-1(MCP-1)和趋化因子受体 3(CXCR3)是已知的最主要的趋化因子。目前认为,PDGF 介导的 HSC 趋化与肌球蛋白的瞬间磷酸化有关,而腺苷可以使这一作用减弱。

(6)视黄酸类丢失:HSC 激活后,具有特征性的维生素 A 小滴减少。目前对于维生素 A 丢失在肝纤维化中作用尚不十分清楚。曾认为维 A 酸类对纤维化可能有治疗作用,但有研究发现饮食中视黄酸增多能活化 HSC,促进 I 型胶原的表达、抑制 MMP,从而促进肝纤维化。

3.消退阶段　肝纤维化的消退可以通过以下两种途径:

(1)HSC 逆转至静息状态:在体外实验中,活化状态的 HSC 可逆转为静息的表型。但体内是否存在此种途径及其在肝纤维化消退中的实际作用尚未完全阐明。

(2)HSC 的凋亡和衰老:在体外培养时,HSC 对 CD95-L 和 TRAIL 介导的凋亡敏感。自然杀伤细胞(NK 细胞)可以通过 TRAIL 介导的机制诱导 HSC 凋亡。活化的 Kupffer 细胞也可以通过 caspase-9 与其受体的相互作用来诱导 HSC 发生凋亡。

五、肝纤维化的诊断

肝纤维化不是一个独立的临床疾病,也无特殊的临床症状和体征,其诊断主要靠组织病理学、血清标志物及影像学手段。

(一)组织病理学检查

肝组织病理学检查是明确诊断、评估炎症与纤维化程度以及判定疗效的重要手段。肝活组织检查的基本要求包括:力求用粗针穿刺(一般用 16G 穿刺针),标本长度 1.5cm 以上,至少在镜下包括 6 个以上汇管区。肝活组织检查标本应做连续切片,常规做苏木精-伊红、Masson 三色染色和(或)网状纤维染色。根据纤维增生程度与部位,将肝纤维化程度分为 1~4 期。也可参照 Knodell、Ishak、Scheuer、Metavir、Chevallier 等评分系统判断肝脏纤维化程度。但肝活检技术有一定的局限性。例如,有一定创伤性,难以避免取样误差(即不同取样部位之间纤维化程度可能不一致),患者不愿接受多次肝穿刺因而不便于观察肝纤维化的动态变化或治疗效果。

(二)血清学诊断技术

近年来国内外学者都在努力探寻无创性肝纤维化评估技术。目前相对成熟的无创性肝纤维化评估技术主要包括血清学诊断技术和影像学技术。

评估一项检测是否有效,通常将受试者工作特征曲线下面积(AUROC)作为评估试验准确性的指标。理想的测试指标 AUROC 为 1.0,即 100% 的敏感性和特异性;但实际情况是敏感性和特异性呈彼此消长的关系,故只能在两者之间寻找平衡点。应当注意,在不同研究对象中所获取的 AUROC 不宜直接比较。

肝纤维化的血清标志物可分为两大类。一类是直接标志物,指 ECM 的某些成分或其代谢相关的分子。另一类是间接标志物,多为普通血液或肝脏生化指标。这两类标记可单独应用或联合部分指标组成评分系统。

1.直接标志物 目前国内应用比较多的直接标记物包括血清Ⅲ型前胶原氨基端肽(PⅢNP)、Ⅳ胶原(CⅣ)、层连蛋白 Pl(Lam)和透明质酸(HA)。MMP 及其抑制剂 TIMP,某些细胞因子如 TGF-β、CTGF 等也可用于评估肝纤维化。尽管这些指标是 ECM 相关的特异分子,但缺乏肝脏特异性,它们反映的是 ECM 的动态变化,且易受肝脏炎症坏死影响,可以用来区分轻度和明显的纤维化,但是对于中等程度的纤维化则难以具体分级。

(1)血清Ⅲ型前胶原氨基端肽(PⅢNP):PⅢNP 是研究得最多的肝纤维化血清学指标,它是Ⅲ型前胶原分泌到细胞外后被肽酶切下的 N 端肽,故 PⅢNP 升高反映了肝脏纤维增生活跃。临床研究也发现血清 PⅢNP 水平和肝脏组织纤维化程度有良好的相关性;但它和肝脏炎症活动指数也有一定关系,因而在急性肝炎和慢性肝炎活动期亦升高;另外它的排泄需要肝血窦内皮细胞的摄取,故在肝功能衰竭时血清中 PⅢNP 亦升高。因此,临床上应根据具体情况解释测定结果。值得注意的是,不论是原发性肝癌或是转移性肝癌患者的血清 PⅢP 水平均明显高于其他慢性肝病患者,故对于慢性肝炎患者如血清 PⅢP 持续异常升高,还应警惕肝癌的可能性。

(2)血清Ⅳ胶原(CⅣ)、羧基端肽(CⅣCP,NC1)和氨基端肽(CⅣNP,7S):Ⅳ型胶原在合成代谢过程中不需去除端肽而沉积于细胞外基质,故血中Ⅳ型胶原的含量升高可能反映了肝血窦基底膜的更新率加快。有研究发现血清Ⅳ型胶原水平与肝纤维化及门脉高压程度密切相关,受肝脏炎症活动影响相对较小。

(3)血清层连蛋白 Pl(Lam):Lam 是基底膜的主要成分。肝纤维化时,它大量沉积于肝窦内皮细胞间隙,降低内皮细胞的通透性使肝窦毛细血管化,并使门脉压升高。故 Lam 可反映肝窦毛细血管化和汇管区纤维化进展与严重程度。

(4)血清透明质酸(HA):肝纤维化时,HSC 合成 HA 增加,同时由于肝血窦毛细血管化(内皮细胞失去 HA 受体)、肝血窦内皮细胞受损伤(失去代谢 HA 的能力)导致肝脏对血清中的 HA 摄取和降解减少,因此血清 HA 升高。在晚期肝硬化时,由于肝血窦内皮细胞功能更低下,故血清 HA 值可能更高,此与血清 PⅢP 等反映活动性肝脏纤维增生的指标不同。

(5)MMP 和 TIMP:MMP-2 在多种肝病中都升高,肝纤维化时,MMP-2 水平显著增加。但是目前也有报道血清 MMP-2 与肝组织纤维化无明显相关性。所以 MMP-2 是否可用来评价肝纤维化还有争议。TIMP-1 升高反映肝脏细胞外基质降解活性低下。测定血清 TIMP-1 的 ELISA 试剂盒目前国外已经有生产。近期还有一项研究显示:HCV 的患者 MMP-9 和组织学损害的严重程度呈负性相关,而 TIMP-1 在肝纤维化时升高。

2.间接标志物 间接标志物多为临床常规实验室检查指标,如:总胆红素、ALT、γ-GT(CGT)、清蛋白及 PLT 等。

3.诊断评分和诊断模型 由于单个标记评估肝纤维化敏感性和特异度较低。目前国内外建立了多个由直接和(或)间接标志物组成的诊断模型。

AST/PLT 模型(APRI):2003 年由美国 Wai 等基于 579 例慢性丙型肝炎建立。APRI 评分是一种简单、便捷、价廉的非创伤性诊断方法,可作为临床医师的初筛诊断措施,它最适于排除严重肝纤维化或肝硬化的慢性丙型肝炎患者,准确率接近 90%。Lin 通过 Meta 分析 40 项研究显示诊断 HCV 相关的显著的肝纤维化、严重的纤维化和肝硬化的 AUROC 分别是 0.77、0.80 和 0.83。

欧洲肝纤维化模型(ELFC):2004 年欧洲肝纤维化协作组报道了由 1021 名多种类型慢性肝病患者参

加的国际多中心的研究结果,提出了欧洲肝纤维化模型。其诊断肝纤维化的敏感性达到90%,对无肝纤维化患者的阴性预测值达到92%。该模型对酒精性肝病和非酒精性脂肪性肝病的预测准确性较高,其AUROC分别为0.84和0.944。

FibroMeter模型:2005年由法国的PaulCalas基于337例慢性丙型肝炎、146例慢性乙型肝炎、95例酒精性肝病建立。它包括了6项检测:包括病毒性肝炎、酒精性肝病、非酒精性脂肪性肝病的纤维化分期和定量检测。FibroMeter总体的诊断准确性很高,不同中心的检测结果也比较稳定。并且是唯一能够100%排除慢性丙型肝炎患者肝纤维化或肝硬化的指标。诊断酒精性肝病、非酒精性脂肪肝的患者显著肝纤维化的AUROC分别为0.96和0.94。

FibroTest-ActiTest模型(FT-AT):2001年由法国MULTI-VIRC研究小组基于339例慢性丙型肝炎建立。它能计算出分值在0~1之间的FT及AT两个值。FT反映肝纤维化程度(METAVIR F1~F4),FT>0.25为F1、FT>0.50为F2、FT0.50~0.75为F3、FT>0.75为F4;AT反映肝组织炎症程度(METAVIR A1~A3),AT>0.25为A1、AT>0.50为A2、A3。当FT≤0.1时,阴性预测值为100%;当FT=0.6~1.0,阳性预测值大于90%。随后研究发现它能有效评估慢性病毒性肝炎、酒精性肝病和非酒精性脂肪肝的肝纤维化程度,可区分轻度纤维化(F0~F1)和中重度纤维化(F2~F4)。

上海肝纤维化协作组的研究模型(SLFG):2005年由上海肝纤维组基于372例慢性乙型肝炎患者建立。建模组和验证组的AUROC分别为0.84和0.79。此模型可以使35.5%慢性乙型肝炎的患者避免进行肝活检。

北京FibroIndex模型:2004年由张文胜等基于270例慢性乙型肝炎患者建立。其积分与肝纤维化分期呈良好的正向线性相关,该指数判别≥S2和≥S4的界值分别为2.2、5.4,其AUC分别为0.873、0.872,诊断的敏感性、特异性分别为79%、82%和83%、75%。

相对于单个指标而言,纤维化模型的诊断敏感性和特异性有所提高,能够比较准确地区分轻度肝纤维化和重度肝纤维化或早期肝硬化。但是各种诊断模型对中度肝纤维化(2~3期)的鉴别能力不佳,而且各模型建模时所依据的肝病病因不一致,故适用范围有一定局限性。因此,目前这些模型还不能完全代替肝组织穿刺检查。

(三)影像学诊断

各种常用的影像学手段如肝脏超声显像、CT、磁共振成像(MRI)等,可以发现肝脏各叶比例改变,肝包膜增厚、肝表面轮廓不规则,肝实质不均匀、呈结节状,脾脏增大及门静脉和脾静脉直径增宽等肝硬化和门脉高压的征象。彩色多普勒超声检查或放射性核素扫描可以测定肝脏动脉和门脉的血流量及功能性门体分流情况。有研究发现肝脏超声半定量计分与肝组织纤维化分级有良好的相关性,但是总的来说对于纤维化的诊断难以定量化。近年来用于肝纤维化诊断的影像学检查主要包括超声瞬时弹性测定,声辐射力脉冲成像技术、磁共振弹性成像等。

1.肝脏超声瞬时弹性测定   是目前受到广泛关注的一种无创诊断方法。2003年法国学者Sandrin等根据声波传导速率与组织硬度相关的原理,采用一种切变弹性探测仪对106例慢性丙型肝炎患者进行肝脏瞬时弹性测定,结果显示其硬度测定值与肝纤维化分期有显著相关性,且这种测定受操作者影响小、可重复性好,故认为这是一种无创、快速、客观定量检测肝纤维化的方法。

目前很多研究已经证实了Fibroscan在慢性丙型肝炎、酒精性肝病以及原发性胆汁性肝硬化和原发性硬化性胆管炎等疾病诊断中的作用。我国学者在慢性乙型肝炎患者的研究中发现,FibroScan所判断的肝纤维化程度与肝活检结果一致性良好,尤其是S4期肝纤维化的诊断准确性较高。但是ALT水平、总胆红素及其他肝功能试验指标,以及病毒学因素和代谢状态,都可能对检查结果有一定影响,故需要在检查过程中考虑到这些因素。

2.声辐射力脉冲成像技术(ARFI)　是一种新的无创评估肝组织弹性的超声成像技术。操作时,在需要弹性检测的感兴趣区,用探头发射推力脉冲,组织受力后产生纵向压缩和横向振动,收集这些细微变化并演算出横向剪切波速度值,可以间接反映该区域组织的弹性,从而推测肝纤维化的程度。由于可以选择检测部位,故能够避开某些可能影响检测结果的结构(如大血管等)。在一项99例肝病患者的对照研究中发现,ARFI不但和FibroScan有很好的相关性,而且ARFI测定值受脂肪肝影响很小。

3.磁共振弹性成像(MRE)　是一种无创性测定活体组织弹性和硬度的方法,可以方便地在常规MRI同时加做MRE。MRI采用从患者后背放置探头,传递低频至肝脏,检测MRI的自旋回波序列;然后用程序获得剪切弹性率数据和黏滞率图谱。研究显示,MRE诊断肝纤维化的敏感性和特异性分别是98%和99%。MRE可以区分中、重度纤维化(F2～F4)和轻度纤维化,其区别重度和轻度纤维化的敏感性为86%,特异性为85%。其缺点是需要增加新的硬件设备,检查价格较高。

六、肝纤维化的治疗

抗纤维化的治疗旨在减轻肝纤维化的程度、延缓乃至逆转其病理进程。理想的治疗药物应该可以口服,便于长期应用且耐受性好。最好不仅能够防止纤维化进展,还能降解已经形成的瘢痕,同时能够起到稳定和改善肝功能的作用。

目前,最有效的抗肝纤维化治疗仍然是病因治疗。必须认识到,只有控制了原发病,才能真正有效阻止,甚至逆转纤维化。治疗原发病也是目前抗肝纤维化治疗的关键措施。

(一)治疗原发病

早在30年前就发现,血色病患者通过定期静脉放血疗法,其肝组织中胶原纤维沉积逐渐减少。酒精性肝病患者停止饮酒,非酒精性脂肪性肝病患者减轻体重,血吸虫病患者驱虫治疗,Wilson病患者祛铜治疗等。均可以有效延缓或阻断肝纤维化的进程。

近年许多研究发现,给慢性乙型肝炎患者口服核苷(酸)类药物治疗可有效阻断和逆转肝纤维化。例如,69名长期接受恩替卡韦抗病毒治疗(3～7年)的慢性乙型肝炎患者,88%患者有纤维化评分改善。

临床试验证明,对于慢性丙型肝炎患者给予干扰素治疗,在有效抑制HCV复制、明显减轻肝脏炎症的同时,可以减轻肝纤维化并降低门脉压力。Poynard等通过对参加多中心随机对照临床试验的3010名慢性丙型肝炎患者进行分析,发现长效干扰素联合利巴韦林在抗病毒的同时,能明显改善肝纤维化。

(二)已经入临床试验的药物

尽管目前已经有很多抗肝纤维化药物在进行临床前研究,但是能进入临床试验和实际临床应用的却非常少。因此,有些本来用于治疗其他疾病、安全性已经得到认可的药物,因其可能对肝纤维化发展环节起到一定抑制作用,正在考虑进行治疗肝纤维化的临床试验。

1.干扰素(IFN)　主要分为α、β、γ3种,目前临床主要用于病毒性肝炎和抗肿瘤的治疗。它们并不直接杀伤或抑制病毒,而主要是通过于细胞表面受体作用使细胞产生抗病毒蛋白,从而抑制病毒的复制;同时还可增强NK细胞、巨噬细胞和T淋巴细胞的活力,从而起到免疫调节作用,并增强抗病毒能力。

虽然目前认为干扰素主要通过抗病毒治疗,改善肝组织内的炎症坏死,从而起到抗肝纤维化的作用。但是通过体内、外实验发现,干扰素还可以抑制HSC的活化和增殖、诱导激活HSC凋亡、抑制ECM形成及促进ECM降解。而且临床试验中也观察到在病毒未清除时,也有一定的抗纤维化作用。

2.血管紧张素Ⅱ受体阻断剂(ARB)和血管紧张素转换酶抑制剂(ACEI)　两类药物现主要应用于临床

高血压的治疗。由于在肝纤维化过程中肾素血管紧张素系统对 HSC 收缩和增殖的作用,此类药物在肝纤维化治疗中的作用逐渐被重视。

在大鼠肝纤维化模型中,血管紧张素 II 受体拮抗剂氯沙坦可以减轻肝纤维化和门脉高压。Debemardi-Venon 等发现,47 位服用坎地沙坦的肝硬化患者,一年后血清透明质酸和门脉压力明显降低,提示本药有抗纤维化作用。

3.噻唑烷二酮类　其作为胰岛素增敏剂,在糖尿病的治疗上已经广泛应用。有研究发现,此类药物可通过 PPAR-γ 途径下调 HSC 的活化。

Aithal 等对非酒精性脂肪性肝炎患者的随机对照试验显示,和安慰剂组相比,经吡格列酮治疗 12 个月的 31 名患者肝纤维化程度减轻。近期的一项针对非酒精性脂肪性肝炎的 Meta 分析也显示:与安慰剂组的 134 位患者相比,吡格列酮组的 137 位患者的肝纤维化得到了改善。但是,噻唑烷二酮类可以增加体重,所以其远期效果尚不清楚。另外,有些此类药物可增加心血管事件的发生率,故本类药物治疗非酒精性脂肪性肝炎和肝纤维化的前景尚不确定。

4.水飞蓟素　是从长期被用来入药的植物水飞蓟中提取出来的黄酮类化合物,水飞蓟宾是其主要活性成分。它具有抗脂质过氧化、保护肝细胞膜作用。水飞蓟素既可以通过上述作用减轻肝脏坏死和炎症反应,实验也证实它还可以通过降低 I 型前胶原和 TIMP-1 的 mRNA 水平,来减轻肝纤维化。

Kalantari 等给予 55 名慢性丙型肝炎患者口服水飞蓟素治疗 24 周,其中 9 名伴有肝纤维化患者的血肝纤维化指标(透明质酸和 YKL-40)明显改善。Freedman 等对 1049 名应用干扰素加利巴韦林治疗失败、且伴有进展期纤维化和肝硬化的慢性丙型肝炎患者进行研究,其中 34% 的患者同时应用了水飞蓟素,这些患者肝活检结果显示胶原含量少、纤维化进展较慢,但最终预后并无改善。

5.肾上腺皮质激素　它可在细胞培养及动物实验中抑制 I 型胶原 mRNA 的表达,使肝细胞及成纤维细胞内 I 型胶原 mRNA 水平降低,同时抑制胶原酶的表达;但对体外培养的人 HSC 产生细胞外基质蛋白的量无明显影响。1997 年 Dufour 等报道,经泼尼松长期治疗而临床缓解的 8 名自身免疫性肝炎患者的肝纤维化及早期肝硬化均有明显逆转。但因其长期应用全身不良反应较多,而且能促进 HBV DNA 的复制,故皮质激素不适于治疗乙肝肝纤维化及肝硬化。

6.己酮可可碱　是一种非选择性的磷酸二酯酶抑制剂。它可以增加红细胞变形性、降低血液黏稠度和血小板的聚集性,因而具有改善微循环的作用,多用于治疗脑部和周围循环障碍。体外研究显示它可以抑制肝脏 HSC 的激活,并通过阻断 PDCF 的细胞内信号转导途径来抑制肝脏 HSC 的增殖。

Satapathy 等给予 9 位患者进行己酮可可碱治疗,发现其中 6 名原有肝纤维化的患者口服己酮可可碱一年后,4 名患者肝活检显示肝纤维化程度减轻。Zein 等的一项包含 55 名非酒精性脂肪性肝炎患者的随机对照试验显示,口服己酮可可碱一年后,肝纤维化得到改善的比例(35%)高于安慰剂组(15%),但未达到显著的统计学意义。

(三)其他抗肝纤维化治疗方法

近年来,随着对肝纤维化机制的认识不断深入,特别是对 HSC 活化有了更多的了解,人们设想在肝纤维化发展的各环节上采取治疗措施。目前针对肝纤维化的治疗研究主要从如下环节考虑:

1.避免肝脏炎症或宿主的免疫反应　除了上述的一些具有抗炎作用的药物之外,某些炎症拮抗因子如 IL-1 受体拮抗剂、肿瘤坏死因子 α(TNF-α)抑制剂、IL-10 等在目前动物实验中体现出一定的抗纤维化疗效。秋水仙碱曾被认为可能对肝纤维化有效,但目前证据显示本药无论对总病死率、肝病相关的病死率、并发症及其他转归方面均无明显疗效,但不良反应发生率却明显增加。

2.抑制 HSC 活化的措施　抑制 HSC 激活是抗纤维化治疗的重要靶点。实验研究提示维生素 E、多烯磷脂酰胆碱、水飞蓟宾和 S-腺苷蛋氨酸等通过减轻氧化应激可减少 HSC 的活化,但其临床抗纤维化疗效尚有待证实。

3.中和 HSC 下游作用效应 HSC 激活后能够对多种细胞因子及生长因子产生应答,从而启动下游的众多破坏效应,导致纤维化的进展,因此 PDCF、TGF-β 等细胞因子及其细胞内信号转导途径都可以作为治疗的靶点。

(1)针对 PDCF:伊马替尼是最近在白血病和间充质细胞肿瘤中发现的有效的 PDGF 受体小分子酪氨酸激酶拮抗剂。在实验性肝纤维化中,它可以通过阻断 PDCF 通路,显著抑制 HSC 的增殖和迁移,从而减轻纤维化。

(2)针对 TCF-β:TGF-β 是抗纤维化治疗的重要靶点,应用其抗体、小分子拮抗剂或 II 型可溶性受体以及干扰下游信号转导分子,均可起到阻断 TCF-β 通路的作用。但是由于 TCF-β 还是重要的炎症抑制剂,所以单纯抗 TGF-β 治疗的安全性有待进一步证实。

(3)针对 VECF 的治疗:血管内皮生长因子(VEGF)在 HSC 的增殖过程中起重要作用。实验研究表明,抗排异药物西罗莫司可以通过阻断 VEGF 信号通路来减少肝窦毛细血管化,并显著减少门脉压力。

(4)内皮素受体 A(ETA)拮抗剂:非选择性 ET 受体拮抗剂博沙坦(Bosentan)或选择性 ETA 受体拮抗剂 LU135252 可使实验性大鼠肝纤维化减轻,I 型胶原、FN 及 TIMP-1mRNA 水平降低。

4.促进 HSC 的凋亡 HSC 内含有多个介导凋亡的分子家族,包括 Fas/Fas-L、TNF 受体、神经生长因子受体和 Bcl/Bax,这些都有可能作为诱导细胞凋亡的靶点。胶黏毒素可以在体外和体内实验中诱导 HSC 凋亡并减少肝纤维化。内源性大麻素(AEA)可以促进培养中的 HSC 死亡但不会引起肝细胞死亡,因此这种选择性有可能使其成为抗纤维化药物。

5.促进胶原降解

(1)MMP:研究发现,在动物模型中通过基因治疗促进 MMP 的表达可引起胶原的降解,减轻肝纤维化。

(2)松弛素:是一种自然来源的肽类化合物。在体外能阻止培养的 HSC 产生胶原,在体内可以通过下调 TIMP 及增加 MMP 的活性来减轻大鼠肝纤维化。

(闫成玉)

第二节 肝硬化的临床表现

肝硬化是由不同病因长期作用于肝引起的慢性、进行性、弥漫性肝损伤和瘢痕修复的终末阶段。在我国肝硬化是消化系统常见病,全国年发病率 17/10 万,主要累及 20～50 岁男性。城市男性 50～60 岁肝硬化患者的死亡率高达 112/10 万。

肝硬化发生往往是隐匿和漫长的过程,有必要对肝硬化的发生过程形成一个从静态到动态的认识。近年来国外学者提出基于组织学、临床、血流动力学和生物学参数的慢性肝病分期方法,即历经纤维化发生(病理学 F1—F3)、肝硬化代偿期(病理学 F4,无静脉曲张阶段和曲张静脉出现阶段,瘢痕增厚和交联)以及肝硬化失代偿期(出现失代偿并发症,不可溶解的瘢痕)。这一观念的形成有助于临床医生重视识别患者的疾病发展阶段,并进行早期诊疗。

一、肝硬化的临床表现

肝硬化起病隐匿,早期或代偿期可无特异性症状、体征。随病情进展出现肝功能失代偿(黄疸、凝血异常)、门脉高压(如门脉高压性胃肠道出血和腹水)表现,发生失代偿并发症(如肝细胞性肝癌、自发性细菌性腹膜炎、肝性脑病和肝肾综合征)。合并复发性的胃肠道出血增加了患者的死亡概率。代偿性的肝硬化发展为失代偿性肝硬化的中位时间为 6 年。

(一)代偿期肝硬化

10%~20%代偿期肝硬化患者可无症状。常在影像学、组织学检查或者进行肝功能评估时发现,也有的是在内镜下发现轻度食管胃底静脉曲张或者在腹部手术时发现肝结节。大约 40%的代偿期患者可以出现食管静脉曲张,非出血性的食管胃底静脉曲张没有症状。其他患者可有食欲减退、乏力、消化不良、腹泻、腹胀等非特异性症状。临床表现同慢性肝炎,鉴别常需依赖肝病理。

(二)失代偿期肝硬化

腹水、胃肠道静脉曲张破裂出血、黄疸、肝性脑病都是失代偿性肝硬化的表现,其中腹水是最常见的失代偿表现。

1.症状　常见如乏力(与疾病活动及严重程度相关)、体重减轻(但晚期患者伴腹水及水肿时体重减轻不明显)、食欲减退(为最常见症状,在进展性肝病患者中十分明显,有时伴恶心、呕吐)。

患者常常主诉肝区隐痛,与肝大累及包膜有关,当出现明显腹痛时,应注意可能合并肝癌、原发性腹膜炎、胆道感染、消化性溃疡等。有脾周围炎时,可有左上腹疼痛。腹胀也是常见症状,可能由于低钾血症、胃肠胀气、腹水和肝脾大所致,腹水量大时,腹胀难以忍受。

腹泻也较为普遍,患者往往为对脂肪和蛋白质耐受差,稍进油腻肉食即容易发生腹泻,此与肠壁水肿、吸收不良和肠腔菌群失调有关。患者可有出血倾向,出现牙龈、鼻腔出血、皮肤黏膜紫斑或出血点,女性常有月经过多,主要与肝合成凝血因子减少和脾功能亢进所致的血小板减少有关。

患者可出现内分泌系统紊乱,男性性功能减退,乳房女性化发育;女性常有闭经及不孕。肝硬化患者的糖尿病发病率增加,表现为高血糖、糖耐量试验异常、高胰岛素血症和外周性胰岛素抵抗。进展性肝硬化伴严重肝细胞功能衰竭患者常发生低血糖。

门静脉高压状有食管胃底静脉曲张破裂导致上消化道大量出血,表现为呕血和黑粪。脾功能亢进导致血细胞减少从而导致贫血。

2.体征　患者常呈慢性病容,面色黝黑,面部有毛细血管扩张、口角炎等,晚期患者消瘦、肌肉萎缩。皮肤表现常见蜘蛛痣、肝掌,还可有掌挛缩、杵状指。男性可出现乳房发育。胸、腹壁皮下静脉可显露或曲张,甚至在脐周静脉突起形成水母头状,曲张静脉上可听到静脉杂音。黄疸呈持续性或进行性加深常提示病程已达到中期,预后不良。1/3 患者常有不规则发热,与病情活动及感染有关。腹水伴或不伴下肢水肿是失代偿期肝硬化的常见表现,腹部移动性浊音阳性。肝性胸水常见于右侧(占 85%),但也有双侧甚至仅为左侧。

肝在早期增大,可触及,质硬而边缘钝;晚期坚硬缩小、肋下常不易触及。胆汁淤积和静脉回流障碍引起的肝硬化晚期仍有肝大。35%~50%患者有脾大,常为中度,少数重度。

3.并发症的临床表现

(1)食管胃底静脉曲张破裂出血:是肝硬化较为常见和严重的并发症,急性出血患者出现呕血、黑粪,严重者引起出血性休克。

(2)自发性细菌性腹膜炎(SBP):住院患者中1/3会发生感染,其中最多见的就是SBP。常表现为短期内腹水迅速增加,对利尿药无反应,伴腹泻、腹痛、腹胀、发热,腹壁压痛和反跳痛。部分患者上述临床表现不典型,而表现为肝功能迅速恶化,发生低血压或者休克,可诱发肝性脑病。

(3)原发性肝细胞癌:肝硬化特别是病毒性肝炎和酒精性肝硬化发生肝细胞癌的危险性明显增加。可表现进行性肝大,肝质地坚硬如石,表面结节状,出现血性腹水以及无法解释的发热。

(4)肝肾综合征:是指发生在严重肝病基础上的肾衰竭,肾本身并无器质性损害,是可逆性的循环相关性的肾衰竭。患者在顽固性腹水基础上出现少尿、无尿以及恶心等氮质血症。常伴黄疸、低蛋白血症、肝性脑病。临床有两种类型。Ⅰ型,进展性肾功能损害,2周内肌酐成倍上升;Ⅱ型,肾功能缓慢进展性损害,肌酐升高在$133\sim226\mu mol/L$,此型腹水利尿药效果不佳。

(5)肝肺综合征:肝肺综合征是指在严重肝病基础上的低氧血症。终末期肝病患者中发生率为13%～47%。临床特征为严重的肝病、肺前毛细血管扩张、低氧血症/肺泡-动脉氧梯度增加的三联征。晚期患者常有不同程度的低氧血症,表现为杵状指、发绀、蜘蛛痣及呼吸困难。

(6)肝性脑病:是肝硬化最严重的并发症,也是最常见的死因。HE可分为轻微型(MHE)和显性HE(OHE)。OHE的临床症状和表现多样,严重程度可从轻微性格智力改变到发生行为失常、意识障碍到危及生命的昏迷,其中扑翼样震颤是其特征性表现。MHE是较不明显的类型,以认知功能缺陷但没有显著临床表现为特点。肝性脑病常见诱因有消化道出血、细菌感染、利尿药引起的电解质失衡、氮质血症等。

(7)门静脉血栓形成:发生率为10%～25%,大多在筛查时发现。43%为慢性型,血栓缓慢形成可无明显临床症状;急性型可出现食管静脉或门脉高压性胃病出血(38%)和剧烈腹痛(18%),其中70%可发生小肠梗死。

(8)肝硬化性心肌病:由于肝硬化的血液的高动力循环导致高输出量型心力衰竭,引起外周氧的利用减少。表现为没有心脏疾病的肝硬化患者在应激情况下发生心脏收缩反应损害和(或)舒张功能不全以及电生理异常,发生心功能不全甚至猝死。

二、实验室和辅助检查

(一)实验室检查

1.血常规　代偿期患者血常规多在正常范围。失代偿期患者由于出血、营养不良、脾功能亢进可发生轻重不等的贫血。有感染时白细胞可升高,脾功能亢进者白细胞和血小板均减少。其中血小板减少是特异性和敏感性较好的指标。

2.尿常规　失代偿期肝硬化合并肾功能障碍时可出现肉眼或镜下血尿、蛋白尿及管型尿。胆汁淤积引起的黄疸尿胆红素阳性、尿胆原阴性。肝细胞损伤引起的黄疸尿胆原亦增加。腹水患者须关注尿钠、尿钾及尿比重。如果出现空腹尿糖阳性,则提示肝源性糖尿病。

3.粪常规　部分失代偿期患者消化功能障碍,粪中出现脂肪球和肌肉纤维,也可检出淀粉颗粒。消化道出血时出现肉眼可见的黑粪和血便,门脉高压性胃病引起的慢性出血,粪隐血试验阳性。

4.肝功能检查　代偿期肝硬化肝功能检查可正常或仅有轻度酶学异常,而失代偿期肝硬化肝功能检查普遍异常,且异常程度与肝的储备功能密切相关。

(1)血清胆红素:因肝储备功能明显下降可出现结合胆红素和总胆红素升高,胆红素的持续升高是预后不良的重要指标。

(2)蛋白质代谢:在肝功能明显减退时,清蛋白合成减少。正常值为$35\sim55g/L$,清蛋白低于$28g/L$为严重下降。肝硬化时由于损伤的肝细胞不能清除从肠道来的抗原,或后者经过门体分流直接进入体循环,刺激脾中 B 淋巴细胞产生抗体,形成高球蛋白血症。清蛋白与球蛋白比例降低或倒置。血清蛋白电泳可显示清蛋白降低,γ-球蛋白显著增高。血清前清蛋白也由肝合成,其下降先于清蛋白水平的下降。

(3)凝血酶原时间:是反映肝储备功能的重要预后指标,晚期肝硬化及肝细胞损害时明显延长,用维生素 K 后不能纠正。

(4)血清酶学检查:①转氨酶:ALT 升高反应肝细胞受损;而 AST 增高反映肝细胞坏死。肝硬化活动时两者可升高。酒精性肝硬化患者 AST/ALT≥2。②γ-GT:90%肝硬化患者可升高,尤其以 PBC、酒精性肝硬化、合并肝癌时明显升高。③ALP:70%的肝硬化患者可升高,合并肝癌时常明显升高。④胆碱酯酶(ChE):肝硬化失代偿期 ChE 活力明显下降,ChE 极度降低者提示预后不良。

(5)脂肪代谢:代偿期患者血中胆固醇正常或偏低,失代偿期总胆固醇特别是胆固醇酯明显降低。

(6)定量肝功能试验:如吲哚菁试验(ICG)检测肝细胞对染料清除情况以反映肝细胞储备功能。患者空腹静脉抽血后注射 ICG 0.5mg/kg,注射后 15min 对侧手臂静脉血测滞留率。正常值 10% 以下,肝硬化患者 ICG 滞留率明显升高,甚至达 50% 以上。

(7)血氨测定:动脉血氨的测定对肝性脑病有辅助诊断的价值。

5.反映肝纤维化的血清学指标   如直接标志物Ⅲ型前胶原氨基末端肽(PⅢP)、Ⅳ型胶原、透明质酸等,主要反映 ECM 转换;以及血清无创诊断肝纤维化模型如 Fibrotest。

6.血清电解质   对于判断患者有无电解质紊乱以及治疗有重要意义。

7.血清铜蓝蛋白测定   用于筛查 Wilson 病,特别是在年龄<40 岁的肝损伤患者。患者血清铜蓝蛋白明显降低(<200mg/L),伴尿铜增加(>100μg/24h)。

8.血清免疫学检查   ①血清自身抗体测定:血清抗线粒体抗体 M2 阳性提示原发性胆汁性肝硬化、抗平滑肌抗体、抗核抗体阳性提示自身免疫性肝炎。②病毒性肝炎标记的测定:质疑肝硬化者须测定乙、丙、丁肝炎标记以明确病因。肝硬化有活动时应作甲、乙、丙、丁、戊型标志及 CMV、EB 病毒抗体测定,以明确有无重叠感染。③甲胎蛋白(AFP):肝硬化活动时,AFP 可升高。合并原发性肝癌时明显升高,如转氨酶正常 AFP 持续升高,须怀疑原发性肝癌。

临床上根据实验室检查可以对肝储备功能进行评估,评估不仅有助于预后,也对肝硬化的治疗方案的原则具有重要的指导意义。临床根据结果常用 Child-Pugh 分级来评定评估肝功能。

(二)影像学检查

1.超声检查   晚期肝硬化超声检查可发现肝表面不光滑或凹凸不平:肝叶比例失调,多肝实质回声不均匀增强,肝静脉管腔狭窄、粗细不等。此外,还有门静脉高压的声像图改变,表现为脾大、门静脉扩张和门脉侧支开放,部分患者还可探及腹水。多普勒检查可发现门脉侧支开放、门静脉血流速率降低和门静脉血逆流等改变。还可发现门静脉血栓形成和肝癌等肝硬化的并发症。超声造影检查对鉴别肝硬化结节和肝癌有较高的诊断价值。通过检测超声和低频弹性波的瞬时弹性记录仪可以测定肝硬度的变化。

2.CT   肝硬化的 CT 特点与超声检查所见相似,表现为肝叶比例失调、肝裂增宽和肝门区扩大,肝密度高低不均。此外,还可见脾大、门静脉扩张和腹水等门静脉高压表现,还可对肝硬化和原发性肝癌进行鉴别。

3.磁共振成像(MRI)   磁共振成像除与 CT 相似外,对鉴别肝硬化结节、肝瘤结节更优于 CT 检查。磁共振血管成像(MRA)可代替血管造影显示门脉血管变化和门脉血栓。用于门静脉高压病因的鉴别以及肝移植前对门脉血管的评估。

4.放射性核素显像   经放射性核素^{99m}Tc-扫描测定的心/肝比值能间接反映门静脉高压和门体分流程

度,正常值 0.26,肝硬化患者一般在 0.6 以上,伴门脉高压者常>1。

5.上消化道钡餐摄片　可发现食管及胃底静脉曲张征象,如食管静脉曲张呈现虫蚀状或蚯蚓状充盈缺损,胃底静脉曲张呈菊花样缺损。但诊断的敏感性不如胃镜检查。

(三)特殊检查

1.内镜　胃镜可直接观察并确定食管及胃底有无静脉曲张,了解其曲张程度和范围,并可确定有无门脉高压性胃病。一旦出现曲张静脉即可诊断门静脉高压。结肠镜可在结肠发现异位静脉曲张;胶囊内镜和小肠镜可发现小肠异位静脉曲张,从而找出下消化道出血原因。

2.肝穿刺　具有确诊价值。超声指引下或腹腔镜直视下肝穿刺,取肝组织做病理检查,对早期肝硬化诊断和明确病因有重要价值。凝血酶原时间延长及有腹水者可经静脉或颈静脉-肝静脉肝内活检,相对安全和并发症少。

3.腹腔镜　可见肝表面高低不平,有大小不等的结节和纤维间隔,边缘锐利不规则,包膜增厚,脾大,圆韧带血管充血和腹膜血管曲张,腹水原因诊断不明确时,腹腔镜检查有重要价值。

4.门静脉测压　门静脉压力的测定是评价降门脉压力药物疗效的金标准。经颈静脉测定肝静脉楔入压和肝静脉游离压,两者差为肝静脉压力梯度(HVPG),是门静脉压力最佳的替代指标。正常值小于 5mmHg,纤维化 3~4 级的患者,HVPG 几乎都≥6mmHg,HVPG 8~10mmHg 是发生腹水的阈值,食管静脉曲张及出血者均>12mmHg。HVPG 可以预测并发症和死亡率,对进展到失代偿期的预测能力优于 Child-Pugh 和 MELD 评分。

5.腹水检查　所有新出现的腹水者、进展性肝硬化或上消化道出血伴腹水者以及腹水稳定的患者病情突然恶化,都应作诊断性穿刺。目的在于明确腹水是否由肝硬化引起,如果血清-腹水清蛋白梯度(SAAG)>11g/L 提示腹水由肝硬化门静脉高压所致。腹水检查内容常包括:腹水的性质,如颜色、比重、蛋白含量、细胞分类以及腺苷脱氨酶(ADA)、血与腹水 LDH 比值、细菌培养和内毒素测定。腹水培养应在床旁进行,使用血培养瓶,包括需氧、厌氧两种。每个培养瓶接种的腹水至少 10ml。

(叶　昊)

第三节　肝硬化的诊断与鉴别诊断

一、诊断

(一)诊断方法

1.病史和症状体征　采集病史以助了解肝硬化的病因。应详细询问肝炎史、饮酒史、药物史、输血史及家族遗传性疾病史。

早期或代偿期肝硬化患者表现为厌食、消瘦、乏力、疲劳甚至是维生素 D 缺乏引起的骨质疏松。失代偿期肝硬化患者可导致腹水、自发性腹膜炎、肝性脑病、食管胃底静脉曲张出血等并发症。临床表现为黄疸、消化道出血、凝血功能障碍、腹围增大和精神状态改变。

慢性肝病或肝硬化患者具有特定的体征。包括手部及指甲特征(如由于低蛋白血症引起的白色指甲、肝掌、蜘蛛痣)、脸部特征(如毛细血管扩张、蜘蛛痣、脂溢性皮炎、巩膜黄染、原发性胆汁性肝硬化患者出现黄瘤)、胸壁特征(男性乳房发育或女性乳房萎缩)及腹部特征(如腹壁皮下静脉可显露或曲张,甚至在脐周静脉突起形成水母头状、静脉上可听到静脉杂音肝脾肿大、腹部移动性浊音阳性)。其他一些体征包括肝臭、肌肉萎缩、周围性水肿、颈静脉怒张等。

2.生化检查　①血清胆红素:失代偿期可出现结合胆红素和总胆红素升高,胆红素的持续升高是预后不良的重要指标。②人血清蛋白、球蛋白及其比值:人血清蛋白正常值为 35~55g/L,球蛋白为 20~30g/L,A/G 比例为 1.5~2.5∶1。肝硬化时血清总蛋白正常、降低或可增高,但清蛋白降低,球蛋白增高,清/球蛋白比值降低或倒置。肝是合成清蛋白的唯一场所,在没有蛋白丢失的情况(如尿蛋白)时,人血清蛋白量常可反应肝储备功能。在肝功能明显减退时,清蛋白合成减少。肝硬化时常有球蛋白升高,蛋白电泳也可显示 γ 球蛋白显著增高和 β 球蛋白轻度升高。③凝血酶原时间(PT):是反应肝储备功能的重要预后指标,晚期肝硬化及肝细胞损害时明显延长,如用维生素 K 后不能纠正,更说明有功能的肝细胞减少。④血清谷丙转氨酶(ALT)和谷草转氨酶(AST):是反应肝损害的敏感指标,但缺乏病因的特异性。其升高程度不一定与肝损害程度一致。据研究,ALT 在细胞胞质内合成,AST 则在线粒体内合成。如线粒体也遭受严重损伤,AST 逸出多而增高明显。当慢性肝炎演变至肝硬化时,往往 AST>ALT,故 AST/ALT 比值增大,反应肝细胞损伤的严重程度。⑤γ-谷氨酰转肽酶(γ-GT):90%肝硬化患者可升高,尤其以 PBC 和酒精性肝硬化升高更明显,合并肝癌时,明显升高。⑥碱性磷酸酶(AKP):70%的肝硬化患者可升高,合并肝癌时明显升高。

3.反映肝纤维化的血清学指标　经过动物实验和临床-病理对照研究发现了不少对判断肝纤维增生有一定价值的血清指标。国内应用较多有血清Ⅲ型前胶原氨基端肽(PⅢNP)、Ⅳ型胶原(CⅣ)、层连蛋白 Pl(Lam)、透明质酸(HA)。总的来说,在动物实验中这些指标和肝中相应的细胞外基质成分有良好的相关性;在临床研究中这些指标和肝组织病理学纤维化程度也有较好的相关性,由慢性肝炎、肝纤维化到肝硬化逐步升高,如能除外肝外疾病及肝炎症活动的影响,对诊断肝纤维化有一定帮助。但是各组之间有较多的重叠,仅凭一次结果难以做出肯定的诊断,而且目前国内此类试剂盒亟需标准化并提高其稳定性。联合应用多项指标综合判断、并进行动态测定可能更有助于判断肝纤维增生变化趋势和治疗效果。

4.影像学诊断

(1)超声检查:是一种简单而廉价的手段,对怀疑肝硬化患者的首选检查。B 超检查可以提供肝大小、肝实质回声强弱、肝叶形态、腹水、门静脉血栓等信息。对门静脉血栓形成及肝癌等肝硬化的并发症有较高的诊断价值。

(2)CT:肝硬化的影像学改变与 B 超检查所见相似。在诊断早期肝硬化相关形态学变化的作用欠佳。用于诊断肝硬化的最重要的 CT 表现包括由于肝细胞再生导致的再生结节、肝叶非均匀性萎缩、肝裂增宽等。此外,还可见脾大、门静脉扩张和腹腔积液等门静脉高压症表现。

(3)MRA:尽管较少应用,但是 MRA 清楚地显示门脉系统血管的情况,包括门静脉血流和方向及门静脉血栓。

5.肝组织检查　肝组织活检仍然是肝硬化诊断的金标准。肝活检可以通过经皮、经颈静脉,腹腔镜、开放手术或 B 超、CT 引导下细针穿刺的方法进行。有益于无任何临床症状及实验室检查异常的"早期"代偿期肝硬化患者的诊断。但是对于晚期肝病及具有典型临床表现、实验室结果及影像学发现的患者没有必要进行该项检查,除非为了明确炎症的程度。肝活检不仅可以明确诊断,还有助于确定肝疾病的病因。但这也不是绝对的,原发性损伤(如非酒精性脂肪性肝病和自身免疫性肝炎)可能在检查时无阳性发现。另外肝活检有助于两种以上病因共存的肝疾病(脂肪肝和病毒性肝炎,血色病和病毒性肝炎)及自身免疫重叠综合征、传染性疾病的诊断。

尽管肝活检优势不言而喻,但也存在其局限性。肝活组织检查的主要局限性为存在抽样误差和不同观察者间的变异,虽然可以通过获得足够长度的肝组织和由经验丰富的病理学家来减少这些误差,但仍然存在分级错误的风险。因此,最近有欧洲学者撰文称应该把肝穿刺活组织检查称作最好的分级标准而不是金标准。另外,由于该检查是一项有创性操作因而难以在临床普遍开展。

6.非创伤性血清学模型

(1)血清学模型:APRI 指数(AST×100/血小板计数)的检测手段便捷、数据来源简单。作为血清学模型诊断肝硬化,开拓了新纪元。类似的血清学模型还包括 Fibrotest(α_2-巨球蛋白、结合珠蛋白、γ-GT、总胆固醇、血小板计数)、Fibrometer(透明质酸、凝血酶原时间、血小板计数、AST、α_2-巨球蛋白、尿素、年龄)、Forns 指数(年龄、γ-GT、总胆固醇、血小板计数),这些模型在最佳阈值下的 AUROC 值达 0.78～0.88.可使约 1/3 的患者避免肝穿刺活检,但评估肝硬化分期尚有难度,也不能保证在其他阈值下同样保持良好的敏感性、特异性。因此并不能准确广泛应用于临床。

(2)影像学检查:超声弹性成像(TE)可全面了解整个肝脏实质,弥补了肝穿刺活检的局限性。TE 通过测量肝僵硬度(LSM)来反映肝硬化程度。然而 TE 诊断肝硬化受多种因素的影响,如性别、BMI、全身代谢性疾病等。目前约 1/7 的 TE 诊断结果与肝穿刺活检结果不一致,磁共振弹性成像(MRE)的应用前景值得期待,MRE 可完整评估肝实质的病变,且不受肥胖、腹水的影响。肝实质的僵硬度本身并不等同于肝硬化,其他原因如炎症、脂肪变、血管充血、胆汁淤积、门静脉高压等亦可导致肝僵硬度增加,从而使 MRE 评估纤维化受到干扰。声频辐射加压脉冲影像技术(ARFI)亦是一种测定肝硬化程度的影像学技术,初步研究结果显示 ARFI 评估肝硬化的效果与 TE 相似。

(二)肝功能的综合评估

1.肝硬化代偿与失代偿

(1)代偿性肝硬化:指早期肝硬化,一般属 Child-Pugh A 级。虽可有轻度乏力、食欲减少或腹胀症状,但无明显肝功能衰竭表现。血清蛋白降低,但仍≥35g/L,胆红素<35μmol/L,凝血酶原活动度多>60%。血清 ALT 及 AST 轻度升高,AST 可高于 ALT,γ-谷氨酰转肽酶可轻度升高,可有门静脉高压症,如轻度食管静脉曲张,但无腹水、肝性脑病或上消化道出血。

(2)失代偿性肝硬化:指中晚期肝硬化,一般属 Child-Pugh B、C 级。有明显肝功能异常及失代偿征象,如人血清蛋白<35g,A/G<1.0,明显黄疸,胆红素>35μmol/L,ALT 和 AST 升高,凝血酶原活动度<60%。患者可出现腹水、肝性脑病及门静脉高压症引起的食管、胃底静脉明显曲张或破裂出血。

2.肝功能分级 20 世纪 60 年代以来,为了指导门脉高压的手术治疗,不断提出肝功能分级标准。1964 年美国的两位外科医生 Child 及 Turcotte 将肝硬化患者的肝功能分为三级,简称 CTC 分级。

1973 年英国 King's College 的外科医生 R.N.H.Pugh 等发表文章,提出他们对 Child 分级的修正。他们将营养状况一项取消代之以凝血酶原测定结果,并将原发性胆汁性肝硬化患者(PBC)的胆红素标准另设。以 1、2、3 分计其程度,这样,每一患者的计分,最低为 5 分,最高 15 分,又设定 5～6 分属 A 级,7～9 分为 B 级,10～15 分为 C 级。A 级手术风险最小,B 级中等,C 级风险最大。这个修正方案较之 CTC 更为合理、易用。所以人们一直以 Child-Pugh 分级命名而沿用之。

1983 年中华医学会外科学会曾再次修订,增加谷丙转氨酶一项(<40、40～80、>80)。有学者曾随访住院肝硬化患者 832 例,对临床、实验室检测各项指标进行分析应用与生存时间相关分析,以 Kaplan-Meier 法行单变量分析,再以 COX 回归模型为变量分析,结果有 7 个指标对生存有独立预后意义:清蛋白、腹水、脑病、总胆红素、出血次数、血小板和年龄。如患者出现 3～4 级脑病,大量难控的腹水、清蛋白<25g/L,血清总胆红素>2.0mg/dl 中任何一个,中位生存时间小于 1 年;如出血次数>2 次,年龄>60 岁,中位生存时间 2～3 年或以下。在单变量伴发肝硬化患者,如伴发大块性(全小叶性)或亚大块肝实质性坏死者,依全国病毒性肝炎防治方案(2000 年 9 月,西安)之规定,属于伴发慢性重型肝炎,依据临床表现又可分为早、中、晚期。

二、鉴别诊断

(一)与表现为肝脾肿大的疾病鉴别

1.慢性肝炎　肝硬化代偿期主要应与慢性肝炎进行鉴别。二者临床表现相同,但后者肝质地中等,表面光滑,B 超等影像学检查有辅助鉴别诊断意义。

2.原发性肝癌　原发性肝癌多发生在肝硬化的基础上,二者的鉴别常有困难。该病肝多明显增大,表面凹凸不平,有质地坚硬的结节形成,碱性磷酸酶升高,影像学检查发现占位性病变,尤其 CT 常示不完全强化和边缘强化。反复检测 AFP,如 AFP800～1000μg/L,首先考虑肝癌。动态监测 ALT 与 AFP 更具临床意义,若 AFP 持续升高(>8 周)而 ALT 逐渐下降,多考虑肝癌。必要时行选择性肝动脉造影或 B 超引导下肝穿刺活检。

3.某些累及肝的血液病　如慢性溶血性贫血、特发性血小板减少性紫癜、淋巴瘤等,实验室检查及影像学检查可协助鉴别,并不困难。

(二)与引起腹水疾病的鉴别

1.结核性腹膜炎　该病患者常有结核病史,有其他器官结核病灶、结核中毒症状,腹水出现前先有腹痛,伴肠结核者常有腹泻及腹内肿块,腹壁增厚柔韧感,具有腹部深压痛,缺乏门脉高压表现,腹水为渗出性,腺苷脱氨酶(ADA)明显增高。

肝硬化腹水合并结核性腹膜炎时,因结核性腹膜炎的临床表现不典型且腹水可接近漏出液,则容易漏诊。如患者腹水以淋巴细胞为主,一般细菌培养阴性,ADA 增高,特别是有结核病史或接触史,伴腹膜外结核病灶者,应注意肝硬化合并结核性腹膜炎的可能,必要时行腹腔镜检查。

2.癌性腹水　腹内脏器癌肿均可转移至腹膜产生大量腹水,临床不时会见到肿瘤原发灶相当隐蔽而已有广泛腹膜转移的病例。该病腹水发展迅速,多为血性,腹水中纤维连接蛋白(FN)增高,乳酸脱氢酶(LDH)较血清中为高,如腹水中找到癌细胞,腹膜转移癌可确诊。原发性肝癌或肝转移癌、恶性淋巴瘤在未有腹膜转移时,腹水细胞学检查为阴性,此时主要靠 B 超、CT 等检查寻找原发灶。对鉴别非常困难者,腹腔镜检查可明确诊断。

缩窄性心包炎:该病继发于急性心包炎,多有结核病史,有劳力性呼吸困难,可见颈静脉怒张、Kussmaul 呼吸、心率快、心音弱,可闻及心包叩击音,脉搏细弱无力,奇脉,患本病时肝多明显肿大。

3.巨大卵巢囊肿　所谓腹水实为巨大卵巢囊肿,故平卧时腹部中间隆起而非蛙腹,测量脐耻径多大于剑脐径,叩诊腹部两侧鼓音,中间浊音,移动性浊音阴性,下腹部块状物边界清楚,B 超检查见圆球形液性暗区,边界整齐光滑,液平面不随体位移动,妇科检查可协助诊断。

4.Budd-Chiari 综合征　突发性肝区痛,肝呈进行性肿大,腹水增长迅速,蛋白含量高。慢性者肝区疼痛可不显著;侧胸、腹壁有明显静脉曲张,特点是血流方向异常;肝功能多无明显损害。B 超与 CT 可发现肝尾叶肿大,MRI 显示肝静脉及下腔静脉部位有狭窄,必要时可做下腔静脉造影明确诊断。

5.巨大肾盂积水　较为少见。发病缓慢,一般状况多较好,无肝病史,腹大似有腹水,但无移动性浊音,肾盂造影可以确诊。

(叶　昊)

第四节　肝硬化腹水

正常情况下,腹腔内有极少量(约50ml)液体以润滑壁层腹膜和脏层腹膜。任何病理状态导致的腹腔液体量增加,超过200ml时称为腹水。腹水最常见的病因是肝疾病,约占80%,特别是失代偿肝硬化和肝静脉血栓形成(Budd-Chiari综合征等)。非肝源性病因包括恶性肿瘤(10%)、心功能衰竭(3%)、结核性腹膜炎(2%)、透析(1%)、胰腺疾病(1%)以及自身免疫性疾病等。腹水是肝硬化最常见的并发症之一。50%代偿期肝硬化患者在10年内出现腹水。肝硬化腹水患者的5年生存率为50%,而顽固性腹水患者的2年生存率为50%。

一、发生机制

(一)肝内因素

1.门脉压力增高　肝硬化腹水产生于两种血管床:肝窦和肠道毛细血管。肝硬化时,由于纤维增生和再生结节形成等导致肝内血管排列和肝结构紊乱,引起门脉及肝窦压明显增高,门脉系血管床及其引流的脏器血管床瘀血,肝窦和肠道毛细血管流体静压均升高。而肝窦和肠系膜毛细血管对流体静压增高产生的反应不同。肠系膜毛细血管具有代偿毛细血管静水压升高的作用,并阻止组织间隙液体积聚;另一方面,肝窦在正常情况下是低压静脉床的组成部分,清蛋白可自由透过肝窦内皮。肝淋巴液中清蛋白浓度大约是血浆浓度的95%,因此无法将液体潴留于血管腔内。由于存在极高的窦前和窦后阻力比率(50:1),因而肝窦流体静压通常很低(大约2mmHg),流体静压梯度亦不高。与之相比,正常毛细血管床其毛细血管前和毛细血管后阻力比率约为4:1,平均毛细血管流体静压可高至20mmHg。即与毛细血管床压力变化相比,肝窦压力即使很小的变化亦可引起静水压梯度成比例的变化。此外,与毛细血管相反,肝窦灌注压增加时,肝窦不能回吸收液体。肝窦和肠道毛细血管的这些差异表明肝硬化腹水大部分是肝来源的。

2.低蛋白血症　肝硬化时肝细胞受损,肝合成血浆清蛋白的能力也随之下降,加之机体钠水潴留,血容量扩张,血浆蛋白被稀释,共同造成了血浆胶体渗透压减低。血管内外渗透压平衡遭到破坏,从而血管内液体从血管内进入组织间隙,在腹腔中成为腹水。体液留于毛细血管内的力量为血浆胶体渗透压与腹水静水压,形成腹水的力量为门脉压和腹水胶体渗透压。两种力量处于平衡,当门静脉压增加和(或)血浆胶体渗透压下降时,此平衡必定打破,致使体液聚积于腹腔,形成腹水。

3.肝淋巴液增多　肝硬化患者中,产生于肝窦血管床的过量组织间隙液体可被局部肝淋巴系统吸收,进入胸导管,通过左锁骨下静脉回至血管腔。胸导管淋巴液正常为800～1000ml/d,肝硬化腹水患者常为8～10L/d,最大流量可达20L/d。肝淋巴流量增高的程度超过胸导管引流输送的能力,则淋巴形成超过回流,造成肝淋巴漏,通过肝表面外溢,形成腹水。

(二)血流动力变化

肝硬化患者全身处于高动力循环状态,心每搏输出量明显增加,末梢血管阻力和动脉压力降低。一般认为与动静脉瘘的开放、对血管收缩剂敏感性降低以及循环中血管舒张因子的水平增加有关。在肝硬化动物模型或患者的血浆中胰高血糖素、血管活性小肠多肽、前列腺素物质等均增加。此外,肝硬化患者外周血NO浓度远高于正常人,若给患者输注NO合成抑制因子可使受损的对血管紧张素的反应性恢复,提示肝硬化时NO合成增加在动脉扩张中起重要作用。循环异常使有效动脉血管容量不足,引起水钠潴留。

（三）肾因素

1.肾有效血容量减少   腹水形成后,有效循环血量下降,致使肾灌注量降低,影响肾小球血流量,减低肾小球滤过率,激活肾素-血管紧张素-醛固酮系统,使肾血管收缩并引起肾血流重新分配,还能促使醛固酮的生成与分泌,抗利尿激素分泌增加,最终造成钠水潴留。

2.肾血流重新分配   正常情况下肾皮质血流占肾血流量的 90% 左右,而髓质占 10% 左右。皮质肾单位小动脉壁上有丰富的交感神经分布;髓质肾单位血管壁上无交感神经纤维。肝硬化时,交感神经兴奋性增高,肾皮质人球小动脉强烈收缩,阻力增加;而髓质肾单位由于血管壁上缺乏交感神经纤维,故受影响较小,致肾血流由皮质转向髓质使肾血流发生再分配,导致皮质血流减少而髓质血流增多。结果致肾小球滤过率下降,而髓质血流的增加又引起钠的重吸收增加,从而使钠水潴留。

（四）神经内分泌因素

1.肾素-血管紧张素-醛固酮(SAAS)系统   肝硬化腹水时,有效循环血量相对不足,肾灌注减少,激活RAAS 系统,强烈的血管收缩药,减少肾小球滤过率,刺激醛固酮分泌,促进肾小管对 Na^+ 的重吸收,加重钠水潴留。肾内肾素-血管紧张素对肾钠潴留的影响,不依赖于醛固酮介导,肾内灌注 AII 拮抗药或血管紧张素转换酶抑制药可致尿钠排泄明显增加。醛固酮参与了肝硬化患者的钠水潴留,但不是引起钠水潴留的唯一因素。

2.激肽释放酶-激肽系统   肾内的激肽释放酶可将肝产生的激肽原转化为激肽,后者可对抗血管紧张素的缩血管作用,扩张肾血管、增强水钠排泄量。肝硬化时,激肽释放酶、激肽显著减少,其减少程度与肝病的严重程度呈平行关系,也促进了腹水的形成。

3.交感神经兴奋性增高   肝硬化早期由于肝实质及血管结构的破坏,肝静脉血回流受阻刺激肝静脉壁压力感受器致交感神经兴奋性增强引起钠潴留,从而导致血浆容量级细胞外液扩张;晚期由于有效血容量减少,外周动脉压下降,通过压力感受器和容量感受器激活 RAAS 和交感神经系统,引起肾血管收缩,肾灌注减少,肾小球滤过率下降,导致钠水潴留。

（五）血管活性物质

1.前列腺素(PG)   前列腺素可降低入球小动脉的阻力,增加肾血流及肾小球滤过率,而且能抑制ADH 的作用,使液体到达远曲小管增加排尿量。因此认为前列腺素是肾排钠的必要条件。严重肝硬化患者因有效血容量不足及血管舒缓素-激肽系统被抑制,而合成前列腺素的能力降低致前列腺素减少从而引起钠水潴留,排尿减少使腹水加重。

2.心钠素(ANP)   为心房分泌的激素,具有利钠、利水、扩张血管及对抗 RAAS 的作用。ANP 可收缩出球小动脉,而使入球小动脉扩张或张力不变,使肾小球毛细血管静水压升高,致 GFR 增加;降低髓质尿素浓度而致内髓渗透压下降;直接抑制肾小管对钠的重吸收;拮抗 RAAS 等,通过多种途径拮抗钠水潴留。在肝硬化时,血浆中的 ANP 相对不足,或机体对其敏感性降低,导致了腹水形成。

3.抗利尿激素(ADH)   抗利尿激素在视上核生成,经垂体后叶分泌,血浆渗透压增高及低血容量能刺激其分泌,抗利尿激素经 V1 受体产生血管收缩,刺激肾小管 V2 受体使水重吸收。肝硬化患者 ADH 高分泌增加血管张力、水潴留及自由水排泄障碍。V2 受体拮抗药能恢复受损的自由水清除率。肝硬化腹水ADH 水平增高,即使在低钠血症时 ADH 水平也不降低。

4.胰高血糖素(GL)   肝硬化患者往往胰高血糖素偏高,胰高血糖素能降低周围血管阻力及动脉压,其机制有:一是强有力地扩张毛细血管前阻力血管,二是使血管对内源性缩血管物敏感性降低。

5.其他   前列环素、组胺、血管活性肠肽等,都有扩张血管的作用,在肝硬化患者中含量增加,参与腹水的形成。

（六）主要学说

基于上述病理生理改变,现在关于肝硬化腹水的机制主要有三种学说:"充盈不足"学说、"泛溢"学说、"周围动脉扩张"学说。

1.充盈不足学说　　该学说认为,腹水形成于前、钠水潴留于后:门静脉压力增加、低蛋白血症和淋巴回流量增加是腹水形成的始动因素。由于肝硬化门脉高压及低蛋白血症的存在,使液体从毛细血管漏出至组织间隙,开始滤出的液体可经淋巴回流而代偿,但由于门脉压力持续增高,过多的组织间液不能经淋巴回流,腹水形成。由于腹水形成及外周血管扩张,血容量下降,肾灌注不足,最后导致肾钠水潴留,潴留的液体再形成腹水及水肿,形成恶性循环。

2.泛溢学说　　该学说认为,肝硬化腹水形成之前就已有钠水潴留,血容量扩张,淋巴液流量增加,"泛溢"于腹腔内。钠水潴留是腹水形成的始动因素。导致钠水潴留的始动因素有两种说法:一是肝硬化时,由于储钠激素的清除减少和利钠激素的合成不足可导致钠水潴留;二是肝肾反射:随着肝硬化形成,肝内压升高,肝内低压力感受器激活并通过肝肾反射作用于肾引发钠水潴留。

3.周围动脉扩张学说　　该学说认为,肝硬化腹水形成前,首先有周围动脉扩张、有效循环血量相对减少,激活缩血管物质,钠水潴留系统和交感神经、RAAS、血管加压素(AVP)等,使肾血管收缩,钠水潴留,最终形成腹水。周围动脉扩张是肝硬化钠水潴留的始动因素。导致动脉扩张的因素主要有:①扩血管物质增加;②血管对内源性缩血管物质的敏感性减低。

总体看来,随着门脉压及肝窦压的增高,侧支静脉的开放,胃肠肽、细胞因子释放,一氧化氮受到刺激大量生成,导致外周血管扩张,致循环高动力状态,出现外周血管阻力降低,心排血量增加,内脏血流量增加。存在循环高动力状态时,有效动脉血容量不足,激惹了肾素-血管紧张素-醛固酮系统和交感神经系统等代偿性途径,这就是用过去的"充盈不足学说"来解释。肾素-血管紧张素、去甲肾上腺素、抗利尿激素分泌增加以试图恢复正常的血流动力学,此时肾小球滤过率实际上有所增加,但由于神经内分泌系统的激活和肝病的发展,钠水负荷不能被排出体外造成钠水潴留。在血容量扩张时,心房的膨胀刺激了亦有扩血管作用的心房利钠肽的分泌,它抑制肾素-血管紧张素的释放,增加肾小球滤过率,减低肾小球的钠回吸收,但在肝硬化腹水患者利钠肽的效应减低。视上核分泌的抗利尿激素(ADH)和垂体后叶分泌的精氨酸血管加压素(AVP),在水调节中有重要作用。肝硬化时,ADH增强了血管阻力(Vl受体),使自由水排出障碍(V2受体)。晚期肝硬化甚至有低钠血症时ADH仍高,只有提高清蛋白才能降低ADH水平,在血容量不断扩张,淋巴流量增多之后,过多的液体溢出进入腹腔,这时用"泛滥学说"来解释。根据这一学说,高动力循环是触发血管收缩代偿途径和肾水钠潴留的始动因素,一氧化氮可能是引起外周动脉扩张的主要介质。以上三种学说——周围动脉扩张学说、充盈不足学说和泛滥学说——在解释腹水形成机制均欠满意,现在综合了以前的三种学说来阐明肝硬化腹水的发生机制,堪称顺理成章,可谓是满意的解释了。

二、临床表现

（一）症状

腹水可突然或逐渐发生,腹胀是患者的主要症状。许多患者由于腹围增大才注意到腹水的发生,可伴有足背水肿。其他常见的症状有乏力、食欲减退以及营养状况差。当腹部膨隆明显、横膈抬高、胸廓活动受限时,可出现呼吸困难,亦可能与肝性胸腔积液、肝肺综合征或本身的肺部或心脏疾病有关。极少部分的肝硬化患者,其腹水的发生可能合并肝硬化以外的原因,如结核、肿瘤等。

（二）体检

体检可发现肝硬化、门脉高压的体征,如蜘蛛痣、肝掌、脾大、腹壁静脉曲张等。肝硬化腹水患者常伴有下肢水肿,有时也有腹壁水肿。

腹水征检查时望诊腹部膨隆,但需要与肠胀气、肥胖或巨大的卵巢囊肿等相鉴别。腹部叩诊浊音阴性,诊断无腹水的准确率可达90%;叩诊呈浊音,应进一步检查移动性浊音,当腹腔内游离腹水在500ml以上时,即可查出移动性浊音。如果腹水量少,仰卧位检查未能查出时,可让患者取肘膝位,使脐部处于最低位,此时脐部叩诊呈浊音,则提示有腹水可能,用此种方法可查出少至150ml的腹水。腹水的程度可半定量为:+仅在仔细检查时发现;++容易发现,但量较少;十++腹水明显,但非张力性;++++张力性腹水。

三、诊断与鉴别诊断

(一)诊断

1.影像学检查　腹部超声可探查出少至100ml的腹水,甚至可以测出在肝肾交界部位10ml腹水。因此当腹水量少或疑有腹水时进行腹部超声检查,并可引导腹腔穿刺。此外,超声检查和CT可检出门脉高压。

2.诊断性腹腔穿刺　临床上所有初发腹水患者均应进行腹腔穿刺检查,鉴于住院患者腹水感染发生率为10%～27%,且症状可能隐蔽,因此入院时诊断性腹腔穿刺是排除亚临床感染所必需的。在感染的无症状阶段早期诊断、早期治疗,有助于减少发病率和死亡率。如果患者出现发热、腹痛和腹部压痛、低血压或有肝性脑病或肾功能不全、外周血白细胞增多,应重复腹腔穿刺。

腹腔穿刺几乎无禁忌证。据统计,接受腹腔穿刺的患者70%以上凝血酶原时间延长,20%延长5s或以上。如果临床上无明显纤维蛋白溶解或弥散性血管内凝血,凝血异常一般不是腹腔穿刺的禁忌证。一项前瞻性研究中尚无感染或死亡等腹腔穿刺并发症的报道,肠穿孔发生率不到0.1%。腹腔穿刺部位的选择最好是避开腹壁曲张的侧支静脉。如果腹水量少或有多处瘢痕可用超声定位穿刺点,一般情况下可通过体检进行定位。进行诊断性穿刺时,可选用22号穿刺针于反麦氏点进针。腹水量大时,最好采用Z形进针法,以免穿刺后腹水渗漏。Z形进针法是穿入皮肤后使皮肤向尾侧移动大约2cm,再穿过腹壁进入腹腔。通常抽出50ml腹水就足以送检。

3.腹水的检验与分析

(1)外观:肝硬化腹水一般呈透明淡黄色液体;如果患者黄疸很深,则腹水呈胆汁染色,内含的胆红素浓度低于血清浓度。有大量白细胞存在时,腹水变混浊。20%肝硬化腹水呈乳糜样,主要为腹水中三酰甘油浓度升高。腹水中红细胞超过10000/μl时呈淡红色,如若超过20000/μl时则呈明显的淡血性。肝硬化患者穿刺损伤出血可致血性腹水,与非损伤性血性腹水的鉴别点在于前者呈不均匀血性,并可出现凝块。

(2)细胞计数:腹水白细胞总数正常上限是300×10^6/L。然而,肝硬化患者若大量利尿可使腹水白细胞总数增加3倍,达$(300 \sim 1200) \times 10^6$/L。腹水多形核白细胞(PMN)绝对计数上限为$250 \times 10^6$/L。利尿治疗可使腹水白细胞计数升高,但对PMN计数影响不大,因为PMN的半寿期很短。对于穿刺损伤的血性腹水,可用250只红细胞扣除1只PMN的方法来校正PMN。中性多核粒细胞比例>25%,可疑细菌感染,>50%,有诊断意义。

(3)血清-腹水清蛋白梯度(SAAG):SAAG是人血清蛋白浓度减去腹水清蛋白浓度之差值,是可靠且简便的腹水分类指标。静水压-胶体平衡的理论是SAAG作为腹水分类指标的基础。按Starling平衡机制,门脉高压导致肝窦和腹腔之间异常增高的静水压梯度,从而驱使液体从毛细血管进入腹腔,为建立新的平衡,血浆和腹水胶体渗透压之差增大。由于清蛋白是维持胶体渗透压的主要因素,故血管内外(即血清和腹水之间)的清蛋白梯度可以反映静水压差,即 SAAG 反应了门脉压力的高低。许多研究通过直接测定门脉压力的血流动力学指标亦证实了 SAAG 与门脉压力之间的线性相关。SAAG≥1.1g/dl 时提示存在门脉高压,SAAG＜1.1g/dl 则不存在门脉高压,诊断准确率可达到 97%。现在常以高 SAAG(≥1.1g/dl)和低 SAAG(＜1.1g/dl)取代腹水漏出液和渗出液的分类方法。

尽管 SAAG 作为腹水分类指标有较高的准确性,但须注意以下几点:①同步采集血清样本和腹水样本;②腹水中清蛋白浓度很低,实验室检测清蛋白的标准曲线下限应作相应调整;③当 SAAG 值为 1.0g/dl 或 1.1g/dl 时,需要重复测定;④休克时门脉压力降低,此时 SAAG 有假性低 SAAG;⑤腹水脂质可干扰清蛋白检测,因此乳糜腹水时,可能有假性高 SAAG;⑥血清球蛋白＞5g/dl 时,须用以下公式校正:SAAG＝0.16×(血清球蛋白＋2.5);⑦大约 6% 的患者为两种或更多原因引起的腹水,即"混合性腹水",即在肝硬化门脉高压基础上合并肿瘤或结核等,因此高 SAAG 是门脉高压的指标,但也不能完全除外合并有其他疾病。

(4)总蛋白:腹水蛋白水平取决于血清总蛋白浓度和门脉压力。约 20% 的失代偿性肝硬化患者腹水总蛋白＞2.5g/dl;67% 患者在大量利尿后腹水总蛋白增高。但它可以预测 SBP 的发生。当腹水总蛋白浓度低于 1.0g/dl 时发生自发性细菌性腹膜炎的危险性明显增加,大于 1.5g/dl 时一般不容易发生自发性细菌性腹膜炎。当腹水中 PMN＞250×10⁶/L 时,腹水总蛋白浓度用于自发性细菌性腹膜炎和继发性细菌性腹膜炎的鉴别诊断。继发性细菌性腹膜炎的生化特点包括总蛋白浓度＞1.0g/dl、乳酸脱氢酶浓度超过血清正常上限、葡萄糖浓度＜50mg/dl。100% 的胃肠道游离性穿孔病例满足上述标准中的至少 2 项,与穿孔无关的继发性腹膜炎中 50% 患者满足上述标准中的至少 2 项,而自发性细菌性腹膜炎患者符合上述标准者不足 5%。

(5)其他:腹水癌胚抗原＞5ng/ml 或腹水碱性磷酸酶＞240U/L 对于胃肠道穿孔导致的腹水有诊断价值。

(二)鉴别诊断

血清-腹水蛋白梯度(SAAG)能够较真实地反映门静脉压力,且不受腹水是否感染、使用利尿药或治疗性腹穿、输注清蛋白等因素影响。肝硬化腹水常发生于门脉高压的基础,故首先可从有无门脉高压和血清-腹水清蛋白梯度与其他病因引起的腹水鉴别。

1.非门脉高压性腹水

(1)癌性腹水:由癌肿腹膜转移、种植引起,常见的原发癌源起于卵巢、结直肠、胃、胰、乳腺,其次常见的有淋巴瘤、腹膜间皮瘤、食管癌、胆管细胞癌和腹膜癌病。腹水产生因素有淋巴管阻塞、肿瘤血管液体渗出,腹膜血管通透性增加;也有癌肿组织压迫门静脉和下腔静脉引起的腹水;此外,肿瘤患者的低蛋白血症可加重腹水的形成。其血清-腹水的清蛋白梯度＜1.1 最具鉴别价值,腹水中 LDH、总蛋白及胆固醇增高,腹水病理癌细胞阳性见于 90% 的病例。亦有报道以端粒酶测定来区别良恶性腹水。腹部影像检查和腹腔镜也有诊断意义。晚近 Karoo ROS 等对 276 份腹水原因待查患者的腹水标本进行细胞学检测,敏感性为 60%,特异性为 100%,并推荐①对女性不明原因腹水患者送检腹水细胞学检查有很高的检出率和阳性结果;②血清-腹水清蛋白梯度检测要比常规细胞学检查更有诊断价值;③怀疑恶性腹水时应早期行超声检查,而不是等待腹水细胞学的结果。

(2)感染性腹水:包括结核、真菌、艾滋病性腹膜炎、衣原体感染。结核性腹膜炎的腹水型和腹水-粘连型均可有腹水,但纤维粘连型则无。青壮年腹水以结核性腹膜炎多见,也可继发于其他部位的结核感染,如肠和肠系膜淋巴结结核、盆腔结核蔓延感染至腹腔,也可由播散性肺结核血行感染所致。腹水内白细胞可高至(500～2000)×10⁶/L,蛋白也见增高。血清-腹水清蛋白梯度增高提示结核性腹膜炎合并有肝硬化(约见于 20% 的患者)。这些患者 PPD 皮试、结核菌素皮试也可阴性。腹水内淋巴细胞刺激的腺苷脱氨酶阳性可和非感染性腹水区别。腹水涂片鉴定抗酸杆菌的敏感性几乎为 0,而腹水培养抗酸杆菌阳性的敏感性大约为 50%。因此,仅高度怀疑结核性腹膜炎的患者需首次腹水样本行抗酸杆菌检测。腹腔镜腹膜活检做病理检查和(或)结核杆菌培养是诊断结核性腹膜炎最准确的方法。

半数艾滋病(AIDS)相关性腹水患者因多伴有慢性病毒性肝炎和肝硬化而有门脉高压,但也有 50%患者伴有巨细胞病毒、分枝杆菌感染或卡氏肉瘤、T 细胞淋巴瘤可无门脉高压。

(3)胰性腹水:见于慢性胰腺炎、胰腺癌,由主胰管破裂,在胰管和腹腔间形成内瘘或假性囊肿渗漏所致。腹水量大而症状少,常>3L,腹水清蛋白增高、白细胞数增多,腹水淀粉酶显著增高,常>1000U/L。

(4)胆汁性腹水:发生于胆管内压高作肝活检有胆汁漏或手术时胆管损伤或吻合口漏时,腹水内胆红素浓度可高于 $102.6\mu mol/L$,而腹水-血清胆红素比值>1.0。

(5)肾源性:有慢性肾小球肾炎或肾病综合征病史,出现面部、眼睑及下肢水肿,并由于腹膜血管通透性增加与低清蛋白血症也可有腹水。

(6)非肝硬化性乳糜腹水:乳糜腹水是呈乳白色、富含三酰甘油的腹腔渗液,系由胸腔和肠道含有乳糜液的淋巴管破裂、淋巴液进入腹腔所致。乳糜腹水的临床发生率不高。早年的文献报道 90%的乳糜腹水是恶性肿瘤所致,特别是成年人淋巴瘤、AIDS 的卡氏肉瘤,其他还有结核、结节病、慢性胰腺炎、腹部手术淋巴管破裂。但近年来报道多数乳糜腹水是肝硬化所引起,肝硬化时淋巴液生成增多、压力升高导致淋巴管破裂。乳糜腹水蛋白含量因病因不同而异。三酰甘油水平是血清中的 2~8 倍,通常高于 5.2mmol/L,也有学者以 2.86mmol/L 为临界值,是确诊的重要依据。乳糜腹水在加入苏丹Ⅲ时呈红色,加入乙醚振荡后静止片刻则乳糜溶于乙醚中而使腹水澄清。这些特点有助于与脓细胞脂肪变性、以卵磷脂为主要成分的乳糜样外观腹水鉴别。

(7)黏液水肿性腹水:常见于甲状腺功能亢进手术治疗或放射性核素[131]I 治疗后,由于过量使用抗甲状腺药物导致甲状腺功能减退、慢性甲状腺炎、垂体功能减退症或下丘脑损伤。产生腹水的原因为毛细血管通透性的增加。黏液性水肿的特点是颜面和下肢非凹陷性水肿,严重者出现腹水、胸腔积液和心包积液。腹水常呈黄色黏稠状。蛋白质含量较高,多>40g/L,补充甲状腺素治疗有效。

(8)其他:腹水也可见于系统性红斑狼疮、嗜酸细胞性胃肠炎及腹膜炎、家族性地中海热等,腹水量较少。

2.门脉高压性腹水　肝血管疾病:包括肝静脉血栓形成(经典 Budd-Chiari 综合征)和下肢静脉闭塞症、肝小静脉闭塞症、门脉血栓形成等。

四、治疗

肝硬化腹水多出现在肝硬化失代偿期,需要多方面综合治疗,包括休息、治疗原发病、控制水和钠盐的摄入量、合理应用利尿药、纠正低蛋白血症,大量腹水还可以通过穿刺放液、腹水回收及外科治疗。

肝硬化腹水患者其他肝病并发症风险高,包括顽固性腹水,SBP,低钠血症或肝肾综合征(HRS)。欧洲指南将仅有腹水而无上述并发症的腹水定义为非复杂性腹水,并根据国际腹水协会(IAC)定量标准将其分为 3 级(表 5-1)。

表 5-1　腹水分级和治疗建议

腹水分级	定义	治疗
1 级腹水	少量腹水,仅通过超声检测到	无需治疗
2 级腹水	中量腹水,明显的中度对称性腹部膨隆	限制钠的摄入和利尿药
3 级腹水	大量或严重腹水,显著的腹部膨隆	腹腔穿刺大量放液,随后限制钠的摄入和利尿药(除非患者为顽固性腹水)

（一）一线治疗

1.饮食控制　肝硬化腹水治疗的主要目的是使患者处于负钠平衡状态。10％～20％的腹水患者对单独饮食控制钠盐有应答，其余大部分患者对利尿药有应答。因此限制钠盐（2g/d 亦即 88mmol/d）是腹水的首选治疗方式。更严格的饮食钠盐含量减少并不必要，而且由于其可能削弱营养状况甚至有潜在的危害。尿钠排出量相对较高（>78mmol/d）和仅有少量或中等量腹水患者可能对限钠有应答。没有资料支持在既往无腹水的患者中预防性限钠。

患者体重变化和尿钠测定可反映治疗效果。24h 尿钠测定可以评估钠潴留程度、监测利尿药治疗的应答，间接评估患者饮食钠控制的依从性。以每天体重减轻 0.5kg 左右最为合适。若血清钠水平不低于130mmol/L，则无须限制水分的摄入，因为限制水分摄入并不能加快利尿，仅在稀释性低钠血症患者应限制液体的摄入。

2.利尿药　证据显示，肝硬化腹水患者肾钠潴留主要是由于近端和远端肾小管钠重吸收增加，而不是钠负荷滤出减少，近端肾小管钠重吸增加的介质尚未完全阐明，而沿远端肾小管钠重吸收增加主要与醛固酮增加有关。因此在腹水治疗中醛固酮拮抗药较襻利尿药更为有效，是首选的利尿药。对于少量腹水且基础尿钠排出量较高的患者，推荐只需使用安体舒通（螺内酯）一种利尿药治疗即可，起始剂量为 100mg/d，如无应答，每 7 天（每次 100mg）逐步增加直至最大剂量 400mg/d。在集合管起利尿作用的阿米洛利疗效较醛固酮拮抗药差，仅用于那些醛固酮拮抗药治疗有严重不良反应的患者。

螺内酯的半衰期长起效慢，且可能会造成高钾血症，而呋塞米是一种强效襻利尿药，单独应用易导致低钾血症，所以现在推荐安体舒通与呋塞米联合使用，尤其是对于大量腹水的患者。一般以安体舒通（100mg/d，最大量为 400mg/d，每次增加 100mg）与呋塞米（40mg/d，最大量为 160mg/d，每次增加 40mg）合用。每 3～5 天根据需要增加剂量，但两者的剂量比例需维持在 5：2，有利于维持正常血钾水平。伴有肾实质性病变的患者（如糖尿病肾病或 IgA 肾病）易发生高钾血症而需适当减少安体舒通的剂量。

利尿治疗中腹水的每天最大吸收量不超过 1L。在有四肢水肿时，每日体重减轻没有限制，但水肿消退后，每日体重减轻的最大值应在 0.5kg 左右，否则利尿治疗将使有效血容量降低。利尿治疗中应定期监测血清电解质和肾功能，尿电解质的监测有助于利尿药治疗方案的调整。一旦腹水消退，利尿药的应用应逐渐减至最低有效剂量。当肝性脑病、血清钠<120mmol/L 或血清肌酐>2.0mg/dl（180μmol/L）应暂停利尿药并考虑二线治疗方案。非甾体类抗炎药可影响利尿药疗效，促进肾衰竭的发生和引发胃肠道出血，应避免使用。以下介绍几种临床上常用的利尿药物。

螺内酯适用于醛固酮过量分泌产生的水肿，故为肝硬化腹水患者的首选利尿药。该药物可竞争性地结合远端肾小管上醛固酮受体，从而增加水的排泄、保留钾离子和氢离子。半衰期为 24h，肝硬化者更长，因此可以每天 1 次给药，达到峰值效应大约需要 3d。禁忌证：对该药物过敏、无尿、肾衰竭、高钾血症。与抗凝药物联用可降低效应，与钾或保钾药物联用可增加其不良反应。在男性可导致乳房发育和阳痿。

呋塞米通过干扰氯离子结合的协同转运系统而增加水的排泄，并抑制钠和氯在髓襻升支和远端肾小管的重吸收。剂量个体化，6～8h 重复给药，直至达到理想的利尿效果。禁忌证：对该药物过敏、肝性脑病、无尿、严重的电解质紊乱。联用二甲双胍则可降低呋塞米的血药浓度；另外，呋塞米可干扰降糖药物的作用、拮抗筒箭毒碱的肌肉松弛作用；与氨基糖苷类同时给药可增加耳毒性。

氨苯喋啶和阿米洛利作用部位和作用机制相似，均在远曲小管及集合管皮质段抑制 Na^+-H^+ 和 Na^+-K^+ 交换，并非通过拮抗醛固酮而起作用。口服后 4～8h 作用达高峰，可持续 24～48h。

美托拉宗通过抑制远端肾小管钠的重吸收而增加钠、水、钾以及氢的排泌，适于治疗充血性心力衰竭时的水肿。其利尿作用在肾功能减退时亦不减弱。

使用利尿药治疗的并发症可能有:肾衰竭、肝性脑病、电解质紊乱、男性乳房发育和肌肉痉挛有关。利尿药诱导的肾功能衰竭最为常见,这是由于血管内容量损耗所致,通常是过度利尿治疗导致的结果。利尿治疗被认为是肝性脑病诱发因素之一,然而作用机制尚不清楚。单独使用襻利尿药治疗可发生低钾血症。醛固酮拮抗药或其他保钾利尿药治疗可出现高钾血症,特别是在有肾损害的患者。低钠血症是利尿药治疗另一种常见的并发症,常见的慢性低钠血症很少有严重危害,快速纠正低钠血症可能更有害,现在认为患者血清钠降低至小于 $120\sim125$mmol/L 时应暂时停止利尿药。随醛固酮拮抗药的使用,常见男性乳房发育。利尿药还可引起肌肉痉挛,如痉挛严重,应减少或停用利尿药,输注清蛋白可缓解症状。在利尿药治疗第 1 周期间,很大一部分患者出现利尿药诱导的并发症,在此期间应经常监测血肌酐、钠、钾浓度。不需要常规检测尿钠,除非是无应答者,则其尿钠可对利尿药治疗有应答的钠提供评估。

肝硬化患者静脉给予呋塞米可能会导致肾小球滤过率下降,应尽量避免。临床上予呋塞米 80mg 静脉推注,以区分肝硬化腹水患者是否对利尿药治疗敏感。一般来说,8h 尿钠<50mmol 为利尿药抵抗,而>50mmol 为利尿药敏感。对前一类患者应尽快选择其他治疗方法。

3.利水药　近几年发现排水药即血管加压素受体拮抗药为腹水伴低钠血症的治疗带来新的希望。Vaptans 通过与肾集合管上 AVP(精氨酸加压素)V_2 竞争性结合,抑制肾集合管对水的重吸收达到排水利尿(水利尿),不增加电解质排泄,可显著增加患者无溶质水的排泄,纠正低钠血症。目前应用于临床的 Vaptans 有托伐普坦和沙特特普坦等。托伐普坦常用量为 $7.5\sim15$mg/d,一般用 $7\sim15$d。

另外,血管收缩药可纠正肝硬化时外周血管的扩张状态,将来可能成为腹水的治疗选择。奥曲肽、八肽加压素和米多君已用于临床研究,远期疗效则有待进一步证实。

(二)二线治疗

对于上述饮食控制及药物治疗无明显效果的患者,可以考虑二线治疗方案,尤其是针对 3 级大量腹水的患者。

1.腹腔穿刺放液和静脉补充清蛋白　腹腔穿刺放液是快速缓解大量腹水的一种安全有效的方法,可迅速缓解张力性腹水患者的气急和腹胀症状。3 级腹水患者首选腹腔穿刺大量放液(LVP)治疗。在 3 级腹水患者当中:①LVP 联合清蛋白输注较利尿药更为有效,且显著缩短住院时间;②LVP+清蛋白较利尿药更为安全,在大多数研究中,与那些利尿药治疗患者比较,LVP 治疗患者低钠血症,肾损害,肝性脑病发生率低;③就再入院或生存率而言,两种治疗方法之间并无差异;④LVP 操作过程安全,局部并发症如出血,肠穿孔风险极低。

大量放腹水主要的并发症为感染、出血和血流动力学不稳定等。但是长期应用发现,即使凝血功能障碍,大量腹腔穿刺放液仍是安全的。大量放腹水与循环功能障碍有关,其特征为有效血容量减少,称为腹腔穿刺术后循环功能障碍(PPCD),而预防循环功能障碍最有效的方法是应用清蛋白。亦可用右旋糖酐 70 替代清蛋白,但效果较差,因为其半衰期(数天)较清蛋白(数周)短,且具有一定的抗凝作用。1985 年有学者证实在补充清蛋白的情况下,对利尿药耐药的张力性腹水患者,每次放腹水 $4\sim6$L 是安全的,患者的电解质、血清肌酐改变明显减少。如果穿刺放液>6L,建议给予静脉输注清蛋白,每放液 1L 输注清蛋白 $6\sim8$g。2004 年一项研究调查了 500 余例肝硬化患者,人均腹水放液量为 8.7L±2.8L,其中大部分患者的血小板少于 50×10^9/L,超过 1/4 的患者凝血酶原时间明显延长,但是无一例患者出现严重的并发症或出血。腹水的钠含量约为 130mmol/L,因此一次穿刺放液 6L 可去除 780mmol/L 钠离子。而腹水患者每日摄入 88mmol/L 的钠,从非泌尿系排泄的钠大约为 10mmol/d,因此如果剔除尿钠排泌的因素,每日潴留约 78mmol 的钠,那么穿刺放液 6L 腹水可去除 10d 潴留钠。

LVP 应联合清蛋白输注一起治疗(每放 1L 腹水输注清蛋白 8g),以预防 LVP 后循环功能障碍。LVP

>5L 的患者,不推荐使用除清蛋白之外的其他血浆扩容药,这是因为它们不能有效的预防腹腔穿刺术后循环功能障碍。LVP<5L 的患者,腹腔穿刺术后循环功能障碍发生风险较低,然而,一般认为,由于关注到替代血浆扩容药的使用问题,这些患者仍应予以清蛋白治疗。LVP 后,患者应接受最低剂量的利尿药治疗,以预防腹水重新积聚。

2.自身腹水浓缩静脉回输 腹水中的蛋白成分基本上与血浆相似,因此利用半透膜的有限通透性,将腹水浓缩或超滤,保留分子量>6000 的蛋白成分。通常可将腹水浓缩至原先的 20%～50%,钠盐被大量清除。自身静脉回输后,每次可补给患者自身清蛋白 20～60g;并增加有效血容量和减轻肾压迫,肾血流量明显改善,尿量增加,对利尿药的敏感性也增加;且可消除钠盐潴留和去除其他低分子毒性物质,而对血浆电解质无明显影响。

该方法的不良反应和并发症可有发热、寒战、感染和上消化道出血等。但只要术前腹腔或肠道内应用抗生素,适当降低门脉压力,是可以预防的。但有必要与放腹水-补充清蛋白方法作比较,进一步评价其费用-效益。

3.自体腹水浓缩腹腔回输 采用腹腔对腹腔的超滤浓缩方法,在有效滤出水分、尿素氮及内毒素的同时,能充分保留蛋白、补充 C3 和巨噬细胞,操作简便,安全可靠,不丢失内源性蛋白质,增加剩余腹水的调理素活性,并可避免静脉回输的不良反应和并发症,可用于对自身腹水浓缩静脉回输不适应的难治性腹水患者。

4.经颈静脉肝内门体分流术(TIPS) TIPS 是一种门脉高压减压术,类似于侧一侧门体分流术,能明显增加肾钠排泄。几项前瞻性随机对照研究比较了反复腹腔穿刺放液与 TIPS 的疗效。这四个临床试验的结果明确提示 TIPS 控制腹水有显著的效果。但是该法远期疗效不佳,术后 3 个月支架堵塞发生率很高。

在美国国立卫生研究院协作会议上,该法被列为“不确定疗法”。因此目前,在出现难治性腹水的 Child-Pugh A 级和 B 级患者中,TIPS 仅作为等候肝移植术的过渡疗法。

5.腹腔-颈静脉腹水分流(PVS) 腹腔-静脉分流术只在不愿或不能进行反复放腹水治疗的患者中使用,腹腔-静脉分流还可使部分肝肾综合征患者得到改善。从皮下插入一单向阀门的导管(第一代的 LeVeen 管或第二代的 Denver 管),连接腹腔与上腔静脉,使腹水从压力较高的腹腔进入压力很低的上腔静脉。1974 年美国 LeVeen 等首先用带特殊小腔的细管行 PVS 治疗顽固性腹水。应用装有特殊压力感受器单向阀门或瓣膜的硅胶管,一端置入腹腔内游离于腹水中,另一端沿腹壁、胸壁皮下插入颈外静脉,到达近右心房处的上腔静脉。这一装置主要依靠呼吸运动发挥作用,吸气时腹压升高,而胸腔内上腔静脉压力降低,当腹腔流体静力压大于中心静脉压 $3cmH_2O(1cmH_2O＝0.098kPa)$ 时,瓣膜开启,腹水进入上腔静脉;无压力梯度时则瓣膜关闭,不发生逆流。术后心搏出量、肾血流量、肾小球滤过率、尿量以及尿钠排泄均增加,并可降低血浆肾素活性和血浆醛固酮浓度,如配合利尿药使用则效果更好。主要缺点是分流管阻塞率较高,第一年阻塞率可达 50%,且可导致腹腔感染、弥散性血管内凝血(DIC)以及诱发食管静脉破裂出血和心力衰竭。另外,颈静脉的使用和肠黏连的发生使其后的 TIPS 和肝移植难度增加,且尚无证据表明该法能改善腹水患者的生存率。因此近年来该法逐渐弃用。Denver 管放置的适应证为:①经严格内科处理或外科手术降低门脉压力后仍然无效的肝硬化腹水,且不宜行 TIPS 以及肝移植术的患者;②不宜作外科分流手术的难治性腹水以及癌性腹水的腹腔减压。

6.肝移植术 腹水的出现常提示肝硬化进入晚期甚至终末期,且肝移植患者 1 年存活率可达 85%,因此对难治性腹水患者,肝移植术是较理想的治疗方法。在发达国家和地区,肝移植术已列为临床常规手术。

五、顽固性腹水

顽固性腹水占肝硬化腹水的比例为 5%～10%,其定义为对限制钠摄入和大剂量利尿药治疗不敏感,或药物治疗后 4 周内再次复发的腹水。根据利尿药治疗失败的特征,顽固性腹水分为利尿药抵抗性腹水(对限钠和大剂量利尿药治疗 1 周无效)和利尿药难治性腹水(利尿药导致的并发症限制了利尿药有效剂量的应用,从而使腹水难以控制)。患者极其痛苦,且易出现肝肾综合征、肝性脑病、自发性腹膜炎、败血症、内毒素血症等各种并发症,预后极差,病死率高,为肝硬化治疗中的难点。

许多诱发因素促进难治性腹水的发生,包括:①前列腺素抑制药如非甾体类消炎药的应用会减少肝硬化腹水患者尿钠的排泄,产生氮质血症,从而可能使这类患者从利尿药敏感转为顽固性。因此建议尽量避免合并用药。②近期有上腹部手术史。

顽固性腹水的治疗方法如下。

(一)反复腹腔穿刺放液联合清蛋白输注

大量证据显示,反复 LVP 是治疗顽固性腹水的一种安全有效的方法。近年来,新腹腔穿刺设备(如大口径、多孔的腹穿针)的广泛应用,不仅提高腹腔穿刺大量排液的速度,而且降低了操作的难度和风险。腹腔穿刺大量排液会造成机体大量清蛋白的丢失,从而加重营养不良及感染的概率。输注清蛋白可预防 LVP 相关的循环功能障碍。指南推荐 LVP＋清蛋白(每放 1L 腹水输 8g 清蛋白)是顽固性腹水的一线治疗方法。

(二)利尿药治疗

对于有利尿药相关并发症(如肝性脑病、肾损害、电解质紊乱等)的患者应长期停用利尿药,其余患者如在利尿治疗下尿钠排泄大于 30mmol/d 时,可继续使用利尿药。

(三)经颈静脉肝内门体分流(TIPS)

需要说明的是,TIPS 虽然可以解除患者的症状,但是以加速肝衰竭和肝性脑病为代价的。需频繁 LVP 或那些腹腔穿刺术无效(如有包裹性腹水)的患者,可考虑 TIPS。TIPS 后腹水的消退较慢,多数患者需要持续应用利尿药和限盐。TIPS 通常可将利尿药抵抗者转变为利尿药敏感者,所以 TIPS 术后应调整利尿药的用量。TIPS 不推荐用于严重肝功能衰竭(血清胆红素)＞85μmol/L,INR＞2 或 Child-Pugh 评分＞11,当前肝性脑病≥2 级或长期肝性脑病,伴随活动性感染,进行性肾衰竭或严重心肺疾病的患者。

(四)腹水超滤浓缩回输

顽固性腹水如果单纯腹穿排放腹水,会丢失大量的自身蛋白。腹水回输技术作为治疗顽固性腹水的方法之一,可以解决这个问题。腹水回输包括直接回输和腹水超滤浓缩回输两种。前者现已逐渐弃用。腹水浓缩回输的基本原理是:大量抽取腹水后,采用超滤或透析等方法,将大量小分子和中分子等有害物质滤出,而腹水中的蛋白、补体等有用成分通过外周静脉回输给患者,同时遵循清除腹水和扩容两大原则,可以增加有效血容量,提高血浆渗透压,增加肾灌注,使机体排水排钠增加,从而减少腹水的生成。有文献报道,同位素示踪实验证实回输腹腔的清蛋白,部分可重吸收入血而提高血浆渗透压。与静脉回输相比,在疗效上相近,但安全性更高,可避免静脉回输的不良反应。有研究报道:腹水超滤浓缩回输术加小剂量血浆应用,对治疗肝硬化顽固性腹水,疗效有累加作用。腹水超浓缩回输能迅速减轻患者痛苦,纠正低蛋白血症,并且未导致电解质紊乱、肝性脑病等不良反应,因此不失为一有效的治疗顽固性腹水的方法。

(五)肝移植

肝移植被认为是唯一能改善生存率、治疗肝肾综合征最合适的治疗方法。对于顽固性腹水患者,一旦患者对于常规药物的治疗无应答,21%的患者将在8～10个月内死亡,肝移植考虑作为此类患者的最终治疗手段。目前,肝移植3年和5年生存率超过80%。肝移植是目前治疗难治性腹水的最根本措施,但由于肝源缺乏、免疫排斥反应、价格高等因素,导致其临床开展仍处于瓶颈期。

(六)其他药物治疗

1.特利加压素　特利加压素是一种血管加压素类似物,通过选择性结合内脏血管的平滑肌细胞上的血管加压1型受体而发挥收缩平滑肌血管的作用,通过内脏和肝门脉系统血流的再分布,特利加压素有效增加了肾血流,被广泛应用于治疗肝硬化患者血管性出血和肝肾综合征。特利加压素能通过收缩内脏血管,降低门静脉压力,减少肝门脉血流,减少脾及肠系膜血流,减少腹水的形成;还能通过血管收缩后内脏血流重新分布,使得肾灌注增加,使RAAS系统及交感神经系统失活,使血浆中醛固酮、肾素等血管活性物质的浓度降低,增加肾水、钠的排泄而降低腹水量。因此,特利加压素能有效针对腹水产生的多个重要环节,减少腹水的形成。2011年,一项多中心试验评估了特利加压素在顽固性腹水中的作用。研究包括了2例肝硬化顽固性腹水的患者,结果提示联合特利加压素和清蛋白比联合清蛋白和腹腔穿刺放液能更有效控制腹水。

2.Vaptans类药物　Vaptans类药物的使用给顽固性腹腔积液利尿治疗带来了新的希望。Vaptans类药物为抗利尿激素拮抗药,具有无溶质水利尿作用,只排水、不排电解质,可显著增加尿量、纠正高血容量性低钠血症,对肾功能、尿钠、循环功能与肾素-血管紧张素-醛固酮系统活性没有显著影响,最常见的不良反应是口渴。目前已经研制的Vaptans类药物有V2受体拮抗药包括:tolvaptan(托伐普坦)、satavaptan(萨特普坦)、mozavaptan(莫扎伐普坦)、Iixivaptan(利伐普坦)等。其中托伐普坦已被美国FDA批准用于治疗与肝硬化腹腔积液、心功能衰竭和抗利尿激素分泌异常综合征(SIADH)相关的高容或等容量性低钠血症(血清Na^+<125mmol/L)。在低钠血症患者治疗过程中,临床观察到vaptans能缓解腹水的严重程度。短期研究表明,使用萨特普坦后肝硬化患者的腹水明显消退。然而,2012年,Wong等报道了包括1200例患者的3项随机双盲对照试验的结果。在肝硬化腹水患者中,随访48周内,萨特普坦不能促进腹水的消退。在同时接受腹腔穿刺放液的患者中,萨特普坦增加了病死率。研究结果提示虽然萨特普坦矫正了肝硬化患者的低钠血症,但它对腹水缺乏有效的治疗作用。因此,Vaptans类药物在治疗肝硬化低钠血症过程中的长期有效性和安全性还需要进一步研究。

3.米多君　在肝硬化腹水中,有效循环血容量不足,肾血流量减少,肾小球滤过率下降,肾小管重吸收钠增加,是形成顽固性腹水的主要原因。利尿药一直是腹水治疗的主要用药,用于减少钠重吸收而排水利尿,不能从根本上增加肾血流灌注量和肾小球滤过率。

目前,使用血管收缩药纠正内脏血管过度扩张成为肝硬化腹水治疗的一个热点,Singh等进行研究证明米多君对顽固性腹水治疗有一定疗效。盐酸米多君是一种前体药物,口服给药后转化为其活性代谢产物脱甘氨酸米多君,脱甘氨酸米多君选择性与外周血管肾上腺α_1受体结合,引起小动脉、小静脉收缩,回心血量增加和外周阻力升高。同时还能减少腹水患者抗利尿激素以及亚硝酸盐活性,改善患者循环。另有研究表明盐酸米多君能显著降低血浆肾素活性,增加肾小球滤过率,有着明显改善全身血管阻力的可能,在利钠利尿方面发挥着一定的作用。盐酸米多君口服给药后呈线性药动学特征,生物利用度高,安全性、耐受性好。盐酸米多君及其代谢产物在24h内几乎完全在尿中被排泄。40%～60%的活性代谢产物可被排泄,2%～5%未经改变的盐酸米多君及其残余部分以药理学上无活性的形式被排泄。长期口服不仅能改善全身血流动力学并能更好的控制腹水,而且没有患者出现肾功能或肝功能不全的负面影响。由此表明盐酸米多君联合常规药物治疗肝硬化顽固性腹水对控制腹水的疗效联合治疗优于单用常规治疗,用对顽固性腹水患者将是一个较好的治疗选择。

4.奥曲肽　奥曲肽是人工合成的天然生长抑素八肽衍生物,其药理作用与生长抑素相似,但作用持续时间更长;据报道奥曲肽可减少门静脉主干血流量,降低门静脉压力。其机制为奥曲肽作用于内脏血管平滑肌,通过开放钙通道使 Ca^{2+} 内流而引起血管的收缩;通过抑制胰高血糖素、降钙素基因相关肽等内源性具有扩张血管作用物质的释放;降低内脏血管对扩张血管物质的敏感性,使门静脉血流流速和血流量降低,从而使门静脉压力下降,减少腹水的形成。还可能通过作用于肾单位集合管及球旁器的生长抑素受体而直接抑制肾素释放,抑制肾素-血管紧张素-醛固酮系统,使得血管阻力下降,血浆醛固酮降低,进一步减少腹水的形成。

(七)抗感染

顽固性腹水往往与自发性细菌性腹膜炎相伴而至,对于此类患者需要先寻找致病菌,然后进行积极的抗感染治疗,控制感染则可控制腹水。喹诺酮类抗菌药仍是预防自发性细菌性腹膜炎的首选,应用利福昔明可明显减少自发性细菌性腹膜炎 5 年的复发率。

（闫成玉）

第五节　肝硬化内科治疗

一、一般内科治疗

【一般疗法】

(一)休息

处于代偿期的患者,可适当减少活动,并可酌情参加一些轻体力工作,但应注意劳逸结合,以不感到疲劳为度;而对于失代偿期的患者,应停止工作,休息乃至基本卧床休息。因有研究者提出直立体位可激活潴留系统并影响肾血流灌注,推测卧床休息对肝硬化腹水患者有一定益处,另外卧床休息可减轻肝脏负担,故传统上推荐卧床休息。但尚无对照试验证实卧床休息在治疗中的有效性。

(二)保持乐观情绪

精神处于消沉或紧张状态,可使机体的免疫功能降低,对保持病情稳定不利;相反,精神向上,情绪乐观,则可调动和增强机体的免疫功能,有利于肝硬化的病情稳定。

(三)避免使用对肝脏有损害的药物

肝硬化合并其他疾病(如感染等),必须应用某些对肝脏有损害的药物时,一定要掌握以下原则:选用对肝脏毒性最低的药物;剂量要小,疗程要短;对肝功能进行监视,如发现有明显损害要立即停药。

(四)积极治疗对肝脏有影响的并发症

影响肝脏的并发症,对肝硬化保持病情稳定和肝功能恢复不利。如各种心脏病引起的心衰,可造成肝淤血,从而损害肝脏导致加重肝硬化的病理改变,故应及时纠正心衰;再如,寄生虫感染、药物中毒、营养不良和胆系感染等,均可引起肝损害,应分别给予相应的治疗,以尽可能消除加重肝硬化的各种因素。

【饮食营养疗法】

肝硬化的基本治疗是支持疗法,故饮食营养疗法在肝硬化治疗中具有重要意义。这是因为部分肝硬化患者常有营养缺乏,原因是:①因食欲减退,食物摄入不足;②失代偿期患者,因胃肠水肿或消化酶分泌减少,对食物的消化吸收不良;③因肝功能障碍,肝脏不能将储存或吸收来的营养成分,进行正常的代谢;

④因肝组织损害,肝脏需要更多的营养成分进行修补,肝对营养成分的需要量增大;⑤因大量利尿和排放腹水,而使蛋白质丢失。营养缺乏导致机体免疫力下降,易继发感染,还可表现为难以纠正的低蛋白血症、腹水、水和电解质及酸碱平衡紊乱,严重者有肝性脑病及肝肾综合征危险。另外,不恰当的饮食亦会加重病情。

正确而又合理的饮食营养疗法,可改善肝脏的代谢功能,提供各脏器组织的营养需要;促进损伤肝细胞的修复和再生;增强解毒作用,减少毒性物质生成,并促进其分解和排出;增强机体免疫功能,提高抵抗力;尚有促进肝内营养素的储存、转运和调节作用,可防治肝硬化继发的营养缺乏症和营养缺乏所致的肝损害。

肝硬化患者的饮食营养,应保证充分的热量和高维生素。没有并发症的肝硬化患者的饮食热量为$126\sim168$kJ($30\sim40$kcal)/(kg・d),蛋白质$1\sim1.5$g/(kg・d)。营养不良者摄入热量为$168\sim210$kJ($40\sim50$kcal)/(kg・d),蛋白质$1\sim1.8$g/(kg・d)。营养成分占总热量的比例,应是蛋白质和碳水化合物各占40%,脂肪占20%。严禁饮酒,食管静脉曲张者应禁食坚硬粗糙食物。一般通过进食的方式补充,如有补充不足或进食困难时,可采用胃肠外营养补充。具体实施过程中要掌握以下原则。

（一）关于蛋白质

病情稳定者,应供给含丰富蛋白质,尤其是含高生物效价蛋白质的食品,如牛乳或乳制品(蒸发乳、脱脂乳及奶粉等)、豆制品、蛋类、鱼或瘦肉等。动物蛋白含有较多蛋氨酸,后者可补充甲基,有抗脂肪肝作用,且可提高多种食物的生物效价,应优先供给。病情严重者,含蛋氨酸、甘氨酸、丝氨酸、苏氨酸、组氨酸、赖氨酸、谷氨酸、门冬氨酸等的食物,在体内产氨较多,故不宜多用,以免诱发肝性昏迷。肝性昏迷者,应严格限制蛋白质的摄入,以减少血氨来源;对有肝性昏迷倾向者,应禁用含芳香氨基酸(如苯丙氨酸、酪氨酸、色氨酸等)的食物,以免诱发肝性昏迷。对肝性昏迷或有肝性昏迷倾向者,应给予含支链氨基酸(包括亮氨酸、异亮氨酸、缬氨酸)的蛋白制剂,因后者可纠正氨基酸的平衡失调,减少进入血脑屏障的芳香族氨基酸,有利于肝性昏迷的意识恢复,且对必须限制蛋白质饮食的患者,可维持正氮平衡,还可促进蛋白质的合成代谢,对肝细胞的再生有益。

（二）关于碳水化合物

应给予高糖饮食,因糖类能使肝糖原增加,可促使肝细胞再生,还可防止毒素对肝细胞的损害。如果患者不能多食高糖食物,可口服甜食品如果子露、甜果汁、糖藕粉、果酱和蜂蜜等,最好给葡萄糖。在肝硬化时,供给葡萄糖比葡萄糖替代糖(D-果糖、山梨醇)为好,因后者转变为葡萄糖时受限制,且可代谢为乳酸盐,发生低血糖及乳酸中毒。此外,替代糖还易导致能量丰富的磷酸盐消耗增高,从而使尿酸形成增多,致发生高尿酸血症。肝硬化患者,若糖耐量降低、血糖升高,而有肝原性糖尿病时,则应禁用或限制食用含糖食物。

（三）关于脂肪

脂肪供给以适量为宜。因补充过多,在肝内蓄积可形成脂肪浸润,妨碍肝糖原合成,降低肝脏代谢功能;但补充过少,食物乏味,影响食欲,且妨碍脂溶性维生素的吸收。脂肪每日摄入量以不超过50g为宜。

（四）关于维生素

摄取维生素含量丰富的食物,可促进病变肝细胞恢复。肝硬化患者,由于机体的新陈代谢增加,同时在治疗中常输入大量的葡萄糖液,随着糖代谢增高,相应对维生素B_1的需要量也增加,故易引起维生素B_1缺乏,减少机体能量的供应。肝功能障碍时,肝脏不能顺利地将维生素原或维生素转变为代谢活性型,使维生素利用率降低。维生素C能促进肝细胞再生及肝糖原合成,并能增强肝脏解毒能力。故肝硬化患者应从食物中补充大量的多种维生素(维生素A、B族、维生素C、维生素E、维生素K等)。维生素C每日应供给 100～200mg。

【保肝药物的应用】

保肝药包括改善肝脏功能、促进肝细胞再生、增强肝脏解毒功能。肝硬化时,盲目采用过多药物,有可能增加肝脏的负担,对肝脏的修复反而不利,故应防止滥用,合理选择和应用保肝药。

(一)解毒类保肝药

1.还原型谷胱甘肽型　谷胱甘肽参与体内三羧酸循环及糖代谢,使人体获得高能量,是细胞内重要的调节代谢物质。该药上的巯基与过氧化物和自由基结合,以对抗氧化剂对巯基的破坏,保护细胞膜中含巯基的蛋白质和酶不被破坏,维持细胞生物功能具有重要作用。其还具有整合解毒作用,把机体内有害的毒物排出体外,保护肝细胞免受损害。

2.硫普罗宁　本药通过提供巯基来活化超氧化物歧化酶,从而增强肝脏对抗各种损害的能力。本药可使肝细胞线粒体中的 ATP 酶活性降低,ATP 含量升高,从而改善肝功能。本药通过酰胺酶水解,生成的甘氨酸系脂肪族氨基酸,带有一碳单位,主要参与嘌呤类核苷酸的合成,故具有促进肝细胞再生的作用。本药的巯基可与自由基可逆性结合成二硫化物,为一种自由基清除剂。

(二)促肝细胞再生药物

1.多烯磷脂酰胆碱　本药以完整的分子与肝细胞细胞膜及细胞器膜相结合,对已破坏的肝细胞膜进行生理性修复;使肝细胞膜的流动性增加,让受损失的肝功能和酶活力恢复到正常状态;调节肝脏的能量平衡;促进肝细胞的再生及将中性脂肪和胆固醇转化成容易代谢的形式;重组成细胞骨架,抑制肝细胞凋亡,抑制肝星状细胞活化,减少氧化应激与脂质过氧化和降低炎症反应等多个方面保护肝脏。此外,这些磷脂分子尚可分泌入胆汁,具有稳定胆汁的作用。

2.促肝细胞生长素　该药能明显刺激新生肝细胞的 DNA 合成,促进损伤的肝细胞线粒体、粗面内质网恢复,促进肝细胞再生,加速肝细胞的修复,恢复肝功能,改善肝巨噬细胞的吞噬功能,防止来自肠道的进一步损害,抑制肿瘤坏死因子(TNF)活性和 Na^+、K^+-ATP 酶活性抑制因子活性,从而促进肝坏死后的修复,同时具有降转氨酶血清胆红素和缩短凝血酶原时间。

(三)促进能量代谢类药物

1.维生素类　主要是水溶性维生素类,包括维生素 C,复合维生素 B。维生素 C 具有还原性,能减轻肝细胞的脂肪变性,促进肝细胞再生和肝糖原合成,而复合维生素 B 则参与糖、脂肪和蛋白质在机体的代谢。脂溶性维生素剂量大时反而会加重肝脏负担,一般不使用。

2.辅酶类　辅酶 A 能激发三羧酸循环,促进糖、脂肪和蛋白质的代谢;而辅酶 Q10 可使肝脏组织超氧化歧化酶的活性升高,增强肝脏组织对自由基的清除能力从而起到保护肝脏的作用。

3.门冬氨酸鸟氨酸　该药主要成分为 L-鸟氨酸-L-天冬氨酸。鸟氨酸与血液循环中有毒的氨结合,将后者转化为对人体无毒的物质。本药通过加速鸟氨酸循环来加强肝脏细胞的解毒功能,能在数小时内迅速降低过高的血氨,纠正氨基酸的失代偿,改善脑部症状及功能,天门冬氨酸能参与肝细胞内核酸的合成,有利于修复被损伤的肝细胞。此外,由于天冬氨酸对肝细胞内三羧酸循环代谢过程的间接促进作用,促进了肝细胞内的能量生成,使得被损伤的肝细胞的各项功能得以迅速恢复。

(四)中草药及其提取物

1.水飞蓟素　该药主要含有水飞蓟宾、水飞蓟停、异水飞蓟宾、水飞蓟宁。其具有清除自由基、抑制 5'-脂氧酶、抗脂质过氧化、保护肝细胞膜、促进受损肝细胞合成 DNA 及结构蛋白、免疫调节和抗肝纤维化等药理作用,其中以水飞蓟宾的含量最高,活性也最强。水飞蓟宾具有很强的抗氧化作用,能对抗脂质过氧化,增强谷胱甘肽的活性,清除肝细胞内的活性氧自由基,稳定肝细胞膜,保护肝细胞。此外,水飞蓟宾还可抑制肝星状细胞的活性和转化生长因子、肿瘤坏死因子等细胞因子的表达而具有抗炎、抗纤维化作用。

2.甘草酸类制剂　该类药物临床常用的有甘草酸单铵、复方甘草酸苷、甘草酸二铵、甘草酸二铵脂质配位体及异甘草酸镁。甘草酸类药物具有较强的抗炎、保护肝细胞及改善肝功能的作用,多种肝毒剂所致肝损伤有预防治疗作用。有肾上腺皮质激素样作用,但无明显皮质激素样不良反应。其主要是通过控制炎症因子和免疫性因子而发挥抗肝损害作用。常见的不良反应有低钾、水钠潴留、水肿,故对于严重低钾、高钠血症、高血压、充血性心力衰竭、肾衰竭者应禁用,妊娠妇女和新生儿慎用。

二、肝硬化的氨基酸疗法

【氨基酸治疗的机制】

自从 Fischer 等发现苯乙醇胺和羟苯乙醇胺在血中浓度增高会导致肝性脑病,并在 1976 年用主要含丰富支链氨基酸的复方氨基酸(FO-80)治疗家犬肝性脑病模型以来,氨基酸治疗肝硬化引起的肝性脑病和亚临床型(潜在型)肝性脑病受到重视。综合研究显示,BCAA 补充对肝脏的有益作用包括:①可以有效降低肝硬化患者的蛋白质代谢,刺激肝脏蛋白合成,纠正负氮平衡,改善营养状况,促进好的临床结局。②BCAA 可以不通过肝脏代谢,血清中含量少由此减轻肝脏负担。③应用 BCAA 制剂在提高肝硬化患者血清蛋白水平的同时可使其血糖水平下降,但不会加重胰岛素抵抗。④膳食中补充 BCAA 不但未见肝性脑病发生,相反通过饮食补充蛋白增加了氮含量。补充 BCAA 可通过增高血浆中 BCAA 浓度,降低血浆中 AAA 水平,并竞争性阻止其通过血-脑屏障。⑤BCAAs 对肝硬化患者的免疫功能尤其是 CD 细胞、NK 细胞和肝相关淋巴细胞(LAL)有免疫增强作用,其中亮氨酸可能起重要作用。在生理浓度下,亮氨酸可刺激胰岛素分泌,与空腹胰岛素(FINS)浓度呈量效关系。还可通过星状细胞刺激肝细胞生长因子的合成。高 BCAA 配方的理论优势包括高亮氨酸可增加蛋白质合成而降低其分解;BCAA 可为脑、心脏、肌肉提供能量;在分解代谢和血胰岛素低下时,可调节肌肉中氨基酸的外流;改善骨骼肌对氨的代谢;增加脑中去甲肾上腺素合成;降低芳香族氨基酸对脑的损伤。

此外,口服 BCAA 还能减少肝衰竭和静脉曲张出血的发生,降低 Child-PughA 级肝硬化患者肝细胞癌的发生率,预防肝病相关事件的发生,并能改善乏力和失眠等症状,提高患者的生活质量。Kawaguchi 等所进行的一项前瞻性研究表明,氨基酸失衡是肝硬化患者发生 HCC 的一个重要危险因素。补充 BCAA 可降低 HCC 风险并延长肝硬化患者的生存期。

BCAA 参与葡萄糖-丙氨酸循环(肌-肝能源循环),在糖与脂肪不足情况下,BCAA 提供的能源占全量的 20%～30%;BCAA 促进肝和肌蛋白合成,抑制蛋白分解,使血中 AAA 下降;在骨骼肌中,三种 BCAA 参与谷氨酰胺的合成以对氨起解毒作用。

Freund 用 FO-80 治疗肝硬化肝性脑病。研究认为其疗效机制是:①提高血浆 BCAA 浓度,通过和其他中性氨基酸竞争运转使血浆 AAA 通过血-脑屏障减少,阻止或减少假性神经递质的产生。②肝功能障碍能量不足时,BCAA 为主要供能形式,保护机体。③增加 BCAA 的量可使能源充沛、减少蛋白质的分解,促进或加强肝内蛋白质合成,减少或抑制了肌蛋白的分解,使血浆芳香族氨基酸下降。④BCAA 占人体必需氨基酸的 40%,主要在骨骼肌内代谢。正常人动脉血氨约 50% 由骨骼肌处理。BCAA 进入肌内组织后可促进氨的清除。⑤由于其氨基酸溶液的组成是以 BCAA 为主,较常规氨基酸溶液产氨量减少。故认为 BCAA 治疗可减低 AAA 浓度,提高 BCAA/AAA 比值,使氨基酸正常化,能改善慢性肝硬化所造成的低蛋白血症。

【氨基酸治疗方法与疗效评价】

临床常用的治疗肝硬化的复方氨基酸主要是含三种支链氨基酸浓度较高者。分为口服制剂和注射制剂两类。前者包括六合氨基酸颗粒和复方氨基酸颗粒剂等,后者包括六合氨基酸注射液和复方氨基酸(3AA)注射液等。这些制剂主要含亮氨酸、异亮氨酸及缬氨酸等 3 种支链氨基酸,可补给支链氨基酸,调节肝脏病患者氨基酸代谢紊乱及支链氨基酸与芳香族氨基酸比例失调引起的假性神经递质出现的肝性脑病。临床上已用于肝性脑病、慢性迁延性肝炎、慢性活动性肝炎及亚急性与慢性重型肝炎引起的氨基酸代谢紊乱。

(一)BCAA 口服制剂

口服的 BCAA 或以 BCAA 为主的复合 BCAA 均在小肠内被吸收,不能达到大肠,因此不会被细菌分解而增加肠道氨的生成,有一定的降氨作用。口服 BCAA 补充剂尚可致正氮平衡,促进血浆白蛋白的升高,促进蛋白质的合成,纠正或改善血浆中 BCAA/AAA 的比例失调。其作用相似于等量的饮食中蛋白质,但不会引起脑病。因此口服 BCAA 不但对肝性脑病有良效,且可使血浆氨基酸长期平衡在正常或接近正常的范围,阻断慢性肝病氨基酸代谢失衡的恶性循环。特别是在限制蛋白质摄入的患者,为了纠正氮的平衡、改善营养,是采用口服 BCAA 补充剂的指征。口服用量,一般每日 10~30g,7N14 天为 1 个疗程。报告有的有效,也有无效的报告。日本大阪医科大学的 Tsuda 等对 32 例服用 BCAA 颗粒后血清白蛋白水平并未获得改善的失代偿肝硬化患者改用给予 50g 经过调味的富含 BCAA 的肠内营养,一天 2 次(白天和晚上各一次)。在治疗开始后 1,3,5 个月时检查患者血浆白蛋白水平和肝硬化主要症状。结果:在治疗开始后 3 个月患者血浆白蛋白水平明显提高[(3.14±0.32)g/dl vs (3.5±0.31)g/dl,P<0.01],Child-Pugh 评分明显下降(P<0.01)。在多数(53%~80%)患者中,治疗 3 个月后肌痉挛、乏力、易疲劳、水肿和睡眠紊乱均获得改善。而且,约 90% 的患者在治疗 5 个月后症状完全消失。这些结果提示换用富含 BCAA 的肠内营养可提高那些服用 BCAA 颗粒无效的肝硬化患者的生活质量。

影响口服 BCAA 补充剂疗效的原因之一是其味苦,这往往造成患者对服用富含 BCAA 补充剂的依从性较差。由于温度是影响口感的重要因素,ltou 等探讨了加热对 BCAA 稳定性和对肝硬化患者服用富含 BCAA 补充剂依从性的影响。结果显示,在 BCAA 加热至 80C 后,缬氨酸、亮氨酸或异亮氨酸水平均无明显下降。与服用时温度为 25℃的相比,加热到 60℃后才服用的富含 BCAA 补充剂的热量摄入明显增加。此外,加热后的富含 BCAA 补充剂能明显增加血液淋巴细胞计数。提示加热对 BCAA 的稳定性无影响,并可提高患者服用富含 BCAA 补充剂的依从性。结果可能使肝硬化患者的营养状况得到改善。也有研究认为,白天给予的 BCAA 主要用于合成能量,不能有效刺激肝脏合成血清蛋白,因此建议睡前口服。

(二)BCAA 注射制剂

与口服制剂主要用于预防和改善肝性脑病相比,BCAA 注射制剂不受肠道吸收能力的影响,治疗肝性脑病和促苏醒的作用更大。有研究表明,BCAA 注射液(250~500ml/d)联合乙酰谷酰胺或纳洛酮治疗肝性脑病效果较好,促苏醒时间短,疗效明显优于单用 BCAA 的对照组。乙酰谷酰胺可改善神经细胞代谢,维持神经应激能力,是 BCAA 进入脑细胞的载体,且其本身具有降氨作用,尤其在患者内环境偏于酸中毒时效果尤佳。纳洛酮也具有纠正肝性脑病血流动力学紊乱,改善低氧血症及其所致的脑缺血区微循环障碍,抑制中性粒细胞释放氧自由基及细胞内钙离子超载,稳定缺血神经膜上 Na^+-K^+-ATP 酶活性,改善脑细胞代谢,从而保护脑细胞的正常功能,最终达到对肝性昏迷患者的催醒作用。特别是肝性脑病患者 β-内啡肽含量超过正常人体内水平,其升高水平与肝性脑病严重程度呈正相关。纳洛酮是阿片受体拮抗剂,能迅速通过血脑屏障。其与阿片受体亲和力远高于 β-内啡肽等吗啡样物质,从而阻断了 β-内啡肽对意识的影响。

复方氨基酸产品不少,用于肝硬化和肝性脑病者应选含三种支链氨基酸为主要成分者。对昏迷患者宜先静脉给药,清醒后改口服药维持或巩固治疗,口服制剂尚可对潜在性病例作预防用药。还要注意长期使用静脉制剂者会引起氨基酸平衡失调。目前尚未观察到明显的不良反应发生。但静脉滴注速度过快，可能引起恶心、头晕、头痛、面红等不良反应。

尽管不少研究认为 BCAA 治疗可降低 AAA 浓度并增加 BCAA/AAA 比值，导致氨基酸谱正常化，改善低蛋白血症和纠正脑病症状，但也有报道对慢性脑病症状的改善不够满意。Gluud 等近期对随机试验所进行的系统评价认为口服支链氨基酸对肝性脑病的影响有益，能改善 HE 表现但不能提高生存率。Les 等认为补充 BCAA 能改善轻微型 HE，但在发生 HE 后通过饮食补充 BCAA 并不能减少 HE 的复发。

故认为对肝硬化和肝性脑病的治疗，氨基酸疗法是主要的一种。其对纠正负氮平衡，促进蛋白合成或贮存，提高血浆蛋白的含量，降低血浆非蛋白氮和尿素氮的含量及改善患者的营养状况是有益的。但仍不能忽视针对诱因的治疗和其他对症处理。特别是对 HE 复发危险因子的确认可能有助于发展新的预防策略，从而减少因 HE 反复发作引起的脑损伤。

总之，BCAA 治疗肝衰竭是基于其独特的药理学特性。BCAA 对氨解毒成为谷氨酰胺（CLN）有促进作用，可降低肝硬化的血氨浓度。许多证据显示，在肝硬化时 BCAA 不足的主要原因是 BCAA 在骨骼肌中被不断用于合成谷氨酸，后者可作为使氨解毒成为 GLN 的底物。BCAA 治疗肝衰竭患者时可能发挥了一些积极作用，这在 BCAA 水平明显下降的患者中可能更明显。但另一方面，由于 BCAA 对 GLN 合成有刺激作用，BCAA 补充可能会促进肠道和肾脏 GLN 的分解而增强氨的产生，从而对肝性脑病的发展起了有害影响。因此，为了提高 BCAA 对肝病患者的治疗效果，应避免其对氨产生的有害影响，虽然这种有害影响在健康者和/或其他疾病患者中是微乎其微的。在治疗肝性脑病时，建议同时给予 BCAA（纠正氨基酸失衡，促进氨解毒成为 GLN）和 α-酮戊二酸（抑制 GLN 在肠细胞分解成氨）以及（或）苯丁酸（促进 GLN 经肾脏排泄）。

三、肝硬化腹水的治疗

肝硬化腹水多出现在肝硬化失代偿期，需要多方面综合治疗，包括休息、治疗原发病、控制水和钠盐的摄入量、合理应用利尿剂、纠正低蛋白血症，大量腹水还可以通过穿刺放液、腹水回收及外科治疗。

肝硬化腹水患者较其他肝病并发症风险高，包括顽固性腹水、SBP、低钠血症或肝肾综合征（HRS）。欧洲指南将仅有腹水而无上述并发症的腹水定义为非复杂性腹水，并根据国际腹水协会（IAC）定量标准将其分为 3 级。

（一）一线治疗

目前尚无 1 级或少量腹水自然史方面的资料，也不清楚 1 级或少量腹水患者发展为 2 或 3 级腹水有多快。2 级或中量腹水患者可在门诊治疗，而不需要住院，除非他们有其他肝硬化并发症。大部分患者肾钠排泄并无严重受损，但钠的排泄相对低于钠的摄入。治疗目标是，拮抗肾钠潴留，以达到负钠平衡。这可通过减少钠摄入和服用利尿剂增加肾钠排泄来进行。虽然采取直立体位激活钠潴留系统和轻微损害肾灌注，但不建议被迫卧床休息，因为还没有临床试验评估，是否如此做能改善腹水药物治疗的临床疗效。

1.饮食控制　肝硬化腹水治疗的主要目的是使患者处于负钠平衡状态。10%～20% 的腹水患者对单独饮食控制钠盐有应答，其余大部分患者对利尿剂有应答。因此，限制钠盐（2g/d 亦即 88mmol/d）是腹水的首选治疗方式。更严格的饮食钠盐含量减少并不必要，而且由于其可能削弱营养状况甚至有潜在的危害。尿钠排出量相对较高（>78mmol/d）和仅有少量或中等量腹水患者可能对限钠有应答。没有资料支持在既往无腹水的患者中预防性限钠。患者体重变化和尿钠测定可反映治疗效果。24 小时尿钠测定可以评估钠潴留程度，监测利尿剂治疗的应答，间接评估患者饮食钠控制的依从性。以每天体重减轻 0.5kg 左右最为合适。若血清钠水平不低于130mmol/L,则无须限制水分的摄入,因为限制水分摄入并不能加快利尿,仅在稀释性低钠血症患者应限制液体的摄入。

2.利尿剂   证据显示,肝硬化腹水患者肾钠潴留主要是由于近端和远端肾小管钠重吸收增加,而不是钠负荷滤出减少,近端肾小管钠重吸收增加的介质尚未完全阐明,而沿远端肾小管钠重吸收增加主要与醛固酮增加有关。因此,在腹水治疗中醛固酮拮抗剂较袢利尿剂更为有效,是首选的利尿剂。对于少量腹水且基础尿钠排出量较高的患者,推荐只需使用安体舒通(螺内酯)——一种利尿剂治疗即可,起始剂量为100mg/d,如无应答,每7天(每次100mg)逐步增加直至最大剂量400mg/d。在集合管起利尿作用的阿米洛利疗效较醛固酮拮抗剂差,仅用于那些醛固酮拮抗剂治疗有严重不良反应的患者。

螺内酯的半衰期长起效慢,且可能会造成高钾血症,而呋塞米是一种强效袢利尿剂,单独应用易导致低钾血症,所以现在推荐螺内酯与呋塞米联合使用,尤其是对于大量腹水的患者。一般以螺内酯(100mg/d,最大量为400mg/d,每次增加100mg)与呋塞米(40mg/d,最大量为160mg/d,每次增加40mg)合用。每3~5天根据需要增加剂量,但两者的剂量比例需维持在5:2,有利于维持正常血钾水平。伴有肾实质性病变的患者(如糖尿病肾病或IgA肾病)易发生高钾血症而需适当减少螺内酯的剂量。

利尿治疗中腹水的每天最大吸收量不超过1L。在有四肢水肿时,每日体重减轻没有限制,但水肿消退后,每日体重减轻的最大值应在0.5kg左右,否则利尿治疗将使有效血容量降低。利尿治疗中应定期监测血清电解质和肾功能,尿电解质的监测有助于利尿剂治疗方案的调整。一旦腹水消退,利尿剂的应用应逐渐减至最低有效剂量。当肝性脑病、血清钠<120mmol/L或血清肌酐>2.0mg/dl(180μmol/L)应暂停利尿剂并考虑二线治疗方案。非甾体类抗炎药可影响利尿剂疗效,促进肾衰竭的发生和引发胃肠道出血,应避免使用。

以下介绍几种临床上常用的利尿药物。

(1)螺内酯:适用于醛固酮过量分泌产生的水肿,故为肝硬化腹水患者的首选利尿剂。该药物可竞争性地结合远端肾小管上醛固酮受体,从而增加水的排泄、保留钾离子和氢离子。半衰期为24小时,肝硬化者更长,因此可以1天1次给药,达到峰值效应大约需要3天。禁忌证:对该药物过敏、无尿、肾衰竭、高钾血症。与抗凝药物联用可降低效应,与钾或保钾药物联用可增加其毒副作用。在男性可导致乳房发育和阳痿。

(2)呋塞米:通过干扰氯离子结合的协同转运系统而增加水的排泄,并抑制钠和氯在髓袢升支和远端肾小管的重吸收。剂量个体化,6~8小时重复给药,直至达到理想的利尿效果。禁忌证:对该药物过敏、肝性脑病、无尿、严重的电解质紊乱。联用二甲双胍则可降低呋塞米的血药浓度;另外,呋塞米可干扰降糖药物的作用、拮抗筒箭毒碱的肌肉松弛作用;与氨基糖甙类同时给药可增加耳毒性。

(3)氨苯喋啶和阿米洛利:作用部位和作用机制相似,均在远曲小管及集合管皮质段抑制Na^+-H^+和Na^+-K^+交换,并非通过拮抗醛固酮而起作用。口服后4~8小时作用达高峰,可持续24~48小时。

(4)美托拉宗:通过抑制远端肾小管钠的重吸收而增加钠、水、钾以及氢的排出,适于治疗充血性心力衰竭时的水肿。其利尿作用在肾功能减退时亦不减弱。

使用利尿剂治疗的并发症可能有:肾衰竭,肝性脑病,电解质紊乱,男性乳房发育和肌肉痉挛有关。利尿剂诱导的肾衰竭最为常见,这是由于血管内容量损耗所致,通常是过度利尿治疗导致的结果。利尿治疗被认为是肝性脑病诱发因素之一,然而作用机制尚不清楚。单独使用袢利尿剂治疗可发生低钾血症。醛固酮拮抗剂或其他保钾利尿剂治疗可出现高钾血症,特别是在有肾损害的患者。低钠血症是利尿剂治疗另一种常见的并发症,常见的慢性低钠血症很少有严重危害,快速纠正低钠血症可能更有害,现在认为患者血清钠降低至小于120~125mmol/L时应暂时停止利尿剂。随醛固酮拮抗剂的使用,常见男性乳房发育。利尿剂还可引起肌肉痉挛,如痉挛严重,应减少或停用利尿剂,输注白蛋白可缓解症状。在利尿剂治疗第 1 周期间,很大一部分患者出现利尿剂诱导的并发症,在此期间应经常监测血肌酐、钠、钾浓度。不需要常规检测尿钠,除非是无应答者,则其尿钠可对利尿剂治疗有应答的钠提供评估。

肝硬化患者静脉给予呋塞米可能会导致肾小球滤过率下降,应尽量避免。临床上给予呋塞米 80mg 静脉推注,以区分肝硬化腹水患者是否对利尿剂治疗敏感。一般来说,8 小时尿钠<50mmol 为利尿剂抵抗,而>50mmol 为利尿剂敏感。对前一类患者应尽快选择其他治疗方法。

3.利水剂 加压素-V2-受体拮抗剂或 Kappa-阿片样受体拮抗剂能选择性地增加尿的水分排泄,而不改变钠的排泄,特别适用于有水潴留且伴有低钠血症的患者。GerbesAL 等和 Wong 等的研究证实了该类药物治疗肝硬化腹水患者的有效性和安全性。这些患者尿量增加,而尿渗透压呈剂量依赖性降低,即游离水的清除增加。此外研究发现,治疗期间安慰剂组患者体重增加,而低剂量 V2-受体拮抗剂组的患者体重稳定不变,高剂量组体重则下降。目前该类药物正在进行 II 期/III 期临床试验,不久即可应用于临床治疗。

另外,血管收缩剂可纠正肝硬化时外周血管的扩张状态,将来可能成为腹水的治疗选择。奥曲肽、八肽加压素和米多君已用于临床研究,远期疗效则有待进一步证实。

(二)二线治疗

对于上述饮食控制及药物治疗无明显效果的患者,可以考虑二线治疗方案,尤其是针对 3 级大量腹水的患者。

1.腹腔穿刺放液和静脉补充白蛋白 腹腔穿刺放液是快速缓解大量腹水的一种安全有效的方法,可迅速缓解张力性腹水患者的气急和腹胀症状。3 级腹水患者首选腹腔穿刺大量放液(LVP)治疗。在 3 级腹水患者当中:①LVP 联合白蛋白输注较利尿剂更为有效,且显著缩短住院时间;②LVP+白蛋白较利尿剂更为安全,在大多数研究中,与那些利尿剂治疗患者比较,LVP 治疗患者低钠血症,肾损害,肝性脑病发生率低;③就再入院或生存率而言,两种治疗方法之间并无差异;④LVP 操作过程安全,局部并发症如出血、肠穿孔风险极低。

大量放腹水主要的并发症为感染、出血和血流动力学不稳定等。但是长期应用发现,即使凝血功能障碍,大量腹腔穿刺放液仍是安全的。大量放腹水与循环功能障碍有关,其特征为有效血容量减少,称为腹腔穿刺术后循环功能障碍(PPCD),而预防循环功能障碍最有效的方法是应用白蛋白。亦可用右旋糖酐 70 替代白蛋白,但效果较差,因为其半衰期(数天)较白蛋白(数周)短,且具有一定的抗凝作用。1985 年有学者证实在补充白蛋白的情况下,对利尿剂耐药的张力性腹水患者,每次放腹水 4~6L 是安全的,患者的电解质、血清肌酐改变明显减少。如果穿刺放液>6L,建议给予静脉输注白蛋白,每放液 1L 输注白蛋白 6~8g。2004 年一项研究调查了 500 余例肝硬化患者,人均腹水放液量为(8.7±2.8)L,其中大部分患者的血小板少于 $50×10^9$/L,超过四分之一的患者凝血酶原时间明显延长,但是无一例患者出现严重的并发症或出血。腹水的钠含量约为 130mmol/L,因此一次穿刺放液 6L 可去除 780mmol/L 钠离子。而腹水患者每日摄入 88mmol/L 的钠,从非泌尿系排泄的钠大约为 10mmol/d,因此如果剔除尿钠排泄的因素,每日潴留约 78mmol 的钠,那么穿刺放液 6L 腹水可去除 10 日潴留钠(天数=780mmol/78mmol)。

LVP 应联合白蛋白输注一起治疗(每放液 1L 腹水输注白蛋白 8g),以预防 LVP 后循环功能障碍。LVP>5L 的患者,不推荐使用除白蛋白之外的其他血浆扩容剂,这是因为它们不能有效的预防腹腔穿刺术后循环功能障碍。LVP<5L 的患者,腹腔穿刺术后循环功能障碍发生风险较低,然而,一般认为,由于关注到替代血浆扩容剂的使用问题,这些患者仍应予以白蛋白治疗。LVP 后,患者应接受最低剂量的利尿剂治疗,以预防腹水重新积聚。

2.自身腹水浓缩静脉回输 腹水中的蛋白成分基本上与血浆相似,因此利用半透膜的有限通透性,将腹水浓缩或超滤,保留分子量>6000 的蛋白成分。通常可将腹水浓缩至原先的 20%~50%,钠盐被大量清除。自身静脉回输后,每次可补给患者自身白蛋白 20~60g;并增加有效血容量和减轻肾压迫,肾血流量明显改善,尿量增加,对利尿剂的敏感性也增加;且可消除钠盐潴留和去除其他低分子毒性物质,而对血浆电解质无明显影响。

该方法的不良反应和并发症可有发热、寒战、感染和上消化道出血等。但只要术前腹腔或肠道内应用抗生素,适当降低门脉压力,是可以预防的。但有必要与放腹水-补充白蛋白方法作比较,进一步评价其费用-效益。

3.自体腹水浓缩腹腔回输　采用腹腔对腹腔的超滤浓缩方法,在有效滤出水分、尿素氮及内毒素的同时,能充分保留蛋白,补充 C_3 和巨噬细胞,操作简便,安全可靠,不丢失内源性蛋白质,增加剩余腹水的调理素活性,并可避免静脉回输的不良反应和并发症,可用于对自身腹水浓缩静脉回输不适应的难治性腹水患者。

4.经颈静脉肝内门体分流术(TIPS)　TIPS 是一种门脉高压减压术,类似于侧一侧门体分流术,能明显增加肾钠排泌。几项前瞻性随机对照研究比较了反复腹腔穿刺放液与 TIPS 的疗效。这四个临床试验的结果明确提示 TIPS 控制腹水有显著的效果。但是该法远期疗效不佳,术后 3 个月支架堵塞发生率很高。在美国国立卫生研究院协作会议上,该法被列为"不确定疗法"。因此目前,在出现难治性腹水的 Child-Pugh A 级和 B 级患者中,TIPS 仅作为等候肝移植术的过渡疗法。

5.腹腔颈静脉腹水分流(PVS)　腹腔-静脉分流术只在不愿或不能进行反复放腹水治疗的患者中使用。腹膜-静脉分流还可使部分肝肾综合征患者得到改善。从皮下插入一单向阀门的导管(第一代的 LeVeen 管或第二代的 Denver 管),连接腹腔与上腔静脉,使腹水从压力较高的腹腔进入压力很低的上腔静脉。1974 年美国 LeVeen 等首先用带特殊小腔的细管行 PVS 治疗顽固性腹水。应用装有特殊压力感受器单向阀门或瓣膜的硅胶管,一端置入腹腔内游离于腹水中,另一端沿腹壁、胸壁皮下插入颈外静脉,到达近右心房处的上腔静脉。这一装置主要依靠呼吸运动发挥作用,吸气时腹压升高,而胸腔内上腔静脉压力降低,当腹腔流体静力压大于中心静脉压 $3cmH_2O(1cmH_2O=0.098kPa)$ 时,瓣膜开启,腹水进入上腔静脉;无压力梯度时则瓣膜关闭,不发生逆流。术后心搏出量、肾血流量、肾小球滤过率、尿量以及尿钠排泌均增加,并可降低血浆肾素活性和血浆醛固酮浓度,如配合利尿剂使用则效果更好。主要缺点是分流管阻塞率较高,第一年阻塞率可达 50%,且可导致腹腔感染、弥散性血管内凝血(DIC)以及诱发食管静脉破裂出血和心力衰竭。另外,颈静脉的使用和肠粘连的发生使其后的 TIPS 和肝移植难度增加,且尚无证据表明该法能改善腹水患者的生存率。因此,近年来该法逐渐弃用。Denver 管放置的适应证为:①经严格内科处理或外科手术降低门脉压力后仍然无效的肝硬化腹水,且不宜行 TIPS 以及肝移植术的患者;②不宜做外科分流手术的难治性腹水以及癌性腹水的腹腔减压。

6.肝移植术　腹水的出现常提示肝硬化进入晚期甚至终末期,且肝移植患者 1 年存活率可达 85%,因此对难治性腹水患者,肝移植术是较理想的治疗方法。在发达国家和地区,肝移植术已列为临床常规手术。

7.顽固性腹水治疗　顽固性腹水占肝硬化腹水的 5%~10%,其定义为对限制钠摄入和大剂量利尿剂治疗不敏感,或药物治疗后 4 周内再次复发的腹水。根据利尿剂治疗失败的特征,顽固性腹水分为利尿剂抵抗性腹水(对限钠和大剂量利尿剂治疗 1 周无效)和利尿剂难治性腹水(利尿剂导致的并发症限制了利尿剂有效量的应用,从而使腹水难以控制)。患者极其痛苦,且易出现肝肾综合征、肝性脑病、自发性腹膜炎、败血症、内毒素血症等各种并发症,预后极差,病死率高,为肝硬化治疗中的难点。

许多诱发因素促进难治性腹水的发生,包括:①前列腺素抑制剂,如非甾体类消炎药的应用会减少肝硬化腹水患者尿钠的排泄,产生氮质血症,从而可能使这类患者从利尿剂敏感转为顽固性。因此,建议尽量避免合并用药。②近期有上腹部手术史。

顽固性腹水的治疗如下。

(1)反复腹腔穿刺放液联合白蛋白输注:大量证据显示,反复 LVP 是治疗顽固性腹水的一种安全有效的方法。近年来,新腹腔穿刺设备(如大口径、多孔的腹穿针)的广泛应用,不仅提高腹腔穿刺大量排液的速度,而且降低了操作的难度和风险。腹腔穿刺大量排液会造成机体大量白蛋白的丢失,从而加重营养不良及感染的概率。输注白蛋白可预防 LVP 相关的循环功能障碍。指南推荐 LVP+白蛋白(每放液 1L 腹水输 8g 白蛋白)是顽固性腹水的一线治疗方法。

(2)利尿剂治疗:对于有利尿剂相关并发症(如肝性脑病、肾损害、电解质紊乱等)的患者应长期停用利尿剂,其余患者如在利尿治疗下尿钠排泄大于 30mmol/d 时,可继续使用利尿剂。

(3)经颈静脉肝内门体分流(TIPS):需要说明的是,TIPS 虽然可以解除患者的症状,但是以加速肝衰竭和肝性脑病为代价的。需频繁 LVP 或那些腹腔穿刺术无效(如有包裹性腹水)的患者,可考虑 TIPS。TIPS 后腹水的消退较慢,多数患者需要持续应用利尿剂和限盐。TIPS 通常可将利尿剂抵抗者转变为利尿剂敏感者,所以 TIPS 术后应调整利尿剂的用量。TIPS 不推荐用于严重肝衰竭(血清胆红素>5mg/dl,INR>2 或 Child-Pugh 评分>11,当前肝性脑病≥2 级或长期肝性脑病),伴随活动性感染,进行性肾衰竭或严重心肺疾病的患者。

(4)腹水超滤浓缩回输:顽固性腹水如果单纯腹穿排放腹水,会丢失大量的自身蛋白。腹水回输技术作为治疗顽固性腹水的方法之一,可以解决这个问题。腹水回输包括直接回输和腹水超滤浓缩回输两种。前者现已逐渐弃用。腹水浓缩回输的基本原理是:大量抽取腹水后,采用超滤或透析等方法,将大量小分子和中分子等有害物质滤出,而腹水中的蛋白、补体等有用成分通过外周静脉回输给患者,同时遵循清除腹水和扩容两大原则,可以增加有效血容量,提高血浆渗透压,增加肾脏灌注,使机体排水排钠增加,从而减少腹水的生成。有文献报道,同位素示踪实验证实回输腹腔的白蛋白,部分可重吸收入血而提高血浆渗透压。与静脉回输相比,在疗效上相近,但安全性更高,可避免静脉回输的不良反应。有研究报道:腹水超滤浓缩回输术加小剂量血浆应用,对治疗肝硬化顽固性腹水,疗效有累加作用。腹水超浓缩回输能迅速减轻患者痛苦,纠正低蛋白血症,并且未导致电解质紊乱、肝性脑病等不良反应,因此不失为一有效的治疗顽固性腹水的方法。

(5)肝移植:肝移植被认为是唯一能改善生存率、治疗肝肾综合征最合适的治疗方法。对于顽固性腹水患者,一旦患者对于常规药物的治疗无应答,21%的患者将在 8~10 个月内死亡,肝移植考虑作为此类患者的最终治疗手段。目前,肝移植 3 年和 5 年生存率超过 80%。肝移植是目前治疗难治性腹水的最根本措施,但由于肝源缺乏、免疫排斥反应、价格高等因素,导致其临床开展仍处于瓶颈期。

(6)其他药物治疗

①特利加压素:特利加压素是一种血管加压素类似物,通过选择性结合内脏血管的平滑肌细胞上的血管加压 1 型受体而发挥收缩平滑肌血管的作用,通过内脏和肝门脉系统血流的再分布,特利加压素有效增加了肾脏血流,被广泛应用于治疗肝硬化患者血管性出血和肝肾综合征。特利加压素能通过收缩内脏血管,降低门静脉压力,减少肝门脉血流,减少脾脏及肠系膜血流,减少腹水的形成;还能通过血管收缩后内脏血流重新分布,使得肾脏灌注增加,使 RAAS 系统及交感神经系统失活,使血浆中醛固酮、肾素等血管活性物质的浓度降低,增加肾脏水、钠的排泄而降低腹水量。因此,特利加压素能有效针对腹水产生的多个重要环节,减少腹水的形成。2011 年,一项多中心试验评估了特利加压素在顽固性腹水中的作用。研究包

括了 2 例肝硬化顽固性腹水的患者,结果提示联合特利加压素和白蛋白比联合白蛋白和腹腔穿刺放液能更有效控制腹水。

②Vaptans 类药物:Vaptans 类药物的使用给顽固性腹腔积液利尿治疗带来了新的希望。Vaptans 类药物为抗利尿激素拮抗剂,具有无溶质水利尿作用,只排水,不排电解质,可显著增加尿量、纠正高血容量性低钠血症,对肾功能、尿钠、循环功能与肾素-血管紧张素-醛固酮系统活性没有显著影响,最常见的不良反应是口渴。目前已经研制的 Vaptans 类药物有:V2 受体拮抗剂:tolvaptan(托伐普坦)、satavaptan(萨特普坦)、mozavaptan(莫扎伐普坦)、lixivaptan(利伐普坦)等。其中托伐普坦已被美国 FDA 批准用于治疗与肝硬化腹腔积液、心功能衰竭和抗利尿激素分泌异常综合征(SIADH)相关的高容量或等容量性低钠血症($血清 Na^+ < 125mmol/L$)。在低钠血症患者治疗过程中,临床观察到 Vaptans 能缓解腹水的严重程度。短期研究表明,使用萨特普坦后肝硬化患者的腹水明显消退。然而,2012 年,Wong 等报道了包括 1200 例患者的 3 项随机双盲对照试验的结果。在肝硬化腹水患者中,随访 48 周内,萨特普坦不能促进腹水的消退。在同时接受腹腔穿刺放液的患者中,萨特普坦增加了病死率。研究结果提示虽然萨特普坦矫正了肝硬化患者的低钠血症,但它对腹水缺乏有效的治疗作用。因此,Vaptan 类药物在治疗肝硬化低钠血症过程中的长期有效性和安全性还需要进一步研究。

③米多君:在肝硬化腹水中,有效循环血容量不足,肾血液量减少,肾小球滤过率下降,肾小管重吸收钠增加,是形成顽固性腹水的主要原因。利尿剂一直是腹水治疗的主要用药,用于减少钠重吸收而排水利尿,不能从根本上增加肾脏血流灌注量和肾小球滤过率。

目前,使用血管收缩药纠正内脏血管过度扩张成为肝硬化腹水治疗的一个热点,Singh 等研究证明米多君对顽固性腹水治疗有一定疗效。盐酸米多君是一种前体药物,口服给药后转化为其活性代谢产物脱甘氨酸米多君,脱甘氨酸米多君选择性与外周血管肾上腺 α_1 受体结合,引起小动脉、小静脉收缩,回心血量增加和外周阻力升高。同时还能减少腹水患者抗利尿激素以及亚硝酸盐活性,改善患者循环。另有研究表明,盐酸米多君能显著降低血浆肾素活性,增加肾小球滤过率,有着明显改善全身血管阻力的可能,在利钠利尿方面发挥着一定的作用。盐酸米多君口服给药后呈线性药动力学特征,生物利用度高,安全性、耐受性好。盐酸米多君及其代谢产物在 24 小时内几乎完全在尿中被排泄,40%~60% 的活性代谢产物可被排泄,2%~5% 未经改变的盐酸米多君及其残余部分以药理学上无活性的形式被排泄。长期口服不仅能改善全身血流动力学并能更好地控制腹水,而且没有患者出现的肾功能或肝功能不全的负面影响。由此表明,盐酸米多君联合常规药物治疗肝硬化顽固性腹水对控制腹水的疗效联合治疗优于单用常规治疗,用对顽固性腹水患者将是一个较好的治疗选择。

④奥曲肽:奥曲肽是人工合成的天然生长抑素八肽衍生物,其药理作用与生长抑素相似,但作用持续时间更长;据报道,奥曲肽可减少门静脉主干血流量,降低门静脉压力。其机制为奥曲肽作用于内脏血管平滑肌,通过开放钙通道使 Ca^{2+} 内流而引起血管的收缩;通过抑制胰高血糖素、降钙素基因相关肽等内源性具有扩张血管作用物质的释放;降低内脏血管对扩血管物质的敏感性,使门静脉血流流速和血流量降低,从而使门静脉压力下降,减少腹水的形成。还可能通过作用于肾单位集合管及球旁器的生长抑素受体而直接抑制肾素释放,抑制肾素-血管紧张素-醛固酮系统,使得血管阻力下降,血浆醛固酮降低,进一步减少腹水的形成。

(7)抗感染:顽固性腹水往往与自发性细菌性腹膜炎相伴而至,对于此类患者需要先寻找致病菌,然后进行积极的抗感染治疗,控制感染则可控制腹水。喹诺酮类抗菌药仍是预防自发性细菌性腹膜炎的首选,应用利福昔明可明显减少自发性细菌性腹膜炎 5 年的复发率。

四、肝硬化时水、电解质和酸碱失衡的治疗

【肝硬化时水电失衡与治疗】

(一)水代谢障碍

肝功能障碍时有水的排泄失调。肝病时抗利尿激素(ADH)分泌增加,此可能不是对细胞外液渗透性改变的一种反应,所谓"非渗透性 ADH 刺激",因为肝病时尤其是肝硬化时由于内脏淤血、低蛋白血症及总的周围阻力降低,由于有效血浆容量减少,导致容量压力感受器的刺激减少以及 ADH 释放增加。ADH 分泌增加,同时肝脏的降解减少,使自由水在肾集合管反弥散增加,自由水清除障碍,致使水在体内潴留。

肝硬化时有效循环血流量减少,肾血流减少,使肾小球滤过率降低,尿钠排泄减少,使水分相应地被保留。这可能是由于低肾流率及肾小管近端氯化钠重吸水增加,致使 Henle 远曲袢滤过减少所致。当肾小管尿排率相当低时,即使体循环中 ADH 缺乏,也可能有远端肾小管潴留水,此时尽量与毛细血管间隙渗透压相等,但也有肾小管流出减少或滤过液重吸收增加,这种现象称为肝硬化时非 ADH 调节的水回渗作用。排水障碍,引起水、钠潴留,导致腹水和水肿发生。

(二)钠代谢障碍

钠是细胞外液的主要阳离子,成人体内的总量约 100g,约 1/2 分布在细胞外液,35%～40%存在于骨骼,其余的分布于细胞内液。正常人每 100g 肝组织含钠 6～12mmol。血浆中 91%的碱基为钠,与弱酸组成各种缓冲体系,维持体内的酸碱平衡。

肝硬化时主要引起血清钠降低,低钠血症的类型以稀释性低钠血症为多见。

1.稀释性低钠血症　肝病时稀释性低钠血症常见,血钠明显降低,但总体钠中度增加。临床上主要有水中毒的临床表现,而水中毒的症状主要取决于低渗的进展速度。

慢性稀释性低钠血症患者,即使血钠低至 125mmol/L(低于 135mmol/L 为低血钠)临床症状可不明显,若血钠下降速度很快,于几十分钟或数小时内降至 130mmol/L,则常可有临床症状,如头晕、头胀、头痛、厌食、肌肉抽动、恶心、呕吐等;重度急性水中毒,由于脑水肿,颅内压急剧增加,可有脑水肿的各种表现。可有剧烈头痛、呕吐、定向障碍、嗜睡、惊厥、神志不清,甚至昏迷死亡;腱反射减弱或消失,出现病理反射或有视神经盘水肿;血压正常或增高,静脉充盈、呼吸增快。尿量多少不一,比重低,尿钠及尿氯往往增加。血液稀释,红细胞计数、血红蛋白及红细胞压积均下降,平均红细胞体积增大,血浆蛋白低,血尿素氮一般正常。

轻度及中度水过多的治疗主要是严格限制水分摄入,进干食,使水代谢呈负平衡。重症水过多的患者,特别当出现精神神经症状,如昏迷、惊厥时需迅速纠正低渗状态。常用 3%～5%氯化钠溶液,可迅速提高细胞外液渗透压,使细胞内液外移,减轻细胞水肿。一般剂量为 5～10ml/kg 体重,先给 100ml(2～3ml/kg 体重)于 1 小时内缓慢静脉滴注,或用公式计算:

$$需补钠量(mmol)=(142-血钠测定值)\times 体重 \times 0.6$$

开始给需补充量的 1/3 或 1/2,不要急于在 12～24 小时内使血钠恢复正常。在滴注过程中,严密观察精神状态、血压、脉搏、心肺功能、尿量及血钠情况,以调节剂量与滴速。对老年或有心肾功能不全患者应慎用。滴注完毕观察 1～1.5 小时,如病情需要可再把余下的 1/2～1/3 量,分次补给。如有血容量过多,出现心肺功能不全时,可用呋塞米(速尿)20～40mg,加入 10%～50%葡萄糖液 20～40ml,缓慢静脉注射,以迅速排水。有 ADH 分泌过多时需用 25%山梨醇或 20%甘露醇 250ml 静脉加速滴注。对急性危重病例可试用透析疗法将多余的水分排出。惊厥时用 5%氯化钙或 10%葡萄糖酸钙 10～20ml,静脉缓慢注射,也可

用水合氯醛灌肠。

对低血钠患者用高钠治疗,用氯化钠 10～15g/d,不但可纠正低钠低渗状态,还可用于治疗腹水。有学者用高钠(10～15g/d)治疗 8 例低钠血症患者,应用 7～14 天,结果全部治疗病例血清钠水平增高而尿量增加,平均每日尿量 2200ml,腹围平均缩小 4.2cm。研究认为通过高钠治疗,纠正低钠血症,扩充血容量减少低血容量而导致的 ADH 分泌,恢复肾小管的利尿反应,达到治疗腹水的目的。

2.真性低钠血症　临床上呈低渗性失水和低钠的症状。轻度失水时可无症状,也无口渴感为其特征。中度失水时患者烦躁不安、神志不集中、软弱无力、坐位或立位血压下降,可出现体位性低血压。血压低、脉压小、静脉塌陷。因钠丢失、低渗,易有恶心、呕吐、四肢麻木、无力、挛痛,以腓肠肌明显。重症失水时皮肤弹性减低、卧位时血压下降以至休克,可伴有氮质血症以至发生急性肾衰竭,尿少以至无尿,体力及智力减退,可出现神志淡漠、昏厥、木僵,以至发生昏迷。

低血钠的表现与血钠下降的程度和速度有关。轻度缺钠(血钠 125mmol/L)时,表现视力模糊、恶心、唾液增多、软弱无力、表情淡漠、食欲减退。中度低血钠症(110～120mmol/L)时,可有肌肉痛性痉挛、肌阵挛、头痛、运动失调、腱反射减退或亢进、视力模糊。严重低血钠(<110mmol/L)时,则有定向力丧失、躁动、嗜睡、痉挛及昏迷等。发病缓慢者症状不明显,多有软弱无力、食欲减退、恶心呕吐、肌肉痉挛、头痛、嗜睡。实验室检查尿比重高、尿钠低、尿氯低或缺如。血钠低、尿素氮升高、血液浓缩、血浆蛋白和血钾增高、二氧化碳结合力降低。

治疗主要以补充高渗液为主,可用生理盐水 1000ml 加 10%葡萄糖液 250ml 及 5%碳酸氢钠 100ml 静脉滴注。如有明显缺钠性低钠血症(Na^+<120mmol/L),为了防止补充水分过多,在肾功能允许条件下,可小心静脉缓慢滴注 3%～5%氯化钠溶液。补钠量可按以下公式计算:

$$补钠量(mmol)=(142-所测血钠值)\times 体重 \times 0.2$$

1g 氯化钠含 Na^+ 17mmol,根据补钠量,算出所需氯化钠量,再换算为含 Na^+ 溶液,如生理盐水、高渗盐水等。

以上液体的 Na^+、Cl^- 比值与血浆相近,但 HCO_3^- 含量则较血浆为高,因此,适合于失水伴有酸中毒患者,补液后如尿量增多至 30～40ml/h,应补钾,可在 1000ml 液体中加入 10%氯化钾 30～40ml,每日给 3～4g。补液过程中宜密切注意患者血压、脉搏、呼吸、皮肤弹性、尿量、血与尿实验室检查结果,作为衡量疗效的指标,同时有酸碱平衡失调者应给予纠正。

3.无症状性低血钠　其发生是与体内钠的分布异常有关。肝功能障碍时,体内高能磷酸键减少,钠泵作用减弱,细胞内的钠不能主动运转到细胞外,钾不易进入细胞内乃使细胞外液钠减少。见于肝病晚期,并非由利尿剂或放腹水所致,提示有严重肝功能障碍。患者多有腹水、水肿及水排泄障碍,且水比钠潴留更为显著。

本型治疗棘手,预后不良。限制水、钠摄入可有一定的治疗作用。对利尿剂多不敏感。氨茶碱有短暂增加肾血流和肾小球滤过率,减少近端肾小管的重吸收作用。

4.高钠血症　当血清钠浓度高于 150mmol/L 时称为高钠血症(高钠高渗综合征),临床上较少见。见于:①水摄入减少,一日不饮水,丢失水约 1200ml,约为体重的 2%。②水的丢失多于钠的丢失。见于高热、吐泻、消化道引流或瘘、应用大量渗透性利尿剂等。③钠排泄障碍。如肝肾综合征少尿,接受高渗氯化钠、碳酸氢钠治疗。

治疗主要是纠正总体钠过多与高渗性失水。单纯脱水时,应迅速纠正病因,补充无钠溶液,可用 5%葡萄糖液静脉滴注。缺水量的估计:

$$缺水量=0.6\times 体重(kg)(1-\frac{140mmol/L}{测得血钠\ mmol/L})$$

液体选择以等渗葡萄糖液为首选,或用生理盐水与5%葡萄糖液按1/4:3/4的比例配方静脉滴注,补液不宜过快过量,以免引起等张性脑水肿。当水丢失多于钠丧失(丢失2/3液是纯水,1/3是等张液)时引起低张液体丧失,开始治疗用生理盐水,或适当给予血浆和其他血容量扩张剂,待循环衰竭纠正后,再给予低张盐水(0.45%盐水,即1/2的5%葡萄糖＋1/2的生理盐水)。对盐中毒型患者,由于细胞外液扩张而细胞内液容量丢失,使细胞内水外移,可引起急性肺水肿。可用速尿治疗,同时应及时补水,以免加剧高渗。补液量可按公式计算:

$$过剩盐量＝0.6×体重(kg)×(测得血钠~mmol/L－140mmol/L)$$

$$缺水量＝过剩盐量÷140$$

$$＝0.6×体重(kg)×(\frac{测得血钠~mmol/L}{140mmol/L}－1)$$

(三)钾代谢障碍

肝病时钾代谢紊乱主要为低钾血症。据报道,重症肝病时体内钾贮备明显降低,低血钾发生率为3.4%~51.82%。

1.肝硬化时低钾血症　钾缺乏的临床表现不仅取决于血钾降低的程度,更重要的是缺钾发生的速度和期限。低钾血症时一方面细胞外液H^+增多(细胞内酸中毒),促进肾小管上皮细胞增加氨的合成;另一方面肾静脉对氨的逆回扩散增加,致使血氨增高,可诱发肝性脑病。当血清钾低于2.5mmol/L以下时出现肌无力,甚至软瘫,以四肢近端肌肉为多见。少数病例有持物费力、腿沉、眼睑下垂。重者有呼吸肌及膈肌无力,引起呼吸困难,输尿管及膀胱运动功能麻痹,发生尿少或尿闭。可有弥漫性肌病伴有纤维萎缩及肌球蛋白尿。心肌受累可发生心力衰竭和心律失常。

钾不足时,Na^+和H^+转入细胞内,肾小管细胞排出H^+增加,Na^+与H^+交换加强,增加了重碳酸盐(HCO_3^-)的重吸收,引起低钾性代谢性碱中毒。因此,补充钾不仅可纠正低钾血症,同时也可纠正代谢性碱中毒。此外,尚可有口苦、食欲减退、腹胀等胃肠道症状,尿浓缩功能不足,常有多饮、多尿,HCO_3^-重吸收增加。低钾还影响肝糖原的合成和贮存,低钾时尿前列腺素排出增多。

2.低血钾的治疗　首先应去除致病因素,积极治疗肝病。尽可能恢复患者日常饮食,进食各种蔬菜、水果、肉类、鱼类、豆类等,以增加钾盐的摄入。

补钾治疗前应首先改善肾脏功能。一般当尿量为30~40ml/h维持6小时以上时,或尿量在500ml/d以上时方可补钾。缺钾量的估计,除根据血钾测定外,尚需结合临床表现加以判断。通常血清钾每降低1mmol/L,相当于体内失钾约100~200mmol。当血钾低于3mmol/L时,血钾丧失200~400mmol。

轻度缺钾,以口服钾盐为方便、完全。首次10%氯化钾20ml,30~60ml/d,分次服。10%氯化钾用果汁或牛奶稀释,可减少胃肠道反应。较严重病例或不能口服者,给静脉补充氯化钾。一般以10%氯化钾15~30ml加入10%或5%葡萄糖液1000ml中静脉滴注,通常每日补充3~6g(40~80mmol)。并有酸中毒或不伴低氯血症者,可给31.5%的谷氨酸钾20ml加入5%葡萄糖液中,静脉缓慢滴注。低血钾伴有缺镁者可用氯化镁或硫酸镁治疗,剂量为1mmol/kg(lg硫酸镁＝42mmol Mg^{2+}),加入葡萄糖液中静脉缓慢滴注,4小时以上滴完。

应当提出,钾进入细胞内较为缓慢,一般需补钾4~6天,严重者10~20天才能使细胞内缺钾得到纠正。对难治性低钾血症应注意无合并酸中毒、低镁血症。纠正酸中毒及补充镁后低钾血症可迅速纠正。并发低血钙时应补给钙剂。纠正酸中毒脱水后或应用碱性药物如碳酸氢钠、乳酸钠,使细胞外钾进入细胞内,或由于稀释的原因可加重缺钾,治疗中应特别注意。对细胞内失钾较久、肾衰竭多尿期、严重腹泻、滴注葡萄糖等使钾大量进入细胞内等情况,可增加氯化钾的治疗用量,每日可给8~12g。

(四)锌代谢障碍

锌是人体最重要的微量元素之一,有 200 多种代谢酶的活性需要锌的存在。锌的日需量成人为 15mg/d。人血清锌正常值为 $7.65\sim22.95\mu mol/L$。

锌缺乏的治疗包括:

1.去除病因和诱因　肝病本身或继发因素,如营养不良、吸收不良等常可导致缺锌。因此,治疗时除积极治疗原发病外,尚需排除导致缺锌的各种因素。如为低蛋白血症或吸收不良所致者给予补充蛋白质。应当改善肠道功能,增加消化吸收能力,以增加食物锌的吸收。给予含锌多的食物,如肝、各种肉类、奶、鱼、面食、大豆及其制品等。人奶内的锌易于吸收,且锌的活性大。有些因素可影响锌的吸收,如发热、感染、完全胃肠外营养、胰腺功能不足、饮酒等。因此,应当及时去除上述因素,如感染时及时应用抗生素,饮酒者戒酒。

2.锌剂治疗

(1)制剂、剂量、用法:有关锌剂的治疗剂量,目前各家意见不一。根据口服锌的试验,服纯锌 25mg,2 小时后血清锌最高值增至 $19.9\mu mol/L$,4 小时后血清锌降低,认为以每 6 小时给药一次为合理。一般认为每日 120mg 已能满足治疗需要。常用的制剂有:①硫酸锌:每 100mg 含元素锌 22.75mg,常用 150mg/d,口服。重症患者 600mg/d,口服。一般以不超过 200mg/d 为宜。也可采用每日 200mg,连服 4 天、停 10 天的间歇疗法,效果良好。或用 10%硫酸锌,每周 3 次,每次 10ml 顿服。②醋酸锌:30mg/d,口服,亦可肌内注射。对高氯血症或肝性脑病患者用醋酸锌 200mg,3 次/d,口服。有报告收到满意疗效。③不能口服者,可静脉用 $10\sim20mg$ 离子锌(相当于 4.4%硫酸锌 $1\sim2ml$)加入 1000ml 生理盐水中静脉缓滴,每日 1 次,2 周为 1 个疗程。在治疗过程中应定期测定血清锌浓度,观察药物反应,及时了解有无不良反应发生,提高治疗的安全性。

大剂量锌剂治疗有一定的毒性,以小剂量应用为宜。为了减少锌剂对胃肠黏膜的刺激和腐蚀作用,可选用胶囊丸剂,或饭后服,或与肉食品同时服。食物可影响锌的吸收,故宜以两餐间服用为好。用锌剂治疗超过半年者,应定期检查血象,了解有无缺铁性贫血和其他不良反应发生。

(2)不良反应:口服锌剂毒性不大。口服大剂量可溶性锌盐对消化道黏膜有腐蚀作用,可引起黏膜溃疡及出血,表现为胃痛、胸骨后疼痛、流涎、喉头水肿、恶心、呕吐等。更大剂量可引起剧烈腹痛、便血、脉速、血压下降,甚至发生胃穿孔。锌有刺激前列腺增生作用,引起前列腺的肥大增生。长期口服锌剂可引起缺铁性贫血。

3.治疗肝性脑病　肝性脑病病例用锌剂治疗,可使血锌和尿素氮值上升,使脑病明显改善。用醋酸锌 200mg,3 次/d,口服,连用 7 天,据报道疗效显著。但长期用锌剂治疗能否改善肝性脑病,以及使用多少醋酸锌才能保证正常血浆锌水平等,有待今后进一步研究。

(五)硒代谢障碍

硒是动物体内必需的微量元素,是重要的营养物质之一。硒广泛分布于土壤中,因此,食物硒的含量很大程度取决于土壤的硒的浓度和可利用性。从肠道吸收的硒进入血浆后,大部分与 α 或 β 球蛋白结合,一小部分与血浆极低密度和低密度脂蛋白结合,且脂蛋白有能力将硒运到组织,其余与一种尚未鉴定的血浆蛋白结合,结合部位在蛋白质的巯基上。

肝病缺硒后,肝细胞的 GSH-PX 活性降低、肝代谢功能紊乱,对过氧化物的清除能力降低,引起肝细胞膜脂质过氧化损害,膜功能破坏,导致肝细胞退行性变和坏死,肝功能减退恶化,进一步促进肝纤维化,使原有的肝病加重。由于肝脏代谢和解毒功能的减低,可导致出血或肝性脑病发生。其次表现肌肉不适、肌强直、肌无力、肌萎缩为特征。缺硒后脂质过氧化反应增加,可引起心肌纤维坏死、心肌广泛出血,可突然发生急性心力衰竭而死亡。少数缺硒病例,也可导致慢性心肌病。冠心病死亡率增加,心肌梗死发生率增高。可有溶血性贫血。

治疗包括:①治疗原发病,消除诱发因素:由饮食来源缺乏所致者,应增加含硒高的食物,如谷物、肉类、鱼、家禽、海产品、圆葱等。对长期(20 天以上)胃肠外营养患者,成人应每日静脉补充硒 $40\sim150\mu g$,严重硒缺乏患者每日静脉用硒 $200\sim900\mu g$,应用 7 周。低蛋白血症患者应给予补充人体白蛋白。②硒补充:肝病和肌病时用亚硒酸钠 $150\sim750\mu g/d$,同时用维生素 E $5\sim10mg$、维生素 C $300\sim600mg/d$。治疗肌无力、肌萎缩有显著改善,肌张力增加,脑电图恢复正常。骨骼肌受累时用硒甲硫氨酸 $100\mu g/d$ 静脉点滴,治疗 7 天。溶血性贫血时用亚硒酸钠 $3\mu g/(kg \cdot d)$,静脉点滴,同时给予补充铁剂。缺硒所致大骨节病时用0.1%亚硒酸钠溶液,剂量:小于 5 岁为 0.5ml/d;$6\sim10$ 岁为 1ml/d;小于 11 岁为 2ml/d;$3\sim6$ 个月为 1 个疗程。同时口服维生素 E 能减少亚硒酸盐迅速变为不溶性硒。

硒治疗不良反应较多,可有皮肤黏膜炎症溃疡,使用较大剂量时可有头痛、头晕、倦怠乏力、口内、呼吸和汗液中有蒜臭味,恶心、呕吐、食欲减退、腹泻等。也可引起肝大、肝功能异常、心动过缓和低血压。严重者尚有脱发、脱指甲、疲劳、忧郁等。

(六)铜代谢障碍

铜是人体必需微量元素之一。成人体内含铜 $1.26\sim1.89mmol(80\sim120mg)$,其中肝内含量最高为 0.13mmol,其次依次为脑、心、肾。铜是许多酶的成分,包括细胞色素 C 氧化酶、超氧化物歧化酶、酪氨酸酶、单胺氧化酶、抗坏血酸氧化酶、赖氨酰氧化酶、多巴胺 β-羟化酶、铁氧化酶(铜蓝蛋白)、尿酸酶等,直接参与组织细胞的酶化过程。其中最重要的是线粒体的细胞色素 C 氧化酶,铜缺乏时此酶活性丧失可导致线粒体水肿和破坏,如见于胰腺泡细胞、肠上皮细胞和肝细胞。细胞质超氧化物歧化酶是一种铜锌酶,有细胞保护作用。铜蓝蛋白是一个特殊的含铜糖蛋白,由肝细胞合成,除与铁代谢有关外,对血浆游离残基起到清扫作用,氧化儿茶酚胺、5-羟色胺。肝病时引起铜代谢紊乱,主要是血铜增高。正常成人血清铜含量,男性为 $10.99\sim21.98\mu mol/L(70\sim140mg/dl)$,女性为 $12.56\sim24.34\mu mol/L(80\sim155mg/dl)$。

高铜血症治疗:

1.促进铜盐排泄

(1)二巯基丙磺酸钠(DMPS):5% DMPS 2.5mg 肌内或静脉注射,2 次/d。

(2)二巯基丁二钠(DMSA):$1\sim2g$ DMSA 溶于 10%葡萄糖液 40ml 内静脉缓注,$1\sim4$ 次/d,每月或半个月注射 $10\sim12$ 天。

(3)硫酸锌或葡萄糖酸锌:一般用 5%硫酸锌 $2\sim4ml$,3 次/d,饭后服。不良反应有恶心、呕吐、食欲减退、口唇发麻或烧灼感等。也可用葡萄糖酸锌 60mg,3 次/d,饭后服。

(4)藻酸双酯钠(PSS):每次 0.1g,3 次/d,口服,有一定疗效。

(5)联合用药:①病情进展快的急性型或晚期重症患者,首选 DMSA,配合尿排铜最高的青霉胺治疗;②青霉胺治疗病情缓解后,为了减少青霉胺的不良作用,应改用口服硫酸锌治疗;③硫酸锌与青霉胺并用时,两者口服的时间至少应相隔 2 小时,以防止青霉胺与锌离子在肠道内结合,降低疗效。

2.减少胃肠吸收铜　　①硫化钾:每次 20mg,3 次/d,口服;②硫酸锌:每次 200mg,3 次/d,口服。

3.食物中铜的摄入　　①减少摄入含铜多的食物:豌豆、青豆、蚕豆、黄豆、扁豆、玉米、坚果类、蕈类、乌贼、鱿鱼、动物内脏(猪肝、猪腰、牛肝)、各种贝类、螺类、蟹类、虾类、猪肉、羊肉等应禁食或尽量少食。②可食用含铜量较低的食物:精白米面、萝卜、藕、白菜、瘦猪肉、瘦鸡、芹菜、奶等。

【肝硬化时酸碱平衡失调与治疗】

肝脏的功能改变对体内酸碱平衡有很大的影响,首先肝脏内进行乳酸代谢以维持酸碱平衡;其次肝病的程度常与酸碱内稳失衡的程度成正比,即从酸碱平衡失调可以预测肝病的预后。在肝病的治疗不当时,也可造成酸碱内稳失衡。同时肝病患者的酸碱内稳失衡可以与某些致肝肾功能损害并存,所以检测体内的血气分析和酸碱内稳平衡对估计病情和指导治疗有重要意义。

(一)肝硬化时乳酸酸中毒

肝脏是乳酸代谢的主要器官,乳酸酸中毒的发生机制主要是糖原异生降低以及同时并发的低血糖和/或低血压。此外,合并感染、休克、糖尿病、肾衰竭、通气过度,使用果糖、山梨醇治疗均可导致乳酸酸中毒发生。

乳酸酸中毒的常见临床表现和其他代谢性酸中毒相似,可以出现血压降低、呼吸深而快、心悸、恶心、呕吐、腹痛、嗜睡、神经错乱、木僵,逐渐转入昏迷,可危及生命。轻症或早期病例仅有轻度气急,无神志障碍现象,病程经过可几小时至数周。

治疗主要是治疗原发肝病,根据不同病因进行有效治疗。对乳酸酸中毒本身的治疗包括三方面:①阻断乳酸产生的来源;②纠正酸中毒;③用药物或透析方法消除体内积存的乳酸。

由于肝脏在 pH=7 时只产生乳酸而不消除乳酸,故要求于 2～6 小时内使血浆达到接近正常范围。常用碱性药物治疗,宜选用碳酸氢钠,乳酸酸中毒时对碱性药物有"抵抗"性,其产生原因可能为:①由于乳酸中毒时继续不断产生氢离子;②肝脏在 pH<7 时只产生乳酸不消除乳酸;③其他形式的代谢性酸中毒时细胞内呈碱中毒,而乳酸酸中毒时细胞内外往往均呈酸中毒,尤其是 pH<7 时,故补充的重碳酸氢钠约有 1/3～1/4 进入细胞内进行缓冲作用,因此需用量大。用量常超过实际计算量的数倍。为了治疗安全,早期治疗时给等渗碳酸氢盐,因高渗碳酸氢盐对有循环衰竭患者,可促使氧离曲线不适当的偏移,进一步加重组织缺氧。

大量补充重碳酸盐,可能引起钠负荷过多,因此对肝硬化腹水患者、老年人及有心、肺功能不全患者,可进行血液或腹膜透析,透析又可加速有害药物的排出。透析液不应含乳酸钠,可用碳酸氢钠或碳酸钠代替。因为此时乳酸氧化障碍,可加重乳酸酸中毒。

有人主张用胰岛素和葡萄糖治疗。胰岛素可激活丙酮酸脱氢酶,有利于乳酸的清除。对于伴休克的患者,抗休克和碱性药物治疗应同时进行。

(二)肝硬化时碱中毒

1.呼吸性碱中毒　肝硬化时以呼吸性碱中毒为多见,其发生的主要机制为通气过度。肝病时一些血管活性物质,如一些肠道激素不能被灭活,到达肺部或刺激呼吸中枢,分别松弛支气管平滑肌和刺激体内化学感受器,产生过度通气。此外,这些血管活性物质在血中浓度增高致使血管间正常时不开放的交通支开放,导致血液分流,动静脉血混合降低了血中的氧含量而引起低氧血症,特别是周围或肺动静脉分流,低氧血症明显时则引起通气过度。呼吸中枢细胞内酸中毒、内毒素脂多糖作用于呼吸中枢可引起通气过度。此外,高氨血症、黄体酮也可刺激呼吸中枢导致通气过度。

临床上主要表现呼吸深而快,可感胸闷、气急。当游离钙降低或细胞内缺 K^+ 时可表现肌内震颤、疼痛、手足搐搦。碱中毒时血红蛋白对氧的亲和力增加,组织缺氧更严重,表现注意力不集中、头晕、头痛、兴奋不安、幻觉、昏迷、昏厥、意识障碍,但不能通过吸氧纠正。病情重者可伴发心律失常、循环衰竭,最终发展为代谢性酸中毒。

2.代谢性碱中毒　代谢性碱中毒的发生主要与以下因素有关:①呕吐或胃管吸引:引起 HCl 丢失,细胞外液容量减少,H^+ 转入细胞内;②应用利尿剂:噻嗪类、呋塞米(速尿)可引起水及尿、Na^+、H^+、Cl^-、K^+ 丢失,使细胞外液浓缩 H^+ 移入细胞内,K^+ 丢失,HCO_3^- 浓缩重吸收增加,此时 PCO_2 虽也升高,但因 CO_2 很易被呼出,结果使 HCO_3^-/H_2CO_3 比值和 pH 值升高,导致代谢性碱中毒和低钾血症。③严重缺钾:血钾降低严重时,细胞每移出 3 个 K^+,便有 2 个 Na^+ 和 1 个 H^+ 进入细胞内,致使细胞外液中 H^+ 减少,同时肾小管排泄 H^+,与小管滤过的 Na^+ 相交换,因此 HCO_3^- 重吸收增加;低钾或缺钾状态下,肾上腺皮质活动亢进,大大增加肾脏尿素等分解,使 NH_3 产生增多,最终导致低钾性代谢性碱中毒。

临床上缺乏特异性症状和体征,有时与低血钾很难区别。化验检查:pH>7.45,HCO_3^->28mmol(正常 22~27mmol/L),$PaCO_2$ 升高(正常 35~45mmHg),CO_2 总量升高(正常 24~32mmol/L),常有低氯、低钾、钠正常或升高可协助诊断。

(三)三重酸碱失衡

三重酸碱失衡(TABD)系指三种酸碱失衡于同一患者。分为两种类型:呼酸型 TABD 即呼吸性酸中毒＋代谢性碱中毒＋代谢性酸中毒,呼碱型 TABD 即呼吸性碱中毒＋代谢性碱中毒＋代谢性酸中毒。肝硬化时并发的 TABD 多为呼碱型 TABD,多见于肝病末期及治疗不当病例。常常是在肝性脑病并呼吸性碱中毒及代谢性碱中毒同时,又合并感染、休克、出血、肝肾综合征而致代谢性酸中毒,从而形成 TABD。

呼吸性碱中毒是发生 TABD 的基础,在呼碱的基础上,若患者进食少,体内脂肪分解加快,可产生过多酮体;肝功能衰竭时酮戊二酸堆积;感染性休克、低氧血症可使乳酸血浓度升高;肝肾综合征时肾小球滤过率下降,体内酸性物质(如磷酸盐、硫酸盐)增多,均可导致 AG 增高而产生高 AG 代酸,若并发腹泻、肾小管酸中毒、过量使用盐酸精氨酸等,则可发生高氯性代谢性酸中毒。

在呼碱、代酸的基础上,若并发呕吐、胃肠减压,或不适当地用排钾性利尿剂、碳酸氢钠、谷氨酸钾(钠)等碱性药物,则可导致代碱而产生呼碱型 TABD,所以代碱多为医源性所致。此外,亦可在呼碱并代碱的基础上,并发代酸而致 TABD。

肝硬化并发 TABD 的诊断步骤:

(1)同步测定患者的脉压 pH、$PaCO_2$、静脉血清 K^+、Na^+、Cl^-、Ca^{2+}。

(2)确定原发酸碱失衡。

(3)计算酸碱失衡代偿预计值。

(4)计算阴离子间隙(AG)。

(5)计算潜在"HCO_3^-"。

应当结合病史、临床表现、实验室血气分析综合判断酸碱失衡类型,但不计算 AG 则不能诊断代酸,不测"潜在"HCO_3^- 亦不能诊断代碱和 TABD,可见计算 AG 和测定"潜在"HCO_3^- 是提高肝病并发 TABD 诊断率的关键。

肝硬化一旦并发 TABD,提示病情严重,肝功能严重失代偿,预后差,病死率高达 78.95%,在处理 TABD 时,应分清酸碱失衡的性质、严重度和主要诱因。首先应判断哪一种失衡是原发的,哪一种是代偿的,后者不应被纠正。代偿的常见原因除呕吐外,大多为医源性因素所致,由于不适当地应用强酸利尿剂,使 K^+、Cl^- 丢失过多,而又未能补足而造成代谢性碱中毒。低钾、低氯、低循环血量是诱发代碱的三个基本环节,为了预防代碱发生,除激素、利尿剂和高渗糖的剂量不宜过大外,要正确纠正低钾、低氯和低循环血量。故凡 TABD 患者不存在高钾血症的危险因素,如肾衰竭、腹水等和内分泌异常,就应补充钾盐;只要不存在水中毒的危险,或水分排泄障碍,如肾衰竭、腹水等和内分泌异常,就应补充水分。

肝硬化并发 TABD 时,其 pH 值可升高、降低或正常,只有在 pH 值明显降低时,在密切观察下,使用碱性药物。以细胞外液 HCO_3^- 的含量计算补碱公式。

$$补 HCO_3^- 量＝(正常 HCO_3^-－实测 HCO_3^-)\times kg 体重\times 0.2$$

设实测 HCO_3^- 为 10mmol/L,体重 60kg,代入公式:

$$补 HCO_3^- 量＝(24－10)\times 60\times 0.2＝168mmol$$

1g NaHCO$_3^-$ 含 HCO$_3^-$ 27mmol/L,将计算出应补 NaHCO$_3$ mmol 数的半量作缓慢静滴,密切观察血气变化,如 pH 值升高接近正常(7.40)时,应停止静滴 NaHCO$_3$,切忌使用过量碱性药物。

呼碱型 TABD 因呼碱和代碱同时存在,由于机体对碱中毒的缓冲能力较弱,此时氧离曲线左移,血红蛋白与氧的亲和力增加,加重组织缺氧,故预后差。若 pH 值明显升高,应补充下列药物:

(1)精氨酸:用盐酸精氨酸 10g(可补充 H$^+$ 和 Cl$^-$ 各 48mmol)加入 5%～10%葡萄 500ml 内于 4 小时静滴完。必要时 24 小时可使用 20～40g,因直接提供 H$^+$,能有效地纠正代碱。精氨酸在肝内催化尿素合成,释出 CO$_2$,加速氨的排泄,对纠正呼吸性碱中毒、高氯性脑病苏醒也有一定疗效。

(2)钾盐:为纠正低钾低氯代谢性碱中毒的有效措施。TABD 患者常伴有低钾血症,补钾之前必须注意肾功能,应掌握见尿补钾,多尿多补,少尿少补,24 小时尿量<500ml 不补的原则,每 1g 氯化钾含 K$^+$ 和 Cl$^-$ 各 13.4mmol,血钾每增加 0.5mmol/L,pH 值降低 0.1。而每天尿中钾约 40mmol,相当氯化钾 3g,补钾量可根据下列公式计算:

$$补钾量 mmol = (正常血钾 - 测得血钾) \times 体重公斤 \times 0.4$$

因 1g 氯化钾含 K$^+$ 13.4mmol,因此补钾量÷13.4 即为需补充的氯化钾克数。补钾时应同时补充每天从尿中排出的 3g 氯化钾。由于 58%左右的钾存在于细胞内,目前尚无直接测定细胞内钾的检测方法,故对于严重缺钾者,一日应补充氯化钾 8～12g(包括口服),需 5～7 天才能得到纠正。如低钠患者补充钠盐时,应同时补充钾盐;低钠和低钾同时存在时,更应首先或同时补充钾盐。如以高 AG(正常氯)代酸为主要矛盾对,摄入适量生理盐水或等渗葡萄糖液后,随着尿量的增加,有助于 AG 的下降。如呼碱型 TABD 伴有 pH 值明显升高者,提示体内 HCO$_3^-$ 明显增加和低氯,除补充氯化钾或精氨酸外,还可补充氯化铵或静注小剂量氯化钙。氯化铵 1g 相当于 18.5mmol H$^+$,每天口服 6～12g,或用 0.9%～2%氯化铵液静滴。也可用血氯提高至 90mmol/L/L 计算。应补充的 Cl$^-$(mmol/L) = (90 - 测得的血氯) × kg 体重 × (0.2～0.25)。对肝肾功能损害者忌用氯化铵。

(李　彬)

第六节　肝硬化上消化道出血的内科治疗

上消化道出血是肝硬化最常见的并发症,可分为急性静脉曲张性上消化道出血和非静脉曲张性上消化道出血两大类,文献报道大约有 1/3 肝硬化患者在其病程发展过程中将发生上消化道出血。引起肝硬化合并上消化道出血的病因有多种,应查明出血的原因和部位,以便针对病因进行治疗,方能提高临床疗效。

一、病因

(一)食管-胃底静脉曲张

食管-胃底静脉曲张破裂出血是肝硬化合并上消化道出血的最主要病因,占所有出血患者的 50%以上,其特点为出血量大、病情凶险、死亡率高。临床表现为突发大量呕血,排黑粪、血便,常引起失血性休克或诱发肝性脑病,甚至死亡。肝硬化患者由于门静脉高压使侧支循环建立和开放,致使食管-胃底静脉曲张,在压力升高或静脉壁发生损伤时,曲张静脉破裂出血。食管-胃底静脉曲张可见于约 50%的肝硬化患者,与肝病严重程度密切相关,约 40%的 Child-Pugh A 级患者和 85%的 C 级患者发生静脉曲张。静脉曲张出血的年发生率为 5%～15%,6 周内的病死率可达 20%左右。

（二）门脉高压性胃病

随着急诊内镜的逐步开展,门脉高压性胃病已成为肝硬化合并上消化道出血的第二大病因。门脉高压性胃病的发病机制包括:①持续门静脉高压导致静脉回流受阻,黏膜及黏膜下毛细血管扩张,胃黏膜瘀血水肿,同时营养物质和氧代谢障碍,导致胃黏膜屏障受到破坏、腺上皮变性坏死;②门脉高压使黏膜下血管形成大量的动—静脉短路,致使胃黏膜有效血容量减少,胃黏膜缺血缺氧;③肝硬化常伴有严重的肝功能损害,造成清蛋白合成减少、解毒能力低下、凝血机制障碍,且肝炎病毒本身直接和间接侵害等破坏胃黏膜屏障,降低胃黏膜的修复和防御能力;④多种胃肠道激素及血管活性物质如胃泌素、一氧化氮、肿瘤坏死因子-α等代谢紊乱,加之内毒素血症,导致胃黏膜损伤及胃黏膜屏障破坏。

（三）肝源性溃疡（HU）

肝硬化患者消化性溃疡的发病率明显升高,肝源性溃疡并发上消化道出血亦不容忽视。据报道肝硬化患者肝源性溃疡的发病率可高达30%,门静脉高压是其发病的确切危险因子。肝源性溃疡内镜下特点表现为溃疡面积小、溃疡表浅、多发和薄苔。与单纯的消化性溃疡相比,肝源性溃疡患者的临床症状并不典型,常常没有明显上腹痛且不具有规律性和季节性等特点。

（四）急性胃黏膜病变

急性胃黏膜病变是指各种病因所致的急性胃黏膜广泛性浅表糜烂、出血或表浅性溃疡。肝硬化患者易发生急性胃黏膜病变。肝硬化时常伴有内毒素血症、合并感染时感染作为应激因素均是急性胃黏膜病变的原因。

（五）反流性食管炎

Nebe报道肝硬化腹水患者,食管下端括约肌的功能比无腹水的肝硬化患者及对照组为低,大量腹水时更容易发生食管反流。肝硬化时易发生反流性食管炎,是导致上消化道出血的原因之一。Polish等报道,新近静脉曲张出血的肝硬化患者,内镜检查时有46%患有食管炎,而无出血者仅占15%。

（六）肝功能损害和凝血机制障碍

肝硬化患者由于存在肝功能损害,凝血因子合成减少,加之脾功能亢进,血小板数量及功能下降,此为肝硬化易发生上消化道出血的基础。

（七）其他

少见的病因包括异位静脉曲张如十二指肠静脉曲张破裂出血、贲门黏膜撕裂综合征和胃癌等。

二、内科治疗

对中等量及大量出血的早期治疗措施主要是纠正低血容量休克、止血、防止胃肠道出血相关并发症、监测生命体征和尿量。

（一）一般治疗

卧床休息,保持安静,密切监测患者生命体征,如血压、心率、呼吸、尿量及神志变化,必要时行中心静脉压监测。观察呕血及黑粪情况,定期复查血红蛋白浓度、红细胞计数、血细胞比容与血尿素氮。患者可取平卧位,头偏向一侧,及时清除口、鼻腔分泌物,保持呼吸道通畅,防止血液误吸入气管导致窒息及吸入性肺炎,必要时吸氧。发生呕血或大量出血者需禁食。迅速建立有效的静脉通道,并留取血液标本,交叉配血,为输血做好准备。

（二）补充血容量

1.保持静脉通畅,以便快速补液输血　应尽早恢复血容量,根据出血程度确定扩容量及液体性质,以维持血流动力学稳定并使血红蛋白水平维持在 80g/L 以上。常用液体包括生理盐水、平衡液、血液、代血浆等。需要强调的是,血容量的恢复要谨慎,对于肝硬化门静脉高压的患者,过度输血或输液可能导致门静脉压力升高诱发再出血。对高龄、伴有心肺肾疾病患者,需警惕输液过多过快诱发急性肺水肿。避免仅用氯化钠溶液补足液体,以免加重或加速腹水或其他血管外液体的蓄积。必要时应及时补充悬浮红细胞、血浆、血小板等。

2.输血指征　①收缩压<90mmHg,或较基础收缩压降低幅度>30mmHg;②血红蛋白<70g/L,Hct<0.25(正常男性 0.40~0.50,女性为 0.37~0.48);③心率增快,每分钟>120 次。对肝硬化患者应尽可能输注新鲜血液。

3.血管活性药物的使用　在积极补液的前提下,血压仍不稳定,可以适当选用血管活性药物(如多巴胺)以改善重要脏器的血液灌注。

4.血容量充足的指征　①收缩压 90~120mmHg;②脉搏每分钟<100 次;③尿量>40ml/h,血钠<140mmol/L;④神志清楚或好转、无明显脱水貌。

(三)药物治疗

1.降低门静脉压力药物　包括血管加压素及其类似物、生长抑素及其类似物。血管加压素类药物可明显控制曲张静脉出血,但死亡率未获显著降低,且心脏、血压相关不良反应较多。生长抑素及其类似物能显著改善出血控制率,疗效和死亡率与血管加压素大致相同,但不良反应更少、更轻微。

(1)血管加压素(VP)及其类似物:包括垂体后叶素、血管加压素、特利加压素等,是治疗食管静脉曲张破裂出血的常见药物,通过收缩全身及肠系膜动脉、肝动脉等内脏血管,减少门静脉血流量,降低曲张静脉压力,达到止血的目的。

血管加压素(VP)是从神经垂体(后叶)中提取的 9 肽物质,与分布在血管平滑肌上的特异性 V1 受体结合,激活磷脂酶 C,经肌醇三磷酸通道使胞质内游离 Ca^{2+} 增多,使血管平滑肌收缩、阻力增加。内脏血管收缩致血流量减少,汇入门静脉系统的血流量随之减少,压力下降。VP 还可增加下食管括约肌张力,使食管黏膜下血管丛收缩,降低胃食管侧支循环的血流量。

VP 血浆半衰期 15 分钟,标准用法为静脉持续滴注或泵入,起始剂量 0.2~0.4IU/min,可渐增至 0.8IU/min,再加大剂量只会增加毒性作用而无助于提高疗效。VP 止血成功率 50%~80%,有 30%~50%的患者会发生早期再出血,且不能降低总体病死率。全身不良反应发生率 20%~30%,包括高血压、脑血管意外、心肌缺血或梗死等,为全身血管收缩所致。因此为减少 VP 不良反应,静脉持续使用最高剂量血管加压素的时间不应超过 24 小时,应用目的只是为采取其他有效措施如内镜下治疗等争取时间。

硝酸甘油可扩张门静脉血管,逆转 VP 所引起的门静脉阻力增加,两药联用有协同降门静脉压力作用,也可改善 VP 用药安全性及有效性。1995 年在意大利召开的国际门静脉高压会议上要求 VP 必须与硝酸甘油同时使用。其用法为硝酸甘油舌下含化 0.5mg/30min 或静脉滴注 100μg/min。然而,即使加用硝酸酯类药物,其联合用药的不良反应仍高于特利加压素、生长抑素及其类似物。

垂体后叶素含 VP 和催产素两种成分。1962 年,Merigen 等就报道了静脉注射垂体后叶素治疗食管胃底静脉曲张破裂出血。垂体后叶素用法同血管加压素,0.2~0.4IU/min 连续静脉泵入,最高可加至 0.8IU/min;常联合静脉输入硝酸酯类药物,并保证收缩压>90mmHg。

特利加压素(三甘氨酰赖氨酸加压素)为 VP 的类似物,本身无活性,在体内经氨基肽酶连续作用,其 N 末端的甘氨酰残基脱去,形成具有活性的 VP。本品作用时间持久,生物半衰期达 10 小时,止血成功率优于 VP 或联合硝酸甘油。一次注射的甘氨酰加压素作用时间约为 VP 的 10 倍,其降低门静脉压力的作用与 VP 相似,相对心血管副作用小,不会引起明显的心输出量降和冠状动脉收缩,对凝血机制无影响,止血有效率70%～80%。本药用法为每4小时静脉注射2mg,有效后改为每次1mg,连续使用24～36小时。

(2)生长抑素(SS)及其衍生物:此类药物在出血开始尽可能早应用,对肝硬化门静脉高压性上消化道出血,疗效略高于血管加压素,且不良反应少。目前临床上将其作为治疗食管胃底曲张静脉出血的一线用药,现应用的有两种:

生长抑素是1973年首先从绵羊下丘脑中分离出来的活性多肽,1978年Tyden等报道了SS治疗食管静脉曲张出血的研究结果。SS具有下列治疗作用:①选择性地直接收缩内脏血管平滑肌;②显著降低奇静脉血流量;③抑制胰高糖素、血管活性肠肽等扩血管物质分泌与释放,间接地阻断内脏血管扩张,减少门静脉血流量;③增加下食管括约肌压力,使食管下段静脉丛收缩,曲张静脉血流量下降;④减少肝动脉血流量,降低肝内血管阻力;⑤抑制胃酸、胃蛋白酶和胃泌素分泌,减少胃酸反流消化血凝块中的纤维蛋白,降低早期再出血的危险性;⑥促进胃黏膜生长,促进创面修复愈合;⑦可显著提高单核-吞噬细胞系统的吞噬作用,在一定程度上起到护肝的作用。

SS半衰期2～3分钟,临床应用时首剂250μg静脉推注,再以250μg/h静脉滴注。应用过程中如中断超过5分钟,则应重新推注250μg。一项荟萃分析表明,SS止血成功率约90%,对全身血流动力学影响小,不良反应少见。循证医学证据表明,SS在加倍剂量使用时效果更佳。

奥曲肽是1982年人工合成的8肽SS类似物,降门静脉压力作用机制同SS,半衰期达90分钟,可供皮下、肌内或静脉给药。首次100gμ静脉推注,继以25～50μg/h静脉滴注维持。

SS或奥曲肽在控制出血和早期再出血方面优于VP或联用硝酸甘油,与内镜下硬化剂注射或套扎治疗类似。国外已推荐代替VP作为静脉曲张出血的首选治疗。如出血得到控制可连续应用5天,不需减量直接停药。在应用降低门静脉压力药物时需注意应足量用药,为减少或惧怕不良反应而用药剂量不足不一定能减少不良反应,反而贻误了治疗、抢救时机。

2.抑酸药物　抑酸药物能提高胃内pH,促进血小板聚集和纤维蛋白凝块的形成,避免血凝块过早溶解,有利于止血和预防再出血。临床常用的抑酸药包括质子泵抑制药(PPIs)和H_2受体拮抗药(H_2RA),常用的PPIs包括埃索美拉唑、奥美拉唑、泮托拉唑、兰索拉唑、雷贝拉唑等,常用的H_2RA包括雷尼替丁、法莫替丁等。大量临床资料表明:①PPIs的止血效果显著优于H_2RA,它起效快并可显著降低再出血的发生率;②尽可能早期应用PPIs,内镜检查前应用PPIs可以改善出血病灶的内镜下表现,从而减少内镜下止血的需要;③内镜介入治疗后,应用大剂量PPIs可以降低患者再出血的发生率,并降低病死率;④静脉注射PPIs剂量的选择:推荐大剂量PPIs治疗,如埃索美拉唑80mg静推后,以8mg/h速度持续输注72h,适用于大量出血患者;常规剂量PPIs治疗,如埃索美拉唑40mg静脉输注,每12小时1次。

3.止血药物　止血药物对肝硬化上消化道出血的确切效果未能证实,不作为一线药物使用。对没有凝血功能障碍的患者,应避免滥用此类药物。对有凝血功能障碍者,可静脉注射维生素K_1,每次10mg缓慢静脉注射或肌内注射,每日1～2次,24h内总量不超过40mg;为防止继发性纤溶,可使用止血芳酸、6-氨基己酸等抗纤溶药;止血敏(酚磺乙胺)、立止血等药物能促进凝血、止血,也可应用。局部止血药也有一定的治疗效果,目前常用的局部止血药有:去甲肾上腺素、凝血酶等,去甲肾上腺素局部应用可使局部血管收缩,减少血流量而达到止血目的,凝血酶能促进血凝块形成、加速血液凝固、继而血止。方法:去甲肾上腺素8mg加入冰盐水100ml,凝血酶1000U加入生理盐水100ml,分次口服或从胃管注入,可重复应用。

4.抗生素的应用　活动性出血时常存在胃黏膜和食管黏膜炎性水肿,预防性使用抗生素有助于止血,并可减少早期再出血及感染。抗生素可通过减少再出血及感染提高存活率。因此,对肝硬化急性静脉曲张破裂出血的患者应短期应用抗生素,可使用喹诺酮类抗生素,对喹诺酮类耐药者也可使用头孢类抗生素。

（四）介入治疗

主要用于肝硬化食管-胃底静脉曲张破裂出血药物及内镜治疗效果不佳的患者,对于非静脉曲张性上消化道大出血患者也可采用介入治疗的方法。

1.肝硬化食管-胃底静脉曲张破裂出血的介入治疗

(1)经颈静脉肝内门-体静脉支架分流术(TIPS):能在短期内明显降低门静脉压,因此推荐用于治疗门静脉高压和食管-胃底静脉曲张破裂出血。TIPS对急诊静脉曲张破裂出血的即刻止血成功率可达90%～99%,但其中远期(≥1年)疗效尚不十分满意。适应证包括食管-胃底静脉曲张破裂大出血非手术治疗(药物、内镜下治疗等)效果不佳;外科手术后再发静脉曲张破裂出血;终末期肝病等待肝移植术期间静脉曲张破裂出血等待处理。

(2)其他介入疗法:经球囊导管阻塞下逆行闭塞静脉曲张术(BORTO)、脾动脉栓塞术、经皮经肝曲张静脉栓塞术(PTVE)等。

2.肝硬化非静脉曲张性上消化道大出血　可考虑选择性血管造影明确出血原因和部位,必要时行栓塞止血治疗。

(柯昌征)

第七节　肝硬化外科治疗

一、降低门静脉压力

从治疗方式上分,门脉高压症的治疗方法主要有药物、内镜和手术三大类。虽然手术对静脉曲张出血的止血效果明显,止血率可达95%以上,但手术方式对患者的创伤较大,而且术后常并发脑病、肝衰竭等严重并发症,甚至导致患者死亡。所以,目前的研究认为不主张行预防性手术来降低门静脉压力,因此手术治疗并不是门高压静脉曲张,尤其是无出血史的静脉曲张的首选治疗方式。内镜治疗与药物治疗相比,前者不能降低门静脉压力,对其他门高压并发症也没有治疗作用。因此,从理论上说,在降低门静脉压力方面,药物治疗有其他治疗无法替代的优越性。

治疗门脉高压的理想药物应该既能降低肝内阻力,又能维持或增加肝脏血流量,在扩张肝脏血管的同时,应避免全身内脏血管的扩张,并能减少肝纤维化及保护肝功能。但目前尚无如此理想的药物。

二、食管-胃底静脉曲张出血治疗

门静脉与腔静脉之间有四个交通支。分别为:胃底-食管下段交通支、直肠下端-肛管交通支、腹壁交通支、腹膜后交通支。在这四个交通支中,最主要的是胃底-食管下段交通支。这些交通支在正常情况下都很细小,血流量都很少。当门静脉高压发生时,这四个交通支的扩张由于正常的肝内门静脉通路受阻,门静脉又无静脉瓣,上述的四个交通支大量开放,并扩张、扭曲形成静脉曲张。在扩张的交通支中最有意义的都是在食管下段、胃底形成的曲张静脉。它离门静脉主干和腔静脉最近,压力差最大,因而受门静脉高压的影响也最早、最显著。该处曲张静脉破裂常导致致命性的大出血。食管-胃底曲张静脉破裂出血是门脉高压最突出也是首先需要面对的问题。

门静脉压力升高导致曲张的食管-胃底静脉血管破裂可发现急性大出血,呕吐鲜红色血液,一般情况下采用药物或者内镜即可达到止血的作用,由于肝功能损伤引起凝血功能损害、脾功能亢进引起血小板减少,故出血不易止住,当面对一些出血迅猛、内镜无法操作的患者而言,往往需要急诊手术进行止血处理。目前大多数专家比较赞成采用手术进行治疗,因此处理门脉高压食管-胃底静脉破裂出血外科治疗显得尤为重要。

【急症外科处理】

无论何种外科治疗,对于门脉高压患者,术前抽血化验、影像学检查、积极补液输血抗休克、术中备有足量血液等相关术前准备,当然获取患者家属同意外科治疗也是非常重要的,在这我们不再赘述。

(一)急症断流术

该手术具有操作简单,对肝功能要求低,术后肝性脑病发生率低,止血率较高、手术病死率及并发症率低、术后生存质量高、操作较简单等优点。但对处理高位食管支和异位高位食管支要求较高,术后有一定的再出血率(10%)。该手术优点多,手术简单,易于在基层医院展开,故给予详细叙述。

1.切口的选择,手术切口常见左上腹做一"L"形切口、上腹部正中切口,切除剑突、"∧"字形切口,目前手术切口选择左侧肋缘下斜切口(如再行分流术腹腔粘连影响较小,做腹部切口时尽量保留脐静脉及侧支,保护脾静脉与后腹壁的交通支,若有大网膜等与腹壁形成的侧支也尽量保留)。

2.对腹部进行探查,结束后将患者胃结肠韧带小心打开,然后从胃的中远端约1/3的位置开始分离并切断近端胃大弯侧血管,最后在胰尾上缘经脾动脉游离出来并结扎。患者的脾脏在手术过程中均被切除,直接切除脾脏有利于手术操作,减少手术时间;另一方面以上患者均存在脾脏功能亢进,切除脾脏可缓解患者脾脏亢进症状,还可改善患者凝血功能和肝脏功能。

3.术中探查进一步确定诊断,游离上半胃,完全离断结扎胃短静脉,后沿小弯侧缝扎冠状静脉的胃支、食管支、高位食管支或异位食管支及伴行动脉,缝扎至贲门以上食管约7cm。同时缝扎术中可见到的曲张静脉。缝扎方法全部可采用prolene线连续缝扎法并丝线双重缝扎法,即采用4-0 prolene线沿胃小弯连续缝扎,并在胃壁或食管曲张静脉两端取7号丝线双重缝扎,间距0.8～1.0cm。缝扎时注意把握好进针深度,以免穿入胃腔,术后出现胃瘘等并发症。

4.术后常规查血常规、血凝、血生化,应用生长抑素、止血药物、抗炎、抑制胃酸等药物,注意检测患者血凝、血小板及白蛋白,有条件者给予足量白蛋白,无条件者根据病情给予适量血浆,补充白蛋白与调节血凝。

5.术后再次出血给予内科治疗,常规行胃镜;若出血不止,必要时再次手术。

(二)急症分流术

急症手术宜采取贲门周围血管离断术,该术式优点以上已给予叙述。分流术适合用于Child A、B级患者,日常所遇患者病情复杂,出血量大而急,血凝较差,出现肝性脑病风险性较大,故分流术以择期常见,在此不再讨论。

【择期外科处理】

(一)择期断流术

择期断流术中以脾切除+贲门周围血管离断术最为有效,以上文章已经较为详细的描述,对于食管、胃底周围曲张静脉的处理,每个人都有不同的结扎、缝合处理方式,不再赘述。值得指出的是,选择自己最熟悉的手术方式,可以有效地降低手术风险及手术时间,对于手术后并发症的处理相对来讲也是得心应手。

(二)择期分流术

分流术可分为非选择性和选择性门体分流术,各种术式复杂,本文主要描述以下三种分流术:门腔静脉分流术、脾肾静脉分流术和肠系膜上静脉下腔静脉分流术。

1.门腔静脉分流术又分:

(1)大口径的门腔静脉侧侧分流术和端侧分流术:术后使高压的门静脉分流到低压的体静脉系统,降低了门静脉系统的压力而达到控制出血的目的。非选择性门体分流术治疗食管胃底静脉曲张破裂出血效果好,但门静脉血中含有肝营养因子,其丢失可造成肝细胞再生障碍,某些毒性物质可绕过肝脏直接作用于脑组织,故术后肝性脑病发生率高达30%～50%。可影响患者生存质量,且引起肝衰竭。此手术破坏了第1肝门结构,为日后肝移植造成技术上的困难,门腔静脉分流术与传统药物治疗的随机对比研究发现,手术组的生存率无明显提高。

(2)限制性门腔静脉分流术:全门体静脉分流术已逐渐被摈弃,而改做限制性门腔静脉分流术,其目的是充分降低门静脉压力,制止食管胃底静脉出血,同时保证部分入肝血流。代表术式有:限制性门腔静脉分流和门-腔静脉桥式(H形)分流。

2.脾肾静脉分流术　该术式门体静脉分流适中,仍有相当量的门脉血供入肝,术后肝性脑病发生率低。由于吻合口小,静脉易扭曲,吻合口闭塞率高达25%～50%。而手术野显露差,操作难度大,该术式在国内应用较多,国外很少应用,认为术后肝性脑病发生率并不低于门腔静脉端侧分流术。

3.肠系膜上静脉、下腔静脉分流术　该术式有端侧、侧侧和"H"形架桥多种方法吻合。适用于脾静脉条件不好,脾门粘连难以分离、门静脉闭塞或曾行脾切除者。该术式避开了门静脉主干。与限制性门-腔静脉分流相似,其分流量较小,对于肝脏门静脉血供影响较小,术后肝性脑病发生率及远期存活率较好,当遇到肠系膜上静脉有明显炎症,静脉周围粘连等,静脉解剖条件所限,不适合这种分流术。

【腹腔镜外科技术】

鉴于腹腔镜技术及器械的快速发展与普及,使腹腔镜断流术成为可能。国内郑树国和鲁建国等也相继报道了腹腔镜贲门周围血管离断术治疗门静脉高压症,与传统开腹手术比较,腹腔镜手术具有创伤小、出血少、术后恢复快等显著优点。这是目前国内外的门静脉高压症外科治疗的重要发展趋势,应予重视。

【肝移植】

肝移植治疗终末期肝病应用前景广阔。肝移植治疗终末期肝硬化门静脉高压症患者的长期疗效明显优于其他治疗方式,5年生存率可达70%～80%。但尽管如此,鉴于我国慢性肝患者口众多、肝源短缺、等待时间长、费用昂贵等情况,且有相当一部分治疗患者已处于HBV病毒复制期,术后应用免疫抑制剂可能导致乙型病毒性肝炎迅速复发等问题,有待于进一步研究解决。

回顾我国门静脉高压症治疗的历史,尽管取得了一系列巨大的成就,挽救了许多患者的生命,但仍有诸多问题亟待解决。一是我国地域辽阔,门静脉高压症的病因各有不同,对断流术与分流手术孰优孰劣南北各家长期存在着明显分歧与争议。二是缺乏符合我国国情的门静脉高压症外科治疗共识或指南;基于我国与国外门静脉高压症的致病因素、种族、个体差异等不同,国外的门静脉高压症治疗指南并不完全适合于国人。三是我国目前的相关研究大多基于各自的临床经验,尚缺乏基于循证医学研究的数据和证据。为此,我们必须在继承经典基础上谋求创新发展,在临床上开展多中心、大样本和前瞻性随机对照试验。通过科学、详细的数据分析,汲取国外指南的精华,进行循证研究,旨在总结出高证据级别的国人门静脉外科治疗的经验,形成预防性治疗—初次出血治疗—控制复发—并发症治疗的阶梯性治疗模式;制定出符合国人的门静脉高压症治疗共识和指南,形成统一规范。特别注意门静脉高压症患者病因、肝功能分级、门静脉血流动力学状态、曲张静脉严重程度以及并发症的差异,决定其治疗不可能千篇一律,单一模式,必须综合考虑,采取不同治疗方式或组合,包括联合手术、内镜、介入及药物治疗等综合措施。

(柯昌征)

第八节　肝硬化并发症诊断、鉴别诊断与治疗

一、肝性脑病

肝性脑病(HE)旧称肝性昏迷,系急性或慢性肝衰竭或门体静脉分流所引起的中枢神经系统功能紊乱,其主要临床表现为人格改变、行为异常、意识障碍及昏迷。轻微肝性脑病常无临床症状,但神经心理试验有异常,既往所称的肝性昏迷仅是肝性脑病中程度严重的一级,并不能代表肝性脑病的全部。肝性脑病是肝衰竭患者常见并发症及死亡原因之一,尤其是急性肝衰竭患者病情易进展为脑水肿、颅内高压。

【临床表现与诊断】

(一)临床表现与分级

目前我国应用最广泛的肝性脑病分级标准仍是 2001 年美国胃肠病学会实践标准委员会发布的 West-Haven 标准。将肝性脑病从轻到重分为 0 级到 4 级五个等级,其中 0 级没有能察觉的人格或行为变化,亦无扑翼样震颤,相当于轻微型肝性脑病(MHE),轻微的脑功能不良而无法通过标准的临床检查发现,它的特征性表现是运动功能和注意力有缺陷,需要通过神经心理或神经生理测试发现异常。

(二)辅助检查

具有严重的肝功能障碍,血氨异常升高,神经生理学测试(包括脑电图、脑诱发电位),神经心理学测试(数字连接试验、轨迹描绘试验、数字符号试验等),影像学检查(头颅 CT、MRI、磁共振质谱分析、功能 MRI 等)。

(三)诊断

参照 2013 重庆《中国肝性脑病诊治共识意见》(表 5-2)诊断要点:①具有急性肝衰竭、肝硬化和/或广泛门-体分流病史、神经精神异常的表现及血氨测定等辅助检查,并排除其他神经精神异常。②可以采用 West-Haven 分级法对肝性脑病分级,对 3 级以上者可进一步采用 Glasgow 昏迷量表评估昏迷程度。③轻微型肝性脑病的诊断则依据肝性脑病心理学评分(PHES),其中数字连接试验(NCT)A 及数码符号试验(DST)两项均阳性即可诊断轻微型肝性脑病。

表 5-2　肝性脑病临床表现与分级

分级	临床表现要点
0	意识、智力、人格或行为方面无异常,无扑翼样震颤,神经心理生理学测试异常
1	轻微感知力减退,欣快或抑郁、焦虑,性格改变,睡眠节律改变,注意力不集中,可引出扑翼样震颤
2	倦怠或淡漠,轻度定向异常(时间和空间定向),轻微人格改变,行为错乱,语言不清,减法计算能力异常,容易引出扑翼样震颤
3	嗜睡到半昏迷,但是对语言刺激有反应,意识模糊,明显的定向障碍,思维混乱,对话能力丧失,扑翼样震颤可能无法引出
4	昏迷(对语言和强刺激无反应)

【治疗】

(一)去除诱因

对于 C 型肝性脑病来说,大部分肝性脑病有一定的诱发因素,而去除诱因后肝性脑病常能自行缓解。

常见的诱因为感染(如自发性腹膜炎、肺炎、尿路感染及血流感染),利尿剂使用及电解质、酸碱平衡紊乱,消化道出血,腹腔穿刺放液术,高蛋白饮食及便秘,中枢神经系统抑制药物使用(如镇静安眠药)。B 型肝性脑病,高蛋白饮食及便秘是其主要的诱因。A 型肝性脑病,通常缺乏明确的诱发因素,肝性脑病程度重,易出现脑水肿、颅高压、深昏迷。因此,针对肝性脑病的基础治疗为预防和控制各种感染;维持水、电解质及酸碱平衡;控制饮食中蛋白质;保证足够的能量、维生素及微量元素供给;预防和及时处理消化道出血;避免使用可能诱发和加重肝性脑病的药物,如镇静安眠药物;抑制肠道细菌的过度繁殖;清洁与酸化肠道,保持大便通畅。

(二)营养支持治疗

2006 年欧洲肠内肠外营养学会(ESPEN)制定的肝病肠内营养指南推荐的给予总热量 35kcal/(kg·d),蛋白质的摄入量为 1.2~1.5kcal/(kg·d)。2013 年肝性脑病与氮代谢国际会议(ISHEN)专家共识认为,肝硬化伴有肝性脑病患者每天需要的热量为 25~40kcal/(kg·d),需要摄入的食物蛋白质为 1.0~1.5kcal/(kg·d),以植物蛋白质和奶类蛋白质为主,每天至少摄入 25~45g 植物纤维,另应适当补充微量元素和多种维生素。有关肝性脑病患者限制蛋白质的过量摄入一直被认为是预防和治疗肝性脑病的基础治疗。虽然限制蛋白质摄入可减少肠道氨的生成和吸收,但长期负氮平衡必然导致营养不良,导致病情加重。而保证足够的能量,能减少机体蛋白质的分解代谢,减少内源性氨的生成。目前认为对于Ⅰ~Ⅱ度肝性脑病,蛋白质控制在 20~40g/d,以植物或乳类蛋白质为主,同时酸化肠道减少肠道中氨的吸收,并避免便秘。Ⅲ~Ⅳ度肝性脑病,暂禁食蛋白质,以糖类为主要热量来源,并加以支链氨基酸制剂。为保持氮平衡,患者苏醒后可逐渐恢复蛋白质饮食,开始时先给予 20g/d 蛋白质,每 3~5 天增加 10g,最后逐步增加至 40~60g/d。

(三)减少肠道氨源性毒素的合成与吸收

口服不吸收双糖(乳果糖、乳梨糖)能酸化肠道,减少氨的形成与吸收;其导泻作用能促进肠内含氮毒性物质的排泄;酸化肠道后能促进乳酸杆菌等有益菌大量繁殖,抑制产氨细菌的生长。

肠道微生态制剂可抑制产生尿素酶细菌的生长,减少氨等其他有毒物质的合成与吸收。

口服肠道不易吸收的抗生素能有效抑制肠道产尿素酶的细菌,减少肠道氨的生成。目前最具有治疗前景的抗生素为利福昔明(400mg,3 次/d)。新霉素、甲硝唑等抗生素因有潜在的毒性及导致耐药菌出现的危险,目前都已不主张使用。

导泻清洁肠道,对于消化道出血和便秘诱发的肝性脑病最有益,能排除淤血,酸化肠道,减少氨等毒素的吸收。

(四)促进体内氨的清除

门冬氨酸鸟氨酸,提供尿素和谷氨酰胺合成的反应底物鸟氨酸和门冬氨酸,从而清除血氨。每日 20~40g。精氨酸、谷氨酸钾、谷氨酸钠等药物临床作用有限,循证学依据不足,临床已很少使用,但其有助于纠正酸碱平衡,谷氨酸钾尚可补充钾离子。

(五)拮抗假性神经递质

支链氨基酸可纠正氨基酸代谢不平衡,抑制大脑中假性神经递质的形成,同时提供能量,改善负氮平衡。调节神经递质的药物有氟马西尼(0.3~0.6mg/次,静脉注射),为苯二氮䓬类受体拮抗剂,可以逆转苯二氮䓬衍生物引起的神经传导抑制,对部分肝性脑病患者有利。理论上纳洛酮、溴隐亭、左旋多巴、L-肉碱能调节神经递质,治疗 HE 是可行的,但缺少循证学依据支持,不常规推荐应用于临床。

(六)急性肝衰竭肝性脑病治疗

急性肝衰竭肝性脑病进展迅速,患者常进入Ⅲ~Ⅳ度肝性脑病,深昏迷,脑水肿、颅高压,易出现脑疝,预后凶险。

1.ICU 监护　密切监测心率、血压、氧和等生命体征；监测血糖；常规留置导尿，注意尿量；维持水、电解质酸碱；密切观测瞳孔、肌张力情况；常规留置胃管，床头抬高 30°，预防反流误吸；肝性脑病Ⅲ度以上，建议气管插管，呼吸机辅助通气，预防呼吸骤停；维持平均动脉压 75mmHg，保证脑灌注。

2.密切监测脑水肿和颅内高压　国外均推荐使用颅内压(ICP)监测，国内由于技术难度高及护理复杂尚难普及。注意低血压、低血糖、低血钠、低氧血症、代谢性酸中毒、高乳酸、败血症等会促进脑水肿的发生。此外，感染和肝性脑病进展之间存在密切联系，积极控制感染。烦躁亦会加重脑缺氧，加重脑水肿，应积极镇静治疗，丙泊酚、右美托咪定等镇静，注意镇静治疗能引起血压下降，必要时扩容、去甲肾上腺素升压治疗。有癫痫、肌阵挛发生时，予以苯巴比妥或苯妥英钠拮抗，不推荐预防使用。

3.降颅内压和脑水肿　颅内高压主要是颅内水的总量增加，脑水肿的主要病理生理是细胞水肿。主要特征是星状胶质细胞肿胀。甘露醇脱水降颅压，0.5～1mg/kg 快速滴注(15～20 分钟内)，必要时每隔 4～6 小时重复使用；适当提高血钠浓度至 145～150mmol/L，有助改善脑水肿；低温疗法，30～32℃，降低脑代谢，减少氨进入脑内，稳定脑血流，但低温可导致感染高发。过度通气治疗短暂有效，因低碳酸血症可诱导毛细血管前括约肌收缩，减少脑血流、降低颅内压。

4.降血氨药物　氨在颅内高压、脑水肿中起了重要的作用。C 型肝性脑病中，乳果糖、门冬氨酸鸟氨酸、支链氨基酸、酸化肠道导泻及肠道不吸收抗生素的应用能降低血氨、改善肝性脑病的进展，但是在急性肝衰竭脑水肿、颅高压治疗中，上述药物无循证学依据支持有效。

5.人工肝血液净化治疗　血液净化治疗是除紧急肝移植外最能有效治疗急性肝衰竭脑水肿、颅高压患者的措施。常规治疗为血浆置换(PE)＋持续性血液透析滤过(CVVHDF)治疗。禁忌单纯 PE，而无 CVVHDF 序贯治疗。单纯 PE 仅能改善凝血功能及去除部分血浆中的毒素，且治疗时间段短，快速清除白蛋白结合毒素，血浆渗透压下降，易出现透析失衡综合征，加重脑水肿。另外置换的血浆含大量的枸橼酸，易出现酸碱平衡紊乱，促进肝性脑病进展；置换血浆含有保存液，较原有自身废血浆渗透压低，大剂量置换后血液渗透压下降，加重脑水肿；另外血浆置换时间短，无法清除血管外的细胞内外液的众多水溶性毒素，停止治疗后，即刻反弹。而采用 PE＋CVVHDF，不仅改善凝血功能，清除血浆白蛋白结合毒素，同时由于序贯 CVVHDF 治疗，一方面可缓慢清除血氨、印鲹氨、γ-氨基丁酸、芳香族氨基酸等水溶性的中小分子量的毒性物质，同时可达到血管内外、细胞内外毒素的平衡，避免因渗透压不平衡而加重脑水肿；另一方面 CVVHDF 治疗可清除内毒素、炎症因子、细胞因子，也能清除一氧化氮等血管活性物质，继而稳定血流动力学，稳定脑灌注，减少脑缺血发生。

血浆滤过透析(PDF)治疗实际上是 CVVHDF 后稀释法的延伸，只不过是将血滤器换成选择性血浆分离器，后稀释液补充的是新鲜冰冻血浆，连续进行 6～8 小时或更长时间。既能有效清除大分子的蛋白结合毒素和补充凝血因子，同时也能清除中小分子的水溶性毒素，适于合并肾衰、脑水肿的人工肝支持治疗的患者。CVVHDF 与 PE 结合起来，可以相得益彰，互相弥补缺陷，发挥各自优势，尚可减少治疗时间及节省治疗费用，是理想的人工肝联合治疗模式。

不论 PE＋CVVHDF 或 PDF 治疗均能改善急性肝衰竭患者脑水肿、颅高压的病情，稳定血流动力学，改善急性肝衰竭患者的预后。部分患者安全过渡至紧急肝移植治疗，部分患者能等待肝细胞再生修复，改善肝功能，痊愈出院。

6.肝移植　肝性脑病的严重性是紧急肝移植治疗非常重要的一个指征，通常都能挽救急性肝衰竭患者生命，但注意长时间脑水肿、颅高压可引起大脑永久性损害，即使肝移植也不能恢复脑功能。

二、并发感染的鉴别诊断与治疗

【肝硬化合并败血症】

败血症是致病菌或条件致病菌侵入血液循环,在其中生长繁殖、产生毒素而引起的急性全身炎症反应综合征。临床表现为急性起病,有寒战、发热、严重毒血症状、皮疹瘀点、肝脾大和白细胞数增高等,严重者可出现急性器官功能衰竭,病情进一步加重后可发展为感染性休克、弥散性血管内凝血(DIC)和多器官衰竭。

败血症是一种严重的血流感染,即使给予适当的抗菌药物治疗,病死率仍高。因免疫力下降、接受侵入性诊治等原因,肝硬化患者更易并发败血症。在肝硬化住院患者中,败血症的并发率在2%～5%,且病死率显著高于非肝硬化患者,其发生率随病情严重程度递增,失代偿期患者败血症发生率明显高于代偿期。国外研究显示,约有70%的肝硬化住院患者曾有血流感染,并发菌血症的发病率约在12%,并发脓毒血症及败血症的比例约为40%,而在全部肝硬化患者中(包括院外感染)并发脓毒血症及败血症的比例约为21%。

(一)临床表现和实验室检查

肝硬化并发败血症临床症状与一般败血症的常见表现相似。绝大部分患者急性起病,首先出现寒战、高热,热型多样,可表现为弛张热及间歇热等表现,体温一般高于38℃。在部分肝硬化晚期、免疫功能明显障碍及有激素使用史的患者中,也可见出现持续低热的情况。值得注意的是,有研究统计表明,以肝性昏迷、腹泻等缓慢起病的病例也不在少数,临床上需要加强警惕。另外,金黄色葡萄球菌败血症时咳嗽、咳痰、肺部啰音、咽痛、关节酸痛、皮疹也较常见,由于毛细血管损害,皮肤黏膜可见出血点,脾脏常因反应性单核巨噬细胞增生活跃而肿大,伴有中毒性肝炎者可使黄疸加重。而血液循环中的大量金黄色葡萄球菌播散于全身组织,在局部生长繁殖并形成多发性脓肿。

各类毒血症状、消化道症状也是常见的临床表现。患者可表现为疲劳、食欲减退、头痛、谵妄、意识不清、神经精神症状,同时伴有厌食、腹痛、腹泻等。考虑到肝硬化疾病本身就可存在以上症状,故需对其加强分析鉴别,避免混淆与误诊。此外,对于稳定期患者突然出现病情反复、肝功能恶化,也要高度警惕出现败血症可能。

肝硬化并发败血症重症患者可出现休克,发生率为15%～43%。主要是由于病原大量繁殖、释放内毒素激活人体体液和细胞介导的反应系统,产生各种炎性介质和生物活性物质,使血流动力学发生急剧变化,导致循环衰竭。同时肝硬化患者体液分布异常、长期营养不良、有效循环血量原发性不足、感染后出现腹泻均是出现休克的高危因素。出现休克后还常常进一步并发肝肾综合征、肝性脑病等严重并发症。

白细胞总数大多显著增高,达$(10\sim30)\times10^9/L$,中性粒细胞百分比增高,多在80%以上,可出现明显的核左移及细胞内中毒颗粒。对于肝硬化失代偿期、脾功能亢进的患者,可见白细胞总数和中性粒细胞比例可较既往水平明显升高。不过在严重感染患者中,也可存在感染后骨髓抑制可能,从而出现白细胞明显下降,但中性粒细胞多数增高。肝功能、凝血指标也可随着病情变化有所改变。

血培养阳性是确诊的主要依据,为获得较高的阳性率,应尽可能在抗生素使用之前及寒战、高热时采集标本,反复多次送检,每次采血5～10ml。

目前针对感染出现了一些新的诊断指标如降钙素原、实时PCR(RT-PCR)等,对败血症的诊断也有参考意义,但降钙素原对抗生素选择意义不大。对于休克、其他器官损伤,需依据相关检查发现诊断。

(二)诊断标准

具备以下前3项中的1项加上第4项即可确诊:①畏寒发热;②中毒性休克;③外周血白细胞及中性粒

细胞增高或明显减少;④血或骨髓病原菌培养阳性。

（三）鉴别诊断

1.高热伴寒战者　应与下列疾病鉴别:

(1)疟疾:间日疟为规则的间日发作高热、寒战与大汗以及明显的间歇缓解期。恶性疟的发热寒战多不规则,但白细胞总数与中性粒细胞均不高,在血液涂片或骨髓涂片中查到疟原虫。

(2)急性肾盂肾炎:可有高热与寒战,但常有腰痛与肾区叩痛,尿中可查到白细胞与脓细胞。尿培养有病原菌生长,但血培养为阴性。

(3)化脓性胆管炎:虽有高热、寒战,但常有胆绞痛史,患者有黄疸,血清直接胆红素增高,Murphy's征阳性,血培养阴性。

上述两种情况,如血培养有病原菌生长,则说明已经并发了败血症。

2.高热与白细胞显著增高者　应与下列疾病鉴别:

(1)与由于其他原因引起的败血症鉴别:如感染性休克、外伤或感染所致败血症、大叶性肺炎伴败血症、血液病并发败血症等。

(2)流行性脑膜炎:急性高热、头剧痛、呕吐、颈强直、凯尔尼格征阳性。皮肤多有瘀血与瘀斑。脑积液呈脓性,涂片可查到革兰阴性双球菌,血培养也可有该菌生长。

(3)流行性乙型脑炎:急性高热、意识障碍、轻度脑膜刺激征、脑脊液为非化脓性,其中性粒细胞轻度增高。

(4)流行性出血热:有地区性、季节性,先出现发热,数日后退热,但症状反加重,出现低血压-休克期,继而少尿期、多尿期。早期呈酒醉面貌,皮肤黏膜出血点,结膜水肿,蛋白尿,白细胞与中性粒细胞显著增高,血培养无病原菌生长。

(5)变应性亚败血症:原因不明,可能与免疫功能改变有关。发热可持续数月之久,但全身中毒症状不明显,且可有缓解期。皮疹彩喷反复短暂出现,多次血培养均阴性。抗生素治疗无效。吲哚美辛(消炎痛)类药物可有一定效果。肾上腺皮质激素治疗有效。

3.高热伴白细胞减低的鉴别

(1)伤寒与副伤寒:起病较缓缓,发热多呈梯形上升,1周后呈持续高热,可有玫瑰疹,听力减退,白细胞显著减低。肥达反应阳性,血、尿或骨髓培养可有伤寒或副伤寒杆菌生长。

(2)急性粟粒性肺结核:起病较缓,持续高热,血培养阴性。起病2周后X线片上可见粟粒性肺结核影像。

(3)恶性组织细胞增多症:持续发热,多呈弛张热或不规则热,经久不退,常出现贫血、消瘦、白细胞减少、多次血培养阴性。抗生素治疗无效。血液和骨髓涂片,淋巴结活检发现恶性组织细胞而确诊。

（四）治疗

肝硬化并发败血症时病情可急剧加重,诱发肝脏及其他脏器功能衰竭,是导致患者死亡的重要原因之一。因此,必须遵循早发现、早诊断、早治疗的原则,积极加以救治。肝硬化原发病并发败血症的关键是有效的抗感染药物使用,除此之外改善肝功能、并发症防治、对症支持治疗也不可或缺。

1.一般和对症治疗　注意供给能量,加强营养,支持器官功能,及时纠正水与电解质紊乱,保持酸碱平衡,维持内环境稳定,加强护理,注意防止继发性肺炎,泌尿系感染及压疮等。

2.抗感染治疗　早期合理使用抗生素可以显著提高肝硬化并发败血症患者的生存率,有证据表明每延误治疗1小时,患者生存率就会下降7.6%。各地根据耐药情况早期经验性选用合理抗菌药物之后,也要积极完善病原菌检查并根据结果调整用药。另外,考虑到肝硬化患者特殊的病理状态,药物选用也要充分考虑肝脏功能,避免对影响药代动力学或对肝脏产生不良反应。

3.常用抗感染药物

(1)青霉素类:主要作用于革兰阳性细菌的药物,广谱青霉素抗菌谱除革兰阳性菌外,还包括对部分肠杆菌科细菌有抗菌活性。哌拉西林、阿洛西林、美洛西林对多数革兰阴性杆菌包括铜绿假单胞菌具抗菌活性。虽然大部分青霉素肝肾毒性较小,但在严重肝病时仍需严密观测肝功能变化,特别是美洛西林,其在肝肾功能严重不全及凝血异常患者需慎用。

(2)头孢霉素类:头孢菌素可分为三代,第一代主要用于革兰阳性菌和某些革兰阴性菌的感染;第二代抗菌谱较第一代广,对革兰阴性菌的作用较强,但对肠杆菌属和铜绿假单胞菌的活性较差;第三代对革兰阴性菌的活性甚强。大多数头孢菌素类药物主要经由肾脏排泄,但对于中度以上肝功能不全者头孢哌酮、头孢曲松可能需要调整剂量,另外也需警惕头孢哌酮的出血风险。

(3)头霉素、单环 β-内酰胺类:主要包括头孢西丁、头孢美唑、氨曲南。头孢西丁高剂量使用时可能出现转氨酶升高,头孢美唑则存在出血风险,氨曲南易为 ESBLs 水解失活。

(4)β 内酰胺酶抑制剂复方制剂:适用于产 β 内酰胺酶的大肠埃希菌、肺炎克雷白菌等肠杆菌科细菌、铜绿假单胞菌和拟杆菌属等厌氧菌所致的各种严重感染。需要警惕的是,此类药物不推荐用于新生儿,且哌拉西林/三唑巴坦不推荐用于儿童患者,同时头孢哌酮/舒巴坦使用后要注意出血风险,需补充维生素 K_1。

(5)碳青霉烯类:对各种革兰阳性球菌、革兰阴性杆菌(包括铜绿假单胞菌)和多数厌氧菌具强大抗菌活性,对多数 β 内酰胺酶高度稳定,但对甲氧西林耐药葡萄球菌和嗜麦芽窄食单胞菌等抗菌作用差。不过对于此类超广谱抗生素使用,需警惕二重感染风险。

(6)喹诺酮类:大部分由肾排出,口服吸收良好,环丙沙星、左氧氟沙星对大肠埃希菌有一定疗效。但喹诺酮类药物在我国的耐药率较高,故需密切关注本地区药敏趋势。

(7)氨基糖苷类:对肠杆菌科细菌和铜绿假单胞菌等革兰阴性杆菌具强大抗菌活性,对葡萄球菌属亦有良好作用者,但不宜单用,需联合使用,同时联用时要警惕肾毒性加重风险。

(8)耐甲氧西林金黄色葡萄球菌(MRSA)的治疗药物万古霉素(去甲万古)作为 MRSA 首选药物临床效果显著且能穿透大多数组织,但该药对肝肾有一定毒性,使用时需进行血药浓度监测。替考拉宁具有较低的肾毒性且半衰期长,替考拉宁对耐万古霉素的肠球菌有效。利奈唑胺是一种全新类别的噁唑烷酮类合成抗菌药物,可口服给药且口服吸收快速、完全,组织穿透力强,轻至中度肝功能不全患者无须调整剂量。替加环素作为新型的广谱抗生素,对有抗药性的耐甲氧西林金黄色葡萄球菌也有活性且肝肾毒性更小,但因在血流中药物浓度都比较低,故仅在没有其他敏感药物可选或不能耐受其他有效药物的情况下酌情使用。

4.中毒性休克　在肝硬化并发大肠埃希菌败血症患者中,需密切关注血压、心率等生命体征,警惕休克出现。一旦出现有休克迹象,需立即抗休克治疗。

5.其他并发症防治　肝硬化患者一旦并发败血症,极易进一步出现肝性脑病、消化道出血、肝肾综合征等严重肝病并发症,故要加强病情观察、及时对症处理。

(五)预防

1.控制传染源　谨慎选择侵入性诊治手段,对于各类导管需严格无菌操作并做到定期更换。如出现感染,需及时去除相关导管并对导管进行培养。加强感染患者的适当隔离,避免交叉感染后感染扩散。避免抗生素滥用,防止耐药菌出现。

2.切断传播途径　加强医务人员手卫生,同时也需加强患者及家属的健康宣教。

3.完善医院病原菌及耐药监测　建立医院完善的院内感染监控制度,定期发布本医院病原菌谱及耐药情况,指导临床合理用药。

【肝硬化合并间发感染】

肝硬化患者因其免疫功能障碍、长期住院等原因,容易出现间发感染,感染是肝硬化患者常见的并发症,也是引起死亡最多的并发症之一。非肝硬化住院患者感染率(包括院前感染和院内感染)5%～7%,而肝硬化住院患者的感染率高达32%～34%,如果肝硬化患者的肠道受损,感染率高达45%,有30%的肝硬化患者因感染导致死亡。泌尿系统感染、呼吸道感染、肠道感染是除外败血症、原发性腹膜炎之外的常见感染类型,也是加重病情、影响预后的重要因素。

肝硬化合并间发感染的高危因素包括:年龄、白蛋白水平、住院时间、侵入性操作、有无并发症、预防性应用抗菌药物。

(一)泌尿系感染

泌尿系感染在肝硬化住院患者中发生率在20%左右,国内外数据基本相似,在肝硬化患者感染中排在前四位,是其他患者发生率的2倍。女性患者发生细菌性尿路感染概率是男性的4倍。与一般认识不同的是,有国外研究表明,尿路细菌感染并不增加败血症、SBP和其他感染危险;且肝硬化后首先并发尿路感染与并发其他感染后继发尿路感染的发生率无显著差异,表明其与肝脏疾病严重程度无关,而与性别和糖尿病高度相关,这些都与肝硬化患者其他感染不同。

1.临床表现　泌尿系感染临床表现按具体部位不同分为以下几种:

(1)膀胱炎:通常指下尿路感染。成年妇女膀胱炎主要表现是尿路刺激,即尿频、尿急、尿痛,白细胞尿,偶可有血尿,甚至肉眼血尿,膀胱区可有不适。一般无明显的全身感染症状,但少数患者可有腰痛,低热(一般不超过38℃),白细胞计数常不增高。

(2)肾盂肾炎:①泌尿系统症状:尿频、尿急、尿痛等膀胱刺激征,腰痛和/或下腹部痛;②全身症状:寒战、发热、头痛、恶心、呕吐、食欲减退等,常伴有血白细胞计数升高和血沉增快。

2.诊断和治疗　诊断要点主要包括临床表现、尿液、血液常规检查、尿液菌落计数和培养。根据是否存在尿路结石、畸形或功能异常等并发症进一步可分为复杂性和非复杂性尿感;根据解剖位置可分为上尿路和下尿路感染;根据病程又可分为急性和慢性。

(1)治疗原则:抗感染治疗前需留取清洁中段尿进行常规检查,保持尿路通畅、积极纠正及处理复杂因素。对于无症状性菌尿一般不需进行抗感染治疗。

(2)急性非复杂性下尿路感染:病原菌多为大肠埃希菌,偶为肠球菌。可选用毒性小、口服用药,疗程3～5天。常可用一代头孢、喹诺酮类药物,剂量为正常治疗范围的低限。

(3)急性非复杂性上尿路感染:患者常伴有全身症状,初始治疗以静脉使用为宜,热退后可口服序贯,可选用二代或三代头孢菌素或喹诺酮类,也可选用酶抑制剂合剂,疗程为2～4周。

(4)肠杆菌科细菌、铜绿假单胞菌、肠球菌属多见。经验性可选静脉使用三代头孢、酶抑制剂合剂、喹诺酮类,但多需根据药敏结果选用抗感染药物,若复杂因素不去除则感染难以完全控制,易转为慢性。

(二)呼吸道感染

呼吸道感染是肝硬化患者最常见的感染之一,国内外报道的下呼吸道感染发生率在8%～20%,随着肝硬化程度加重,这一比例也相应升高。免疫力下降、长期卧床、反复住院、肝性脑病、痰液引流不畅或在住院期间进行鼻饲管、气管插管治疗和三腔管压迫是感染肺炎发生率增加的重要因素。误吸所致的吸入性肺炎是此类患者常见感染类型,包括细菌性和化学性肺炎。

感染的病原菌根据院内、院外的区别与当地常见病原菌谱相似,主要包括肺炎链球菌、流感嗜血杆菌、金黄色葡萄球菌、克雷白菌属、大肠埃希菌、铜绿假单胞菌、不动杆菌等。需要注意的是,在长期广谱抗生素或免疫抑制剂使用后,出现二重感染的概率将明显升高,可表现为多种病原合并感染。近年来,在肝硬化终末期肝病患者中,出现侵袭性肺真菌病的情况不在少数,对于存在高危因素且常规抗感染疗效不佳的患者需高度警惕。

呼吸道感染病原种类多样,抗感染治疗需根据当地耐药菌监测、病原学及药敏检查结果选择药物,同时要重视支持治疗、提高机体自身免疫力、加强翻身拍背排痰。肝硬化患者使用肺炎疫苗可以有效减低肺炎发生。

肝硬化并发肺部感染是肝硬化患者致死的主要原因,一旦出现其30天和90天病死率高达32%和51%,远高于并发其他部位感染。

(三)肠道感染

肝硬化患者肠道功能改变,易发肠道感染。肝硬化时因门静脉高压、肝功能障碍,可导致肠道细菌上移,繁殖并产生大量毒素及代谢产物,从而改变了肠黏膜通透性、屏障功能。另外,肝硬化时胃肠道分泌、吸收障碍、SIgA分泌减少,免疫力下降和胃内酸性环境改变,可引起肠道菌群紊乱,如双歧杆菌等下降、大肠埃希菌和肠球菌增多。感染机制主要是:病原体直接作用,侵袭小肠或结肠壁细胞;细菌毒素作用激活腺苷环化酶,引起cAMP上升促使肠黏液细胞分泌功能亢进;病毒在肠腔内形成高渗环境,反从肠壁吸收水分,病毒性腹泻主要是吸收功能障碍。肠道感染病原菌可以是细菌、病毒、寄生虫和真菌,表现为腹泻、恶心、呕吐和腹痛,并可有发热等全身症状。

肝硬化患者肠道感染发生率在10%~20%,是引起疾病进展恶化的主要原因之一,可进一步诱发败血症、肺部及泌尿道的其他感染。值得注意的是,因其他感染后使用抗感染药物也易引起艰难梭菌感染。

诊断可依据腹泻病程、发病年龄、发病季节及流行情况、粪便性状和粪便病原学检查结果明确。

治疗方面,一般的肠道感染在健康人群中多可自愈,但对于肝硬化患者应积极治疗。首先,适当补充液体及电解质是治疗的关键,同时根据病情严重程度并结合病原学检查选用适当的抗感染药物。其次,可使用肠道菌群调节药物,如乳酸杆菌、双歧杆菌等。另外,可适当使用肠黏膜保护剂,如蒙脱石以吸附病原体和毒素,增加其屏障作用。

抗感染药物使用原则如下:病毒性腹泻大都为自限性,无特效抗生素治疗,以对症处理为主;细菌性痢疾应用抗菌药物并不影响其结果,因此轻症不必用抗生素,较重病例可短程用药;霍乱应用抗菌药物可减少粪量、缩短病程和排菌时间;沙门菌感染无并发症的胃肠炎型不必应用抗菌药物,胃肠外感染应全身应用抗菌药物。具体药物选择,需根据病原菌种类、药敏结果。

【肝硬化并发自发性腹膜炎】

(一)病原菌与临床表现

自发性腹膜炎病原菌大多具有肠源性特征,多数为革兰阴性菌。国外荟萃分析显示,大肠埃希菌最常见(47%),肺炎克雷白菌次之(11%),其他需氧革兰阴性菌占11%,链球菌占26%,肠球菌占5%,厌氧菌不常见,仅占5%。

典型临床表现可见发热,白细胞及中性粒细胞增高、腹痛及反跳痛,但临床上出现以上典型症状者不到30%,多数患者可以低热、弥漫性轻微腹痛、腹水短期明显增多、利尿剂失效、难以解释的肝性脑病、呕吐等为首发症状。而有5%~10%为无症状者,临床容易漏诊。

肝硬化并发自发性腹膜炎后可进一步出现其他严重并发症,30%~40%患者出现肾功能障碍、5%的患者出现休克、10%~15%患者出现肝性脑病。

(二)诊断

1.病史与体格检查　有各种原因肝硬化病史,存在腹胀、尿少、腹痛、发热等情况时需怀疑自发性腹膜炎。腹部叩诊是较简便检查腹水的诊断方法,移动性浊音阳性对腹水诊断的敏感度为 83%、特异度为 56%。

2.腹水常规及生化　腹腔穿刺是诊断 SBP 的最重要手段。腹腔穿刺液外观混浊,腹水白细胞计数≥$0.5×10^9$/L 或多形核白细胞≥$0.25×10^9$/L 应考虑自发性腹膜炎。但这一诊断指标也存在一定问题,在伴有大量腹水情况下,渗出液被漏出液稀释,腹水细胞数常达不到诊断标准。此时,腹水内毒素阳性、腹水腺苷脱氨酶(ADA)>6000U/L、腹水乳酸脱氢酶(LDH)>血清正常值上限的 2/3 以及血清-腹水白蛋白梯度<11g/L 对 SBP 的诊断均有一定的帮助。

3.腹水细菌学培养　多个前瞻性研究显示,当腹水多形分叶核白细胞计数≥$0.25×10^9$/L 时,按常规方法进行细菌培养只有 50% 左右的阳性率;在床边将腹水放入血培养瓶中,细菌阳性率可高达 80%。对于怀疑自发性腹膜炎患者还应进行血培养检查,30% 的患者可同时存在血培养阳性。

4.腹水培养阴性的中性粒细胞增多性腹水(CNNA)　腹水多形核白细胞计数增加而培养阴性者被称为“培养阴性的中性粒细胞性腹水”,是自发性腹膜炎的一种,患者的临床表现、体征、短期与长期生存率及抗菌药物治疗同自发性腹膜炎一致。诊断标准包括:腹水细菌培养阴性;腹水多性核白细胞≥$0.25×10^9$/L;排除继发性腹膜炎;30 天内无抗菌药物使用。

5.细菌性腹水　细菌性腹水其诊断依据为:腹水培养阳性;腹水多性核白细胞≤$0.25×10^9$/L;无全身或局部感染证据。细菌性腹水有两种转归,或为短暂的一过性可自愈的细菌性腹水,或者发展为自发性腹膜炎。

(三)鉴别诊断

1.继发性腹膜炎　继发于外科急腹症或腹部外科手术后,鉴别要点为起病急骤,常伴有明显的脓毒症表现;急性腹膜刺激征即“腹膜炎三联征”突出;腹腔穿刺为脓性,可见消化道内容物残渣;腹水生化葡萄糖降低、白蛋白(>10g/L)和 LDH(>血清 LDH 水平)增高;细菌涂片与培养不是单一细菌,多为混合性细菌感染;X 线平片在空腔脏器穿孔时可见膈下游离气体。必要时行内镜、腹腔镜检查,或行剖腹探查术。

2.结核性腹膜炎　患者多有结核病史或其他部位的结核病灶;可伴有午后潮热、盗汗等结核中毒症状;腹部触诊呈特征性揉面感;腹水淋巴细胞增多、抗酸染色阳性;血沉增快,血清结核抗体阳性;试验性抗结核治疗有效。

(四)治疗

自发性腹膜炎的治疗原则包括抗感染治疗、支持治疗、腹腔局部处理和免疫调节治疗。在发病 48 小时内接受治疗者,病情好转率可达 60% 以上;若超过,好转率仅为 20%~30%。

1.抗感染治疗　应立即给予静脉抗感染药物治疗,首先进行腹水细菌培养或同时进行血培养。抗生素的选用原则为:

(1)经验性染治疗:首先选用对自发性腹膜炎常见的主要致病菌,革兰阴性杆菌,作用较强的抗生素,如三代头孢菌素、β 内酰胺酶抑制剂复方制剂、碳青霉烯类或氟喹诺酮类抗菌药。

目前产 ESBLs(产超广谱 β 内酰胺酶)的细菌菌株逐年增多,研究表明大肠埃希菌产 ESBLs 株的耐药率上升至 31.1%。产 ESBLs 菌对庆大霉素、环丙沙星、左氧氟沙星耐药率多在 40% 以上,更为严重的是对碳青霉烯类抗生素不敏感的大肠埃希菌已达 1.21%。因此各地根据耐药情况早期经验性选用合理抗菌药物之后,也要积极完善病原菌检查并根据结果调整用药。

对于院内感染的自发性腹膜炎、近期(3 个月内)因腹腔感染应用抗生素治疗过的患者,以及较严重的自发性腹膜炎,应避免使用头孢菌素、氨曲南等抗菌药物,可以使用 β 内酰胺酶抑制剂复方制剂,或联合氨基苷类抗生素,但需注意肾毒性。重症感染者可应用碳青霉烯类抗生素。

（2）针对性治疗：为避免细菌耐药、减少二重感染、减少毒性反应并降低治疗费用，在用药48～72小时后，可根据微生物学检查结果，选用有效的窄谱抗生素。常规抗感染治疗一般为2～3周。

2.支持治疗　给予积极的营养支持，补充白蛋白、严格控制血糖对于提高机体免疫力和促进感染恢复有重要作用。研究表明，肝硬化并发自发性腹膜炎患者，在使用抗生素的基础上静脉注射白蛋白，可以降低肾功能不全的发病率和病死率。机制可能与白蛋白扩容可改善有效动脉血容量减少有关。

3.利尿治疗　适当利尿可控制腹水量，改善患者腹胀等症状，常规包括限盐、口服利尿剂等。研究表明，单服呋塞米不如螺内酯有效，肝硬化患者口服呋塞米生物利用度低，但静脉使用又会引起肾小球滤过率下降；螺内酯利尿慢，但作用缓和且对电解质影响稍小，因此建议联合使用。大规模研究显示，联合使用螺内酯100mg和呋塞米40mg口服，可较快排钠并维持血钾水平，螺内酯每日最大剂量为400mg，呋塞米则为160mg，注意根据尿量等进行调整。

普坦类药物，如托伐普坦，作为抗利尿激素受体拮抗剂是新一类药物，可快速利尿并保钠，纠正低钠血症。但在严重肝病中有加重病情的报道，且对于无渴感及不能正常饮水进食的患者禁用。

4.调节肠道微生态　通过口服肠道益生菌可纠正肠道菌群失衡，抑制有害细菌过度生长，减少细菌毒素易位。主要包括：双歧杆菌、乳酸杆菌以及地衣芽孢杆菌制剂。另外，补充益生原，如乳果糖、拉克替醇等口服或高位灌肠可促进肠道分解糖的有益菌群优势生长，抑制肠道分解蛋白的有害菌群；其酸性代谢产物并可促进肠源性毒素的排出。

谷氨酰胺是肠道上皮细胞、淋巴细胞和其他免疫细胞的重要能源，在肠屏障受损、细菌内毒素易位时，补充谷氨酰胺可减轻肠黏膜萎缩，修复肠屏障，降低肠壁通透性，并能促进淋巴细胞、单核-巨噬细胞增殖，增强免疫功能，减少肠道细菌内毒素易位、降低感染和多器官功能损伤的风险。

（孟凡宇）

第六章　门静脉高压症

门静脉高压症是指各种肝内外因素引起的肝门静脉系统压力持续增高，继而出现脾增大和功能亢进、食管胃底静脉曲张和上消化道出血、腹水等临床综合征。绝大多数情况下由肝硬化引起。正常人群的肝门静脉压力为 $1.27\sim2.35kPa(13\sim24cmH_2O)$，平均值为 $1.76kPa(18cmH_2O)$，比肝静脉压高 $0.49\sim0.88kPa(5\sim9cmH_2O)$。门静脉高压症时，肝门静脉压力持续 $>2.45kPa(25cmH_2O)$，大都增至 $2.9\sim4.9kPa(30\sim50cmH_2O)$。

【概述】

（一）解剖

肝门静脉是收集消化道的腹内段、脾、胰腺和胆囊的静脉血液到肝的血管。其起始于 L2 水平，在胰腺颈部的后方由肠系膜上静脉和脾静脉汇合而成的，正常情况下约 20% 的血液来自脾。肝门静脉的左、右分支分别进入左、右半肝后逐级分支，其小分支和肝动脉小分支的血流汇合于肝小叶内的肝窦（肝的毛细血管网），然后回流到肝小叶的中央静脉，再汇入小叶下静脉、肝静脉，最后汇入下腔静脉。所以，肝门静脉系位于两个毛细血管网之间，一端是胃、肠、脾、胰的毛细血管网，另一端是肝小叶内的肝窦。

（二）生理

正常情况下，肝门静脉和肝动脉的小分支血流不但仅在肝小叶内的肝窦内混合，在进入肝窦之前已经在肝小叶间汇管区借着无数的动静脉间的小交通支相互流通。这种动静脉之间的交通支一般仅在肝内血流量增加时才被开放利用。当肝门静脉压力升高到超过 $40cmH_2O$ 时，门体静脉之间的交通支得到充分的开放，因此，一般情况下无论肝门静脉血回流障碍的有多么的严重，由于肝门体静脉交通支的充分开放和自发分流的增加，抑制了肝门静脉压力过度的升高，所以临床上罕有见到肝门静脉压力超过 $50cmH_2O$ 者。来自肝门静脉和肝动脉的两种压力不同的血流经过肝小叶内的肝窦和利用肝小叶间汇管区的动静脉交通支后得以平衡，最后汇入肝小叶的中央静脉。

正常人饥饿状态下全肝血流量每分钟约为 1500ml，其中肝门静脉血占 60%～80%，平均为 75%；肝门静脉血流量每分钟约为 1100ml；肝动脉血占全肝血流量的 20%～40%，平均为 25%；肝动脉血流量每分钟约为 350ml。肝门静脉血最终全部进入肝窦，而只有 3/4 的肝动脉血进入肝窦，其余 1/4 动脉血入肝后供给了胆管和结缔组织。虽然肝门静脉血流量大，但由于其含氧量相对较低，故肝门静脉和肝动脉对肝的供氧各占 1/2。

（三）交通支

正常情况下，肝门静脉系统与体静脉之间有交通支相连，共有以下 4 个交通支。

1.胃底、食管下段交通支　肝门静脉血流经胃冠状静脉、胃短静脉，通过食管胃底静脉与奇静脉、半奇静脉的分支吻合，流入上腔静脉。

2.直肠下端、肛管交通支　肝门静脉血流经肠系膜下静脉、直肠上静脉与直肠下静脉、肛管静脉吻合，流入下腔静脉。

3.前腹壁交通支 肝门静脉(左支)的血流经脐旁静脉与腹上深静脉、腹下深静脉吻合,分别流入上、下腔静脉。前者经腹上静脉、乳内静脉进入上腔静脉,后者经腹下静脉、髂外静脉进入下腔静脉。脐周扩张的皮下静脉似"海蛇头"状,分流量大时可触及震颤及听到"莹莹"的静脉杂音,称之"克-鲍"综合征。

4.腹膜后交通支 在腹膜后,有许多肠系膜上、下静脉分支与下腔静脉分支相互吻合,统称 Retzius 静脉丛。

在以上 4 路交通支中,有重要临床意义的是胃底、食管下段交通支。这些交通支在正常情况下管径细小,血流量稀少。

胃左静脉的局部解剖在贲门周围血管离断术中有重要意义。胃左静脉又称胃冠状静脉,其起于胃小弯角切迹处的胃支。胃左静脉胃支在小弯侧与胃左动脉伴行,于肝胃韧带两层之间走向贲门,在贲门处接受食管旁静脉及食管周围静脉的汇入,随向后下至网膜囊后壁腹膜所形成的胃胰襞后面.向右下汇入肝门静脉或其属支。胃左静脉的分支主要有以下几个。①胃左静脉胃支(胃冠状静脉胃支):是接受胃部静脉血回流的主要属支,其走行紧贴胃小弯。胃支分为前、后 2 支,收纳小弯侧前、后壁的分支静脉及 1～2 支腹后壁间隙的分支静脉。胃支的上端收纳胃底分支静脉和食管支静脉(食管旁静脉)后汇入胃左静脉;其下端与胃右静脉分支相连,形成一个弓状血管。胃小弯前、后壁有 10 余支分支静脉。流入胃左静脉胃支。②胃左静脉食管支(胃冠状静脉食管支):是胃左静脉在食管贲门区的延伸部分,又称为食管旁静脉,正常情况下多为 1 支,管径较细,但肝门静脉高压症时则明显增粗迂曲,发出多支分支静脉,分布于食管壁的右侧周围,形成食管旁曲张静脉丛。其一般距食管壁 0.5cm,走行与食管平行,自食管下端向上,穿过膈肌后进入胸腔。③穿支静脉:有 5～6 支,从胃左静脉的食管支(食管旁静脉)发出后呈垂直状进入食管下端,约长 0.5cm,正常情况下一般较细,但肝门静脉高压症时明显增粗。④食管周围及胃底贲门部静脉丛:胃左静脉的食管支、胃支与奇静脉、半奇静脉的食管支在食管下端、胃底贲门部的黏膜下层内有极丰富的吻合。黏膜下的静脉丛穿过肌层,在食管及胃壁表面汇集成食管周围及胃底贲门部静脉丛。

【病因及发病机制】

肝门静脉高压症的发病机制复杂,近百年的基础及临床研究逐渐形成了 3 种学说。

(一)后向性血流学说(肝门静脉系统血液回流障碍学说)

肝门静脉血流阻力增加,常是门静脉高压症的始动因素。肝门静脉阻力增加的原因主要是由于继发于肝组织纤维化及再生结节挤压导致的肝正常结构的扭曲。除了这种结构上的改变导致阻力增加外,肝内还存在着主动性的血管收缩,在肝阻力增加中起 20%～30% 的作用。肝内血管收缩的原因主要是由于内源性一氧化氮合成减少。肝门静脉压力的持续增加导致门腔侧支循环的形成及开放,然而即使有了侧支循环开放,肝门静脉高压依旧存在。随着深入的研究发现,肝硬化的程度与脾大小及肝门静脉压力之间没有明显的相关性,给实验动物肝门静脉内注射二氧化硅颗粒未能造成持久的门静脉高压症模型,甚至结扎人的肝门静脉主干 7～10d 后,肝门静脉压力开始逐步恢复正常且不发生脾增大和食管静脉曲张,因此单纯用肝门静脉血液回流障碍并无法解释门静脉高压症的所有成因。

按照梗阻发生的部位,可将门静脉高压症分为肝前、肝内和肝后 3 型。其中肝内型占绝大多数,肝内型门静脉高压症又可分为窦前、窦后和窦型。在我国,肝炎后肝硬化是引起肝窦和窦后阻塞性门静脉高压症的常见病因。由于肝小叶内增生的纤维结缔组织和再生的肝细胞结节挤压肝小叶内的肝窦,使其变窄或闭塞,导致肝门静脉血流受阻,肝门静脉压力也就随之增高。而位于肝小叶间汇管区的肝动脉小分支和肝门静脉小分支之间的许多动静脉交通支,在肝窦受压和阻塞时由平时的不开放变为大量开放,以致压力高的肝动脉血流直接注入较低的肝门静脉小分支,使肝门静脉压力进一步增加。常见的肝内窦前阻塞病因是血吸虫病肝硬化。血吸虫在门脉系内发育成熟、产卵,形成虫卵栓子,顺着门脉血流抵达肝小叶间汇管区的门脉小分支,引起这些小分支的虫卵栓塞、内膜炎和其周围的纤维化,以致门脉的血流受阻,门脉的压力增高。窦前阻塞到了晚期,也就继发的导致肝细胞营养不良和肝小叶萎缩。在血吸虫流行区域,血吸虫病性肝硬化引起的门静脉高压症较多见。肝前型门静脉高压症占门静脉高压中的比例不到5%,常见病因是肝外门静脉血栓形成(脐炎、腹腔内感染如急性阑尾炎和胰腺炎、创伤等)、先天性畸形(闭锁、狭窄或海绵样变等)和外在压迫(转移癌、胰腺炎等)。这种肝外门静脉阻塞的患者,肝功能多正常或轻度损害,预后较肝内型好。肝后型门静脉高压症的常见病因包括 Budd-Chiari 综合征、缩窄性心包炎、严重右心衰竭等。

(二)前向性血流学说

本学说也称高动力学说。Witte 和 Beniot 提出了高动力学说,认为肝门静脉的高血流量同肝门静脉的回流障碍一样也是形成门静脉高压症的原因之一。不存在梗阻的情况下肝接受血流量的代偿能力很大,单纯高动力学说很难解释门静脉高压的发病,但是当肝门静脉部分梗阻后再用胰高血糖素制造肝门静脉高血流量时则能引起显著的肝门静脉压力升高,因此肝门静脉回流障碍和内脏循环的高动力状态两种因素共同导致了门静脉高压。有研究认为门静脉高压症的成因中60%是门脉阻力增加所致,40%是内脏高动力循环引起。前者是门静脉高压症的发病基础,后者是门静脉高压症持续存在的重要原因。

(三)液递物质学说

肝发生病变及门体静脉侧支循环开放后,多种血管活性物质和激素在肝内灭活减少,血液中浓度增加,它们通过影响内脏血管的阻力和血流量来影响肝门静脉的压力。

【病理】

(一)脾增大、脾功能亢进

肝门静脉血流受阻后,首先出现淤血性脾增大。门静脉高压症时脾标本的病理学检测可见脾窦扩张,脾内纤维组织增生,单核-吞噬细胞增生和吞噬红细胞现象。临床上除有脾增大外,还有外周血细胞减少,最常见的是白细胞和血小板减少,称为脾功能亢进症。

(二)门体交通支的扩张

由于肝内门静脉的回流受阻,肝门静脉又无静脉瓣,4个交通支大量开放,交通静脉扩张、扭曲成团形成静脉曲张。在扩张的交通支中最有临床意义的是在食管下段、胃底形成的曲张静脉。这些静脉离肝门静脉主干和腔静脉最近,压力差最大,因而受门静脉高压的影响也最早、最显著。其他交通支也可以发生扩张,如直肠上、下静脉丛扩张可以引起继发性痔;脐旁静脉与腹上、下深静脉交通支扩张,可以引起前腹壁静脉曲张;腹膜后的小静脉也明显扩张、充血。肝硬化患者中大约有50%可以看到食管胃底静脉曲张,并且它们的出现与肝疾病的严重程度成正比。Child A 级患者中大约40%出现曲张静脉,而在 Child C 级患者中有85%的人合并食管胃底曲张静脉。没有食管胃底曲张静脉的肝硬化患者每年新出现曲张静脉的比率为8%,最初做胃镜时没有曲张静脉的患者以后发生曲张静脉的最有效预测因子是肝静脉压力梯度(HVPG)>10mmHg。小曲张静脉也以每年8%的比率发展成为大曲张静脉。失代偿期的肝硬化(Child B 及 C 级),酒精性肝硬化及出现红色条纹征提示小的曲张静脉会发展成为大的曲张静脉。

(三)食管胃底曲张静脉破裂出血

每年曲张静脉破裂出血的发生率为5%~15%,预测曲张静脉会破裂出血的最重要因子是其直径,出现大曲张静脉的门静脉高压症患者发生出血的比率最高。其他预测因子包括肝硬化失代偿期以及红色条纹征表现。过去人们认为外部损伤作用于薄而脆的食管曲张静脉壁,如吞咽硬质的食物,或胃食管反流后的胃酸腐蚀,是导致食管胃底曲张静脉破裂出血的原因。这一理论因缺少证据而被否定。目前人们用爆破理论来解释食管胃底曲张静脉破裂出血的原因:当曲张静脉内的扩张力超过管壁的张力,可使曲张静脉破裂,而导致出血。因此作用于曲张静脉壁的牵张作用力比曲张静脉内的压力更重要。曲张静脉张力与其跨壁压和它的半径成正比,与管壁厚度成反比。管腔不断扩张时,血管壁可借助其弹性来限制这种扩张,当超出这种弹性限度时,曲张静脉壁不能抵抗管腔的继续扩张而发生破裂。大而壁薄的曲张静脉比小而壁厚的曲张静脉更易破裂出血,因而大曲张静脉的门静脉高压症患者发生出血的比率最高。约40%(也有报道高达70%)的食管曲张静脉破裂出血患者会自发性出血停止,然而即使近年来治疗手段及技术进步了,曲张静脉破裂出血仍会导致出血后6周内20%的死亡率。HVPG>20mmHg的患者出血后1周内再次出血的风险或控制出血失败率及1年死亡率都较HPVG<20mmHg者高。约60%的未经干预的患者会在首次出血后1~2年再次出血。

(四)腹水

肝门静脉压力升高,使肝门静脉系统毛细血管床的滤过压增加,同时肝硬化引起的低蛋白血症,血浆胶体渗透压下降及淋巴液生成增加,促使液体从肝表面、肠浆膜面漏入腹腔而形成腹水。门静脉高压症时虽然静脉内血流量增加,但中心血流量却是降低的,继发刺激醛固酮分泌过多,导致钠、水潴留而加剧腹水形成。有的患者可伴有胸腔积液,称之为肝性胸腔积液,以右侧常见。

(五)门静脉高压性胃病

约20%的门静脉高压症患者可并发门静脉高压性胃病,并且占急性上消化道出血的2%~12%。门静脉高压性胃病的病因还没有完全研究清楚。一般认为门静脉高压时,胃壁淤血、水肿,胃黏膜下层的动-静脉交通支广泛开放,胃黏膜微循环发生障碍,导致胃黏膜防御屏障的破坏,是形成门静脉高压性胃病的原因。内镜下胃黏膜出现特殊病变伴有黏膜和黏膜下层血管、毛细血管的明显扩张、扭曲,而组织学上并无明显的炎症。门静脉高压性胃病多见于胃底、胃底近端和贲门,但有时可出现在胃窦部。当门静脉高压胃病较重时,内镜下胃黏膜还可见到粉红色、樱桃红色斑点,或呈猩红热样疹,统称为红斑征。

(六)肝性脑病

门静脉高压症时由于自身门体血流分流或是医源性手术分流,导致大量肝门静脉血流不流经肝细胞或因肝实质细胞功能严重受损,致使有毒物质(如氨、硫醇和7-氨基丁酸)不能代谢与解毒而直接进入体循环,从而对脑产生毒性作用并出现精神神经综合征,称为肝性脑病或门体性脑病。门静脉高压症患者自然发生肝性脑病的不到10%,常因胃肠道出血、感染、高蛋白质摄入、镇静药、利尿药等而诱发。

(七)肝肺综合征

肝病时可发生肺循环异常,出现肺内血管扩张、肺气体交换障碍,引起与呼吸道疾病无关的通气-灌注失衡、气体弥散障碍和动脉血氧张力降低,称为肝肺综合征。临床表现为杵状指、发绀、呼吸困难等。

【诊断】

(一)症状与体征

门静脉高压症的临床表现主要由两大类构成。

1.肝门静脉压力持续升高引发的症候群

(1)脾增大、脾功能亢进症:患者出现鼻出血、皮肤瘀斑及牙龈出血,血小板及白细胞减少、贫血等。

(2)食管胃底曲张静脉出血:曲张的食管、胃底静脉一旦破裂,患者立刻发生急性大出血,呕吐鲜红色血液,便血或黑粪。由于肝功能损害引起凝血功能障碍,又因脾功能亢进引起血小板减少,因此出血不易自行停止。大出血可以引起肝组织严重缺氧,进一步导致肝功能的恶化,容易诱发肝性脑病。

(3)腹水及腹胀。

2.基础肝病的表现　门静脉高压症绝大多数由各种肝硬化引起,患者还表现出肝硬化的临床表现——非特异性全身症状(如疲乏、嗜睡、厌食)、蜘蛛痣、黄疸和少尿等。

3.体征　视诊可以看到黄疸、肝掌、上腔静脉引流区域的蜘蛛痣、男性乳房发育等,特征性的表现前腹壁的静脉曲张。触诊肋缘下可以触及增大的脾,有时能触到质地较硬、边缘较钝而不规整的肝,但肝硬化严重时肝萎缩难以触到。叩诊有腹水时可以有移动性浊音阳性。听诊脐周扩张的皮下静脉分流量大时可听到"莹莹"的静脉杂音,即"克-鲍"综合征。

脾增大的程度可以分为5级。Ⅰ级:脾下缘肋下可及,但位于锁骨中线肋缘下3cm内;Ⅱ级:Ⅰ、Ⅲ中间为Ⅱ级;Ⅲ级:脾下缘平脐水平;Ⅳ级:脾下缘过脐水平;Ⅴ级:脾下缘达盆腔。

(二)化验检查

1.全血细胞分析　脾功能亢进时,全血细胞计数都会减少,其中以白细胞和血小板计数减少更为显著。白细胞可减少至3×10^9/L以下,血小板计数减少至$(70\sim80)\times10^9$/L以下甚至更低。出血、营养不良或骨髓抑制都可以引起及加重贫血。

2.肝功能检查　主要是基础肝病的表现。表现为血浆清蛋白降低而球蛋白增高,清蛋白、球蛋白比例降低甚至倒置。由于多种凝血因子是在肝内合成的,加上慢性肝病患者有原发性纤维蛋白溶解,所以凝血酶原时间可以延长。还应做肝炎病毒相关的血清学抗原抗体检测及病毒拷贝数的检查。常规做甲胎蛋白检查以排除原发性肝癌。肝功能的评估一般按Child-Turcotte-Pugh评分来分级。A级(5~6分)表示肝功能轻微受损,B级(7~9分)表示肝功能中度受损;C级(10~15分)表示肝功能严重受损(表6-1)。

表6-1　Child-Turcotte-Pugh评分

	1分	2分	3分
血清胆红素(μmol/L)	<34.2	34.2~51.3	>51.3
血浆清蛋白(g/L)	>35	28~35	<28
腹水	无	少量到中等量	大量或是顽固性
肝性脑病	无	轻到中度(1或2级)	严重(3或4级)
凝血酶原时间			
延长的秒数	<4	4~6	>6
国际标准化比值	<1.7	1.7~2.3	>2.3

(三)影像学检查

影像学检查对于门静脉高压症的诊断及治疗有重要的意义。影像学可以明确有关肝门静脉系统的解剖结构、侧支血管的分布及通畅程度。在影像学的介导下,还可以对某些情况下的门静脉高压症进行介入治疗。

1.腹部超声检查　是最简单常用的无创诊断方法。可以显示出有无腹水及其量的多少、肝的大小及质地有无异常、门静脉有无扩张。多普勒超声可以显示血管直径、血流通畅情况、血流方向并测定血液的流速从而计算出全肝血流量,但对于肠系膜上静脉和脾静脉的诊断精确性稍差。门静脉高压症时肝门静脉内径>1.3cm。

2.食管吞钡X线检查　在门静脉高压症食管胃底曲张静脉未破裂出血情况下是比较安全的方法。在食管为钡剂充盈时,曲张的静脉使食管的轮廓呈虫蚀状改变;排空时,曲张的静脉表现为蚯蚓样或串珠状负影,但这些都是间接征象,不如内镜检查的结果直接和明显。胃底静脉曲张表现为病变处黏膜条状增粗,走行迂曲,也可表现为多发散在的结节及较大的分叶状肿块。对于可疑患者可以考虑做憋气运动使曲张的食管静脉扩张以便显示。食管胃底曲张静脉破裂急性出血时不宜采用此检查方法。

3.腹腔动脉造影的静脉相或直接肝静脉造影　可以使肝门静脉系统和肝静脉显影,确定静脉受阻部位及侧支回流情况,还可为手术方式提供参考资料。血管造影能了解肝动脉、肝静脉和下腔静脉形态、分支及病变。但因为是有创检查,一般情况的门静脉高压症不常采用此检查,对于布加综合征的诊断意义较大。

4.CT/MRI 可反映全肝的状态。通过增强扫描,可反映侧支循环形成、脾大的程度、腹水及门静脉的扩张情况。CT 和磁共振增强扫描还有助于排除原发性肝癌或是癌变的肝硬化结节。CT 尤其是多排螺旋CT 及磁共振成像的血管造影(CTA 及 MRA)及其多方位重建对肝门静脉血管的现实具有独到之处,如不涉及介入治疗,在某些情况下可以代替具有创伤性的肝门静脉血管造影检查。

(四)内镜诊断

内镜是诊断食管胃底静脉曲张的金标准。内镜不仅能在直视下判断是否有食管胃底静脉曲张、出血的原因和部位,同时还能对静脉曲张发生破裂出血的危险性进行判断,必要时还能进行内镜下急诊止血治疗。超声内镜可在内镜直视下对食管胃底的管壁或邻近脏器进行断层扫描,获得管壁各层次及周围重要脏器的超声影像。对黏膜下隆起性病变直视下较难鉴别时,超声内镜具有独特的诊断和鉴别诊断价值。因而国外指南推荐对于肝硬化的患者一经确诊就应该行胃食管镜检查以了解是否存在食管胃底曲张静脉及其程度。对于首次胃镜检查发现没有曲张静脉的代偿期肝硬化患者建议每2~3年重复检查1次。对于有小曲张静脉的患者则每1~2年再检查1次胃镜。失代偿期肝硬化的患者则应该每年复查1次胃镜。

国际上把食管胃底静脉曲张程度的分级为二度或三度。二度分法根据曲张静脉的直径将其分为轻度(<5mm)或是重度(≥5mm)。三度分类法将曲张静脉分为:①轻度:曲张静脉轻微突出食管黏膜表面;②中度:曲张静脉占据少于1/3食管腔;③重度:曲张静脉占据多于1/3的食管腔。曲张静脉破裂出血的危险性随着静脉曲张严重程度而上升。红色征(红色条纹或是红斑)是预示即将发生出血的价值的预示标志。

(五)肝门静脉压力的测定

1.术前通过核素心肝比来推测肝门静脉压力是目前唯一的无创测压方法。它通过肛门给予放射性核素栓剂,经过一定时间后检查心和肝核素放射量的比值,然后代入回归方程的公式中计算出肝门静脉压力。

2.经皮经肝穿刺门静脉测压、经皮经脾穿刺肝门静脉测压、经脐静脉插管测量肝门静脉压力及经内镜细针穿刺测定食管静脉压力等方法多用于研究目的,日常临床上较少采用。

3.肝静脉楔入压(WHVP)及 HVPG。WHVP 的测定是通过在肝静脉内放置一个导管并将其楔入一个肝静脉小分支,更好地是将气囊充气后闭塞一个肝静脉较大的分支后读取的数值。WHVP 在酒精性或是非酒精性肝硬化患者中都被证实与肝门静脉压力相关性非常好。由于腹腔内压力增加会影响 WHVP,常常将其减去自由肝静脉压或是下腔静脉腹腔段的压力,结果就是 HVPG。HVPG 测定的是肝窦的压力,在肝内原因导致的门静脉高压症时它会增加,而在诸如门静脉血栓导致的肝前性门静脉高压症时则数值正常。正常的 HVPG 数值是 3~5mmHg。HVPG 及其动态变化对发生胃食管曲张静脉、曲张静脉出血的风险、门静脉高压症的其他并发症及死亡等有预测价值。

4.术中直接测压。术中直接测定自由门脉压(FPP)是最可靠的诊断方法。如果压力超过 25cmH$_2$O 则考虑存在肝门静脉高压,如压力超过 30cmH$_2$O 则诊断肯定。简便的方法是用一根有刻度的长约 60cm 的细玻璃管,用三通与穿刺针连接;管内充满生理盐水。测定时,将穿刺针尖刺入胃网膜右静脉或其较大分支内;直接刺入肝门静脉内的结果更准确,但由于不好处理穿刺点临床上很少采用。需要引起注意的是,玻璃管的零度应相当于腰椎前缘的平面。临床上一般采用将测压管放置在患者剑突上,测出读数后再加上剑突到腰椎前缘的距离即为自由门静脉压力。测定应在不给静脉血管活性药物下的背景下进行,休克患者应在休克纠正后再测；重复测压时患者动脉压的相差应不大。

(六)其他

根据患者既往肝炎病史或血吸虫的病史，以及脾大、脾功能亢进、呕血或黑粪、腹水等临床表现来诊断。当发生急性上消化道大出血时，不仅要与其他疾病导致的消化道出血鉴别，还要鉴别是食管胃底曲张静脉破裂出血还是门静脉高压性胃病导致的上消化道出血。加上化验检查、影像学及内镜检查可以明确诊断。

【治疗】

对门静脉高压症的治疗目的分两种，一是对症治疗，即针对门静脉高压症的各种并发症，即脾大、脾功能亢进，食管胃底曲张静脉破裂出血、腹水及肝性脑病的治疗；另一种则是对因治疗，即从根本上解除肝门静脉入肝血流的受阻，降低肝门静脉的压力。

(一)食管胃底曲张静脉破裂出血的预防和治疗

对于食管胃底曲张静脉破裂出血的预防主要是靠药物及内镜手段。对于有小曲张静脉的肝硬化门静脉高压症患者，如果有出血的高危因素(肝功能 Chilid B/C 级或是曲张静脉有红色条纹征)，应该使用非选择性 β 受体拮抗药来预防首次曲张静脉破裂出血。对于无上述高危因素的患者也可以应用 β 受体拮抗药，但是还不能确定能否长期受益。对于没有口服 β 受体拮抗药的尚无出血的小曲张静脉患者，应该每 2 年复查 1 次胃食管镜。如果出现肝功能的失代偿，则应及时做胃食管镜检并每年复查。应用 β 受体拮抗药的小曲张静脉患者没有必要复查胃食管镜；对于尚未出血的中重度曲张静脉的肝硬化门静脉高压症患者，如果有出血的高危因素(肝功能 Chilid B/C 级或是曲张静脉有红色条纹征)，推荐应用非选择性 β 受体拮抗药或是食管镜下曲张静脉套扎来预防首次出血。对于无上述高危因素的患者，推荐首选非选择性 β 受体拮抗药，对 β 受体拮抗药有禁忌或是不耐受或是不依从的患者应该考虑食管镜下曲张静脉套扎。如果患者采用的是非选择性 β 受体拮抗药，应该调整到最大耐受剂量并且不必做胃食管镜随访。如果采用的是食管镜下曲张静脉套扎，应该每 1～2 周重复直到曲张静脉消失。此后 1～3 个月后复查胃食管镜，随后每 6～12 个月复查胃食管镜以了解有无曲张静脉复发。预防首次曲张静脉破裂出血不应该采用硝酸盐(无论单独或是与 β 受体拮抗药联合使用)、分流手术或是硬化剂注射治疗。

治疗曲张静脉破裂出血的措施主要包括 3 个方面：第一线治疗是药物和内镜治疗，第二线治疗是外科分流术和断流术，而肝移植治疗是终末期肝病和门静脉高压症的根治性治疗。肝移植以外的其他外科手术措施治疗门静脉高压症的主要目的是降低门静脉压力，预防和治疗食管胃底曲张静脉破裂出血。

1.非手术治疗　对于所有的门静脉高压症急性曲张静脉破裂出血患者，都可以首先尝试非手术治疗。尤其是有黄疸、大量腹水等肝功能严重受损的患者(Child C 级)发生食管胃底曲张静脉破裂导致的上消化道大出血，如果急诊行外科手术的话，围术期病死率可高达 60%～70%。对这类患者应尽量采用非手术疗法，建立有效的静脉通道，扩充血容量，监测患者的生命体征，并使用药物、三腔管压迫、急诊内镜或介入治疗。有实验研究发现，给食管胃底曲张静脉破裂出血的患者补足全部丢失的血液，不仅导致肝门静脉压力比基线还高，还导致更高的再出血率及病死率。因此液体复苏的目标是维持稳定的血流动力学，并且血红蛋白在 80g/L 左右，应避免扩容过量，以防止肝门静脉压力反跳性增加从而引发再次出血。

(1)药物治疗：①血管加压素，最早用来降低肝门静脉压力的药物是垂体后叶素，其中血管加压素是主要成分。目前多用成分单一的血管加压素，它是最强力的内脏血管收缩药。初始剂量为 20U，溶于生理盐水或 5% 葡萄糖溶液 200ml 内，于 30min 左右快速静脉滴注，必要时 4h 后可重复应用。也可以 24h 持续泵入 20～40U。由于不良反应比较大，一般使用时间不超过 24h。血管加压素的作用机制是促使所有内脏小动脉收缩，血流量减少，从而减少了回流到肝门静脉的血量，短暂降低门脉压，使曲张静脉破裂处形成血栓,达到止血作用。但它降低肝门静脉压力的同时也减少了全肝血流量,有加重肝细胞缺氧和肝功能损害的缺点,且对高血压和冠状血管供血不足的患者不适用。有报道说行选择性肠系膜上动脉插管,局部滴注血管加压素 $0.2\sim0.4U/min$,疗效较满意且不良反应较小。临床上一般将血管加压素与硝酸甘油联合应用,后者的初始剂量为 $40\mu g/min$,最大剂量可逐渐增加到 $400\mu g/min$,根据患者的血压进行调整,目标是患者收缩压 $>90mmHg$,具有协同降低门静脉压力且减轻血管加压素不良反应的功效。②三甘氨酰赖氨酸加压素(特立加压素)是合成的加压素衍生物,其半衰期较长而不良反应明显减少。初始剂量 2mg,每 4h 静脉注射 1 次,一旦出血停止逐渐减少到 1mg 每 4h 静脉注射 1 次。③生长抑素及其八肽衍生物奥曲肽具备选择性减少内脏血流量,尤其是门脉和其侧支血流量的作用,从而降低肝门静脉压力,有效控制食管胃底曲张静脉破裂大出血,而对心排血量及血压无明显影响。生长抑素首次剂量 $250\mu g$ 静脉注射,以后每小时 $250\mu g$ 静脉持续滴注,维持 $2\sim5d$。奥曲肽首次剂量 $50\mu g$ 静脉注射,以后每小时 $25\sim50\mu g$ 静脉持续滴注,维持 $2\sim4d$。生长抑素的止血率(80%~90%)远高于血管加压素(40%~50%),不良反应较少,目前认为是对食管胃底曲张静脉破裂出血的首选药物。④预防性抗生素的应用,有证据表明有上消化道出血的肝硬化患者,无论有无腹水,短期预防性应用抗生素不仅能减少细菌感染的发生,还能提高患者的生存率。生产率的增加部分与接收预防性抗生素的患者发生再出血的比例减少有关。因此推荐对于肝硬化门静脉高压症急性曲张静脉破裂出血的患者常规短期预防性应用抗生素。推荐的抗生素为诺氟沙星 400mg 每日 2 次,口服 1 周。诺氟沙星口服吸收很少,可以选择性地清除或减少肠道内的革兰阴性细菌。如果无法口服的话可以考虑静脉途径给予环丙沙星。最近一项针对上消化道出血的失代偿期肝硬化患者的研究显示,每天静脉注射头孢曲松 1g 比口服诺氟沙星能更有效预防细菌感染。在预防性抗生素的选择上,应该根据当地的细菌抗生素敏感谱选择。

(2)三腔两囊管压迫止血:三腔管压迫法是急诊治疗食管胃底曲张静脉破裂出血的有效方法,80%的患者可以获得即可止血。其原理是利用充气的气囊分别压迫胃底和食管下段的曲张静脉,以达止血目的。通常用于对药物治疗或内镜治疗食管胃底静脉曲张出血无效的患者。

该管有 3 个腔,一个腔连通圆形气囊,充气后用于压迫胃底;另一个腔连通椭圆形气囊,充气后用于压迫食管下段;最后一个连通胃腔,经此腔可进行吸引、冲洗和注入局部止血药。Minnesota 管还有第四个腔,用以吸引充气气囊以上口咽部的分泌物。

三腔管的用法:先向两个气囊各充气约 150ml,检查气囊充盈后是否膨胀均匀,弹性是否良好。然后将气囊置于水中,证实无漏气后,抽空气囊,涂上石蜡油,从患者鼻孔缓慢地把三腔管送入胃内。边插管边让患者做吞咽动作,直至管子插入 $50\sim60cm$,管腔内抽得胃内容物为止。先向胃囊充气 $150\sim200ml$ 后,小心将管向外拉提,直至感觉管子不能再被拉出并有轻度弹力时予以固定;或利用滑车装置,在管端悬以重量为 $0.25\sim0.5kg$ 的物品,做牵引压迫。此时观察止血效果,如果仍有活动性出血,再向食管囊内注气 $100\sim150ml$。放置三腔管后,应抽尽胃内容物,并用冰生理盐水反复灌洗。也可以用 8ml 肾上腺素加入 250ml 冰生理盐水中保留洗胃,每 4h 1 次。观察胃内有无鲜血吸出。如无鲜血,同时脉搏、血压渐趋稳定,说明出血已基本控制。

三腔管压迫的控制出血率可达 40%~90%,但其中有 50%的患者排空气囊后又立即再次出血。再者,即使技术熟练的医师使用三腔管,其并发症的发生率也有 10%~20%,并发症包括吸入性肺炎、食管破裂及窒息。故应用三腔管压迫止血的患者,应严密监护,注意观察下列事项:患者应侧卧或头侧转,便于排出唾液;吸尽患者咽喉部分泌物,以防发生吸入性肺炎;严密观察,慎防气囊上滑堵塞咽喉引起窒息;三腔管一般放置 24h,如出血停止,可先排空食管气囊,后排空胃气囊,再观察 12~24h,如确已止血,先口服些石蜡油然后再将管慢慢拉出。放置三腔管的时间不宜持续超过 $3\sim5d$,否则,可使食管或胃底黏膜因受压迫太久而发生缺血、溃烂、坏死、食管破裂。因此,每隔 12h,应将气囊放空 10～20min;如有出血即再充气压迫。

(3)内镜治疗:①内镜静脉曲张硬化剂注射术(EVS)。其原理是将硬化剂注入血管内或血管旁,使之产生无菌性炎症,刺激血管内膜或血管旁组织,引起血栓形成、血管闭塞和组织纤维化,从而使静脉曲张消失,达到止血和预防再出血的目的。本疗法目前已成为治疗急性食管曲张静脉破裂出血最常用的方法之一,有效率为 80％～90％。硬化剂注射可在急性出血期或在出血停止后 2～3d 进行。注射方法有血管腔内注射、血管旁注射及两者联合使用。常用的硬化剂如 5％鱼肝油酸钠、1％乙氧硬化醇、5％乙醇胺油酸酯、1％～3％十四羟基硫酸钠、无水乙醇、复合硬化剂。最常用的是 1％乙氧硬化醇。推荐曲张静脉旁、静脉内联合注射术。EVS 常需多次进行,且有一定的再出血率,30％～40％的患者在最初出血控制后的 6 周内可发生晨起再出血,40％的再出血发生在近期。EVS 缺点为注射点溃疡或糜烂再出血。如出血来源于胃底静脉曲张或门静脉高压性胃病,这两种情况不宜于硬化治疗。②经内镜静脉曲张套扎术(EVL)。基本原理是在套扎局部产生缺血性坏死和形成浅溃疡,急性无菌性炎症累及曲张静脉内膜,局部产生血栓,导致静脉曲张闭塞。EVS 和 EVL 在控制曲张静脉破裂出血的有效性方面无显著性差别,但 EVL 并发症较少。EVL 治疗后复发出血率可达 10％左右,以下情况应及早手术治疗:经 2 次以上结扎治疗仍不能控制急性出血;胃底曲张静脉破裂出血;内镜治疗后短期内复发出血,不能为内镜结扎控制者。内镜治疗配合 β 受体阻断药,比单独应用 EVL 在控制在出血方面更有效;EVS、EVL 联合应用,采用 EVL 后加用 EVS 疗法的效果可深达食管黏膜下层,使黏膜下层纤维化,并可栓塞食管旁静脉的穿支静脉,从而提高内镜治疗的疗效。并发症为结扎后可引起食管溃疡,表浅,一般溃疡愈合时间为 2 周,可给予黏膜保护药和制酸药治疗;出血,皮圈脱落、套扎不牢或结扎局部血管血栓形成不完全;或继发性胃底静脉曲张压力升高,而导致胃底曲张静脉破裂出血,应加用降低门脉压力的药物;短期内食管梗阻。③组织黏合剂栓塞治疗术。胃底静脉曲张原则上以手术治疗为主,但对急性胃底曲张静脉破裂出血者,首选内镜下静脉曲张注射组织黏合剂治疗,控制急性出血,并为手术创造条件。组织黏合剂亦可用于食管静脉曲张内注射。主要并发症有黏膜溃疡出血,肝门静脉、肺、脑等部位异位栓塞。

(4)颈静脉肝内门体静脉分流术(TIPS):是采用介入放射方法,经颈静脉途径在肝内肝静脉与门静脉主要分支间建立通道,置入支架以实现门体分流,TIPS 的内支撑管的直径为 8～12mm,TIPS 可明显降低肝门静脉压力,一般可降低至原来压力的 1/2,能治疗急性出血和预防复发出血。其主要问题是支撑管可进行性狭窄和并发肝衰竭(5％～10％),肝性脑病(20％～40％)。目前 TIPS 的主要适应证是药物和内镜治疗无效、肝功能差的曲张静脉破裂出血患者和用于等待行肝移植的患者,作为术前预防食管胃底曲张静脉破裂大出血的措施。

(5)膨胀式食管支架:亦有报道使用膨胀式食管支架,对于门静脉高压症食管急性破裂出血有良好的止血作用。

2.手术治疗　主要适用于曾有食管胃底曲张静脉破裂大出血,尤其是对非手术治疗失败的患者。

(1)适应证:择期手术治疗对于没有黄疸、没有明显腹水的患者(Child A、B 级)如发生大出血,经过复苏期处理和严格的内科治疗控制出血后,应争取即时或经短时间准备后即行手术;曾发生过(特别是多次发生)食管胃底曲张静脉破裂大出血者应该认识到,食管胃底曲张静脉一旦破裂引起出血,就会有很大可能反复出血,而每次出血必将给肝带来损害。积极采取手术止血,不但可以防止再出血,而且是预防发生肝性脑病的有效措施。

(2)手术治疗:①大量的统计数字表明,预防性手术在肝硬化患者中仅有 40％出现食管胃底静脉曲张,而有食管胃底静脉曲张的患者中有 50％～60％并发大出血,说明有食管胃底静脉曲张的患者不一定发生大出血。某些患者在经过预防性手术后反而引起大出血。任何一种手术对患者来说都是负担，加重肝损害，甚至引起肝衰竭。目前多数学者倾向不做预防性手术，对这类患者重点应是内科的护肝治疗。但是，如果有重度食管胃底静脉曲张，特别是镜下可见曲张静脉表面有"红色征"，为了预防首次急性大出血，可酌情考虑行预防性手术，主要是断流术。②急诊手术：患者以往有大出血的病史，或本次出血来势凶猛，出血量大，或经短期积极止血治疗仍有反复出血者，应考虑急诊手术止血；经过严格的内科治疗 48h 内仍不能控制出血，或短暂止血又复发出血，应积极行急诊手术止血。手术不但可防止再出血，而且是预防发生肝性脑病的有效措施。但因病情严重、多合并休克，所以急诊手术病死率高，应尽量避免。Child C 级患者不宜行急诊手术。急诊手术宜采取贲门周围血管断离术，该术式对患者打击较小，能达到即刻止血，又能维持入肝血流，对肝功能影响较小，手术病死率及并发症发生率低，术后生存质量高，而且操作较简单，易于推广。

（3）手术的术式：手术治疗主要分为三类，第一类是通过各种不同的分流手术，使肝门静脉的血流避开阻力增加的部位，从而降低肝门静脉压力；第二类是阻断门奇静脉间的异常血流，达到止血的目的。第三类就是终末期肝病患者常常采用的肝移植手术。应根据手术时机，手术适应证、病因、患者肝功能和血流动力学状况及外科医师的经验等因素来选择手术方法。对分流术应注意在保持吻合口通畅的前提下限制吻合口的大小适当，以减少脑病的发生；对断流术应注意断流完全和防止新的门奇静脉侧支循环的形成。

①分流手术：可分为非选择性和选择性门体分流术（包括限制性分流）。大口径的门腔静脉侧侧分流术和端侧分流术目的是使处于高压状态下的肝门静脉血流分流到压力较低的体静脉系统，降低了肝门静脉系统的压力而控制出血；非选择性门体分流术治疗食管胃底曲张静脉破裂出血效果好，但由于门脉血中含有肝营养因子，其缺失可造成肝细胞再生障碍，某些毒性物质亦可绕过肝的解毒作用而直接作用于脑组织，故术后肝性脑病发生率高，且易引起肝衰竭；由于破坏了第一肝门的结构，为日后肝移植造成了困难；门腔静脉分流术与传统药物治疗的随机对比研究发现，手术组的生存率无明显提高；因而这种全门腔静脉分流术基本已经被摈弃不用。限制性门腔静脉分流术：由于全门体静脉分流术存在诸多缺点，人们将其改进成限制性门腔静脉分流术；目的是既能充分降低肝门静脉压力，制止食管胃底曲张静脉出血，又能保证部分入肝血流；代表术式是限制性门腔静脉分流（侧侧吻合口直径控制在 10mm）和门腔静脉桥式（H 形）分流（桥式人造血管口径为 8～10mm）。外周型门体静脉分流术，即离开肝门一定距离、小口径的门体静脉分流术，包括脾肾、脾腔、肠腔静脉分流术等。脾肾静脉分流术（SRS），该术式门体静脉分流量适中，仍有相当量的门脉血供肝，术后肝性脑病发生率较低；由于吻合口小、脾肾静脉易扭曲，吻合口闭塞率高达 25%～50%。而且手术显露差，操作难度大。肠系膜上静脉、下腔静脉分流术，有端侧、侧侧和 H 形架桥多重发放吻合；适用于脾静脉条件不好，肝门粘连难以分离、门静脉闭塞或曾行脾切除术者；该术式避开了门静脉主干，属于外周型分流；与限制性门-腔静脉分流相似，其分流量较小，对肝门静脉供血影响较小，术后肝性脑病发生率及远期存活率均较好；当肠系膜上静脉有明显炎症，静脉周围粘连等，静脉解剖条件所限，则不适合这种分流术。脾腔静脉分流术：因下腔静脉腔大，壁较厚，易于显露，成功率高，吻合口血栓形成的机会较小。手术后效果与传统的脾肾静脉分流术和肠腔静脉分流术相似。

选择性门体静脉分流术：旨在保存门静脉的入肝血流，同时降低食管胃底曲张静脉的压力。代表术式是远端脾肾静脉分流术和冠腔静脉分流术。

远端脾肾静脉分流术：通过结扎胃冠状静脉、胃右静脉和胃网膜右静脉，将胃脾区与肠系膜区分开。保留脾和保留脾胃韧带。然后游离脾静脉，离断脾胰静脉支。自肠系膜上静脉汇合处切断脾静脉，近断端缝闭，远断端与左肾静脉行端侧吻合。选择性地将胃及食管下段的静脉血通过胃短静脉→脾静脉→左肾静脉减压，同时维持门脉、肠系膜上静脉的向肝血流。此手术能有效地控制肝门静脉高压食管胃底曲张静脉破裂出血,同时能维持门静脉的向肝灌注血流,肝性脑病发生率低于其他全门腔静脉分流术,故可提高术后存活率,对日后可能进行肝移植手术操作也不会造成太大的影响。这种分流术适合于肝功能代偿良好,并有合适的静脉解剖条件和肝门静脉向肝血流的患者。有腹水、肝门静脉栓塞、肝门静脉离肝血流、肝功能代偿差的患者不适合做此分流术。

冠腔静脉分流术:将胃冠状静脉(胃左静脉)与下腔静脉直接吻合,或用自体静脉及人造血管移植架桥分流,该术式须将胃左静脉游离足够长度(8~10cm),直接与下腔静脉吻合,同时结扎胃网膜右静脉,并行脾切除,既降低食管及胃底曲张静脉压力,又不影响肝血流灌注量,再出血率及肝性脑病发生率均低。

②断流术:凡减少或阻断门、奇静脉之间反常血流的手术统称为门奇静脉断流术。较常用的术式有食管下端横断术、胃底横断术、自动吻合器行食管下端横断术、食管下端胃底切除术以及贲门周围血管离断术。在这些断流术中,食管下端横断术、胃底横断术,阻断门奇静脉间的反流血流不够完全,也不够确切,食管下端胃底切除术的手术范围大,并发症多,病死率较高。

肝炎后肝硬化合并食管胃底静脉曲张的患者有时脾并不很大,可不必强行切除脾。因急性大出血情况下,脾切除术已十分危险、由于周围粘连等情况易并发大出血和损伤周围器官,故应慎重。

贲门周围血管离断术:是目前国内治疗食管胃底曲张静脉出血的主要术式,不仅离断了食管胃底的静脉侧支,还保存了肝门静脉入肝血流。这一术式还适用于肝门静脉循环中没有可供与体静脉吻合的通常静脉,肝功能差(Child C 级),既往分流手术和其他非手术疗法失败而又不适合分流手术的患者。传统的贲门周围血管离断术包括脾切除及贲门周围所有血管的离断,包括胃冠状静脉的主干及其分支、胃短静脉、胃后静脉及左膈下静脉,同时结扎切断与静脉伴行的同名静脉,做到了食管下段和胃底血管的彻底离断。然而即便如此术后仍有一定的再出血率,其原因除了血管离断的范围不够或仅予以缝扎而遗漏了形成静脉曲张的主要输入静脉外,最主要原因是因为血管离断的范围太大,过多地破坏了门奇静脉间的无害侧支循环,加重了门静脉血液回流障碍;断流后门静脉压力仍较高,侧支循环重新形成;断流术加剧胃黏膜淤血、缺血,导致胃黏膜病变出血;继发肝门静脉系统血栓,使内脏血流动力学的紊乱更趋恶化。因此,近年来对其做了改进,提出了选择性贲门周围血管离断术,主要的此术式要求紧贴下端食管壁和上半胃的外膜,精细地逐一离断进入管壁内的穿支血管,但保留左静脉主干和食管旁静脉丛的完整,这样既能达到彻底断流的目的又不会过多地破坏门奇静脉之间的自发性分流,从而在一定程度上降低肝门静脉压力和缓解胃的淤血状态。

联合断流术:由 Sugiura 于 1967 年首先报道,故简称 Sugiura 手术。手术步骤包括经胸和腹两部分:一是经左胸腔将左下肺静脉以下至膈肌之上所有通向食管(长 12~18cm)的侧支静脉均结扎,在膈肌上处横段食管,结扎血管,重新吻合;二是经腹部行脾切除,离断贲门小弯侧(长约 7cm)的血管,将食管及贲门周围组织完全分离,选择性切断胃迷走神经,加做幽门成形术。我国门静脉高压症患者以肝炎后肝硬化为主,肝功能分级较差,Sugiura 手术创伤太大,术后并发症多,我国基本不采用此手术方式,而多采用改良的Sugiura 手术,即不开胸而在腹部完成食管的横断吻合。

③断流加分流术:即在同一术野中同时做断流术和分流术。如断流术采取贲门周围血管离断术,分流术采用肠腔静脉侧侧分流术,肠腔桥式分流术或脾肾分流术。因贲门周围血管离断术后门脉压仍较高,术后仍可能重新形成门体静脉间的侧支循环,并且肝门静脉高压性胃黏膜病变的发生率较高。因此理论上附加外周型的门体静脉分流术,适当降低部分门脉压力,但又维持门脉的血供,能抵消贲门周围血管离断术的不利之处。但该术式同时又有分流和断流的并发症,其远期疗效有待进一步研究证实。

④肝移植术:肝移植已经成为外科治疗终末期肝病的有效措施,是治疗中、晚期肝病合并门静脉高压、食管胃底曲张静脉出血患者的理想方法。用肝移植治疗晚期肝硬化术后生活质量高、远期效果好,有75%~85%的患者能恢复正常生活。

准备做肝移植的患者在等待供肝时若发生食管曲张静脉破裂,应采用药物治疗(血管收缩药、生长抑素)、三腔管气囊压迫、内镜治疗(硬化剂注射或套扎)或 TIPS 等非手术方法控制出血,绝大多数可以得到有效控制,以待肝移植手术。若非手术治疗无效,必要时做外科手术控制出血,最好做脾肾静脉分流、肠腔静脉分流或不切脾的断流术,从而避免对肝门进行解剖、门静脉系统形成血栓及右上腹形成粘连。目前供肝极度短缺、手术风险大费用高、术后需终身服用免疫抑制药等不利条件限制了肝移植的临床应用。

(二)脾大及脾功能亢进的治疗

脾切除术 单纯脾切除术主要用于脾明显增大、严重脾功能亢进但无食管胃底静脉曲张的门静脉高压症患者。晚期血吸虫病合并明显脾功能亢进,以及脾静脉栓塞引起的左侧(区域性)门静脉高压症患者,单纯行脾切除术效果良好。多数情况下脾切除术与分流术和断流术合用,作为门静脉高压症手术治疗的一部分,而不单独施行。手术方式有开腹及腹腔镜单纯脾切除术及脾切除、贲门周围血管离断术。切除了巨大的脾,不仅可治疗脾功能亢进,而且可减少约 40% 的门脉血供,降低部分门脉压力。切除了胃短血管,也在一定程度上降低了贲门区的高压状态。但是需要注意的是,脾静脉及其属支通过冠状静脉及腹膜后 Retzius 静脉的联络也是门静脉高压症时建立的侧支循环重要通路,通过这些通路对门静脉进行减压。临床上常可以看到一些患者脾周围满布曲张的侧支血管,甚至脾肾韧带、脾膈韧带显著血管化。对于这些患者如强行切除脾,会破坏门体静脉之间的自然交通支,不仅手术操作困难失血多,还会导致术后肝门静脉压力的显著升高及脾静脉残段甚至肝门静脉主干的血栓形成,诱发曲张静脉再次形成及出血。因此我们提出越是难切的脾,越是脾周围有大量曲张血管的脾就越应该保留。

(三)腹水的预防和治疗

目前没有针对腹水的特异性预防治疗,一般来说应该避免摄入过多的盐及应用导致水钠潴留的药物。

合并腹水的肝硬化门静脉高压症患者的一线治疗是严格限钠(每天 88mmol/2g)和利尿药(口服螺内酯或联合应用呋塞米)。除非血清钠为 120~125mmol/L,不必限制液体量。对于腹部张力较大的腹水患者应该进行腹穿,随后的治疗师限制钠的摄入及口服利尿药。对利尿药敏感的患者应该采用限盐及口服利尿药治疗而非反复腹穿抽腹水。而对利尿药不敏感的难治性腹水患者,可考虑多次腹穿抽腹水。单次抽腹水量 4~5L 时穿刺后不一定需要补充蛋白质,而大量腹水穿刺后,应该考虑每丢失 1L 腹水补充 6~8g 蛋白质。TIPS 的作用相当于门腔静脉侧侧吻合,对于腹水的治疗效果优于反复腹穿,但是并不能改善生存率。而且 TIPS 可以加重肝的损害,引发肝性脑病,因此一般用于移植术前且等待时间长于 6 个月的患者。治疗难治性腹水最有效、最彻底的措施是行肝移植术。

腹腔静脉转流术是将腹腔与静脉间放置一个转流管,有窗孔的一端插入腹腔,管的另一端插入上腔静脉,通过管内一个单向瓣膜,使腹腔内的液体向静脉循环单一方向转流的方法。其有效性与腹穿相当,但常常出现的并发症限制了应用。

(四)肝肺综合征(HPS)的治疗

此类患者预后较差,采取 TIPS 可减少门肺之间的异常分流,改善 HPS 患者的氧合,对于等待肝移植的患者可降低围术期病死率。原位肝移植是 HPS 的根本性治疗方法。

(五)肝门静脉高压性胃病的治疗

主要采用血管收缩药和 β 受体阻断药等药物治疗,内镜治疗基本无效,因为出血面积广泛。TIPS 或门腔静脉分流术治疗肝门静脉高压性胃病急性出血的效果还无广泛研究,但似乎两者能减轻肝门静脉高压性胃病的程度。

(六)肝肾综合征的治疗

可采用利尿药及前列腺素 E_1、三甘氨酰赖氨酸加压素等药物治疗,已出现肾功能不可逆衰竭者,可施行肝肾联合移植术。

【诊疗风险及防范】

(一)诊断方面的风险

门静脉高压症是指各种肝内外因素引起的门静脉系统压力的持续增高,继而出现脾增大和功能亢进、食管胃底静脉曲张和上消化道出血、腹水等临床症候群。然临床表现为白细胞、血小板及血红蛋白的减少,呕血或黑粪及腹水等症状。然而,有许多疾病也可以引起上述症状,因此鉴别诊断很为重要。

1.脾增大、脾功能亢进方面的鉴别　引起脾增大的原因很多,可以分为感染性急非感染性脾大。对于单纯脾大脾亢的早期肝门静脉高压症患者,应该通过病史、体检及实验室检查等来与其他原因引起的脾大来鉴别。在病史上应注意患者有无传染病及流行病的接触史,起病的缓急及有无发热、浅表淋巴结肿大、皮疹等伴随症状。查体上应注意全身浅表淋巴结有无肿大,肝有无增大及硬化,脾大的程度及质地,实验室检查应注意白细胞、红细胞及血小板三系的计数,必要时行骨髓穿刺活检,怀疑为感染性脾大时可考虑做各种体液的培养或行血清学检查。影像学检查应注意肝的情况及门静脉系统的血管直径,有无食管静脉曲张等征象,一般可以明确诊断。

2.消化道出血的鉴别　消化道出血分为上消化道出血及下消化道出血,前者是指胃、食管、十二指肠及空肠上段和胆道的出血,后者是空肠上段以下消化道的出血。其中前者更多见,可以占到消化道出血病例中的90%。上消化道临床表现以呕血及黑粪为特有症状,便血一般为黑色柏油样便。若出血量大和速度快,便血可以为鲜红色。上消化道出血病因很多,据统计以溃疡病出血最为多见,食管胃底曲张静脉破裂出血占第2位,其次为应激性溃疡及胃癌等。目前在上消化出血的诊断中最有价值的是纤维胃镜,不仅可以明确上消化道出血的原因还可以在内镜下行有效治疗。下消化道出血最常见的病因为结肠肿瘤及息肉,主要表现为便血。纤维结肠镜一般亦可明确诊断。对于内镜无法诊断而出血又有较大量活动性出血的患者可以考虑行选择性腹腔动脉造影,在急性出血时诊断阳性率较高,同时还可行栓塞治疗。

3.腹水的鉴别　腹水可由心血管系统疾病、肝疾病、腹膜疾病、肾疾病、营养障碍性疾病等多种病因引起。据国内统计,最常见的腹水原因依次为肝硬化、恶性肿瘤及结核性腹膜炎,三种病因合计占全部腹水病例的90%~95%。在腹水的鉴别诊断中,首先详细的病史询问及全面的体格检查多可提供引起腹水病因的线索,可根据线索优先选择有关的实验室及其他辅助检查。应注意除了腹水外的其他伴随症状,比如有无其他部位的水肿、有无黄疸及肝脾增大,有无腹部包块等。实验室检查中除了常规的血尿便检查、肝肾功能及肝炎病毒血清学指标外,还应考虑做腹穿抽取腹水做相关实验室检查。可同时抽血及腹水分别做清蛋白含量的测定,计算血清白蛋白减去腹水清蛋白浓度的差值即血清-腹水清蛋白梯度。除了腹水常规检查外酌情行细胞培养、腹水沉淀细胞学检查、葡萄糖含量、乳酸脱氢酶、腺苷脱氢酶、肿瘤标记物及腹水淀粉酶的检查。影像学检查可以发现肝硬化、食管胃底静脉曲张、腹腔内脏器肿瘤等病灶。对于诊断实在困难的病例可以考虑腹腔镜探查。

(二)治疗方面的风险

门静脉高压症的治疗方法多种多样。然而,除了原位肝移植以外,其他治疗均非治愈性对因治疗,而是针对门静脉高压症并发症的对症性治疗。在治疗的选择上,应该根据患者的实际情况,权衡患者治疗的风险和可能的收益,并兼顾以后可能采取的治疗措施,选择恰当的方式进行个体化治疗。

危及门静脉高压症患者生命的主要急症是食管胃底曲张静脉破裂出血,因此预防和治疗食管胃底曲张静脉出血是门静脉高压症的重点之一。除了根本性治疗原位肝移植以外,其他治疗的主要目的是治疗急性曲张静脉破裂出血或预防再出血。而治疗的方式无外乎两种,第一种是靠降低肝门静脉压力来减轻曲张静脉的扩张程度,以达到止血或预防再出血;此种治疗包括药物、TIPS及各种形式的分流。第二种是消除食管胃底黏膜及肌层间的曲张血管,避免其破裂出血危及生命。此类治疗主要包括内镜治疗和各种方式的断流术。值得一提的是,肝门静脉高压本身是机体为保证肝门静脉血流灌注的一种代偿,人为降低肝门静脉压力的同时势必减少了肝的肝门静脉供血且使部分代谢废物绕肝而过,损伤了肝的解毒功能,造成术后肝功能的恶化。因此,分流术在国内应用的范围日趋减少。而由于内镜及选择性断流术本身对门静脉血流没有或仅有轻微影响,而又能阻断可能危害患者生命的"有害"门体侧支循环,应用越来越为广泛。

在治疗的选择上,国内外基本的共识是,对于有小曲张静脉的肝硬化门静脉高压症患者,如果有出血的高危因素(肝功能 Chilid B/C 级或是曲张静脉有红色条纹征)应该使用非选择性 β 受体拮抗药来预防首次曲张静脉破裂出血。对于无上述高危因素的患者也可以应用 β 受体拮抗药,但是还不能确定能否长期受益。对于尚未出血的中重度曲张静脉的肝硬化门静脉高压症患者,如果有出血的高危因素,推荐应用非选择性 β 受体拮抗药或是食管镜下曲张静脉套扎来预防首次出血。对于无上述高危因素的患者,推荐首选非选择性 β 受体拮抗药,对 β 受体拮抗药有禁忌证或是不耐受或是不依从的患者应该考虑食管镜下曲张静脉套扎。如果患者采用的是非选择性 β 受体拮抗药,应该调整到最大耐受剂量并且不必做胃食管镜随访。如果采用的是食管镜下曲张静脉套扎,应该每 1～2 周重复直到曲张静脉消失。此后 1～3 个月后复查胃食管镜,随后每 6～12 个月复查胃食管镜以了解有无曲张静脉复发。预防首次曲张静脉破裂出血不应该采用硝酸盐(无论单独或是与 β 受体拮抗药联合使用)、分流手术或是硬化剂注射治疗。而对于曲张静脉急性破裂出血的患者,一旦怀疑就应该立即应用血管加压素或生长抑素并持续使用 3～5d,12h 内应做急诊胃肠镜,明确出血原因并做套扎或硬化治疗。药物治疗无效者应考虑行 TIPS 治疗。所有患者都应该预防性短期(7d 内)应用抗生素。对于药物治疗无效的出血患者,在准备做 TIPS 或内镜治疗之前可考虑短期(24h 内)用三腔管压迫止血。如果内镜确诊为胃底曲张静脉破裂出血,则首选行硬化剂注射治疗,药物或内镜治疗无效的患者应考虑 TIPS。而在手术的选择上,目前国内倾向于行保留选择性断流术,尤其是对于肝功能差的急诊患者。该术式主要是要保留冠状静脉的主干和食管周围的曲张血管主干,而将所有进入胃底和食管下段的侧支循环离断。这样做既消除了导致出血的病因,又给高压的门静脉血流一个出路,有助于减少及延缓新曲张静脉的形成。对于门静脉高压症的脾,新的观点是不一定切除,尤其是脾周围有大量侧支循环者及以后可能做肝移植的患者。

(苏风华)

第七章　肝脏良性局灶性病变

第一节　肝海绵状血管瘤

肝脏海绵状血管瘤为肝良性肿瘤中最常见者。Edmoudson 报告 50000 例尸检中,检出海绵状血管瘤 176 例(占 0.35%);Oschner 在 2400 例尸检中发现 55 例(占 2%);Feldman 统计 1319 例成人尸检中,发现 37 例(占 0.83%)。肝海绵状血管瘤可发生于任何年龄,文献报告最大年龄 86 岁,最小年龄为出生后 15 小时,但以 30～50 岁多见。该病以女性多见,男女之比例为 1:(5～10)。

一、病因

肝脏海绵状血管瘤的确切发病原因尚未阐明,但多认为与先天发育异常有关。亦有认为肿瘤的增大及血管扩张形成与女性雌性激素有一定关系,女性内分泌的改变导致血管壁及其对压力作用的改变。因而该病较常见于青年妇女,经产妇尤为多见。妊娠期或服用雌激素者常常导致肿瘤迅速增大而出现症状。有关肝脏海绵状血管瘤的形态发生学有以下学说。

1.毛细血管感染后变形,导致毛细血管扩张。

2.肝组织局部坏死而血管扩张成空泡状,坏死后的肝组织周围血管充血、扩张,最后形成空泡状。

3.肝内区域性血循环停滞后,致使血管形成海绵状扩张。肝内持续性静脉血淤滞,导致静脉膨大。

4.肝内出血、血肿机化,血管再通后形成血管扩张。

5.发育异常,系胚胎发育过程中,由于血管发育异常导致海绵状扩张。该病约 50% 在儿童期发病,且多数有家族史。因此,先天性发育异常为目前最易接受的学说。

二、病理

肝脏海绵状血管瘤大小不一,最小者需在显微镜下确认,巨大者其下缘达盆腔。Major 尸检发现一例巨大海绵状血管瘤,体积达 35cm×44cm×41cm,重量 18160g。胡宏楷等手术摘除一例特大肝脏海绵状血管瘤,体积为 63cm×48.5cm×40cm,重量 18kg。Schumacker 报告 67 例手术切除肿瘤其平均直径为 12cm,平均重量 900g。胡宏楷报告 48 例,瘤体直径均>15cm。

肿瘤可发生于肝脏任何部位,但常位于肝右叶包膜下,多数为单发,多发者约占 10%。肉眼观察呈紫红色或蓝紫色,不规则分叶状。质地柔软或弹性感,亦可较坚硬,与周围肝实质分界清楚,切面呈网状。血管瘤内并发血栓形成时有炎症改变。多数血管瘤常可见到退行性病理变化,如包膜纤维性硬化、陈旧的血栓机化、玻璃样变,伴有胶原增加甚至钙化等。根据纤维组织多少可将其分为四型。

1.肝脏海绵状血管瘤　此型最多见。肿瘤切面呈蜂窝状,由充满血液及机化血栓的肝血窦组成。血窦壁内衬为内皮细胞,血窦之间有纤维间隔,大的纤维隔内有小血管和残余胆管分布。纤维隔和管壁可发生钙化或静脉石。瘤体与正常肝组织分界明显,有一纤维包膜。

2.硬化性血管瘤　血管塌陷或闭合,间隔纤维组织极丰富,血管瘤呈退行性改变。

3.肝毛细血管瘤　以血管腔狭窄,纤维间隔组织丰富为其特点,此型少见。

4.血管内皮细胞瘤　此型罕见,为起源于血管内皮细胞的肝肿瘤。病因未明。女性占60%。肿瘤由树枝状细胞和上皮样细胞组成,间质显著硬化,其特征为多源性和广泛的窦样和脉络样浸润。常因腹痛就诊,或因剖腹探查时偶然发现。肿瘤生长缓慢,30%的患者有5年生存期。Ishak认为该型肯定恶变,几乎均伴有肝内蔓延,属良性血管瘤和肝血管内皮细胞肉瘤的中间型,并将其单列为上皮样血管内皮细胞瘤。

三、临床表现

该病的临床表现随肿瘤部位、大小、增长速度及肝实质受累程度不同而异。小者无症状,大者可压迫胃肠及胆道而引起腹痛、黄疸或消化不良症状。少数因肿瘤自发性破裂或瘤蒂扭转而呈急腹症表现。临床上可将其分为四型:隐匿型、腹块型、内出血型及瘤蒂扭转型,以腹块型最多见。腹块位于上腹部,表面光滑,质地软硬不一,有囊性感和有较大的可变性。边界清楚,与肝脏相连,随呼吸上下移动。一般无压痛。部分病例在病变区可闻及血管杂音,少数患者可伴有微血管性溶血性贫血。血栓形成后导致凝血因子被消耗,亦可表现为血小板减少或低纤维蛋白原血症。肝功能试验一般正常。

四、诊断与鉴别诊断

该病的主要检查方法是B型超声显像和X线检查。此类方法能早期发现病变,分辨1～2cm直径的肿瘤,而且能准确定位。B超检查大多数血管瘤为低回声,少数为边界光滑的低回声占位,如果肿瘤有"花圈"状或其后方有增强效应时,则是肝血管瘤的特征。X线腹部平片可显示肝脏肿大或密度增高的软组织影,若有钙化点存在则有助于诊断。CT平面扫描时为低密度病变,CT增强扫描时病变周围出现增强的晕环,随后向中心弥散使病变完全充盈。MRI有特殊的诊断意义,T_2加权图像呈高信号密集区,称为"灯泡征"改变。采用^{99m}TC标记的自体红细胞行放射性核素血池填充扫描,对该病有确诊意义,肝血管造影诊断准确率高,假阳性率低,并能准确显示病变的范围,有助于选择治疗方案;但此法为创伤性检查,应留待其他方法不能确定诊断时施行。此外,腹腔镜检查对该病诊断也有一定价值,肝穿刺活组织检查有导致出血的危险,应属禁忌。

该病需与肝脏恶性肿瘤及其他良性肿瘤鉴别。原发性肝癌多合并肝硬化,进展快,病程短,AFP阳性可资鉴别。有学者提出,B超定期复查一年以上病变不增大者可确定为血管瘤。肝转移癌可根据胃癌、结肠癌、直肠癌等原发病史做出诊断。肝腺瘤、肝血管内皮肉瘤较易与本病混淆,但均为少见病。

五、治疗

肝海绵状血管瘤的治疗取决于其大小、部位、生长速度及有无临床症状。大多数较小的肿瘤因其生长缓慢而不需要特殊处理。较大和局限的肿瘤则以手术切除为最佳疗法。近来,考虑到该病的自然病程、自发性破裂出血的机会少而手术出血的危险性较大,对肝血管瘤的治疗趋向保守,即使肿瘤较大如无症状者,可不考虑手术切除。中国人民解放军第二军医大学第三附属医院的学者认为,肿瘤直径>15cm,如有症状者才考虑手术治疗。位于肝游离缘的肿瘤可做楔形切除,病变较大者可行肝叶或半肝切除。无法手术切除者,术中可酌情选择肝动脉结扎或加栓塞疗法或冷冻疗法。特大型及全肝型肿瘤或有严重的心、肝、肾合并症不适合手术的病例,可进行局部放射治疗。

该病发展缓慢,预后多数良好。但如果肿瘤自发性破裂出血、瘤蒂扭转或因血小板减少继发出血或因溶血等均可引起死亡。亦可因肿瘤内动静脉短路使心排血量增多,心脏负担加重导致心力衰竭而死亡。

(柯昌征)

第二节　肝腺瘤

20世纪50年代以前,肝腺瘤属罕见的肿瘤之一,文献报道经病理证实的肝腺瘤仅67例。在Lacusmc早期的50000例尸检也只发现2例。60年代以后,随着口服避孕药的广泛应用,其发生率呈逐增加趋势。1973年,Baum等指出羟炔诺酮及其同类避孕药可促使肝细胞灶性坏死、结节增生,最后发展为肝腺瘤。至70年代末,北美和欧洲报道服避孕药后发生肝腺瘤者达200余例。该病多发生于中年女性。

一、病因

肝腺瘤的发病原因尚未阐明,婴幼儿病例可能与先天胚胎发育异常有关。Henson认为后天性因素可能与肝硬化、肝细胞结节状增生有密切关系。目前多认为口服避孕药是后天性肝腺瘤的主要原因,服避孕药至发现肝腺瘤的时间,短者半年,长者达15年,但半数在5年以上。此外,雄性激素、蛋白同化激素和其他激素疗法及糖原储积病、输血性血色病等偶与该病有关。

二、病理

根据细胞来源不同可分为肝细胞腺瘤(肝腺瘤)、胆管细胞腺瘤(胆管腺瘤和胆管囊腺瘤)和混合腺瘤。肿瘤呈圆形或椭圆形,多为单发(占70.3%),亦可多发(占29.7%),多见于肝右叶,大多位于肝实质内逐渐向肝表面凸出。典型的肝腺瘤有完整的包膜,与周围组织分界清楚,质地较硬、颜色较周围组织稍淡,呈灰色、黄色或棕黄色。瘤体直径为1~20cm,Edmondson报道的最大腺瘤直径为38cm,重2700g。显微镜下显示,肝腺瘤由类似正常的肝细胞和胆管组成。细胞呈多边形,界限清楚,稍大于正常肝细胞,细胞质为嗜酸性颗粒状、核圆形,大小较为一致,有时可见较大的核,但无异形核。细胞呈梁索状排列,互相扭曲,杂乱无章,无小叶结构。有人认为它是一种相对单纯的肝细胞团,几乎没有其他细胞成分。

三、临床表现

肿瘤体积小者可无任何症状,当肿瘤增大压迫正常肝细胞或影响邻近器官的功能时,可出现上腹部胀痛不适、恶心、纳差和上腹牵拉感等症状,约1/3的患者上腹部可触及表面光滑、质硬的肿块。随着肿瘤的增大,其中心部可发生坏死和出血,其主要临床表现为急腹症。瘤内出血者,常有发作性右上腹痛、发热,偶有黄疸或寒战,右上腹肌紧张、压痛,白细胞计数及中性粒细胞增高等表现。肿瘤破裂引起腹腔内出血者,突发右上腹剧痛,心慌出冷汗,腹部有压痛、反跳痛等腹膜刺激症状,严重者可出现休克。

四、诊断与鉴别诊断

育龄妇女长期口服避孕药后,发现缓慢增大的肝脏肿块应警惕该病。放射性核素肝扫描和 B 超显像能检出 80%~96%的病例,是首选检查方法;肝动脉造影几乎能证实全部腺瘤,为手术的主要检查方法。经皮肝穿刺活组织检查易引起出血,应属禁忌。经纤维腹腔镜高频电凝活检或剖腹活组织检查有助于肝腺瘤的定性诊断。肝腺瘤易误诊为原发性肝癌,特别是肝细胞腺瘤与分化好的肝细胞癌在组织形态上极为相似,有时病理报告上也可出现误差,但前者发展慢、病程长、自觉症状轻、全身状况较好,特别是预后较好等,可资鉴别。

五、治疗

口服避孕药引起的肝腺瘤,停服避孕药后,肿瘤可缩小,故可先停服避孕药,并定期 B 超检查观察肿瘤的变化。鉴于肝腺瘤易破裂出血,个别病例有癌变可能,尤其包膜不明显者,故应选择手术切除。手术方式视肿瘤大小、位置不同而异,可作局部、肝叶或半肝切除。位于肝表面孤立小腺瘤可行囊内挖除。位于肝门或邻近较大血管及胆管而不能切除的腺瘤,可行肝固有动脉或一侧肝动脉结扎或栓塞,以期限制肿瘤长大或防止腺瘤破裂出血。该病极少恶变,手术切除后亦极少复发,其预后较好。

(柯昌征)

第三节　肝结节

肝结节状病灶可分为以下 5 类:肝结节状再生性增生、肝局灶性结节状增生、肝部分结节状变性、肝硬化和肝腺瘤。本节仅就前三类进行叙述。

一、肝结节状再生性增生

肝结节状再生性增生于 1981 年由 Strimyer 和 Ishak 报道,属罕见疾病。既往曾称之为肝脏结节状变、粟粒性肝细胞瘤病、非硬化性肝结节或非硬化性门脉高压。整个肝脏内弥漫性分布着小的肝细胞结节,结节周围没有纤维组织包围,纤维化轻微或没有纤维化,可与肝硬化区别。该病常发生于老年患者,儿童期发病者极为罕见。文献报道该病常与其他疾病伴随,如类风湿关节炎、Felty 综合征、肾移植、克罗恩病和血液病、药物(如免疫抑制剂、皮质类固醇)及摄食掺假烹调油产生的毒油综合征等。该病病因未明,可能与肝脏对损害的异常愈合反应有关。腹部肿块为常见的临床表现,可能发生肝内门静脉高压,推测系结节引起肝内血管扭曲变形的结果。肝功能正常,无黄疸、腹水、低蛋白血症、凝血酶原时间延长等表现。不伴有慢性乙型肝炎病毒感染或肝硬化。无合并症的病例,甲胎蛋白浓度在正常范围。细针抽吸活检对诊断无益,外科肝边缘活检有助于诊断。预后一般良好,但可发生肝细胞发育障碍。亦有个别进展至肝细胞癌的报道。

二、肝局灶性结节状增生

肝局灶性结节状增生(FNH)由 Rogers 等于 1981 年报道,是一种罕见的良性病变,既往曾命名为局灶性硬化、局灶性结节性硬化、孤立增生性结节或孤立结节状再生性增生。任何年龄均可罹患该病,女性常见(占 80%)。

该病病因未明。通常认为是在先天性血管畸形的基础上,因肝细胞酶系缺损而使细胞易受激素类药物的刺激、导致坏死后修复再生形成的结果。亦可能是对脉管性肝损害的异常再生反应。许多报告认为该病与口服避孕药有关,认为避孕药可能对肝局灶性结节状增生细胞有营养作用,口服避孕药的妇女易发生肝局灶性结节状增生破裂和出血,少数病例在停服避孕药或雌激素之后肝局灶性结节状增生缩小。FNH 通常为单发结节、位于肝包膜下,少数为多结节、位于肝深部。结节较小,直径为 1~7cm,边界清楚但无包膜,呈黄棕色,质地较硬。结节剖面中央为星芒状瘢痕组织,自中央向四周放射将结节分隔,为肝局灶性结节状增生的特征性改变,有时中央瘢痕不明显,可见薄的错综交织的纤维层。显微镜下显示,肝正常结构破坏,中央星芒状瘢痕组织包含一条或数条动脉,动脉内膜或中层纤维肌层常呈异常增生使管腔变窄或闭锁,没有中央静脉。大小不等的纤维间隔从中央瘢痕组织向四周放射,纤维间隔由增生的肝细胞、血窦及库普弗细胞组成。结节内和结节间可有胆管增生及炎性细胞浸润。

该病通常无症状,少数病变较大者有上腹部不适或肝区疼痛,腹腔内出血是极罕见的合并症。肝局灶性结节状增生无特征性血清标志物,其检出主要靠影像学检查。B 超、CT、MRI 等检查可显示病变均匀、密度稍低、中央瘢痕及离心性动脉血流供应等表现。对于无肝硬化、肝功能正常、HBsAg 及 AFP 阴性的年轻患者,尤其是女性患者的肝占位性病变,应考虑肝局灶性结节状增生的可能,但必须与肝细胞癌、肝细胞腺瘤等相鉴别。联合应用多种影像学检查可提高诊断准确性。确诊必须靠病理检查,但不提倡穿刺活检。

该病无恶变倾向,病灶较大者可有破裂出血的危险。诊断明确的无症状肝局灶性结节状增生,可密切观察病变变化,如病灶增大或与肝细胞癌不能鉴别时,可行手术切除。若有手术禁忌证或无法切除者,可行动脉栓塞治疗。

三、肝部分结节状变性

肝部分结节状变性亦属罕见病,结节发生在肝门周围,可能引起门静脉高压。其余部分的肝组织属正常或有萎缩,肝功能正常。细针抽吸活检对诊断无益。该病病因未明。

(柯昌征)

第四节　肝脏其他良性肿瘤

一、肝错构瘤

肝错构瘤是一种极罕见的先天性肝脏肿瘤样畸形。根据组成组织的来源,分为起源于内胚层和起源于中胚层两类,起源于内胚层者又分为实质性错构瘤(以肝细胞增生为主体)和胆管错构瘤(以胆管和纤维胶原基质增生为主体);起源于中胚层者又分为间质性错构瘤(以间质性组织的增生为主体)和血管性错构瘤(以血管和纤维组织的增生为主体)。肿瘤常发生于肝包膜下,多为单发,偶为多发性。肿瘤质地坚硬似橡皮,表面凹凸不平呈结节状,切面呈棕灰色。显微镜下可见大量结缔组织呈中心性星状排列,肝细胞排列不规则,不形成肝小叶,胆管上皮及血管多数已纤维化。肿瘤与正常肝细胞间的界线较清楚,一般无真正的包膜,但可形成假膜。肿瘤内多有囊肿存在。

无症状性快速生长的肝脏肿块为本病最重要的临床特征。多发于 4 个月至 2 岁婴幼儿,通常 5 岁前发病,男女为 3∶1,成人发病极为罕见。本病早期无任何症状,有的在出生时就有腹部肿块,肿块生长迅速,当肿瘤逐渐增大时,可在右上腹扪及质硬肿块,无压痛,可随呼吸上下移动。晚期可出现腹部无痛性巨大包块及压迫症状,如恶心、呕吐、便秘、腹胀等。偶有带蒂者可发生肿瘤蒂扭转、坏死。全身表现可有贫血、消瘦等。

本病的实验室检查不具有特异性,肝功能多在正常范围,有少数 AFP 升高,偶有 CA19-9 增高。B 超、CT、MRI、血管造影、放射性核素扫描、腹部平片等对本病诊断有一定帮助。

肝错构瘤属于良性肿瘤,但由于肿块较大且可能在短时间内迅速生长,很容易和恶性肿瘤相混淆,临床上应与肝细胞肝癌、肝母细胞瘤、婴儿成血管内皮细胞瘤、肝腺瘤相鉴别。

本病的最佳治疗方案是手术切除,预后良好,但本病手术后偶有复发,应注意术后随访。

二、肝畸胎瘤

肝畸胎瘤是极为罕见的肝脏良性肿瘤。系由残留于肝内的原始胚胎细胞所发生。肿瘤由囊肿、骨、软骨、牙齿、肌肉、脑组织和毛发等多胚层组织构成,其表面高低不平,软硬不一。多为单发,可生长成巨大肿块。1957 年国内曾报道一例,直径 30cm,重 5750g。少数可恶变。上腹部肿块及肿块压迫邻近脏器所产生的恶心、呕吐、便秘等为其主要症状。X 线检查肿块上可有钙化斑点。手术切除为主要治疗方法。

三、肝纤维瘤

肝纤维瘤多见于老年。肿瘤大小不一,小者肝表面可见乳白色小圆形隆起,质地坚硬,有包膜。大者肿瘤直径可达 20～30cm,肝脏变形不规则。巨大肿块压迫周围器官可引起腹部胀大和腹痛。组织学特征为成纤维细胞与胶原纤维交织成索。肝纤维瘤生长缓慢,小而无症状者定期 B 超监测,大肿瘤以手术摘除为佳。

四、肝脂肪瘤

肝脂肪瘤多见于 40 岁以后的中老年人,尤其是女性肥胖者。肿瘤多位于肝右叶,大小不一,直径 7～10cm 不等。脂肪瘤包膜完整,呈黄色,偶有钙化,部分肿瘤带蒂。显微镜检查显示肿瘤由脂肪组织组成。肝脂肪瘤患者常伴有糖尿病、高血压或动脉硬化性心脏病。肿瘤较大而有症状者需手术切除。一般预后良好。

五、肝平滑肌瘤

肝平滑肌瘤生长缓慢,多在中年以后发病。肿块大小不一,小者呈结节状,大者呈巨块状,包膜完整,表面光滑富弹性，切面呈黄白色。显微镜下可见交错成群的纺锤样细胞。较大肿瘤可有腹痛、发热，全身不适等临床表现。以手术切除为宜。

六、肝淋巴管瘤

肝淋巴管瘤极为罕见。临床上不易做出诊断，需肝组织活检方能确诊。肝淋巴管瘤的组织学表现为多发性大小不等的淋巴管通道，衬以内皮细胞。较大者呈囊样，其囊壁可纤维化。

（伊庆强）

第五节　非寄生虫性肝囊肿

非寄生虫性肝囊肿是指肝内非寄生虫感染的浆液性囊肿，由 Bristone 于 1856 年首先报道。既往认为本病属少见病，1955 年 Melnick 报道 687 例尸检仅能发现一例。此后的文献报道其检出率有增加的趋势。Eliason 报道 20000 例尸检中，多囊肝检出率为 0.19%；上海医科大学附属中山医院及上海第二医科大学附属瑞金医院统计的 4448 例尸检中，先天性肝囊肿的检出率为 0.22%；平山千里援引尸检资料为 0.37%；有学者据尸检和剖腹手术资料，其发病率为 0.14%～0.53%。随着 B 超和 CT 扫描等影像学技术的广泛应用，非寄生虫性肝囊肿的临床检出率也逐渐增多，我们于 1983～1988 年共行肝脏声像图检查 20980 例，发现肝囊肿 213 例，检出率为 1.02%。Sanfelippo 等报告一组腹部手术病例，肝囊肿发生率为 1.7%。显示本病已成为一种常见的肝脏良性疾病。

一、分类

非寄生虫性肝囊肿可分为先天性和后天性两大类，但由于其病因、形态学及伴随病变的较大差异，各家分类方法不一，有的从形态学上分类，有的则根据病因分类。故目前尚无统一的分类标准如下。

1.Bockus 分类法

（1）按形态学分类

孤立性囊肿（单纯性、潴留性）

多发性囊肿（多囊病）

囊腺瘤（增生性）

假性囊肿（退行性）

畸胎瘤（皮样囊肿）

淋巴囊肿（淋巴管瘤）

内皮性囊肿（皮样囊肿）

（2）按发病原因分类

先天性囊肿（孤立性单房性囊肿、弥漫性多囊病）

创伤性囊肿

炎症性囊肿（特异性与非特异性）

肿瘤性囊肿（囊腺瘤、皮样囊肿、囊性畸胎瘤）

2.Debakey 和 Jordan 分类法

（1）先天性囊肿

原发性肝实质囊肿（孤立性与多发性囊肿病）

原发性胆管性肝囊肿（局限性肝内主要胆管扩张

或肝内胆管多发性囊性扩张即 Caroli 病）

（2）后天性肝囊肿

创伤性肝囊肿

炎症性肝囊肿（胆管炎或结石阻塞引起的潴留性

囊肿、肝包囊虫病）

肿瘤性囊肿（皮样囊肿、囊腺瘤、恶性肿瘤囊性变）

3.Jones 分类法

先天性囊肿

假性囊肿

淋巴囊肿

多囊病或囊状肝脏变性

血管囊肿

囊腺病

纤维上皮囊肿

潴留性囊肿

4.Henson 分类法

（1）先天性肝囊肿

孤立性或单发性肝囊肿

弥漫性或多发性肝囊肿

（2）创伤性肝囊肿

（3）炎症性肝囊肿，亦称潴留性肝囊肿

（4）肿瘤性肝囊肿

皮样囊肿

囊腺瘤

恶性肿瘤退行性病而形成的囊肿

除以上几种分类方法外，Ogilvie 认为本病几乎均伴有其他脏器的病变，难以分类，而将其分为以下几组：

（1）成年肝肾多发性囊肿病属常染色体隐性遗传，肝脏有多个或单个囊肿，50％的患者伴有轻度肝纤维化，门脉高压非常罕见，通常伴有双肾囊肿。

（2）幼年肝肾多发性微小囊肿病（先天性纤维化）属常染色体隐性遗传，伴有肝纤维化，胆管增生和扩张，门静脉分支稀少，成活至童年期者，常有门脉高压、肾小管（10％～90％）呈管状扩张（髓质海绵肾）。

（3）幼年肝脏多发性微小囊肿病（先天性肝纤维化）属常染色体隐性遗传，伴有肝纤维化，胆管增生和扩张，门静脉分支稀少，常有门脉高压，无肾脏损害。

（4）肝内胆管非梗阻性囊性扩张（Caroli 综合征）偶尔伴有先天性肝纤维化或胆总管囊肿。偶有肾小管扩张或肾囊肿。不伴有门脉高压。

（5）胆总管囊肿偶尔伴有先天性肝纤维化，无门脉高压和肾脏损害。

（6）孤立性非寄生虫性肝囊肿不伴有肝纤维化和门脉高压，无肾脏损害。

二、病因

肝囊肿大多为先天性，系肝内胆管或淋巴管发育障碍所致。在胚胎发育时期，多余的胆管自行退化而不与远端胆管连接；若肝内多余胆管未发生退化和吸收，并逐渐呈分节状和囊状扩张而形成囊肿。Patterson 等对多囊肝患者的囊肿液进行研究，发现囊肿液的成分类似于人胆汁除去胆盐的部分，也支持囊肿是由具有分泌功能的胆管上皮构成的假说。此外，多囊肝常伴有多囊肾、胰腺囊肿、肺或脾囊肿及其他畸形，亦可作为其先天发育异常的佐证。多囊肝可发生于同一家族的不同成员，可能与染色体隐性遗传有关，单发性肝囊肿的发生归因于异位胆管。1906 年 Moschcowitz 在研究胎儿肝囊肿时，发现肝囊肿壁上衬有异位的胆管组织及长方形上皮细胞，因此认为这类囊肿起源于肝内迷走畸变的胆管或先天性肝内胆管类性上皮增生闭塞，导致管腔内容物停滞潴留而成。

三、病理

孤立性肝囊肿发生于右叶较左叶多一倍。囊肿大小不一，小者直径仅数毫米，大者直径达 20cm 以上，囊液量由数毫升至数千毫升。囊肿呈圆形或椭圆形，囊壁光滑，多数为单房性，亦可为多房性。囊肿有完整的包膜，表面呈乳白色或灰蓝色，囊壁较薄，厚度为 0.5～5.0mm，较厚的囊壁中有较大的胆管、血管及神经。囊液多数清亮透明，有时含有胆汁，其比重为 1.010～1.022，呈中性或碱性，含有少量胆固醇、胆红素、葡萄糖、酪氨酸、胆汁、酶、清蛋白、IgG 和黏蛋白，显示囊壁上皮有分泌蛋白的能力。

多囊肝的囊肿大多散布及全肝，以右叶为多见。肝脏增大变形，表面可见大小不一的灰白色囊肿，小如针尖，大如儿头。肝切面呈蜂窝状。囊壁多菲薄，内层衬以立方上皮或扁平胆管上皮，外层为胶原组织。囊液多数为无色透明或微黄色。囊肿间一般为正常肝组织，晚期可出现纤维化和胆管增生，引起肝功能损害、肝硬化和门脉高压。

创伤性肝囊肿多发生于肝右叶，囊壁无上皮细胞内衬，系假囊肿。囊内含有血液、胆汁等混合物，合并感染时可形成脓肿。

四、临床表现

肝囊肿生长缓慢，可长期或终生无症状。其临床表现随囊肿位置、大小、数目以及有无压迫邻近器官和有无并发症而异。孤立性肝囊肿与多囊肝的病因与发展过程有差别，其临床表现也不尽相同。

1. 孤立性肝囊肿　女性多见，男女之比为 1：4。孤立性囊肿常无症状，而在腹部手术、尸检或 B 超检查时偶然发现。有症状的患者其初发症状可始于任何年龄，一般在 20～50 岁间发生症状。常见的临床表现有：

（1）胃肠道症状：当囊肿增大并压迫胃、十二指肠和结肠时，可引起餐后饱胀、食欲减退、恶心和呕吐等症状。

（2）腹痛：大的肿块可引起上腹膨胀不适、隐痛或轻度钝痛。突发性剧痛或出现腹膜炎表现时，提示有囊肿扭转、绞窄、出血或破裂等并发症发生。

(3)腹部肿块:发现腹部肿块是许多患者首发症状。

(4)黄疸:肝门邻近的囊肿压迫肝管或胆总管可引起轻度黄疸,其发生率较低,仅在 5% 的病例中出现。

(5)体格检查:腹部触及随呼吸移动的肿块是主要体征。肿块表面光滑,通常质硬,部分有囊性波动感,无明显压痛。肿块位置随囊肿发生的部位而定,多数位于右上腹。

2.多囊肝　大多数无症状,多在手术、尸检或 B 超检查时偶然发现。1/3 患者无意中发现上腹肿块。肿块增大压迫邻近器官可引起腹胀、腹痛、全身倦怠及消化道受压的症状,少数患者因胆管受压而引起肝功能损害,甚至出现腹水、黄疸及食管静脉曲张。约 50% 的多囊肝患者合并多囊肾,此类患者可有高血压、血尿、肾区痛、肾功能不全等症状。本病多发现于 40～60 岁,女性居多。体检时可触及肝大,质地较硬,表面可触及散在的囊性结节,多无压痛。合并多囊肾者有时可触及肿大的肾脏。

五、实验室及辅助检查

1.实验室检查　通常无临床指导意义,肝功能一般正常,偶有肝功能轻度损害者,AFP 检查通常阴性。此外,Casoni 试验阴性。

2.影像学检查

(1)B 超:用于肝囊肿的诊断,具有敏感性高、无创伤、简便易行等优点。小于 1cm 的囊肿也易检出,准确率达 98%,而且能确定囊肿的性质、部位、大小、数目及累及肝脏的范围,为首选的检查方法。肝囊肿的声像图表现为肝内有圆形或椭圆形液性暗区,囊壁菲薄,边缘整齐光滑,与周围组织界限清楚。囊肿后壁及深部组织回声增强,而侧壁常伴折射声影。多囊肝时肝脏增大,形态失常、表面不规则。B 超检查对治疗方法的选择亦具有重要参考价值。

(2)CT:CT 检查能准确显示肝囊肿的部位、大小、范围及性质,确诊率达 98%。CT 图像上显示界限清楚的圆形或椭圆形低密度区,密度均匀,静脉造影后无增强表现。

(3)放射性核素肝扫描:对于囊肿直径>2cm 者,可显示肝区占位性病变。

(4)选择性血管造影:肝动脉造影见肝囊肿呈圆形、边缘清楚的无血管区,其周围血管被推移呈弓形。

(5)腹腔镜检查:适用于疑难病例。能在直视下观察病变,并可穿刺进行细胞学检查及穿刺抽液。此法属有损伤性检查,且对肝膈顶部和右后叶病变难以观察,故应慎重选择使用。

六、诊断与鉴别诊断

本组疾病通常无特异性临床症状,但诊断不难,确定诊断有赖于各种影像诊断技术,超声诊断最具有诊断价值。

肝囊肿需与以下几类疾病进行鉴别:

1.肝肿瘤、肝脓肿、肝结核　这些疾病易与本病相混淆,通过详细询问病史及体格检查,结合实验室检查、B 超等影像学技术,一般不难鉴别。

2.肝外腹腔内囊肿　胰腺囊肿、肠系膜囊肿、胆囊积水、胆总管囊肿、巨大卵巢囊肿等均为囊性病变,但根据各自的特征辅以相应的特殊检查,多可鉴别。

3.肝包虫病　肝包虫病时 B 超可显示肝内巨大圆形、椭圆形或多房形液性暗区,易与肝囊肿混淆。患者多来自牧区,有羊、犬等动物接触史,囊肿张力较大,触之硬韧、叩之有震颤,B 超示囊液中有砂粒样漂浮的回声增强散在光点。加上多数患者嗜酸性粒细胞增高,Casom 试验阳性等,有助于鉴别诊断。

七、并发症

肝囊肿并发症少见,但亦有继发感染、出血、囊肿扭转的报道:

1.继发感染　肝囊肿一般很少继发感染,但少数肝囊肿可继发感染。这些患者可有肝区疼痛、发热等症状,若不及时治疗亦可出现菌血症。实验室检查有白细胞计数升高、肝功能损害等表现,B超检查可提示囊壁增厚,内可见液性暗区及混杂的增强光团。这些患者可予以外引流,处理方法同肝脓肿。

2.继发出血　部分肝囊肿的囊壁血管可自发破裂导致囊内出血。有的患者并无明显症状,但也有的患者肝区剧烈疼痛,酷似急腹症,应与之相鉴别。

3.囊肿扭转　对于带蒂的肝囊肿患者,囊肿扭转后缺血坏死可导致剧烈腹痛,也应注意与急腹症相鉴别。

八、治疗

肝囊肿的治疗观其性质、大小及有无并发症而定,直径<5cm而无症状的患者,一般不需特殊治疗;单发性囊肿直径5～10cm者或多发性肝囊肿,有2个直径>5cm者,可考虑手术治疗;有腹部包块、疼痛或压迫症状明显,或有并发症时,亦应考虑手术治疗。

1.囊肿穿刺抽液术　本法适用于表浅的、直径大于5cm的肝囊肿,或不能耐受手术的巨大囊肿患者。在B超定位引导下进行,操作简单,不需剖腹,可以缓解症状。缺点是抽液后不久囊肿又会增大,需反复抽液。

2.囊肿开窗术　适用于囊液澄清且无胆汁成分者。其方法是切除肝表面的部分囊壁,使囊液引流至腹腔;若囊肿为多房性,可逐一开窗。

3.囊肿切除术　位于肝表面或带蒂的孤立性囊肿,在囊肿与肝实质之间分离出一裂面,将整个囊肿摘除。此法治疗彻底、疗效满意。

4.肝切除术　适用于并发感染或囊内出血的患者,或疑有恶变可能的囊性病变,施行肝切除术较为理想。

5.囊肿内引流术　对于囊液内含有胆汁,或囊肿与肝内胆管相通的患者,施行囊肿空肠Roux-en-Y吻合术。

6.硬化剂治疗　对位置表浅、不能耐受手术的大囊肿,可采用穿刺抽出囊液后注入无水酒精或其他硬化剂治疗。

多发性肝囊肿一般不宜手术治疗,仅限于处理引起症状的大囊肿,方法同上。

肝囊肿发展缓慢,预后较好。单纯性孤立性肝囊肿经手术切除后,可痊愈。无合并症的多囊肝,一般不影响患者的寿命。

(伊庆强)

第八章 原发性肝癌

第一节 病因与发病机制

一、病毒性肝炎与原发性肝癌

(一)原发性肝癌与病毒性肝炎关系密切的依据

1.上海东方肝胆外科医院对住院的肝癌患者进行乙肝检查,HBsAg 阳性率 68.6%;上海中山医院 HBsAg 阳性率 69.1%,抗 HBc 阳性率 72.1%;湖北省肿瘤医院于 1991—2001 年亦对住院肝癌患者进行了统计分析,HBsAg(+)占 70.3%,HBcAb(+)占 73.5%,其中肝硬化者占 70%左右。而我国非肝癌人群中 HBsAg 携带率仅占 10%,三家医院统计结果均表明:原发性肝癌(HCC)人群乙肝发生率显著高于正常人群,原发性肝癌随着 HBsAg 阳性率的升高而升高,呈正相关。

2.文献报道,一项前瞻性研究表明,3500 名 HBsAg 携带者,随访 3～5 年,其中肝癌发生人数 49 例,携带组患肝癌的危险性是非携带组(对照组)的 250 倍,表明同一人群中,HBsAg 携带者肝癌的发生率远远高于非乙肝携带者。

3.多项研究已表明肝癌有相对的家族聚集性,既往过分强调遗传因素是家族聚集性的主要原因,湖北省肿瘤医院曾对肝癌高度聚集的家族进行过调查,发现家族成员中多数为 HBsAg(+)的慢性肝炎和肝硬化患者,从而得出结论:家族聚集性除遗传因素外,乙肝病毒可能为重要的致病因素。

4.除乙肝外,丙肝、丁肝也与肝癌存在相关性,丙肝高发于日本,丁肝多发于前苏联。HCV 与肝癌在日本显示出高密切关系,肝癌患者人群中 HBsAg 阳性率仅占 30%以下,而抗 HCV 阳性率近 70%;而我国为丙肝的低发区,肝癌患者抗 HCV 阳性率仅占 10%左右,但近年来,随着输血和输注血浆制品的增多,HCV 感染呈上升趋势,而且较多的患者为双重感染,应引起重视。

(二)肝硬化与原发性肝癌

慢性肝炎迁延不愈,导致肝硬化、在肝硬化基础上恶变是原发性肝癌的主要病因,统计表明:约 70%的原发性肝癌是在肝硬化基础上发生的。

1.肝硬化是慢性肝炎迁延不愈的必然结果 我国是乙肝大国,有 1.3 亿人口被乙肝病毒感染,而且每年尚有 100 万新生儿因母亲为乙肝而母婴感染,其中携带者占 90%,仅仅只有 10%演变成为慢性肝炎。肝组织发生炎症和持续性坏死达 6 个月以上,才能确定慢性肝炎的诊断。乙型肝炎病毒属于嗜肝病毒科一种带包膜的 DNA 病毒,有两条成环状互补的 DNA 链,乙型肝炎病毒携带者演变为慢性肝炎与感染的年龄密切相关,感染年龄越轻,演变为慢性肝炎的风险就越高,母婴传播,婴儿 90%会演变为慢性肝炎;1～5 岁感染,25%～50%会慢性化;成年人感染仅5%演变为慢性肝炎。慢性肝炎患者肝脏组织学检查肝小叶内可发生炎性反应和碎屑样坏死,患者往往有消化不良症状和肝功能检查多项酶学异常,乙肝病毒携带与慢性肝炎是乙肝病毒感染的不同阶段。

乙肝病毒导致肝细胞坏死的机理是机体对乙肝病毒进行免疫应答,在杀灭病毒的同时也杀伤肝细胞。具体机制:乙肝病毒激发机体自身的细胞毒T细胞(Tc),表达CD4、CD8,进行细胞免疫;同时激发机体自身反应性B细胞,产生针对性抗体,通过抗体依赖性细胞介导细胞毒(ADCC)进行体液免疫。携带者与慢性肝炎的区别在于携带者未能激发机体的免疫应答,无肝细胞损伤和坏死。肝细胞坏死与修复对立统一,有坏死必然有修复,修复后形成纤维化,正如皮肤破损修复后形成疤痕一样,纤维化是坏死和修复的自然过程,表现为弥漫性纤维化,假小叶和再生结节形成三大特点。

慢性肝炎演变为肝硬化,隐伏期5～10年,甚至10年以上,但也有少数患者可短期内大片肝细胞坏死,3～6个月即可以演变为肝硬化。

丙肝病毒(HCV)是一种单链RNA病毒,主要在肝细胞内复制,不会与肝细胞基因组发生整合,HCV感染也可引起肝细胞坏死和再生,多次反复导致肝硬化;丁型肝炎病毒(HDV)为一种缺陷病毒,其复制时需嗜肝病毒科HBV的参与,多为同时感染或重叠感染,使原乙型肝炎慢性化加重而发生肝硬化。

2.肝硬化恶变的机理　　肝硬化是慢性肝炎迁延不愈的必然结果,肝硬化是一种以肝组织弥漫性纤维化、假小叶和再生结节形成为特征的慢性肝病。再生结节形成往往合并不典型增生,重度不典型增生属于癌前病变的范畴,进一步演变可能转变为肝癌,再生结节是肝硬化恶变或基因突变的前提条件。

3.肝硬化的分型　　根据结节的形态,肝硬化分为四型。

大结节性肝硬化:结节颗粒大,大小不均匀,直径1～3cm,最大者可达到5cm,多数文献报道此型癌变率高,重型肝炎往往合并大结节性肝硬化。

小结节性肝硬化:结节大小相仿,直径一般3～5mm,最大不超过1cm,该型最常见,轻型肝炎以形成小结节性肝硬化为主,随着对肝炎诊治水平的提高,轻型肝炎较重型肝炎更为常见。

大小结节混合型肝硬化:结节大小介于大结节性肝硬化和小结节性肝硬化之间。

再生结节不明显性肝硬化:多由血吸虫肝病引起,纤维隔显著,包绕多个肝小叶,形成较大的结节,结内增生不明显,不属于再生结节,与肝细胞癌的发生无直接关系。近年来研究发现华支睾吸虫感染肝内小胆管,可刺激胆管上皮增生而诱发胆管细胞癌。

综上所述,病毒性肝炎是原发性肝癌最主要的发病因素,我国乙肝病毒感染率极高,不得掉以轻心,应高度重视,必须将慢性肝炎的防治纳入原发性肝癌预防的最重要措施,只有病毒性肝炎患者得到合理、有效的治疗,才能降低原发性肝癌的发生率。

二、分子生物学病因研究

(一)病毒性肝炎致癌的分子生物学研究

原发性肝癌的分子生物学病因研究已取得初步进展,目前研究较为深入的是乙肝与肝癌的关系。

研究发现肝癌细胞DNA中整合有HBV-DNA碱基秩列,因此某些肝癌细胞株不但可持续分泌A-FP,也可持续分泌HBsAg。HBV-DNA基因组为两条成环状互补DNA链,包含有S基因区、X基因区、C基因区、P基因区,分别称S基因区编码的HBsAg基因、X基因区编码的HBxAg基因、C基因区编码的HBcAg基因、P基因区编码的HBeAg基因。HBV本身不携带癌基因,但HBV-DNA与宿主DNA整合,不仅仅导致宿主DNA重排和缺失,使肝细胞基因组稳定性丧失,第一方面通过激活癌基因或抑制抑癌基因或使抑癌基因失活而癌变;第二方面,X基因有反式激活功能,通过激活某些细胞调控基因的转录而导致肝癌;第三方面HBV-DNA引起肝细胞坏死、再生的同时,也影响肝细胞DNA的正常修复。乙肝致癌往往是三方面共同作用的结果。

世界范围内大约70%的原发性肝癌是发生在肝硬化的基础上,前节已述,但约有30%肝癌患者并不会合并肝硬化,即使不合并肝硬化的肝癌患者中,HBsAg阳性率亦高达75.3%,提示慢性肝炎可以不经历肝硬化阶段而直接导致肝癌的发生。HBV感染宿主肝细胞后,以HBV-DNA基因整合的形成为主,并不造成肝细胞的坏死和再生,经过上述三方面机制,可能在短时间内,不发生肝硬化而直接导致肝癌。

丙肝正因为不与肝细胞DNA整合,而主要在肝细胞复制。所以主要机理为迁延不愈,在肝硬化基础上癌变或基因突变,近期分子生物学研究发现:HCV病毒10个基因中有三个基因能产生一种称为蛋白酶素的物质,能使细胞基因突变率提高5~10倍,并能抑制修复基因,此项分子生物学研究为HCV致癌找到了新的证据。

(二)基因学研究

1.癌基因　目前研究较多的有N-ras、Cmyc、Cmet基因,其中75%HCC中有N-ras蛋白的过度表达,与PHC的发生相关;Cmyc表达与瘤体的大小,尤其迅速增大呈正相关;Cmet高表达与肝癌的肝内播散发生率明显相关,伴Cmet高表达者生存期明显短于Cmet低表达者。

2.抑癌基因与抑癌转移基因　抑癌基因P53属核转录因子类,为野生型突变抑制因子,当P53处于不表达状态时,导致癌变,同时肝癌细胞中几乎都存在P53基因第249密码子突变而转变为癌基因,在肝癌患者中,原发灶P53基因突变高表达多见于男性、大肝癌、多结节、分化不良、无包膜、有血管侵犯的肿瘤组织,提示肿瘤具有高度侵袭潜能,复发和转移率高,预后差。

Ⅱc基因为一种新的抑癌基因,在肝癌中的表达明显降低,而肿瘤转移抑制基因:Kail基因、nM23-hl基因等表达下调均为癌变的直接因素。

HBsAg自动转阴是好事还是坏事,与肝癌的发生有无因果关系尚未定论,文献报道,1355例慢性HBsAg(+)乙肝患者被追踪随访两年,有55例自动转阴,占4qc,转阴的55例中,11例转变为肝癌,占20%,初步认为HBsAg自动转阴出现癌变几率增大可能与P53突变有关,有待于进一步探讨。

3.凋亡抑制基因　生长抑制、凋亡机制的失活也是肝癌的重要发病机制之一。抗凋亡蛋白Bcl-2、Bcl-xl和抗凋亡基因Survivin高表达往往在肝癌形成中发挥着一定的作用。

4.X基因的反式激活功能　研究表明:X蛋白能反式激活宿主细胞基因N-ras、Cmyc的表达;能与P53蛋白结合,抑制其功能;能上调白介素6(IL_6)表达导致肝脏炎症,最终导致肝癌。

(三)与肝癌有关的其他分子机制

1.新生血管生成与肝癌　肿瘤生长与转移受诸多因素的影响和制约,其中新生血管的形成是重要因素之一。新生血管的形成与肿瘤的生长、侵袭性和转移相关。HCC为富有血管的肿瘤,主要与血管形成有关的有:血管内皮生长因子(VEGF)、血管生成素、碱性成纤维细胞生长因子(bFGF)、血小板衍生生长因子(PDEGF)、与血管生成有关的整合素$av\beta_3$等,其中对VEGF的研究较为深入,肝癌组织中VEGF mRNA表达阳性率明显高于非癌肝组织,VEGF促使基质金属蛋白酶9(Mmp-9)的产生,能降解血管基底膜,促进新生血管的形成。

2.表皮生长因子受体(EGFR)　许多实体瘤细胞表面都存在EGFR表达或高表达,高表达往往提示肿瘤具有高侵袭性,预后不良。研究表明:肝癌细胞膜上亦存在EGFR高表达,与PHC生长、转移相关。EGFR是信号通路的小分子靶点,已成为肝癌治疗新的靶点,但疗效不确定。

3.生长抑素受体(SSTR)　多项研究已证实40%以上的肝癌细胞表面存在SSTR表达,可能与肿瘤生长相关。临床上应用生长抑素类似物与肝癌细胞表面的 SSTR 结合后可抑制肿瘤的生长,但多项研究也表明 SSTR 的表达与临床预后无明确相关性。

4.甲胎蛋白与甲胎蛋白受体　A-FP 是肝细胞癌变时由癌细胞合成、分泌的一种肿瘤相关抗原,具有肝细胞癌的特异性,是早期诊断肝癌最有价值的生化指标,也是原发性肝癌复发和转移的监测指标。

A-FP 具有促进肿瘤生长的作用:A-FP 可与肝细胞膜上的 A-FP 受体结合,活化或抑制相应基因的表达,通过自分泌机制促进肝癌细胞生长;A-FP 具有广泛的免疫抑制作用,间接促进肝癌细胞生长;A-FP 可导致肝癌细胞逃脱宿主淋巴细胞的免疫监视,从而促进生长。

三、原发性肝癌的其他病因

(一)黄曲霉毒素污染(AF)污染

统计表明:黄曲霉素污染严重的地区,肝癌的发生率明显升高,表明黄曲霉素可能是某些地区肝癌高发的重要因素。

黄曲霉素主要从霉变的玉米和花生中分离出来,研究表明 AF 进入肝脏,很快转化为一种被称为环氧化物的活性物质,可与肝细胞 DNA 鸟嘌呤碱基 N,位共价结合.形成 AF-DNA 的加成物,干扰 DNA 的正常转录,同时在 HBV-DNA 整合的肝细胞中有 AF 堆积,HBV-DNA 的整合与 AF 和 DNA 的加成可能是肝细胞癌变的始动因子和促进因子。

(二)酒精中毒

长期大量饮酒,每日乙醇的摄入量超过 80g,达 10 年以上,由于乙醇和其代谢产物(乙醛)长期的毒性刺激,可以引发酒精性肝炎,迁延不愈可导致酒精性肝硬化,可能为肝癌病因之一,但目前尚无饮酒与肝癌的直接证据,部分学者认为乙醇是 HBV、AF 等诱发肝癌的辅助因子。

(三)饮水污染

主要指致癌物质亚硝酸盐、有机氯农药、池塘水中蓝绿藻产生的微囊毒素等污染饮用水以及水源中铜、锌、镍含量高,钼、硒含量低等,可能与肝癌的发生有一定的关系。通过改饮井水,减少致癌物的摄入,增加微量元素硒等的摄入等干预措施,某些肝癌高发地区发病率已出现逐渐下降的趋势。

总之,PHC 的发病机制十分复杂,其发生、发展和转移与多种基因突变、细胞信号传导通路和新生血管增生异常等因素密切相关,是多因素综合作用的结果,确切的病因和致癌机制尚未完全清楚,尚有待于进一步探讨。

(闫成玉)

第二节　临床表现和体征

原发性肝癌起病隐匿,发展迅速,恶性程度高,早期症状常不明显,随着病程的发展和并发症的发生,一旦出现典型的临床表现和体征,已多属中晚期。近年来,随着采用 A-FP、B 超等对肝癌高危人群进行普查以及实行定期体检等保健措施,临床已能发现一些无症状和体征的亚临床小肝癌,提高了肝癌的诊治水平。

一、临床表现

(一)肝区疼痛

多为持续性胀痛、隐痛或刺痛,以夜间、劳累后或深呼吸时加重。疼痛部位常与肿块的位置有关,右肝肿块多表现为右上腹或右季肋部疼痛,左肝癌常被误诊为胃统区疼痛,右后膈顶部癌肿可导致右肩部或腰背部放射痛。

因肝癌疼痛并不典型,易被误诊为慢性胆囊炎、慢性胃病、肩周炎等疾病。

疼痛原因多因肿瘤瘤体迅速增大,使肝包膜张力增加或包膜下癌结节破裂所引起,癌结节破裂出血可导致突然剧烈腹痛和腹膜刺激征,大出血时可导致休克;右肩部疼痛与肝的传入神经(来自膈神经)侵犯、压迫有关。

(二)消化道症状

食欲降低、腹胀、恶心、呕吐、腹泻等为常见的症状,但无特异性。

食欲降低、腹胀多因肿瘤巨大、腹水、胃肠道淤血、肝功能异常等所引起;腹泻以次数增多为主,但无粘液血便和脓血便,病情重时,每日可达10余次,多数进食后即出现腹泻,可排出不消化的食物残渣,往往口服抗生素无效,腹泻可能与胃肠功能紊乱及门静脉癌栓、门静脉高压所致的胃肠道淤血、水肿有关;左肝肿瘤压迫胃可伴恶心、呕吐、餐后饱胀感。

(三)乏力、消瘦

乏力常与伴有严重肝硬化或慢性活动性肝病有关;消瘦多因恶性肿瘤慢性消耗,食欲摄入量减少,代谢紊乱等引起,早期多不明显,晚期可出现全身衰竭、恶异质。

(四)发热

多为低热,不伴寒战,个别患者可达39℃以上,呈弛张型高热伴寒战,用抗生素治疗无效,而用消炎痛片、强的松片等可退热,发热与肿瘤坏死、出血及肿瘤毒素吸收等有关。有时可因癌肿压迫或者侵犯胆管而致胆管炎,或者因抵抗力减低合并其他感染而发热。

(五)其他

发生肝外转移常伴有转移灶症状,合并肝硬化可出现肝硬化的一系列症状,少数患者还可出现伴癌综合征。例如:肺转移可以引起咳嗽、咯血;胸膜转移可以引起胸痛和血性胸腔积液;骨转移可以引起骨痛或病理性骨折等。

(六)伴癌综合征

由原发肝癌本身代谢异常对机体产生的各种影响所引起,往往机体出现血液、内分泌等方面异常的一组综合征。综合征可发生在肝癌症状之前而成为首发症状,该类症状往往在肝癌得到有效治疗后可明显改善而恢复正常,临床上常见以下伴癌综合征。

1.红细胞增多症 国外报告2%～10%,国内报告7%左右,主要原因为合并肝硬化,肝脏对红细胞刺激因子的灭活下降,刺激骨髓产生过多的红细胞。

2.低血糖 常有饥饿感,严重低血糖反应可导致昏迷,国外报道高达30%,国内为8%左右。发生机制:肝肿瘤巨大,正常肝组织减少,肝糖原的合成和储存减少;肝功能障碍,糖异生减少以及肝脏对胰岛素的灭活能力降低等。

3.高血钙 为肝癌组织分泌异位甲状旁腺激素所致。高血钙往往同时伴有低血糖,与骨转移癌所引起的高血钙、高血磷不同。

当血钙达3.5mmol/L以上时,应及时处理,处理办法:积极水化;积极抗肿瘤治疗即病因治疗;强的松40～100mg/d,激素可以阻止破骨细胞激活因子(OAF)引起的骨重吸收,还可增加尿中钙的排泄;争辉霉素可通过降低溶骨细胞数目、活性而减少骨的重吸收,为治疗高钙血症的有效药物;降钙素给药数小时可快速降低血钙,主要机制为迅速抑制骨的重吸收,应用降钙素必须与糖皮质激素合用,否则机体很快产生抗体,影响疗效。

4.血小板增多症　发生率 2%以下,机制为与异位血小板生成素的分泌有关。

5.高纤维蛋白原血症　占同期患者的 26%左右,与肝癌异常蛋白合成有关。

6.其他　促性腺激素症如男性女性化、高甲状腺素血症、生长激素分泌症、类癌综合征等内分泌改变等。

二、体征

(一)肝肿大与腹部肿块

多为中晚期肝癌的主要体征,最为常见,呈不对称性肝肿大。尤其肝下部肿瘤,在肋缘下可能触及,局限性隆起,表面结节感、质硬、压痛、可随呼吸上下移动;左叶肝癌可能触及剑突下肿块;右肝顶部肿瘤可见横膈局部隆起,可致膈肌固定,活动受限并可出现胸水;由于肝癌血管丰富而迂曲,动脉骤然变细或因癌块压迫肝 A 及腹主 A,约半数患者可在相应部位听诊到吹风样血管杂音,此体征具有重要的诊断价值,但对早期诊断价值不大。

(二)脾肿大

多为肝硬化并门静脉高压症所引起。

(三)腹水

多为草绿色腹水,一般为漏出液,多为门静脉或肝静脉血栓、癌栓和门静脉高压症所引起,如腹、盆腔播散或癌体破裂出血可引起血性腹水。

(四)黄疸

皮肤巩膜黄染,常为晚期表现,多由癌肿或者肿大的淋巴结压迫胆管引起胆道梗阻所致,也可因为肝细胞损害而引起。

(五)其他

合并肝硬化常有肝掌、蜘蛛痣、男性女性化、门静脉高压的腹壁静脉曲张、下肢水肿等,肝外转移则有转移部位相应的体征。

(闫成玉)

第三节　诊断

原发性肝癌是指原发于肝实质细胞或肝内胆管细胞的癌肿,是成年人最常见的肝脏恶性肿瘤,其中以肝细胞癌最多见,占 90%~95%,本章主要论述肝细胞癌。

一、对甲胎蛋白(A-FP)诊断价值及肝癌术后预后的评价

(一)A-FP 对原发性肝癌的诊断价值

1.A-FP 由胚胎幼稚肝细胞、卵黄囊细胞、肝癌细胞等产生,少数来自胚胎消化道,为 590 个氨基酸组成的糖蛋白,半衰期 3~7 天,对肝细胞癌(HCC)诊断的阳性率占 60%~70%。在 HCC 的普查、早期诊断方面有着重要的地位。对于 A-FP≥400μg/L 超过 1 个月,或者≥200μg/L 持续 2 个月应该高度怀疑肝癌。

有 30%~40%HCC 患者 A-FP 阴性,多数文献报道:A-FP 的阳性、阴性与 HCC 的分化程度有关,中

度分化多呈阳性,而低、高分化以及 HCC 已坏死液化者往往呈阴性,换言之:A-FP 对中度分化 HCC 的诊断价值高,对低、高分化 HCC 的诊断价值稍差,而对胆管细胞癌价值不大。但最近研究表明,分化程度与 A-FP 之间无明显相关性,影响 HCC 血清中 A-FP 含量高低的主要因素是肝癌组织中 A-FP 分泌型癌细胞的比例,值得关注。

2.A-FP 升高也常见于正常妊娠和生殖腺胚源肿瘤、消化道肿瘤,尤其是胃癌肝转移患者,同时也常见于慢性活动性肝病、肝硬化等非肿瘤性疾病。发生于胃肠、胰腺可引起血清 A-FP 升高的腺癌称为肝样腺癌。

(1)妊娠第 6～7 周,母体血清中可出现 A-FP,12～14 周达到高水平,分娩 5 周后恢复正常,半衰期 4～5 天,定量值往往小于 200μg/L。

(2)生殖腺胚源性癌细胞也可产生 A-FP,定量值可以≥1000μg/L,但体检和影像学检查往往能发现睾丸或腹膜后胚胎残存组织肿块,容易与 HCC 鉴别诊断,有效治疗后 A-FP 逐渐下降,半衰期约 5 天。消化道肿瘤,特别是胃癌,尤其是有肝转移的胃癌,常见 A-FP 增高,个别甚至可高达 400μg/L 以上。所以在 A-FP 增高的病例,若肝内未发现占位性病变时,应注意胃肠道的相关检查,若肝内呈现肝转移癌影像学图像的占位性病变,而胃肠道能查找到原发癌,即可明确诊断。

(3)慢性活动性肝病、肝硬化时,A-FP 升高值往往小于 200μg/L,但也有≥1000μg/L 的极少数病例,为一过性增高,短期内往往下降。

A-FP 升高伴 ALT 的同步升高,通过积极护肝治疗,随着肝功能恢复,ALT 与 A-FP 同步下降,临床称为同步化关系;HCCA-FP 升高往往不伴随 ALT 同步上升,呈背离关系,大多数 HCC 患者 ALT 在正常范围内波动,翻倍升高患者比较少见。

A-FP 分为扁豆凝集素(LCA)结合型和非(LCA)结合型两种异质体,HCC 往往 LCA 结合型异质体升高,往往比例＞25010,而肝脏良性病变往往 LCA 非结合型异质体升高,而 LCA 结合型往往＜25%,有较高的鉴别诊断价值。肝样腺癌 A-FP 往往以 LCA 非结合型为主。

(二)A-FP 对 HCC 术后预后的评价

1.A-FP 阳性肝癌患者根治术后 A-FP 定量值逐渐下降,通常两个月左右恢复正常,如果不下降或下降不到正常值以内,表明有癌残留或者肝内播散的可能,提示预后差。

2.HCC 术后 A-FP 下降的半衰期是判断预后的重要指标。A-FP 半衰期的计算公式:

$$T_{1/2} = \frac{0.693 \times (两次检测 A\text{-}FP 的间隔时间)}{\ln X - \ln Y} (天)(X、Y 表示两次检测的结果,\ln 为自然对数)$$

$T_{1/2}$＜9.5 天,表明手术的根治彻底,局部复发、远处转移率低,预后好,反之提示预后差。

二、A-FP 阴性 HCC 患者三种重要标记物

(一)γ-谷氨酰转移酶及其同工酶Ⅱ(GGTⅡ)

应用聚丙烯酰胺梯度电泳分离法可将 γ-GT 分离出 12～13 条区带,其中 GGTⅡ带和Ⅱ'带是肝癌特异性同工酶区带。一般报道 GGTⅡ对原发性肝癌诊断的阳性率为 25%～75%,与 A-FP 无关;国内少数文献报道对肝癌的敏感性近 80%,优于 A-FP,特异性为近 95%,认为是诊断 HCC 较好的标记物之一;A-FP 阴性肝癌患者 GGTⅡ阳性率 70%左右。

(二)异常凝血酶原(DCP,又称 γ-羧基凝血酶原,AP)

HCC 使凝血酶原前体生成亢进,大量的前体羟化不完全,产生大量的异常凝血酶原(PIVKA-Ⅱ),是

一种新的肝癌标记物。正常人 AP 或 DCP 值<30ng/ml,诊断原发性肝癌的阳性率 55%～75%,对 A-FP 阴性肝癌阳性率 60% 左右,有助于鉴别诊断。

临床上以 AP>300ng/ml 为肝癌的诊断标准,而活动性肝病、转移性肝癌往往轻度升高,定量值往往小于 42ng/ml。小肝癌阳性率低,早期诊断不够理想。

肝癌 AP 升高必须与维生素 K 缺乏所引起的升高相鉴别,正常凝血酶原由肝细胞合成,如果肝功能正常,而维生素 K 缺乏时,只产生具有凝血酶原抗原性而无凝血功能的异常凝血酶,又称维生素 K 缺乏诱生的蛋白质(PIVKA-Ⅱ)。

(三)岩藻糖苷酶(A-FU)

广泛存在于动物、人体组织液中的溶酶体水解酶,原发性肝癌血清中 A-FU 活性显著高于既发性肝癌和肝硬化,对 A-FP 阴性肝癌阳性率 80% 左右。

(四)其他辅助诊断标记物

其他辅助诊断标记物,例如:高尔基体蛋白 73(GP73),5-核苷酸磷酸二酯酶(5'NPD)、醛缩酶同工酶 A(ALD-A)和胎盘型谷胱甘肽 S-转移酶(GST)等,还有铁蛋白(FT)和酸性铁蛋白(AIF)等,对 HCC 的诊断有一定的作用。也有部分 HCC 患者可有 CEA 和 CA199 等异常增高。

三、影像学检查

影像学检查在临床上已广泛应用,常用的诊断手段有 B 超、彩色多普勒血流成像(DCFI)、电子计算机 X 线体层显像(CT)、磁共振成像(MRI)、正电子发射体层显像(PET)、X 线肝血管造影(DSA)等,能发现 Φ0.5～2cm 的肝脏占位性病变,使肝癌的诊断从临床期诊断转变为亚临床诊断,为肝癌的早期发现、早期诊断、早期治疗奠定了基础。

(一)超声检查

超声检查具有无损伤、无放射线、简便、价廉、敏感性高、可重复等优点。能显示肿瘤的大小、形态、部位、肿瘤与血管的关系、肝静脉、门静脉有无癌栓等,诊断符合率达 90% 左右。高分辨率超声对 0.5～2cm 的肝内微小灶发现率高,但定性诊断准确率仅为 58% 左右,采用超声对比如铁、钆等声学造影,定性率提高。实时 US 造影(超声造影 CEUS)可以动态观察病灶的血流动力学情况,有助于提高定性诊断。

原发性肝癌图像:病变向肝表面隆起,周围常有声晕,回声可表现为低回声型、高回声型和混合回声型;大肝癌呈高回声或混合回声,中心坏死液化区无回声。

因肺、胃等器官遮盖,存在肝脏的盲区,容易造成病变遗漏,尤其是右膈下,左外叶上段,内镜超声能弥补不足;肝实质深部的微小病灶与肝硬化结节较难鉴别,彩色多普勒通过血流情况比较对鉴别诊断有帮助;超声检查的准确性与操作者的经验和检查的细致程度也密切相关,应予以重视。术中超声直接在开腹后在肝脏表面探查,避免了超声波衰减和腹壁、肋骨的干扰,往往可发现术前 CT、超声检查未能发现的肝内小病灶,对于探查患者尤为适用。

(二)计算机 X 线体层扫描(CT)

CT 是一种安全、具有高分辨率的检查方法。能显示肿瘤的大小、位置、数目及肿瘤与周围脏器及大血管的关系,对肝门淋巴结、胰周淋巴结转移的分辨率高,对肝癌定位诊断有较高的价值,可检出 Φ1cm 左右的早期肝癌。特别是多排螺旋 CT,扫描速度极快,数秒内即可完成全肝扫描,避免了呼吸运动伪影,同时能进行多期动态增强扫描,最小扫描层厚为 0.5mm,显著提高了肝癌小病灶的检出率和定性准确率。

结合增强扫描可以判定病变的性质,对肝癌与血管瘤鉴别诊断价值较高;平扫时肝癌多为低密度影,部分有包膜的肝癌可显示晕圈征,较大的肝癌可见更低密度的坏死区,少数肝癌可见钙化;增强扫描,肝癌在 A 期尤其在注射造影剂 20 秒内强化最为明显,病灶密度高于周围肝组织,30～40 秒后,造影剂进入组织间隙而转入实质期,病灶又恢复低密度影,在静脉期其强化不及周边肝组织,而在延迟期则造影剂持续消退,具有高度的特异性,临床上称为快进快出;螺旋 CT 血管造影(CTA)系经周围 V 高速注入碘造影剂,在靶血管造影剂充盈的高峰期,用螺旋 CT 对其进行快速容积数据采集,合成三维血管影像,通常采用最大密度投影(MIP)或者表面遮盖显示(SSD)成像方法,便于临床医师术前了解肿瘤与周围血管之间的关系,有利于更好地制定手术计划,且具有创伤小,检查时间短,患者无痛苦等优点;肝 A 碘油栓塞后 3～4 周再进行 CT 扫描更能有效地发现肝内小病灶(碘油 CT)。目前 CT 已经成为肝癌诊断最重要的常规手段。

(三)磁共振显像(MRI)

MRI 无电离辐射,能获得横断面、冠状面、矢状面三维图像,对肿瘤与肝内血管的关系显示更佳;对软组织分辨率高;鉴于 MRI 组织分辨率高,能多参数、多方位、多序列成像等特点,对肝脏局灶性增生结节、肝腺瘤、肝血管瘤与肝癌的鉴别诊断以及对肝内小病灶的检出、血管侵犯情况、肿瘤内部结构、肿瘤坏死状态等可能优于 CT,故 MRI 可作为 CT 检查的重要补充。特别是高场强 MR 设备的不断普及和发展,使 MR 扫描速度大大加快,可以和 CT 一样完成薄层、多期相动态增强扫描,充分显示病灶的强化特征。另外,MR 功能成像技术(如弥散加权成像、灌注加权成像和波谱分析)以及肝细胞特异性对比剂的应用,均为病灶的检出和定性提供了有价值的补充信息,有助于进一步提高敏感性和定性准确率以及全面、准确地评估多种局部治疗的疗效。

采用钆离子螯合剂作对比增强成像,可提高 MRI 对微小病灶的检出率,并有助于定性诊断;原发性肝癌在 T_1 加权像为低信号占位,少数为等信号和高信号,坏死液化区信号更低,伴出血或脂肪变性则局部高信号区;在 T_2 加权像上,绝大多数肝癌表现为强度不均匀的高信号区,少数可呈等信号区,液化坏死区信号强度更强;门静脉或肝静脉癌栓在 T_1 加权呈稍高的信号,在 T_2 加权呈较低信号强度。

以上三种重要的影像学检查技术,各有特点,优势互补,应该强调综合检查,全面评估。国外多项指南都强调多排 CT 扫描/或动态对比增强 MRI 检查,需要进行平扫期、动脉期、静脉期和延迟期的四期扫描,病灶局部 5mm 薄扫,应高度重视动脉期强化的重要作用。

(四)肝动脉造影

肝动脉造影对小肝癌的定位诊断优于目前其他各种方法,采用超选择肝动脉造影或数字减影肝动脉造影(DSA),可显示 0.5～1.0cm 的微小肿瘤及其血供情况。

由于肝动脉造影为侵入性检查,有创伤性,一般不作为首选。应用指征:①临床高度怀疑肝癌或 A-FP 阳性而其他检查正常者;②常用的影像学检查如彩超、CT、MRI,有 1～2 种考虑 PHC,但另一个方法又不支持者;③术前疑存 1～2cm 子灶需要准确确定子灶的位置、数目来指导手术者;④行肝动脉栓塞或化疗者。

DSA 的主要图像特征(PHC):早期 A 相有肿瘤血管团;肿瘤实质期显示肿瘤染色;较大肿瘤可见肝内动脉变形、移位、增粗;肝内 A 受侵可呈锯齿状、串珠状或僵硬状态;有时可见动静脉瘘、肿瘤包绕 A 征象以及“池状”或“湖状”造影充盈区等。

即使 DSA 临床应用逐渐减少,但仍不可缺少,甚至国内外一部分学者认为:对于术前影像学检查为局限性可切除肝癌,也应进行术前血管造影,因其可发现其他影像学手段无法发现的小病灶和明确有无血管侵犯,为术前准备创造条件和避免了不必要的手术创伤。

(五)正电子发射计算机断层成像-CT(PET-CT)

PET-CT 是将 PET 与 CT 融为一体而成的功能分子影像成像系统,既可由 PET 功能显像反映肝脏占位的生化代谢信息,又可通过 CT 形态显像进行病灶的精确解剖定位,并且同时全身扫描可以了解整体状况和评估转移情况,达到早期发现病灶的目的,同时还可了解肿瘤治疗前后的大小和代谢变化。但 PET-CT 对肝癌诊断的敏感性和特异性需进一步提高,且在我国大多数医院未普及,不推荐作为肝癌的常规检查方法,可以作为补充检查方法。

(六)发射单光子计算机断层扫描(ECT)

ECT 全身骨显像有助于肝癌骨转移的诊断,可较 X 线和 CT 检查提前 3～6 个月发现肝癌骨转移病灶。

四、病理学检查

病理学诊断是原发性肝癌的组织学诊断,是最为可靠的诊断依据。现代病理学进展很快,已从常规的组织细胞水平发展到超微结构和分子水平;除应用常规的细胞学和组织学技术外,还充分利用了敏感性、特异性更高的免疫组织化学技术;不仅能从形态学得出诊断,还能检测瘤细胞的增殖活性、生物学行为,把肿瘤的病理诊断与肿瘤的发生学、预后判断有机地结合起来。因此现代病理学对肝癌的正确诊断、预后的判断和治疗方案的选择等发挥着越来越重要的作用。肝脏占位病灶或者肝外转移灶活检或手术切除组织标本,经病理组织学和(或)细胞学检查是诊断 PHC 的金标准。如果 CT 和 MRI 影像学特征不典型,或者两者显像不一致,建议肝穿刺活检,但必须强调,即使穿刺阴性结果并不能完全排除 HCC,仍需随访追踪。

(一)大体病理分型

临床常用 1979 年全国肝癌病理协作会议的分型标准,根据标准将原发性肝癌分为块状型、结节型、弥漫型、小肝癌型四型。

1.块状型　最为多见,其中 5cm≤肿瘤直径<10cm 称为块状型;中≥10cm 称为巨块型。瘤体的数目以单个为多见,少数患者可以出现多个病灶或多个病灶融合成巨块;生长方式以膨胀性生长为主,形态较为规则,往往有完整包膜,肿块周围可以出现卫星结节;巨块型往往中央区域供血不足,容易出现液化性坏死,部分患者可突破包膜出现瘤体破裂出血;一般肝硬化程度较轻或不伴肝硬化,手术切除率高。

2.结节型　肝脏出现大小和数目不等的癌结节,呈结节状,包括单结节、多结节或结节融合,最大直径不超过 5cm。结节常与周围组织界限不清,多伴有肝硬化,恶性程度偏高,预后较块状型差。

3.弥漫型　米粒至黄豆大小的癌结节密布全肝,肉眼不易与肝硬化结节相鉴别。无法手术切除,恶性程度高,病情发展迅速,预后差。

4.小肝癌型　1981 年以后定义为:肝脏出现单个、直径≤3cm 的癌结节,或者两个相邻的癌结节之和≤3cm。

病理特点:包膜多完整,合并肝硬化轻,分化程度较好,恶性程度偏低,癌栓发生率低,其中单结节占 60%～70%,手术切除率高,预后好。

(二)组织学分型

分为肝细胞癌、胆管细胞癌、混合型癌三种类型。

1.肝细胞癌　由肝细胞恶变而来,占 PHC 的 90% 以上,最为常见。

肝细胞癌组织结构与正常肝组织结构类似,癌实质由肝细胞梁索状结构组成,间质由血窦组成;细胞呈多角形,核大深染,核仁明显;形态结构呈梁索状、实体状或纤维硬化状;按肝细胞癌的分化程度和形态结构分为四级,有利于恶性程度的判断。

Ⅰ级:为高分化肝癌,癌细胞排列呈梁索状,也称为梁索型肝细胞癌;间质没有或极少有结缔组织纤维,此为肝细胞癌重要的形态特点;癌细胞间往往可见不同程度扩张的毛细胆管,并可含浓缩的胆汁,说明癌细胞仍可分泌胆汁,癌细胞间毛细胆管的出现对于肝细胞癌的病理诊断具有决定性意义。

透明细胞型肝癌属于梁索型或腺泡型肝细胞癌的变异类型,实质上是由肝细胞癌发生水样变性、脂肪变性、大量糖原沉着或几种改变兼而有之的结果。透明细胞散在或成片出现,可占癌组织的30%～100%,该型预后较好。

Ⅱ级:为中度分化型肝癌,为小型腺泡样结构或菊花样结构为主的HCC,也称为腺泡型肝细胞癌;腺泡样或菊花样结构是由癌细胞围绕扩张的毛细胆管而排列构成,毛细胆管扩张越明显.腺泡样结构就越清楚;癌梁索往往较宽,厚达数10个细胞,间质除毛细胆管外,结缔组织稍多于梁索型,该型较易侵入门静脉分支。

Ⅲ级:为低分化肝癌,癌细胞的梁索状排列极不规则,癌细胞核间变更明显,癌梁索通常增厚达到10个细胞以上,呈实体状,但仍可见到腺泡样结构。

Ⅳ级:已丧失模拟肝组织结构的特征,既无梁索状排列,也无腺泡样结构;胞浆不呈嗜酸性而呈嗜碱性,间质结缔组织较多,但少数区域仍可见癌细胞有肝细胞的特征而作为病理诊断的依据;此型颇为少见,为未分化型肝癌。

特殊类型:纤维板层型肝癌(FLC)是肝细胞癌的变异,因临床病理特征与普通肝细胞癌有明显区别而单独列出;病理特点:间质异常广泛纤维化而呈纤维板层状;胞浆丰富,强嗜酸性,胞浆内可见苍白小体和嗜酸性小体,前者常有纤维蛋白原存在,后者有α_1抗胰蛋白酶聚集;核仁突出,多为单个,核分裂象罕见;肿瘤染色后可发现铜(CL)和铜结合蛋白,为该瘤典型特征之一。

该瘤2/3位于肝左叶,约2/3患者可触及腹部肿块;35岁以下患者的比例高达40%,多无肝硬化与黄疸,占肝细胞癌的1%～2%;往往HBSAG(－)、A-FP(－)、病灶局限;手术切除率高达50%～75%,诊断后平均生存时间32～68个月,预后好。

2.胆管细胞癌　指发生于肝内胆管的恶性肿瘤,占PHC 5%左右;发病年龄较HCC大,大多数患者为60岁左右;很少发生肝硬化,但发生肝门淋巴结和肺转移率高,发生门静脉癌栓,血性腹水少;病因迄今未明,可能与放射性元素(钍)污染(一种放射性元素,银灰色,质地柔软,为原子能工业核原料)、肝结石、肝华支睾吸虫感染.肝囊性变、慢性肠炎等有关。

胆管细胞癌均为发生于肝内胆管上皮的腺癌。呈腺管状,细胞间质丰富,纤维结缔组织增多;胞浆透亮,有时为颗粒状;核较HCC小,核仁较HCC模糊,癌细胞常有粘液产生,但无胆汁形成。

胆管细胞癌常分为:①乳头状腺癌(高分化腺癌):多数形态学上具有突出的乳头状结构;②管状腺癌(中等分化腺癌):由大量异型细胞和大小不一腺管组成,发生率高;③低分化腺癌:由多形细胞、印戒细胞或围成腺泡状结构的细胞组成,偶可见管状结构;④粘液癌:细胞及管腔内有粘蛋白分泌,细胞外存有大量粘蛋白;⑤特殊类型:腺鳞癌、粘液表皮样癌、鳞状上皮癌、类癌、未分化癌等,占极少数。

3.混合型癌　在同一肝癌肿块内,肝细胞癌和胆管细胞癌同时存在,临床上最为少见。占全部PHC的4%左右,发生年龄、性别、临床症状、生化指标等与HCC差异不大,但A-FP水平相对较低,绝大多数病例CEA呈阳性。

(三)按肝癌的生长方式分型

按肝癌的生长方式可分为膨胀型、浸润型、多灶型、特殊型。

膨胀型边界清楚,常有包膜形成,多见于日本和我国;浸润型多见于美国;多灶型多见于南部非洲,常不伴肝硬化;特殊型如带蒂外生型,肝内门静脉癌栓而无肝内实质性肿块等,

(四)病检组织的提取方法

目前临床上多采用针吸肝脏穿针活检、腹腔镜活检、经颈静脉活检、剖腹楔形活检、肝叶切除以及肝移

植时全肝切除等方法提取病检组织。

因超声的广泛应用,经皮肝穿空芯针活检或细针穿刺(FNA)有可能定位于直径 2cm 的病灶内进行,超声造影下进行肝穿活检可大大提高阳性诊断率,在 A-FP 阳性患者中,穿刺诊断成功率为 70% 以上,因此不少学者推荐粗针肝穿诊断作为常规诊断方法。

腹腔镜活检、经颈静脉活检因钳取的组织比经皮穿刺的还要小,且容易碎,阳性率均不高,前者有助于结节性肝硬化和局灶性肝病的诊断,后者适用于凝血酶原时间很长,有出血倾向或有明显腹水的肝病患者。

外科剖腹楔形活检组织比较大,最小应在 $1.0 \times 1.0 \times 1.0 cm^3$,诊断率高。

肝叶切除术(含不规则切除术)标本以及肝移植时全肝切除标本均应常规做病理学检查,有利于组织学分类和疾病的分期,为综合治疗提供依据。

(五)肝癌的代表性免疫组化

肝细胞癌的代表性免疫组化染色:肝细胞抗原示细胞质阳性。多克隆性+癌胚抗原(PCEA)示细胞膜(毛细胆管)阳性。Cd34 示微血管弥漫阳性,提示肝窦微血管弥漫性分布。磷脂酰肌醇蛋白-3(GPC-3)通常在 HCC 癌细胞的细胞质内表达。对于小病灶的肝活检组织病理学检查,应由经验丰富的病理学家实施和评估。也可进行 GPC-3、热休克蛋白 70(HSP)和谷氨酰胺合成酶(GS)染色,如 3 项中有 2 项阳性可以诊断为 HCC。

肝胆管细胞癌起源于胆管二级分支以远的肝内胆管上皮细胞,它的代表性免疫组化染色:细胞角蛋白19(CK19)和粘糖蛋白-1(MUC-1)示细胞质阳性。混合性肝癌为一个肝癌结节内同时存在 HCC 和 ICC 两种成分,生物学行为介于两种类型之间。

病理学检查是诊断 PHC 的金标准,但仍需特别重视结合临床,一份完整的病理报告单的内容应包括:肿瘤的部位、大小、数目、生长方式、细胞和组织类型、病理分型、分化程度、血管和包膜侵犯情况、卫星灶、转移灶以及癌旁组织情况,还应附有肝癌药物的靶向分子、分子标记物、生物学行为和免疫组化检测结果等,以供临床参考。

(六)结合肝细胞癌的大体分型确定小肝癌的定义

早期诊断的核心是早期发现小肝癌,这是提高疗效的关键。一般而言。体积越小,其生物学行为越呈良性,治疗效果好,治疗方法越多,相反体积越大,其生物学行为越呈恶性,治疗效果越差。肿瘤直径在1cm 以下的称微小癌,肿瘤直径在 1~3cm 的称小肝癌,3~5cm 的称中肝癌,5cm 以上称为大肝癌。10cm以上为巨块型肝癌,而全肝散在分布小癌灶,类似肝硬化结节,称为弥漫性肝癌。目前我国小肝癌标准:单个癌结节的最长径≤3cm;多个癌结节数目不超过 2 个,其最长径之和≤3cm。

但必须强调小肝癌不等于早期肝癌,其手术切除的疗效也不一定很好,有些小肝癌早期就出现了微小转移灶;另外,极早期的肝癌并不代表肝功能为早期,处于代偿状态,即 A 级,也不代表是可切除的。

五、原发性肝癌临床诊断标准

(一)2001 年由中国抗癌协会肝病专业委员会制定的临床诊断标准

1.A-FP 定量>400μg/L,能排除活动性肝病、妊娠、生殖胚胎肿瘤等疾病;体检时肝脏肿大,可触及坚硬、结节状肿块或者影像学检查肝脏可发现有肝癌特征的占位性病变,可临床诊断为 PHC。

2.A-FP 定量≤400μg/L,能排除活动性肝病、妊娠、生殖胚胎肿瘤等疾病;有两种影像学检查可发现肝脏有肝癌特征的占位性病变或者四种标记物(A-FP、AFU、GGT₂、AP)中有两项阳性,有一种影像学检查可发现肝脏有肝癌特征的占位性病变,可临床诊断PHC。

(二)2011年版HCC诊疗规范HCC临床诊断标准

在所有的实体瘤中,仅仅HCC可采用临床诊断标准,且国内外均认可,为非侵袭性、简易方便和可操作性强,一般认为主要取决于三大因素:慢性肝病背景,影像学检查结果以及血清A-FP水平。乙肝表面抗原(HBsAg)阳性或者"二对半"五项中定量检查(包括HBsAg、HBeAg、HBeAb和抗-HBc)阳性或(和)丙肝抗体阳性(抗HCV IgG、抗HCVst、抗HCVns和抗HCV IgM)都是肝炎病毒感染的重要标志,而HBV-DNA和HCVmRNA可以反映肝炎病毒载量。一般认为A-FP是HCC相对特异的肿瘤标记物,A-FP持续升高是发生HCC的危险因素。最近,有些欧美学者认为A-FP的敏感性和特异性并不高,2010年版美国肝病研究学会(AASLD)指南已不再将A-FP作为筛查指标,但我国的HCC大多与HBV感染相关,与西方国家HCC致病因素不同(多为HCV、酒精和代谢性因素),结合我国随机研究(RCT)结果和实际情况,对HCC的常规监测筛选指标中继续保留A-FP。

诊断依据:

(1)具有肝硬化以及HBV和(或)HCV感染的证据。

(2)典型的HCC影像学特征:多排CT扫描和(或)动态对比增强MRI检查显示肝脏占位性病变在动脉期快速不均质血管强化,而门静脉期和延迟期快速洗脱。

①如果肝脏占位性病变直径≥2cm,CT和MRI两项影像学检查中有一项显示肝脏占位具有上述肝癌特征。

②如果肝脏占位直径为1～2cm,则需要CT和MRI两项影像学检查都显示肝脏占位性病变具有上述肝癌的特征。

(3)血清A-FP≥400μg/L持续1个月或者≥200μg/L持续2个月,并能排除其他原因所引起的A-FP升高,包括:妊娠、生殖系胚胎源性肿瘤、肝样腺癌、活动性肝病及继发性肝癌等。

临床诊断标准:同时满足上述诊断依据的(1)加(2)中的①两项或者同时满足上述诊断依据的(1)加(2)中的②加(3)三项时,可以确立HCC的临床诊断。

(三)HCC临床诊断相关值得关注的问题

(1)如果A-FP升高,但未达到诊断水平,除了应该排除非HCC的相关因素外,还必须严密追踪和观察A-FP的变化,做A-FP异质体检查,将超声检查的间隔缩短至1～2月,必要时CT、MRI动态观察,如果高度怀疑HCC,建议DSA检查和肝穿活检。

(2)对于有肝脏占位性病变,但是血清A-FP无升高,影像学检查无HCC特征,如果直径<1cm,可以严密观察;如果占位逐渐增大或达到直径≥2cm,应在影像学引导下肝穿刺活检,即使肝活检阴性,也不宜轻易否定HCC,须追踪随访,应每隔6个月进行影像学随访,直至该病灶消失、增大或呈现HCC诊断特征;如病灶增大,但仍无典型的HCC特征,可以考虑重复进行肝活检。

(3)需要指出的是:我国的HCC患者中,5%～20%的患者并没有肝硬化背景,约10%的患者无HBV/HCV感染的证据,约30%的患者血清A-FP始终<200μg/L,且影像学检查即使大多数HCC有富血管性特征,但仍有少数为乏血管型,无"快进快出"典型特征,特别是≤2cm的小病灶,可表现为A期明显强化,而门V期和延迟期等密度或等信号,或在A期也强化不明显,所以按2011年版HCC诊疗规范HCC临床诊断标准不能临床诊断HCC者,亦不能完全排除HCC的可能。

(4)常需进行鉴别诊断的肝内占位性病变

1)继发性肝癌:①常为多发占位,而HCC多为单发;②典型的转移癌影像可见"牛眼征"(肿物周边有晕环,中央缺乏血供而呈低回声或低密度);③增强CT或DSA可见肿瘤血管较少,血供没有HCC丰富;

④多来源于胃肠道,可能在胃肠道找到原发灶。

2)肝内胆管细胞癌(ICC):①好发年龄 30～50 岁,多无肝病背景,多数 A-FP 不高,而 CEA、CA190 等标记物可能升高;②影像学 CT 增强扫描:a.肝脏占位血供不如 HCC 丰富,肿块纤维成分较多,有延迟强化现象,呈"快进慢出"特点,有时肝肿瘤实质内有线状高密度影(线状征);b.周边有时可见肝内胆管不规则扩张;c.还可有局部肝叶萎缩,肝包膜呈内陷改变。ICC 影像学检查确诊率不高,主要依赖手术后病理检查证实。

3)肝肉瘤:常无肝病背景,影像学检查显示为血供丰富的均质实性占位,不易与 A-FP 阴性的 HCC 相鉴别。

4)肝血管瘤:常无肝病背景,女性多,CT 增强扫描可见自占位周边开始强化充填,呈"快进慢出",与 HCC 的"快进快出"区别,MRI 可见典型的"灯泡征"。

(5)就早期诊断而言,对于患者的肝病背景应予以充分重视,我国 95% 的 HCC 患者具有乙肝病毒感染的背景,10% 有丙肝病毒感染的背景,还有部分患者有 HBV 和 HCV 重叠感染,对于下列危险人群应特别关注:中老年中 HBV 载量高者、HCV 感染者、HBV 和 HCV 重叠感染者、嗜酒者、合并糖尿病者以及有肝癌家族史者。此类人群男性在 35～40 岁后,女性在 50 岁后,均每 6 个月应定期进行筛查,包括血清 A-FP 检测和肝脏超声检查,凡出现 A-FP 升高或肝内出现占位性病变时,应立即进入诊断流程,严密观察,力争早期做出诊断。

(闫成玉)

第四节　鉴别诊断

一、甲胎球蛋白阳性肝癌的鉴别诊断

AFP 是一种糖蛋白,提纯的分子量为 72000,含有 3%～4% 碳水化合物,由丝氨酸、丙氨酸、脯氨酸等 18 种氨基酸组成,主要由肝细胞粗面内质网上的核糖体合成,也可由卵黄囊和胃肠道合成。在胎儿生长期肝细胞有合成 AFP 的能力且分泌进入到血,胎龄 10～20 周达高峰,以后逐渐减少;出生后 1 周消失。正常成人在血中仅有微量浓度的 AFP,一般低于 $10～30\mu g/L$。但在临床上有许多肝脏良性肝胆病,如新生儿 ABO 溶血、肝内胆管结石、急性黄疸型肝炎、暴发性肝衰竭、急性重型肝炎、慢重肝、肝硬化等时也可有 AFP 增高,但增高程度较低,一般在 $200\mu g/L$ 以下,个别病例也有高达 $1500\mu g/L$ 者。此外,一些肿瘤,如生殖腺胚胎性肿瘤(如精原细胞瘤)、前列腺癌、胃癌和胰腺癌或伴肝转移也可有轻度 AFP 增高,尚有报告妊娠时也可有 AFP 增高。因此,当血清 AFP 增高时除肝癌外,应想到上述疾病的可能。鉴别时应着重抓住以下几个方面:

(一)动态观察 AFP 变化

大量临床资料表明,AFP 动态变化对肝癌,小肝癌诊断具有重要意义。AFP 动态变化一般分为:①高浓度稳定型;②急剧上升型;③持续上升型;④马鞍型;⑤持续低浓度型;⑥反复波动型;⑦先高后低型;⑧急剧下降型。前 4 种类型常见于肝癌,后 3 种类型常见于急、慢性肝病。

1.肝细胞癌　有 72%～90% 患者 AFP 阳性,其中约 70%>400～500$\mu g/L$。肝癌细胞分化过低或过高者可为阴性,胆管细胞癌大多为阴性,如同时有 ALT 增高,应进行动态观察,并与肝炎鉴别。

2.慢性肝病   如肝炎、肝硬化,应对患者的血清 AFP 水平进行动态观察。肝病活动时 AFP 多与 ALT 同向活动,且多为一过性升高或呈反复波动性,一般不超过 $400\mu g/L$,同时也较短暂。应结合肝功能检查,作全面观察分析。重型肝炎时 AFP 可明显增高,甚至有高达 $500\mu g/L$ 或更高者。AFP 与肝炎预后有关,即 AFP 显著增高者较 AFP 正常者预后为好,提示 AFP 增高可能反映肝细胞再生。慢性活动性肝炎 AFP 可有轻至中等度升高,一般在 $50\sim300\mu g/L$,比肝癌增高的幅度低,且不持续增高,经治疗后可恢复正常。如果 AFP 与 ALT 两者的曲线分离,AFP 上升而 ALT 下降,即 AFP 与 ALT 异向活动和/或 AFP 持续上升达高浓度,则应警惕 HCC 可能。

3.新生儿肝炎   30％新生儿肝炎可测出 AFP,发生率随病情的严重度增加,大多明显增高,此可与先天性胆道闭锁相鉴别,后者大多正常。

4.肝硬化   多数患者 AFP 正常,少数增高。AFP 的合成可能反映肝细胞损害和病变活动的程度,大多低于 $300\sim400\mu g/L$,如持续大于 $400\sim500\mu g/L$,则要考虑癌变可能。

5.转移性肝癌   AFP 正常或轻至中等度增高,$>500\mu g/L$ 者少见。消化系肿瘤如胃癌、胰腺癌无肝转移时绝大多数为阴性,仅个别胃、胰、大肠癌病例 AFP 可阳性。

6.消化系统肿瘤   某些发生于胃肠以及胰腺的腺癌也可引起血清 AFP 升高,称为肝样腺癌。鉴别诊断时,除了详细了解病史、体检和影像学检查外,测定血清 AFP 异质体有助于鉴别肿瘤的来源。如为肝样腺癌时,AFP 以扁豆凝集素非结合型为主。

7.其他   肝损伤、充血性肝大、共济失调毛细血管扩张症、先天性酪氨酸病、孕妇($3\sim6$ 个月)、睾丸或卵巢胚胎性肿瘤(如精原细胞瘤、恶性畸胎瘤、卵巢癌等)也常有 AFP 增高。最近报告对产妇做羊水内 AFP 测定,有助于产前诊断畸形,以便及时进行人工流产。

(二)AFP 异质体

胚胎 AFP 和肝癌 AFP 的免疫性虽未见差异,但其糖链结构可有不同,即实验室采用亲和交叉免疫电泳自显影法。根据 AFP 对刀豆凝集素(Con-A)和小扁豆凝集素(LCA)亲和性的差异,可将 AFP 分成两种异质体,即 Con-A 结合型(AFP-R-C)和非结合型(AFP-N-C)AFP;LCA 结合型(AFP-R-L)和非结合型(AFP-N-L)AFP。肝细胞癌 AFP 为结合型,其他疾病产生的 AFP 为非结合型,这样使 AFP 假阳性率由 18％下降至 2％,不少学者提出 LCA 结合性 AFP 亚型是早期诊断 HCC 相当有用的标记物。

(三)AFP 与另 1 项或多项肿瘤标记物联合检测

AFP 与另 1 项或多项肿瘤标记物联合检测可互补诊断,尤其可提高甲胎蛋白阴性肝癌的诊断率。常用的联合形式有:AFP＋FT(铁蛋白)、AFP＋GGT-Ⅱ(γ-谷氨酰转肽酶同工酶)、AFP＋DCP(脱 γ 羧基凝血酶原);多项联合形式有:AFP＋GGT-Ⅱ＋醛缩酶同工酶 A(ACD-A)＋岩藻糖苷酶(AFU)＋ALP-1、AFP＋GGT-Ⅱ＋α_1-AT(α_1-抗胰蛋白酶)、AFP＋AFP 异质体＋GGT-Ⅱ＋α_1-AT、AFP＋CEA＋SF(血清铁蛋白)＋CA-50。

二、甲胎蛋白阴性肝癌的鉴别诊断

原发性肝癌时有 10％～20％为 AFP 阴性,此时应与 AFP 阴性肝病相鉴别,以免漏诊或误诊,特别是排除肝癌诊断应慎重。除外 AFP,可结合其他肿瘤标记物检测、临床表现和影像学所见全面综合分析后进行鉴别。

(一)肝海绵状血管瘤

肝海绵状血管瘤为肝血管瘤中最多见的良性肿瘤,发病率女性多于男性。以肝右叶多见,其次为肝左叶、肝尾状叶、肝方叶。肿瘤生长缓慢、病程较长,半数患者无症状,肿瘤增大可有上腹隐痛不适、厌食、恶心、呕吐,瘤体内出血、血栓形成或感染可有发热、寒战,肿瘤压迫胃肠可有腹胀、腹痛呃气,压迫门静脉可引起门脉高压,膨胀的血管瘤体破裂引起剧烈腹痛、内出血、休克。半数以上患者腹部可触及包块,有囊性感,无压痛。表面多光滑,软硬不一,随呼吸上下移动,有的包块可听到血管杂音。影像学检查可确诊。

肝动脉造影是诊断肝血管瘤最可靠的方法,主要有以下特点:①动脉期即可见肿瘤区域内有许多血管湖,造影剂在血管湖内滞留时间较长,可达20秒或更长时间,至静脉期仍不消失。②肝血管的粗细正常,瘤体较大时可有血管移位,无动静脉交通。③门静脉正常,无癌栓。④血池影延续至静脉相、成为浓度大的微密影;血池的分布勾画出海绵状血管瘤的大小和形态为其特征性表现。

(二)肝囊肿

肝囊肿占肝良性及瘤样病变的1/2,随着B超、CT等影像检查的普及,发病率近年有明显上升趋势。肝囊肿病因不同,通常分为先天性、炎症性、创伤性和肿瘤性四类,其中以先天性占绝大多数。先天性囊肿多见于女性,生长缓慢,早期可无任何不适,直至壮年和老年期,随囊肿增大,始被诊断,40～60岁者约占患者总数的78%,一般肝囊肿小者可无任何症状,直径＞10cm时可引起各种压迫症状,压迫肝脏则出现右上腹或肝区隐痛或胀痛、阻塞性黄疸、门脉高压症等。压迫邻近器官可引起呼吸困难、机械性肠梗阻,伴有多囊肾者可有肾衰竭发生。确诊依靠影像学诊断。

(三)继发性肝癌

胃肠道的癌瘤如胃、胰、胆道、结肠、直肠癌等约半数经门静脉系统转移到肝,胃、胰腺癌也可经淋巴道或直接蔓延至肝。肺,乳腺、甲状腺等部位的癌瘤、皮肤或眼部的黑色素瘤等,亦可经肝动脉而播散至肝。

临床上以原发癌瘤为主要表现,临床表现常较轻,病程发展亦较缓慢。与肝癌的鉴别主要靠AFP和影像诊断,绝大多数继发性肝癌AFP阴性。少数患者轻度增高。

(四)肝良性腺瘤

临床上极少见,按细胞来源分肝细胞性、胆管细胞性和混合性腺瘤三种。多为孤立结节,肿瘤呈球形向肝表面膨出,以直径5～15cm多见。

肝腺瘤多见于中年女性,发病年龄在15～45岁。有慢性或轻度发作性腹痛,部分患者呈急腹痛,70%患者有腹腔内出血。AFP阴性和一般无肝炎病史可与肝癌鉴别。肝腺瘤常需通过病理检查才能确诊。

(五)肝母细胞瘤

临床上少见,多发生于婴幼儿,2岁以下占半数,为肝原发性恶性肿瘤,早期可触及右上腹包块,质地坚硬而无明显压痛,继而发现贫血、消瘦、发热,少数患者有黄疸,可合并性早熟。恶性程度高,进展快,首先在肝内转移。临床上应与小儿肝细胞癌鉴别。确诊依靠病理。

(六)肝血管肉瘤

肝血管肉瘤又称肝血管内皮肉瘤、Kupffer细胞肉瘤等,为一种肝脏间质性肿瘤,少见。恶性程度高,常不伴肝硬化也无病毒性肝炎病史,临床上难与AFP阴性肝癌鉴别。

三、HCC影像学诊断的鉴别诊断

(一)B超诊断

B超诊断HCC时,主要需与胆管细胞癌、转移性肝癌、肝血管瘤以及肝硬化再生结节进行鉴别。瘤块＜2cm的低回声病变需与硬化再生结节和肝血管瘤鉴别,高回声病变需与肝血管瘤鉴别;＞2cm的病变与肝血管瘤和转移性肝癌相鉴别。

(二)CT诊断

CT诊断肝癌时应与下列疾病鉴别：

1.肝血管瘤　肝血管瘤在平扫CT上大多呈圆形或类圆形均匀低密度,边界清楚、平整;在动态CT上,可见边缘区出现斑状或絮状不规则强化,并随时间延长呈向心性扩散,病变可变为等密度,一般持续15分钟,然后恢复为低密度。肝细胞癌在增强后很少出现增强效应,且时间甚短。

2.非典型增生与良性腺样增生　伴发于肝硬化的非典型增生及良性腺样增生的直径<2cm者,在CT上呈等密度块,增强仅有轻度强化,仍呈略低密度或等密度,高密度者极少,或有中心呈放射状低密度区瘢痕图像可为诊断根据之一。

(三)MRI诊断

MRI诊断HCC时应与下列病变鉴别：

1.肝血管瘤　在造影MR上,早期及后期均呈由边缘逐渐向中心区渐进的典型浓染改变。在T_1加权图像上表现为均匀的低信号区;在T_2加权图像上呈均匀的高信号区。在长回波T_2加权图像上呈瘤/肝信号强度比值明显增加。在静注Gα-DTPA后的动态T_1图上,早期即出现周边强化并持续。T_1和T_2值均显著长于肝细胞密度。海绵状血管瘤因内部滞留有大量氧合血液而含水量增加,致明显,T_2延长,显示增强,呈均匀高信号,由自旋回波图上以二点术出的T_2极有鉴别价值。于瘤径>2cm病例对肝癌的灵敏度可达100%,故可与血管瘤相鉴别。

2.类肿瘤病变　肝硬化再生结节在T_2加权图像上呈低信号。腺瘤样增生及非典型腺瘤样增生在T_1加权图像上呈略高信号,而在T_2加权图像上则呈等至低信号。

(闫成玉)

第五节　治疗原则、治疗方法的选择

一、治疗原则

原发性肝癌(下称肝癌)自20世纪90年代以来已上升为我国第二位癌症杀手,在城市仅次于肺癌,在农村则次于胃癌。尽管肝癌的病因因素已了解不少,但肝癌的一级预防仍有不少困难,其效果也需等待若干时日。为此,肝癌的早期发现与临床治疗仍为当前的现实问题。肝癌治疗的最主要目标乃根治,其次是延长生存期,最后是减轻痛苦。要达到此目的,"早期治疗""积极治疗""综合治疗"和"个体治疗"是四个主要原则。

(一)早期治疗

无论对亚临床期(Ⅰ期)或中期(Ⅰ期)患者而言,尽可能早地进行治疗是获得根治的最主要关键。有两条界线十分重要:5cm和门静脉主干癌栓。对于<5cm的肝癌进行切除,获得根治的希望明显高于>5cm者。在门脉主干还没有癌栓时做切除,还有根治希望;而一旦门脉主干出现癌栓,即使切除也难有根治的可能。单强调早期治疗还不够,还要强调"有效治疗"。对有切除条件和可能的患者,切除的疗效明显优于非手术切除者,这在文献上已早有定论。为此,早期治疗必须是"早期"和"有效"的治疗,即手术切除或一切相当于切除的其他疗法。以上只是一般而言,不同个体的预后还取决于其肿瘤的生物学特性。

(二)积极治疗

积极治疗至少有三方面的含义:①对手术后亚临床期复发或单个肺转移的再切除。②对不能切除肝癌的缩小后切除。③各种局部治疗的反复多次的治疗。资料表明,即使根治性切除,其 5 年复发率仍高达 60%~70%,小肝癌切除者也达 40%~50%。材料表明,根治性切除后如能定期随访。可发现亚临床期的复发或转移,此时如能进行再切除,不仅可在原有基础上使 5 年生存率进一步提高 10%~20%,且可给患者提供第二次根治的希望。"不能切除肝癌的缩小后切除"不仅导致不能切除肝癌总的生存率的明显提高,且提供了根治的希望。

近年越来越多的资料表明,各种局部治疗的反复多次治疗与单次治疗的疗效大不相同。如放射介入疗法,如单次应用,罕见有获根治者,而多次应用则又达到根治者。瘤内无水乙醇注射也一样,单次注射难获根治,而多次注射则疗效明显提高。为此,"再栓塞"或"再注射"与否,效果大不一样。

(三)综合治疗

肝癌至今尚无特效疗法,而且,临床上获得手术切除者又仅属少数。大多数患者仍依赖非手术治疗。近年资料表明,无论通过手术或非手术的方法进行治疗,如能综合应用得当,常可获事半功倍之效。如能较合理地综合应用一些单独应用时均无根治希望的方法,有时不仅疗效明显提高,出现 1+1>2 的现象,甚至个别有因此获得根治者。在经手术的综合治疗中,肝动脉插管加结扎,然后进行化疗灌注或栓塞治疗,加上局部内或外放射治疗,以及生物治疗等,常可使不能切除的肿瘤明显缩小而获得二期切除者。实验与临床研究均证明,"三联"优于"二联","二联"又优于"单一"治疗。综合治疗必须根据不同患者、肿瘤的不同情况和不同的肝功能情况而定。通常应注意"攻"与"补"的合理,即"抗癌"与"提高机体抵抗力"的辩证关系。

(四)个体治疗

个体治疗主要看"不同患者的不同情况""肿瘤的情况"和"肝功能情况"等。患者情况包括年龄、身体状况、重要脏器病变等。近年合并糖尿病者不少,要提高警惕。肿瘤情况主要包括大小、数目、部位和癌栓等。肝功能情况主要可分为"代偿"和"失代偿",西方则多用 Child A、Child B 和 Child C 来划分。因此,治疗的选择要因人、因瘤、和因肝功能不同而异。

二、治疗方法的选择

原发性肝癌治疗方法很多,疗效不一。选择适宜的治疗方法,对肝癌的治疗有重要战略意义。治疗方法选择的决定因素如下。①肿瘤情况:通常 T_1、T_2 和部分 T_3 适用于手术或局部治疗;部分 T_3 和 T_4 适用于 TACE。②肝功能 Child-Pugh 分级国际通用。通常局限性肝癌伴 Child A 肝硬化是手术的适宜对象。Child A 或 B 伴局限性小肝癌适于局部治疗。多发结节肝癌伴 Child A 和部分 Child B 肝硬化可以考虑 TACE,对伴有 Child C 肝硬化的肝癌只适宜保守治疗。③全身情况,包括年龄,心、肺功能及合并的疾病。

(一)肝部分切除术

目前全世界一致的意见是:外科手术治疗仍是治疗本病的首选方法和最有效的措施。Takayama 等回顾了生存肝癌切除术后 17 个系列报道,自 2000 年以来,每一种都包括超过 100 名患者。术后 1 年平均存活率是 80%(63%~97%),3 年平均存活率是 70%(34%~78%),5 年平均存活率是 50%(17%~69%)。研究中大范围的存活率差异主要是由于肝细胞癌阶段不同,但早期的存活率明显更好。目前,肝切除仍是肝癌治疗中获得最小的手术死亡率和改善生存状况的最好方法。

肝部分切除术的术式选择主要取决于肿瘤分期及肝功能储备情况。我国肝癌中约 85.0% 合并肝硬化,且其中 2/3 为大结节性肝硬化。无论大肝癌或小肝癌,通常多难耐受右半肝切除,故多采用局部切除(包括左外叶切除)。局部切除可提高切除率,降低手术死亡率,对远期生存率亦无明显影响。

（二）肝移植

自 1963 年 Starzl 开展肝移植以来,肝移植在治疗小肝癌方面疗效较好。Ismail 等资料表明,肝癌患者肝移植术后的生存率与肿瘤直径明显相关,如果肿瘤直径<5cm,其 1 年、3 年和 5 年的存活率分别为 51.0%、25.0% 和 25.0%。Mazzaferro 等报道 48 例伴肝硬化的小肝癌做肝移植,手术死亡率为 17.0%,4 年生存率为 75.0%,复发率仅 8.0%。现在一般认为肿瘤直径<5cm 且合并严重肝硬化的患者是手术适应证。

（三）冷冻治疗（CT）

冷冻治疗适合于不宜进行常规手术切除或难以切除的肝癌。由于目前所开展的冷冻治疗多在手术开腹下进行,因此要求患者肝功能无严重损害,无明显黄疸、腹水,无远处转移及其他脏器的严重病变。冷冻治疗不仅能有效地杀灭冷冻区所有癌细胞,还最大限度地保存了正常肝组织。有报道总结冷冻治疗 235 例原发性肝癌,总结 5 年生存率为 39.8%,其中 80 例小肝癌(≤5cm)为 55.4%。235 例中行单纯冷冻治疗 78 例,冷冻加肝动脉结扎 58 例,主瘤切除残瘤病灶 27 例,冷冻加切除 72 例,其 5 年生存率分别为 26.9%、39.6%、46.0% 及 60.4%。故认为冷冻治疗肝癌是安全有效的。

（四）微波固化治疗（MCT）

微波固化治疗肝癌的方法有开腹微波治疗、腹腔镜下微波固化和超声引导下经皮微波固化 3 种。其方法选择要根据肿瘤的部位、大小、深度及患者对手术的耐受情况而定。开腹微波刀切除肝癌适合于能耐受手术探查.不能切除的 PLC。其优点有:①止血效果好;②能杀灭切缘癌细胞;③并发症少;④对肝功能影响小;⑤术后恢复快,可减轻患者的经济负担。

腹腔镜监视下微波固化肝癌,适合于肝功能损害较严重,不能手术探查的晚期患者。其优点有:①气腹状态下肝暴露更充分,视野宽大;②出血少,止血效果好;③术后恢复快。因此它是一种简便、安全微创而有效的方法。超声引导下经皮微波固化治疗肝癌,是一种处理小肝癌的有效方法;它具有热效率高、凝固坏死范围稳定、疗效好、操作相对简便、安全可靠、肝功能损害轻及并发症少等特点。

（五）射频治疗

本方法是在 B 超引导下通过计算机引导经皮穿刺将电极针插入癌灶内,释放出 10 个微电极,在肿瘤内张开如锚状,在电脑程序控制下进行加温治疗,可造成癌性坏死。射频治疗的手术指征有:①治疗前 4 周未接受过栓塞化疗。②肝功能 Chind A 或 Chind B 级。③预期生命超过 3 个月。④肿瘤未侵犯左右肝管。Curley 等报道射频治疗 PLC 是安全有效的,特别是对不能手术切除,合并肝硬化的患者有发展的前景。

（六）经动脉栓塞或经动脉化学性栓塞（TACE）

原发性肝癌血供 95% 以上来自肝动脉,因此对肝动脉的选择栓塞可有效中断肿瘤血供,使病灶坏死、缩小。随着介入治疗在我国的广泛开展,TACE 已成为原发性肝癌最常用的治疗方法,临床主要用于失去手术机会的患者。TACE 对肝癌患者生存率的影响与肝功能及肿瘤大小和数量有关,有报道用此法治疗肝功能 Child-Pugh A 患者中,单个癌肿患者 5 年生存率为 52%,2~3 个癌肿、直径不超过 3cm 患者 5 年生存率为 36%,2~3 个癌肿、直径>3cm 患者 5 年生存率为 31%,4 个以上癌肿,患者 5 年生存率为 25%;肝功能 Child-Pugh B 患者中,单个癌肿患者 5 年生存率为 30%,多发癌肿患者 5 年生存率为 0。然而该方法也存在负面问题,如次数增加肝功能将受到损害;TACE 的过度治疗可能增加肺转移的概率。同时巨大肿瘤做 TACE 后因大量肿瘤组织坏死,可导致肾功能障碍。故认为肿瘤超过全肝 70%、肝硬化并肝功能失代偿者以及有门静脉主干癌栓者不宜做 TACE。

（七）经皮无水乙醇注射疗（PEIT）

利用无水乙醇对活组织的凝固坏死作用,在 B 超或 CT 或普通 X 线机引导下向瘤内直接注射无水乙醇,疗效是肯定的。A.Giorgio 等报道 143 例 PEIT 结果:平均每次注射无水乙醇 4ml,消除 1 个肝癌结节平均需 6～7 次治疗,对于>2cm 的癌肿总的 1 年、3 年、5 年生存率分别为 96%、79%和 68%;对于≤3cm 且>2cm 的癌肿总的 1 年、3 年、5 年生存率分别为 95%、78%和 68%。可见,PEIT 对于小肝癌的治疗效果良好。

(八)放射治疗(RT)

放疗主要适于肿瘤局限的不能切除的肝癌。但常规的单纯外放疗对 PLC 的疗效不佳。国内外文献报道的 RT 对 PLC 的治疗多于 TACE 结合。二者结合的疗效明显高于单纯 RT 或 TAIE,其 3 年生存率为 21.4%～81%。此结合法可有效地控制大肝癌。

(闫成玉)

第六节　外科治疗

一、术前准备

术前准备至关重要,尤其是伴肝硬化者。首先是彻底弄清楚肿瘤情况、肝功能情况与患者全身情况。手术者术前亲自做超声检查,有助于决定手术体位与切口,估计肿瘤与重要血管、管道的距离,计划切除范围等。因年合并糖尿病患者不少,术前应加以控制。原则上术前应保肝治疗,不宜用大剂量化疗或中药攻下之品。新近做放射介入治疗其肝功能尚未恢复者,不宜急于手术。ALT 和 GGT 明显增高者宜短期保肝治疗。有报道,Child A 肝硬化患者的手术病死率:ALT<正常值 2 倍者为 3.9%,ALT 为 2～4 倍正常值者为 13.0%,ALT>正常值 4 倍者达 37.5%。其他还包括适当营养和休息,术前酌情补充葡萄糖、维生素,肠道准备,术前置胃管等。

二、适应证与禁忌证

(一)肝癌手术切除的适应证

肝癌手术切除需要与患者手术的耐受程度和肝脏代偿协同考虑。肝癌患者手术切除适应证:①患者的一般情况尚好,能够耐受重大手术。②无骨、肺及其他远处转移。③肿瘤局限于肝脏的一段、一叶或一侧,对侧肝脏已经有明显代偿。④余肝无严重肝硬化,手术前试验检查,肝功能代偿良好,能耐受一定范围的肝脏切除。⑤无严重的门静脉高压症。⑥血清白蛋白>30g/L,凝血酶原活动度>60%。⑦无肝病晚期的腹水、黄疸、恶病质;肝癌尚局限,因胆管癌栓出现黄疸者除外。⑧年龄可作为参考因素,身体状况良好者,老龄并不妨碍施行肝部分切除术。对于巨大肝细胞癌(>10cm),由于手术切除范围大,在合并肝硬化的患者,手术后并发症的发生和病死率均较高,故常采取二期切除的方法,最常见的是使用经肝动脉化疗栓塞,待肿瘤体积缩小后行二期手术。巨大肝癌的手术切除指征:①患者一般情况良好;②肝功能在正常范围;③凝血酶原时间延长不超过正常范围 3 秒;④癌组织局限于肝脏一侧或相邻的几个肝段内;⑤无肝外转移;⑥余肝呈明显增大失代偿。

(二)肝癌手术切除的禁忌证

1.心肺功能差或合并其他重要器官系统严重疾病,不能耐受手术者。

2.肝硬化严重,或肝功能处于失代偿状态,出现黄疸、腹水或恶病质,Child-Pugh C 级。

3.存在肝外转移。

4.病变为弥漫型,或超过肝的两叶以上伴有明显肝硬化,或第一、二、三肝门已受严重侵犯。

5.伴有严重出血倾向,凝血酶原时间低于 50%,经用维生素 K 治疗不能纠正。

三、对肝癌患者肝组织切除量的估计和适应证

(一)术前肝脏储备功能对肝切除量的影响

肝衰竭是肝切除术后的一种严重并发症。尽管肝外科手术技术的发展及术前患者的合理筛选,已使肝切除术的手术病死率明显下降,但该并发症的发生率仍为 10%~20%。肝切除量或剩余体积多少取决于肝储备功能,目前临床应用的肝储备功能检测试验很多。①最常用的是 Child-Pugh 肝功能分级法。分A、B、C 三级。C 级,显示肝功能严重损害,对麻醉和手术的耐受性均差,手术后并发症发生率和手术死亡率较 A 级者高 4~5 倍,原则上为手术禁忌证。②Nagashima 等提出一种慢性肝功能不全评分(CLD 评分),CLD 评分超过 2.5 分仅接受 1 或 2 个肝段切除的患者,术后也都死于肝衰竭。该评分系统在预测肝切除手术后死亡风险上比 Child-Pugh 评分系统更可靠。对合并慢性肝功能不全患者进行肝切除手术时的选择标准为:Child-Pugh A 级、CLD 评分≤1.5 分的患者,可进行肝脏大部分切除手术;Child-Pugh B 级、CLD 评分 1.6~2.0 分患者,仅做肝段切除手术;Child-Pugh C 级、CLD 评分 2.1~2.5 分患者,只做局限性肝切除手术;CLD 评分>2.5 分以上的患者不能进行任何类型的肝切除术。③吲哚氰(ICG)清除试验。试验正常值:15 分钟的潴留率(ICG15)<10%,最大清除率(ICGR max)为每分钟>0.8mg/kg。当 ICGR max 每分钟>0.8mg/kg,则提示肝储备功能良好,可耐受半肝切除;如果 ICG15 为 30%~40%,或 ICGR max 为每分钟 0.4~0.8mg/kg,则仅可作肝段切除;倘若 ICG15>40%,或 ICGR max 为每分钟 0.3~0.4mg/kg,则只能做局部肝切除或肝包膜下肿瘤切除;而当 ICGR max<0.2mg/kg 时,则禁做任何类型肝切除。肝硬化患者 ICG15 为 15%~20%,切肝量应<50%;ICG15 为 20%~30%,应慎重进行肝切除手术,切肝量应限制在肝段切除或不规则局部肝切除,ICG15 超过 30%患者不宜进行任何类型的肝切除术。④直接反映肝脏储备能力的重要指标:肝脏大小和肝细胞数目多少,目前在国内外越来越受到重视,肝脏体积和重量已被视为与 Child-Pugh 分级同等重要的肝储备功能的指标,在基本的病理状态下,肝脏体积越大,肝脏储备功能就越好,对手术耐受也越强。⑤其他指标,如半乳糖负荷试验以及利多卡因代谢试验等,均能可靠地定量反映肝脏储备功能。

(二)手术前肝脏切除量的评估方法

1.水浸法   将离体肝脏放入充满水的容器中,后将肝脏放入容器,其中溢出的水的体积则为肝脏体积。该法只能用于离体肝测量,不能用于术前活体上的评估以及术后残余肝脏体积的测量。

2.SPECT   单光子发射计算机断层成像术(SPECT)所形成的图像不仅显示了肝脏的形态体积,而且还反映了肝脏的摄取功能。同位素肝显像是一种功能与形态相结合的检查方法。虽然其操作具有一定的复杂性,在国际上 SPECT 仍然是测量剩余肝脏体积的一个重要而常用的方法。

3.CT   1979 年 Heymsfield 首先采用了 CT 断层显像方法测量尸体肝及离体肝脏的体积。将 CT 的二维图形通过扫描仪输入计算机,按 CT 图像的顺序采集图像数据,然后再重建肝脏三维和三维体积测量,与排水法所得到的肝脏相对真实体积比较后得到的误差<5%。该技术被迅速应用到肝癌术前切除范围及切除量的评估,术后肝脏残余量及术后肝脏容量改变动态观测以及活体肝移植术前供肝切取范围及大小的预判。

四、肝癌切除术方法要点

(一)肝癌根治性切除与姑息性切除

中华外科学会肝脏外科学组推荐原发性肝癌的根治性切除手术适应证为:①肝功能分级属 A 级或能恢复到 A 级;②肝储备功能基本在正常范围以内;③受肿瘤破坏的肝组织<30%或无瘤侧肝脏达全肝组织的 50%以上。我国规定的肝癌切除范围较美国 NCCN 指南和英国胃肠学会发布的指南中规定的要宽泛一些。因我国原发性肝癌患者数量庞大,合理的放宽手术指征、加强术后的辅助治疗不失为一种很好的治疗方式。

外科对原发性肝癌的根治性切除标准是:①肿瘤切除后断端及余肝无残癌存留,无远处转移,无癌栓。②术前 AFP 升高者,术后短期内降至正常范围。但国内外多数文献报道肝癌根治性切除后 5 年复发率均在 50%以上,甚至高达 95%。姑息性肿瘤切除:指切除部分或大部分肿瘤组织,也称减体积性肝癌切除术。目前对术前判断为不能切除的肝癌,多不主张行此手术,因有创伤较大,残余肿瘤生长更加活跃,以及导致肿瘤种植、转移之虞。但临床上此类手术的施行尚不少见,出于安全性考虑而做出的被动选择,少数是因为并发症的救治。

原发性肝癌姑息性肝切除适应证:①肝癌合并门静脉癌栓(PVTT)和/或腔静脉癌栓;②原发性肝癌合并胆管癌栓;③原发性肝癌合并肝硬化门静脉高压症。

姑息性肿瘤切除手术方法基本与肝切除相似。但术中注意:①因创面存在肿瘤组织,组织松软容易破溃,难以止血,类似创面宜对拢缝合,或填入游离大网膜后再对拢缝合,较为安全;②手术野应用消毒蒸馏水反复冲洗,减少腹腔内和切口的肿瘤种植、转移。

术后加强肿瘤治疗,包块残余肿瘤的超声介入如无水酒精注射、放射介入治疗、腹腔内化疗药物灌注等,以尽可能延缓残余肿瘤的侵袭性生长扩散。

(二)规则性与不规则性半肝切除

肝癌的肝切除术分为规则性和非规则性肝切除。规则性肝切除是按照肝内血管的解剖结构进行分叶分段施行手术,也指广泛肝切除、肝叶切除和肝段切除。不规则性肝切除术不完全按照肝脏的分叶分段的解剖,在距离肿瘤 1～2cm 处做肿瘤切除,亦称局部根治切除。

1.规则性肝切除术　基于外科临床使用要求,国内外所采用的规则性肝切除命名有所不同,Couinaud和 Goldsmith、Woodburne 系结合大体解剖及肝内结构命名,我国常采用分叶分段法命名。

(1)左半肝切除术:患者取仰卧位。一般采用上腹正中切口,必要时可向左上方延长,切断剑突和肋弓软骨,亦可采用右肋缘下斜切口,很少需做胸腹联合切口者。

①分离左半肝:在切除肝脏之前,先分离附着在左半肝上的结缔组织和韧带。先切断、结扎肝圆韧带,利用其肝侧残端将肝脏轻轻下拉,沿前腹壁剪断镰状韧带。将肝脏向后、向下推开,更好地显露、切断冠状韧带,并结扎、切断在膈面背侧的左三角韧带。然后,切断肝胃韧带和切开肝十二指肠韧带(注意勿损伤肝蒂),左半肝即被分离。

②处理第 1 肝门的肝门脉管:分离肝脏后,用大拉钩将肝脏拉向上方,显露第 1 肝门。有时为了防止切除肝叶过程中大出血,可先用一纱布条或导尿管套入肝蒂脉管处,以备控制血流。处理肝门脉管常用的方法有两种:Ⅰ.鞘外结扎法:即在 Glisson 鞘外一并结扎左肝管、肝左动脉和门静脉左支。先沿 Glisson 鞘左干上、下各 0.5cm 处做钝性分离并深入到肝实质内 1cm 左右。分离时勿撕裂在鞘内走行的血管。分离清楚后,在距门静脉主干分叉左侧 2cm 左右处,用粗丝线结扎两道;可暂不切断,待左肝叶实质全部离断后,

再验证一下所结扎的左干是否正确无误。然后,在两结之间切断,取走左肝,脉管干残端做缝扎。Ⅱ.鞘内分别结扎法:当肝门脉管有异常走行时,需将 Glisson 鞘分开,分别结扎左肝管、肝左动脉和门静脉左支。左肝管和肝左动脉需先切断,门静脉则暂不切断,作为以后切除肝叶的标志。

③处理第 2 肝门的肝左静脉:第 1 肝门处理完毕后,将肝脏拉向下方,显露出第 2 肝门。此时,需先辨清肝左静脉与肝中静脉的解剖关系,有时肝中静脉与肝左静脉分别注入下腔静脉;有时肝中静脉先汇入肝左静脉后再注入下腔静脉。还应注意肝左静脉在肝外部分较短,常需切开肝包膜才能辨清。用刀背慢慢分离肝左静脉与肝中静脉分叉处,保留肝中静脉,再用钝头粗圆针引粗丝线,贯穿肝实质,结扎肝左静脉,然后切断,分离第 2 肝门。

④离断左半肝:沿肝中静脉左侧缘 0.5cm 处切开肝包膜,用刀背钝性分离肝实质,将所遇的左肝脉管,一一用弯止血钳钳夹后切断、结扎。在此过程中切勿损伤肝中静脉主干。再从肝的脏面前缘向肝实质内钝性分离,最后切断门静脉左支,完全离断左半肝。肝断面的血管和肝管应一一用细丝线结扎或缝扎,渗血可用热盐水纱布敷压止血。

⑤网膜覆盖肝断面:因左半肝切除术已将肝镰状韧带切除,故肝的断面需用丝线间断缝合再加用小网膜或大网膜缝合覆盖,既预防肠粘连,又有助于止血。如仍有出血,应在创缘用褥式缝合止血。检查无渗血或漏胆汁后,于左半肝窝及网膜孔处各置一香烟引流或双腔管引流,再逐层缝合腹壁。

(2)右半肝切除术:仰卧位,右腰背部用沙袋、软垫垫高,使身体与手术台平面成 15°～30°角。一般采用右上经腹直肌或右上正中旁切口探查。当决定行右半肝切除时,因手术范围较大,可向右上方延长,行胸腹联合切口,并切开膈肌。婴儿或儿童行右半肝切除术时,可不作开胸,单用右上腹切口或肋缘下切口,必要时切断右肋弓软骨即可。

①分离右半肝:先切断肝圆韧带和镰状韧带,轻轻向下拉开肝脏,再切断右三角韧带和冠状韧带。切开右三角韧带前层(肝膈韧带)时,勿损伤膈面的肝裸区。然后,轻轻向内上方翻转右半肝,靠近肝脏剪断冠状韧带后层(肝肾韧带),剪断时注意勿损伤右肾上腺。继续将肝脏翻向上方,以利显露下腔静脉。分离右半肝时,可能出血较多,操作要仔细,并注意防止撕裂汇入下腔静脉的肝短静脉和右肾上腺血管。

②处理第 1 肝门的肝门脉管:先切除胆囊,并利用胆囊管残端插入 T 形管,行胆总管造瘘,既有利于术中检查肝切面有无漏胆,又有利于术后胆道减压。当切断胆囊管和胆囊动脉后,即可清楚显示出第 1 肝门的解剖结构。然后分离、结扎、切断右肝管和肝右动脉,显出门静脉右支。因为门静脉右支较短,在肝门深处分出,位置较高,故应仔细分离肝组织,将血管结扎、切断。当门静脉右支太短、太深时,可先行结扎,暂不切断,以免引起误伤;待右半肝实质分离完毕,验证门静脉右支结扎部位正确后,再予切断,残端加作缝扎。

③结扎切断肝短静脉:将肝右后叶翻向左侧,仔细分离、切断右肝冠状韧带后层残留部分和肝肾韧带,即可显出由肝右后叶直接回流入下腔静脉的肝短静脉。肝短静脉一般有 4～5 支,较细小,壁薄,又靠近下腔静脉,撕裂后易引起大出血,故应尽量靠近肝实质处仔细结扎后切断,下腔静脉侧残端加作缝扎。处理第 2 肝门的肝右静脉:将肝右叶放回原处,向下拉开,即可显露第 2 肝门。分离第 2 肝门的结缔组织,显露肝右静脉,结扎后切断。肝右静脉一般在右叶间裂处,在下腔静脉的前壁或右壁开口,其主支距下腔静脉很近,分离时容易损伤下腔静脉,造成严重出血,故当不易分辨时,宜从肝右叶实质内分离、结扎肝右静脉。

④切除右肝叶:将第 1 和第 2 肝门处理完毕后,即可见将要切除的肝叶组织色泽变暗,和正常肝组织界限分明。行肝叶切除时,按呈现出的右半肝缺血界限,先用刀切开前、后表面被膜,再稍偏向病侧切开肝组织,然后用刀柄或手指伸入肝组织内,做钝性分离。当遇到血管或胆管时,应一一分出结扎、切断。这样,可以避免在切除肝叶时发生大出血。切肝过程中如仍有较多出血时,亦可暂时阻断第 1 肝门。

⑤处理断面：肝断面的出血点和漏胆处应分别仔细缝扎。再从 T 形管注入生理盐水 10～20ml，检查有无漏胆情况。然后，将创缘尽量用丝线行褥式缝合，再用大网膜覆盖创面，并用丝线将其与肝脏包膜缝合固定。将切断的镰状韧带和肝圆韧带固定在原位，以防术后发生肝下垂。检查无出血、无胆汁漏后，在肝断面下方置一香烟引流或双腔管引流，如作胸腹联合切口，胸腔内置一橡胶管引流，缝合切口。

（3）右三叶肝切除：肝右三叶切除范围包括右后叶、右前叶及左内叶，膈面沿镰状韧带右侧 0.5～1.0cm 处和下腔静脉右壁之间切肝，脏面则从左纵沟的右侧转向肝门横沟上缘经肝门右切迹达下腔静脉右壁。肝处理方法的起始手术步骤同右半肝切除术。将左侧肝门做解剖分离，可处理左内叶的管道，同时切实保护左外叶。先显露脐切迹，将肝圆韧带的断端用止血钳夹住并向后上方牵拉，敞开脐切迹后，即可见到肝圆韧带向下走形至脐切迹的地步，此处即为门静脉、肝动脉和胆总管的左支进入肝实质的部位。门静脉、肝动脉和胆总管的左支长约数厘米，需在左内叶的脏面解剖这些管道。在分离时不可损伤门静脉左干的囊部或矢状部以及左肝管、肝左动脉，否则会导致左外叶肝坏死。除非肿瘤累及尾状叶，通常情况不做尾状叶切除。另一重要步骤是离断脐切迹处的门静脉、肝动脉以及胆管左支发出至左内侧叶的反馈支，一旦这些反馈支血管被离断，即可沿镰状韧带向后直达下腔静脉的分界线，再沿此分界线向后逐步离断肝组织直达下腔静脉的右侧。接近膈肌可见肝中静脉，需要予以切断结扎。如肝右静脉未曾处理，此时可至肝内行切断结扎。

（4）左外侧叶切除术：此手术不需要在肝门处解剖肝外血管和胆管。可先切断左三角韧带和左冠状韧带游离左外叶，离断左内叶和左外叶的连接部以暴露脐切迹，在肝圆韧带和镰状韧带左侧 1cm 处切肝，自前向后离断左侧肝组织，逐一结扎切断所遇到的血管和胆管。当离断肝组织至脐切迹的基底部时即可遇到门静脉分布到 Ⅱ 段和 Ⅲ 段的左侧分支，可予以切断结扎。保持镰状韧带的左侧分离肝组织，可以保留供血给 Ⅳ 的反馈支血管。向后离断肝组织接近闭锁的静脉导管时，应注意分辨肝左静脉予以切断结扎，肝切面镰状韧带向下翻转覆盖。

（5）左三叶切除术：此手术包括切除左半肝和右前叶（Ⅱ、Ⅲ、Ⅳ、Ⅴ、Ⅷ段，Ⅰ段也可包括在切除范围）。膈面以右叶间裂为界，脏面以肝门右切迹右端延伸至右肝下缘，向左沿肝门横沟上缘至左纵沟。肝处理方法应首先解剖游离左叶的血管结构，步骤与左肝切除术相同。如同时切除尾状叶时，则肝左动脉和门静脉左支应在靠近分叉部结扎切断，这样可以同时阻断尾状叶和左肝的血供。如欲保留尾状叶，这些血管应做发出尾状叶支的远端处加以结扎切断。

（6）肝脏的出血与止血：

①肝血流阻断法：1908 年 Pringle 所创的肝血流阻断法一直沿用至今，这项技术仍是肝癌切除术中减少出血的简单和有效的方法。但肝癌的患者往往伴有肝硬化，其肝脏对缺血的耐受性较差，长时间入肝血流的阻断或术中大出血均可加重处于代偿边缘的肝脏负担，加之手术切除部分肝脏正常组织，术后发生肝衰竭的可能性很大；故常温下间歇性阻断第一肝门，每阻断 15 分钟开放 5 分钟，这样能减少肝脏持续缺血时间，使本应较长的阻断时间分次进行，减轻肝脏损伤，并可使术者在较清晰的肝创面上止血。15 分钟是肝硬化患者入肝血流阻断的安全上限，其阻断后的肝损伤是可修复的，非正常的肝脏实质对间歇性阻断耐受较持续性阻断好，且间歇性阻断术者有较充分的时间从容完成肝癌切除手术，同时在开放期间内脏血流经门静脉的回流可避免肠管发生过度淤血肿胀。但间歇性阻断在肝癌切除过程中出血量要高于持续性阻断。如果采用选择性肝血流阻断，只阻断欲切除侧的肝动脉、门静脉，而不影响保留侧的肝组织的血流灌注，避免了保留的肝组织受到缺血的伤害，并有切除范围界线清晰、术中血流动力学稳定、可以允许更长时间的肝血流阻断，使术者有充分的时间对创面进行精细处理，尤其是肠系膜血流仍可通过保留侧肝脏回流入体循环，不会发生因肝门阻断造成的肠内细菌及内毒素易位和肠黏膜损伤，使患者术后并发症发生率

低,肝功能损害轻。但选择性肝血流阻断也有其缺点,就是肝硬化门脉高压症的患者肝门区有较丰富的曲张血管,如解剖肝门区有导致大出血的可能。因此对于不同位置,不同大小的肝癌应采取不同的手术方式,如周围型小肝癌应采取直接的局部肝组织切除,而不需要阻断肝血流;如肿瘤需行半肝切除则应采用选择性肝血流阻断;如肿瘤侵犯多段肝组织,但患者伴有肝硬化门脉高压不能选择半肝切除的术式,可使用高选择性肝血流阻断技术,既达到阻断切除部分肝组织的血流,减少出血,又可以保护保留的、带有肝硬化病变的肝组织不受损害,还可以不解剖带有静脉曲张的肝门部以减少出血的机会。

②肝癌切除中要注意的问题:在尾叶肝癌切除中要注意肝尾叶常有 2～4 支静脉回流下腔静脉,小心分离后应缝扎,以防止打结时滑脱导致大出血;肝中叶肝癌切除时易损伤肝静脉或腔静脉而引起大出血,故切肝应从两侧开始,斜行向下,最后会师于下腔静脉前壁在肝内结扎缝扎肝短静脉,以免损伤下腔静脉,切肝至第二肝门时也应注意保护肝右静脉;Ⅷ段位于肝右、中静脉之间,深部与下腔静脉相邻,术中分离时稍有不慎即可能损伤大静脉而引起致命性出血或空气栓塞,切除时应由下向上、由浅入深地向第二肝门分离,到大部离断后辨认肝右和肝中静脉并小心钳夹分离切除肿瘤,若出现血管小的撕裂伤可缝合止血,若出血凶猛则提示伤口大,可做 HVE 控制出血后以无损伤聚丙烯线修补血管裂口。

③肝脏创面的处理至关重要,肝创面出血多数是由于漏扎肝断面的小血管所致,通过彻底结扎、缝扎肝创面的血管和/或褥式缝合肝创面可得到止血的效果。还有部分的患者是由于肝硬化、肝功能较差,凝血因子的合成不足和术中出血较多引起的凝血功能下降所致的肝创面的广泛渗血,这类出血首要解决的是患者的凝血机制问题,可输注纤维蛋白原、冷沉淀等,改善患者的凝血功能;局部可用热盐水纱布压迫热敷创面;对于这部分患者还应在术前 3～5 天就使用如维生素 K 类的凝血因子,术中切肝前就使用改善凝血功能的药物,这样可减少术中出血。肝脏切除创面我们不主张行对拢缝合,因对拢缝合对保留的肝脏组织损伤较大,并可影响肝静脉的回流,对本来就有肝硬化的患者造成更大伤害。肝创面止血不好可导致患者术中出现 DIC,直接威胁患者的生命,还可能出现术后肝创面出血需再次手术止血。近年来,还出现了一些专门用于断肝的器械,如彭氏吸刮器、微波刀、超声刀(CUSA)、水刀等,同时尚有用于肝创面出血的止血器械如高频电刀、氩气刀、激光刀等,使肝癌患者术中出血量已得到明显改善。

2.非规则性肝切除　也称局部根治性切除术。施行此切除术的依据在于:①我国肝癌 90% 合并有慢性肝炎和肝硬化,规则性切除尤其是半肝以上的切除,由于切除的肝实质过多,会造成术后肝功能代偿不足,并发症和手术死亡增多。②肝癌的发生有单中心和多中心两种模式,以后者较多,这是肝癌复发的基础;肝癌往往早期出现门静脉转移,这是转移的基础,因此大量切除肝实质并不能显著预防肝癌的复发和转移。③肝癌的部位往往并不局限于肝的某一叶或某一段,骑跨于肝叶、肝段之间的肝癌较多见,因此,具体实施的肝切除术,多数不能严格按照肝叶、肝段进行。④肝癌多发者也甚多见,分布于几个叶或几个段,整块的规则性肝切除也会造成术后肝功能代偿不足。⑤解剖学的研究发现,肝内肝动脉、门静脉和肝静脉各自有充分的侧支循环,不规则肝切除并不会造成残留肝明显的肝组织缺血或坏死。

临床上选择实施规则性或非规则性肝切除时,应该考虑残留肝的质、残留的肝量、肿瘤的解剖部位和疗效四个互相关联的因素,在下列情况下宜选择非规则性肝切除:①小肝癌伴有慢性活动性肝炎,比较严重的肝硬化导致的肝脏代偿能力有所下降时;②肿瘤骑跨于两个或多个肝叶或肝段,或多发性肿瘤扩散在肝脏的各个叶或段;③肿瘤紧贴下腔静脉或第一肝门部位,即使规则性切除仍无法保证肿瘤周边各个部位有足够切缘距离;④肿瘤呈浸润性生长,边界不清,无法确定肝脏某一平面为合适的相对"根治性"切面;⑤门静脉内已出现影像学或肉眼可辨别的癌栓;⑥复发性肝癌,残留肝体积较小,已难实施规则性切除者。

非规则性切除的手术方法,诸多方面与规则性切除相同。部分位于肝脏边缘或表面部位的小肝癌切除,可用术者的手指压迫肝组织止血,切面对拢贯穿缝合即可。多数非规则性肝切除应在常温下间歇性肝门阻断止血下完成,部分特殊的肝肿瘤切除尚需常温下全肝血流阻断。切肝的方法是先在距肿瘤 $1\sim2cm$ 的肝表面用电刀切开肝被膜作为预定切线,以指折和钳夹法相结合离断肝实质,在断肝过程中根据肿瘤的形状,以尽量保证足够肝切缘和勿损伤肝内主要管道为原则,不断调整肝切面,部分位置较深在的小肝癌,往往有完整包膜,其内后侧基底部因靠近肝内主要管道结构,往往难以保证足够的肝实质,可在肿瘤包膜外沿包膜分离剜除肿瘤,遗留的肝切面,如为肝外侧平面型者,可妥善止血后用大网膜或大块吸收性明胶海绵覆盖,或对拢缝合;如为肝内唇型者,常行对拢贯穿缝合,以免留有死腔。

(三)肝癌的位置与肝切除术

1.肝三叶切除　巨大肝癌占据半肝以上,肝功能 Child A 级、脾脏无明显肿大、无门静脉高压症征象且肿瘤边界清楚者,如右后叶或左外叶有代偿性增大,可行右或左三叶肝切除即极量肝切除术。对特大肝癌(直径≥15cm)宜沿肿瘤的边界切除。

2.半肝切除　大肝癌局限于以中肝静脉为界的一侧肝内,虽有肝硬化但肝功能为 Child A 级者,可沿中肝静脉的肿瘤一侧,离断肝实质,最好保留中肝静脉主干行半肝切除,即控制肝切除量<50%。

3.肝叶切除　即肿瘤位于一支门静脉干供血的相邻两肝段切除,如 2、3 段,4 段,5、8 段,6、7 段切除等,适用于肝功能 Child A 级或经短期(1 周左右)保肝和支持治疗后达到 Child A 级者合并肝硬化、脾大而无中度以上食管静脉曲张、肝功能 Child B 级经治疗后好转达到 A 级者离断肝实质最好采用不影响残肝血流的肝血管阻断方法,如选择性入肝血流阻断法,包括半肝血流阻断法、半肝完全血流阻断下无血切肝法或前入路悬吊法切肝术,以尽量减少残肝缺血再灌注损伤,确保术后顺利恢复。如肝功能 Child A 级,肿瘤临近三个肝段,也可行三个肝段的联合切除术,如 5、6、7 段联合切除,4、5、6 段联合切除,6、7、8 段联合切除。

4.中肝叶切除　特指 4、5、8 段肝切除,适用于大肿瘤位于 5、8 段累及 4 段肝脏的患者。这一术式操作难度较大,肝实质离断面积大,可形成左、右、后三个大的肝断面,费时较多,离断肝实质过程中除以前入路用超声刀断肝不影响残肝血流灌注外,均需长时间阻断入肝血流,故术前肝功能应为 Child A 级。如合并明显肝硬化伴门静脉高压症征象或肝功能指标有异常者,施行中肝叶切除应非常慎重。

5.肝尾叶切除　由于生长于肝尾叶的大肿瘤显露困难,可依据肝局部切除的肝功能标准确定单纯行肝尾叶切除者。如果需联合 5、6 段或左肝 2、3 段或左肝 2、3、4 段切除,由于切除的是有功能的肝组织,对残肝储备功能要求要高于其他肝切除术式。无合并肝硬化者切除肝组织可达 50%,如合并明显肝硬化,尽管肝功能为 Child A 级,肝实质切除量也应控制在 50% 以下,并严格控制肝血流阻断时间,尽量降低残肝的热缺血再灌注损伤,最好行选择性肝门阻断下切除或非阻断入肝血流前入路超声刀离断肝实质。

6.局部肝切除、肿瘤剜除术或肝段切除术　依据肝功能检查指标,胆红素 $27\sim33\mu mol/L$ 或 ICG-R15 $20\%\sim29\%$ 可施行局部肝切除、肿瘤剜除术或肝段切除术;但对于大肝癌,尤其是直径≥10cm 的肝中央型大肝癌,因为创伤大,施行该三种术式时应尤其慎重,对于肝周边型大肝癌可在加强保肝和围术期处理同时考虑选用。

(伊庆强)

第七节　非手术治疗

肝细胞癌(HCC)患者确诊时多数已经错过了手术治疗的机会。对于这些患者需要采用多种非手术方法,特别强调多学科规范化的综合治疗,并且在此基础上,提倡针对不同的患者或者同一患者的不同阶段实施个体化治疗。应根据肝癌患者的身体状况、肿瘤发生部位、肿瘤病理类型和异质性、基因表达及受体情况,合理有计划地应用现有的非手术手段,提高治疗效果和改善生活质量。

一、系统治疗

系统治疗,就是全身的治疗。多数情况下,肝癌患者常有不同程度的肝功能异常,严重肝功能不全(Child-Pugh C 级)的患者,巴塞罗那分组方案(BCLC)属于中期(B 期)、晚期(C 期)和终末期(D 期),采取支持对症治疗是最常用的,甚至是唯一的选择。肝功能基本正常或接近正常的(Child-Pugh A 级或 B 级)的患者,无手术、射频消融(RFA)或肝动脉栓塞化疗(TACE)治疗指征者,HCC 多中心发生者也可以进行系统治疗。系统治疗主要适用于:已经发生肝外转移的晚期患者;虽为局部病变,但不适合手术切除、RFA或微波消融和 TACE 治疗,或者局部治疗失败进展者;弥漫型肝癌;合并门静脉主干癌栓和(或)下腔静脉者。

(一)分子靶向药物治疗

分子靶向药物治疗在控制 HCC 的肿瘤增殖、预防和延缓复发转移以及提高患者的生活质量等方面具有独特的优势。应用分子靶向药物治疗 HCC 已成为新的研究热点,受到高度的关注和重视。根据分子靶向药物的作用靶点和性质,主要分为以下几类:表皮生长因子受体(EGFR)酪氨酸激酶抑制药、抗 EGFR 单抗、抗人类表皮生长因子受体 2 单抗(HER-2)、Bcr-Abl 酪氨酸激酶抑制药、血管内皮生长因子受体(VEGF)抑制药、抗 CD20 的单抗、胰岛素样生长因子受体 1(IGFR-1)激酶抑制药、泛素-蛋白酶体抑制药等。虽然靶向治疗药物种类较多,但目前用于治疗 HCC 的药物以索拉非尼最具代表性。

索拉非尼是一种口服的多靶点、多激酶抑制药,既可通过抑制血管内皮生长因子受体(VEGFR)和血小板源性生长因子受体(PDGFR)阻断肿瘤血管生成,又可通过阻断 Raf/MEK/ERK 信号传导通路抑制肿瘤细胞增殖,从而发挥双重抑制、多靶点阻断的抗 HCC 作用。多项国内外临床研究证明,索拉非尼能够延缓 HCC 的进展,明显延长晚期患者生存期,且安全性较好;同时,不同的地域、不同的基线水平和不同的预后因素的 HCC 患者应用索拉非尼治疗都有临床获益,疗效相似。目前,索拉非尼已相继获得欧洲 EMEA、美国 FDA 和我国 SFDA 等批准,用于治疗不能手术切除和远处转移的 HCC。其常规用法为 400mg,每天 2 次,口服。治疗时间应持续治疗直至患者不能临床受益或出现不可耐受的毒性反应。索拉非尼口服约 3h 后达血浆峰浓度。高脂饮食会使其生物利用度下降,但中度脂肪摄入不存在这种影响,建议至少餐后 1h 后口服。索拉非尼主要通过肝代谢,仅少量由肾排泄。不必针对性别和年龄进行剂量调整。应用时需注意对肝功能的影响,要求患者肝功能为 Child-Pugh A 或相对较好的 B 级;肝功能情况良好、分期较早、及早用药的患者获益更大。索拉非尼不良反应主要有血压升高,指甲下线状出血。皮肤反应包括瘙痒、手足综合征、皮肤干燥、多形红斑、剥脱性皮疹、痤疮、毛囊炎、皮疹、湿疹、荨麻疹等。胃肠道反应包括腹泻、恶心、呕吐、胃炎及口腔黏膜炎、消化不良、食欲减退、便秘、胃食管反流及胰腺炎等。尚有可能引起贫血、中性粒细胞减少、淋巴细胞减少、血小板减少、增加出血风险等。也有转氨酶短暂性增高、脂酶增加、淀粉酶增加、碱性磷酸酶短暂增加、胆红素增加的可能。但通过合理的对症处理,多数患者均能顺利完成治疗。

一些临床观察和研究证实,索拉非尼与肝动脉介入治疗或系统化疗联合应用,可使患者更多地获益;其他治疗方法(手术、射频消融和放疗等)联合应用,也取得一定疗效,目前还正在研究中。

其他新的分子靶向药物,采用单药或是联合手术、介入治疗和系统化疗等手段治疗肝癌的临床试验也正在陆续开展。如 VEGF 的单克隆抗体贝伐单抗治疗 HCC 的临床试验结果提示,贝伐单抗与铂类化疗药物之间具有较好的协同性,可使患者的中位生存期延长至 9.6 个月。国外同时完成的分子药物还有

Erlotinib(OSI-774),这是一种酪氨酸激酶受体阻断药,对 HCC 也具有较好的治疗效果。针对 EGFR 的单抗和 EGFR 酪氨酸激酶抑制药,例如西妥昔单抗、吉非替尼和埃罗替尼等,均在临床试验中取得了良好的疗效。

(二)免疫生物治疗

目前国内外已广泛开展的 HCC 生物治疗,涉及免疫治疗(细胞因子、过继性细胞免疫、单克隆抗体、肿瘤疫苗)、基因治疗、内分泌治疗、干细胞治疗等多个方面。但是目前大多数生物免疫治疗尚处于研发和临床试验阶段,仅有小部分应用于临床。一些小规模临床试验结果提示免疫生物治疗可提高患者的生活质量、减少术后复发率。比如乙型肝炎相关性 HCC 患者根治性切除术后长期应用 IFN-α 辅助治疗,可以有效地延缓和降低复发率,并具有抗病毒疗效。适当应用胸腺肽 α_1 和 IL-2 可以增强免疫功能、辅助抗病毒和抗肿瘤作用。IL-2 是目前肝癌免疫治疗领域的一种主要细胞因子,胸腺肽 α_1 和 IL-2 本身无直接杀灭肿瘤细胞的作用,系通过刺激、活化 CTL、NK 细胞、巨噬细胞和 LAK 细胞等间接发挥抗肿瘤作用。

过继免疫治疗指向肝癌患者转输具有抗瘤活性的免疫细胞,直接杀伤肿瘤或激发机体抗肿瘤免疫效应。适宜手术、放疗和化疗后的辅助疗法,以改善疗效和患者生存期。目前用于 HCC 过继性细胞免疫治疗的免疫活性细胞主要是细胞因子诱导的杀伤细胞(CIK)和特异杀伤性 T 淋巴细胞(CTL)。CIK 增殖能力强,细胞毒作用强,具有一定的免疫特性。由于该细胞同时表达 CD3 和 CD56 两种膜蛋白分子,故又称为 NK 细胞(自然杀伤细胞)样 T 淋巴细胞,兼具有 T 淋巴细胞强大的抗瘤活性,和 NK 细胞的非 MMC 限制性杀瘤优点。该细胞治疗对于清除残癌、降低抗肿瘤毒不良反应、改善生活质量有较好疗效。同时 CIK 细胞是一种新型免疫活性细胞,它是自体外周血单个核细胞,经多种细胞因子共同诱导培养产生的一类 CD3＋和 CD56＋共同表达的高细胞毒细胞(杀伤细胞)。它兼有 T 淋巴细胞强大的抗肿瘤活性和自然杀伤细胞(NK)的非主要组织相关性复合物(MHC)限制性杀瘤的特点。CIK 治疗首先从患者外周血中采集单个核细胞,送至专门的实验室进行体外培养及诱导,获取成熟的具有肿瘤细胞识别能力的 DC 细胞和 CIK 细胞。将这两种细胞一共分为数次犹如打点滴一样回输到患者体内,用它们来对肿瘤细胞进行特异性杀伤。启动人体免疫机制,提高人体免疫力,有效清除患者体内残留的肿瘤细胞转移的微小病灶,达到控制肿瘤生长,预防肿瘤复发,转移和恶化的目的,可以提高患者生活质量。

肝癌疫苗和基因治疗正在进行临床试验中,属于特异性主动免疫治疗。其中树突状细胞(DC)疫苗受到较多关注。生物化疗等综合治疗模式显示出良好的效果和耐受性,但缺乏大规模、多中心协作研究的证据。由于生物治疗开展随机对照的大规模临床试验研究难度大,循证医学证据还不充分,不推荐作为常规治疗,但可作为辅助治疗或不能手术情况下的治疗选择。

(三)其他治疗

部分中医药有助于提高 HCC 的临床疗效,特别是配合微创介入、放疗、化疗等方法,可改善患者临床症状、减轻不良反应、延长生存期等,值得借鉴。中医药有助于减少放、化疗的毒性,改善癌症相关症状和生活质量,可能延长生存期,可以作为肝癌治疗的重要辅助手段。

二、化疗

肝癌的系统化疗是一种姑息性的临床治疗手段,对有肝硬化进展期的 HCC 不宜采用化疗。多数传统的细胞毒性药物,包括阿霉素(ADM)或表阿霉素(EADM)、氟尿嘧啶(5-FU)、顺铂(PDD)和丝裂霉素(MMC)等,都曾试用于肝癌,但单药有效率都比较低(<10%),缺乏高级别的循证医学证据表明具有生存获益;仅个别研究提示:与应用支持、镇痛等治疗(BSC)相比,含 ADM 的系统化疗可能延长晚期 HCC 患者

总的生存时间。这些研究的可重复性差,毒副反应明显,严重影响了其临床应用和疗效。因此,临床应用化疗的研究较少。

三、局部消融治疗

局部消融治疗是借助医学影像技术的引导对肿瘤靶向定位,局部采用物理或化学的方法直接杀灭肿瘤组织的一类治疗手段。主要包括射频消融(RFA)、微波消融(MWA)、冷冻治疗、高功率超声聚焦消融(HIFU)以及无水乙醇注射治疗(PEI)等。具有微创、安全、简便和易于多次施行的特点。而影像引导技术包括 US、CT 和 MRI,而治疗途径有经皮、经腹腔镜手术和经开腹手术三种。

四、肝动脉介入治疗

肝动脉介入被公认为非手术治疗中应用较广泛方法,主要适用于不能切除的肝癌,特别是以右叶为主或多发病灶或术后复发而不能手术切除者。

肝动脉介入的操作方法多采用经皮动脉穿刺肝动脉造影,通常采用 Seldinger 方法,导管置于腹腔干或肝总动脉造影,造影图像采集应包括动脉期、实质期及静脉期。应做肠系膜上动脉造影、注意寻找侧支供血。治疗结束后,拔管、穿刺部位压迫止血,穿刺侧肢体制动 12h,平卧 24h,以防穿刺部位出血和血肿形成。

1.肝动脉灌注化疗(TAI) 仔细分析造影表现,明确肿瘤的部位、大小、数目以及供血动脉后,超选择插管至肿瘤供血动脉内给予灌注化疗,常用化疗药物有阿霉素(ADM)或表阿霉素(EADM)、顺铂(PDD)、氟尿嘧啶(5-FU)、羟基喜树碱(HCPT)以及丝裂霉素(MMC)等。

2.肝动脉栓塞(TAE) TAE 中应用较为广泛的栓塞剂有碘化油乳剂、明胶海绵、PVA(聚乙烯醇)颗粒、药物微球(DEB)等。应尽可能采取超选择插管,并且注意选择合适的栓塞剂。临床中较多采用超液化乙碘油与化疗药物充分混合成乳剂,碘油用量应根据肿瘤的大小、血供情况、肿瘤供血动脉的多少酌情掌握,也可以选用其他栓塞剂,如明胶海棉、永久性颗粒和微球等。对于肝癌合并动静脉瘘者,应该注意首先要有效地栓堵动静脉瘘,再进行针对肿瘤的 TAE,以防止引起肺栓塞等严重并发症和保证抗肿瘤 TAE 的效果;对于重度动静脉瘘者,一般主张仅采取 TAI 治疗。

3.肝动脉化疗栓塞术(TACE) TACE 就是肝动脉灌注化疗(TAI)和肝动脉栓塞(TAE)组合在一起同时治疗,以提高疗效。TACE 作为一线非根治性治疗,在国内最常用。

五、放疗

肝癌为放射敏感性肿瘤,其放射敏感性相当于低分化鳞癌,但因肝实质对放射线耐受性差,常规肿瘤治疗剂量的外照射易导致放射性肝炎、肝小静脉闭塞、肝功能不全等并发症,限制了临床应用。近年现代放疗技术的发展,通过 CT 定位或 CT/MRI 图像融合以及 PET/CT 定位,可准确确定肿瘤以及肿瘤与肝的位置关系和容积比例;加速器上实施精确放疗(三维适形放疗、调强放疗)技术使放射高剂量区的立体分布和肿瘤的立体形态基本一致,最大限度地降低靶区周围正常组织的受照剂量,这种独特的剂量学优势是常规放疗不可比拟的,现代放疗目前作为一种强有力的治疗手段用于不能手术肝癌的治疗.尤其是腹腔淋巴结转移、肾上腺转移、骨转移及门静脉癌栓的治疗,可以明显缓解症状,延长中位生存期。现代放疗应用于肝癌治疗的局限性为瘤体大或弥漫性病变时适形度差,剂量不均匀,正常肝难以耐受治疗所需的高剂量,病灶靠近敏感器官也为剂量限制因素。

临床工作中,肝癌患者就诊多属中晚期,很难一期根治切除肿瘤,合理综合应用各种治疗方法可明显改善中晚期肝癌患者的治疗效果。如今随着治疗技术的发展,肝癌的综合治疗范畴已经不仅仅局限于中晚期肝癌患者,对于可切除性肝癌术前、术后的综合治疗,可以预防肝癌复发;对无法根治性切除的肝癌作姑息性的外科手术,术后进一步抗癌治疗,可明显延长患者带瘤生存的时间。因此,系统化、个体化的综合治疗可明显改善肝癌患者预后,但须注意各种治疗方法的互补或叠加作用,避免疗效的拮抗和不良反应的叠加。

（贾福军）

第八节　预后

一、原发性肝癌的预后

（一）原发性肝癌的平均生存期

近几年来,由于早期诊断水平的提高,早期治疗成为可能,原发性肝癌患者总体生存期有所提高。有统计表明,肝癌患者总体平均生存时间约9.2个月;单纯接受手术切除的早期肝癌患者平均生存时间约34.6个月;单纯化疗的患者,平均生存时间约8.9个月;从未接受治疗的肝癌患者平均生存时间约4.8个月。

（二）原发性肝癌的死亡原因

原发性肝癌的死亡原因主要为全身衰竭、肝性脑病、上消化道出血。伴有严重肝硬化者易发生上消化道大出血、腹水等,而无明显肝硬化者常因全身衰竭死亡。

二、影响预后的因素

（一）肿瘤情况

肝癌的生物学特性为影响肝癌预后的最主要因素。

1.肿瘤大小及肿瘤结节数目　大小是影响中晚期肝癌生存率的重要因素。小肝癌预后较优,小肝癌切除的5年生存率约为大肝癌切除的1倍。肿瘤最大直径是原发性肝癌分期的重要依据,也是国内外肝移植标准的重要参考指标之一。肿瘤越小,远期疗效越好。肿瘤体积超出肝50%,预示预后不良。单个结节的预后较多个结节的预后要好,有2个或2个以上病灶的患者存活时间很少超过5年。

2.肿瘤的生长方式及包膜完整性　肿瘤的生长方式主要分膨胀性、外生性和浸润性生长三种。膨胀性生长,生长速度较慢,可形成完整的纤维被膜,手术容易摘除,不易复发。浸润性生长没有被膜,与邻近的正常组织无明显界限,术后容易复发。

3.肿瘤的分化程度　分化程度的高低对于肝癌的发展及其预后有着很大的影响。低分化或未分化型肝癌显示高度恶性,发展快,预后差,手术切除率低且易复发、转移,反之亦然。

4.血清甲胎蛋白水平(AFP)和甲胎蛋白异质体(AFP-L$_3$)　血清AFP不仅作为肝癌特异性诊断指标,

而且是影响预后的一个重要因素,AFP 的变化与预后关系更密切。治疗后 AFP 阴转者,预后较好。AFP是否阴转,可反映治疗的彻底与否,AFP 回升,提示肿瘤复发,通常 AFP 升高较肿瘤复发早 1～6 个月。AFP≤25μg/L 的中位生存时间约为 62.27 个月,AFP 为 25～250μg/L 的约为 22.08 个月,>250μg/L 的约为 5.39 个月。肝癌患者 AFP-L$_3$ 占总 AFP 的比例目前认为是恶性生物学特性的独立标志。

5.血管侵犯   有血管侵犯的肝癌患者存活期很少超过 5 年。原发性肝癌患者术后无瘤生存率较低,复发率较高,远期疗效不佳。①门静脉侵犯:肝癌合并门静脉癌栓(PVTT)者是影响中晚期原发性肝癌预后的重要因素,可能为癌栓形成后,极易发生肝内扩散和肝外转移,并可导致门脉高压所致。②微血管侵犯:微血管侵犯引起的肝内播散和隐匿性转移灶是肝切除术后或肝移植术后肿瘤复发的一个主要原因。研究表明,镜检中有微血管侵犯的肝癌患者比无微血管侵犯的患者术后复发率显著升高,生存期显著缩短。

6.TNM 分期   临床分期是肝癌的主要预后因子,早期肝癌预后较好。

7.分子水平   ①Wnt5a 和 Ror2:最新研究表明,在原发性肝癌中,Wnt5a 和 Ror2 可作为抑癌基因,并可作为原发性肝癌预后的临床生物学标志物,Wnt5a 或 Ror2 蛋白低表达的肝癌预后比 Wnt5a 和 Ror2 高表达的预后差。②ULK1(UNC51 样激酶 1):研究表明,ULK1 代表肝癌的新型预后标志物,并在肝癌进展过程中发挥重要作用。ULK1 高表达者比那些低表达者生存时间更短。③皮层蛋白:皮层蛋白的过度表达与原发性肝癌癌栓形成和转移密切相关。所以,皮层蛋白可用于预测肝癌患者肿瘤切除术后的生存期。另外,Cx43 蛋白的表达可延缓肝癌患者术后的早期复发、转移及预后不良;Gli2、PNPLA3YM GEDP 高表达与肝癌的预后不良有关。

(二)治疗方法

根治性切除是影响远期疗效的最明显因素,长期生存组患者中,绝大部分为根治手术切除者,手术后的 5 年生存率达 26%～44%。研究表明,只有一个病灶的肝癌患者的生存期与治疗方法的选择有关,而有多个病灶的肝癌患者的生存期与治疗方法的选择无关。对不能完全根治性切除者宜尽可能做非完全根治和(或)姑息性手术,亦可得到相对好的预后。近年来经导管肝动脉化疗栓塞(TACE)已成为治疗原发性肝癌不可缺少的新技术,经动脉介入栓塞可起到延长生存时间、改善生存质量和争取二次手术切除的作用。另外,原发性肝癌根治性切除术后行 TACE 可进一步清除肝内可能残余的肝癌细胞,降低复发率。

(三)患者情况

包括以下情况。①全身情况:多因素分析显示患者年龄可能与 5 年或更长的生存率有关。2 型糖尿病也影响着原发性肝癌的发病率、复发的风险、总生存期和治疗相关并发症。②肝硬化的程度及门脉高压:肝癌患者的长期生存率与肝硬化显著相关。合并严重肝硬化、门脉高压者预后差。③肝功能分级:肝癌患者的长期生存率与 Child-Pugh 分级有关。人血清蛋白低于 30g/L,以及血清胆红素升高,提示预后不良。④合并肝炎状况:乙型病毒性肝炎及其造成的肝硬化影响着肝癌的发生、发展及预后,抗病毒治疗为影响乙肝病毒相关性肝癌患者术后的独立预后因素,故应该积极予以抗病毒治疗。另外,丙型肝炎亦与肝癌预后有关。⑤腹水和腹膜炎:预防和控制腹水、腹膜炎对患者的预后有着积极意义。⑥其他:C-反应蛋白(CRP)水平上升、术前 CA199 值>27U/ml、原发性肝癌患者癌巢 NK 细胞浸润减少,其低密度浸润,出现上述提示预后不良。

(贾福军)

第九节　肝癌预防

一、病因预防（一级预防）

（一）乙肝疫苗

原发性肝癌的一级预防可通过全球的乙肝疫苗实现,世界卫生组织建议所有新生儿和高风险人群接种乙肝疫苗,因为围产期和产后早期传播是全球 HBV 感染的一个重要原因。乙肝感染的预防是我国预防原发性肝癌的首要措施,普遍实现新生儿接种乙肝疫苗预防乙肝。与原发性肝癌相关的乙肝感染形式是垂直传播,包括宫内感染、产时感染、产后感染。中国台湾学者经过 20 年的随访研究表明,接种乙肝疫苗的小孩群体中原发性肝癌发生率下降了 70%。宫内感染后果最为严重,因为乙肝疫苗接种往往对于这类婴儿无效,而且 90% 以上发展成慢性感染状态,＞25% 发生肝硬化、原发性肝癌。因此,预防宫内感染尤为重要,准备生育的 HBV 感染者应做 HBV DNA 检查,去专业机构行抗病毒治疗,可以避免 90% 的宫内感染;在妊娠期中开始抗病毒治疗,核苷类似物的应用对阻断 HBV 母婴垂直传播也是有益和安全的,例如拉米夫定。另外,感染乙肝高危风险人群如医务工作者,注射吸毒者,有多位性伴侣者等应该接种乙肝疫苗。

（二）预防丙肝

目前虽然没有丙肝疫苗,但是丙肝的发病率呈下降趋势,这是由于血制品和捐献器官得到严格筛选,另外,丙肝发病率大大降低也得益于传染病法的颁布和公共卫生措施的有效落实。由于丙肝导致肝硬化、原发性肝癌发生率更高,因此慎用血制品,杜绝医源性感染,远离毒品,防止血液传播是预防丙肝的主要措施。

（三）控制黄曲霉毒素摄入

减少暴露于黄曲霉毒素有利于降低原发性肝癌发病率。黄曲霉毒素的预防干预涉及政府和个体,政府干预包括采取粮食收获前后的措施,即主要控制黄曲霉毒素霉变的问题;而个体水平的干预包括膳食的改变以避免污染食物的摄入。

在我国,原发性肝癌高发区已经使用水稻取代玉米等作为主食,由于食物霉变的减少,肝癌发病率大幅度下降。

（四）饮用水治理

流行病学资料表明,我国一些地区人群原发性肝癌的发生可能与池塘水、沟塘水和河水中的微囊藻毒素相关,微囊藻毒素可能是致肝癌的促进因子。随着工业化的发展,水体污染加剧,藻毒素污染有进一步加重的趋势,另外,地面水或沟塘水由于富营养化,适于藻类生长,而常规水处理工艺对微囊藻毒素的去除效果有限,虽然正常情况下自来水中微囊藻毒素均能达到甚至低于世界卫生组织的推荐值,但如果在水华暴发时这问题就很难处理。应该改善居民用水条件,尽量不饮用池塘水、河沟水,有条件者饮用自来水。而对于环境污染的治理,提高环保意识等公共卫生问题也值得关注。

（五）戒酒、戒烟

在合并病毒性肝炎、糖尿病时,吸烟会增加原发性肝癌的发病率。大量及长期饮酒可以导致酒精性肝炎及肝硬化,最终导致原发性肝癌,中国目前有超过 500 万的饮酒者,这一数目正在逐渐增加,饮酒对原发性肝癌患者的长期生存也有明显影响。因此,早期戒酒,戒烟是预防原发性肝癌的必要措施。

（六）化学因子的预防

1.亚硝基　预防亚硝基化合物对人体健康的危害,可以从两方面着手:一是减少摄入亚硝胺及其前体物硝酸盐及亚硝酸盐的量;二是阻断亚硝胺在体内的合成。

暴晒粮食及饮水可使已形成的亚硝基化合物光解破坏,并减少细菌及霉类,以避免促进亚硝基化合物合成作用。烘烤啤酒麦芽和干燥豆类食品时,尽量用间接加热方式以减少亚硝胺形成。合理而有效地使用氮肥,避免使用化工污水灌溉农田。改进食物贮藏和加工的方法,如腌制蔬菜时,腌1个月后再食用,食用前要冲洗干净。

2.硒　大多数的研究表明硒能预防原发性肝癌的发生,而且对于硒缺乏的肝病患者进行补硒治疗对肝病也是有利的。研究结果表明,服用硒盐的人群与不服用硒盐的人群比较,1年后两组的血硒水平有显著差异,表明补硒可以增加血硒浓度。

动物实验证明,微量元素硒可以阻断大鼠原发性肝癌的发生。对于不缺乏硒的肝病患者进行补硒是否也有预防原发性肝癌作用,还需要进一步研究。

（七）其他

人感染血吸虫会导致原发性肝癌,因此,要避免血吸虫的感染,减少接触血吸虫病疫水,下水做好防护工作。

少吃生鱼片、油炸、腌制食物等是减少原发性肝癌发生的重要因素。

病例对照研究表明,维生素D对原发性肝癌的治疗是有利的,维生素D的补充显著提高干扰素联合利巴韦林在慢性丙型肝炎患者中的抗病毒疗效。

另外,糖尿病和肥胖是肝病和肝癌的危险因素,控制血糖、减肥、增加体育锻炼在预防肝癌中同样重要。

二、早期诊治

（一）高危人群的筛查

早期诊断原发性肝癌对提高生存率非常重要。肝癌病灶从影像学不能察觉到生长到2cm平均需要4~12个月,为了早期发现<3cm的病灶,肝癌筛查的时间应在6个月左右。常规筛查手段是血清甲胎蛋白(AFP)测定和超声影像检查。AFP检测灵敏度为39%~64%,特异度为76%~91%,正确预测率只有9%~32%。超声影像检查是更有效的普查手段,对于HBsAg携带者其灵敏度达71%,特异度达93%,

（二）早期治疗

原发性肝癌的二级预防是指发病学的预防。已有报道,抗病毒治疗,减少体内乙肝病毒载量能减少原发性肝癌的发生。长期的随访数据显示,仅有干扰素和拉米夫定在原发性肝癌二级预防中起作用。慢性感染HBV或HCV者,选择抗病毒治疗是唯一的用来预防或延缓原发性肝癌发生的有效方法。早期抗病毒治疗有助于延缓疾病的进程,降低肝癌的发生。

干扰素α适合年轻患者、肝功能代偿和乙型肝炎病毒基因A型者。普通干扰素和聚乙二醇干扰素具有抗病毒、抗肿瘤及免疫调节的功能。干扰素与细胞表面受体结合,诱导细胞产生多种抗病毒蛋白,从而抑制病毒在细胞内的复制。干扰素抗肿瘤的作用包括增强自然杀伤细胞活性,清除早期恶变细胞,抑制细胞增殖,避免细胞凋亡。

干扰素α可预防HBV相关的原发性肝癌的发生。Meta分析结果表明,普通干扰素治疗慢性乙型肝炎患者,在HBeAg血清学转换率、HBeAg消失率、肝硬化发生率和原发性肝癌发生率均优于未经干扰素治疗者。当 HBV 相关性肝癌患者处于肝硬化失代偿期,禁止使用干扰素治疗,因为干扰素的不良反应会限制其长期临床应用;而口服核苷类似物更适用于晚期肝病者,能够显著延缓肝硬化进程和降低原发性肝癌的发生。虽然干扰素有严格的适应证和禁忌证,且不良反应较多,失代偿期肝硬化的患者不能使用,但对于肝功能较好及肝硬化不明显的原发性肝癌切除的患者,应首选干扰素。另外,HBV 复制是导致肿瘤复发的重要原因,使用干扰素既可降低病毒载量,又具有抗肿瘤作用,能够显著提高生存率。已有研究表明:大剂量干扰素对于原发性肝癌根治性切除术后的复发和转移具有抑制作用,在其前瞻性临床随机分组试验也证实长疗程干扰素可明显降低原发性肝癌切除术后复发的风险。

随机双盲临床试验结果表明,慢性乙型肝炎伴明显肝纤维化和失代偿期肝硬化患者经拉米夫定治疗 3 年可降低肝癌的发生率。一项多中心实验研究中也表明,长期服用拉米夫定或恩替卡韦可以降低乙肝肝硬化患者的肝癌发生。

慢性丙型肝炎患者推荐的抗病毒治疗是干扰素联合利巴韦林,在获得持续病毒应答并且没有进展到肝硬化患者中,肝癌发病率降低。失代偿期肝硬化准备肝移植的患者,仍应保留干扰素加利巴韦林疗法,以预防移植后 HCV 复发。

(贾福军)

第九章　转移性肝癌

第一节　结直肠癌肝转移

　　近年来,结、直肠癌的发病率逐年升高,已位居我国常见恶性肿瘤的第4位。肝是结、直肠癌血行转移最主要的靶器官。有15%～25%结、直肠癌患者在确诊时即合并有肝转移。而另15%～25%的患者将在结、直肠癌原发灶根治术后发生肝转移;其中绝大多数(80%～90%)的肝转移灶无法获得根治性切除。而且,结、直肠癌肝转移(CRLM)也是结、直肠癌患者最主要的死亡原因。肝转移灶无法切除患者的中位生存期仅6.9个月,5年生存率接近0;因此如何提高结、直肠癌肝转移的诊断和综合治疗水平,改善患者预后,延长患者生存期,是当今我们研究的重点和热点。不少国家将CRLM作为一个单独疾病来对待。如欧洲成立了结、直肠转移治疗组(ECMTG)并制定了关于CRLM的共识;英国、加拿大、西班牙均对此有专家共识,而我国的临床工作者们也总结国内外先进经验和最新进展,于2010年编写了《结直肠癌肝转移诊断和综合治疗指南(V2010)》,用以指导我国CRLM的诊断和治疗。

【定义】

　　按照国际通用分类,CRLM可以分为两类。①同时性肝转移:结、直肠癌确诊时发现的或结、直肠癌原发灶根治性切除术后6个月内发生的肝转移;②异时性肝转移:结、直肠癌根治术6个月后发生的肝转移。考虑到结、直肠癌确诊时合并肝转移与结、直肠癌原发灶根治术后的肝转移在诊断和治疗上有较大差异,因此,本节按"结、直肠癌确诊时合并肝转移"和"结、直肠癌根治术后发生肝转移"两方面进行阐述。

【发病机制】

　　结、直肠癌肝转移是一个多环节、多步骤复杂的动态过程。近年来人们在结、直肠癌肝转移的机制方面已经做了很多研究工作,证实了一些可能控制此过程中的关键分子,为治疗和预测结、直肠癌肝转移的新靶点提供诸多新的思路,比如蛋白水解酶、黏附分子、β-干扰素、胰岛素样生长因子、细胞外信号调节激酶等;但其具体的发生机制,有待于进一步明确。

【临床表现】

　　结、直肠癌肝转移患者的临床表现除了原发灶的症状之外,其余的和原发性肝癌患者相似,但较后者发展慢,症状也轻;早期可能没有症状,随着瘤体的生长,可出现肝区或者上腹部的不适、甚至出现腹部包块;晚期患者可出现贫血、腹水等,当转移瘤压迫胆总管时,可出现皮肤、巩膜黄染;当腔静脉受压时会出现下肢肿胀及腹壁静脉曲张;大多数患者肝功能基本正常,但有部分患者可出现肝功能指标和肿瘤标记物的异常,同时,影像学检查(B超、CT、MRI等)能发现肝占位。

【诊断】

(一)结、直肠癌确诊时肝转移的诊断

1.实验室检查。患者可先出现血清谷氨酰转肽酶(γ-GT)升高,不到10%的患者血清丙氨酸转氨酶(ALT)和胆红素升高,对诊断有价值;研究表明碱性磷酸酶(AKP)、乳酸脱氢酶(LDH)、γ-GT、天门冬氨酸转氨酶(AST)和癌胚抗原(CEA)对诊断和检测肝转移更有价值。

2.影像学检查。对已确诊结、直肠癌的患者,常规应进行肝超声和(或)增强CT检查,必要时加行MRI检查;PET-CT检查不作为常规推荐,可在病情需要时酌情应用。

(1)超声检查:是目前应用最为广泛,首选的肝转移的筛查方法。其可表现为多种影像特征:无回声、低回声、强回声、强回声伴声影、混合性回声等;此外,还可以在超声引导下行肝穿刺活检。

(2)CT检查:是目前诊断肝转移最精确的影像学方法。平扫表现为肝实质内多发散在结节状低密度灶,边界清晰或模糊,有时可见钙化。常规增强扫描时,部分病灶出现边缘性环形强化,部分病灶也可无强化。病灶中央无强化区为圆形或不规则坏死,对于转移灶,即使<1cm的病灶,也可存在中心圆形或者不规则坏死,此为肝转移灶特征性表现。坏死性转移灶根据灶内坏死形态和程度不同可表现出:瞳孔征、厚环征、薄环征、液-液平征、壁上结节征等征象。动态增强扫描时,动脉期结节出现环形强化,而门脉期强化范围无扩大为转移灶的重要特点。部分病灶可出现"牛眼征",即病灶中央低密度坏死区周围伴环状强化,环外另见一圈低密度带,病理上,环形强化区位肿瘤组织,外带为受压的肝细胞和肝窦。

(3)MRI检查:平扫时,T_1WI多数转移灶呈低信号,中心见更低信号坏死区,T_2WI多呈高信号,中心坏死区信号更高;增强时多数病灶呈不均匀或环形强化,中心坏死区无强化,部分富血供转移瘤可表现为均匀强化,延迟后呈低或等信号。

(4)PET-CT检查:PET-CT已逐步成为检测CRLM及其术前分期的重要诊断工具。尽管它有着很高的灵敏度,但其特异性较低,易产生假阳性结果。同时该检查也存在着费用较高、病灶定位较差等缺点,因此PET-CT检查不作为常规推荐。

3.肝转移灶的经皮针刺活检仅限于病情需要时应用。

4.结、直肠癌手术中必须常规探查肝以进一步排除肝转移的可能,对可疑的肝结节必要时可考虑术中活检。

(二)结、直肠癌原发灶根治术后肝转移的诊断

结、直肠癌根治术后的患者,应根据术前肿瘤标记物的升高情况,定期检测CEA等肿瘤标记物;同时,应定期随访肝超声和(或)增强CT扫描,怀疑肝转移的患者应加行肝MRI检查,PET-CT扫描不作为常规推荐。

【治疗】

(一)手术治疗

手术完全切除肝转移灶仍是目前能治愈结、直肠癌肝转移的最佳方法,故符合条件的患者均应在适当的时候接受手术治疗。对部分最初肝转移灶无法切除的患者应经多学科讨论慎重决定转化性化疗,创造一切机会使之转化为可切除病灶,适时接受手术治疗。

1.适应证　随着技术的进步,肝转移灶的大小、数目、部位、分布等已不再是影响判断结、直肠癌肝转移患者是否适宜手术的单一决定因素。目前主要应从以下3个方面来判断。①结、直肠癌原发灶能够或已经根治性切除;②根据肝解剖学基础和病灶范围肝转移灶可完全(RO)切除,且要求保留足够的肝功能,肝残留容积30%~50%;③患者全身状况允许,没有不可切除的肝外转移病变。

2.禁忌证　包括①结、直肠癌原发灶不能取得根治性切除;②出现不能切除的肝外转移;③预计术后残余肝容积不够;④患者全身状况不能耐受手术。

3.结、直肠癌确诊时合并肝转移的手术治疗

(1)结、直肠癌原发灶和肝转移灶一期同步切除:如下情况,建议结、直肠癌原发灶和肝转移灶同步切除。①肝转移灶小且多位于周边或局限于半肝;②肝切除量低于50%;③肝门部淋巴结、腹腔或其他远处转移均可手术切除。

(2)结、直肠癌原发灶和肝转移灶二期分阶段切除:如下情况,建议结、直肠癌原发灶和肝转移灶二期分阶段切除。①术前评估不能满足一期同步切除条件的患者,建议先手术切除结、直肠癌原发病灶,二期分阶段切除肝转移灶,时机选择在结、直肠癌根治术后4~6周;②若在肝转移灶手术前进行治疗,肝转移灶的切除可延至原发灶切除后3个月内进行;③急诊手术不推荐原发结、直肠癌和肝转移灶一期同步切除;④可根治的复发性结、直肠癌伴有可切除肝转移灶倾向于进行二期分阶段切除肝转移灶。

4.结、直肠癌根治术后肝转移的手术治疗　既往结、直肠原发灶为根治性切除且不伴有原发灶复发,肝转移灶能完全切除且肝切除量低于70%(无肝硬化者),应予以手术切除肝转移灶,通常可先行新辅助化疗。

5.肝转移灶手术方式的选择　①肝转移灶切除后至少保留3根肝静脉中的1根且残肝容积≥50%(同时性肝转移)或≥30%(异时性肝转移);②转移灶的手术切缘一般应有1cm正常肝组织,若转移灶位置特殊(如紧邻大血管)时则不必苛求,但仍应符合 R_0 原则;③如是局限于左半或右半肝的较大肝转移灶且无肝硬化者,可行规则的半肝切除;④建议肝转移手术时采用术中超声检查,有助于发现术前影像学检查未能诊断的肝转移病灶。

6.肝转移灶切除术后复发　在全身状况和肝条件允许的情况下,对于可切除的肝转移灶术后的复发病灶,可进行2次、3次甚至多次的肝转移灶切除。

(二)可切除结、直肠癌肝转移的新辅助及辅助治疗

1.结、直肠癌确诊时合并肝转移的新辅助治疗　在原发灶无出血、梗阻或穿孔时可考虑应用新辅助治疗,方案可选FOLFOX、FOLFIRI或CapeOX,也可联合分子靶向药物治疗;如贝伐珠单抗可能会带来肝手术中更多的出血和手术后更多的伤口问题,故建议手术时机应选择在最后一次使用贝伐珠单抗后的6~8周;而西妥昔单抗的治疗只在基因野生型的患者中应用;为减少化疗对肝手术的不利影响,新辅助化疗原则上不超过6个周期,一般建议2~3个月完成并进行手术。

2.结、直肠癌根治术后发生肝转移的新辅助治疗　①原发灶切除术后未接受过化疗的患者,或者发现肝转移12个月前已完成化疗的患者,可采用新辅助治疗(方法同上),时间2~3个月;②肝转移发现前12个月内接受过化疗的患者,新辅助化疗作用有限,可考虑直接切除肝转移灶,继而术后辅助治疗;也可考虑术前联合肝动脉灌注化疗。

3.肝转移灶切除术后的辅助治疗　肝转移灶完全切除的患者均应接受术后辅助化疗;特别是没有进行过术前化疗及辅助化疗的患者,建议时间为6个月;也可考虑同时联合肝动脉灌注化疗和分子靶向药物治疗。

(三)不可切除的结、直肠癌肝转移的综合治疗

结、直肠癌肝转移的综合治疗包括全身和介入化疗、分子靶向治疗以及针对肝病灶的局部治疗如射频消融、无水乙醇注射,放射治疗等。部分初诊无法切除的肝转移灶,经过系统的综合治疗后可转为适宜手术切除,其术后5年生存率与初始肝转移灶手术切除的患者相似;综合治疗也可明显延长无法手术的结、直肠癌肝转移患者的中位生存期,明显改善生存质量。

1.治疗策略

(1)结、直肠癌确诊时合并无法手术切除的肝转移:①结、直肠癌原发灶存在出血、梗阻或穿孔时,应先行切除结、直肠癌原发病灶,继而全身化疗(或加用肝动脉灌注化疗),可联合应用分子靶向治疗;每 2~3 个周期治疗后,进行肝超声检查、增强 CT 和(或)MRI,予以评估,如果肝转移灶转变成可切除时,即予以手术治疗;如果肝转移灶仍不能切除,则继续进行综合治疗。②结、直肠癌原发灶无出血、梗阻或穿孔时也可选择先行切除结、直肠癌的原发病灶,继而进一步治疗,具体方案同上;或者先行全身化疗(或加用肝动脉灌注化疗),时间为 2~3 个月,并可联用分子靶向治疗;如果转移灶转化成可切除时,即手术治疗(一期同步切除或分阶段切除原发病灶和肝转移灶);如果肝转移灶仍不能切除,则视具体情况手术切除结、直肠癌原发病灶,术后继续对肝转移灶进行综合治疗。

(2)结、直肠癌术后发生的无法手术切除的肝转移:①FOLFOX 和 FOLFIRI 化疗方案是目前结、直肠癌肝转移的一线化疗方案,并可互为二线;在肝转移发生前 12 个月内使用过 FOLFOX 作为辅助化疗的患者,应采用 FOLFIRI 方案,并可加用分子靶向治疗,或联用肝动脉灌注化疗。②既往采用氟尿嘧啶/LV 或单用卡培他滨治疗者、既往未化疗者或 FOLFOX 辅助化疗距今＞12 个月者,可采用 FOLFOX 或 FOLFIRI 化疗方案或既往有效的化疗方案,并可加用分子靶向药物治疗,或联用肝动脉灌注化疗;化疗有效,肝转移灶转为可切除的患者,即应接受肝转移灶切除手术,术后再予以辅助化疗;如果肝转移灶仍不能切除,则应继续进行综合治疗。③应用肝门静脉选择性地栓塞或结扎可以使肝转移灶切除术后预期剩余肝代偿性增大,增加手术切除的可能。此方法被用于预计手术切除后剩余肝体积不足 30% 的肝转移患者。

2.治疗方法

(1)全身化疗和肝动脉灌注化疗:①FOLFOX、FOLFIRI、CapeOX 方案或联合分子靶向治疗,如果病情进展可以考虑互为二线,如果病情第二次进展,则可以改用分子靶向治疗(未用过此类药者)或进行最佳支持治疗。②FU/LV 联合分子靶向治疗可用于不能耐受伊立替康、奥沙利铂的患者。其不良反应低。但生存期也比上述方案短。如果病情进展,应改用 FOLFOX、FOLFIRI 或 CapeOX(均可联合分子靶向治疗),病情再次进展时进行最佳支持治疗。③对于最初联合化疗难以耐受的患者,推荐卡培他滨单药或氟尿嘧啶(LV)治疗,均可联合分子靶向治疗。④上述治疗期间可在适当时机联合应用肝动脉灌注化疗,可能有助于延长总体生存,单纯肝动脉灌注化疗并不比全身化疗更具优势。

(2)分子靶向治疗:在结、直肠癌肝转移的治疗中加入分子靶向药物,其有效性已得到广泛的证实。目前认为,化疗联合应用靶向分子药物治疗是提高肝转移灶切除率的最有前景的治疗方法。如西妥昔单抗、贝伐珠单抗,尽管分子靶向药物的治疗效果可喜,但目前的研究资料不建议多种靶向药物联合应用。

(3)射频消融:现有资料表明,单独使用射频消融治疗肝转移的生存率仅略微高于其他非手术治疗者,目前仅作为化疗无效后的治疗选择或肝转移灶术后复发的治疗,建议应用时选择肝转移灶最大直径＜3cm 且一次消融最多 3 枚者。以下情况也可考虑射频消融。①一般情况不适宜或不愿意接受手术治疗的可切除结、直肠癌肝转移患者推荐使用射频消融,射频消融的肝转移灶的最大直径＜3cm 且一次消融最多 3 枚;②预期术后残余肝体积过小时,建议先切除部分较大的肝转移灶,对剩余直径＜3cm 的转移病灶进行射频消融。

(4)放射治疗:无法手术切除的肝转移灶,若全身化疗、肝动脉灌注化疗或射频消融无效,建议放射治疗,但不作常规推荐。

(5)其他治疗方法:包括无水乙醇瘤内注射、冷冻治疗和中医中药治疗等,但其疗效并不优于上述各项治疗仅作为综合治疗的一部分应用。

【诊疗风险的防范】

结、直肠癌肝转移的临床诊治已越来越受到我们的重视,许多临床试验表明,多学科综合治疗优于单一治疗,在综合治疗迅速发展的今天,多学科共同会诊和反复评价对于结、直肠肝转移者是必要的,这样才能制订出更好的适合患者病情的治疗方案,获得更佳的治疗效果;在CRLM的临床诊治过程中,我们需注意以下几个方面。

1.明确外科手术切除是目前治愈结、直肠癌肝转移的最好疗法,应该千方百计争取施行;能切除的应积极切除,不能切除的争取化疗后切除,潜在可切除者争取采用最积极的新辅助化疗方案,并努力通过综合治疗,提高切除率,从而让患者得到更佳的治疗效果。

2.术前活检。临床上为了明确肝转移诊断,常应用细针穿刺细胞学检查(FNA)。长期以来,我们认为沿针道种植非常罕见,发生率仅为0.003%～0.007%,而有研究证实,种植转移发生率高达10%～19%,术前行FNA的结、直肠癌肝转移患者,肝切除术后远期生存率比未行FNA者低,因此,根据目前的相关资料,有学者强烈推荐能切除的结、直肠癌肝转移不用FNA诊断;在我国的CRLM诊疗指南中也仅限于病情需要时应用。

3.新辅助化疗应注意化疗相关的肝损害。越来越多的证据表明,术前化疗与肝间质的病理改变有关。两种更为主要的肝损害为化疗相关性脂肪性肝炎和肝窦阻塞综合征,这两种肝损害,使肝切除术的合并症和手术死亡率增加。警惕靶向治疗药物的不良反应,比如贝伐单抗可能增加器官穿孔和出血的风险,也会延迟伤口愈合,所以肝切除前6～8周应停用此药。

4.合理把握手术时机,避免过度新辅助化疗。辅助化疗有正面效应,可以提高肝切除率,但也有负面效应,产生不良反应。治疗过程中应该权衡用药类型和疗程长短,定期检测,一旦肝转移灶能切除即应马上切除,而不应等待化疗达到影像学最大效应(转移灶消失),而事实上,超过80%影像学上消失的肝转移灶仍存在癌细胞。

5.建立多学科专家组(MDT)的综合治疗模式(MDT综合治疗模式),它是由来自两个以上相关学科、相对固定的专家组成工作组,针对某一器官或系统疾病,通过定期、定时、定址的会议,提出适合患者病情的、最恰当的诊疗方案,并由相关学科单独执行或多学科联合执行经MDT讨论的诊疗方案的一种医疗模式。CRLM的现代治疗策略应该由包括外科学、肿瘤内科学、放射学和病理学专家组成的多学科小组来决定;以患者为中心,以专家组为依托,多学科治疗措施有机结合。MDT综合治疗模式的建立,有助于我们发挥更大的优势,给予患者更为全面的治疗,更好的避免诊疗风险,从而有效地提高患者的治疗效果,延长生存期。

(熊华刚)

第二节　其他来源的转移性肝癌

转移性肝癌,又称继发性肝癌。由于肝血供的特点以及肝窦上皮细胞间隙使得肿瘤更易于进入肝实质,有近50%的恶性肿瘤发生肝转移,高于肺转移的发生率。尸检表明,我国转移性肝癌为原发性肝癌的1.2倍,西方国家则为20～64.5倍;许多脏器的癌肿均可转移到肝,尤以胃肠道的癌肿最多,约60%的胃肠道恶性肿瘤可发生肝转移,其次为乳腺癌,约为35%;其他如胰腺癌、子宫癌、卵巢癌、肺癌、肾癌、鼻咽癌等亦可转移到肝,形成转移性肝癌。

【病因】

人体各部位的癌肿转移到肝有4种途径。①经肝门静脉转移:为主要转移途径,消化道及盆腔部位的恶性肿瘤多经此道转移入肝，占肝转移瘤的 35%～50%；②经肝动脉转移：肺癌、乳腺癌、肾癌、恶性黑色素瘤、鼻咽癌等可经此转移入肝；③经淋巴道转移：此种途径较为少见，胆囊癌可沿胆囊窝淋巴管扩展至肝内，也可以经肝门淋巴结循淋巴管逆行转移到肝；④直接蔓延：胃癌、胆囊癌等可直接蔓延侵犯肝。

【临床表现】

转移性肝癌的临床表现与原发性肝癌很相似，但较后者发展慢，症状也轻；如肝转移灶与原发器官的癌肿同时存在，则主要表现为肝外原发癌所引起的症状，而肝的症状轻微或者不明显，只能在体检或剖腹探查时发现癌肿已转移到肝；也有部分患者出现了转移性肝癌的症状，而其原发灶十分隐匿，不易被查出；如原发灶切除后又出现肝转移灶时，则患者多主诉上腹或肝区闷胀不适或隐痛，随着病情发展，患者又出现乏力、食欲缺乏、消瘦或发热等症状，查体时在上腹部可触到增大的肝，或质地坚硬有触痛的癌结节；晚期患者可出现贫血、黄疸和腹水等，肝糖原储备功能丧失，甚至出现暴发性肝衰竭，发生低血糖性昏迷；有腔静脉受压时会出现下肢肿胀及腹壁静脉曲张。

【诊断】

转移性肝癌的诊断，关键在于查出原发癌灶，如发现肝区疼痛等症状的同时查到其他脏器有原发癌灶存在，则诊断多可确立。

（一）实验室检查

1.肝功能检查　以胆红素、碱性磷酸酶、转氨酶最具有诊断价值；但也有学者认为，肝功能检查对肝转移的诊断并没有帮助；清蛋白及凝血功能亦有一定价值，正常则表示肝合成功能好；若肝细胞无损伤，有凝血异常和清蛋白降低，则提示有广泛转移病变。

2.肿瘤标志物检查　AFP 和 CEA 分别用于监测肝细胞癌和结、直肠癌，检查 CEA 倍增时间长，肿瘤生长慢，预后好，发生肝转移的可能性小；2/3 的胃癌、胰腺癌和胆管癌病例中血 CA19-9 浓度增高；CA50 和 CA19-9 相比，胰腺癌、肺癌、前列腺癌等有升高；有 50% 的胰腺癌和卵巢癌 CA72 升高；有 80% 以上卵巢腺癌 CA125 升高；胃癌肝转移其增殖相关抗原 P105 升高；CEA 伴免疫抑制酸性蛋白（IPA）升高可示胃癌肝转移。

（二）影像学检查

1.超声检查　首选用于筛选和诊断肝疾病，无创、方便但有漏诊；转移性肝癌的回声类型可表现为无回声、低回声、强回声、和"靶型征"等，边界清晰，但不同组织来源的肝转移瘤可表现出不同的声像图特征；比如低回声型见于各种癌灶肝转移；高回声型多见于胃肠道和泌尿系肿瘤的肝转移；无回声囊型常见于有分泌性的转移瘤；钙化型常见于胃肠道和卵巢肿瘤肝转移；此外，还可以在超声引导下行肝穿刺活检。

2.CT 检查　是目前诊断转移性肝癌最精确的影像学方法。平扫时可见肝内多个形态不一的低密度灶，少部分患者可出现钙化征象，极少数可见囊性转移灶；增强扫描时可见病灶中心为低密度、边缘为高密度环形强化，最外层又组织的密度又低于肝实质，此称"牛眼征"，病理上，环形强化区位肿瘤组织，外带为受压的肝细胞和肝窦，对诊断转移性肝癌有一定的帮助，但应与肝脓肿的"双环征"相区别。

3.MRI 检查　转移性肝癌多数形态呈不规则、边缘清楚、多发、大小不等的结块影，表现为长 T_1 低信号和长 T_2 高信号；由于肿块内发生坏死、囊变、出血、脂肪浸润、纤维化、钙化等改变；因此，在 T_1 加权像上多呈不均匀信号；转移癌的典型征象：在 T_2 加权像上中央呈现小圆形、片状均匀或不均匀高信号，其周围有宽度不等的低信号环绕，其信号强度要比周围正常肝实质低，有的病例在低信号内晕环的周围还有一个比周围正常肝实质信号要高的外晕环，此称"靶征"或"牛眼征"。

4.PET-CT 检查　是近年来发展较快的一项影像学诊断工具，有着很高的灵敏度，但其特异性较低，而且易产生假阳性结果，同时该检查也存在着费用较高、病灶定位较差等缺点，因此 PET-CT 扫描不作为常规推荐。

5.血管造影　血管造影具有"交通图"的功用以利于外科手术及评估肝占位;富血管病灶见于恶性类癌、平滑肌肉瘤和肾细胞癌等的肝转移;少血管病灶见于恶性黑色素瘤、胰腺癌、胆囊癌、胆管癌、肺癌、食管鳞状细胞癌等的肝转移。

(三)组织学检查

可在 B 超、CT、腹腔镜引导下行肝组织活检或细针针吸活检对可疑病灶做组织学检查,病理检查为金标准,若无影像引导穿刺活检,有 25% 的漏诊率;但组织学诊断仅能判断恶性程度或细胞类型,难于确定原发部位,且有出血、胆瘘、肿瘤沿针道播散的危险;因此目前组织学检查仅在病情需要时进行,不作为常规推荐。

【治疗】

(一)手术治疗

1.适应证　手术切除是转移性肝癌最有效并可能使患者长期存活的治疗手段,其手术适应证包括:①全身情况好,心、肺、肝和肾功能基本正常;②转移灶为单发或虽为多发但范围局限于半肝;③原发灶能够切除或已经切除;④无肝外转移灶或肝外转移灶能够得到有效治疗;⑤转移性肝癌术后复发,但病灶较局限,符合手术条件者也可考虑再次手术切除。

2.手术时机　关于转移性肝癌切除的时机,目前意见尚不统一。在同时性肝转移的情况下,一般主张在原发灶和肝转移灶能同期切除时应力争同期切除,以减轻肿瘤的负荷,理由是因为肝转移灶以后有可能发生二次转移,多发肝转移灶经过 3～6 个月后可能失去手术切除机会;但是也有学者主张先将原发灶切除,3～6 个月后再进行肝转移灶切除;理由是同期手术死亡率和并发症的发生率高,微小肝转移灶可能会被漏掉;国外有学者也认为,对可以切除的同期发现的转移性肝癌,在原发灶行根治性切除术后 4～6 个月,能明确排除肝外转移后再行二期手术,这样既可达到根治的目的,又可避免短期内出现多病灶施行不必要的手术。我们认为,同期发现有肝转移者,若情况允许还是应努力争取一并切除原发灶和转移灶。但在手术治疗原发病灶时,若术前未能发现肝转移灶而术中证实有肝转移,决定是否一并切除原发灶和转移灶是困难的。实际上,越来越多的研究表明,同期手术与分期手术安全性及预后均相当。因此手术时机的选择取决于患者的具体情况及外科医师的经验;如患者的手术耐受力,原发肿瘤与肝转移性灶的部位、大小,切口的位置是否有利于肝切除的术野暴露、术中超声检查情况等因素。

3.手术方式　转移性肝癌的切除术式,包括扩大肝切除、规则性肝叶切除、肝段切除和肝部分切除;目前肝部分切除逐渐成为主要的手术方式。术前需要明确转移灶与肝门静脉、肝静脉及下腔静脉的关系;具体术式选择可参考"结、直肠癌肝转移"章节。

4.手术疗效及预后　随着对转移性肝癌生物学特性认识的加深以及影像学的进步和肝外科技术的提高,对转移性肝癌切除的成功率已大大提高,生存率明显改善。目前,国内一些较大的肝胆外科中心肝癌的总切除率可达 30%～60%,而手术死亡率在 5% 以内;欧美报道,转移性肝癌切除后 5 年生存率为 25%～49%;有学者通过回顾性研究发现,转移性肝癌总切除率达 55.8%,切除性手术组的 1 年、3 年、5 年生存率分别为 74.1%、39.7% 和 23.3%,明显高于非切除性手术组相应的 33.7%、2.2% 和 0;Minagawa 等收集了 187 例同期行转移性肝癌根治性切除的病例进行研究,结果发现所有病例均未发生手术死亡,其 3 年、5 年和 10 年的生存率分别为 49%、35% 和 25%;尽管手术切除在所有治疗方法中效果较好,但仍有 70%～80% 的患者术后会复发与转移,对于符合手术条件的再次复发病例仍可考虑手术切除。有报道对残肝复发癌积极地进行手术切除,也能得到与初次肝切除相近的治疗效果,但与初次肝切除相比,再次肝切除可能手术时间长、出血量多,但合并症及院内死亡的发生率与初次肝切除相比无显著差异,切除率在 10%～

15%;值得注意的是,第2次转移性肝癌切除后,仍有一定的再次复发率,故术后应辅以积极的全身或局部治疗,防止再次复发。

(二)肝血管介入治疗

包括肝动脉栓塞化疗(TACE)、单纯肝动脉栓塞(TAE)和肝动脉插管灌注化疗(TAI)、肝门静脉栓塞治疗(PVE)及肝动脉和肝门静脉双路径治疗等方式。严格地说,除了碘过敏外,各期转移性肝癌均是肝血管介入治疗的适应证,无绝对的禁忌证。但一般认为严重的肝肾功能不全,重度腹水,重度门静脉高压,肿瘤巨大占肝体积的80%以上;或者肝门静脉被广泛浸润,癌栓造成肝门静脉主干完全闭塞;全身广泛转移或临终期不适合血管的介入治疗。

1.TAE和TACE　由于大多数转移性肝癌的血供主要来源于肝动脉,这为肝动脉栓塞治疗提供了理论依据。因此 TAE 及 TACE 是目前治疗不能手术切除的转移性肝癌的首选方法。TAE 能栓塞肿瘤血管,使肿瘤内及周围的血流中断或减少,达到治疗肿瘤的目的;TACE 可提高肿瘤局部的化疗药物浓度,对肿瘤细胞的杀伤选择性较全身化疗强,全身毒性反应小,患者耐受性好。常用的栓塞剂包括碘油、$300\sim500\mu m$ PVA 微粒或 Embosphere 栓塞微球、明胶海绵颗粒、甚至 NBCA,ONYX 胶等;常用的细胞毒药物包括多柔比星、链佐星、丝裂霉素、氟尿嘧啶等,均已应用达15年之久。

2.TAI　应用 Seldinger 插管技术,将导管置于肝动脉,通过灌注大剂量化学抗癌药,使到达肝癌组织内的药物浓度比一般周围静脉给药或口服给药要高出 $10\sim30$ 倍,全身不良反应明显减少,因此对肝癌治疗更为有效。

3.PVE　尽管 TACE 是目前公认的对不能切除的转移性肝癌首选的治疗方法之一,但仍有相当一部分患者疗效不佳,原因之一是未能解决肿瘤细胞完全坏死,而肝门静脉参与肿瘤血供是重要因素。有学者通过经皮肝穿刺肝门静脉造影,能使直径在 $6\sim7cm$ 以上的原发性与继发性肝癌、直径$<6cm$ 的原发性小肝癌及直径为 $1\sim2cm$ 的转移性肝癌显影,提示肝门静脉灌注药物可到达肿瘤组织,由此可见通过肝门静脉给药或同时加上肝动脉插管进行双途径给药对治疗肝肿瘤有重要意义。

(三)局部治疗

1.射频消融(RFA)　大量的临床实践证实,RFA 是局部治疗肝肿瘤的有效技术,被认为是对不宜手术或不能手术的原发性肝癌和转移性肝癌患者实施治疗的一种有效手段。RFA 对于直径$\leqslant3cm$ 的小肝癌的疗效已经得到肯定。随着设备的改进以及治疗技术的进步,RFA 已开始用于对各种类型的较大肝肿瘤的治疗,并取得了较好的疗效。

2.经皮无水乙醇瘤内注射(PEI)　PEI 属于经皮化学消融介入治疗,具有安全、经济、创伤小、适用范围广、可重复治疗等优点。适用于无肝穿刺禁忌证及无乙醇过敏史的所有转移性肝癌患者,对肿瘤直径$<5cm$、肿瘤数目<3 个的病例可以获得良好的治疗效果。大量的临床实践已证实 PEI 是治疗小肝癌的有效方法,非对比的研究显示,PEI 治疗小肝癌3年存活率为 $47\%\sim77\%$,与手术切除后患者的存活率非常接近。

3.氩氦刀冷冻治疗　氩氦刀冷冻治疗是通过高压氩气,使肿瘤组织细胞的温度迅速降低至$-40℃$以下,冰晶迅速在肿瘤细胞内外形成,细胞内外电解质和渗透压失衡,最终导致肿瘤细胞组织不可逆变性和坏死。陈焕伟等对26例原发性肝癌、15例复发性肝癌和13例转移性肝癌总共105个瘤灶经皮冷冻治疗,结果发现其术后1年累积存活率分别为81.82%、46.22%和80.21%,无出血、胆漏等严重并发症发生;认为氩氦刀冷冻治疗肝癌是一种安全、有效的经皮局部消融治疗新方法;亦有文献报道称经氩氦刀冷冻治疗后,局部肿瘤控制率可达85%,转移性肝癌患者平均生存时间为23个月,2年和3年生存率分别为47%和29%。

4.微波凝固疗法　微波凝固疗法主要利用微波热效应和肿瘤不耐热的特点,使肿瘤组织凝固、坏死,达到原位灭活和局部根治的目的。该法对直径较大的肿瘤效果较差,需多次治疗;合并肝硬化的患者对微波消融的耐受性好。Adam 等研究表明,经皮微波凝固疗法可增强机体局部和全身的细胞免疫功能,以彻底消灭肿瘤及残存癌细胞,预防肿瘤复发;亦有研究表明,对直径约 3cm 的转移性肝癌进行微波治疗,患者平均 3 年和 5 年的生存率分别为 46%～62%和 18%～29%,疗效与外科手术相似。

5.其他　局部治疗策略中还包括高能聚焦超声、激光治疗、X 刀等。客观而言,这些方法均有一定疗效。当然对于肿瘤治疗,我们应该根据患者具体情况全面分析、权衡利弊,进而综合运用现有的各种治疗手段以达到最佳的治疗效果。

(四)肝移植

目前肝移植技术已经较为成熟,尤其对于原发性的早期小肝癌、"意外癌"以及某些恶性程度不高的肝癌,肝移植术能取得较满意的疗效;但对转移性肝癌患者进行肝移植治疗,现阶段的经验还不多,且作用很有限,如对于来自非神经内分泌的转移性肝癌行肝移植术后,1 年生存率仅为 5%左右;而对于神经内分泌系统来源的转移性肝癌因浸润性相对较弱,故是肝移植的一个较好适应证,如原发灶已切除,肝移植后可使病情得到长期缓解甚至治愈。

(五)全身化疗

化疗在不同来源转移性肝癌治疗体系中起着重要作用,经治疗后患者均能得到不同程度的缓解,提高生存率。临床上根据肿瘤来源的不同,治疗方案有所变化,治疗效果也有很大差异。例如:①结、直肠癌肝转移的全身化疗方案应用,使得越来越多的患者病情有所缓解,获得手术切除机会,许多医疗单位已将新辅助化疗作为可切除的结、直肠癌肝转移的术前常规治疗。②在胃癌肝转移的治疗中,化疗占有重要地位,许多新药,如第三代铂类衍生物草酸铂、紫杉醇类、拓扑异构酶 I 抑制药喜树碱类以及吉西他滨、培美曲塞的出现,为晚期胃癌的治疗提供了更有效且更安全的方案。③而胰腺癌的肝转移预示着预后严重不良,且肝转移常常为多发散在的转移灶,化疗效果不佳,与不治疗相比生存期仅延长数月而已。④化疗常作为乳腺癌脏器转移的一线治疗,但肝转移疗效较其他转移灶疗效差,且生存期相对短,有研究发现乳腺癌肝转移接受全身化疗中位生存期仅 8.5 个月;但新的化疗药物和新的化疗方案的研究成功提高了缓解率,延长了生存期。⑤50%的非小细胞肺癌初诊有胸外多处转移,此类患者以化疗为主要方案,目的是延长生命和提高生活质量,对同期发生的孤立性转移,当原发病变为 $T_{1～2}N_0$ 且能完全性切除的,其肺原发病变和可切除的孤立性转移病变建议手术治疗十全身治疗。

(六)生物治疗

作为转移性肝癌治疗的辅助疗法,基因治疗为近年来出现的一种肿瘤治疗的新策略,其机制主要为诱导肿瘤细胞自身生长的停滞或凋亡、增强肿瘤细胞的免疫原性,提高机体对肿瘤细胞的特异杀伤活性等,目前研究的基因有:自杀基因、免疫基因、抗血管生成基因、抑癌基因和癌基因等,部分已进入临床研究阶段,取得了一定的疗效。

(七)预后

转移性肝癌的预后取决于原发肿瘤的部位、恶性程度、肝受累范围、有无肝外部位转移灶和患者的全身情况。一般而言,患者在诊断为肝转移后 1 年内死亡,结、直肠肿瘤肝转移预后相对较好,多发性肝转移多死于 2～3 年,但有 16%的单发性肝转移者存活 5 年以上。对已有肝转移的晚期肿瘤,只有在尽可能切除原发灶的情况下,采取以手术为主,辅以全身和局部治疗的综合疗法,才有可能最大限度地使病情缓解,提高患者生活质量,延长生存时间。

【诊疗风险的防范】

转移性肝癌属于恶性肿瘤的晚期表现,未经治疗的转移性肝癌预后很差,中位生存时间少于 2 年,少有超过 5 年者。目前对于转移性肝癌的治疗仍是一个比较棘手的问题,治疗方法虽有手术切除、介入治疗、局部治疗、全身化疗、甚至肝移植等多种方法,但其总体疗效及预后尚不甚满意。在转移性肝癌的临床诊治过程中,我们需注意以下几个方面。

1.转移性肝癌的诊断相比治疗而言,相对容易,但应注意:①需要明确肝占位是原发灶还是转移灶;一般而言,都可以通过临床表现和影像学检查来明确;②若考虑为转移灶,应设法查出原发灶;有的原发灶确实比较隐秘,这就要求我们在考虑诊断时,应联合多种检查手段,力争找到原发癌灶,这对患者的治疗起着决定性的作用。

2.外科手术切除是目前转移性肝癌的最佳治疗方式,只有在尽可能切除原发灶的情况下,采取以手术为主的综合治疗方法,才有可能最大限度地缓解病情,提高患者生活质量,延长生存时间。但现阶段手术切除率仍偏低,且术后复发率较高;如何通过综合治疗的方法,提高转移性肝癌的手术切除率,降低复发率,使得患者获得最佳的治疗效果,是目前研究的重点。

3.应当建立 MDT 综合治疗模式,根据患者病情,给予更恰当、更全面的诊疗方案,更好地避免诊疗风险,从而有效地提高患者的治疗效果,延长生存期。当然我们在强调 MDT 综合治疗模式的时候,应当充分注重个体化治疗,因为不同来源的转移性肝癌,性质不同,恶性程度不同,预后也有很大差异;因此我们在临床工作中,治疗方案也要有相应的变化,更富有针对性,更好的避免诊疗风险。

(伊庆强)

第十章 自身免疫性肝病

第一节 自身免疫性肝炎

AIH 是一种累及肝实质的慢性特发性炎症性疾病。AIH 可以发生在所有的种族及地域，在西欧和北美国家的人群中，AIH 的患病率为(0.1～1.2)/10 万人，在日本为(0.015～0.08)/10 万人，我国尚未见有流行病学调查数据报道。AIH 多见于女性，男女比为 1:3.6。AIH 可见于任何年龄的人群，但青少年相对多见，大约 50% 的患者年龄可介于 10～20 岁之间。

一、病因及发病机制

1.自身免疫反应的改变　AIH 患者血清中可以检测出多种自身抗体，血清中多克隆 γ-球蛋白水平显著增高，这些自身免疫现象提示 AIH 的发生与自身免疫功能障碍有密切关系。当机体免疫耐受性出现障碍，体内的抑制性 T 细胞对 B 细胞失去调控作用，则 B 细胞就对肝细胞核的多种成分、细胞支架、肝去唾液酸糖蛋白受体(ASGPR)、细胞色素 P450 酶、可溶性肝抗原等自身组织成分产生抗体，这些自身抗体直接对多种肝的靶组织发生免疫反应，从而导致肝的损伤。另外由于免疫耐受的破坏，激活的 CD4$^+$T 细胞(包括 Th1 和 Th2)通过 T-B 细胞膜的直接接触以及释放细胞因子刺激 B 细胞产生针对自身抗体，此外细胞因子还通过激活 CD8$^+$T 细胞介导 ADCC 效应杀伤肝细胞，激活 TNF 或 Fas 系统介导肝细胞凋亡，激活星状细胞促进肝纤维化的发生。

2.遗传易感性　已知 AIH 的易感性与 MHC 编码 HLA 的基因有比较密切的关系。HLA-B8,HLA-DR3 以及 HLA-DR4 是 AIH 的危险因子。在英国和美国的白种人 AIH 患者中，HLA-DR3 或 HLA-DR4 患者占 84%，在日本患者中，HLA-DR4 的相关危险性最高。AIH 患者伴有抑制性 T 淋巴细胞功能的缺陷，研究发现这种抑制性 T 淋巴细胞功能的缺陷与 MHC 基因位点也有连锁关系，即与 HLA-A1、B8、DR3 单体型有明显的相关性。

3.潜在的激发因素　AIH 的发生必须有抗原的激活，病毒(如 HBV、HCV、EB 病毒、麻疹病毒等)在激发免疫反应方面比较肯定。病毒抗原表位通过"分子模拟"和某些肝抗原具有相同的决定簇而导致交叉反应，导致自身免疫性肝病。如 HCV 感染的部分患者血清中可检测到多种非特异性自身抗体，据推测很可能 HCV 的感染刺激了肝细胞膜表面的某些分子表达，改变了肝细胞膜上的蛋白质成分所致。生物、物理或化学因素也能激发自身抗原的改变。有些药物作为一种半抗原，进入人体后与体内组织中的某种蛋白质结合而形成复合物，后者即可成为抗原，与自身组织产生相应的自身抗体而发生自身免疫反应，诱发组织的损伤。药物甲基多巴、呋喃妥因、双氯芬酸、米诺环素、干扰素、卡马西平等可以诱发自身免疫性肝损害,其肝组织病理改变类似于慢性活动性肝炎。

二、临床表现

1.起病和病程　AIH 常呈慢性迁延性病程,多数患者起病比较缓慢,随着病情的进展,晚期可出现肝硬化和门静脉高压,部分患者亦可急性起病,大约有 25% 的患者发病时类似急性药物性肝炎如发热、黄疸等,反复发作时才被诊断。多数起病时无特异性症状,易误诊为其他疾病,等到出现持续性黄疸,并经肝功能和血清自身抗体的检测后,才诊断本病。

2.主要症状和体征　AIH 患者症状与慢性肝炎相似,常见的症状有乏力、食欲减退、恶心、厌油腻食物、腹胀等,有时可伴间断发热、上腹或肝区疼痛、关节痛、肌痛,女性患者月经不调或闭经者比较常见。黄疸在 AIH 病程中比较常见,约 1/3 患者以急性黄疸性肝炎为表现,偶以暴发性肝衰竭为表现,黄疸多为轻度或中度,重度黄疸比较少见,约有 20% 的患者可以不出现黄疸。患者可伴有肝脾大、蜘蛛痣和肝掌,进展到肝硬化时,还可出现腹水和下肢水肿等。

3.肝外表现　AIH 患者常伴有肝外的临床表现,这是与病毒性慢性肝炎的不同之处。AIH 患者的肝外表现有以下几方面。①关节疼痛:受累关节多为对称性、游走性,可反复发作,但无关节畸形。②皮肤损害:可有皮疹、皮下出血点或瘀斑,亦可出现毛细血管炎。③血液学改变:常有轻度贫血,亦可有白细胞和血小板减少,其原因可能与脾功能亢进或产生抗白细胞和血小板的自身抗体有关。有些患者可能出现 Coombs 试验阳性的溶血性贫血,但并不多见。少数患者还可伴有嗜酸性粒细胞增多。④胸部病变:可出现胸膜炎、肺不张、肺间质纤维化或纤维性肺泡炎,亦出现肺动、静脉瘘或肺动脉高压。⑤肾病变:可出现肾小球肾炎和肾小管酸中毒。肾活检组织学检查时,除了显示有轻度肾小球肾炎外,在肾小球内还可见有免疫球蛋白复合物沉积,复合物中含有核糖核蛋白和 IgG。⑥内分泌失调:患者可有类似 Cushing 病体征,如皮肤紫纹、满月脸、痤疮、多毛等。亦可出现桥本甲状腺炎、黏液性水肿或甲状腺功能亢进。还可伴有糖尿病。男性患者可以出现乳房增大,女性患者则常有月经不调。⑦风湿性疾病:AIH 患者伴有风湿病者并不少见,如干燥综合征、系统性红斑狼疮、类风湿关节炎等。⑧部分患者可伴有溃疡性结肠炎。

三、分型

1.AIH 1 型　AIH 1 型为经典型 AIH,此型在 AIH 中最为多见,占全部 AIH 的 70% 左右。70% 患者为女性,发病年龄高峰为 16~30 岁,但是 30 岁以上的患者仍占 50% 左右。约 48% 的此型患者伴有其他与自身免疫有一定关系的疾病,如自身免疫性甲状腺炎、滑膜炎、溃疡性结肠炎等。血清中的自身抗体主要为抗核抗体(ANA)和(或)抗平滑肌抗体(SMA),同时可能伴有抗中性粒细胞胞浆抗体(pANCA)。AIH 1 型起病常较缓慢,急性发病者很少见,大约有 25% 的此型患者在确诊时已发展到肝硬化阶段。

2.AIH 2 型　此型比较少见,在西欧的 AIH 患者中此型约占 20%,在美国 AIH 患者中大约只占 4%。亦以女性患者为主,起病年龄较小,多见于 10 岁左右的儿童。常伴有糖尿病、白斑病、自身免疫性甲状腺炎、特发性血小板减少性紫癜、溃疡性结肠炎等肝外病变。自身抗体主要为抗肝肾微粒体抗体(LKM-1)和抗肝细胞溶质蛋白抗体(LC-1)。病情发展较快,暴发性肝炎比较多见,发展为肝硬化危险性高。

3.AIH 3 型　此型的患病率低于 AIH2 型,大约只有 10%。患者亦以女性为主,约占 90%。起病年龄常介于 20~40 岁之间。此型血清中的自身抗体主要为抗可溶性肝细胞抗体(SLA)和抗肝胰抗体(LP),目前认为抗 SLA 抗体和抗 LP 抗体可能是同一种自身抗体,称之为抗 SLA/LP 抗体。

在上述 3 种亚型中,AIH 1 型和 2 型之间的区别比较显著,除了标记性抗体明显不同、互相很少重叠外,2 型患者的发病年龄小,病情进展快,发展成肝衰竭及肝硬化的机会大,对肾上腺皮质激素的治疗反应不如 1 型明显。对于 AIH 3 型的争议较多,其主要原因是此型的临床表现、血清中检出的自身抗体谱以及对药物治疗的效果均与 AIH 1 型基本相同,因此不少学者认为 AIH 3 型可归属于 AIH 1 型。

四、实验室检查和辅助检查

1.血生化检查 转氨酶水平持续或反复增高,常为正常值的 3～10 倍以上,急性期多为 ALT 水平高于 AST,慢性期多为 AST 水平高于 ALT。清蛋白水平正常或降低,γ-球蛋白水平增高更为突出,以 IgG 水平增高最为明显,其次为 IgM 和 IgA,血清胆红素水平常升高,多呈轻度或中度。碱性磷酸酶和 γ-谷氨酰转肽酶水平可轻度升高,肝合成功能严重受损时则表现为低蛋白血症和凝血酶原时间延长。

2.免疫血清学检查 大多数患者有高丙种球蛋白血症,血清 IgG 水平明显升高。多种自身抗体阳性为本病特征。①ANA 阳性,见于 60％～80％的 AIH 患者,而且抗体滴度较高,成人常常大于 1∶160,儿童大于 1∶80,但 ANA 对 AIH 的特异性不高,它也常可以出现于其他自身免疫性肝病(如 PBC)和其他结缔组织病(如系统性红斑狼疮)。②抗 SMA 阳性:SMA 被认为是 AIH1 型的标记性抗体,对临床诊断有较大的意义,如果患者 ANA 和 SMA 阳性,而且滴度较高,同时伴有肝功能试验异常,则对 AIH1 型的诊断十分有利。与 ANA-样,当免疫抑制药治疗而病情缓解后,SMA 滴度也常常随之降低,甚至消失。少数 PBC、病毒性肝炎、风湿病以及传染性单核细胞增多症患者亦可以出现低滴度的 SMA。③LKM(肝-肾微粒体)抗体:95％～100％的 AIH 2 型患者 LKM-1 抗体阳性。④LC-1(肝细胞溶质-1)抗体:被认为是 AIH2 型的另一种标记性自身抗体。在 LKM-1 抗体阳性的 AIH2 型患者中,LC-1 抗体的阳性率约为 50％。在 LC-1 抗体阳性的患者中,70％左右的患者可以检出 LKM-1 抗体,显示 LC-1 和 LKM-1 抗体之间有密切的关系。LC-1 抗体多出现在年轻患者,患者的血清转氨酶水平往往较高,丙型肝炎病毒感染与 LKM-1 抗体有一定关系,但与 LC-1 抗体无关,因此对诊断 AIH,抗 LC-1 抗体的特异性优于 LKM-1 抗体。⑤SLA/LP(肝-胰自身抗体):抗 SLA/LP 抗体被认为是 AIH-3 型的标记抗体。用 ELISA 法检测大约 75％的抗 SLA/LP 抗体阳性的患者中,同时伴有 SMA 和 AMA 抗体,但不伴有 ANA 和 LKM-1 抗体。⑥ANCA(抗嗜中性细胞浆抗体):从 AIH-1 型患者中检测的 pANCA 的靶抗原主要为组织蛋白酶 G,少数是乳铁蛋白。除 AIH 外,在韦格纳肉芽肿、PSC、系统性血管炎、溃疡性结肠炎等患者的血清中也可以检出 ANCA,所以,这一自身抗体对 AIH 并不特异。有人认为 pANCA 主要见于 AIH-1 型患者,虽然在 AIH 患者可以伴有高滴度的 pANCA,但后者与患者血清转氨酶和 γ 球蛋白水平并不平行。还有人认为 ANCA 阳性的 AIH 患者,其病情往往较重。

3.影像学检查 超声检查是最常用于检查 AIH 的影像学方法,其优点是简便无创、费用相对便宜,可动态观察肝的变化。AIH 发生肝纤维化时,肝呈弥漫性病变、肝包膜欠光滑、肝内血管显示不清晰、肝体积缩小、肝右叶斜径小于 110mm、门静脉压升高、肝门静脉内径≥13mm、脾可增大,胆道系统也常受累,胆囊壁可增厚、模糊,回声增强,胆囊腔内可见息肉或结石。

五、诊 断

1999 年国际 AIH 小组(IAIHG)对 AIH 诊断的描述性标准和诊断评分系统进行了修订,以更好地指导科研和临床工作。2008 IAIHG 推出了 AIH 简化的评分系统,此方法简便可行,主要用于临床工作,对伴有免疫学改变的 AIH 患者特异性高,对自身抗体阴性的患者容易漏诊。2010 年美国肝病研究协会(AASLD)制定了关于 AIH 描述性的诊断标准。明确诊断如下。①肝组织学:中度或重度的界板炎症,伴或不伴小叶性肝炎,中央汇管区桥接坏死,同时不伴有胆管病变、肉芽肿或提示其他病因的主要变化;②血清生化学:转氨酶异常,尤其在 ALP 轻微升高时,血清 α_1-抗胰蛋白酶、铜蓝蛋白正常;③血清免疫学方面:球蛋白、γ-球蛋白或 IgG 大于正常上限的 1.5 倍;④血清自身抗体:ANA 或 SMA 或 LKM-1 滴度大于 1∶80,较低滴度也许在儿童患者中有意义;⑤病毒标志物:HAV、HBV、HCV 现症感染的标志物阴性;⑥与其他病因相关的因素:每日饮酒量<25g/L,近期未使用肝毒药物。

可能诊断如下。①肝组织学同上;②血清生化学与确诊诊断的描述性诊断相同,但是包括血清铜及铜蓝蛋白异常的患者,其条件是 Wilson 病通过其他检查排除;③血清免疫学:任何程度的球蛋白、γ-球蛋白或免疫球蛋白升高;④血清自身抗体:ANA 或 SMA 或抗 LKM-1 滴度大于 1∶40(成人)或其他自身抗体阳性;⑤病毒标志物:与确诊诊断的描述相同;⑥与其他病因相关的因素:每日饮酒<50g/L,近期未使用肝毒性药物。每日饮酒>50g/L,或近期使用过潜在肝毒性药物的患者,若戒酒后或停用肝损害药物后,仍有持续性肝损害时,仍需考虑 AIH。对于临床、实验室、血清学或组织学表现较少或不典型的病例诊断困难,可以应用 AIH 诊断评分系统进行评估。

六、治疗

研究发现,未治疗的 AIH 患者 5 年、10 年的生存率分别为 50%、10%,不论有无典型的临床症状,治疗都必须早期给予。

1.治疗指征　AIH 治疗的绝对指征为:①血清的 AST≥5ULN,同时 γ-球蛋白≥2ULN;②持续的血清 AST≥10ULN;③组织学表现为桥接样坏死或多腺泡坏死。相对治疗指征:不同程度临床表现、血清生化学异常(转氨酶或球蛋白水平升高)及肝组织炎症坏死(界面炎),但未达到绝对治疗指征者。

2.治疗药物　免疫抑制药是目前首选治疗 AIH 的药物,最常见的免疫抑制药为糖皮质激素,泼尼松或泼尼松龙治疗是 AIH 一种有效的治疗,主要作用机制为抑制细胞因子和黏附分子的产生而抑制淋巴细胞活性。可单独应用或联合硫唑嘌呤联合应用。80% 的 AIH 患者治疗 3 年内可获得临床、实验室、组织学的缓解,10 年和 20 年预期生存期延长超过 80%。79% 的患者肝纤维化程度减轻或肝纤维化进程被阻止,低于 5% 的 AIH 患者最终发展为静脉曲张、肝衰竭等终末期肝病需进行肝移植。但是 13% 的患者发生与治疗药物相关的严重不良反应,9% 的患者治疗失败,13% 的患者无完全应答,50%～86% 患者停药后复发。当标准化的治疗失败或产生药物耐受,可尝试采用替代性的治疗药物,包括新型的免疫抑制药,如环孢霉素-A[3～5mg/(kg·d)]、他克莫司(3mg,每日 2 次)、霉酚酸酯(1g,每日 2 次)、FK-506、环磷酰胺及第二代糖皮质激素-布地奈德(3mg,每日 3 次),但这些药物长期服用安全性和有效性需要进一步验证。

3.治疗方案　初始标准治疗方案:单独应用口服泼尼松(或等剂量泼尼松龙),第 1 周剂量为 60mg/d,第 2 周为 40mg/d,第 3、4 周均为 30mg/d,第 5 周到病情缓解治疗终点采用 20mg/d 的剂量维持。联合硫唑嘌呤,硫唑嘌呤 50mg/d,口服,泼尼松剂量为单独应用时的一半,即第 1 周剂量为 30mg/d,第 2 周为 20mg/d,第 3、4 周均为 15mg/d。白细胞减少、孕妇、恶性肿瘤、硫唑嘌呤甲基转移酶缺乏的患者适合单独应用泼尼松治疗。老年人、孕妇、骨质疏松、脆性糖尿病、肥胖、痤疮、情绪不稳定、高血压、精神病患者适合联合硫唑嘌呤治疗以最大限度减少泼尼松用量,减少激素的不良反应。

4.治疗转归　①持续应答:停药后肝功及肝组织学指标维持正常。大约 21% 的初治患者和 28% 停药后复发再次治疗的患者能获得持续应答。②病情缓解:包括组织学在内的所有炎症参数恢复正常。

65%～70%在治疗 24 周后病情缓解,这些患者可以采用硫唑嘌呤(2mg/d)维持治疗以减少泼尼松的不良反应,但观察发现仍有关节痛(53%)、肌肉痛(14%)、白细胞减少(57%)和骨髓抑制(6%)发生。③治疗失败:在治疗过程中临床症状加重,血清生化学及肝组织学参数恶化。大约 10%的患者对治疗无应答,对于这些患者首先要再次除外其他原因导致的慢性肝炎。此类患者可尝试性地选用替代药物治疗,若病情严重者最好早期行肝移植。④病情复发:50%的患者在治疗结束 6 个月内复发,80%患者在停药后 3 年复发。

(叶　昊)

第二节　原发性胆汁性肝硬化

原发性胆汁性肝硬化(PBC)是一种原因不明的慢性炎症性及胆汁淤积性的进展性肝疾病。该病女性易患,血生化以胆系酶谱升高为特征。全世界均有本病分布,估计年发病率为(2～24)/百万人,患病率(19～240)/百万人。该病世界范围内患病率有地区差异提示环境因素对 PBC 的影响。

一、病因及发病机制

PBC 的病因和确切发病机制至今尚不完全清楚。一般认为本病的主要发病机制:在遗传易感性背景条件下,机体对自身抗原的耐受性被打破,胆管上皮细胞不断受到免疫系统的攻击发生破坏性胆管炎及胆汁淤积,淤积的疏水性胆汁酸造成胆管上皮细胞及肝实质的破坏,进一步加重胆汁淤积,如此恶性循环,逐渐导致肝纤维化最终形成肝硬化。

1.遗传易感性　PBC 发病有家族聚集性,家庭成员直系亲属中发病率显著高于普通人群,双胞胎患病率则更高。以往的流行病学调查显示 PBC 一级亲属患病率为 1.0%～6.4%,约为普通人群的 100 倍。PBC 的发生与 HLA 的基因型有一定的相关性,HLA 与 PBC 联系最紧密的基因位点为 HLA Ⅱ DRB1 * 08,欧洲人和北美地区高加索人为 DRB1 * 0801;日本人为 DRB1 * 0803。IL-12 是 Th1 细胞产生的主要细胞因子,参与固有免疫和适应性免疫。IL-12 在免疫调节信号通路中的基因变异在第一个全基因组关联分析(PBCGWAS)中被指出与该病有很强的关联性,仅次于 HLA。PBC 以女性患者居多,研究 PBC 女性患者发现与免疫功能有关的基因定位于 X 染色单体上。PBC 患者的外周血白细胞中的 X 染色单体率上升,提示 X 染色单体数量减少或未配对的 X 单体数量增加可能是女性患 PBC 突出的关键因素。

2.免疫学因素　约有 95%的 PBC 患者抗线粒体抗体阳性,线粒体有多种抗原成分,抗原刺激机体可以产生 9 种相应的亚型抗体;即 M1～M9 亚型抗体。PBC 的 AMA 主要识别其中的 M2 抗原成分,它主要位于线粒体内膜表面,为丙酮酸脱氢酶复合体:丙酮酸脱氢酶复合体 E2(PDC-E2)、2-氧戊二酸脱氢酶 E2(OGDCE2)、支链 2-氧酮酸脱氢酶复合体 E2(BCOADC-E2)。其中 PDC-E2 是 AMA-M2 所针对的自身靶抗原。免疫组化法证实,PDC-E2 可以表达于 PBC 患者的胆管上皮细胞膜上,推测胆管上皮细胞可能既作为抗原提呈细胞,又作为免疫靶细胞参与免疫应答。

3.感染因素　流行病学研究显示,反复的尿路感染可能是引发女性 PBC 的一个因素。大肠埃希菌是引起女性尿路感染的主要致病菌,有关分子模拟和交叉免疫反应的研究提示 PBC 患者 PDC-E2 和大肠埃希菌 PDC 的亲和力是对照组的 100 倍。此外,幽门螺杆菌、克雷伯杆菌、奇异变形杆菌、金黄色葡萄球菌和明尼苏达沙门菌在内的其他病原体与线粒体和原核抗原的交叉反应也有报道。许多病毒的感染可能会引发 PBC。

4.环境生活因素 近年来,越来越多的研究认为环境因素对自身免疫性疾病的发生起很大作用。有报道提示,PBC低发病率地区的居民迁到新地区后其PBC发病率与新地区趋于一致。多种化学物质、吸烟、化妆品等是PBC发病的危险因素。

二、临床表现

PBC临床症状轻重程度差异很大,高达25%以上的PBC患者无临床症状,多于体检或普查筛选时被发现。PBC临床经过分为4期:①肝功能正常无症状期;②肝功能异常无症状期;③肝功能异常有症状期;④肝硬化期。有症状的PBC主要临床表现为:

1.疲乏 是PBC最常见的症状,见于78%以上的患者。疲乏没有特异性,且疲乏与PBC的严重度、组织学分期或病程无关。严重的疲乏可影响PBC患者的生活质量,可能与总体生存率降低有关。其病因学尚不清楚,最近的研究发现,自主性神经病变可能与PBC患者的疲乏有关。

2.瘙痒 瘙痒见于20%～70%的PBC患者。瘙痒可为局部或全身,通常于晚间卧床后较重,因接触羊毛、其他纤维制品、热或怀孕而加重。PBC出现瘙痒后,其严重程度可随时间而减轻。如果不治疗难以消失。PBC瘙痒的原因不明。胆汁淤积引起的瘙痒包括继发于PBC者,推测至少部分由于阿片神经传递增加引发,而其他的研究支持胆汁的某些成分起作用。

3.黄疸 约50%患者出现皮肤黄染,早期黄疸多系轻度,呈波动性,病情进展时黄疸进行性加深,重度黄疸时提示病情近晚期、预后不良。

4.骨病 骨质疏松是PBC最常见的骨骼疾病,见于超过1/3的患者。与年龄和性别相匹配的健康人群相比,PBC骨质疏松的相对危险度为4.4。通常没有症状,实验室检查均正常,通过骨密度检测可以发现。PBC骨质疏松的原因不明确。

5.高脂血症 PBC患者血脂可以明显升高。PBC高脂血症的机制与其他疾病不同。高密度脂蛋白胆固醇通常升高,少见的脂蛋白颗粒如脂蛋白X可以积聚。与低密度脂蛋白胆固醇相比,高密度脂蛋白胆固醇不成比例地升高,PBC患者并不因动脉粥样硬化而增加死亡风险。

6.维生素缺乏 PBC患者胆酸分泌可能会减少导致脂类吸收不良引起脂溶性维生素A、维生素D、维生素E和维生素K的缺乏,导致夜盲、骨质减少、神经系统损害和凝血酶原活力降低。

7.其他症状及伴随疾病 干燥综合征[眼干和(或)口干]常见,皮肤钙化、雷诺现象及咽下困难不常见。还可伴有肾小管酸中毒、风湿性关节炎、甲状腺疾病、硬皮病、脂肪泻、炎症性肠病、IgA肾病、血管炎、免疫性溶血性贫血、特发性骨髓纤维化、特发性血小板减少性紫癜等。查体可触及肝大,质地坚实,有压痛和结节感。部分患者在皮肤表面可见黄色瘤,呈平坦隆起或呈结节状,分布于手掌、颈、胸、躯干,或肘、膝、指关节、跟腱伸侧面,尤多见于眼睑内眦。

8.门脉高压 与其他肝病相似,门脉高压最常见于PBC晚期,也可以见于早期即肝硬化之前,这些患者可以有食管静脉曲张、胃底静脉曲张或门脉高压性胃病出血,即便其肝合成功能正常或接近正常。结节再生性增生与门小静脉的消失有关,在某些患者可导致门脉高压。腹水和肝性脑病可见于组织学呈进展期PBC或肝硬化。

三、实验室检查和辅助检查

1.血生化检查 PBC患者96%可有血清ALP升高,是本病最突出的生化异常,较正常水平升高2～10

倍,一般升高 3～4 倍,且可见于疾病的早期及无症状患者。血清 GGT 升高机制和 ALP 相似,但由于 GGT 在体内分布广,且易受酒精、药物等诱导,使其特异性不如 ALP。血清 GGT 升高可以协助判断血清中升高的 ALP 为肝源性。在骨病时,ALP 可能升高,但 GGT 正常。PBC 患者的 ALT 和 AST 通常为正常或轻至中度升高,一般不超过正常上限的 5 倍,早期患者无黄疸,但随着疾病进展,血清胆红素(主要是直接胆红素)水平可逐步升高。血清胆红素水平有助于判定 PBC 患者的预后及决定肝移植时机。如果血清胆红素持续超过 100μmol/L,患者的生存期一般不超过 2 年。血清胆汁酸水平常升高,反映胆汁淤积的敏感性高于血清胆红素。患者的胆固醇和三酰甘油水平通常升高,早期 HDL 明显升高,而 LDL 也轻度升高,但随着疾病进展,脂蛋白可下降。血胆红素、γ-球蛋白及透明质酸的升高及血清蛋白和血小板计数的下降是肝硬化及门脉高压发生的早期指标。PT 延长提示维生素 K 缺乏或疾病晚期,肝合成功能障碍。

2.血清免疫学　特征表现为血清免疫球蛋白 IgM 的升高,70%～80%的患者 IgM 呈多克隆性升高,且见于本病的早期阶段,IgG、IgA 正常或升高,补体水平一般正常。90%～95%的患者 AMA 阳性,为本病最突出的免疫学指标异常。也是最重要的诊断手段。免疫荧光检验法发现 AMA 有 9 种亚型,其中 M2 亚型与 PBC 最为相关,诊断 PBC 的特异性最高,而其他亚型诊断 PBC 的特异性不如 M2 亚型。M2 伴 M4、M8 阳性多见于 PBC 的严重类型,M2 伴 M9 阳性多见于 PBC 的轻型患者以及 PBC 患者的亲属,而 M3 阳性与药物反应有关。M5 阳性与胶原性疾病有关,M6 阳性与服用异烟肼有关。近年研究发现 AMA-M2 针对的线粒体内膜成分为丙酮酸脱氢复合体(PDC),即 E1、E2、E3 和 X 蛋白。其中最常见的是 AMA-M2 和 PDC 发生反应。AMA 的滴度水平及反应类型和 PBC 临床病情无相关性,应用药物治疗或肝移植成功后,血清 AMA 不消失。AMA 不是 PBC 唯一的特异性自身抗体,在核膜上还发现其他 PBC 特异性自身抗体,即核心蛋白 gp210、SPIOO 抗体。核心蛋白 gp210 抗体是 210KD 的跨膜蛋白,参与核心复合体成分的黏附。AMA 阳性的 PBC 患者有 25%核复合体 210KD 糖蛋白自身抗体阳性,AMA 阴性的患者该抗体阳性率可达 50%,核心蛋白 gp210 抗体对 PBC 高度特异,高达 99%,并且抗 gp210 抗体可作为 PBC 的预后指标,阳性者死于肝衰竭显著高于阴性者。SP100 抗体是 PBC 的另一特异性的核心糖蛋白抗体,25%PBC 患者阳性,但是 gp210 抗体和 SP100 抗体一般不同时阳性。20%～25%的 PBC 患者 ANA 和(或)SMA 阳性,

3.影像学检查　肝和胆管的非侵袭性影像学检查在有胆汁郁积生化证据的所有患者都是必须进行的,可用于协助排除肝内、外胆管器质性梗阻的疾病如胆结石、肿瘤等。如果诊断不确定,那么可能需要优先进行 MRI 胆管造影检查或内镜检查以排除 PSC 或其他胆管疾病。

四、诊断与鉴别诊断

PBC 的诊断一般基于下列标准:①胆汁淤积的生化学证据如 ALP 升高;②AMA 或 AMA-M2 阳性;③肝活检见特征性非化脓性胆管炎及小或中等胆管破坏的组织病理学证据。对于 AMA 阳性的患者,肝穿刺病理非必需。鉴别诊断包括药物引起的胆汁淤积反应、胆道阻塞、结节病、AIH 及 PSC。因此,临床上对于中年以上妇女,出现不明原因乏力、瘙痒、肝大和(或)脾大,ALP、IgM 升高,应考虑本病可能。血清 AMA 阳性为本病最突出的免疫学指标异常,也是最重要的诊断手段,肝组织病理检查可进一步明确 AMA 阴性 PBC 的诊断和病理分期。

PBC 鉴别诊断主要是与引起慢性淤胆的某些疾病,如:结石、肿瘤或狭窄等引起肝外胆道梗阻,PSC、AIH、丙型肝炎、药物性肝炎、自身免疫性胆管炎等疾病相鉴别。

五、治疗

1.**熊去氧胆酸（UDCA）**　目前 UDCA 是 PBC 治疗的一线药物，UDCA 是一种亲水性胆酸，常用剂量为 13～15mg/（d·kg），建议长期使用。UDCA 的作用机制如下。①拮抗疏水性胆汁酸的细胞毒性作用，保护胆管细胞和肝细胞；②促进内源性胆汁酸的排泌并抑制其吸收，从而降低内源性胆汁酸的浓度，UDCA 可以增强肝细胞的分泌能力，促进胆汁酸向胆小管排泌，还竞争性抑制胆汁酸在回肠的重吸收；③抑制肝细胞和胆管细胞凋亡，可能是通过抑制肝细胞和胆管细胞线粒体膜的通透性增加以及激活表皮生长因子受体和促分裂原活化蛋白激酶而诱导肝细胞的生存信号；④免疫调节作用：UDCA 可抑制 PBC 患者肝细胞膜和胆管上皮主要组织相容性抗原的过度表达，抑制外周血单核细胞和 B 淋巴细胞受刺激后抗体的产生，抑制白细胞介素 IL-2、IL-4、肿瘤坏死因子和干扰素的产生，提高 IL-10、IL-12 水平，以及直接与糖皮质激素受体结合发挥免疫调节作用。UDCA 早期应用可改善肝功能、延缓组织学进展、提高生存质量、延长生存期及延缓行肝移植的时间。所有病例不论临床分期处于早期或中、晚期，均可采用 UDCA 治疗。

2.**糖皮质激素**　PBC 患者因存在脂溶性维生素吸收不良及骨质疏松，激素的应用可能会增加其病理性骨折的发生率。以布地奈德为代表的第二代肾上腺皮质激素比第一代的不良反应减少，对无肝硬化（组织学分期 1～3 期）的 PBC 患者可给予 UDCA 联合布地奈德 6～9mg/d 治疗。

3.**免疫调节药**　以甲氨蝶呤（MTX）为代表的免疫调节药，具有抑制淋巴细胞增生，抑制中性粒细胞产生粒细胞趋化因子和单核细胞趋化因子等作用。有研究显示对 UDCA 应答不佳的 PBC 联合 MTX 治疗，患者临床表现、生物化学指标以及肝纤维化等均有改善，但也有学者认为 MTX 并不能预防疾病进展。故其远期疗效还须进一步随访。

4.**纤维酸衍生物**　纤维酸衍生物是通过提高三酰甘油酶的活性，增进脂蛋白中的三酰甘油氧化降解及细胞内的低密度脂蛋白分解代谢，因此能降低低密度脂蛋白、胆固醇、血清总胆固醇和三酰甘油的浓度，升高高密度脂蛋白，抗血小板聚集、降低血黏度和抗血栓作用。主要代表药物为苯扎贝特、非诺贝特等贝特类降脂药。苯扎贝特是一种广泛使用的降血脂药，是已知的过氧化物酶体增殖物激活受体 PPARa。当使用 UDCA 单药治疗效果不佳时，联合苯扎贝特或非诺贝特可以有效改善 PBC 患者的肝生化指标及组织学改变。纤维酸衍生物治疗 PBC 的机制为通过 PPARα 的激活，下调胆固醇 7α-羟化酶所涉及的酶的合成。贝特类降脂药联合 UDCA 很有可能成为治疗 UDCA 应答不佳的 PBC 患者，尤其是合并脂肪肝患者的有效疗法。

5.**法尼酯衍生物 x 受体（FXR）**　FXR 代表物 6-乙基鹅去氧胆酸和 INT-747。6-乙基鹅去氧胆酸是半合成的鹅去氧胆酸（CDCA）的衍生物，INT-747 是人初级胆汁酸 CDCA 的衍生物，两者均是 FXR 的天然配体，可激活 FXR，其激活 FXR 的作用大约是 CDCA 的 100 倍。法尼酯衍生物是一种胆汁酸活化的核受体，主要表达于肝和胃肠道中。发生胆汁淤积时，肝细胞内呈胆汁酸高负荷，而 6-乙基鹅去氧胆酸可以介导调节反应以保护肝细胞不被毒性胆汁酸损害，调节胆汁和胆固醇的代谢。对于 UDCA 治疗效果不佳的难治性 PBC 患者，INT-747 的 FXR 激动药有可能成为新的治疗选择。

6.**骨髓间充质干细胞（BM-MSC）**　间充质干细胞（MSC）是一类具有多向分化潜能的多能干细胞。体外适当条件下能诱导分化为骨、软骨、脂肪、神经元、心肌、肝细胞等。MSC 能够支持造血、免疫修复、诱导免疫耐受，且具有很低或无免疫原性，用途广泛。已有研究表明 MSC 对各种损伤引起的肝纤维化和肝硬化均有明显的改善作用。BM-MSC 可通过分泌多种调节性细胞因子如转化生长因子（TGF）B、肝细胞生长因子（HGF）、IL-10 等促进活化的肝星状细胞凋亡，抑制胶原形成。临床上已有 BM-MSC 用于终末期肝硬化的治疗,为 UDCA 应答不佳或病情复杂影响 UDCA 疗效的 PBC 患者带来新的治疗选择。

7.利妥昔单抗　利妥昔单抗是一种嵌合鼠或人的单克隆抗体,该抗体与细胞膜的 CD20 抗原特异性结合。CD20 与抗体结合后,不被内在化或从细胞膜上脱落。CD20 不以游离抗原形式在血浆中循环,因此也就不会与抗体竞争性结合。利妥昔单抗与 B 淋巴细胞上的 CD20 结合,并引发 B 细胞溶解的免疫反应,而 B 细胞参与 PBC 发病机制中免疫机制的非化脓性胆管炎和胆管破坏的炎性改变,研究提示在 PBC 患者中耗竭 B 细胞是一个潜在的治疗靶点,对 UDCA 疗效不佳的 PBC 患者,可能是一种有前途的治疗方案。但利妥昔单抗应用的时间还不长,积累的病例有限,其长期疗效和预后还没有定论。

8.肝移植　晚期 PBC 患者内科药物治疗不理想,只有进行肝移植才能延长生存期。下列情况之一者,属终末期病例,应列为肝移植适应证:①血清总胆红素＞256.5μmol/L 或呈进行性上升;②难治性腹水;③反复发作、内科难以纠正的肝性脑病;④人血清蛋白＜28g/L、凝血酶原时间延长 6s 或以上,注射维生素 K 不能纠正;⑤营养不良、进行性骨病、慢性严重疲乏失去工作能力并影响生活自理者、顽固性瘙痒。PBC 患者经肝移植后,生存期较其他慢性肝病长,5 年生存期达 70％。

（叶　昊）

第三节　原发性硬化性胆管炎

原发性硬化性胆管炎(PSC)是慢性胆汁淤积性疾病,病因不明,可能与遗传、免疫机制有关,其特征为肝内外胆管炎症和纤维化,进而导致多灶性胆管狭窄。PSC 的患者率为 8.6～13.6/10 万,男性与女性的比例约为 2∶1,诊断的中位年龄是 40 岁左右。本病预后较差,10 年生存率约为 65％。大多数患者最终发展为肝硬化、门静脉高压和肝功能失代偿。目前尚无有效的治疗药物,肝移植为终末期 PSC 的唯一有效治疗手段。

一、诊断与诊断标准

PSC 的诊断缺乏特异性试验,目前主要依赖典型的淤胆表现和胆道造影表现来确诊,同时排除各种因素引起的继发性硬化性胆管炎。

(一)症状与体征

PSC 最常见的症状为乏力、瘙痒与黄疸;在发生胆管狭窄时可有继发性细菌性胆管炎,表现为上腹痛、发热、黄疸,晚期有消瘦、腹水、食管胃底静脉曲张及肝性脑病。大约 80％的 PSC 患者伴发炎症性肠病。6％～30％的 PSC 患者可并发胆管癌。体检半数有肝大、脾大、黄疸、黄疣及皮肤色素沉着。

(二)实验室检查

PSC 最常见的血清生化指标异常是碱性磷酸酶(AIP),通常升高 2～3 倍,但 ALP 正常并不能排除 PSC 诊断。血清胆红素可有波动,但晚期患者持续显著增高。约超过 50％的 PSC 患者血清中可检测到多种自身抗体,包括抗核抗体(ANA)、抗平滑肌抗体(SMA)、抗核周型抗中性粒细胞胞质抗体(pANCA)、抗内皮细胞抗体和抗双磷脂酰甘油抗体等,但这些抗体对 PSC 的诊断价值不大。目前也尚未发现 PSC 特异性自身抗体,因此并不依据免疫球蛋白的升高及自身抗体来诊断 PSC。

(三)影像学检查

内镜下逆行胰胆管造影(ERCP)是诊断 PSC 的金标准。PSC 典型的造影表现为胆管呈串珠样或枯树枝样改变。病变通常同时累及肝内和肝外胆管,但有少部分(<25%)患者仅仅有肝内胆管病变。相反,只有极少数患者(<5%)的病变局限于肝外胆管。ERCP诊断PSC的敏感性和特异性均很高,但ERCP为有创操作,有一定并发症。

目前磁共振胰胆管造影(MRCP)因具有非侵入性和良好的操作性而越来越多地被应用于PSC诊断。MRCP可特异性发现胆道节段性纤维化狭窄伴囊状扩张。MRCP诊断PSC的准确性与ERCP相当,其敏感性和特异性分别为≥80%和≥87%,目前已成为诊断PSC的首选影像学检查。MRCP较ERCP更易显示肝内胆管扩张与狭窄;而对于MRCR显示不理想的大胆管病变,ERCP仍有较好的诊断价值。尽管MRCP具有较好的诊断准确性及安全性,但可能漏诊仅有早期改变的PSC。此外,对于严重的肝纤维化患者,MRCP会表现为轻度的肝内胆管改变,从而导致误诊为PSC。因此,一般建议对于怀疑为PSC的患者首先行MRCP,不能确诊时可考虑行ERCP。

(四)病理学检查

PSC患者肝脏组织病理学检查的典型表现为洋葱皮样胆管纤维化,但肝穿刺活检的获取率仅10%左右,且继发性硬化性胆管炎也可出现这种病理特征。因此,对于胆道影像学有异常发现的患者,并不需要进一步进行肝组织穿刺活检。然而,如果胆道造影无明显异常,患者疑诊为小胆管PSC,或考虑患者有重叠综合征,肝组织学检查有助于确定诊断。肝组织学可分为4期。汇管期(Ⅰ期):汇管区水肿、炎症、小胆管增生,这些病变仍在界板以内;汇管周围期(Ⅱ期):汇管周围区纤维化、炎症、伴或不伴小胆管增生、可见碎屑样坏死;分隔期(Ⅲ期):分隔纤维化,碎屑样坏死;硬化期(Ⅳ期):胆汁性肝硬化。

(五)诊断标准

目前PSC的诊断主要包括三方面:①典型胆汁淤积的生化表现;②胆管影像学检查显示肝外、肝内胆管有多发性狭窄扩张的串珠状表现;③除外可引起硬化性胆管炎的继发因素,包括长期胆管梗阻、感染、IgG4相关性硬化性胆管炎等;④肝活检组织示胆管闭塞、胆管周围纤维化、胆管稀少或胆汁性肝硬化。当患者临床表现、生化指标及组织病理学特点均符合PSC,但胆管造影正常时,可诊断为小胆管PSC。

二、鉴别诊断

(一)原发性胆汁性胆管炎
(二)胆管癌

3.3%~36.4%的成人PSC可发展为胆管癌,其相对危险性是普通人群发病率的1560倍。有食管静脉曲张出血是明显的危险因素。PSC也可增加肝脏、胆囊及胰腺肿瘤的危险性。在做出PSC诊断后每年肝胆系恶性肿瘤发病率为1.5%。检测CA-199尚难做出早期诊断,必要时可行胆管刷检、活检等病理检查。2015年《原发性硬化性胆管炎诊断和治疗共识》建议对所有PSC患者第6~12个月行超声或CT/MRI及癌胚抗原(CA)199来筛查胆管癌。

(三)继发性硬化性胆管炎

继发性硬化性胆管炎是一种由多病因引起的综合征,最终导致肝内或肝外胆管进行性纤维化,甚至消失。早期病变主要位于胆道系统,肝功能损害轻微,晚期可引起肝衰竭。除原发性胆管炎外,还可有感染性胆管炎和血管性胆管炎,应根据病史中有无胆道外科手术史或胆石症来加以鉴别。PSC与IgG4相关硬化性胆管炎(IgC4-SC)的鉴别诊断的难度较大。绝大部分IgC4-SC患者的血清中可检出高水平的IgC4,PSC患者也可出现IgG4升高但多处于轻度升高水平。目前认为血清IgC4≥135mg/dl可作为IgG4-SC的血清学诊断标准之一,故对于疑似PSC患者,建议筛查血清IgG4水平以除外IgG4-SC。

三、治疗

处理的目的是治疗症状和胆汁淤积的并发症及延缓疾病进展。另外,应仔细识别和治疗或预防已知的 PSC 并发症,如脂溶性维生素缺乏症、骨质疏松、主要胆管狭窄和胆管癌。肝移植术是唯一有效的治疗,用于终末期肝病和门脉高压、肝衰竭和复发性或难治细菌性胆管炎患者。

1.对症治疗　慢性胆汁淤积可导致疲劳、瘙痒、脂肪吸收不良引起的脂肪泻、脂溶性维生素吸收不良、代谢性骨病等,其处理与 PBC 的并发症处理相似。瘙痒以考来烯胺(消胆胺)、利福平和苯巴比妥治疗;脂溶性维生素缺乏以维生素 A、维生素 D、维生素 E、维生素 K 制剂替代治疗;细菌性胆管炎以广谱抗生素治疗。

2.药物治疗　利胆、免疫抑制和抗纤维化制剂已被用于 PSC 治疗。然而,没有药物被显示可改变其自然史。多项研究报道标准剂量的熊去氧胆酸[UDCA,13～15mg/(kg·d)]虽然可以改善血清肝功能检测指标,但无法改善症状,更不能改善 PSC 的预后。停用 UDCA 后 PSC 患者生化指标显著恶化。大剂量应用时[28～30mg/(kg·d)]还增加死亡和肝移植的风险。目前一般不推荐使用大剂量的 UDCA 作为 PBC 患者的药物治疗。

3.ERCP 治疗　PSC 内镜治疗的目的主要是促使胆汁排泄通畅以缓解胆汁淤积症状。"显著狭窄"定义为胆总管狭窄至直径≤1.5mm 或肝胆管狭窄至直径≤1.0mm。45%～58%的 PSC 患者在随访中出现显著狭窄。当胆管存在显著狭窄导致胆管炎、黄疸、瘙痒、右上腹痛或生化指标恶化时,需考虑行 ERCP 治疗。内镜治疗的常用的方法有括约肌切开、导管或球囊扩张、支架置入等。相对手术治疗来说,它有如下优点:①手术相对简单,诊断的同时可以治疗;②用一种方法可扩张多处狭窄;③能重复治疗,对患者危险性小。一般应避免手术切开肝外胆管和胆道重建,因为此类手术增加胆管炎的风险,且经外科手术干预后,增加肝移植的难度。

4.肝移植术　肝移植术是治疗终末期原发性硬化性胆管炎的唯一方法。肝移植术的指征主要为已出现门脉高压或蛋白合成功能减低(如低白蛋白血症、凝血酶原时间延长)的 PSC 患者,肝活检证实肝硬化同时伴有进行性胆汁淤积,或反复发作急性胆管炎而药物治疗疗效较差者也可作为肝移植术的候选者。PSC 行肝移植术的结果已显著提高,肝移植术后 1 年和 5 年的生存率分别为 90%～97%和 85%～88%,且大多数病例生活质量很高,为了不保留 PSC 患者的胆总管,一般采用胆总管空肠吻合术,而不是通常采用的供者和受者的胆管与胆管的吻合术。并发胆管癌的 PSC 患者不应接受肝移植术,因为其远期疗效极差,中位生存时间仅为 14 个月。

(柯昌征)

第四节　重叠综合症

一、诊断与诊断标准

(一)AIH-PBC 重叠综合征

该病临床表现主要为疲劳、黄疸和瘙痒,有时也伴发肝外表现(如干燥综合征和关节炎);生化学表现为兼有 AIH 及 PBC 的血清生化学特征,主要包括氨基转移酶、碱性磷酸酶(AIP)、谷氨酰胺转肽酶(γ-GT)以及免疫球蛋白 M(IgM)、IgG 同时有不同程度的升高;自身抗体的类型也是混合性的,如抗线粒体抗体(AMA)阳性患者中存在高滴度的抗核抗体(ANA)/抗平滑肌抗体(SMA)或高滴度的抗可溶性肝抗原(SLA)。AIH-PBC 重叠综合征患者中 60% 抗-双链 DNA 抗体(dsDNA)阳性,而在 AIH 患者中阳性率为26%。所以,在 PBC 患者出现抗-dsDNA 需要警惕重叠综合征的出现。组织学检查显示胆管和肝细胞损伤同时存在,并导致胆汁郁积和肝细胞坏死,而出现中度-重度界面性肝炎是诊断 AIH-PBC 重叠综合征的必要条件。

AIH-PBC 重叠综合征诊断标准通常采用巴黎标准:AIH 诊断标准中两项以及 PBC 三项诊断标准中的两项同时或者相继出现。巴黎标准用于诊断 AIH-PBC 重叠综合征有较好的敏感性和特异性,分别达到92% 和 97%;其中,AIH 诊断标准:①血清 ALT≥5 倍的正常值上限;②血清 IgG≥2 倍的正常上限或者血清 SMA 阳性;③肝脏组织学提示中重度界面性肝炎或者碎屑样坏死。PBC 诊断标准:①血清 ALP≥2 倍的正常值上限或者血清 γ-GT≥5 倍的正常值上限;②血清 AMA 阳性;③肝脏组织学显示明显的胆管损害。

(二)AIH-PSC 重叠综合征

AIH-PSC 重叠综合征的临床表现包括疲劳、黄疸、腹痛和复发性胆道感染等,血清 ALP 和 γ-GT、氨基转移酶和免疫球蛋白明显升高。该病好发于儿童、青少年和年轻成人,约半数伴发炎症性肠病。AIH-PSC 重叠综合征的诊断标准是相加性的,即在明确的 PSC 诊断的基础上,同时存在 AIH 的诊断。PSC 患者的诊断主要依赖于胆管造影,如内镜下逆行胰胆管造影,表现为胆管不规则的、多发的局部狭窄和扩张,形成典型的“串珠样改变”。组织学改变在 PSC 诊断中也可作为鉴别诊断依据,主要表现为胆管周围纤维化,汇管区炎症,不同程度的汇管周围性肝炎和肝实质改变。PSC 患者满足以下条件者即可诊断为 AIH-PSC 重叠综合征:①AIH 修订评分系统治疗前分值>15;②ANA 或抗平滑肌抗体滴度至少 1:40;③组织学特征为界面性肝炎、淋巴细胞浸润和玫瑰花结等。

(三)PBC-PSC 重叠综合征

在许多病例中,特别是胆管消失的进展期病例,很难鉴别 PBC 和 PSC,组织学和免疫学特征均很相似。因此,虽然这两种情况可能存在,但目前还很难以定义,因为仅少数报道 PBC 和 PSC 特征共存的病例。

二、鉴别诊断

重叠综合征本身诊断即较为复杂,而且尚未有公认的诊断标准去判别重叠综合征。重叠综合征一般应从临床表现、自身抗体、影像学与肝组织学等方面行鉴别,总结于表 10-1。

表 10-1　自身免疫性肝病重叠综合征鉴别诊断

变异综合征	临床特点	实验室特点	血清学发现	组织学特点
AIH+PBC	疲劳、黄疸、免疫疾病	胆汁淤积和肝炎性检查,IgM 和 IgG 水平升高	AMA(M2)、ANA、SMA	界板性肝炎、胆管炎、铜沉积
AIH+PSC	溃疡性结肠炎、瘙痒、胆管形态异常	胆汁淤积和肝炎性检查,ALP:AST>1.5,IgG 水平升高	ANA、SMA、上述均无	胆管炎

续表

变异综合征	临床特点	实验室特点	血清学发现	组织学特点
AIH＋病毒（HCV）	疲劳	肝炎性检查，由 PCR 发现的病毒血症	自身免疫型：ANA 和（或）SMA≥1：320，γ-球蛋白升高、与核心表位 257-269 反应的抗 LKM-1	自身免疫为主型：界板性肝炎、汇管区淋巴细胞聚集和脂肪变
自身免疫性胆管炎	疲劳、瘙痒	胆汁淤积和肝炎性检查，IgG 水平升高	AMA 阴性、ANA 和/或 SMA 阳性	胆管炎（PBC 样）、胆管消失、少或无汇管区炎症（PSC 样）

三、治疗

（一）AIH-PBC 重叠综合征

治疗尚未统一，目前主要根据经验治疗。目前多数学者主张糖皮质激素联合熊去氧胆酸（UDCA），有利于改善生化学、组织学表现，改善患者预后。一项研究显示，联合应用泼尼松龙和 UDCA 治疗 14 例重叠综合征患者，50%（7 例）得到生化学完全缓解，71.4%得到部分缓解。而有些学者建议采用序贯疗法，初始以泼尼松龙 0.5mg/（kg/d）治疗 2 周，以降低转氨酶和水平；然后，在糖皮质激素减量时，加用 UDCA 13～15mg/（kg·d）治疗。而泼尼松龙联合 UDCA 治疗不能缓解或不能耐受泼尼松龙不良反应的患者，可加用其他免疫抑制剂（如硫唑嘌呤）治疗。有文献报道应用布地奈德、环孢素 A 治疗 AIH-PBC 重叠综合征。AIH-PBC 重叠综合征的预后较差。患者可发展为肝硬化，并发食管静脉曲张甚至破裂出血、腹水，肝衰竭或者接受肝移植的比例比单纯 PBC 患者高。

（二）AIH-PSC 重叠综合征

UDCA 联合糖皮质激素（泼尼松龙）治疗 AIH-PSC 重叠综合征，可改善患者血清生化指标，但是组织学及长期疗效未得到证实。AIH-PSC 重叠综合征建议使用大剂量 UDCA＞20mg/（kg·d）。AIH-PSC 重叠综合征的存活率明显优于单纯 PSC，但相比于单纯 AIH，肝衰竭发生率和肝移植率较高。

（柯昌征）

第十一章　肝感染性疾病

第一节　肝脓肿

一、阿米巴肝脓肿

阿米巴肝脓肿是由阿米巴原虫引起的肝脏感染性疾病,主要表现为高热、肝区痛、肝脏肿大及压痛。由于并发症较多,临床征象复杂多变,易造成误诊。

(一)病因及发病机制

溶组织内阿米巴是引起人体阿米巴病的病原体,它以包囊及滋养体的形式存在于结肠腔及肠壁组织中。溶组织内阿米巴的四核包囊属感染阶段,当它由宿主经粪便排出而又经口进入肠道后,在小肠下段受碱性消化液作用,囊壁变薄,虫体活动,使具有四核的阿米巴脱囊而出,随即分裂为 4 个小滋养体,并从小肠移行到大肠,以二分裂法进行繁殖。一部分小滋养体随宿主肠内容物向下移动,因肠内环境改变,水分被吸收,小滋养体逐渐停止活动,并排出未消化的食物,使虫卵团缩,并分泌出一层较厚的囊壁形成包囊,最后成为含 4 个细胞核的成熟包囊,包囊随宿主粪便排出体外污染食物、水源而再感染新宿主。若人体生理功能发生变化如发热、过劳、肠道功能紊乱等,肠腔内的小滋养体可借其伪足的机械作用和溶组织酶的化学作用而侵入肠壁组织,在组织内以二分裂法进行大量繁殖,吞噬红细胞和组织细胞而变成大滋养体,破坏组织,引起肠壁溃疡,肠壁组织内的大滋养体可随肠壁病变的崩溃物又进入肠腔,部分随宿主粪便排出体外并很快死亡。由此可见,引起人体阿米巴病的病原体溶组织阿米巴,其成熟包囊由于对外界环境有较强的抵抗力,且不被胃液破坏,当被人吞服时即可感染阿米巴病,而滋养体既不能抵抗胃酸的破坏又在排出体外后很快死亡,故一般不起传播疾病的作用,但当它停留在人体内时,即可引起肠道或各脏器的阿米巴病变。

居于肠腔的滋养体,不论是否产生阿米巴病的症状,均可借其溶解破坏能力随血流进入门静脉系统,首先至肝脏,因肝小微静脉有过滤作用而停留在微静脉末端。如果侵入肝脏的原虫数量不多,且人体抵抗力强,可将原虫消灭而不造成损害。若机体抵抗力下降,或肝脏内环境发生改变,侵入肝脏的阿米巴滋养体可引起微静脉及其周围组织的炎性反应,滋养体迅速繁殖,形成微静脉栓塞,导致该处肝组织缺氧、缺血,滋养体从被破坏的血管内逸出,引起肝组织的灶性坏死、液化而成为微小脓肿,相邻脓肿互相融合,最后形成临床上的大脓肿。肠道阿米巴滋养体除主要经门静脉侵入肝脏外,尚可直接透过肠壁或经淋巴道侵入肝脏形成脓肿。

实验表明,肝脏仅有阿米巴滋养体的存在,并不能引起脓肿,只有当肝脏由于某些原因,如细菌感染、酒精损害、食物不当、肝脏损伤等时,使局部环境发生改变而适合阿米巴滋养体生存、繁殖时,才逐渐形成脓肿。

(二)病理

本病早期多为数个小脓肿,有时小到仅在病理检查时发现,数个小脓肿以后可逐渐融合形成大脓肿,特别巨大者几乎可破坏肝脏的大部。

由于肠阿米巴病多居盲肠及升结肠,其血液经肠系膜上静脉汇入门静脉,而门静脉右支的血管较粗且直,加之门静脉内的血液呈线形流动而非湍流,故肠系膜上静脉血液在未与肠系膜下静脉及脾静脉充分混合时,即经门静脉右支而进入肝右叶,且肝右叶体积较左叶大 3~4 倍,故阿米巴肝脓肿多发生于右叶而左叶较少。

肝内脓肿数目不等、大小不一,但以单个大脓肿多见。典型者脓肿内含有由阿米巴溶组织酶所引起的坏死物及陈旧性血液,两者混合成为类似巧克力色的果酱样脓液,脓肿壁上附着有尚未彻底液化坏死的组织、血管和胆管等。脓液中很难检出阿米巴滋养体,但在脓肿边缘的组织中有时可检出滋养体。若脓液发生细菌继发感染,此时脓液可呈黄色、黄白色或黄绿色,甚至有恶臭。

病情的发展可使肝内脓肿增大而浅表,并累及周围组织和器官。由于肝脏淋巴管和胸淋巴管之间相通,且肝与膈肌相贴,故同侧反应性胸膜炎十分常见,更有甚者可致穿孔而累及相应的器官。若肝右叶上方脓肿向上穿破时,可致膈下脓肿;若在穿孔之前已有肝和膈肌之粘连,则可通过膈肌穿破至右侧胸腔、肺及支气管,形成阿米巴性脓胸、肺脓肿或肝-胸膜-肺-支气管瘘;左叶肝脓肿如向上穿孔可破入纵隔、左侧胸腔及心包;若脓肿向下或向前穿破时,可穿入腹腔或腹腔脏器,如胃、胆囊、肠、肾等。由于肝脏血流丰富,肝脓肿中滋养体比肠道中滋养体较易侵入血循环而并发肺、脑、皮肤等处之阿米巴病。

(三)临床表现

本病可发生于任何年龄,多在 20~40 岁之间,男性多见,男:女=5.6:1~17.2:1,湖北省 1078 例统计,男:女=4.6:1。本病虽多继发于阿米巴痢疾,但有阿米巴痢疾或腹泻史者,仅占少数。

本病起病多缓慢,急性者少见。常于酗酒、暴饮暴食、营养障碍或其他疾病使抵抗力下降而诱发。临床上以发热、肝区疼痛、肝大和(或)肝脏压痛为主要表现。

1.症状

(1)发热:多见,甚至有以发热为首发症状者,患者体温多在 39℃ 以下,有时可为低热,但也有高达 40℃ 者。湖北地区报告的 1078 例中 92.8%(996 例)有发热,其中,38℃ 以下者 26.7%,38~39℃ 者 47.7%,39℃ 以上者达 22.6%。据 818 例发热患者统计,弛张热型 49.9%,不规则热型 37.4%,低热及稽留热型分别为 7.4% 及 5.3%。发热时约一半患者伴有寒战,此时应高度注意合并细菌感染的可能。

(2)肝区痛:为本病重要的症状,有重要的诊断价值。疼痛性质和程度不一,或钝痛、或胀痛、或刺痛,有时可仅为胀感或肝区沉重感,偶有剧痛者。此与脓肿距肝包膜之远近,脓肿发展之急缓以及患者的痛阈有关。疼痛多局限于肝区局部,但也可放射至其他部位,如上腹部、右下胸部、背部或右肩部等。

(3)其他:可有乏力、恶心、呕吐、食欲不振等,10%~20% 患者可有腹泻,伴胸膜-肺合并症时可有咳嗽等。

2.体征　患者多呈慢性病容、贫血及消瘦貌,有时可出现下肢水肿,此可能与进食过少及发热消耗所致低蛋白血症有关,也可能与肿大的肝脏压迫下腔静脉或肝脏功能受损等有关,严重者可引起全身水肿,甚至出现轻度腹水。

(1)肝脏肿大:阿米巴肝脓肿常有不同程度的肝脏肿大,多在右肋缘下 3~5cm 左右,少数可达 10cm 以上,肿大之肝脏表面多柔软光滑,但有时也可质地较硬且表面不平而酷似肝癌。若脓肿居左叶,则以左叶肿大为主。有时脓肿居肝右叶之上方,肿大之肝脏可向上推挤膈肌,使肝上界抬高而下界不大。一般肿大肝脏均伴轻重不一之压痛。有时右下胸部或右上腹部出现局限性隆起,一般隆起处多为脓肿所在部位或脓肿接近体表之处,此处压痛尤为明显,同时该处软组织可有局部凹陷性水肿。

(2)黄疸:少数患者由于脓肿压迫胆小管或较大之肝内胆管或肝组织受损范围过大而出现黄疸,黄疸多为隐性或轻度。

发热、肝区痛及肝大伴压痛虽为阿米巴肝脓肿之主要表现,但有时可以其中之一或二项为主,有时也可表现为三者均很轻微而不典型,造成诊断上的困难。

(四)实验室检查

1.血象　大部分有轻至中度贫血,急性期时白细胞总数增高,多为 $10\times10^9\sim20\times10^9/L$,中性粒细胞比例增高达 $75\%\sim80\%$,慢性期两者大多可恢复正常,但仍有贫血。但如有继发细菌感染,白细胞总数及中性粒细胞仍可增高,有时甚至比原来更为显著。

2.肝功能试验　一般变化不大,有时可出现轻度胆红素增加、清蛋白下降或 ALT 轻度升高,但均非特异性。有报告指出,约 85% 的患者血清胆碱酯酶活力下降,且脓肿越大降低越明显,治疗好转后,其活力又回升至正常,故认为此酶的测定对本病的诊断、疗效观察及预后均有一定的参考价值。

3.粪便检查　本病常继发于肠道阿米巴病,粪便中理应找到病原体,但临床发现,此时粪便中找到病原体者仅为 30% 左右,甚至更低,因为受检的粪便必须新鲜、容器须加温,且必须及时检查,当排出脓血便时溶组织内阿米巴的检出几率较大。一次检查阴性,不能轻易否定病原体的存在,多次送检,可望提高阳性率。

4.脓液检查　脓腔中抽出脓液多呈较黏稠巧克力色、且具肝腥气味,从穿刺所得脓液检出阿米巴滋养体的阳性率不高。据 413 例脓液中作病原体检查,其阳性者仅 30 例(7.3%),故阴性结果不能除外本病,这主要是由于阿米巴滋养体须寄生于组织中才能存活,一旦到脓液中,则很快死亡。在脓腔中,阿米巴滋养体多附着于脓腔壁上,故若抽脓后稍拔动针头、待针头抵脓腔壁而不能抽出脓液时,再稍加用力抽吸片刻,拔出后将尖头部抽出物立即涂片,可望提高阳性率。若脓液呈棕色、黄绿、或棕色中带有白色且具臭味,则提示合并细菌感染,此种脓液中约 15% 可培养出细菌。若脓肿穿破形成肝,肺,支气管瘘时,痰液亦可呈巧克力色,有时可从痰液中检出阿米巴滋养体。

5.血清免疫学检查

(1)阿米巴抗体的检查:阿米巴感染后可诱发多种抗体,如沉淀抗体、凝集抗体和补体结合抗体等。常用检测方法很多,其中敏感度较高者有间接血凝实验(IHA)、免疫荧光实验(TF)、补体结合实验(CF)、酶联免疫吸附实验(ELISA)等,阿米巴肝脓肿时阳性率在 99% 以上。国内报告间接荧光抗体实验(IFAT)对阿米巴肝脓肿的阳性率为 $97\%\sim100\%$;Patterson 等以 IHA 法检测阳性率为 94%,故对本病也有很高的敏感性。但由于抗体阳性持续时间往往很长,如 IHA 法阳性最长可达 20 年,故单以抗体的检测不能区分活动性感染或恢复期病例,仅有抗体阳性而无阿米巴脓肿的临床表现,不是阿米巴持续感染和再治疗的指征。

(2)阿米巴抗原的检查:应用对流免疫电泳法检测脓腔内脓液、肝活检组织或血清中阿米巴抗原,也有助于阿米巴肝脓肿的诊断。有报告在 125 例阿米巴肝脓肿中.抗原阳性者达 92%,13 例肝活检标本中 12 例抗原阳性,血清中抗原阳性率较低,仅 25.8%。抗原检测具有以下优点:①它较检测阿米巴抗体更为迅速,敏感;②由于抗体可在体内存在多年,而抗原仅存在数十天,故有利于疗效评价和预后判断;③血清抗原的阳性常提示病情较重、预后较差。

(五)诊断

1.症状及体征　发热、尤其是长期发热原因不明者,若伴肝区痛、肝大、肝脏压痛和(或)叩击痛、右下胸部局限性水肿及下胸部肋间局限性压痛时,必须考虑本病之可能。抗生素对发热无效时,更应考虑本病。但若病程处于慢性阶段时发热可不明显。既往阿米巴痢疾史虽有助于诊断,但无既往史者也不能否定本病。

2.血和粪常规检查　白细胞总数增高,中性粒细胞比例增加,不同程度贫血有助于本病的诊断。粪便中发现阿米巴原虫对诊断更有帮助。但阳性率较低,一般为12.5％～30％左右。

3.X线检查

(1)胸部X线检查:由于本病多见于肝右叶,故肿大之肝脏常向上刺激右膈或压迫右肺底部而出现右侧膈肌抬高、膈肌运动受限或右肺下部片状阴影、右下肺盘状肺不张、右侧胸腔积液等。若病变居肝左叶,则可出现左侧胸腔积液或左下肺相应改变,偶可见心包积液者,此时应注意有穿破之可能。

(2)钡餐检查:若脓肿居左侧,此时可见胃小弯受压或胃体左移。

(3)CT和MRI检查:CT诊断肝脓肿的准确性可达92.5％,可检出脓肿小于1cm之病灶。主要表现为圆形或卵圆形的低密度灶,病灶经增强后较平扫更清楚,表现为脓腔壁的环形增强。"靶征"的出现提示脓肿业已形成;若其内含有气体,则诊断更为可靠;但若病灶边缘不清、增强后病灶边缘也无强化,则诊断较为困难。MRI的诊断价值和CT相似,但由于价格较为昂贵,故一般情况下较少选用。

(4)血管造影:本病行选择性肝动脉造影时,表现为病变周围血管受压、移位或行走异常;脓肿区无肿瘤染色和病理性血管,可和原发性肝癌鉴别。但此种检查具创伤性,设备及技术要求较高,且仅对较大脓肿有诊断价值,故多在慢性、尤与原发性肝癌鉴别有困难时,才考虑行此检查。

4.超声检查　B超检查诊断准确性达93.6％。此时肝区出现边缘清晰的圆形或卵圆形的"无回声"区。由于超声检查无创伤性、可重复进行动态观察,病重时尚可在床边进行,故已成为临床上首选的影像学诊断方法。但它与其他影像学检查一样,也可出现误诊(6.4％),这主要是由于病变处于早期,脓肿尚未形成、或脓液黏稠并有坏死组织残屑,或脓肿过小,或脓肿处于超声检查之"盲区"等所致。有时虽可发现病变,但由于图像不典型而难以和肝癌、肝囊肿等鉴别。

5.肝穿刺抽脓　典型的阿米巴肝脓肿可以从脓腔中抽出咖啡样脓液,具肝腥味,有时甚至可以从附于脓腔壁之脓液中找到阿米巴滋养体,而得到诊断本病的病原学证据。从脓液中找到病原体的机会不多,大致为3.7％～40％左右,故脓液中找不到阿米巴滋养体不能否定本病之诊断。有时脓液可呈黄绿色、黄白色且有恶臭,此时应考虑合并细菌感染,应加做脓液细菌培养,有时可得阳性结果。穿刺脓液最好在超声波指示下、或在压痛最明显处或局部隆起处进行。对于左叶之脓肿,穿刺应慎重,以免伤及胃、肠、胆囊。

6.血清免疫学检查　对阿米巴肝脓肿具有重要诊断价值,尤其是对局部症状和体征不明显的肝脓肿、肝外的肺脓肿、心包炎、脑脓肿等提供了诊断依据。检查阴性时几乎可以排除本病。但应注意血清免疫学检测阳性结果,不能区别现在正患抑或既往曾患阿米巴病,因此必须结合临床表现及大便检查才能做出最后诊断。

7.诊断性治疗　若临床高度疑为本病而又不能确诊时,可用甲硝唑、替硝唑等行诊断性治疗,若明显有效,则有助于诊断。

本病之确诊,当应从脓液中查得病原体,但由于各种原因,检出病原体十分困难,故临床上本病之诊断多用综合分析而得出。梁扩寰提出若临床上有发热、右上腹疼痛、肝大,同时X线检查有右膈肌抬高与运动减弱,或超声波检查出现液平或暗区者,再具下述任何一项:①肝穿刺抽脓呈巧克力色;②脓液中找到阿米巴滋养体;③经抗阿米巴治疗取得显著疗效或痊愈者,诊断即可确立。

(六)鉴别诊断

典型者诊断应当较易确定。但大量临床报告指出,由于病变早期症状及体征均不典型且辅助检查又无特征性改变;或脓肿位置特殊(如居肝后上方、后下方,或左外膈面之脓肿等)使临床征象无特殊发现而漏诊;或由于脓肿发生穿破,使临床征象变化多端而误诊;或由于医师对肝脓肿的症状、体征变化的多样性认识不足,病情分析上的片面性使之误诊。收集国内阿米巴肝脓肿 1292 例,误诊率达 27.4%～64%,平均为 30.32%,误诊之病种可达十几种甚至几十种之多。

本病主要需与下列疾病鉴别。

1.细菌性肝脓肿　由细菌感染所致,临床表现和阿米巴肝脓肿极为相似,下列各项有助于鉴别(表 11-1)。

表 11-1　阿米巴肝脓肿与细菌性肝脓肿的鉴别

	阿米巴肝脓肿	细菌性肝脓肿
病史	阿米巴痢疾或"腹泻史"	常有败血症、胆道感染,阑尾炎史
起病	慢	多较急促
发热	多见,常为低、中热	均有发热及伴畏寒,呈弛张或稽留热
白细胞	多中度增高($15×10^9$/L 左右),中性粒细胞增高	明显增高($20×10^9$/L 左右),中性粒细胞明显增高
肝内脓肿	多为单个较大脓肿	多为多个较小脓肿
脓液性质	巧克力色,有时可找到阿米巴滋养体	黄绿色或黄白色,细菌培养可阳性
治疗	抗阿米巴药物有效	抗生素有效

2.原发性肝癌　临床表现为肝大、质硬、肝区痛等,炎症型者尚有发热。由于治疗及预后与本病截然不同,故必须鉴别之。若临床上不能完全排除阿米巴脓肿时,不应放弃阿米巴诊断性治疗。

3.胆囊炎、胆石症　起病急骤,右上腹阵发性绞痛,急性发作时可有发热、寒战、恶心呕吐、黄疸,右上腹局限性肌紧张且墨菲征阳性,有时可触及肿大胆囊。B 超可发现胆道结石或胆囊肿大,抗生素治疗有效。

4.膈下脓肿　多发生于腹部手术或内脏穿孔(如胃、肠、阑尾炎穿孔等)的基础上,右下胸壁压痛明显,常可放射至右肩。由于脓肿所致,膈肌可上抬而肝脏被向下推移。B 超、CT 等影像学检查有助于判断脓肿位置及可能来源,选择性腹腔(肝)动脉造影肝内无脓肿图像表现。必要时可行剖腹探查确认。值得注意的是,有时膈下脓肿可以是肝脓肿穿破所致肝-膈下-胸腔脓肿的一部分。

(七)并发症

阿米巴肝脓肿可产生三类并发症,即血源播散、继发性细菌感染及脓肿穿破。

1.血源播散　罕见,阿米巴原虫偶可侵入肝内血管,经肝静脉回流至右心,并随血流播散至全身而形成肺、脑、胰、肾等处阿米巴病。

2.继发细菌感染　发生率为 4.1%～23.3%,阿米巴肝脓肿发生细菌感染后常高热不退,中毒症状明显,单纯用抗阿米巴药物治疗无效,必须加用有效抗生素方可奏效。此时脓液可呈黄色或黄绿色且伴恶臭,脓液细菌培养可得阳性结果。大肠杆菌和金黄色葡萄球菌为最常见致病菌,次为变形杆菌、产气杆菌、产碱杆菌等。但有报告指出,有时即使合并了细菌感染,脓液仍可呈巧克力色,故是否发生了继发性细菌感染不能仅以脓液颜色判断,而应在第一次抽脓时,不论颜色如何,均应作细菌培养以明确细菌之有无。

3.脓肿穿破　发生率为 23%～30.9%,也有高达 50.6%者。脓肿穿破与病程较长、脓肿居肝脏边缘、脓肿较大、抽脓次数较多及腹压增高等因素有关。

若脓肿穿破横膈进入胸腔,则可形成脓胸;穿破入肺可形成肺脓肿,如和支气管相通时,则形成肝-胸膜-肺,支气管瘘;若脓肿向腹腔穿破,可致急性腹膜炎,有时可穿破至胃、胆、肾等处;左叶脓肿尚可向心包及纵隔穿破。穿破并发症的发生,使临床征象变得复杂多变,常易致误诊。由于穿破的发生,使得治疗困难而预后较差,其中以穿破至心包及腹腔者预后最为严重。

（八）治疗

患者应卧床休息,摄取高蛋白、高热量饮食,补充维生素。病程迁延而致营养不良时加强支持疗法,注意水-电解质平衡,适当输血或清蛋白。

本病原则上应行内科治疗,治疗的关键在于合理而及时地应用抗阿米巴药物,酌情辅以肝穿刺抽脓,必要时行外科治疗。

1.内科治疗

(1)甲硝唑:对肠内、外阿米巴滋养体及肠内之包囊均有杀灭作用,具有使用方便、疗效高及毒性小之优点,是目前治疗阿米巴肝脓肿首选药物。成人每次用 0.4～0.6g,一日 3～4 次,20 天为一个疗程。一般用药后 2 天内开始见效,3～4 天临床症状好转,6～9 天体温可达正常。如经一个疗程治疗病情有好转但未痊愈者,可继续服用一个疗程。若因手术而不能服用者,可用静脉滴注,每 8 小时一次,每次 0.5g,于一小时内滴完,病情缓解允许口服时即改为口服用药。此药不良反应小,偶有恶心、呕吐、皮疹、皮肤瘙痒、一过性白细胞下降等。妊娠 3 个月内的孕妇、哺乳期的妇女或有中枢神经系统疾病者禁用。

文献报告甲硝唑对阿米巴肝脓肿的治愈率为 70%～90%,近来有报道少数患者对甲硝唑治疗效果不甚满意,此可能系肠道吸收差、或肠道内存有能灭活药物的细菌、或肠道有尚未认识之肠道感染所致。此时可采用多种抗阿米巴药物交替使用,以减少药物不良反应并提高疗效。

(2)替硝唑(甲硝磺酰咪唑):为硝基咪唑衍生物,其杀灭阿米巴原虫作用及治疗肠内、肠外阿米巴病的疗效与甲硝唑相似且毒性略低,对厌氧菌也有良好作用。成人每日一次 2g,连服 3～5 天。有作者报道以替硝唑一日 2g,共用 5 天,其疗效和甲硝唑组相似,且较甲硝唑组脓腔缩小时间短,肝区疼痛消失较早。治疗剂量时不良反应亦较少,故认为替硝唑是治疗本病的良好药物,其禁忌证同甲硝唑。

(3)喹诺酮类:以第三代喹诺酮应用较多,如诺氟沙星,氧氟沙星,环丙沙星等,其不但可治疗革兰阴性菌及金黄色葡萄球菌感染,也对阿米巴肠道感染及肝脓肿有良好疗效。诺氟沙星口服 0.2～0.3g,每日 3 次,15 天为一个疗程,其治疗有效率、体温恢复正常时间等较甲硝唑组为优。重者可静脉注射,不良反应低。对少数甲硝唑治疗后无效或疗效欠佳者,可用喹诺酮类代替。孕妇及哺乳期禁用。

(4)氯喹:本药口服后在近端小肠几乎完全吸收,与组织蛋白及核酸有高度结合力,在肝内的浓度比血、尿中高 500～600 倍,故适于阿米巴肝脓肿的治疗。常用 21 天疗法,第 1、2 天每日 2 次,每次 0.5g,以后每日 2 次,每次 0.25g,共用 21 天。

本药对阿米巴肝脓肿疗效较甲硝唑稍差,单独使用治愈率为 60%～70%,不良反应较多,除恶心、呕吐、头昏、皮肤瘙痒等外,尚可发生心血管不良反应,如心肌受损、期前收缩等,严重时可致心跳骤停而危及生命,故目前本药多用于对甲硝唑治疗无效者。

(5)吐根碱(依米丁):对阿米巴滋养体有直接杀灭作用,为至今抗阿米巴药中作用最强、效果最快者。主要干扰其分裂繁殖,能使滋养体胞核中的染色质、核仁、核网等呈颗粒变性,胞质成为网状,最终使胞体分解消失。由于其不良反应大,现已基本被弃用。

(6)抗肠内阿米巴药:由于阿米巴肝脓肿多源于肠腔内阿米巴病,故治疗时除要杀灭侵入肝组织中的阿米巴原虫外,尚需消除肠内阿米巴原虫,以杜绝脓肿再发。由于吐根碱对包囊无效,甲硝唑虽能消灭肠内阿米巴,但仍有 13%～19%的患者在疗程结束时仍有包囊存在,故治疗时应配合使用抗肠内阿米巴药物。一般用双碘喹啉 0.6g,一日 3 次,连服 10～14 天。

(7)药物的选择:虽有数种药物可治疗本病,但从疗效及安全性方面考虑,一般首选甲硝唑,药效高而安全,对肠内肠外阿米巴感染均有效,且兼有抗厌氧菌作用。第三代喹诺酮等药物其抗阿米巴作用不亚于甲硝唑,且兼有广谱抗菌作用,对甲硝唑疗效不佳者或合并有细菌感染者可选用。抗阿米巴药物不宜同时应用,以免增加不良反应,但可轮换使用。

2.肝穿排脓　轻症患者、对阿米巴药物有效、脓腔<3cm者,一般经积极抗阿米巴治疗即可治愈。但对于脓肿局部疼痛及压痛明显而即将有穿破危险者,或经足量药物治疗3～7天后临床征象仍无改善者,或有继发细菌感染者,或脓腔较大脓液难于吸收者,可行穿刺排脓,以减少脓液的毒性刺激,促进退热,改善全身情况以促痊愈,并预防脓肿向邻近器官穿破。穿刺部位应选择压痛最明显处或在B超、CT指引下进行。若脓腔过深、进针超过8cm,或损伤血管、胆管风险较高时不宜穿刺抽脓。反复穿刺可增加继发感染机会。少数患者脓肿压力过高,穿刺排脓后脓液可能沿穿刺孔道外溢而造成腹膜炎,反而使病情加重,故穿刺排脓一定要有明确适应证,并在严格消毒下慎重进行。近年来,有作者报告在B超引导下,用粗针经皮穿刺直径在5cm以上的肝脓肿并置管引流(PCDHA)。此法具有创伤小、并发症少、疗效高的优点,值得推广。

穿刺排脓一般应在服抗阿米巴药物3～5天后进行,必要时可3～7天重复,每次应尽量将脓液抽尽,如脓液黏稠可用生理盐水冲洗。有时可在抽完脓液后向脓腔内注入依米丁20～30mg或庆大霉素4万单位。

3.外科治疗　阿米巴肝脓肿虽以内科治疗为主,但仍有5%左右患者内科治疗效果不佳,需手术治疗。

手术适应证:

(1)脓肿穿破引起外科并发症,尤其是腹膜炎、心包炎者。

(2)脓肿位置过深,内科疗效不佳,且又不宜穿刺者。

(3)合并细菌感染且脓液黏稠不易抽出者。

(4)左叶肝脓肿有向心包穿破危险,或穿刺时有污染腹腔可能者。

(5)内科多次穿刺但引流不畅者。

(6)脓肿过大者。

(7)脓肿呈多发性而难以穿刺者。

手术方法:①闭式引流;②切开引流;③肝叶切除或肝部分切除。

值得注意的是,阿米巴肝脓肿的手术治疗,仅对脓肿进行了处理。故在外科处理的同时,必须进行有效的抗阿米巴药物的治疗,才能取得满意效果。

二、细菌性肝脓肿

细菌性肝脓肿是由于肝脏受到各种细菌入侵而形成的化脓性感染。主要临床特征为寒战高热、肝区疼痛、肝脏肿大伴压痛,有时可致胸、肺部等的并发症。

(一)病因及感染途径

本病可由各种细菌感染所致。由于肝脏受肝动脉及门静脉的双重血供,且又通过胆管及肠道与外界相通,细菌常经这些途径抵达肝脏致使炎症发生,最后导致脓肿形成。其中细菌经由胆道进入者占大部分,其次为经肝动脉和门静脉进入,部分原发病灶不明为隐源性。

在入侵肝内的细菌中,一般以大肠杆菌、葡萄球菌、链球菌、粪链球菌等最为常见。国内一组614例脓液培养中,金黄色球菌占45.2%,大肠杆菌占27.1%,无细菌生长者13.2%。一般认为所谓无细菌生长者,其中大部分为厌氧菌感染。当然,少数患者属混合性细菌感染。但临床上血液和(或)脓液细菌培养的阳性率并不高,国内一组267例细菌性肝脓肿患者的病原菌检测结果,267例中仅97例病原菌检测为阳性,其中血培养阳性者41例,脓液培养阳性者45例,血液及脓液培养同时阳性者11例,同一脓液标本培养出2种细菌者8例。

细菌进入肝脏的途径大致为以下几种:

1.胆道感染　是引起肝脓肿的主要途径。当各种因素引起胆总管狭窄时,如胆石症、胆道蛔虫症、壶腹部狭窄等,使胆汁引流不畅,而容易引起胆道感染,细菌可沿胆道进入肝脏引发肝脏感染,最终导致脓肿形成。我国农村胆道蛔虫症引起者仍时有发生,此时不仅蛔虫进入使胆道狭窄、胆汁引流不畅,且蛔虫自身也可将细菌带入,最终导致肝脓肿的发生。

2.肝动脉　体内各种器官的化脓性感染,如全身性感染(败血症、脓毒败血症等)或局灶性感染(皮肤化脓性病灶、外伤性感染、骨髓炎、细菌性心内膜炎、中耳炎、肾周围脓肿等),当抗体抵抗力低下时,细菌可经肝动脉进入肝脏最终引发肝脓肿的形成。

3.门静脉系统　经由门静脉引流器官的感染(或邻近器官的感染),细菌均有可能由门静脉抵达肝脏。常见者为胃肠道和盆腔的化脓性感染,如化脓性阑尾炎、腹腔感染、肠道感染、痔疮感染、胰腺炎等。此时细菌可致化脓性门静脉炎,脱落的脓毒栓子进入肝脏,导致炎症及脓肿的发生。

4.邻近器官的感染　和肝脏相邻器官的化脓性感染,如膈下脓肿、脓胸、肺脓肿、胰腺脓肿等破溃时,细菌均可直接蔓延至肝脏致脓肿产生。

5.其他　如肝外伤、肝穿刺或肝肿瘤行手术治疗或介入性检查治疗时,有时也可引起致病菌入侵肝脏致使脓肿发生。值得注意的是近年糖尿病并发细菌性肝脓肿者日益增多,一方面未能很好控制的高血糖利于组织中细菌的生长,另一方面糖尿病患者免疫功能低下,中性粒细胞趋化功能下降,单核吞噬细胞及调理素活力减弱,抗体生成减少而导致抵抗力降低,同时代谢紊乱使肝、胆、胰、胃肠之间功能失调,进而诱发胆系感染,引起肝脓肿。

(二)病理

细菌性肝脓肿的病理改变和病程进展有关。早期经急性炎症期后形成多个小的脓肿,常在1cm左右。随着病情的进展,多个小脓肿可逐渐融合成一个或几个较大的脓腔。一般而言,细菌性肝脓肿时,肝内以多发性脓肿为多见,单发者少见,偶见单发脓腔呈巨大者。脓腔的脓液主要由坏死的肝细胞碎屑、脓细胞、少量浆液及细菌组成。

来自胆管的肝脓肿常与胆管分布一致,呈节段性,多与胆管相通,脓液被胆汁染成绿色。由于反复感染,炎性纤维组织增生,导致脓腔壁增厚。来自门静脉者,常伴有化脓性血栓性门静脉炎,脓肿多位于肝脏右叶、门静脉附近。来自肝动脉者肝内可产生数目众多的细小脓肿,且分布广泛。当脓肿侵入包膜时,可产生局部隆起,导致肝周围炎或粘连,若发生脓肿穿破则可致化脓性腹膜炎、脓胸或肺脓肿等。

(三)临床表现

1.发热寒战　本病多急骤起病,多有发热,体温呈弛张热或间歇热,常表现为寒热往来,体温多在38~40℃之间,高热时多伴寒战。

2.肝脏肿大及肝区痛　绝大多数患者肝脏肿大,多为中等度肿大,约肋下2~6cm,少数肿大不明显,偶有明显肿大者。患者绝大多数有肝区痛和肝脏压痛,肝区痛初期多为持续性钝痛、胀痛等,有时也可呈明显剧痛。疼痛常可因呼吸、体位改变等加剧。与此同时,患者往往可伴有食欲减退、恶心及呕吐等。

3.并发症　肝脓肿若得不到及时有效的治疗,脓肿明显扩大,可致脓肿向邻近器官破溃导致严重并发症。右侧顶部病变可累及右侧肺部及胸膜,形成脓胸、肺脓肿或支气管-胸膜瘘,并伴咳嗽、胸痛、咯血或呼吸困难等,体检时可有肺部呼吸音减低、消失或出现啰音。极少数尚可破溃至心包,引起心包填塞症状。严重的革兰阴性细菌感染时,可引起中毒性休克;脓毒血症时,可致中毒性心肌炎及肝肾功能损害。患者可出现黄疸,多为轻度;若肝细胞广泛坏死或脓肿因胆道疾病所致者则黄疸较深。并发症一旦出现预后极差。

（四）实验室及影像学检查

1.血液　血常规检查示白细胞总数及中性粒细胞明显增高,核左移且有中毒颗粒。半数患者有轻重不等的贫血,血沉明显增快。肝功能有轻重不一的受损,其中多为碱性磷酸酶、γ-谷氨酰转移酶增高,少数患者出现轻重不一的黄疸、转氨酶增高等。

2.细菌学检查　致病菌有时可从脓液和(或)血液培养中得以证实,但阳性率并不高。脓液培养中若细菌经胆道或门静脉入侵者多为革兰阴性杆菌,从肝动脉侵入者多为球菌,尤其是葡萄球菌。若脓液在一般细菌培养中未得阳性结果,但若行厌氧菌培养时,有时可得阳性结果。既往所谓的"无菌"性脓肿可能由厌氧菌所致,其中常见者为脆弱类杆菌、巨核梭形杆菌、微需氧链球菌等。血液培养有时也有致病菌生长,部分与脓液培养的细菌相同。部分血培养阴性者可能是细菌不经血行感染或培养前已用大量抗生素而影响了培养结果。

3.X线检查　由于其他影像学检查的开展,常规X线检查的重要性已不如从前。但若有阳性发现,对诊断也有一定价值。肝脓肿若在右叶时,右侧膈肌可有抬高及活动受限,居顶部时可见膈肌局限性隆起,若影响到胸膜或肺部时,则可出现胸腔积液或肺部阴影,若已和支气管相通则可出现脓肿内有气液平面。

4.B超检查　典型的肝脓肿B超检查可于肝内出现典型的液性暗区,其诊断率可高达85%～96%。但B超的表现常和肝脓肿的部位、病程及脓液液化程度有关。脓肿初期可呈分布不均匀的低至中等回声;脓肿开始液化时,超声可呈蜂窝状结构;液化广泛而脓液稀薄时,可呈大片无回声区或间有稀疏低回声等。若脓液黏稠常呈不规则的低回声,周围因纤维组织包裹呈一圈较清晰的回声增强带,易误诊为肝内实质性占位性病变,甚至肝脏肿瘤。B超检查由于无损伤性、可多次重复检查,在治疗时尚可准确定位并引导穿刺引流,因此超声检查是目前诊断及治疗肝脓肿的重要手段。

5.CT及MRI检查　其检查因不受肠道气体及体位影响,故检出率较B超更高。CT检查多表现为低密度占位性病变,密度多不均匀,可呈单发或多发,有时呈单房,有时呈多房,但其边界多较清晰。平扫时多可发现,必要时可行增强。MRI和B超、CT等检查价值大致相同,但B超等只能对2cm以上病灶做出诊断,MRI可对2cm以下的小脓肿做出诊断。

6.选择性肝动脉造影　对直径小于2cm的多发性脓肿有诊断价值,且有助于手术方式的确定。

（五）诊断与鉴别诊断

1.诊断　凡起病急骤,高热、寒战、肝脏肿大伴压痛及肝区叩击痛,白细胞及中性粒细胞明显增高者,再辅以B超或其他影像学检查,诊断多无困难。若从脓液和(或)血液中培养出致病菌,诊断当可确立。对农村地区胆道蛔虫症并发胆道感染者,更应注意本病存在的可能性。近年来,糖尿病患者日益增多,当血糖控制不理想,加之机体抵抗力下降,机体发生局限性感染病灶时,若出现肝脏肿大、肝区压痛等时应考虑并发本病的可能。但在某些患者,若脓肿为单发性且发病缓慢,仅有长期低热,伴乏力消瘦,而肝脏肿大明显而质地较硬时,易产生误诊。总之,若临床有感染征象,肝脏肿大者,均应考虑本病存在的可能性。此外应辅以必要的影像学检查,尤其是肝穿抽得脓液且细菌培养阳性时,诊断当可确立。

2.鉴别诊断

(1)阿米巴肝脓肿:为阿米巴原虫感染所致。患者可有阿米巴病史,起病缓慢,肝脏肿大以右叶为多,白细胞增多,中性粒细胞核左移不甚明显,肝穿刺所得脓液典型者为巧克力色,在脓腔壁组织中有时可找到阿米巴滋养体,血清阿米巴抗体试验呈阳性,偶可从大便中找到阿米巴原虫等。但目前单纯的阿米巴肝脓肿较少见,常合并有细菌感染,使病情变得复杂而不典型,值得临床注意。

(2)原发性肝癌:多由肝炎、尤其是乙肝患者经肝纤维化过程后逐渐进展而成。患者发病较缓慢,可有肝区痛,但肝脏肿大多明显,且质地坚硬,表面不平呈结节状,且肝脏的压痛不明显,但血液甲胎蛋白的检测及肝穿刺的病理结果有重要的鉴别价值。值得注意的是当肝脏肿瘤中心发生坏死、液化或继发感染时，常与本病有相同之处，诊断时需注意。

（3）右膈下脓肿：原发病灶多为腹腔感染、溃疡病穿孔、急性阑尾炎穿孔及腹部手术之后等。患者可有高热寒战，右季肋区痛和叩痛，但肝脏无明显肿大，肝区无明显压痛，肋弓下所及肝脏实为肝脏下移所致，B超检查肝内无液性暗区。但若肝膈面的脓肿向膈面穿孔而形成膈下脓肿，则两者鉴别相对困难。

（4）结核性肝脓肿：为结核杆菌所致，可有长期不明原因发热，但多为低至中度。有肝外结核病史，肝脾大伴上腹胀痛、消瘦、贫血，白细胞计数不高，不能解释的 γ-球蛋白增高等，均应考虑结核性肝脓肿之可能。但当局限性大结节型肝结核病灶中心液化后形成的结核性脓肿常和本病相似，应仔细鉴别。肝外的结核病灶及抗结核治疗有助于诊断及鉴别。一般而言，结核性肝脓肿使用抗结核药物治疗后两个月体温可降至正常，6～9 个月可使病灶消失。有时需靠肝穿刺或腹腔镜行肝组织活检才能确诊。

（5）肝内胆管结石合并感染：临床表现与肝脓肿相似，有肝区痛伴发热，可有黄疸及肝区叩痛，但肝大及触痛不明显，B超或 CT 检查有助于诊断。

（6）Caroli 病：本病为一常染色体隐性遗传的先天性疾病，肝内胆管节段性囊状扩张为其特征。穿刺时的抽出液为胆汁。大多数 Caroli 病常合并有其他的先天性异常，如多囊肾、肾小管扩张，肝外胆道异常等，这些先天性异常的存在也有利于本病的鉴别。Caroli 病若反复发作胆管炎可引起细菌性肝脓肿、膈下脓肿等。CT 检查可显示不规则的囊性病灶与胆管相通，可资鉴别。

（7）其他：肝囊肿、肝包虫病等合并感染时，临床表现也可和本病相似，但若动态观察或行相关的检查，如 B 超、CT 或包虫病补体结合试验，对鉴别有帮助。

（六）治疗

本病治疗应采取综合治疗，包括非手术疗法及手术疗法，一般以非手术疗法为主，必要时行外科手术治疗。

1.非手术疗法　包括支持治疗、抗生素治疗及局部肝穿抽脓或引流术等。

（1）支持治疗：感染较重者，多有贫血、水电解质平衡失调、低蛋白血症，若出现各脏器功能衰竭时，病情更加凶险。因此应加强全身的支持治疗，包括加强营养、补充液体、纠正水电解质紊乱、反复多次输血及清蛋白等，并应及时对心脏及肝肾功能进行维护等。

（2）抗生素治疗：抗生素的选择主要根据肝脓肿的病因、脓液的细菌培养及药敏试验结果。一般而言，腹腔内感染、胆道感染和由门静脉入侵而引起的肝脓肿多以大肠杆菌等革兰阴性杆菌为主，经肝动脉入侵者多以革兰阳性球菌、尤其是金黄色葡萄球菌为主，既往所谓的"无菌性肝脓肿"可能多为厌氧菌所致。

治疗初期可先根据经验并参考感染途径，选用针对金黄色葡萄球菌为主的革兰阳性菌或针对大肠杆菌为主的革兰阴性菌的抗生素。病情严重时也可两者兼用，必要时加用抗厌氧菌的药物联合治疗，如大剂量的青霉素或哌拉西林＋阿米卡星（丁胺卡那霉素）＋甲硝唑；或克林霉素＋阿米卡星或庆大霉素＋甲硝唑等。随后可根据使用后的疗效及细菌药敏试验的结果再调整药物。第三代头孢菌类抗生素（如：头孢他啶、头孢哌酮等）或喹诺酮类抗生素（如：诺氟沙星、环丙沙星等）也可酌情选用。新的单环内酰胺类抗生素如亚胺培南及其复方制剂亚胺培南-西司他汀钠，抗菌谱广，对革兰阳性及阴性菌、需氧菌和厌氧菌、产 β 内酰胺酶菌株及多重耐药菌株均有抗菌活性，适用于重度感染，特别是病因未明的重度感染和危重院内感染，但不宜作为第一线药物广泛使用。由于抗生素耐药情况日益突出，因此抗生素必须有计划地合理使用。值得注意的是本病抗生素的使用，一定要在处理原发病和脓液得以充分引流的基础上才能取得良好效果。

（3）肝穿抽脓或引流：对脓腔明确且发热等毒性症状明显的患者，应及早在 B 超引导下穿刺抽脓或加置管引流。抽脓时每次尽可能地将脓液抽尽,若脓液黏稠不易抽出时,可用生理盐水或 5％碳酸氢钠溶液或甲硝唑溶液冲洗,直至冲洗液清亮,之后可向脓腔内注入适量抗生素(如阿米卡星 0.5g)。以后每 3～5 天复查 B 超以决定是否再次进行抽脓。若脓腔较大,可在初次抽脓后在穿刺部位做一小切口置入引流管以利于脓液的排出。也有报告行双管引流者,此时一管置于脓腔最高点,另一管置于脓腔最低点,这样更利于脓液的引流、脓腔的冲洗及局部给药,且认为双管引流较单管引流者效果更好。

2.手术疗法　细菌性肝脓肿的手术治疗指征:①经非手术疗法脓液引流不畅者;②需手术处理原发病变者(如胆源性肝脓肿);③慢性脓肿因其壁厚经非手术疗法难以奏效者;④脓肿穿破至胸腹腔或胆道应立即手术治疗。

手术方法:①脓肿切开引流术;②脓肿切开引流后带蒂大网膜脓腔填塞;③肝叶切除术。细菌性肝脓肿若行急性肝叶切除术时,因有使炎症扩散的危险,因此应严格掌握手术适应证。肝叶切除术仅用于:①病程长的厚壁脓肿,切开引流不易使脓腔闭合者;②切开引流后留有死腔或窦道引流不畅长期不愈者;③合并某肝段胆管结石,肝内因反复感染,组织破坏萎缩,失去正常生理功能者;④肝左外叶多发脓肿使肝组织严重破坏者。

(顾　伟)

第二节　肝结核

肺外结核病例中,肝结核实非少见,由于临床表现轻重程度相差很大,无特异征象,如无肺结核同时存在则临床诊断非常困难。国内尸检资料显示慢性结核病患者中肝结核的发生率为 50％～80％,必须引起重视。

肝结核的基本病理变化为肉芽肿,分粟粒型和孤立型。粟粒型结节小,但分布广,可累及包膜;孤立型为小结节融合形成,结节大,中央往往有干酪样坏死,有时形成脓肿。

一、临床表现

(一)症状与体征

肝结核可能没有任何症状,已经确诊的病例,其症状与体征并无特异性。发热者为 80％～98％,多为低热和弛张热,少数为稽留热,畏寒,少有寒战。可见消瘦,食欲缺乏,上腹胀痛,肝区痛,恶心、呕吐,盗汗等。10％～35％出现黄疸,黄疸高低与肝脏受损的严重程度相关,可发生阻塞性黄疸,个别病例还出现黄色瘤。无黄疸的病例自觉症状很少,而且较轻。肝大者 76％～100％,多属轻度增大,个别病例肝大平脐,有的病例增大的肝可触到结节,多数病例增大的肝有触痛,1/4～1/2 的病例脾大,其中有的并有触痛。还可出现门静脉高压,并因食管静脉曲张出血而死亡,以及脾功能亢进、出血倾向或昏迷。

(二)实验室检查

常有轻度贫血,白细胞计数多数正常或偏低,少数病例可能增高,个别病例出现类白血病反应。血沉多数加快,清蛋白减少,丙种球蛋白增多,絮状试验阳性,转氨酶升高,ICG 潴留量增加,胆红素升高,淤胆患者血清 ALP 及 γ-GT 升高,胆固醇升高,约 1/4 的患者凝血试验异常。约 9％的病例肝活检组织中可能发现结核菌,肝穿刺所抽吸的内容物培养可提高阳性率,或动物接种则可能引起典型的结核病变。

结核菌素试验(PPD)为结核患者体液免疫检测,肝结核患者结核菌素试验一般为强阳性,但阴性结果不能排除结核,因为重症病例、合并糖尿病、酒精中毒、营养不良及老年人均可出现假阴性,60岁以上的老年结核患者阳性率约80%,每增加10岁阳性率下降10%。如果原来阴性的病例以后转为阳性,则具有重要的诊断价值。

(三)影像学检查

胸部 X 线平片可发现大部分不同程度的肺结核现象,但有 1/4～1/3 的病例胸片正常,对胸片未见结核者应定期复查,在以后的胸片中可能发现肺结核。腹部平片可能发现肝内钙化灶。腹部 CT 或 MRI 联合应用可为诊断各型肝结核提供更准确的诊断依据。B 超检查可确定肝大小,发现较大的结节、钙化灶和脓肿。胆道阻塞时,可发现阻塞的部位及其上游的胆管扩张。它还可以引导穿刺的部位和方向。

(四)腹腔镜检查

通过腹腔镜可见到肝表面有大小不等的结核结节呈乳酪色或白垩样白色,有时可见到突起的块物。通过腹腔镜还可收集腹水标本,进行肝穿刺活检。

(五)细胞免疫检测

如特异性结核抗原刺激 T 细胞分泌 γ 干扰素试验,包括 γ 干扰素释放分析试验(IGRA)、释放 γ 干扰素的特异性 T 细胞检测(T 细胞斑点试验,T-SPOT)等。IGRA 和 T-SPOT 在鉴别结核分枝杆菌感染和卡介苗接种影响及非结核分枝杆菌感染方面比 PPD 皮试更有意义。体液免疫检测与细胞免疫检测结果可以互相补充,但不能互相替代。

二、诊 断

肝结核的诊断很难,如无肺结核或其他肺外结核存在,诊断就更困难,特别是老年患者。因而误诊率很高,常误诊为肝炎、肝硬化、肿瘤、胆石症、胆囊炎、肺炎、败血症、白血病、伤寒、肝脓肿或结缔组织病等。以下情况为肝结核确诊提供了重要线索:①原因不明的发热,伴有消瘦、乏力、食欲缺乏、上腹部胀痛及盗汗;②肝大并有压痛,肝功能异常;③中等贫血,白细胞计数正常或稍低,血沉加快;④肺结核或其他肺外结核的检测中,结核菌素试验(PPD)为结核患者体液免疫检测,肝结核患者结核菌素试验一般为强阳性,但阴性结果不能排除结核;⑤结核菌素试验强阳性或由阴性转为阳性者;⑥细胞免疫检测结果阳性;⑦试验性抗结核治疗后,症状与体征有改善者。

最可靠的诊断依据是活检获得病理诊断,肝穿刺有禁忌证者,可经肝静脉途径活检,寻找组织学特征性变化,穿刺抽吸到的内容可能是干酪样坏死物质或脓液,干酪化本身为结核的特点,将抽吸到的内容物进行结核菌培养,或动物接种引起典型的结核病变,均支持结核的诊断。

三、治 疗

(一)基础治疗

主要包括休息、增加营养、保护肝脏、避免加重肝损伤的因素,密切观察病情演变,防治合并症以及对症治疗。

(二)抗结核治疗

根据药物的作用分 3 级。

一级:为强有力的杀菌药(包括细胞内细菌),如异烟肼、利福平。

二级:虽有杀菌作用,但受细胞内、外菌群和血清药物浓度等的限制,影响疗效,如乙胺丁醇、链霉素、卡那霉素、卷曲霉素、吡嗪酰胺、乙硫异烟胺和环丝氨酸等。

三级：仅有抑菌作用而无杀菌作用，如对氨柳酸钠、氨硫脲等。

选用药物时，应当兼顾结核菌对药物的敏感性和患者的耐受性，以减少药物的不良反应。表 11-2 列举了抗结核药的用法、用量和主要的不良反应。

表 11-2　抗结核药的用法用量和主要的不良反应举例

药品	用法与用量	主要不良反应
异烟肼	300mg/d，顿服或分次服	神经炎、肝炎
链霉素	0.75～1g，每日或隔日肌内注射	听神经、前庭损伤，肾损伤
利福平	450～600mg/d，分次服	肝炎
乙胺丁醇	前 3 个月 25mg/(kg·d)，以后 15mg/kg	视神经炎
吡嗪酰胺	1.5～2g/d，1 次或分 3 次服	肝炎，高尿酸血症
卡那霉素	1g/d，1 次或分 2 次肌内注射	听神经及肾损伤
卷曲霉素	0.75～1g/d，分 2 次肌内注射	听神经及前庭神经损伤
乙硫异烟胺、丙硫异烟胺	0.5～1g/d，分 4 次服	胃肠症状、肝损伤
紫霉素	0.5～1g/d，肌内注射	听神经及肾损伤
结核胺	100～150mg/d，1 次或分次服	胃肠症状，肝损伤，皮疹
环丝氨酸	15mg/(kg·d)，分 3～4 次服	中枢神经毒性反应
对氨柳酸钠	8～12g/d，分次服	胃肠刺激、肝炎、皮炎和肾损伤

治疗用药最好是选择作用机制不同的两种以上的药物联用，可提高疗效，减少耐药。因为，大多数耐药菌只耐受一种药，同时两种以上药物耐药者少见。对肝结核以联合用 3 种药为宜，治疗 1～2 个月后病情好转，可考虑减少 1 种，继续用 2 种药，总疗程不宜少于 18 个月。治疗中应注意药物性肝损伤，严密观察病情，反复检查肝功能，如治疗中症状加重或出现黄疸，转氨酶超过 200U/L，则应停药；联合用药应当注意药物之间的相互关系，例如利福平具有广谱抗菌作用，还是诱导药，能促进药物代谢，与异烟肼同用可能增加对肝的毒性，利福平还进入肠肝循环，停药后还继续发挥作用。

（三）手术治疗

肝结核一般不需手术，具有下列情况之一者，可考虑手术：①肝结核瘤，即结核结节融合形成较大的干酪性脓肿，药物治疗不能消除或向胆系穿破引起胆道出血者；②并发门静脉高压食管静脉曲张出血，或有脾结核与脾功能亢进者；③肝门部淋巴结结核阻塞胆管者；④肠结核并发穿孔者；⑤诊断不明，必须剖腹探查时。

（四）其他治疗措施

1.中医药　传统中医并无肝结核一词，但发热、黄疸、腹水及肺结核等辨证方法可以借鉴。近代发现有些中草药具有抗结核作用，如酒花素、石吊兰素、百部、狼毒、星秀花、白花蛇舌草、卷柏、黄连、柴胡、防风、连翘、崔草、蒺藜等，可作为选方择药的参考。

2.糖皮质激素　有报道加用糖皮质激素治疗肝结核取得较好效果，如患者毒血症状明显又无较严重的禁忌，可在有力的抗结核治疗的基础上慎重进行短程治疗。

3.增强免疫力　结核患者细胞免疫功能降低，特别是老年患者可应用转移因子、胸腺素及维生素 C 等。实验证明白细胞介素-2、异丙肌苷及左旋咪唑等均有提高免疫功能的作用。中药黄芪、党参、灵芝等不仅有增强单核巨噬细胞系统的吞噬作用，而且能增强异烟肼、利福平等的作用。

（叶　昊）

第三节　艾滋病与肝脏疾病

　　1981 年报道首批艾滋病（AIDS）病例以来，艾滋病已传遍全球。超过 6000 万人感染人类免疫缺陷病毒（HIV），已有将近 3000 万人被它夺去生命。艾滋病已成为危害人类健康最严重的传染病之一。HIV 为 RNA 病毒，属于反转录病毒，是导致艾滋病的病原体。在反转录酶的作用下，HIV 由 RNA 转化为双链 DNA（cDNA），在环化酶作用下形成双链环状 DNA 分子并整合到宿主染色体上，形成前病毒 DNA。前病毒活化后进行转录、翻译和装配，产生大量子代病毒。HIV 主要侵犯 $CD4^+T$ 淋巴细胞，但也可以感染巨噬细胞、树突状细胞、脑的小胶质细胞、肠上皮细胞、皮肤的 Langhans 细胞和子宫颈上皮细胞等。HIV 属于慢病毒，感染 HIV 后疾病发展缓慢，潜伏期长（平均约 8 年）。但随着病程延长，感染者体内 HIV 病毒数量不断增加，$CD4^+T$ 淋巴细胞逐渐减少，免疫缺陷日益加重，患者出现机会感染、肿瘤和神经系统并发症。并发症是导致患者出现症状及死亡的直接原因。

　　肝细胞不是 HIV 的易感细胞，HIV 不直接造成肝脏损害，但肝脏疾病是艾滋病患者常见并发症之一。HIV 与血传播肝炎病毒有共同的传播途径，HIV 与 HBV、HCV 及 HCV 等合并感染十分常见，合并 HBV 和（或）HCV 感染是 HIV 阳性者出现肝脏疾病的重要原因。另外，艾滋病的病原治疗即联合抗反转录病毒治疗（cART）可显著延长患者生命，但不能根除病毒，因而需要终生服药。部分抗反转录病毒药物存在肝脏毒性，常导致药物性肝损害。艾滋病患者常出现脂肪代谢紊乱，抗反转录病毒药物可导致脂肪及糖代谢障碍及脂肪肝。结核病是艾滋病最常见的机会性感染之一，血行播散型结核病可能伴有肝结核，抗结核药物亦可导致肝脏损害。艾滋病患者发生鸟分枝杆菌感染、深部真菌感染（如马内菲青霉菌病）、组织胞浆菌病等机会性感染也可导致肝脏损害。严重免疫缺陷者可发生巨细胞病毒肝炎。

　　自广泛开展 cART 以来，艾滋病病死率明显下降，但死于合并肝脏疾病者逐年增加，并已成为艾滋病患者第二位死亡原因。艾滋病合并肝脏疾病已引起广泛关注。

一、艾滋病与病毒性肝炎

（一）艾滋病与乙型病毒性肝炎

　　人类免疫缺陷病毒（HIV）和乙型肝炎病毒（HBV）有相似的传播途径，两者合并感染较常见。全球范围内，30％～90％的 HIV/AIDS 患者曾感染 HBV，其中，约 10％为持续的慢性 HBV 感染者。我国文献报道，有偿供血、不安全受血、静脉吸毒及异性性接触感染 HIV 者，HBsAg 携带率相近，约 10％，而男男性接触感染 HIV 者 HBsAg 携带率略高于上述人群。HIV 感染者自开展 cART 以来，病死率下降，但肝病相关病死率逐渐上升。在我国，合并 HBV 感染是艾滋病患者发生终末期肝病导致死亡的首要原因。

　　HIV/HBV 合并感染时，两者相互影响。合并 HIV 感染时，患者免疫功能紊乱，机体对 HBV 的清除能力下降，HBV 高水平复制，外周血 HBV DNA 水平较高，约 23％的患者成为慢性 HBV 感染。$CD4^+T$ 细胞数越低，乙肝慢性化的几率越高，且更易进展为肝硬化和肝癌，肝病病死率更高。Thio 等报道，肝病相关的病死率在单一 HBV 感染组为 0.8/1000 人年，在单一 HIV 感染组为 1.7/1000 人年，而在 HIV/HBV 合并感染组为 14.2/1000 人年。尽管有研究报道，合并 HBV 感染未加速 HIV 感染者发展至艾滋病期的自然进程，也未降低艾滋病患者对 cART 的病毒学及免疫学应答率，但合并 HBV 感染可增加 cART 对艾滋病患者的肝毒性；另外，因故中断含拉米夫定（3TC）及替诺福韦（TDF）等 cART 可导致 HBV DNA 反弹，诱发肝炎活动,从而使艾滋病患者的 ART 管理更加复杂。

对 HIV/HBV 合并感染者除监测 HIV 相关指标外,尚需定期进行乙肝标志物、HBV-DNA、肝功能、肝胆胰 B 超及甲胎蛋白等检测。HBV 分 9 种基因型,基因 C 型和 D 型的 HBV 感染者肝病进展较快。为评估患者的预后,有条件的地区可进行 HBV 基因型的检测。

(二)艾滋病与丙型病毒性肝炎

人类免疫缺陷病毒(HIV)与丙型肝炎病毒(HCV)有相似的传播途径,合并感染十分常见。在美国和欧洲,约 30％的 HIV 感染者合并 HCV 感染。HCV 主要经污染的血和血制品传播,不同的 HIV 感染途径合并 HCV 感染率不同,从性途径的 10％到静脉吸毒的 90％。我国报道在单采血浆员、受血及静脉吸毒感染 HIV 人群中,合并 HCV 感染率分别为 85.9％、57.8％、74.6％。合并 HCV 感染是 HIV 感染者出现肝脏疾病的重要原因。国外报道 HCV 是引起终末期肝病的主要原因,在中国,HCV 是仅次于 HBV 引起终末期肝病的第二位原因。

在 cART 开展前,HIV/HCV 合并感染者与单纯 HIV 感染者比较,两者进展至艾滋病阶段、病死率以及 CD4$^+$T 细胞数均无显著差别。开展 cART 后,有研究认为合并 HCV 者发展至艾滋病期更快、CD4$^+$T 细胞数恢复更慢。近期一项包含 30 个研究,超过 100000 患者的荟萃分析提示,cART 治疗前,合并 HCV 感染没有增加病死率,但 cART 治疗后,合并 HCV 感染增加了病死率。这些研究提示开展 cART 后,HCV 可能加快 HIV 感染的病程。

大量研究提示 HIV 改变了 HCV 感染的自然史。合并 HIV 感染者血液中 HCV RNA 载量更高,促进了肝纤维化的发展,更易进展至肝硬化,更易进展至失代偿期。一项荟萃分析显示,与单纯 HCV 感染者比较,HIV/HCV 感染者进展至组织学肝硬化的风险增加了 2 倍,失代偿期肝硬化增加了 5 倍。总之,与单纯 HCV 感染者比较,HIV/HCV 合并感染者更容易发展至肝硬化。合并感染者的肝硬化与 HIV 病毒载量、基线时肝组织炎症坏死程度、CD4$^+$T 细胞数、感染 HCV 时年龄、嗜酒等有关。

合并感染者加速肝病进展的机制包括病毒和免疫两方面,可能与下列因素有关:①合并 HIV 感染者减弱了机体对 HCV 的免疫反应包括 IFN-γ 对 CD8＋T 淋巴细胞的应答,导致 HCV 持续感染,促进肝纤维化的进展;被 HIV 诱导的免疫活化因子(如 IL-4、IL-5、IL-13、TCF-β)可促进肝脏炎症活动和纤维化;②肝纤维化关键细胞——肝星形细胞被持续的肝脏炎症活化,产生 I 型胶原,进一步刺激促炎和促纤维化的细胞因子产生;③合并感染者通过 Fas/FasL 增加了肝细胞的坏死;④胰岛素抵抗,也是 HCV 或合并感染者肝病进展的独立预测因子;⑤一些 cART 药物,尤其是核苷类似物,导致肝脂肪变性,也可能加重肝纤维化。

虽然 HIV 不能直接破坏肝细胞,但 HIV 在促进 HIV/HCV 肝病的过程中发挥重要作用。CCR5 和 CXCR4 是 HIV 进入细胞的辅助受体,HIV 可经 CXCR4 诱导肝细胞坏死和 TCF-β1 上调,从而促进肝星形细胞活化和 HCV 复制。经 gP120 直接活化肝星形细胞导致 MCP-1(重要的促炎细胞因子)的表达和分泌增加,刺激 I 型胶原的产生。另外微生物异位标志(脂多糖、脂多糖连接蛋白、CD14、岩藻糖结合凝集素)表达增加,也与 CD4＋T 细胞数下降及 HCV 相关肝病的进展有关。

总之,HIV/HCV 合并感染者与单一感染者比较,加快了疾病的进程。应加强对 HrV/HCV 感染者的监测、治疗及随访。

(三)艾滋病与乙型病毒性肝炎及丙型病毒性肝炎混合感染

同时患艾滋病、乙型病毒性肝炎和丙型病毒性肝炎三种难治慢性传染病的几率较小。但是,我国 10％的成人是慢性 HBV 携带者,如果其中有人通过血液途径(有偿供血、不安全受血或静脉吸毒)感染 HIV,则 HIV/HBV/HCV 三重感染者的几率显著增加。我国经血途径感染 HIV 人群的 HIV/HBV/HCV 合并感染率约为 5%N8%。今后似应将 HBV 及 HCV 的相关监测列为 HIV 感染者的常规检测项目。

HBV/HCV 合并感染对艾滋病患者 HBV DNA 和 HCV RNA 水平及肝病预后等方面的影响,文献报道不一。有研究发现,HBV 和 HCV 病毒复制存在相互干扰,HBV/HCV 合并感染者在抗 HBV 或抗 HCV 治疗过程中,一种病毒复制得到抑制,常伴随另一种病毒复制增强。HIV/HBV/HCV 三重感染者应用含拉米夫定的 cART 后,随着外周血 HBV DNA 水平下降,HCV RNA 阳性率及其病毒载量增加。

某些 cART 方案,可同时控制 HIV 及 HBV 感染,但尚无同时控制 HIV、HBV 及 HCV 三重感染的药物。研究提示,控制 HIV 及 HBV 感染后,HCV 病毒血症加重,为患者的治疗带来新的挑战。对这样的患者,应作长期随访和研究,探索更理想的防治对策。

关于 HIV/HBV/HCV 合并感染对肝病预后的影响,文献报道较少。我国一项研究发现,HIV/HBV/HCV 三重感染组肝硬化和重症肝炎发生率低于 HIV/HBV 合并感染组(18.7/1000 人年 vs 50.9/1000 人年),但其远期预后需进一步深入随访和研究。

(四)艾滋病与 GBV-C 感染

CBV-C 是 1967 年从肝炎患者分离到的新病毒,属黄病毒属,曾被认为是人类肝炎相关病毒,并被称为"庚型肝炎病毒(HGV)"。但后来的研究发现 GBV-C 不是嗜肝病毒,而是嗜淋巴细胞病毒,可能不会引起肝炎。感染 GBV-C 后,机体会出现病毒血症,随着其包膜抗体(E2 抗体)的出现,病毒血症消失。

GBV-C 与 HIV 的感染途径相似,HIV 阳性人群常伴有 GBV-C 感染。一些研究认为伴 GBV-C 病毒血症(GBV-CRNA 持续阳性)的 HIV 感染者,CD4$^+$ T 淋巴细胞下降速度减慢,HIV 病毒载量较低,艾滋病进展缓慢,病死率较低。但另一些研究未证实上述现象,可能与 GBV-C 基因型不同、病毒血症状况不一样有关。

关于 HIV 与 CBV-C 的研究提示,并非任何病毒感染都对人体造成危害。有的病毒甚至可能减轻另一种病毒感染对人体造成的损伤。对 CBV-C 与 HIV 共感染的研究,有助于探讨影响艾滋病患者预后的影响因素,有助于探索新的治疗策略,并对进一步评估 CBV-C 与艾滋病肝病是否相关有益。

二、联合抗反转录病毒治疗及其对肝脏疾病的影响

对艾滋病患者应进行综合治疗,其中抗病毒治疗是关键。cART,俗称"鸡尾酒疗法",联合使用至少三种抗病毒药物,可将血浆中的 HIV 控制到检测不出的水平,增加 CD4$^+$ T 淋巴细胞数量,提高机体免疫力,延长患者生命。及时的 cART 治疗,可使患者治疗后生存 20~30 年。

HIV 复制需经历以下步骤:①HIV 的包膜蛋白与 CD4$^+$ T 细胞的受体结合,病毒包膜与靶细胞融合;②病毒衣壳进入靶细胞并脱壳,病毒 RNA 在反转录酶作用下反转录成 DNA;③在整合酶的作用下,病毒 DNA 与宿主染色体 DNA 整合形成前病毒;④前病毒 DNA 转录为 mRNA,经翻译过程生产病毒的蛋白质,在蛋白酶的作用下,装配成新的 HIV,以芽生方式释放到细胞外。

抗 HIV 药物主要通过以下途径发挥作用:①阻断 HIV 与 CD4$^+$ T 细胞融合(融合阻断剂);②阻断 HIV 复制必需的反转录酶活性(反转录酶抑制剂,包括核苷类反转录酶抑制剂 NRTIs 和非核苷类反转录酶抑制剂 NNRTIs);③阻断细胞内的 HIVDNA 与宿主染色体 DNA 整合(整合酶抑制剂);④抑制蛋白酶活性,阻止 HIVRNA 产生新的 HIV 并阻止 HIV 从 CD4$^+$ T 细胞内释放到细胞外(蛋白酶抑制剂,PI)。

2003 年后我国用于抗 HIV 的免费药物有 7 种,包括核苷类反转录酶抑制剂如:齐多夫定(AZT)、司他夫定(D4T)、去羟肌苷(DDI)和拉米夫定(3TC);非核苷类反转录酶抑制剂(NNRTI)如:奈韦拉平(NVP)和依非韦伦(EFV)以及蛋白酶抑制剂(PI)——茚地那韦(IDV)。由于部分患者治疗后出现 HIV 耐药毒

株,2008 年又开始免费提供二线药,即反转录酶抑制剂——替诺福韦(TDF)和更强的蛋白酶抑制剂——洛匹那韦/利托那韦(LPV/r,克立芝)。

cART 常引起肝功能损害,其发生与药物类别有关,并有多种损害模式:

1.超敏反应　属免疫特异性肝损害,常伴有皮肤或黏膜等肝外组织过敏反应。最常引起此类肝损害的药物是 NNRTI 类的 NVP,其次是 EFV。但 NRTIs 中的阿巴卡韦(ABC)及 PI 类的 IDV 及阿扎那韦(ATV)等引起严重肝损也有报道。

NNRTIs 通常在 1 周内即可导致超敏反应,但也有用药 $6 \sim 12$ 周才发生肝损的报道。含 NVP 的 cART 方案肝损发生率 $4\% \sim 18\%$。女性 CD4$^+$T 淋巴细胞>250 个/μl,男性 CD4$^+$T 淋巴细胞>400 个/μl 者,NVP 发生严重肝损的几率更大。含 EFV 方案肝损发生率 $1\% \sim 8\%$。HBV 及 HCV 感染以及大量饮酒增加肝损发生率。超敏反应难预测,与药物剂量及疗程关系不明显。一般停药后肝损症状消失。

严重反应需立即停药,且不得再服用同样药物,否则会在更短时间内发生更严重反应。

2.代谢特异性肝毒性　常因 cART 的线粒体毒性所致,与药物的剂量和疗程相关。NRTI 特别是 DDI 和 D4T 可在用药数周至数月后引起肝损害,患者转氨酶、乳酸、淀粉酶及乳酸脱氢酶均可发生改变,有的出现胆汁淤滞。cART 治疗前肝功能、肾功能、血小板计数及是否存在门脉高压等与严重肝损害的发生相关。

PI 类抗 HIV 药物肝损害发生率为 $1\% \sim 9.5\%$,可发生在治疗的任何阶段。ATV 和 IDV 等蛋白酶抑制剂,抑制肝脏的 UDP-葡萄糖苷羧基转移酶,可导致高胆红素血症。治疗前检测 UCTIAI*28 基因分型有助于判定患者胆红素升高的风险。替拉那韦(TPV)与临床型肝炎和肝失代偿包括一些死亡病例有关。TPV 主要经肝脏代谢,肝功能不全者不宜使用。我国目前使用较多的 PI 是 LPV/r,发生严重肝毒性少见。

发生严重肝损害的危险因素包括合并 HBV 或 HCV 感染,同时使用其他损肝药物、患者基线转氨酶水平异常及肾功能不全等。另外,cART 可耗竭线粒体 DNA,影响脂肪酸代谢,导致肝脂肪变性。

3.免疫重建综合征(IRIS)　cART 治疗后,部分患者因免疫功能改善,免疫细胞数量增加,针对感染病原体的肝细胞溶细胞作用增强,肝损加重,常见于 HIV/HBV、HIV/HCV 及 HIV 合并肝结核的患者。

4.近年发现,cART 还可能与非肝硬化性门脉高压有关。

三、艾滋病与脂肪肝

多种原因可导致肝脏脂肪变性。当肝脂肪量(磷脂、脂酸、胆固醇及胆固醇酯等)超过肝重的 5%,即称为脂肪肝。脂肪肝的常见原因是营养失调,包括营养过度和营养不良。药物、糖尿病、大量饮酒也可导致脂肪肝。

艾滋病患者可发生脂肪肝。HIV 感染本身可影响脂肪代谢,高病毒载量的 HIV 感染者常伴有较低的低密度脂蛋白及高甘油三酯血症。晚期艾滋病患者因出现 HIV 消耗综合征,机体缺乏蛋白质,载脂蛋白匮竭,肝脏脂肪积存而发生营养不良性脂肪肝。cART 治疗后,患者免疫功能增强,机会感染得到控制,营养状态改善,消耗综合征及营养不良性脂肪肝可以好转或消失。

但长期接受 cART 的患者,非酒精性脂肪性肝病的发病率增加,并可高于非 HIV 感染人群。NRTIs 具有线粒体毒性,可引起胰岛素抗性,影响血糖的控制,导致低脂联素血症及高甘油三酯血症,影响脂肪代谢及脂肪在机体的分布,促进非酒精性脂肪肝炎的发生。研究证实,PIs 特别是利托拉韦(RTV)及克立芝(LPV/r)使用者血浆甘油三酯及胆固醇水平明显增加。PIs 治疗的患者,包括成人及儿童均可出现脂代谢异常,并可使患者躯干脂肪及内脏脂肪组织增加。

HIV 蛋白酶的反应域(即与 HIVPIs 结合的结构)与胞质维 A 酸结合蛋白-1(CRABP-1)有 58% 同源

性,与低密度脂蛋白相关蛋白(LRP)有63%同源性。PIs可通过CRABP-1及LRP导致血脂升高,脂肪分布异常及胰岛素抵抗等代谢异常。PIs还抑制肝及脂肪细胞中胆固醇调节成分结合蛋白(nSREBP)核型的分解,致nSREBP在肝内积聚,脂肪酸及胆固醇合成增加,血脂增高,瘦素减少。PIs还抑制蛋白酶介导的载脂蛋白裂解,导致富含甘油三酯的脂蛋白生产及分泌过多。研究提示,PIs引起的脂肪代谢障碍与ApoC-Ⅲ及ApoA5-1131TC基因多态性相关,即与遗传相关。

四、艾滋病机会感染与肝脏疾病

HIV感染者出现免疫缺陷后,常发生机会性感染,有些机会性感染伴有肝脏疾病。结核杆菌及鸟分枝杆菌感染可伴有肝损害,某些治疗分枝杆菌感染的药物可引起肝功能异常。深部真菌感染,如播散型马内菲青霉菌病常有发热及明显的肝脏肿大和肝脏受损。严重免疫缺陷者可发生巨细胞病毒肝炎。

(一)艾滋病合并结核病

分枝杆菌特别是结核分枝杆菌感染是艾滋病患者最常见的机会感染,至少三分之一HIV阳性人群感染了结核分枝杆菌,其活动性结核病发病率比HIV阴性人群高8倍。HIV感染造成免疫缺陷,为结核病的传播和发病提供了有利条件;结核菌感染,加重免疫抑制,增强HIV复制,加快HIV感染的进程。这两种慢性传染病均需积极治疗。

HIV感染早期合并的结核病,多为肺结核,其临床表现及抗结核治疗效果与非HIV人群相似。HIV感染后期,免疫缺陷严重,多出现肺外结核及播散型结核病。播散型结核病可侵袭肝脏,引起肝结核,临床表现为孤立的或多发的结核性肝脓肿(与阿米巴肝脓肿相似);结节状的结核病灶与肝癌相似。B超等影像学检查有助于诊断。肝活检可明确诊断。

值得注意的是,cART与抗结核药物存在相互作用。利福霉素类药物及异烟肼等抗结核药物常造成肝脏损害,并可能与抗HIV药物造成的肝损害重叠。此外,cART还可引起免疫重建综合征,使结核病症状加重。因此,艾滋病合并结核病的治疗,需慎重选择治疗的药物和开始治疗的时机。一般情况下,应首先治疗结核病,然后进行cART。世界卫生组织推荐,对CD4$^+$T淋巴细胞数小于$200/\mu l$的患者,进行抗结核治疗2周至2月,待结核病状况稳定并已耐受抗结核治疗后再作cART治疗。但已服用cART的患者,如发现结核病,可以立即进行抗结核治疗,不必停用cART。

一般情况下,对抗结核治疗的患者,不宜使用含NVP的cART方案,主要因为NVP具有导致严重肝损害的危险。一般推荐AZT+3TC+EFV(600mg/d)方案。利福平和蛋白酶抑制剂(PIs)都通过细胞色素P450代谢,同时使用难以预测药物体内水平,故不推荐。利福布丁对P450的影响微弱,可与PIs类药物合用。

(二)艾滋病合并播散型鸟分枝杆菌病

播散型鸟分枝杆菌综合征是晚期艾滋病患者常见的机会性感染之一。国外报道,CD4$^+$T淋巴细胞<$50/\mu l$的艾滋病患者15%~25%可发生本病,临床表现为发热、消瘦、淋巴结及肝脾大,患者常伴有贫血及碱性磷酸酶升高。少数患者肝内出现结节状病灶,可被误诊为肝癌。

确诊方法是病原分离,疑似患者可作试验性治疗。病原治疗选用克拉霉素或阿奇霉素,并加用乙胺丁醇或利福布丁或喹诺酮类药。用药期间应监测肝功能。

(三)艾滋病合并马内菲青霉菌病

由于免疫缺陷,艾滋病患者常发生深部真菌感染。国外报道,在组织胞浆菌病流行区,常发生播散性组织胞浆菌病(PDH),但在我国AIDS/PDH报道罕见。

在我国,特别是南方数省,已发现许多艾滋病/马内菲青霉菌病患者。马内菲青霉菌为双相真菌,可通过呼吸道及消化道传播,主要流行于东南亚各国及中国广西、广东、云南、湖南等省(因人口流动,全国许多地区发现该病患者)。该菌主要侵犯单核吞噬细胞系统,临床表现为发热、皮疹、淋巴结肿大、肝大明显,常伴真菌血症。诊断应参考流行区生活史及临床表现,确诊根据血、骨髓或淋巴结穿刺涂片和培养。治疗首选两性霉素 B,伊曲康唑及氟康唑亦有一定效果。

(四)艾滋病合并巨细胞病毒感染

大多数成人发生过巨细胞病毒(CMV)感染,但多为无症状的隐性感染。对 CD4＋T 淋巴细胞$<50/\mu l$ 的艾滋病患者,CMV 常造成视网膜炎、肺炎、食管炎、脑炎,偶可导致肝炎。更昔洛韦、膦甲酸或西多福韦治疗 CMV 感染有效。

五、艾滋病与肝细胞癌

随着联合抗反转录病毒治疗(cART)的开展,艾滋病并发机会感染显著减少,病死率显著下降,但死于恶性肿瘤者增多。感染 HIV 人群,恶性肿瘤发生率显著高于非 HIV 人群。人的免疫系统不仅能识别和杀伤入侵的微生物,也能识别和杀伤恶变细胞。细胞免疫在抗肿瘤免疫中发挥重要作用。艾滋病患者存在细胞免疫缺陷,可能是这一人群易发生肿瘤的重要原因。

我国非 HIV 人群最常见的肿瘤依次是原发性肺癌、结直肠癌、乳腺癌、胃癌、肝癌、卵巢癌、食管癌等。但国外报道,HIV 人群最常见的肿瘤是卡波西肉瘤(KS)、淋巴瘤和宫颈癌。这三种肿瘤被确定为"艾滋病相关肿瘤"。我国中部地区,HIV 人群最常见的肿瘤依次是淋巴瘤、宫颈癌和肝细胞癌(HCC),其中 HCC 患者均存在 HBV 和(或)HCV 感染,提示 HIV 人群恶性肿瘤的发生还可能与合并致癌病毒感染有关(HHV8 与卡波西肉瘤有关,EBV 及 HHV8 与淋巴瘤有关,HPV 可导致宫颈癌,HBV 及 HCV 可导致肝细胞癌)。HCC 多发生在肝硬化基础上,但也可能发生在尚无肝硬化的 HIV 阳性人群。HIV 合并 HCC 患者平均年龄较非 HIV 人群年轻,诊断 HCC 时多为癌症晚期,常有多个病灶并伴有明显症状,平均存活期仅 7 个月。

应加强对 HIV 合并 HBV 或 HCV 感染者的定期监测。对 HBV DNA 或 HCV RNA 滴度高,CD4＋T 细胞计数$<100/\mu l$ 及有 HCC 家族史者,更应密切观察肝功能、HBV DNA、HCV RNA、甲胎蛋白(AFP)及肝胆脾形态学变化(B 超等影像学检查),以期对 HCC 作早期诊断和治疗。早期诊断和治疗能改善患者预后。应根据患者具体情况,选择不同的治疗方法,包括手术切除、肝动脉栓塞或合并化疗、无水乙醇瘤内注射、放化疗、免疫疗法及对症治疗等,对晚期患者还应提供临终关怀。

六、艾滋病相关肝病的治疗

艾滋病相关肝病由多种病因所导致,患者的艾滋病及肝病的疾病状态也不尽相同,选择治疗方案时要针对病因及疾病状况,因人而异,实施个体化治疗。

(一)艾滋病合并病毒性肝炎的治疗

1.HBV 合并 HIV 感染的治疗 HIV 属反转录病毒,反转录酶是其复制必不可少的酶类。核苷类反转录酶抑制剂是抗 HIV 治疗最常用的药物。HBV 进入肝细胞核形成共价闭合环状 DNA(cccDNA),以其为模板合成前基因组 mRNA,前基因组 mRNA 进入胞质作为模板,合成负链 DNA,再以负链 DNA 为模板,合成正链 DNA,两者形成完整的 HBV DNA。在 HBV 复制过程中,也存在由 RNA 至 DNA 的反转录步骤。拉米夫定(3TC)、替诺福韦(TDF)及恩曲他滨(Frc)等 HIV 核苷类反转录酶抑制剂,不但能抑制 HIV 复制,也对 HBV 复制有很强的抑制作用。因此,在对 HIV/HBV 合并感染者进行艾滋病治疗时,应当选择含 3TC、TDF 和(或)丌 C 的联合抗反转录病毒治疗(cART)方案。

我国 2003 年开始对艾滋病患者提供免费抗 HIV 治疗,当时提供的 ART 药物中,仅 3TC 对 HBV 有抑制作用。含 3TC 的 cART 不但延长了 HIV/AIDS 患者的生命,也对控制患者的乙型肝炎发挥了积极作用。

国外文献报道,对乙肝的 3TC 单药治疗,每年大约 20% 患者 HBV 聚合酶的 YMDD 基序产生耐药突变,治疗 4 年后 90% 的患者出现 YMDD 耐药突变。随着疗程延长,我国不少 HBV 感染者已对 3TC 产生耐药。现在我国已引进 TDF,今后对 HIV/HBV 合并感染者作 cART 治疗时,最好选择同时含 3TC 及 TDF 的方案,以提高疗效并减少 HBV 耐药的产生。

在 cART 治疗 HIV/HBV 混合感染过程中,可能会出现短暂转氨酶升高。这可能与免疫重建有关。如转氨酶显著或持续升高,则需考虑 HBV 耐药、药物的肝脏毒性以及其他肝炎病毒的合并感染等。

对于 HIV/HBV 合并感染者,如果 CD4$^+$ T 淋巴细胞>350 个/μl,一般暂不抗艾滋病治疗。对 ALT 持续高于 2 倍正常值、HBeAg 阳性、HBV DNA>1×10^5 拷贝/ml 或 HBeAg 阴性、HBV DNA>1×10^4 拷贝/ml,肝组织活检显示炎症严重或纤维化者,可作乙型肝炎病原治疗。但应选用没有抗 HIV 活性的药物,如阿德福韦、替比夫定或 IFN-α。因为单独使用任何兼具抗 HIV 及抗 HBV 的药物虽能控制 HBV 感染,但会很快诱导 HIV 耐药,为以后艾滋病的抗病毒治疗带来困难。

2.HCV 合并 HIV 感染的治疗　我国大多数 HIV/HCV 感染者尚未进行 HCV 的病原治疗,这种情况应当改变。

HIV 加速了丙型肝炎的进程,较多患者在较短时期内发展至终末期肝病。HIV 感染较 HCV 感染对患者生命的威胁更大,大多数双重感染者在 cART 治疗中受益。因此,凡符合艾滋病治疗条件者(CD4$^+$ T 淋巴细胞<350/μl),均应及时接受 cART 治疗。接受 cART 治疗的 HIV/HCV 患者,病死率下降,但出现肝脏损害者明显多于单纯 HIV 感染者。cART 治疗后,死于 HCV 相关的肝硬化、肝衰竭及肝细胞癌者增多。抗 HCV 治疗,可抑制 HCV 复制,减缓肝病进展,减少 cART 的肝毒性反应。因此,凡有抗 HCV 治疗适应证的 HIV/HCV 感染者,都应作丙型肝炎的病原治疗。

一些直接干扰 HCV 复制的药物正在进行临床试验,其中有的已在国外批准上市。新药 telaprevir 与聚乙二醇干扰素(PEG-IFN)及病毒唑(利巴韦林)合用,提高了 HCV 患者持续应答率(SVR),并缩短了疗程。但对 HIV 合并 HCV 感染者的疗效尚待研究。目前我国批准用于临床的抗 HCV 药物只有干扰素和病毒唑(利巴韦林)。治疗合并 HIV 感染的丙型肝炎患者也没有其他药物可供选择。理想的办法是选择同时抑制 HIV 和 HCV 复制的药物,但这样的药物尚未问世。

HIV/HCV 患者存在免疫缺陷,抗 HCV 治疗效果较差,出现不良反应放弃治疗者较多。影响干扰素和利巴韦林治疗丙型肝炎效果的因素包括 HCV 基因型、血 HCV RNA 滴度、患者年龄、性别和白细胞介素 28B(IL-28B)的基因型以及肝组织病变程度等。临床观察提示 PEG-IFN 疗效优于普通干扰素。PEG-IFN 与利巴韦林联用,治疗 48 周后,40% 的患者可获得持续应答,12% 患者因不良反应停药,HCV 基因 1 型持续应答率仅 29%,基因 2 型和 3 型持续应答率可达 62%。

HIV/HCV 患者丙型肝炎治疗的时机应慎重选择。对 CD4$^+$ T 细胞计数>350 个/μl 的患者,应给予丙型肝炎的治疗。CD4$^+$ T 细胞计数在 200～350 个/μl 者,宜先行抗 HIV 治疗。CD4$^+$ T 细胞计数<200 个/μl 者,不宜作抗 HCV 治疗,因为干扰素有较多不良反应且降低 CD4$^+$ T 细胞计数,可能对免疫功能较差的 HIV/AIDS 患者的进程及 cART 治疗带来负面影响。

联合使用干扰素和利巴韦林是慢性丙型肝炎合并 HIV 感染者的治疗方案。HCV 基因 2 型和 3 型的成年患者,利巴韦林剂量为 800mg/d,而感染 HCV 基因 1 型的成年患者,利巴韦林剂量较大(1000～1200mg/d),疗程均为 48 周。治疗 12 周后应作全面检测,对 HCV RNA 转阴或滴度下降>210g 的患者,应继续治疗。对治疗 12 周后 HCV RNA 无明显改变者,应终止治疗,因为继续治疗也不会产生效果。由于干扰素和利巴韦林有一定毒副作用。故对骨髓抑制者(WBC<$1.5×10^8$/L,PLT<$50×10^9$/L,Hb<100g/L),伴有甲状腺功能紊乱、精神疾病、心脏病的患者,对继续吸毒或嗜酒者,对伴有活动性机会感染者,均暂不宜行抗 HCV 治疗。

对同时进行 cART 治疗的患者,要慎重选择 ART 药物。利巴韦林与 AZT 合用可能加重贫血;利巴韦林与 DDI 及 D4T 均存在线粒体毒性,联合使用会增加失代偿肝硬化发生率。阿巴卡韦(ABC)降低抗丙型肝炎治疗的持续应答率,因此必须避免上述药物的联合使用。

3.HIV/HBV/HCV 混合感染的治疗　对同时患三种感染性疾病者,应根据各疾病的具体情况,分轻重缓急制订治疗对策。HIV/HBV/HCV 都可造成慢性感染,但在一般情况下,HIV 感染对生命威胁最大,多种抗 HIV 的反转录酶抑制剂有强大的抑制 HBV 复制的作用。治疗 HIV 感染,可兼顾 HBV 治疗。因此,治疗 HIV/HBV/HCV 三重感染应优先考虑 HIV 的治疗。

对 CD4$^+$T 细胞计数<350 个/μl 者,应及时作 cART,并选择含 3TC 和 TDF 或 FTC 的方案。为兼顾对 HBV 的治疗,有专家认为可放宽 HIV/AIDS 的治疗适应证。

有文献报道,HBeAg 阴性的乙肝合并 HCV 感染者,HBV 变异株与 HCV 的复制存在相互干扰作用。在 HIV/HBV/HCV 三重感染患者接受含 3TC 的 cART 治疗后,HBV DNA 转阴,但部分患者 HCV RNA 反弹。对此应进行长期监测及随访,部分患者可能需作抗 HCV 治疗。

对免疫功能较好,CD4$^+$T 细胞计数>350 个/μl 的 HIV 感染者,可暂缓 cART 治疗。根据肝功能、HBV DNA、HCV RNA 和(或)肝组织病理检测结果,可先对有治疗指征者作乙型肝炎和(或)丙型肝炎治疗。肝功能正常,肝组织无明显病变者,暂不作针对肝炎病毒的治疗,但要定期随访,观察肝功能、肝炎病毒标志及肝脾形态学变化。

对 HBV DNA 阳性、HCV RNA 阴性伴肝功能异常者,按 HIV/HBV 感染治疗,选用没有抗 HIV 活性的药物(阿德福韦、替比夫定及干扰素等)。对 HBV DNA 阴性、HCV-RNA 阳性伴肝功能异常的患者,按 HIV/HCV 感染者的治疗方案,选用干扰素及利巴韦林治疗。对 HBV DNA 及 HCV RNA 均阳性的患者,可选用干扰素及利巴韦林的治疗方案,因为干扰素对 HBV 及 HCV 感染均有治疗作用。

(二)联合抗反转录病毒治疗等药物性肝损害的防治

肝脏是药物代谢的主要器官,易受到药物包括 ART 类药物的损害。开展 cART 十多年来,对其毒副作用包括对肝脏毒副作用的防治,已积累一定经验。

治疗前患者肝功能异常、合并 HBV/HCV 感染或同时使用其他损肝药物者,更易发生肝损害。对伴有上述情况的 HIV/AIDS 患者,应更加慎重的选择 ART 药物,避免选用奈韦拉平(NVP)(NNRTls)、阿巴卡韦(ABC)(NRTls)及茚地那韦(IDV)和阿扎拉韦(ATV)(PIs)。上述药物导致肝损害更加常见。

治疗前血清 ALT>400U/L 或总胆红素(TBil)>5mg/L 者,不宜服用 cART 药物。ALT 在 200～400U/L 或 TBil 2.5～5mg/L 者,需寻找肝功能异常原因并作护肝治疗,待肝功能稳定后再作 cART 治疗;ALT<200U/L 或 TBil<2.5mg/L 者,可以在护肝治疗的同时作 cART 治疗。但不宜选用 NVP、ABC 及 ATV。

cART 治疗后出现肝功能异常,需分析肝损害原因,对排除免疫重建综合征、药物间相互作用,考虑系 ART 毒副作用所致者,应根据肝功能损伤程度进行不同处理。ALT 或 AST 低于正常值上限 5 倍,TBil<

5mg/L 者,可保肝治疗,并在严密观察下继续 cART 治疗。ALT 及 AST 为正常值上限 5 倍以上,TBil>5mg/L 者,应停用所有抗 HIV 药物,作护肝治疗。肝功能恢复正常后,重新开始抗 HIV 治疗,但应调整 cART 方案。

含 NVP 的 cART 方案导致较严重肝功能异常,需停用 ART 时,应先停用 NVP,7 天后停用其他 ART 药物。因为 NVP 半衰期显著长于其他 ART 药物,同时停用所有 ART 药物易导致 HIV 耐药。3TC 及 TDF 兼有抗 HIV 及抗 HBV 的作用,停用这类药物对 HIV/HBV 感染者可能造成 HBV DNA 反弹,肝功能受损加重,需慎重对待。

对出现肝功能损害者,还应询问饮酒情况,是否服用其他损肝药物(抗结核药、镇静药等),如果存在上述情况都必须逐一解决,否则肝功能难以恢复,抗 HIV 治疗也难以进行。

(三)艾滋病脂肪肝的防治

治疗及控制机会感染,及时开展联合抗反转录病毒治疗(cART)可改善患者营养状态,使营养不良性脂肪肝逐渐好转或消失。

长期使用 cART 常导致胰岛素抵抗、糖和脂肪代谢异常,影响机体的脂肪分布,促进脂肪性肝炎的发生。这些长期用药的不良反应虽与超敏反应、严重肝病、胰腺炎、乳酸酸中毒、严重贫血等急性并危及生命的毒副作用不同,但也造成患者的痛苦,增加 HIV 感染者发生高脂血症、糖尿病及心血管疾病的风险,应当引起重视。

开始 cART 前应检测空腹血脂及血糖水平,对伴有异常者,应选择对脂肪及糖代谢影响较小的 cART 药物。治疗期间应定期检测和观察血脂、血糖及肝脏形态学变化。对治疗后出现脂肪营养障碍及相关代谢异常并发症者,应调整 cART 药物(替换 PIs、D4T 或 AZT),服用他汀类药,例如阿伐他汀、普伐他汀、氟伐他汀等以及二甲双胍等药物,以降低血脂并增加机体对胰岛素敏感性。十分重要的是改变患者生活方式(减少饱和脂肪酸和胆固醇摄入,增加体育活动,戒烟)。对严重甘油三酯血症(>1000mg/dl)患者,可考虑使用纤维酸类似物,例如吉非贝齐或非诺贝特等,但一般不与他汀类药物联用,因为两者均可导致横纹肌溶解。他汀类的诺伐他汀和辛伐他汀可能与 Pls 有相互作用,应避免应用。

(四)艾滋病相关肝病与肝移植

器官移植不得使用 HIV 感染者的器官,以避免 HIV 的传播。HIV 感染者也曾被认为是肝移植禁证。但艾滋病合并肝病患者中,有些已发展为终末期肝病,唯一有效的治疗是肝移植。艾滋病患者的就医权利受法律保护。经济和医学发达国家已对一些 HIV 感染者成功进行了肝移植。作者相信,随着经济和医疗条件的进一步改善,随着人们对 HIV 感染者偏见的改变,接受肝移植的 HIV 感染者,也将在发展中国家出现。

HIV 感染者如果伴有终末期肝病,其他内外科方法治疗无效,预期 6~12 个月内难免死亡,可考虑肝移植以挽救生命。此外,接受移植的 HIV 感染者,CD4+T 淋巴细胞计数应大于 200 个/μl,外周血 HIV 病毒载量应低于可检出水平,而且未伴有艾滋病相关临床症状。

文献报道,HIV/HBV 混合感染者肝移植后生存率与单纯 HBV 感染者肝移植后生存率无显著差异,但他们都注射乙肝免疫球蛋白(HBIG)并持续服用拉米夫定和(或)替诺福韦(TDF)等兼有抗 HIV 及抗 HBV 作用的反转录酶抑制剂。伴急性肝衰竭及药物诱导肝衰竭的 HIV 感染者,肝移植后生存率与 HIV 阴性人群相似。但 HIV/HCV 混合感染者,肝移植后生存率低于单纯 HCV 感染者。Terrault 等报道 81 例 HIV/HCV 患者肝移植后 3 年生存率低于单纯 HCV 感染者肝移植的生存率(59% vs 67%,P<0.01)。

由于 cART 与肝移植后常使用的免疫抑制剂可能存在相互作用,因此,需慎重选择移植后用药及其剂量。钙调磷酸酶抑制剂可减少排异反应,提高患者生存率,但与蛋白酶抑制剂及非核苷类反转录酶抑制剂一样均影响细胞色素 P450 功能,如果合用,则需要调整其使用剂量。CNI 与整合酶抑制剂合用,不需调整剂量,因为后者不影响 P450 系统,并已成功用于感染 HIV 的器官移植患者。

(顾 伟)

第四节 传染性单核细胞增多症

传染性单核细胞增多症(IM)是 EB 病毒(EBV)引起的淋巴母细胞系中细胞增殖和形态异常的急性传染病。典型症状有发热、咽痛和淋巴结肿大,同时血内出现大量异常淋巴单核细胞(异常淋巴细胞)和嗜异性抗体,是一种良性自限性疾病。本病可伴肝脾大,常见轻度肝功能损害,偶作为突出症状,或伴发脑、心、肾、肺、血液、网状内皮和其他神经系统等病变,病情险恶复杂,幸亏发生率极低。在不典型的 IM 中,临床易有延误诊断和不当的治疗。

本文侧重于 IM 和 EBV 感染有关的肝脾病变资料的叙述。

一、病原

EB 病毒属于疱疹病毒科 γ 亚科,其形态结构和疱疹病毒类似,为线状双链 DNA,核外有 20 面体核壳(直径 100nm),壳外再绕脂质外衣(150~200nm),具有嗜 B 细胞活性,人类是 EBV 唯一天然宿主。EBV 有 5 组特异性抗原,各组研究内容丰富,仅就与临床有关者简略介绍,可能有助于后文的理解。

1.病毒衣壳抗原(VCA)抗原性最强,其特异性抗体 IgM 出现最早,在急性期为血清诊断的首选指标。

2.早期抗原(EA)在 DNA 合成前出现,可能参与 DNA 复制。EA 可分两型,早期抗原 I 型(EBEAI)或称早期抗原弥散型(EA-D)和早期抗原 II 型(EBEA II)或称早期抗原限制型(EAR)。两者用以检测病毒增殖活动的强度和病毒的再次活化。

3.病毒膜抗原(EBMA)位于病毒的囊膜和感染的 B 细胞膜上,能产生中和抗体。

4.淋巴细胞决定的膜抗原(LYDMA)血清中不易测到抗体。能表达在 B 细胞膜上,亦能整合于 B 细胞的核内。

5.核抗原(EBNA)目前检出共有 6 种位于感染细胞的核和染色体上,不仅参与 B 细胞的复制,并可不断地传给子代 B 细胞。凡带有 EBV 基因组的细胞都可检测到 EBNA。

二、流行病学

病毒携带者和患者是唯一传染源。由于 EB 病毒可以在口咽部上皮细胞及 B 淋巴细胞中复制并感染唾液腺及其他腺体上皮细胞,致大量病毒存在于唾液腺及唾液中,可持续排毒达数月甚至数年。本病以吞咽含有病毒的唾液传播为主,如婴幼儿的咀嚼喂食,男女接吻,故本病又名接吻热。其他如输血、骨髓和器官移植亦可引起。子宫颈上皮细胞内和分泌物中证明也可存在本病毒,目前认为可能有性传播,一般不出现全身或局部症状,或仅有轻微症状。从性别来看,男性明显多于女性。最早发病的年龄为 15 天,随年龄的增长,感染人数逐渐增多,至 3 岁时感染达高峰,6 岁前多为隐性感染,临床上不出现症状,或出现像病毒性上呼吸道感染样的轻度症状。15~25 岁为临床的高发年龄,40 岁后发病者较少,但症状较不典型并且较重。

本病是全球传播最广泛的疾病之一。不论是发达或发展中国家的人群中血清抗体阳性率不低于90%。我国人群血清阳性检出率结果相近,但儿童的阳性率在发展中国家或贫穷地区比发达国家要高,初次感染的平均年龄比发达国家要早。

三、发病机制和病理变化

EBV 首先侵入口咽部上皮细胞和唾液腺的管状上皮,目前研究认为 EBV 亦可直接侵入扁桃体隐窝。EBV 在其中不断的增殖浸润、集结,导致咽炎、扁桃体炎等症状。同时逸出的 EBV 颗粒即能侵入上皮细胞下循环内的 B 淋巴细胞(B 细胞),因为这些细胞膜上具有 EBV 的受体(Cd3、即 CD21)。感染的 B 细胞随之进入全身血流和整个淋巴网织系统,包括各种脏器。临床出现病毒血症、发热和全身症状,淋巴结因滤泡增生而肿大,随后肝、脾也遭累及而出现病变。

EBV 在感染的 B 细胞内不断大量转化和多克隆活化,促进 B 细胞大量多克隆增殖,新的病毒颗粒从细胞内周期性溶解中逸出,不断进入血流,侵入其他 B 细胞。早期血液 B 细胞内可检出有 EBV 抗原(+)的比例约为 $1:10^4$,在恢复期减为 $1:10^7$。感染的 B 细胞因受 EBV 的作用,细胞膜发生抗原性变化,能激活 T 细胞大量增殖即反应性 T 细胞增殖,并在血液内大量出现。这就是血液中稍后所见的异常淋巴细胞,但其中也包括增多的 NK 细胞。体内因感染的 B 细胞和反应性 T 细胞大量存在,从而引起全身一系列复杂的体液免疫和细胞免疫。

受感染的 B 细胞能转化产生多种特异性抗体和释放多种免疫球蛋白(主要是 IgM、IgG,其他有 IgA、IgE 等)。此外,EBV 的核抗原(EBNA)部分可不进行病毒复制,而形成附加体附着于部分 B 细胞和鼻咽部上皮的细胞核内,或与宿主细胞的 DNA 整合,使细胞发生遗传性改变,随着细胞的增殖而不断地传给子代细胞。亦有认为 B 细胞是 EBV 的唯一感染贮源,这种细胞也称永生细胞。它们非常重要,因为其中病毒抗原不仅能逃避免疫监视并能不受抗病毒药物的影响,长期甚至终生在细胞核内潜伏。在适当条件下,可再度形成完整病毒,间歇地从唾液中排出。少数病例甚至出现恶性增殖或发展成致癌因素。

反应性 T 细胞中大部分为 CD8 细胞(T8,细胞毒性 T 细胞),少数为 CD4 细胞(T4,辅助诱导 T 细胞),其他尚有 NK 细胞。血液中正常 T4/T8 细胞数比例应为 2:1,此时出现严重比例倒置。因 T8 细胞对靶细胞(感染的 B 细胞)有细胞毒和抑制效应,能杀伤并能抑制 B 细胞的增殖和形成抗体,此外加上 NK 细胞和中和抗体等作用,这样使受感染的 B 细胞逐渐减少和消失,反应性 T 细胞也相应随之减少逐渐恢复正常,这就形成了 IM 良性循环的自愈过程。

病理变化:在肿大的淋巴结、脾脏和肝脏中,出现淋巴母细胞系中的淋巴单核细胞大量良性增生和广泛地组织浸润、集结,失去正常结构,这是 IM 的基本病理特点。

肝脏的浸润细胞分布在汇管区,并向肝窦发展。肝 Kupffer 细胞增多,但是肝细胞除个别坏死外,外形仍能保持正常。淋巴结浸润集结区主要在 T 细胞分布的副皮质区,较少在 B 细胞分布的生发中心部位。脾脏的浸润区在脾窦和脾髓区内,其中有部分细胞形态模糊不清。在全身各脏器血管周围和淋巴组织内,也可有正常或异常的淋巴细胞浸润、集结或出现局限性病灶,这是多脏器可以发展成病变的基础,值得注意。

四、临床表现

潜伏期 5~15 天不等,比国外文献报道的 2~5 周短。起病急缓不一,半数以上有前驱期 2~5 天。全身乏力、不适、头痛、肌痛,或有恶心、呕吐等腹部不适的消化道症状。本病的热程长短不一,伴随症状多样化,基本症状有发热、咽痛和淋巴结肿大,持续一到数周。

1.典型症状　根据 Cohen 汇集的资料如下:

(1)发热:占 93%(60%～100%),体温可达 38.5～40℃。热型可呈弛张热、稽留热或不规则热,但以低热较多。热可渐退或骤退,高热时有相对缓脉。退热时伴有出汗,热程自数日至数周,但 90% 在 3 周内退热。

(2)咽炎:占 90%(60%～100%),咽部黏膜充血、水肿,甚至有浓厚灰白色渗出物,约有 25% 并发细菌感染。在口腔的硬腭和软腭交界处,可见到出血点。两侧扁桃体肿大,尤其在儿童,少数重症甚至影响呼吸。近年来 EB 病毒感染所致肺炎呈现增多的趋势,由于其临床表现多不典型,易造成误诊,延误治疗。

(3)淋巴结肿大:占 95%(83%～100%),淋巴结明显肿大,两侧对称,中等硬度,可移动,相互分离,有轻度疼痛和压痛。颈后淋巴结多于颈前,咽部感染引起的淋巴结肿大多分布于颈前,对本病有提示作用。其他如耳后、颌下、腋下、腹股沟等处淋巴结肿大相对较小,需与原有的慢性淋巴结炎区别。肠系膜等淋巴结也可肿大,可能是致腹部症状和压痛的原因。

(4)皮疹:虽仅占 10%(0～25%),但如用氨苄西林或阿莫西林治疗者,90% 以上可引起瘙痒的多样性皮疹如斑丘疹、红斑、荨麻疹样皮疹等。皮疹开始多分布在躯体部,可伴有上唇水肿(Hoagland 征)。

2.EBV 感染的肝脾病变　由于患者年龄不同,感染强弱、免疫防御的差异,以及是否伴有其他疾病,因此 EBV 感染的肝脾病变在临床上有不同的表现和不同的预后。

(1)典型 IM 的一过性肝炎:根据统计,脾大率为 51%(43%～64%),肝大率约为 11%(6%～15%)。脾大约在左肋下 2～3cm,十分肿大的脾脏罕见。肝功能异常率超过 90%,但转氨酶升高大多属于轻度。黄疸可轻度增高,发生率不到 10%,但是碱性磷酸酶升高者达 93%.有胆酶分离现象是本病不可忽视的表现。肝功能异常在热退后能迅速缓解,肝脾大亦逐步好转。

脾破裂的发生率约 0.2%。Kaye 强调脾破裂甚至可发生于临床无明显脾大的患者,因此需重视对脾脏的保护,避免重压和碰撞脾区。脾破裂可出现在病程的顶峰或恢复期,表现为突然出现脾区疼痛并向左肩放射,血压下降(内出血),随之迅速出现贫血。

(2)老年或不典型病例肝脾病变:发病年龄越高,典型表现越少,病情也较重。发热期长,咽炎和淋巴结肿大较少。肝大率较高,有较重的肝功能损害和(或)黄疸。血象检查有贫血,血淋巴细胞增高,但异形淋巴细胞较少,嗜异性凝集试验也可阴性。可伴有其他脏器损害。不典型病例的确诊有待检测 EBV CA IgM 抗体或 EBV 的特异性抗原证实。

重度黄疸:典型的一过性肝炎和自身免疫溶血性黄疸大都较轻。重度黄疸见于严重的肝脏病变,或溶血性黄疸伴有其他原因的肝病,都须迅速治疗,否则可危及生命。若重度黄疸而全身情况尚可者,应充分考虑老年易出现淤胆型肝炎。

腹水:EBV 感染引起重症肝炎伴腹水者甚少。Devereaux 等共收集报道 6 例,部分患者需穿刺抽水减压。

(3)重症 EBV 感染的肝脾病变:重症少见,多发生于先天或后天免疫缺陷或损伤患者。发病前或有上呼吸道感染病史,临床突出症状有高热、淋巴结肿大、肝脾大,显著的肝功能衰竭。早期血淋巴细胞增高,稍后即有全血细胞减少,大都有吞噬血细胞增多。EBV 特异性抗体的滴度较低或阴性,诊断需作 EBV 特异性抗原检查。

EBV 感染的肝脾病变见于:①X 连锁淋巴增生病(XLD),是一种对 EBV 特别敏感缺乏足够免疫反应的遗传病,EBV 感染后 75% 出现致命性 IM,发病多见于年龄小于 5 岁的男童。②器官或骨髓移植同时长期用大量免疫抑制剂者,EBV感染后症状的轻重和预后取决于机体免疫被抑制的程度和毒株的性质。EBV初次感染比复发者的症状更重,肝脏损害常见,其他脏器损害发病率亦较高。EBV似乎更易侵犯肝移植后的儿童。③艾滋病患者(特别是儿童)EBV感染后也易出现肝脾病变及其他脏器损害。④长期用抗肿瘤药物患者,EBV急性感染后可出现暴发性的T细胞淋巴组织增生症。

(4)慢性活动性EBV感染的肝脾病变:见于个别病例。Kaye报道患者除有肝脾大外,会长期反复发作急性期症状,如发热、淋巴结肿大,肝功能持续明显异常,白细胞减少。可伴发眼葡萄膜炎或多种神经病变。这类患者EBV的抗体滴度可高于普通病例10～100倍。

3.EBV感染其他脏器的病变　可发生于IM的病程中或病程之后,见于典型的IM,也可见于不典型病例,同样可见于儿童,并无年龄差异。各脏器病变亦可成为主要症状,所以虽然少见,但易误诊和影响及时合理的治疗。所幸大多脏器很少形成慢性病变。

五、诊断和鉴别诊断

典型病例根据临床特征、异常淋巴细胞增高和嗜异性抗体阳性,容易做出诊断。不典型的病例,由于症状的多样性,同时异常淋巴细胞和嗜异性抗体也可不高。确诊可借助EBV特异性抗体或EBV抗原检查。

1.实验室诊断

(1)血象:白细胞总数高峰在第2～3周,为$10 \times 10^9 \sim 20 \times 10^9/L$。淋巴细胞相对计数和绝对数增加,淋巴细胞比例超过50%,其中异常淋巴细胞比例超过10%,粒细胞减少,绝对计数低于$2.0 \times 10^9/L$(病程第2周)。肝转氨酶、碱性磷酸酶、胆红素增高,在第2～3周达到高峰。

(2)嗜异性凝集抗体检测:这是一种IgM型的抗体,能使某些动物的红细胞凝集,最早由Paul和Bunnell 2人发现。

1)经典法:待检患者的血清必先经乳鼠肾的乳剂处理,除去其中假凝集抗体(见于风湿病、血清病、单核细胞白血病、结核病和个别正常人),再加入绵羊红细胞或马红细胞。国内判读阳性的凝集价滴度为1：64以上或双份血清效价上升4倍以上。病程第1～2周阳性率为40%～60%,第3周达80%。用羊红细胞仅可维持阳性数月,用马红细胞可长达两年。

2)单滴法:也称玻片快速凝集试验,载玻片上置两滴待检患者的血清,一滴加入乳鼠肾乳剂(目的同上),一滴加入牛红细胞,目的为吸收尽血清内的凝集抗体。最后,在两滴血清中同时滴入马红血细胞(代替绵羊红血细胞)。如前者凝集而后者不凝者诊断为阳性。本法较快速、敏感,也较持久。

约有90%的患者呈阳性,约有5%～10%完全不出现凝集反应(可能不存在凝集抗体),假阳性率少于10%,大多由于技术误差。但是在4岁以下儿童阳性率仅为50%,而且滴度也较低。两法相比,假阳性率经典法为12%,而单滴法为7%。一年后持续能凝集者两法相比,经典法约为30%,单滴法为75%。

(3)EBV特异性抗体检测

1)病毒衣壳IgM抗体(VCAIgM):为原发IM急性期最有价值的常选指标。特别是儿童嗜异性凝集抗体阴性和不典型病例,测试前需先去除类风湿因子,发病一周如滴度达1：32或1：40者判读为阳性,阳性至少可持续4周,偶可长达3个月。VCAIgG抗体亦同时出现,但滴度至病程后期才达高峰,诊断的效价需≥1:320,或双份血清效价增高4倍才有诊断价值;VCAIgG滴度持续数周后稍许下降,阳性可持续终生,亦可用作流行病学调查。

2)病毒早期抗原(EBEA)抗体:在病程第3～4周才出现,并且滴度效价较低,高峰在稍后期出现(阳性率 70%）。分为两型,早期弥散性抗原(EBER-D 或 EBER-Ⅰ),抗原分布于感染细胞的核和胞质;早期局限性抗原(EBER-R 或 EBER-Ⅱ),抗原仅分布于细胞的胞质。前者若出现滴度持续增高不降,说明病毒颗粒不断增殖,为重症病例,但患鼻咽癌患者的滴度也较高。后者为 EBV 再度活动的指标,亦见于 Burkitte 淋巴瘤患者。

3)病毒核抗原(EBNA)抗体:于病程后期第 3～6 周开始出现,阳性能持续终生,除有免疫缺陷和慢性活动性 IM 者外,阳性率几乎可达 100%。

(4)EBV 的分子生物学检测:常用有三种方法:①PCR 用以检测 EBV DNA,因较简便、快速和敏感,现最常用。因免疫缺陷患者血清 VCA IgM 抗体可为阴性,用本法检测对照有互补价值。某些研究提示荧光定量 PCR 敏感性高、特异性强、耗时短,阳性率高于抗体检测。②原位杂交法或免疫荧光法:常用于不典型,特别是免疫缺损患者检测组织细胞内病毒基因组和各种抗原(常选用 EBER Ⅰ 或 Ⅱ、EBNA)。③Southemblot 法,检测病毒的 DNA,目前应用较少。

2.鉴别诊断

(1)咽喉部感染和扁桃体脓肿:可由多种细菌引起,其他如支原体、甚至某些病毒(如腺病毒和单纯疱疹病毒)偶然也可导致误诊。但从肿大淋巴结的分布,如果颈后多于颈前,甚至有上肢肱骨内髁的淋巴结肿大,都应重视 IM。其次上述疾病很少有肝功能损害和脾大,血象中多无淋巴细胞总数增加和异常淋巴细胞出现,最后检测嗜异性抗体基本可以确诊。但是,IM 患者的咽部(包括扁桃体)培养约有 3%～30% 同时有溶血性 A 类链球菌阳性,为双重感染患者。

(2)巨细胞病毒(CMV)感染:可以引起与 IM 相似的发热、肝大、淋巴细胞增加和出现异常淋巴细胞,但常无咽炎和淋巴结肿大,嗜异性抗体为阴性,异常淋巴细胞很少能达到 10%。CMV 感染与 40 岁以后的不典型 EBV 感染患者类似,鉴别需待 VCAIgM 的检测。

(3)各种急性病毒性肝炎(HAV、HBV、HCV 等):血象中亦偶有淋巴细胞增加,或出现较少的异常淋巴细胞,但肝功能损害较重。嗜异性试验一般可确定诊断。

(4)急性弓形体病:亦称弓浆虫病,由胞质寄生虫引起的疾病,可导致单核细胞增多综合征,有颈淋巴结肿大和发热,但是典型的异常淋巴细胞很少超过白细胞总数的 10%。最后,根据嗜异性凝集试验的结果可以鉴别。

(5)恶性组织细胞增多症:少数淋巴结肿大、肝脾大、淤胆和血液异常单核细胞增加,早期可以很像 IM。但是此病很少持续发热和血小板减少,有 AST 明显增高,并且缺乏其他病毒抗体存在的根据。

(6)急性淋巴细胞白血病:白细胞计数过高或过低,血小板计数中度减少,甚至轻度溶血性贫血,应作骨髓检查排除。

(7)其他:能引起异常淋巴细胞增加的尚有风疹、急性艾滋病毒感染、腮腺炎和其他疱疹病毒感染;多种药物过敏反应如苯妥英钠、乙胺嗪、诺氟沙星与柳氮磺胺吡啶等。

六、治疗

本病无特效药,主要是卧床休息和对症支持治疗。早期感到疲乏不适即需卧床,自觉症状减轻、精神好转,可以逐渐下床活动。肝功能不良者,应加强护肝治疗。热退以后一般全身乏力、肌肉酸痛会时轻时重。本病的恢复期很长。要注意脾区的保护,不可碰撞,禁止重体力活动,以防少见的脾破裂。

糖皮质激素要十分慎用,对于自身免疫损伤导致的并发症可能有益,但疗程尽可能缩短。如严重溶血性贫血、血小板减少性紫癜导致的大量出血激素治疗可能有效,方案为泼尼松开始每天 30～60mg,3～4 天后减量.最长疗程不超过两周)。肿大的扁桃体导致气道急性梗阻者,较大剂量激素 1~2 次注射,效果较好。对于其他脏器并发症,激素疗效迄今尚无肯定的结论。扁桃体合并感染的治疗,避免用青霉素类药物,改用其他抗生素(有建议用红霉素类)代替。

抗病毒药无环鸟苷和其衍生物,在体内和体外实验证明有抗病毒作用。临床对比认为能减少 EBV 在唾液中的排出量,但不能缩短病程和减轻症状。对器官移植、输血后的 EBV 感染和发病也无预防作用。

慢性活动性 EBV 感染,Kieff 认为用抗病毒药可能有益。Sakai 报道一例,用抗病毒药、免疫球蛋白、泼尼松治疗后病情恶化,改用干扰素(IFN-α)1×10⁵U/kg 皮下注射,每周 3 次,症状和化验检查获得戏剧性好转,但亦不能使 EBV 根除。

先天或后天的免疫功能不全患者在感染 EBV 后,如出现淋巴组织增生病和(或)噬血细胞增多综合征,死亡率很高。Kieff 介绍使用恢复免疫功能药物如免疫球蛋白合用 IFN-γ 可取得临床缓解。抗病毒药虽公认疗效不大,但仍有人认为此类药物对 25% 的患者可能有效。

七、预后与转归

在急性期若无其他脏器严重损害,预后良好。主要病症在 2~4 周内消失,逐渐恢复。EBV 二次感染者尚未见文献报道。在恢复期内可有疲倦不适,全身虚弱可能时重时轻,持续数周或数月,甚至亦有持续一年至数年。但是,至今尚不能证明 EBV 感染与慢性疲劳综合征有关。

八、预防

病后避免唾液密切接触感染,不需其他隔离。

EB 病毒疫苗的研究已有数十年,但目前还没有商业化疫苗用于预防 EB 病毒感染及 EB 病毒相关性疾病。以 EB 病毒膜蛋白 gp350/320 为靶抗原的疫苗是近年来 EB 病毒疫苗研究的一个方向。

（王彬彬）

第五节　钩端螺旋体病的肝脏损害

一、病原学及发病机制

钩端螺旋体是微需氧菌,菌体纤细,螺旋盘绕规则而紧密,长 6~20μm,宽 0.1~0.2μm,有 12~18 个微密规则的螺旋,在菌的一端或两端常弯曲成钩状,在暗视野显微镜下主要沿长轴旋转呈扭转运动,直线前进或后退,有很强的穿透力,能穿通血管壁和细胞浆膜。钩体原生质之外的外膜有保护性抗原,革兰氏染色呈阴性但不易着色,姬姆萨染色呈淡红色,银染色呈黑色或褐灰色。在电子显微镜下钩体由圆柱形菌体、细长轴丝和透明外膜组成。钩体随尿排出生存不到 1 天,钩体不耐酸碱,对干燥、日光、加热、漂白粉、甲酚皂溶液、碳酸、70% 乙醇液或肥皂水均很敏感。钩端螺旋体的抗原结构比较复杂,血清学分型的群和型很多。目前全球有 20 个血清群和 10 倍以上血清型。我国已报道有 18 个血清群和 70 个血清型,其中致病力强、能导致 Weil 病(即黄疸出血型)和其他内脏严重损害的有沃尔登型(黄疸出血群)、犬型、秋季热型、澳洲型,常引起黄疸、出血和肾衰竭。致病力较弱的有波摩拿型、流感伤寒型、七日热型等,常引起钩端螺旋体病的轻型。但是,一种血清型可引起多种临床类型,相反,一种临床类型也可由多种血清型引起。在我国北方主要以波摩拿群分布最广,长江流域以毒力最强的黄疸出血群多见。本病病变基础是广泛的毛细血管感染、中毒性损伤和微血管的功能障碍。先后有钩端螺旋体菌血症期和免疫病理期。钩体经皮损或正常皮肤、黏膜侵入人体,其局部无炎症反应。侵入人体后,经淋巴管和小血管至血循环和内脏中迅速繁殖并产生毒素,播散成为钩端螺旋体败血症,全身器官和组织均受毒素侵犯,多数患者为单纯败血症,内脏损害轻。少数患者有严重中毒症状及肝、肾、肺、中枢神经系统、肌肉等器官的病变,甚至形成相应并发症。病变轻者,肝脏外观无明显异常,显微镜下可见轻度间质水肿和充血以及散在灶性肝细胞坏死。严重者肝细胞呈退行性变及坏死。坏死多见于小叶中央,肝窦间质水肿,肝索离解,肝细胞索失去正常排列,汇管区有淋巴细胞、中性粒细胞浸润和星形细胞增生。因肝细胞损害,毛细胆管的阻塞,胆汁淤积、溶血以及由此引起的凝血功能障碍,临床上可见严重黄疸、出血倾向,甚至导致急性肝功能不全等(其他脏器的病理改变从略)。

二、诊断与鉴别诊断

1.诊断　本病的早期诊断较困难,因具有特异性病原学或血清学检查需要一定时间,所以必须结合流行病学资料、早期的临床特点,以及化学检查等3方面综合判断。

(1)流行病学史:在流行疫区、夏秋等流行季节(6～10月),患者近期曾与疫水、土壤、动物内脏、排泄物等有接触史。

(2)临床表现:本病临床表现非常复杂,病情轻重与钩体菌型和人体免疫状态有关。毒力强的钩体可引起肺出血或黄疸出血,毒力弱者很少引起严重表现。初入疫区和缺乏免疫力者病情较重,曾接受预防接种者,病情多较轻。在早期常有典型或较典型毒血症症候群即所谓的“三症状”(寒热、酸痛、全身软)、“三体征”(眼红、腿痛、淋巴结大),或在中期出现明显的内脏器官损害表现(如肺出血、黄疸出血等),或有“治后加重反应”者,即可做出临床诊断,确诊有赖于病原体分离和血清免疫学检查。

(3)病原体分离:银染色法或暗视野检查其阳性率不高,常采用培养及动物接种。早期将患者血、尿、脑脊液培养于兔血清培养基内,阳性率为30%～50%。接种于幼龄豚鼠和金黄地鼠腹腔内阳性率达70%以上,一般需要3～5天。

(4)血清学试验:用特异性抗体找血内抗原或特异性抗原找血内抗体。常用方法有:①免疫荧光染色法阳性率72.6%。②免疫过氧化酶染色法。③显微镜凝集试验是目前使用最广泛的方法之一,有较高特异性和敏感性。凝集素一般在病后7～8天出现,超过1:400效价为阳性,可持续数月至数年。故流行区常以2周间隔时间效价增高4倍以上为阳性。④酶联免疫吸附试验,以酶联免疫吸附方法测定患者血清中抗体效价,阳性率达79.3%。该方法简便,特异性高,阳性反应出现较早且灵敏,近年采用较多。⑤患者血清中的降钙素水平会在发生明显临床病变之前降低,因此可作为早期诊断标志。可溶性 IL-2 受体水平也会显著上升且与疾病的临床发展过程密切相关。

(5)聚合酶链式反应(PCR):可用于钩端螺旋体病的早期诊断。

2.鉴别诊断

(1)流感伤寒型不伴肝脾肿大者需与上感、流感鉴别。①上呼吸道感染:常有鼻塞、流涕、打喷嚏、发音嘶哑、咳嗽伴黏液痰,痰无血丝,无发热或低热。②流感:多有流感流行接触史,呼吸道症状可不明显,鼻下甲压片可见脱落柱状细胞,鼻咽分泌物病毒分离多阳性。以上两者均无钩端螺旋体疫水接触史,无明显脾肠肌疼痛与压痛,无腹股沟淋巴结肿大与压痛。

(2)流感伤寒型伴肝(脾)肿大者需与伤寒、疟疾、败血症鉴别。①伤寒:突然起病伴有畏寒者少,寒战者更少,很少起病即有全身肌肉剧痛、病势沉重的感觉。眼结膜充血、腓肠肌压痛、淋巴结肿大者亦少见。②疟疾:起病畏寒、寒战、高热、全身酸痛与钩端螺旋体病相似,但热退后全身即感轻松。疟疾很少有眼结膜充血不退,腓肠肌压痛或患者不能站立举步,两腿不能下蹲者。腹股沟淋巴结肿大和有压痛者很少。③败血症:可有皮疹、化脓性病灶,血内或病灶内可培养或查出相应的病原菌,病程常超过7～10天。

(3)黄疸出血型应与急性黄疸型肝炎、胆道感染、急性溶血性贫血、流行性出血热鉴别。①急性黄疸型肝炎:消化道症状如厌食、恶心、呕吐、腹胀、腹泻常显著,但起病没有钩端螺旋体病那样急剧,无眼结膜充血和腓肠肌压痛,很少有广泛的皮肤、黏膜的瘀点、瘀斑和多器官的大出血。白细胞计数正常或减低但肝功能改变较明显。流行病学、血清学检查可资鉴别。②急性溶血性贫血、急剧贫血,亦有轻度黄疸,但无出血倾向,尿呈红茶或酱油色,尿血红蛋白阳性,血中红细胞、血红蛋白减低,白细胞、网织红细胞增高,血清间接胆红素显著升高。发病前有吃蚕豆或某些药物史,对输入鲜血治疗效果良好。③急性胆道感染:寒战高热相似,胆绞痛亦可与钩端螺旋体病的腹背肌疼痛混淆,钩端螺旋体病引起的皮肤瘀点也可与化脓性胆管炎引起的败血症相混,但胆道感染多为右上腹痛或剧痛并伴局部体征,而出现全身肌痛,感到极度疲乏,尤其是眼结膜充血,腓肠肌压痛和尿检查异常者很少。④流行性出血热:表现为发热、头痛、眼眶痛及腰痛,上胸部以上明显充血、结膜水肿,胸部、腋窝部出现搔抓样瘀点,发热减退后病情反而加重,黄疸轻或无,血白细胞计数高,可见异常淋巴细胞,早期蛋白尿显著,尿内有蛋白膜状物。⑤鱼胆、毒蕈、黄藤中毒皆可出现肝肾损害,有神志障碍、黄疸、肝功能和尿常规异常,但都缺乏钩端螺旋体病的早期症状,一般都有中毒或服药史。

(4)与肺大出血型相鉴别的疾病:大叶性肺炎、肺结核或支气管扩张咯血等。

(5)与脑膜炎型相鉴别的疾病:病毒性脑膜炎、结核性脑膜炎等。

三、治疗

钩端螺旋体病的治疗原则是早期发现、早期诊断、早期治疗和就地治疗。

1.一般治疗　急性期应卧床休息,饮食以易消化饮食为宜,高热者酌情给予物理降温。全身疼痛给予镇静剂,有明显失水或有休克征象者可适量静滴葡萄糖液或葡萄糖盐水,注意水电解质平衡,补充适量维生素(B、C 等),同时要密切注意病情变化。入院 24 小时内应特别注意病原治疗所致赫氏反应和肺弥漫性大出血的预防和观察,慎用升压药,收缩压一般以不超过 12kPa(90mmHg)为宜。

2.病原治疗　可提前退热、缩短病程,减少或预防肝、肾、脑膜及出血等并发症。青霉素对本病早期疗效较好,为首选药物。青霉素剂量不宜过大,首剂为 40 万单位,以后每日剂量为$(120～160)×10^4$U,分 3～4 次肌注,重症病例剂量加大至每日$(160～240)×10^4$U,分 4 次肌注,合用肾上腺皮质激素。青霉素疗程为 1 周或体温正常后 2～4 天。对青霉素过敏者可改为多西环素,亦可采用四环素、金霉素每次 0.5g,每日 4次口服,或庆大霉素 $8×10^4$U 每日 3 次,肌注。国外推崇多西环素,认为早期给药可治钩体尿,从而避免肾脏损害和 Weil 病。23％～83％的患者出现青霉素"治后加重反应"即赫氏反应,一般在注射第一剂青霉素后 16 分钟至 6 小时内出现,多数在 2 小时内突然出现发冷、寒战、高热,甚至超高热(42℃),持续 0.5～2 小时,头痛、身痛、脉速、呼吸增快等原有钩体病症状加重,继之大汗、体温骤降,部分患者可伴有神智不清、抽搐、低血压、休克,重者可呼吸心搏骤停,反应一般持续 30 分钟至 24 小时消失。反应之后病情恢复较快,但也有一部分患者此反应后病情加重。赫氏反应机制尚不十分清楚,可能与抗生素使螺旋体大量裂解、释放毒素有关,也有人认为与机体反应性与敏感性有关,不受青霉素剂量影响。因此,青霉素治疗前宜事先给予镇静剂和肾上腺皮质激素预防。如已发生应立即加强镇静剂及时使用冬眠 1 号(氯丙嗪、异丙嗪各50mg,哌替啶 100mg)的一半剂量肌注,必要时再用余下的 1/2 量。用较大剂量泼尼松龙缓慢静脉推注或静脉滴注。同时采用物理降温、适量输液、纠正酸中毒。必要时给予强心、解痉、升压、呼吸兴奋剂等。

3.对症治疗 根据患者病情,酌情给予镇静剂、肾上腺皮质激素及强心剂等治疗。长期而严重肾衰竭需血液透析等治疗。肺大出血型,最初 4～6 小时的治疗最为重要,除应用抗菌药物外,还应及时给予镇静剂及大剂量泼尼松龙,对乙醇反应明显者,可改用琥珀酸氢考(氢化可的松琥珀酸钠),达到患者颜面、皮肤潮红、多汗、逐渐安静、肺部啰音减少为止。同时应控制输液速度＜1ml/min。心率＞120 次/分可给予0.2～0.4mg 去乙酰毛花苷。除极度低血压状态外,一般不给予血管活性药物升压,否则可促进肺出血。黄疸出血型,除采用前述青霉素等抗菌药物外,可按黄疸型病毒性肝炎处理。后期发热仅需对症治疗,抗生素治疗无效。严重神经系统后遗症及眼色素膜炎或闭塞性脑动脉炎仍应用青霉素、小剂量肾上腺皮质激素治疗,对缓解症状、促进恢复均有益处。

(顾 伟)

第六节 肝真菌病

肝真菌病属于侵袭性真菌病(IFD),是指真菌侵入肝脏,并在其中生长繁殖导致组织损害、器官功能障碍和炎症反应的病理改变及病理生理过程。近年来,由于恶性肿瘤、免疫缺陷、移植患者增多,广谱抗生素的大量使用以及侵入性检查与治疗手段的广泛运用,侵袭性真菌病发生率呈逐年上升趋势。肝真菌病常来自于播散性真菌感染,往往于尸检中确诊。原发于肝脏的真菌感染也有临床病例报道,但还缺乏大规模的流行病学数据。引起肝真菌病的病原体可分为两类:条件致病菌与真性致病菌。条件致病菌中最常见的病原菌是以念珠菌为主的酵母样真菌和以曲霉为主的丝状真菌,也包括隐球菌、毛霉,多侵犯免疫功能受损的宿主。真性致病菌主要包括组织胞浆、粗球孢子菌和副球孢子菌,它们可侵入正常宿主,也常在免疫功能低下的患者中引起疾病,这类致病真菌的全身播散性感染常累及肝脏。

一、病原学、发病机制及临床表现

(一)念珠菌病

念珠菌属于酵母菌,又称假丝酵母,有 300 多个种,其中能引起人和动物感染的有 10 多个种,主要为白念珠菌、热带念珠菌、克柔念珠菌、近平滑念珠菌、光滑念珠菌等。念珠菌广泛存在于自然界中,也是人体的正常菌群之一,大部分念珠菌病属于内源性感染。肝脏念珠菌感染是肝真菌病中发病比例最高的,常为肝脾念珠菌病的一部分。肝脾念珠菌病又称慢性播散性念珠菌病,主要累及肝脏、脾脏,部分患者累及肾脏。常见于免疫功能受损患者,尤其是进行化疗的血液系统恶性肿瘤患者,也可发生于慢性肉芽肿病、Crohn病、糖尿病以及接受肾上腺皮质激素治疗的患者。自 20 世纪 80 年代以来,其发病率明显上升。据报道,在接受化疗或造血干细胞移植的血液系统恶性肿瘤患者中,其发病率从 3% 到 29.1% 不等。

发病机制尚未完全阐明,多数学者认为致病菌主要来自消化道定植的念珠菌。各种理化因素导致消化道黏膜屏障破坏,加之化疗导致中性粒细胞减少和宿主免疫系统受损增加了宿主对念珠菌的敏感性,念珠菌经血行播散于肝脏、脾脏及其他器官。

病理特征为弥漫性小脓肿伴急性化脓性和肉芽肿性炎症反应。早期病灶为多形核炎性细胞和单个核细胞包绕真菌酵母形成的微脓肿,经抗真菌治疗后,病灶最外层由纤维组织包绕,中间一层由淋巴细胞、巨噬细胞和多核巨细胞组成,中心是坏死的真菌成分。

主要临床表现为广谱抗生素不能控制的弛张热,伴恶心、腹痛、腹胀,有的患者出现腹泻。体检可发现上腹部压痛(右上腹多见)、肝脾大,部分患者出现皮肤巩膜黄染。实验室检查可发现肝功能异常,尤其是碱性磷酸酶升高,其水平随病情波动,伴或不伴转氨酶、总胆红素升高。血清 1,3-D 葡聚糖检测(G 试验)可为阳性结果。部分患者可从口腔或大便中检出假菌丝及芽孢。腹腔镜检查可发现肝脏表面散在分布的边缘清晰的黄白斑点病灶。腹部超声、CT、MRI 均可提示肝脏和(或)脾脏内多发的、周边分布的、小的靶状脓肿(牛眼征)。但在中性粒细胞减少症时期,影像学检查可出现一过性阴性结果。超声引导下细针穿刺活检,组织涂片部分可检出假菌丝及芽孢,直视肝活检可提高成功率。血培养和组织培养常为阴性。

(二)曲霉病

曲霉是分布最广泛的真菌,已知自然界中有 600 个种以上,至少有 20 个种感染人和动物,最常见的约 8 个种。侵袭性曲霉病最常见的病原菌为烟曲霉,其次为黄曲霉、黑曲霉和土曲霉,部分医疗机构则以黄曲霉和土曲霉居多。

感染途径主要为吸入空气中的孢子,曲霉孢子随呼吸进入鼻窦和肺,通过纤维蛋白、层黏连蛋白等黏附于宿主的组织细胞,萌发产生菌丝进入细胞致病。曲霉嗜好侵入血管,由于血管栓塞和曲霉毒素的共同作用,组织坏死常很严重。曲霉是条件致病菌,人体正常情况下对其具有强大的免疫力。宿主抵御感染主要通过效应细胞,单核细胞和吞噬细胞吞噬入侵的孢子,淋巴细胞杀死膨胀的孢子和菌丝,而中性粒细胞则通过氧化和非氧化机制破坏菌丝。因此曲霉感染是免疫缺陷人群,如持续粒细胞缺乏、艾滋病、遗传性免疫缺陷病、造血干细胞或实体器官移植受者发病和致死的重要原因。

曲霉病常见于肺和鼻窦,但在晚期全身播散性感染时约有 30% 的患者累及肝脏,表现为腹痛、黄疸和肝触痛,相当一部分患者可无症状。CT 扫描可发现肝内多发的低密度小病灶。原发于肝脏的侵袭性曲霉病至今仅有数例临床报道,绝大部分为尸检所确诊。肝脏可出现单个或多个实质性病灶,B 超表现为等低回声、边界不清的团块状病变。临床表现无特异性,酷似细菌、其他真菌感染和肿瘤性疾病,重要的是重视高危患者发生曲霉病的可能,并及时进行必要的检查。血清半乳甘露聚糖检测(GM 试验)是曲霉在宿主中侵袭生长时释放的一种抗原,属曲霉菌细胞壁上的一种热稳定多糖蛋白抗原,动态观察对诊断有一定帮助。肝活检组织病理检查有助于确诊。

(三)隐球菌病

隐球菌属包括 37 个种和 8 个变种,致病菌主要是新型隐球菌。在隐球菌感染的传播环节中,鸽粪是新型隐球菌临床感染的重要来源,而土壤的病原菌则是鸽粪等鸟类排泄物污染所造成。

隐球菌的传播途径有二:①呼吸道,存在于鸽粪及土壤中的隐球菌可随尘埃一起被吸入呼吸道内,导致肺部感染。②皮肤,可导致系统性隐球菌患者侵,临床所见的原发性皮肤隐球菌病可进一步导致隐球菌脑膜炎。动物口服大量新型隐球菌可导致感染,但尚无确切依据证实人可以通过消化道感染新型隐球菌。

隐球菌进入人体后很快形成荚膜,而荚膜多糖是隐球菌的主要致病因子之一,可抑制机体的细胞免疫并诱导产生抗原特异性免疫耐受。隐球菌的酚氧化酶可酚化人体内的左旋多巴、多巴胺而形成黑色素。黑色素具有抗氧化作用,可清除宿主效应细胞产生的毒性自由基,抑制吞噬细胞的吞噬作用,降低对两性霉素 B 的敏感性,从而保护隐球菌细胞免受攻击。免疫功能健全的正常人可能吸入隐球菌而并不发生隐球菌病,或仅为自限性感染。但在细胞免疫功能低下的患者,如艾滋病、血液系统恶性肿瘤、移植患者,或使用大量肾上腺皮质激素及其他免疫抑制剂的患者,以及糖尿病、肝硬化等患者,则易导致隐球菌病。

常见的感染部位为中枢神经系统、肺部和皮肤黏膜。播散性隐球菌病常累及肝脏，预后往往不佳。但需注意肝隐球菌病也可见于免疫功能健全的个体，患者可以肝功能不良、胆管炎、胆囊炎、胆汁淤积性黄疸、阻塞性黄疸为首发症状，如诊断治疗不及时，最后可致肝硬化或肝功能衰竭。影像学表现多种多样，无特异性，可类似胆管细胞型肝癌、原发性硬化性胆管炎等。胆汁培养有助于诊断。肝脏活检病理表现为淋巴细胞浸润和肉芽肿形成。

（四）毛霉病

毛霉归入接合菌亚门、接合菌纲、毛霉目、毛霉科。毛霉目以下又分为若干属，人类毛霉病中常见病原菌有毛霉属、根霉属、根毛霉属、犁头霉属等。其中根霉属是最常引起人类接合菌病的病原体。毛霉目真菌广泛存在于土壤、空气、粪便、食品及一切霉变的材料上，生长不需复杂的营养。

多数患者由于吸入空气中的孢子而感染，肺和鼻窦是最常见的感染部位，食入或经外伤接种植入也是常见的感染途径。免疫功能降低是致病的诱发因素，包括糖尿病伴有或无酮症酸中毒、中性粒细胞减少症、恶性肿瘤、化疗及免疫抑制剂的应用、器官移植及抗排斥治疗、骨髓及造血干细胞移植、去铁敏治疗、烧伤、外伤、儿童营养不良等。毛霉的致病特点是菌丝好侵犯血管形成栓塞而引起组织坏死，因此损伤穿透血管内皮细胞是毛霉致病的重要环节。正常宿主抵抗毛霉的主要防御机制是通过巨噬细胞吞噬作用和氧化杀伤机制杀死真菌孢子，而免疫力低下和糖尿病患者的巨噬细胞往往因功能降低而无法抑制被吞噬的孢子发芽。此外，酸中毒可破坏转铁蛋白结合铁的能力导致有效血清铁的升高，也使得糖尿病酸中毒患者增加了毛霉感染的可能性。组织病理多表现为化脓性炎症反应伴脓肿形成和化脓性坏死，坏死组织中有菌丝。血管侵入表现为血管壁坏死和真菌性栓塞，常累及大血管。

根据病原菌侵犯机体的部位不同，毛霉病在临床上可表现为多种类型，如鼻脑毛霉病、肺毛霉病、皮肤毛霉病、胃肠毛霉病。播散型毛霉病可继发于上述四型，累及两个或多个器官，死亡率接近 100%，最常见于中性粒细胞减少症或淋巴瘤的患者，或器官移植、化疗、肾上腺皮质激素及去铁敏治疗的患者。较多患者合并细菌、病毒或其他病原体的感染。肝脏毛霉病通常由血行播散而来，也可在黏膜屏障受损时由胃肠道毛霉病扩展而至，症状表现为发热、腹痛，触诊肝脏可轻度肿大，转氨酶和碱性磷酸酶常升高，可有黄疸表现。影像学表现为肝内多发的包围着血管的低回声团块状的充盈缺损，表明坏死灶是由血管受侵犯形成血栓引起的。活检穿刺吸取坏死组织直接染色镜检常可以发现具有菌丝粗大、无分隔、直角分支特征的病原真菌，可依此确诊。

（五）组织胞浆菌病

组织胞浆菌病属于地方性真菌病。分为两种类型，以美洲型多见，由荚膜组织胞浆菌引起，也称经典组织胞浆菌病或小型组织胞浆菌病；另一类为非洲型，由荚膜组织胞浆菌杜氏变种或马皮疽荚膜组织胞浆菌引起，也称大型组织胞浆菌病。除均累及单核-吞噬细胞系统外，两者的病原菌、流行地区和临床表现都不尽相同。组织胞浆菌是土壤腐生菌，鸟类和蝙蝠粪便可能是重要的病原载体，人类多因吸入被污染的泥土或尘埃中的真菌孢子而感染。孢子一旦进入体内，会被组织细胞吞噬并在细胞内继续出芽繁殖，表现出酵母相。

荚膜组织胞浆菌主要侵犯肺部，而荚膜组织胞浆菌杜氏变种主要侵犯皮肤、淋巴结和骨。两者均可出现播散型感染，播散型中约 90% 累及肝脏；另外，胃肠道组织胞浆菌病患者常合并肝脏组织胞浆菌感染，这在组织学上可以得到证实，提示病原菌可能是由胃肠道进入门脉系统。临床表现为发热、肝脾大、疲劳、体重下降、肝酶升高等生化异常。肝脏组织活检病理表现为门脉区淋巴细胞和组织细胞浸润，也可形成散在或弥漫的肉芽肿，含有病原体的巨噬细胞浸润肝实质。肝脏组织中检测到特征性的酵母形式可作为诊断的依据；另外，血培养或者血清、尿液组织胞浆菌抗原 EUSA 检测也有助于诊断。

（六）球孢子菌病

球孢子菌病是由粗球孢子菌引起的感染性疾病。本病流行于美国西南部地区、墨西哥部分地区以及中美洲和南美洲。人体由于吸入含粗球孢子菌孢子的尘埃而被感染。

球孢子菌病临床表现为无症状型或自限性感染，有时表现为急性播散型发病过程，肺部广泛累及并播散至其他组织形成局灶性病变，尤其在免疫功能抑制的个体和身体衰弱者。急性播散型发病率不到1％，病死率达50％，男性与女性比例约为5∶1，孕妇患者约20％为播散型，病死率高达88％。粗球孢子菌几乎可以播散至人体任何组织器官，其中最常见的是皮肤及皮下组织、骨骼和脑膜，也有报道肝脏受累更为常见，可能与尸检的比例有关。患者可无症状或为肝炎样表现，出现肝大，转氨酶升高，黄疸少见，如出现黄疸则与肉芽肿侵犯胆管上皮有关。实验室检查可见血清碱性磷酸酶不成比例的升高，组织病理表现为肉芽肿样病变，有淋巴细胞、上皮样细胞及巨细胞存在，巨细胞内外可见球形小体。确诊依靠活检取病理组织镜检或培养，血清学检测也有助于诊断。

（七）副球孢子菌病

副球孢子菌病是由巴西副球孢子菌引起的皮肤、黏膜、淋巴结和内脏器官的真菌病。本病仅在美洲南部和中部散在流行，以20～50岁男性常见，好发于常接触土壤和蔬菜的农民。尽管副球孢子菌病不是常见的机会性感染，但本病有时可发生于包括艾滋病患者在内的免疫缺陷者中。人体通过吸入巴西副球孢子菌孢子感染本病，孢子在肺内转变成侵袭型酵母，可能再经血液及淋巴系统向其他部位播散。临床表现明显的感染往往呈慢性和进行性，但通常并不致命，常见有皮肤黏膜感染、淋巴结感染、内脏感染及混合型。内脏感染以局灶性病变为特点，主要累及肝脏、脾脏以及腹腔淋巴结，有时可伴有腹痛。

二、诊断和鉴别诊断

对机会性侵袭性真菌病的诊断可参考欧洲癌症研究和治疗组织侵袭性真菌感染协作组和美国国立变态反应和感染病研究院真菌病研究组（EORTC/MSG）于2002年制定的免疫缺陷者机会性侵袭性真菌感染诊断定义的国际共识以及2008年EORTC/MSG共识组对侵袭性真菌病的修正定义，对诊断分为3个级别，即确诊、临床诊断和疑似。但应注意的是该诊断定义用于临床试验或流行病学研究时，仅确诊和临床诊断病例可作为研究对象，疑似病例需除外。

对于地方性真菌病，如组织胞浆菌病、球孢子菌病、副球孢子菌病尚无诊断分级。对于有流行区域接触史，出现相关临床症状者要怀疑真菌病的可能，临床标本培养或组织病理检查获得微生物学证据是确诊的标准。

由于肝真菌病临床表现多无特异性，酷似肝脏的其他病原体感染或肿瘤性疾病，鉴别诊断难以一一列举，关键在于重视高危患者肝真菌病的可能，及时进行必要的检查。

三、治疗

（一）抗真菌药物的分类

目前临床使用的抗真菌药物主要有以下4类：

1. 多烯类

（1）两性霉素B：①适应证：可用于曲霉、念珠菌、隐球菌、组织胞浆菌等引起的IFD。②药代动力学：几乎不被肠道吸收，静脉给药较为理想。血浆结合率高，可通过胎盘屏障，血浆半衰期为24小时。肾脏清除很慢。③用法与用量:静脉给药,0.5~1.0mg/(kg·d)。④注意事项:传统的两性霉素 B 制剂具有严重的肾毒性,需对患者进行严密的肾功能及血钾水平监测。当肾功能显著下降时应予减量,并应避免与其他肾毒性药物合用。

(2)两性霉素 B 含脂制剂:目前有 3 种制剂即两性霉素 B 脂质复合体(ABLC)、两性霉素 B 胶质分散体(ABCD)、两性霉素 B 脂质体(L-AmB)。因其分布更集中于单核-吞噬细胞系统如肝、脾和肺组织,减少了在肾组织的浓度,故肾毒性较传统的两性霉素 B 去氧胆酸盐低。由于采用脂质体技术制备,故价格较昂贵。①适应证:可用于曲霉菌、念珠菌、隐球菌、组织胞浆菌等引起的 IFD;无法耐受传统两性霉素 B 制剂的患者;肾功能严重损害,不能使用传统两性霉素 B 制剂的患者。②药代动力学:非线性动力学,易在肝脏及脾脏中浓集,肾脏中则较少蓄积。③用法与用量:推荐剂量 ABLC 为 5mg/kg,ABCD 为 3~4mg/kg,L-AmB 为 3~5mg/kg。起始剂量为每天 1mg/kg,经验治疗的推荐剂量为每天 3mg/kg,目标治疗为每天 3mg/kg 或 5mg/kg,静脉输注时间不应少于 1 小时。④注意事项:肾毒性显著降低,输液反应亦大大减少,但仍需监测肾功能。

2.唑类

(1)氟康唑:①适应证:深部念珠菌病、急性隐球菌性脑膜炎、侵袭性念珠菌病的预防与治疗;②药代动力学:口服迅速吸收,进食对药物吸收无影响。蛋白结合率低,肾脏清除,血浆半衰期为 20~30 小时,血中药物可经透析清除;③用法与用量:侵袭性念珠菌病 400~800mg/d;念珠菌病的预防 50~200mg/d,疗程不宜超过 2~3 周;④注意事项:长期治疗者注意肝功能。

(2)伊曲康唑:①适应证:曲霉、念珠菌属、隐球菌属和组织胞浆菌等引起的 IFD。②药代动力学:蛋白结合率为 99%,血浆半衰期为 20~30 小时。经肝 P450 酶系广泛代谢,代谢产物经胆汁与尿液排泄。③用法与用量:第 1~2 天 200mg,静脉注射,每天 2 次;第 3~14 天 200mg,静脉注射,每天 1 次;输注时间不得少于 1 小时;之后序贯使用口服液,200mg 每天 2 次。④注意事项:长期治疗时应注意监测肝功能,不得与其他肝毒性药物合用,静脉给药不得与其他药物采用同一通路。

(3)伏立康唑:①适应证:免疫抑制患者的严重真菌感染、急性侵袭性曲霉病、氟康唑耐药的念珠菌引起的侵袭性感染、镰刀霉菌引起的感染等。②药代动力学:高危患者中呈非线性药代动力学,蛋白结合率为 58%,组织分布容积为 4.6L/kg,清除半衰期为 6~9 小时。③用法与用量:负荷剂量:静脉给予6mg/kg,每 12 小时 1 次,连用 2 次。输注速度不得超过每小时 3mg/kg,在 1~2 小时内输完。维持剂量:静脉给予 4mg/kg,每 12 小时 1 次。④注意事项:中至重度肾功能不全患者慎重经静脉给药。

(4)泊沙康唑:仅有口服混悬液,目前国内尚未上市。可用于中性粒细胞减少的造血干细胞移植受者侵袭性念珠菌病的预防,口咽部和食管念珠菌病的备选用药。也用于侵袭性曲霉病的补救治疗和高危患者的预防治疗。

3.棘白菌素类

(1)卡泊芬净:①适应证:中性粒细胞减少患者疑似真菌感染的经验性治疗,并用于治疗侵袭性念珠菌病、念珠菌血症及其他疗法难控制或不能耐受的侵袭性曲霉菌病;②药代动力学:血药浓度与剂量呈等比例增长,蛋白结合率>96%,清除半衰期为 40~50 小时;③用法与用量:首日给予一次 70mg 负荷剂量,随后 50mg/d 维持,输注时间不得少于 1 小时,疗程依患者病情而定;④注意事项:对肝功能受损的患者慎重用药。

(2)米卡芬净:是一类新型水溶性棘白菌素类脂肽,对念珠菌属、曲霉菌属引起的深部真菌感染有广谱抗菌作用,对耐唑类药物的白念珠菌、光滑念珠菌、克柔念珠菌及其他念珠菌均有良好的抗菌活性,但不能抑制新型隐球菌、毛孢子菌属、镰孢属或结合菌。目前主要用于念珠菌属与曲霉菌属所致的深部真菌感染。本品体内分布广泛,血浆与组织浓度较高,主要在肝脏代谢,经胆汁排泄,与其他药物相互作用少。主要不良反应是肝功能异常,但发生率并不高。

4.氟胞嘧啶　①适应证:很少单一用药,一般联合两性霉素 B 应用于全身念珠菌病、隐球菌病;②药代动力学:口服迅速吸收,几乎完全吸收,经口和非胃肠道给药均可达到相同的血药浓度,蛋白结合率低,组织分布广泛,经肾脏以原形消除,血浆半衰期为 2.5~5.0 小时;③用法与用量:若肾功能正常,初始剂量 50~150mg/kg,分 4 次给药,6 小时 1 次;若肾功能不全,初始剂量 25mg/kg 体重,但随后的用量与间期需调整,以使血清峰值浓度达到 70~80mg/L;④注意事项:每周监测血肌酐水平 2 次,调整合适剂量,规律监测血细胞计数与肝功能,当与两性霉素 B 联用时,两性霉素 B 会使氟胞嘧啶的清除率降低。

(二)真菌感染的治疗

由于真菌感染的复杂性,目前提倡分层治疗。对病原菌已明确的确诊病例,可进行针对病原菌的目标治疗;对于临床诊断病例,开展病原学、影像学的连续监测,如发现阳性结果,立即开始抗真菌治疗,即抢先治疗;对病原菌尚不明确的疑似病例可予以经验治疗;对某些高危患者则有指征予以预防性抗真菌治疗。

1.念珠菌病　主要参考 2009 年美国感染病学会(IDSA)的念珠菌病治疗临床实践指南。对已明确病原菌患者的目标治疗,念珠菌菌种的不同是选择治疗药物的重要考虑因素之一。白念珠菌对唑类药物氟康唑耐药者少见,可选用,但在接受过较长疗程唑类药物治疗或预防用药者,需考虑耐药的可能性。

在非白念珠菌中,大部分菌株对氟康唑敏感,但部分光滑念珠菌耐药,克柔念珠菌呈固有耐药,不宜选用氟康唑、伊曲康唑,宜选用两性霉素 B 或棘白菌素类。伏立康唑体外对克柔念珠菌有良好抗菌活性,对光滑念珠菌作用差于克柔念珠菌,可将伏立康唑作为克柔念珠菌感染的备选药物,但宜避免用于对氟康唑高度耐药的光滑念珠菌病患者。

鉴于近年来有报道两性霉素 B 对光滑念珠菌的 MIC 有上升趋势,因此建议在两性霉素 B 用于光滑念珠菌和克柔念珠菌感染时宜增大其治疗量至每日≥0.7mg/kg,但不宜大于每日 1mg/kg。体内外试验已证实卡泊芬净对大多数念珠菌菌种,包括光滑念珠菌、克柔念珠菌均具有良好抗菌活性,因此是上述念珠菌所致感染的首选药物之一,但其对近平滑念珠菌抗菌活性较低。疗程应持续至病灶消散,以防复发,常需数月,有报道最长达 22 个月。进行化疗或干细胞移植者需在免疫抑制期全程予以抗真菌治疗。

对疑似病例经验治疗方案的选择需考虑以下因素:①患者血流动力学是否稳定;②感染严重程度;③是否存在中性粒细胞减少;④可能的病原菌唑类耐药的可能性。对于血流动力学稳定、非中性粒细胞减少的非危重感染,先前并无使用唑类药物史者,氟康唑为首选治疗药物。血流动力学不稳定或中性粒细胞减少,且可能为光滑念珠菌或克柔念珠菌感染者应选用两性霉素 B 或棘白菌素类。

2009 年 IDSA 念珠菌病治疗指南中提出的预防性治疗方案:对于化疗后的中性粒细胞减少患者推荐在诱导化疗期间应用氟康唑每日 400mg(6mg/kg),或泊沙康唑 200mg 每日 3 次口服(国内尚无此药),或卡泊芬净每日 50mg。伊曲康唑口服每日 200mg 亦有效。对于中性粒细胞减少的干细胞移植受者,推荐在中性粒细胞减少危险期应用氟康唑每日 400mg(6mg/kg),或泊沙康唑 200mg 每日 3 次,或米卡芬净每日 50mg。

2.曲霉病　目前用于治疗侵袭性曲霉病的药物有两性霉素 B 及其含脂制剂、伊曲康唑、伏立康唑、泊沙康唑和卡泊芬净。迄今美国食品药品监督管理局(FDA)仅批准伏立康唑和两性霉素 B 用于侵袭性曲霉病的初始治疗,两性霉素 B 含脂制剂、伊曲康唑和卡泊芬净用于侵袭性曲霉病的补救治疗,泊沙康唑用于高危患者如粒细胞缺乏、白血病或骨髓增生异常综合征患者、以及发生移植物抗宿主病的同种异体造血干细胞移植受者发生曲霉病的预防治疗。欧盟尚批准泊沙康唑用于两性霉素 B 或伊曲康唑治疗无效的侵袭性曲霉病。

肝曲霉病可以是单个器官感染或者是播散性感染中的一个器官受累,由于极少见,治疗资料很少。迄今关于抗真菌治疗方面影响最大的一项前瞻性随机临床试验中,大部分病例由侵袭性肺曲霉病构成。然而根据这项试验的高论证强度,IDSA 抗侵袭性曲霉病的临床实用指南推荐伏立康唑作为初始治疗首选药物,备选治疗和补救治疗同侵袭性肺曲霉病。初始治疗备选药物为 L-AmB。补救治疗需在明确诊断的情况下进行,治疗选择包括改用两性霉素 B 含脂制剂或棘白菌素;如加用唑类药物,应考虑先前治疗、宿主因素和药代动力学。尽管肝曲霉菌病首选药物治疗,但发生肝外或肝周胆管阻塞者,应外科治疗。对药物治疗无效的局限性病灶,推荐外科处理。

3.隐球菌病　根据 IDSA2010 年对隐球菌病治疗指南的更新意见,对于排除了中枢神经系统和肺部感染的播散性隐球菌病,治疗同中枢神经系统感染。排除了中枢神经系统和肺部感染以及隐球菌血症、只有单个器官受累、且无免疫抑制的危险因素者,可使用氟康唑,400mg/d,疗程 6～12 个月。国内外公认的治疗中枢神经系统隐球菌感染的首选方案是诱导治疗以两性霉素 B 和 5-氟胞嘧啶联合用药,不能耐受 5-氟胞嘧啶者延长两性霉素 B 疗程或换用氟康唑(800mg/d),如有肾损害者可使用两性霉素 B 含脂制剂代替,继以氟康唑巩固治疗和维持治疗。诱导治疗的备选方案可选用大剂量氟康唑(≥800mg/d)单用或 5-氟胞嘧啶联用。但国内外的剂量、疗程不尽相同。总的来说,应根据患者病情轻重、有无中枢神经系统并发症、免疫抑制状况(如艾滋病患者的 CD4$^+$ T 细胞数量,器官移植患者使用免疫抑制剂的情况)以及对药物的耐受力及治疗反应实施个体化的治疗方案。

4.毛霉病　本病治疗的关键在于控制基础疾病,手术切除病灶是重要的治疗手段。两性霉素 B 是唯一有效的药物,剂量为 0.5～0.7mg/(kg·d),疗程 8～10 周,总量至少 2g,也可达 4g。肾功能不全者可改用两性霉素 B 脂质体。

5.组织胞浆菌病　治疗首选两性霉素 B,也可选用氟康唑、伊曲康唑。组织胞浆菌球则宜手术切除。

6.球孢子菌病　IDSA 建议对轻、中度非脑膜肺外球孢子菌病使用氟康唑或伊曲康唑治疗,严重病例静脉滴注两性霉素 B。部分球孢子菌病患者可能需要手术治疗。抗真菌治疗疗程较长,免疫功能正常者的球孢子菌病通常要求治疗 6～12 个月,免疫功能抑制者的球孢子菌病通常要求治疗数年,艾滋病患者的球孢子菌病则要求终生抗真菌治疗。

7.副球孢子菌病　唑类抗真菌药物对本病均有很好的疗效。一般可首选伊曲康唑口服。两性霉素 B 静脉滴注也能根治感染,常用于病情极其严重的患者。

（王彬彬）

第七节　疟疾

疟疾是由疟原虫侵袭和破坏人体红细胞而引起一系列表现的疾病。疟疾仍流行于约 107 个国家和地区,目前每年发病 2～3 亿例,死亡人数约 200 万人。由于抗药疟疾的增加,疟疾在某些地区特别是热带地区,仍为引起成人及儿童患病及死亡的重要原因,尤其对旅游者是一大威胁。疟疾被认为是人类最严重的传染性疾病之一。

周期性的发冷、发热、出汗、脾大和贫血是疟疾典型的临床表现。但在疾病起始,症状或许并不典型。肝脏是疟原虫在红细胞外裂殖增殖的唯一器官,肝 Kupffer 细胞含有大量疟色素,是间接诊断的依据;肝脏病变随疟原虫的种类、感染轻重、病程长短而异,少数(重症)疟疾发生黄疸和昏迷,是诊断和抢救的难题。

一、病原学

寄生于人类的疟原虫有恶性疟原虫、间日疟原虫、三日疟原虫和卵形疟原虫四种，它们的生活史基本相同。雌性按蚊（疟蚊）在吮血时将上述原虫注入人体即引起感染。疟原虫在终宿主蚊体内进行有性增殖，而在中间宿主人体内进行无性增殖。

侵入人体的子孢子在肝细胞内增殖（称红细胞外期），最后形成裂殖子进入血流引起发病。但是，间日疟和卵疟原虫有部分子孢子在肝细胞内能蛰伏数月或更长的时间后才开始裂殖，称为休眠子，成为复发的原因。

二、流行病学

体内有配子体的患者或带疟原虫者为主要传染源。雌性按蚊是其自然传播媒介。由于输血、注射器或母婴等直接传播者较少，并且感染后不需肝细胞内期的增殖，即无孢子体存在。

人体产生对疟疾的免疫力需要多年，疟区儿童一般需至成年后才有较强的免疫力。故婴幼儿的易感性高并且病情凶险。但3个月内的婴儿因具有来自母亲的免疫力，故发病较少。非疟区的成年人群近期迁至疟区后，因无免疫力可出现暴发性疟疾流行。

疟疾在我国23个省都有流行，主要流行地区有安徽、云南、河南、贵州和湖北，以上五省的发患者数占总数的80%左右。海南省疟疾发患者数较前有较大幅度下降。恶性疟主要发生在云南和海南两省，且以输入病例为主。我国间习疟占90%以上，恶性疟较少，三日疟很少见，多年无卵形疟报道。流行的季节与疟蚊的孳生繁殖高峰一致。

三、发病机制

血内裂殖子侵入红细胞是通过红细胞膜上的受体。现已在体外证实恶性疟原虫的受体是膜涎糖蛋白中的一类血型糖蛋白A（GP-A），间日疟原虫的受体为Duffy血型抗原Fy(a/b)，故Fy(a/b)为阴性者不受间日疟侵袭。这种阴性血型抗原在西非土著人中多见。

疟疾临床发作和裂殖子从破裂的红细胞内逸出的周期是同步的。发热的原因以往认为系异性蛋白、致热原、毒素所致，但都未能证实。目前认为，原虫寄生的红细胞破裂产物，一方面激活吞噬细胞的吞噬，另一方面促进单核细胞释放细胞因子，其中，白细胞介素1和肿瘤坏死因子是引起发热和细胞病理的原因。贫血不仅是原虫破坏红细胞的结果，尚有脾功能增强、感染原虫的红细胞被加快清除和存在IgM型抗红细胞基质的自身抗体等原因。

原虫在红细胞内不仅消耗血红蛋白，而且可插入原虫衍生蛋白，改变红细胞的性质和细胞形态。恶性疟原虫在第二次增殖周期时，细胞表面突出的纽状物（称疣突，knobs）内，含有丰富的原虫组氨酸，为一种有虫种特异性的黏性蛋白，是小静脉、微血管内皮细胞受体的介体。内皮细胞受体属血小板糖蛋白4的血栓调节蛋白，能将成熟型的原虫滋养体扣押，形成局部组织的循环和代谢障碍，这种细胞黏附过程是恶性疟发病机制的中心。在外周血内，恶性疟时较常发现年轻的环形滋养体，而其他疟疾则能见到各种类型的滋养体。

四、肝、脾病理

肝 Kupffer 细胞增生、肥大并内含疟色素,其他吞噬细胞亦可含疟色素,这是疟疾肝脏的病理特征。由于疟色素沉着使肝呈棕色或青灰,甚至黑色。肝脏早期肿大源于严重充血。恶性疟疾时肝细胞肿胀,窦状隙壁和肝小梁分开并有浆液渗出,使肝大更为明显。肝细胞内不含疟色素,但可出现混浊、肿胀,少数甚至轻度坏死,于小叶中心区较多见。慢性疟疾的肝脏可比正常大 1～3 倍(3～4kg),这与汇管区出现严重纤维性变有关,极少数可发展为肝硬化。儿童的肝重和体重的比例大于成人,故肝大亦更突出。黄疸大部分由红细胞破坏所致,少数重症患者由于肝实质细胞损害引起。重症疟疾的低血糖和高乳酸血症与肝脏的代谢功能受损有关。

脾早期肿大是由于脾窦充血,稍后则由于单核-巨噬细胞的增生所致。脾髓内积聚大量含原虫的红细胞、吞噬原虫和疟色素的巨噬细胞。患病愈久,脾脏愈大,慢性疟疾的巨脾可达 1000g 以上,甚至达 5000～6000g。脾呈青砖色或青褐色,脾包膜增厚,脾髓内网状组织呈弥漫性纤维化,其中有成团块状的疟色素。脾的质地坚实,受伤容易破裂。

五、临床表现

1.疟疾的一般发作和肝、脾大　典型发作:典型疟疾发作表现为周期性的发冷、发热、出汗。但是,初发时多不典型,仅仅依据症状的诊断往往会过度,尤其在疟疾流行地区。间日疟早期常见非特异性症状,甚易误诊,随后典型周期发作也仅占半数;卵形疟像轻症的间日疟发作;三日疟的发作较为典型。恶性疟的前驱症状轻微,表现为突然持续高热,退热降不到正常,呈 M 形热型。婴幼儿疟疾常不典型,虽有高热,但神志改变和胃肠症状突出,肝、脾迅速增大可为诊断做出有益提示。疟疾多次发作的患者仅有畏寒和低热,或仅有头痛和全身酸痛,无明显发热。若在全身重要脏器出现功能不全之前予以及时恰当的治疗,患者可以迅速完全治愈。

脾、肝大是最常见的体征,间日疟发作 3～4 次时脾可触及并迅速增大,肝亦随后增大,早期就可有轻度压痛。恶性疟则先有肝大,脾随后出现或不出现肿大。

肾病表现突出者,患者可能突然发生急性溶血,尿呈红色或黑色,高热,巩膜和皮肤黄染,肝、脾迅速肿大,血红蛋白迅速下降,伴尿量减少。尿常规除有血红蛋白尿外,尚有各种管型。轻者仅见一过性蛋白尿,重者高热、昏迷、抽搐。无尿和有出血倾向者预后严重。

慢性疟疾中的儿童肝型疟疾:多次疟疾发作后肝脏不断增大,肝大于脾,质地坚硬,右季肋下有疼痛或沉重感。有人将此列为疟疾的并发症,机制不明,可能与先天性红细胞内 6-磷酸葡萄糖脱氢酶(G-6PD)缺乏和(或)与疟原虫、奎宁等药物引起的自身免疫有关。抗疟治疗后能迅速缩小,1～2 个月内恢复正常。

2.疟疾的凶险发作　疟疾的凶险发作称重症疟疾,少数可在田间道旁突然倒地,不省人事,意识障碍伴有抽搐,呼吸加深,呼吸窘迫,血压下降,循环衰竭或休克,黄疸,血红蛋白尿,血糖降低,及其他器官功能衰竭的表现。亦可由一般发作逐渐转成重症疟疾。凶险发作时黄疸和肝功能异常较普通疟疾多见。分型尚无一定标准,但主要为脑型疟疾和肝脏损害重者。

六、诊断与鉴别诊断

1.临床诊断　典型发作的疟疾容易诊断。对于疟疾流行地区,原因不明的发热,应考虑到疟疾。尤其是间歇热、脾可触及或脾区和胆囊区有压痛、单核细胞比率增高、低糖血症及高乳酸血症者;对于非疟疾流行地区不明原因发热者,如近期到过疫区,应对疟疾作进一步检查,包括曾服用过抗疟药者。

2.实验室诊断　目前可将所有的诊断方法分为三类:病原学诊断、免疫学诊断及分子生物学诊断。血片内找到疟原虫仍然是诊断的金标准。

(1)病原学诊断:薄、厚两种涂片都需检查,并作原虫计数。薄片便于确定虫种,利于选择用药,厚片能提高检出率,但需与染液中的沉渣、污物、血小板等鉴别。用吖啶橙染色检出率高于用 Giemsa 和 Wright 染色。恶性疟发展快、死亡率高,因此,应密切注意治疗后的体温和血内的虫数,以便及时决定是否需要换药。有免疫力的患者、或是在非疫区的医院,血片原虫的检出率均低。应在寒战期并每隔 12 小时作涂片检查。孕妇的血涂片检查有可能是阴性的,因为一部分疟原虫聚集在胎盘。由于目前抗疟药的耐药已相当普遍,故抗疟治疗仅用于阳性病例,阴性病例需进一步考虑引起发热的其他原因。但对于怀疑是恶性疟疾的患者,即使缺乏血涂片支持,应在结合其他诊断方法的基础上,立即予以抗疟治疗。

(2)免疫学诊断:人类感染疟疾后,在感染后 2 周内出现特异性抗体,4~8 周达高峰,然后下降,并且在疟疾清除后仍可持续 3~6 个月。可以通过间接荧光抗体试验(IFA)、间接血凝试验或酶联免疫吸附试验(EUSA)检测循环抗体。利用血清学方法检测疟原虫循环抗原常用的方法有放射免疫试验、酶联免疫吸附试验和快速诊断实验(RDTs)等。

(3)分子生物学方法:PCR 基础上的疟疾诊断是近年来快速发展的分子生物学诊断方法之一。因其高度的敏感性、特异性以及对虫种、虫株的鉴别力,特别适用于低原虫血症和混合感染。环介导等温扩增(LAMP)技术、微阵列技术在临床上都有一定的诊断价值,但因价格昂贵暂时还未大规模应用。

3.其他常规检查　末梢血白细胞开始时增高,继而减少(恶性疟除外)。多次发作后单核细胞比率增高,红细胞减少。可出现血小板减少。肝功能 ALP、ALT、AST 水平可轻度升高,但不久即可正常。黄疸患者的非结合胆红素升高,或非结合胆红素、结合胆红素都略高,但胆红素和 ALT 的升高程度与发作次数无一致关系。重症患者血糖降低,乳酸升高,容易漏诊,未及时处理可引起严重后果。

4.鉴别诊断　疟疾如出现昏迷,应与低血糖性昏迷鉴别。如同时出现黄疸、昏迷,需与急性肝功能衰竭鉴别。关键在于想到这些可能性,作血糖、肝功能、乙肝抗原抗体检测,容易鉴别。如无昏迷,应鉴别的疾病有急性血吸虫病、钩端螺旋体病(黄疸出血型)、阿米巴肝炎或肝脓肿、伤寒性肝炎、败血症、病毒性肝炎等。呼吸急促者应检测乳酸和血气分析,与高乳酸血症、酸中毒、成人呼吸窘迫综合征等鉴别。对于儿童患者,由于临床表现不典型,需要与非特异性病毒感染、流感、胃肠炎等鉴别。

七、治疗

儿童、孕妇、缺乏疟疾免疫力者和重症疟疾,病情发展极快,应予住院并早用抗疟药物治疗。目前抗疟药的耐药已经成为疟疾防治过程中的显著问题。

1.抗疟药的选用

(1)成人非凶险型

1)不含青蒿素的联合用药:磺胺多辛-乙胺嘧啶加氯喹(SP+CQ)或是阿莫地喹(SP+AQ)。由于SP+CQ 被证明并不比单用 SP 更好,所以并不推荐使用。SP+AQ 效果好于单独用药。

2)含青蒿素的联合用药:由于青蒿素在体内代谢快,虽可快速杀灭体内无性虫体,但需要与其他抗疟药联用。与代谢快的抗疟药联用需用 7 天,而与代谢较慢抗疟药联用则需用 3 天。合用驱虫药物的浓度只需持续到杀灭所有原虫,这样可以减少青蒿素耐药。在临床实践中发现美尔奎宁易引起恶心、呕吐、头昏、烦躁以及睡眠紊乱,但所推荐的方案患者耐受性尚可。

（2）特殊人群用药

1）孕妇和儿童:孕妇并急性起病的疟疾患者属高危人群,需要及时采取有效的抗疟治疗。而此类患者用药安全性很重要,尤其是孕早期,可选奎宁加克林霉素,用药七天,如果失败换用青蒿琥酯加克林霉素,用药七天。孕中期及孕晚期可用以上两种方案或是 WHO 推荐的五种包括青蒿素的联合用药。儿童患者的用药方案可选用 WHO 推荐的一线用药之一,酌情减量,应注意监护,因为患儿病情可能迅速恶化。

2）旅游者:对于非疟疾流行国家或是目前已消除了疟疾的国家,旅游者占疟疾患者的大多数,又因缺乏免疫,属易感人群,重症者多。重症患者需要住在重症监护单元,可采用以下方案:阿托喹酮加氯胍(2.5mg/kg,一日一次,三天)、青蒿醚加苯芴喹、奎宁加多西环素。

2.重症疟疾的治疗　　恶性疟疾死亡率高,即使是在合理的抗疟治疗和支持治疗下仍有 $15\%\sim20\%$ 的病死率,且多发生在就医的数小时内,故尽早且有效的抗疟治疗是极其重要的。对于重症疟疾的处置包括临床评估、特异性的抗疟治疗、辅助治疗、支持疗法。

除常规急诊处理外,对于成年患者应尤其注意肾功能,成人和儿童患者均需进行昏迷评估。酸中毒程度是评估预后的重要因素,需检测碳酸氢根和乳酸的浓度。对于有意识障碍、高通气或休克的患者要测量动脉血气。意识障碍者需行腰穿进行脑脊液分析,以排除细菌性脑膜炎。推荐使用两类静脉用抗疟药:一类为奎宁、奎尼丁,另一类为青蒿素衍生物,包括青蒿琥酯、青蒿醚,后一类有效性及安全性均较前者好,不推荐使用其他抗疟药物。奎宁的负荷剂量为 20mg/kg,可迅速达到治疗浓度,维持剂量为 10mg/kg,间隔 8 小时后给予。静脉用青蒿琥酯的维持剂量为 2.4mg/kg,随后给予全疗程的包含青蒿素的联合治疗方案。治疗中应注意体液平衡,输注速度不宜过快。对于有意识障碍的患者应避免使用含有美尔奎宁的方案。

处于孕中期或孕晚期的患者更易发展为重症疟疾,低流行区域的患者更易合并肺水肿或低血糖。孕中晚期的患者由于奎宁类可减少低血糖的发生,推荐使用;考虑到安全性,孕初期的患者用青蒿素衍生物更优。无论选用哪种药物,都需尽快。

八、预防

至今尚无完全有效和安全的预防药物,一般根据当地虫株药敏试验用药。即使正在使用或服过防疟药,如出现发热仍需与疟疾鉴别。已有多种疫苗正进行临床试验,但目前尚无令人满意的疫苗投入临床使用。纱门、纱窗、蚊帐、驱蚊剂可减少或防止蚊子叮咬,仍是重要的防疟措施。

（王彬彬）

第八节　血吸虫病的肝脏损害

一、发病机制及肝脏等受累器官病理改变

1.发病机制　　血吸虫按其生活史分为成虫、虫卵、毛蚴、尾蚴及童虫 5 个发育阶段。而尾蚴侵入人体、童虫移行、成虫寄生所造成的病变或为一过性,或较轻微均不足以对人体造成严重损害。虫卵引起的肉芽肿反应才是本病的基本病理改变。尾蚴借头部倾斜和体尾摆动及腺体分泌的组织溶解酶等钻入皮肤,虫

体钻入处的皮肤出现细胞介导的超敏反应,可引起瘙痒性皮炎,局部皮肤毛细血管扩张充血、出血及水肿、周围中性及嗜酸粒细胞和组织细胞浸润,皮肤出现红色丘疹称为尾蚴性皮炎,持续1～2天后丘疹自行消失。钻入皮肤后的尾蚴脱去体部皮层和尾部,发育为幼虫。童虫随血流于1～3天内移行至肺,由于表面附有宿主抗原,使其能逃避宿主种种免疫攻击得以存在并继续发育,大部分童虫穿过肺组织随血流至肝。幼虫移行可引起所经过器官的病变,以肺部病变最为明显,表现为局部点状出血及白细胞浸润,严重时可发生出血性肺炎。童虫在肝内停留时间最长(8～10天)并迅速发育成长,感染13～16天后在门脉肠系膜下静脉逆行至血管末梢发育为成虫,并不时移动产卵。成虫及其代谢产物引起病理变化并不多,仅产生局部轻微静脉内膜炎,早期有大量嗜酸粒细胞浸润,后期为增生性肉芽肿,但可迅速吸收,对器官无长期破坏作用。血吸虫病引起严重的病理变化主要是由于虫卵所引起。虫卵需经11～12天才发育成熟,并不断释放一种可溶性虫卵抗原激发宿主的肉芽肿反应。此种肉芽肿反应是T细胞介导的细胞免疫反应,T细胞产生大量各种淋巴因子吸引各类细胞形成以虫卵为中心的肉芽肿。虫卵除沉着于肝脏、大肠外,尚可见于肠系膜、腹膜后淋巴结、肺、食管、胃、脾、脑等器官和组织内。沉积于各处的虫卵所引起病理变化基本相似,均为虫卵肉芽肿形成。急性期虫卵和组织反应构成嗜酸性和中性脓肿的混合虫卵结节,主要见于肝、结直肠及其肠系膜,约粟粒至黄豆大小,灰黄色。围绕虫卵为一片广泛无结构的颗粒状坏死物质,坏死物质几乎全是簇聚在一起已变性坏死的嗜酸粒细胞,嗜酸粒细胞互相融合形成屈光性蛋白质晶体。坏死物质外周是新生肉芽组织。慢性期机体过敏反应消退,肉芽肿反应逐渐减弱,类上皮细胞和纤维母细胞增多形成纤维结节,结节内虫卵死亡并破裂,组织细胞包绕其周围或进入卵内,有的融合为异物巨细胞形成慢性虫卵结节。肝实质细胞由于血供营养受影响可有混浊肿胀、脂肪变性、萎缩坏死。随着汇管区假结节、纤维增生及门静脉干支系统周围纤维化,使门静脉管壁增厚,管腔变小阻塞血流构成窦前性门静脉阻塞,逐渐形成门脉高压及特有的血吸虫病性肝纤维化。免疫学发病机制:血吸虫进入人体后其发育各阶段的代谢产物、分泌物及其本身均可作为抗原物质,激发人体产生免疫应答反应并引起相应的病理改变。血吸虫病各期的各种抗原和血内各种相应特异性抗体的凝聚物为循环免疫复合物(CIC),循环免疫复合物的检出率及检出量与病情轻重有关,因此可将血吸虫病视为免疫性疾病。尾蚴侵入皮肤引起尾蚴性皮炎,其特点是初次感染者皮疹反应不明显,重复感染后反应增强,此种反应可能是亲同种细胞抗体介导的速发型过敏反应。本病的基本病变虫卵肉芽肿的形成与发展也被认为与虫卵抗原引起的免疫反应有关。成熟虫卵通过卵壳释放出可溶性虫卵抗原(SEA),现已证明可溶性虫卵抗原本身存在嗜酸粒细胞趋化因子(ECF)及中性粒细胞刺激因子(NSF)。可溶性虫卵抗原中某些成分致敏宿主淋巴细胞,包括T淋巴细胞和B淋巴细胞。致敏的淋巴细胞再次与抗原相遇后刺激致敏的B淋巴细胞产生抗体(早期为IgG和IgM,慢性期为IgG,晚期为IgG和IgM)或刺激致敏T细胞产生各种淋巴因子,导致以虫卵为中心、以嗜酸粒细胞为主的炎症浸润,极重病例以中性粒细胞为主,同时还吸引巨噬细胞、单核细胞等聚集在虫卵周围,经淋巴毒素和溶解酶的作用形成嗜酸性脓肿。随着虫卵死亡,嗜酸性肉芽肿被吸收,肉芽组织渐由类上皮细胞和成纤维细胞所代替。虫卵肉芽肿反应对宿主既有利又有弊。有利一面首先表现为通过肉芽肿形成将虫卵破坏和消除,此外虫卵肉芽肿的形成可能将渗出的抗原物质局限于虫卵周围从而减少或避免了免疫复合物引起的全身损害。然而宿主对虫卵抗原过度的免疫反应亦可破坏其自身正常组织,不断生成的虫卵肉芽肿,形成互相联结的纤维瘢痕,导致组织纤维化。

　　2.肝脏等器官的病理改变　血吸虫虫卵产生的炎症、肉芽肿反应及其随后的纤维化反应是血吸虫病的主要病理改变。肝脏是受累的主要脏器,约有1/4的虫卵沉积于肝内,沉积相对地以左叶为主,并呈窦前性分布。虫卵肉芽肿是本病的基本病变,包括急性虫卵结节(嗜酸性脓肿)、假结核结节,最后纤维化。急性期肝脏明显肿大,肝表面有密集的粟粒状虫卵结节。慢性期为嗜酸性脓肿和假结核结节。晚期出现环绕门脉分布的纤维组织。血吸虫肝纤维化的特点：①由于虫卵从门静脉进入肝脏，特别位于门静脉干支系周围的小分支内，引起门静脉干支系统尤其是第二、三、四级分支周围纤维化，形成特征性的血吸虫病性干线型肝纤维化。由于门静脉阻塞发生在肝窦前，结果产生窦前性门静脉高压。②肝脏体积缩小，肝表面呈地图状沟纹，外观凹凸不平，分界不甚清晰，尤以左叶为著。肝表面可有较大结节，此与门脉性肝硬化表面小颗粒结节明显不同。③肝小叶完整、肝细胞受损较轻，无假小叶形成，极少癌变。肠道的病理改变：血吸虫引起的肠道病变一般都在肠系膜下静脉分布的范围内，以直肠、乙状结肠及降结肠最为显著。急性期肠黏膜充血、水肿，或表面有砂粒状颗粒，或散在点状出血和表浅小溃疡，取出黏膜压片检查可直接发现虫卵。病理检查可见嗜酸性脓肿和假结核结节。慢性期黏膜苍白、萎缩或肠壁皱褶明显。由于慢性虫卵肉芽肿反应、溃疡及继发感染导致肠壁纤维组织增生，肠壁增厚，虫卵不易穿破黏膜排出。溃疡边缘黏膜腺体增生可有息肉形成。同时由于结肠狭窄，肠系膜增厚与缩短，淋巴结肿大与网膜缠结成团，故可发生肠梗阻。在肠壁增厚、慢性溃疡、息肉的基础上有发生癌变的可能。

二、诊断及鉴别诊断

1.诊断

(1)病史：有流行区旅居史及疫水接触史。疫水接触史是诊断本病的必要条件。在急性期要特别注意发病前 2 个月有无短期的疫水接触。

(2)临床表现：急性期有间歇型或弛张型发热、尾蚴性皮炎、荨麻疹史，肝大，尤以左叶肿大为甚。慢性期多无明显症状，若出现长期不明原因腹痛、腹泻、便血、上消化道出血、肝脾大（以左叶为甚）、腹水、侏儒症及青壮年新近出现癫痫者均应考虑本病。

(3)病原学诊断：常用的是粪孵化法。从粪中检出虫卵或毛蚴是确诊的直接依据，其检出阳性率与患者病期和病型有关。急性期阳性率较高，患者发病 40 天后粪便集卵和（或）连续 3 次粪尼龙袋集卵孵化阳性率达 95％以上。慢性或晚期患者因肠壁纤维化而增厚，虫卵不易掉入肠腔，所以粪检阳性率较低。

(4)免疫学检查：用来检测患者的体液和细胞免疫功能。急性患者血中 IgM 抗体显著增高，血中免疫复合物的阳性率也较高。

1)皮内试验：系检测特异性细胞免疫功能的方法，其简便易行、反应快，可作为普查和初筛检查，也可用于流行病学调查。此种方法在感染后 8 周左右才出现阳性，且可有假阴性和假阳性（与其他吸虫有交叉反应），已治愈者可持续阳性反应 1～6 年，因此无考核疗效价值。

2)血清环卵沉淀试验：该法敏感性和特异性稍逊于皮肤试验，将虫卵置于含相应抗体的血清中时，经一定时间后，虫卵周围出现泡状、带状、指状或菊花状等沉淀物即为阳性反应。近年来改用滴滤纸法，方法简化，便于做疫区免疫学调查和筛选患者。

3)酶联免疫吸附试验（ELISA）：为免疫学诊断中最敏感和特异的方法，其检测抗体阳性率达 95％。ELISA 的原理是受检血清如有相应抗体即可与已吸附于载体上的抗原结合，再加入联结有酶的抗抗体及酶可催化的底物，溶液显色即为阳性反应。

4)单克隆抗体检测：目前以单克隆抗体检测血中的循环抗原则可诊断活动性感染，还可作为考核疗效的指标；此外用此方法还可检测尿中的多种抗原，敏感性与特异性较高，可用于诊断及考核疗效指标。

(5)结肠镜检和直肠黏膜活检：适用于多次粪检阴性，而临床上仍高度疑诊为血吸虫病者。

1)结肠镜检：急性期结肠黏膜充血水肿，最有诊断价值的为典型小斑及黄色小结；慢性期肠黏膜肥厚及纤维组织增生，黏膜色暗红，呈沙粒样，由于瘢痕形成可造成斑状苍白，瘢痕间黏膜呈斑状充血，无数棕色天花样凹陷及群集的葡萄状肉芽肿为慢性期的两个主要特征。

2)直肠黏膜活检:自病变处或可疑病变处取米粒大小黏膜组织行黏膜压片或病理切片查找血吸虫卵。一般认为在靠近背侧部位钳取的组织中查到血吸虫虫卵的机会较多。急性期阳性率为50%～75%;粪检阳性者或有治疗史者直肠活检的阳性率在80%左右;有治疗史,无论治疗时间长短或接受锑剂治疗次数多少其虫卵检出率无明显差别;既往粪阴性者直肠镜检阳性率为32.9%,检出活卵或近期变性卵可以作为治疗的依据。

(6)B超检查:慢性血吸虫病有其特征性超声表现,肝内可见纤维网状图像,有长方形线性纤维结构,其他肝病罕有这种现象。晚期血吸虫病表现为肝回声增粗增强,分布不匀,血管网消失,肝表面不平;门静脉宽度显著增加,管壁增厚、粗糙甚至扭转;脾静脉增粗,有时可见正常情况下看不到的脾内静脉分支;有时可见钙化的虫卵。

(7)CT检查:肝包膜钙化和肝实质内分支状或网格状钙化。晚期有肝萎缩、肝裂增宽,肝缘不完整,凹凸不平及结节状突起,左右肝叶比例失调,肝实质内有线条状或环状或网格状高密度影。

(8)肝活检:用肝穿刺法,穿刺物除了做压片镜检外也可做病理切片,借以了解病程及治疗后的恢复情况。镜下表现为汇管区可见嗜酸性脓肿、假结节及纤维增生,有时可见虫卵。

2.鉴别诊断

(1)急性血吸虫病应与下列疾病鉴别

1)伤寒:急性血吸虫病患者出现发热、腹胀、食欲差甚至神志淡漠、肥达反应阳性时应与伤寒相鉴别。伤寒多呈稽留热或弛张热,肝肿大不如血吸虫病明显,白细胞总数减少,嗜酸粒细胞减少或消失,病程中肥达反应凝集效价持续升高,血培养或骨髓培养有伤寒杆菌生长。

2)肝脓肿:发热伴有明显肝肿大的急性血吸虫病应与肝脓肿鉴别。后者表现为长期不明原因的发热伴有肝区痛、肝肿大,体检在肝区有压痛点,而急性血吸虫病无此征象。肝脓肿时X线检查见右侧横膈抬高同时运动减弱,B超检查时发现肝区内有无回声液性暗区。

3)疟疾:多为周期性发病,发热前多有剧烈寒战,而急性血吸虫病发热前以畏寒为主,疟疾患者常有脾大,而肝大不如急性血吸虫病明显,白细胞总数多正常,嗜酸性粒细胞百分比不增高,疟疾血中常可检出疟原虫。

(2)慢性血吸虫病应与下列疾病鉴别

1)慢性病毒性肝炎:可能有急性肝炎病史,临床表现和肝功能试验异常在6个月以上,血清病原学检查肝炎病毒阳性。B超检查肝内无血吸虫病纤维网络状特征性改变图像,肝活检可进一步明确诊断。

2)慢性细菌性痢疾、慢性阿米巴痢疾、结肠癌出现腹泻和黏液血便应注意鉴别,可通过细菌学、血清学及结肠镜等检查加以鉴别。

(3)晚期血吸虫病应与下列疾病鉴别

1)其他原因引起的肝硬化:①有病毒性肝炎、长期酗酒或接触损害肝脏毒物的病史。②病程进展较血吸虫病快且腹胀、乏力、食欲缺乏明显,蜘蛛痣、肝掌、黄疸较血吸虫病常见。③巨脾较血吸虫病少见。④血清学检查、肝脏影像学检查及肝活检有助于鉴别。

2)结核性腹膜炎:①有结核病史。②有结核中毒症状。③腹水为中等量腹水,很少有高度腹水。④腹水为渗出液,红细胞沉降率增快,血清蛋白改变不明显,肝脏B超检查正常。⑤抗结核治疗有效。

3)肝癌:病情进展迅速,肝进行性肿大,质地坚硬,表面凹凸不平,可出现血性腹水,脾一般不大,实验室检查碱性磷酸酶升高,甲胎蛋白阳性,B超、CT检查可进一步明确诊断。

三、治疗

1.杀虫治疗　理想的抗血吸虫药物需具备下列特性:①对寄生人体的 3 种主要血吸虫都有效。②口服 1 次或治疗 1 天即有较好的效果。③对人体内各期血吸虫均有作用。④对人体无严重不良反应和毒性。⑤价格低廉。在吡喹酮问世前治疗血吸虫最有效的药物为有机三价锑制剂、硝硫氰胺、呋喃丙胺,但这类药物毒性大、疗程长、疗效亦低。吡喹酮的出现已将上述各药淘汰。吡喹酮为广谱抗蠕虫新药,对日本、曼氏和埃及血吸虫均有良好的杀虫作用,对日本血吸虫作用尤强,是治疗日本血吸虫病的首选药物。该药作用迅速,成虫接触药物后立即"肝移"死亡,且部分在门静脉中即已死亡,有的甚至在原寄生部位死亡。但对幼虫和成熟期虫卵作用差。其作用机制:①虫体与吡喹酮接触后立即引起虫体兴奋和痉挛,致发生肌肉痉挛性麻痹。②药物迅速损伤虫体表面,使表皮肿胀出现空泡并形成糜烂、溃破,致虫体体表热原暴露后失去其免疫伪装,易遭受宿主的免疫攻击,继之白细胞黏附与侵入使虫体死亡。③吡喹酮可影响血吸虫虫体的糖、蛋白质和脂质代谢与能量代谢。吡喹酮口服后 80% 药物从肠道吸收,2 小时左右血浓度达峰值,体内分布以肝脏浓度最高,在肝脏有首次通过效应,经肝脏代谢转化,其代谢产物 24 小时内大部分从肾排泄,在体内无蓄积作用,毒性作用较低。适应证:对人类各种血吸虫感染均有良好效果,对日本血吸虫病的适应范围较广。急性、慢性及晚期患者包括夹杂多种其他疾病的血吸虫病患者一般均耐受良好。但伴有严重心律失常、心力衰竭、肝肾功能严重障碍者一般不宜治疗。对各类精神病及癫痫患者亦应极其慎重。剂量与方法:①急性血吸虫病,成人吡喹酮每日 20～30mg/kg,分 2～3 次口服,连用 4～6 天,总剂量按 120mg/kg 计算,体重超过 60kg 者仍按 60kg 计,以住院治疗为宜。②慢性血吸虫病总剂量 60mg/kg 分 2 天服.每日 3 次或 40mg/kg 顿服。儿童总剂量 70mg/kg,分 1～2 天服,个别年老体弱者总剂量可减至 35～40mg/kg,2 次分服。③晚期血吸虫病,由于药物肝脏首次通过效应差以及侧支循环开放,门脉系统药物通过短路直接进入体循环,使血液浓度急剧升高,药物半衰期明显延长,因此剂量宜适当减少和个体化,以免发生中毒反应。一般可按总剂量 40mg/kg 计,一次顿服或 2 次/天服完,服药期间应加强观察,服药前后宜暂停利尿剂。吡喹酮不良反应一般轻微且短暂,多在服药后 0.5～1 小时内出现,不需特殊处理多可自行消退。常见不良反应以神经肌肉和消化系统反应为多见,如头昏、头痛、乏力、出汗、腹痛、恶心、呕吐,少数有室性或房性期间收缩。个别可出现黄疸或弛缓性瘫痪(补钾可纠正)。有心律失常、心功能不全、妊娠、重度贫血及肝肾功能不良者应慎重。

2.对症治疗

(1)急性血吸虫病高热者:可加用短程、中量肾上腺糖皮质激素。

(2)腹水:给予低盐、高蛋白、高热量饮食,酌情使用血浆、白蛋白及各种利尿剂如双氢克尿噻、螺内酯通、呋塞米等,对顽固性腹水可采用腹水浓缩回输术等。

(3)巨脾症:对巨脾伴有明显脾功能亢进,有消化道出血史及顽固性腹水,经内科治疗效果欠佳者,采用脾切除术有良好疗效,少数可采用脾肾静脉分流术以降低门脉高压。

(4)侏儒症:杀虫治疗后生长发育可有显著好转,亦可短期、小量、间歇给予性激素和甲状腺制剂。脾切除对促进生长发育也有良好效果。

(叶　昊)

第九节　华支睾吸虫病的肝脏损害

一、病原学及发病机制

1.病原学　华支睾吸虫病又称肝吸虫病,是由华支睾吸虫寄生于人体肝内胆管所致的疾病,是我国南方的一种常见人畜共患寄生虫病。因食用鱼生粥、生烤鱼等而发病。华支睾吸虫成虫雌雄同体,薄而半透明,虫体扁平,前端尖细,后端钝圆,外形像一枚葵花子仁。成虫寄生在人或哺乳动物肝脏的中、小胆管内,有时移居较大胆管或总胆管,成虫产卵后,虫卵随胆汁入肠道,然后随粪便排出体外。虫卵是人体寄生卵中最小的一种,略似电灯泡形,卵内有一成熟毛蚴,虫卵在一般情况下不能孵化,进入水中被第一中间宿主淡水螺吞食,在螺内发育为胞蚴、雷蚴及尾蚴,尾蚴侵入第二中间宿主淡水鱼、虾体内发育为囊蚴,一般以鱼肉及鱼头内最多,人和多种哺乳动物因食入有囊蚴的鱼虾而被感染。囊蚴在十二指肠内经消化液作用后,尾蚴脱囊而出钻入胆总管,经胆道进入肝内中小胆管,约经1个月左右发育为成虫,部分成虫移居于胆囊内,也可在总胆管及胰腺管内发现。整个生活史约3个月,一般认为成虫寿命长达20～30年。华支睾吸虫从胆管上皮吸取其分泌的蛋白质及葡萄糖作为营养,而其虫体为胆管上皮分泌的黏液围绕,由于虫体的吸着及其代谢产物的刺激和虫体的机械性阻塞可引起一系列病理改变。

2.发病机制　①寄生在胆管内的大量华支睾吸虫可引起胆管机械性阻塞。②虫体对胆管的局部损害。③虫体代谢产物和虫体直接刺激引起局部胆管的炎症、胆管壁增厚、腺瘤样增生等,虫体代谢产物能导致全身反应。④胆管堵塞可继发细菌感染,多由大肠杆菌引起。虫卵、死亡的虫体、脱落的胆管上皮、炎性渗出物及细菌等可构成结石核心,形成胆石症。偶尔成虫寄生于胰管引起胰腺炎。总之,其发病与否及病变程度,取决于寄生在胆管中的成虫数量。感染轻者,如十余条至数十条者可无临床症状,感染严重者虫数可达数千至数万条,肝内胆管及分支充满虫体,此时临床症状亦明显。

3.华支睾吸虫的病理改变　病变主要在肝内小胆管,尤其是较直的左肝管。早期或轻度感染可无明显病理变化。感染较重时,胆管由于虫体的阻塞和刺激,胆汁淤积和炎症变化胆管可发生囊状或圆柱状扩张、管壁增厚、腺样增生及纤维组织增生,胆管纤维化可伸展入肝实质。汇管区小胆管周围有淋巴细胞、嗜酸粒细胞及中性粒细胞浸润,肝实质细胞很少变化。本病一般不引起肝硬化,严重感染的病例肝细胞可变性坏死,可发展为结节性肝硬化。胆管上皮增生,长期胆汁淤滞及合并细菌感染可导致胆汁性肝硬化。此外本病与肝癌,特别是胆管细胞癌的发生有关。另外华支睾吸虫通过胆管系统侵犯其他邻近器官,如胆囊结石、息肉,脾脏肿大,甚至胰腺病变。

二、诊断及鉴别诊断

1.诊断　有流行病学史,若出现消化不良的症状时应考虑本病的可能,免疫学检查对诊断有帮助,确诊有赖于粪检或十二指肠引流液中找到虫卵。

(1)流行病学史:居住或到过流行区,有生食或半生食鱼虾史者(包括干鱼、腌鱼)。

(2)临床表现:消化功能不良或胃肠功能紊乱症状,如腹胀、腹泻、食欲减退等;肝胆系统症状与体征,如肝区不适或疼痛、肝肿大、肝区有压痛及叩击痛,或有肝硬化,门脉高压症的症状,或出现胆囊、胆管炎、胆石症症状、神经衰弱症状如头昏、失眠等。

(3)虫卵检查:粪或十二指肠引流液中找到华支睾吸虫虫卵是确诊华支睾吸虫病的直接依据。粪直接涂片阳性率低,沉淀集卵或氢氧化钠消化法阳性率高并可同时做虫卵计数。从十二指肠引流液中检出虫卵的机会较大,虫卵计数有助于了解感染程度及治疗效果。

(4)免疫学检查:皮肤试验常用于辅助临床诊断和流行病学调查。以成虫盐水冷浸液为抗原[稀释度为1:(15000～30000)]做皮内试验阳性率为97%。间接细胞凝集试验(IHA)和酶联免疫吸附试验检测患者血清中特异性抗体可作辅助诊断方法,敏感性大多在90%以上。患者经治疗后抗体效价下降较慢,故不能用做疗效考核。有人采用双夹心法酶联免疫吸附试验检测华支睾吸虫患者血清循环抗原可考核疗效。需注意的是,免疫技术也存在不能区分现症和既往感染,而且容易出现假阳性。

(5)血常规:血嗜酸粒细胞增高,严重感染可出现贫血。血嗜酸粒细胞与血清IgE水平这2项指标存在敏感性中度,特异性差的缺点,联合检测有助于提高华支睾吸虫病的诊断效能,明显优于单一指标的检测,而且可以排除部分真阴性标本。

(6)B超或CT检查:可见肝内胆管扩张及囊性改变。肝包膜下胆管小囊状扩张为特征的相关报道只见于华支睾吸虫病,在其他肝胆道疾病并未发现,故以其为诊断依据,特异性较高。有肝硬化时,可发现相应的影像学特征。

(7)逆行胆管造影:发现成虫及胆汁虫卵阳性可确诊。ERCP主要表现为弥漫性肝内胆管末端囊性扩张,可示胆总管扩大及由成堆成虫构成的充盈缺损。ERCP的优势为在检查时同时可行治疗。

2.鉴别诊断

(1)单纯消化不良:食欲减退、上腹部不适可伴有腹泻,肝脏无肿大。粪检可见未消化食物残渣,但无虫卵。

(2)病毒性肝炎:有与病毒性肝炎患者密切接触史,有明确的发病日期,患者感乏力、纳差、厌油及上腹饱胀、肝区不适。体检可有黄疸、肝大、肝功能明显异常,肝炎血清抗原抗体阳性。粪便检查无华支睾吸虫。

(3)异形吸虫病:也是通过生食或食未煮熟的淡水鱼而感染,虫卵与华支睾吸虫卵极相似。主要通过以下检查鉴别:①粪检虫卵;②十二指肠引流液检查,如未发现虫卵应考虑为异形吸虫感染,这是由于异形吸虫多在十二指肠以下的肠道寄生,虫体很小并可深埋在肠绒毛间,驱虫药一般不易见效。

(4)肝片形吸虫病:临床表现与华支睾吸虫病相似,但病情及梗阻性黄疸较严重,常并发胆道出血,粪检发现虫卵可确诊。

(5)慢性或晚期血吸虫病:二者均有疫水接触史,环卵沉淀实验阳性,慢性血吸虫病常有慢性腹泻、脓血便或血便,晚期血吸虫病有巨脾或高度腹水,粪检或直肠活检可找到血吸虫卵。

(6)原发性肝癌:与华支睾吸虫病的晚期有时混淆。肝癌病情进展快,肝进行性肿大,质硬,甲胎球蛋白显著增高,B超、核素扫描、CT检查有助于辅助诊断,肝组织活检可确诊。

三、治疗

1.病原治疗 为本病的主要治疗方法,目的是驱除体内华支睾吸虫。

(1)吡喹酮:是由德国两家药厂共同研制的一种新型广谱抗蠕虫药,为杂环吡嗪异喹啉衍生物,是治疗血吸虫病的首选药物。1979年开始用于治疗华支睾吸虫病,获得满意疗效,现为治疗本病的首选药物。其作用机制还不十分清楚,目前认为吡喹酮可抑制成虫的ATP酶活性,使其不能吸收葡萄糖而死亡。其疗效与使用剂量有关。低剂量吡喹酮治疗本病可使病情加重,可能与低剂量吡喹酮虽可使外周血嗜酸粒细胞迅速下降,部分杀灭华支睾吸虫,但由于治疗不彻底而可能加重肝内胆管阻塞有关,故不宜采用低剂量吡喹酮驱虫治疗。目前推荐最佳剂量为 25mg/kg,3 次/天,轻者 2 天,重者 3 天,总剂量为 150mg/kg 及 225mg/kg,疗效可达 96%~100%。此药不良反应轻微,有腹胀、头昏、头痛、嗜睡、肌肉酸痛等,很少有肝脏损害,但心电图检查有时可见 T 波低平及 ST 段变化,少数患者可出现房性或室性期前收缩及 Ⅰ°房室传导阻滞,故治疗时应注意观察。一般停药 2~3 天即自行消失,无蓄积作用。如单用左旋吡喹酮则不良反应更少。应注意的是当肝胆管内华支睾吸虫被大量驱出时有时可引起胆绞痛。

(2)丙硫苯咪唑:又名阿苯哒唑,是近年来发现的一种广谱高效驱虫新药,对线虫、吸虫、绦虫都有较高疗效,对线虫疗效最好。有人发现 8mg/(kg·d)每日 1 次或 2 次口服连续 7 天,治疗后 1 个月虫卵阴转率为 95.5%;若 20mg/(kg·d)连用 7 天,总剂量为 140mg/kg 时,虫阴转率为 100%。目前推荐剂量为 15~20mg/(kg·d)分 2~3 次口服,连续 7 天,总剂量为 105~140mg/kg。本药毒性低、疗效高,不良反应少,价格较吡喹酮便宜,故可与吡喹酮并列为首药物。

(3)六氯对二甲苯(血防 846):该药杀虫机制尚未明了,可能在体内氧化脱氢过程中将虫体杀死。临床上使用的制剂有 20% 油剂、12% 油丸、40% 滴丸、片剂及乳干粉等。常用剂量为 40~50mg/(kg·d),连服 7 天,疗效高达 99.5%~100%。本药在体内有蓄积作用,45% 的代谢物于 1 周内由肾及胆汁排出,但 2 个月后仍有代谢物残留。该药治疗华支睾吸虫的不良反应较多,部分较为严重。有报道其发生不良反应者达 45.6%~75.6%,主要的不良反应有消化不良症状及头晕、幻觉、失眠等,其中较为严重的不良反应为精神症状及急性血管内溶血,因此有精神病、癫痫以及遗传性红细胞 6 磷酸葡萄糖脱氢酶缺陷者要慎用,后者可致溶血性贫血。

(4)氯喹:为一种抗疟原虫药。因该药在肝内的浓度较血内浓度高约 700 倍,故对肝脏寄生虫病有效。氯喹可使成虫虫体变形萎缩。给药方法:3 次/天,每次 0.1g,连续 3 月或每次 0.2g 服用 40~50 天,可杀灭成虫。氯喹治疗华支睾吸虫的不良反应较多,主要有纳差、恶心、呕吐、头晕、失眠、头痛、皮肤色素沉着,心电图检查有不同程度心肌损害,甚至有报道在服药期间突然死亡者。氯喹治疗华支睾吸虫病的疗效低于吡喹酮及六氯对二甲苯等药,其疗效长,不良反应多,故不是治疗华支睾吸虫病的理想药物。

2.对症治疗　重度感染并有重度营养不良、肝功能异常、肝硬化者,应先补充营养、纠正贫血、保护肝脏,然后再考虑病原治疗。患者并发急性胆囊炎、胆石症或胆道梗阻、胰腺炎等胆胰疾病时应及时内镜下治疗或手术治疗,内镜下十二指肠乳头括约肌切开术(EST)和(或)内镜下鼻胆管引流术(ENBD)结合术后驱虫是首选治疗方法。继发细菌感染者,应同时加用抗生素,术后应继续病原治疗。并发胆管细胞型肝癌者可行手术切除或做内引流治疗。

(叶　昊)

第十节　肝片吸虫病

肝片吸虫病是由肝片吸虫引起的人畜共患寄生虫病,是羊、牛等草食动物的常见病,人体偶可被感染。童虫在肝实质内移行和成长,侵入肝内胆管后发育为成虫。前者引起以肝脏损害为主的急性症状,后者引起慢性胆道病变。此病虽被西方国家列入被忽视的热带疾病(NTD),但在亚洲、南美洲及非洲等地区仍然是重要的公共卫生问题,据估计世界上大约有 1.7×10^7 人被感染,9.11×10^7 人生活在疫区。在我国,人群感染率为 0.002%~0.171%,散发于 18 个省、市,其中以甘肃省感染率最高,估计全国感染人数为 12 万左右。

一、病原学

肝片吸虫又称肝蛭、肝瓜子仁虫,属吸虫纲,复殖目,片虫科,为雌雄同体的大型吸虫。虫体扁平呈树叶形,长约 2~3cm,宽约 0.8~1.3cm。虫卵长约 $130~150\mu m$,宽约 $63~90\mu m$,呈黄褐色,卵圆形,壳薄而透明,虫卵在水中经 10~15 天发育孵化为毛蚴。毛蚴钻入椎体螺内经胞蚴、雷蚴发育为尾蚴,约 4 周后逸出。我国证实有四种椎体螺为肝片吸虫中间宿主,即截口土螺、小土螺、耳萝卜螺、斯氏萝卜螺。尾蚴在水生植物上结囊成囊蚴,羊、牛等动物和人体由于吃进附有囊蚴的水生植物后感染。囊蚴在终宿主的十二指肠内脱囊成蚴虫,蚴虫穿过肠壁经腹腔的肝包膜进入肝实质,约需 3~4 个月才至胆管内发育为成虫并产卵,虫卵随胆汁排出体外。穿过肠壁的蚴虫,也可直接侵入肠系膜静脉或淋巴管随血流或淋巴液至全身器官和组织,在该处引起异位损害。

二、流行病学

1.传染源　主要为草食动物,尤其是家畜中的羊、牛,带虫者和患本病的患者亦可为传染源。

2.传播途径　经口吞食囊蚴而被感染,生食或食入半生不熟带有囊蚴的水生植物在我国是常见途径。我们曾见一家三姐弟因进食半生不熟爆炒红薯叶而发病。在中东地区也有因半生食含有未被杀灭的童虫和(或)成虫的羊肝而直接感染者。

3.流行特征　肝片吸虫虫卵对环境抵抗力颇强,此虫多在羊、牛体内寄生,并引起流行。羊、牛群的流行及感染的发生率与中间宿主椎体螺的生态、气温及雨量分布密切相关。人的肝片吸虫病迄今已在 40 余个国家发现,于中南美洲及前苏联报道较多,尤其在秘鲁、玻利维亚的安第斯山农村地区.流行率分别达 6% 和 68%。在有些牧区已逐渐成为重要的地方病。女性多于男性,症状重,并多有严重的肝及胆道并发症,儿童发病多于成人。

三、发病机制与病理

根据动物实验观察,吞入的囊蚴在半小时内即至十二指肠脱囊,2 小时内能在腹腔内找到移行的童虫,但十二指肠液和粪便出现虫卵需 3~4 个月之久。1978 年同济医院尸检 1 例,从感染至死亡共 3 个月零 20 天,仅在十二指肠液内找到少量肝片吸虫卵,童虫与成虫的主要寄居处可能是肝内胆管而不是肝外胆管。另 1 例尸检见肝切面上有大小不同的肝片吸虫约 40 余条,镜下见童虫或成虫栖居于囊状扩张的肝内胆管,另于十二指肠内发现 2 条成虫。此外,肝组织内亦发现有虫卵,并可见胆管壁破坏,说明胆管内的成虫可侵入肝内胆管壁。

与成虫生活在胆道内完全不同,幼虫和童虫易受到机体免疫系统的攻击。动物实验发现,仅 5%~25% 的幼虫最终在牛羊体内达到成熟期,提示大量的幼虫在迁移过程中被杀死。在慢性期,肝片吸虫容易引起肝纤维化,其机制可能与肝星形细胞激活有关。

肝脏因感染的轻重不同而有不同程度肿大,表面呈灰褐色,肝实质主要病变有 2 种表现:一为曲折条索状出血坏死性隧道,可能是童虫穿行时对组织破坏所致;其二是嗜酸性脓肿,可能是虫体匿伏之处,为虫体代谢产物、崩解产物造成组织破坏,吸引大量嗜酸性粒细胞浸润。由于虫体不时停留移动,形成新旧杂交的病灶。

急性期肝内胆管可见迂曲、扩张、淤胆、管壁破坏,慢性期胆管壁上皮细胞呈乳头样增生,管壁纤维性增厚可达正常的2～3倍,胆管呈囊性扩张。肝内胆管壁增厚,可使周围肝细胞萎缩,严重者可致胆汁性肝硬化。肝轻、中度增大,表面有小结节和条索状瘢痕。肝组织活检可见汇管区有嗜酸性粒细胞为主的炎性细胞浸润。肝细胞内有胆汁潴留,小胆管有胆栓,呈淤胆现象。

肝片吸虫感染主要引起持续性的 TH_2 反应,并出现较早,对 TH_1 反应有抑制作用。用基因敲除技术证实 IL-4 在该反应中起重要作用。在慢性阶段以持续性免疫抑制为主。

四、临床表现

1.急性期

(1)全身症状:发生于感染后5～7天,高热为起病最常见的症状,多呈稽留热型,体温波动于38～40℃之间,持续时间约1～2周,长者可达8周以上。可伴有头痛、全身肌痛、极度乏力、出汗,或出现荨麻疹等过敏症状。重症患者高热时面色苍白,表情痛苦,极度消瘦,衰竭,给人难忘的印象。

(2)消化道症状:通常有食欲不振,伴有轻度恶心呕吐。最早出现突出的局部症状为持续性腹痛,轻重不一,比较局限于右上腹或上腹部,伴有腹胀、腹泻或便秘。3/4病例有肝大,1/4有脾大。腹部压痛,腹壁有似结核性腹膜炎的柔韧感或腹水征。可有轻度黄疸。

(3)呼吸道症状:有些病例在早期童虫移行阶段有咳嗽、胸痛及肺湿性啰音、胸膜摩擦音。

(4)实验室检查:白细胞总数明显增高,分类可见嗜酸性粒细胞可高达80%～90%,嗜酸性粒细胞增高可持续4个月之久。血清 ALT、AST 可升高,γ-球蛋白也常增高。γ-谷氨酰基转肽酶(GCT)或 AIP 升高在流行地区是强有力的诊断依据之一。

2.慢性期　一般在感染后4个月左右,上述症状逐渐消失,可在数月至数年内无明显不适感,或偶尔再出现1～2次上述右上腹或上腹痛、消化不良、腹泻等症状。慢性期相当于成虫在胆管内的机械性刺激、及其代谢产物的作用引起胆管炎症和胆管上皮细胞增生的阶段。表现为:

(1)贫血:成虫每月耗血量估计为0.2ml,加上铁质和蛋白质的丢失,导致宿主血红蛋白减少,呈小细胞低色素性贫血。严重感染者每日自肠道失血8.4ml,粪便隐血试验常呈阳性,血红蛋白明显下降。有人认为成虫亦摄入细胞碎屑及炎性渗出物为食,此外成虫的毒素亦有溶血作用。

(2)阻塞性黄疸:胆管的慢性病变致胆管纤维化,成虫或结石阻塞胆管而引起梗阻性黄疸,巩膜皮肤黄染,血清胆红素增高,实验室检查呈阻塞性黄疸征象。

(3)低蛋白血症及高丙球蛋白血症:由于肝组织纤维化及萎缩,清蛋白合成不足而致低蛋白血症。高球蛋白血症与针对肝片吸虫抗原的循环抗体升高相关,主要是 IgG、IgM、IgE 升高,而 IgA 正常。在感染肝片吸虫的肝脏中有合成免疫球蛋白的证据,胆管中有丰富的淋巴细胞和浆细胞存在。

3.异位损害　肝片吸虫对宿主的损害是多方面的,当童虫在体内移行时,可穿入或被血流带至肝外的其他脏器和组织,尤以肺部侵害为重,可在肝脏症状出现之前形成童虫移行症,成为本病的早期症状。我们根据尸检所见,除肺外,尚有脾、肾出血性坏死和嗜酸性脓肿。此外可累及胰腺、肠系膜、支气管、眼、脑、膀胱等,引起相应脏器损害的症状,童虫在腹腔中移行可致腹膜炎。在中东个别地区因人们有生吃羊肝的习惯,肝片吸虫可在人的咽部黏膜入侵,可寄生于人的咽喉部,引起局部水肿、充血致吞咽及呼吸困难、耳聋甚至窒息,称为咽部肝片吸虫病(Halzourl病)。

五、诊断与鉴别诊断

1.流行病学资料　在羊、牛的本病流行区,有生吃或半生吃植物及饮用污染的生水史。

2.临床表现　有发热、腹痛、肝大及嗜酸性粒细胞增高,不能用其他原因解释者。

3.病原学检查　十二指肠引流液或粪便中发现肝片吸虫卵为确诊依据。常用涂片法、漂浮法、沉淀法及汞,碘醛浓集法等查卵。目前有一种新技术叫FLOTAC,用于检测粪便中的虫体,通过对5ml标本进行离心漂浮,对顶部漂浮物进行分层收集,然后进行读数。该法与传统的方法比较有两大优点,一是检测的标本量大,可达2g,传统法只能检查40mg左右;二是时间短,只需十几分钟就能出结果,而传统法要100分钟以上。

4.免疫学检查　成虫粗抗原皮内试验可作为流行病学调查的初筛。其他有补体结合试验、间接血凝试验、酶联免疫试验等,但与其他吸虫病有交叉反应。Hillyer用Sephadex-G200部分提纯有肝片吸虫成虫的抗原与患者血清作对流免疫电泳,可排除与其他寄生虫感染的交叉反应。

5.放射影像检查　所见多无特异性,CT检查可发现相应部位有密度减低。胰胆管造影(ERCP)及经皮胆管造影,可发现胆管有明显变化,甚至可直接看到虫体。

鉴别诊断:临床上应与斯氏肺吸虫病、华支睾吸虫病、细菌性胆管炎、肝脓肿及败血症鉴别。异位损害者当童虫移行至肺时应与肺结核、肺炎鉴别。累及腹膜时应与腹膜炎鉴别。咽喉部肝片吸虫病应与咽炎及咽部异物等鉴别。

六、预防与治疗

流行区须加强畜牧业管理,注意其生活环境,改善畜舍卫生及饲养条件,对家畜患有肝片吸虫者行驱虫治疗,每年定期进行畜群粪检,及时发现及时治疗。灭螺可用1∶5000的硫酸铜,杀螺效果良好。

人的预防强调在疫区禁食生菜生水,禁食半生不熟的水生植物,严禁饮用污染的水源。部分针对虫体的疫苗已在动物实验中获得成功,有望将来能推广应用。

治疗包括抗虫及对症处理,驱虫治疗介绍如下:

1.吡喹酮　为广谱抗蠕虫药物,轻度感染者75mg/kg(分1~2天服),中度感染100mg/kg(分1~2天服),重度感染120mg/kg(分1~2天服)。必要时可再重复一疗程。

2.硫双二氯酚(别丁)　能阻止虫体三磷酸腺苷的合成,使其能量代谢障碍,虫体麻痹。用量每日50~60mg/kg,全日量分3次服,隔日给药。疗程总量30~45g,10~15个治疗日为一疗程。重症患者在第5治疗日方见效果,第7治疗日见明显疗效。本药胃肠道不良反应较多。

3.六氯对二甲苯　每日50~100mg/kg(体重以50kg为限),每日剂量分2次口服,疗程3~7天。

4.吐根碱　去氢吐根素,每日量1mg/kg,肌注,10日一疗程。或肌注吐根素每日20~66mg/kg,共10日。

5.三氯苯咪唑　单剂量为10mg/kg,对急性期感染有效率达90%以上。

6.在疫区发现吸虫有耐药现象　因此要不断开发新药用于治疗,有人试用青蒿素、木瓜、苦艾治疗亦取得一定效果。

关于对症治疗,高热者物理降温,发热一般对皮质激素敏感,抗生素无明显疗效。腹痛给予颠茄合剂或阿托品。饮食明显减退者予以输液,补充维生素。酌情给予新鲜血、血浆、清蛋白制剂等。

(柯昌征)

第十一节　肝包虫病

一、病原学与发病机制

包虫病又称棘球蚴病,是人畜共患的寄生虫病,导致人体致病的主要是细粒棘球绦虫和多房棘球绦虫的幼虫,分别引起单房型或囊型包虫病(CE)和多房型或泡型包虫病(AE)。前者发病率较高,囊肿呈扩展性或膨胀性缓慢生长,临床表现为肝脏肿大,一般情况良好。后者酷似恶性肿瘤,呈浸润性扩散侵犯邻近组织器官或继发淋巴转移或血行肺、脑转移,故有恶性包虫病之称,临床表现肝肿大且质硬,一般情况差。本病的终宿主为狗、狼、狐、豺等,但作为传染源意义不大。羊和人为中间宿主,虫卵污染羊毛、挤奶、剪毛、接羊羔和羊皮加工过程均可以感染。人误食虫卵而受感染。虫卵被吞食后,经胃而入十二指肠,在十二指肠处经消化液作用,六钩蚴破壳而出,首先附于肠黏膜,然后钻进肠壁末梢静脉,随门脉血流携带入肝,大多数在肝内发育为棘球蚴引起肝包虫病,少数可侵入其他器官和组织,如肺、腹腔、脑等发育为棘球蚴。棘球蚴囊壁分外面的角皮层和内面的生发层(胚层),角皮层为白色半透明膜,分层状如粉皮,由生发层细胞的分泌物组成,生发层为虫体本身,内含许多细胞,具有显著繁殖能力,主要向内芽生形成生囊与头节,生发囊有蒂与生发层相连接,生发囊脱落下来即子囊,子囊又可产生了囊。子囊内有多个头节,囊内含有无色的蛋白囊液,囊液具有一定抗原性,悬浮于囊液中的生发囊残留物及头节统称为“包囊砂”。棘球蚴可因其生发层的发育及囊液的增多而体积逐渐增大。棘球蚴外周有成纤维细胞增生,逐渐形成胶原纤维和纤维包膜。囊肿增大很慢,5个月后直径增大至1cm,以后每年增大约1cm。早期临床常无明显症状,随着囊肿增大,在肝内压迫周围肝组织可使肝细胞萎缩,也可压迫胆管产生阻塞性黄疸,向外可压迫邻近脏器和组织产生种种压迫症状如腰部酸胀、胃部胀满、排尿障碍。如包囊因外力或自行破裂则可产生过敏性休克及腹腔内移植。包囊生长过大可使患者营养不良、消瘦、贫血,儿童期患此病,可影响发育,也可出现感染等。

二、诊断与鉴别诊断

1.诊断　据流行病学史、临床表现及包虫皮内试验和血清免疫学检查一般可确立诊断。B超、X线平片(有钙化灶)、核素扫描及CT对本病有较高辅助诊断价值。

(1)流行病学史:询问患者有无疫区旅行、居住和与狗、狐等牲畜接触史。

(2)临床表现:病程缓慢为本病的特点,感染至出现症状常在10年以上。症状系根据囊肿的分布部位、大小、数目、病期和包虫囊有无并发症而定。一般说来,体征多于症状,无并发症者可终身无症状,患者常在B超检查时偶尔发现。不少患者多在剑突下或右肋缘下查到光滑而无压痛(合并感染可有压痛)的囊性肿物后才考虑肝包虫病的诊断,少数病例叩打囊肿后有“包虫震颤感”。此病最常见主诉为右上腹胀、重压感或有钝痛,其他为囊肿的压迫和刺激症状,因所在部位和大小而异。压迫胃十二指肠可引起幽门或十二指肠梗阻;囊肿位于肝后方则可压迫肾盂而引起肾盂积水;如压迫门静脉,可引起门脉高压症,表现为脾肿大或腹水;压迫肋间神经,可引起神经痛;压迫肺有呼吸短促;压迫胆管可引起黄疸;压迫下腔静脉可引起下肢水肿。部分患者可合并感染和破入周围器官。并发感染后,在肝区包囊附近有触痛及叩击痛。少数病例有腹肌紧张,可出现恶病质、贫血、顽固性腹泻、脾脏肿大等症状。囊肿因感染、囊内积脓、压力升高可致破裂。位于肝顶部的囊肿可穿破至右下肺及支气管形成囊肿或胆管支气管瘘,大量胆染痰液破入胸腔引起脓胸、脓气胸,患者有剧烈咳嗽、持续性胸痛及呼吸困难等症状,甚或穿透胸壁引起胸壁瘘,瘘口有胆汁外流。位于肝叶中部的囊肿可破入右肝管,破碎的内囊及子囊进入胆总管,引起梗阻、化脓,出现胆绞痛黄疸荨麻疹三联征。可并发急性化脓性胆管炎,急性化脓性胆囊炎。位于肝下部的囊肿常破入腹腔,发生过敏反应,重者发生休克及腹腔内继发性包虫囊肿。破入腹壁可产生瘘管。破入下腔静脉可引起过敏性休克及栓塞症。

(3)X线检查:示肝影增大、右横膈升高和活动受限。如囊肿位于肝顶部,可见右膈呈半球状或波浪形隆起。破入胸腔内显示右下胸膜炎、液气胸或肺实质炎征象。囊壁有钙化斑,肝囊型包虫钙化影呈圆形或椭圆形;泡型包虫则显示簇集性斑点状钙化影。

(4)B超检查:囊型包虫囊肿类似肝囊肿,呈球形,显示边界明确的液性暗区,囊壁有子囊附着,呈光点或小光团,常位于肝顶部使膈面隆起。囊肿机化后似实质肿块,但边缘光整,囊壁钙化有壳状强回声伴声影。泡型包虫囊肿则显示大块占位性实质肿块,边缘不规则,内部结构紊乱,其中有坏死液化。一般认为,单凭声像图难与肝癌鉴别。

(5)CT检查:囊型包虫囊肿多呈圆形或椭圆形,囊壁薄而光整,常有钙化。泡型包虫囊肿表现为囊内有子囊或分隔形成,多房或囊内密度不均匀。囊壁常钙化,壁钙化厚薄不均,边界不整齐呈波浪状。囊内容物为致密条索状钙化,甚至整个包囊钙化。

(6)核素肝扫描:无论是囊型或泡型包虫均可显示其病变的部位和范围,均表现为占位性病变,但不易确定病变性质。突出于肝脏表面的包虫,可显示缺损区,边界清晰。肝实质内包虫则显稀疏区,边界欠整齐。

(7)MRI检查:MRI可以确认肝包虫的假设及不同层面的病变,它是鉴别其他囊性病变较好的检查方法。根据内部不同病变在 T_1 和 T_2 加权像表现出不同的强度信号。坏死物及液体在 T_1 加权像表现为低信号,在 T_2 加权像表现为高信号。

(8)ERCP:对合并有胆汁运输障碍的包虫病有一定价值。

(9)皮内试验(Casoni试验):阳性率74%,假阳性率18%。包虫囊液含有血型P物质、宿主血清含有抗P物质凝集素,两者相互作用引起阳性反应。此法敏感性高,但其特异性较差,可出现假阳性(引起阳性反应的其他原因有囊液中含氮量增高、恶性肿瘤、腹腔结核、其他寄生虫感染等)或假阴性。同时皮内试验不能作为判断疗效的指标,因患者即使治愈,阳性反应仍可保持多年,甚至血清学试验已转阴而包虫皮试依然阳性。有人发现首次皮试即使是阴性,但因皮内注射少量囊液抗原后可诱发机体产生抗体以致日后进行血清学试验有可能出现阳性反应。但是,不能否认,包虫皮内试验仍具有一定优点,操作简易方便、敏感性高,可迅速测出反应结果,特别适用于大面积人群普查的初筛,因此目前仍有实用价值。

(10)血清学试验:试验方法有十余种之多,在国内以微量间接血凝试验(IHA)和酶联免疫吸附试验常用。间接血凝试验阳性率为91%,假阳性率为3.8%,反应敏感且假阳性率低,具有快简易等优点。酶联免疫吸附试验,亲和素生物素化辣根过氧化物酶复合法(ABCELISA)均为敏感、特异的常用诊断方法。

(11)补体结合试验:阳性率70%,头节抗原阳性率92%,高于囊液抗原(73.8%),可用作疗效考核,对复发的诊断有一定价值。然其敏感性较低,假阳性较高,故不十分常用。

(12)arc-5免疫电泳法和免疫印迹法:对诊断有价值的寄生虫抗原主要是 arc-5 和抗原 B。arc-5 免疫电泳法阳性率可高达91.1%

(13)血常规:半数患者有嗜酸粒细胞增多,一般不超过10%,偶可达70%,伴继发感染时有白细胞增高和贫血。

2.鉴别诊断

(1)单房型与非寄生虫囊肿鉴别:前者患者多来自牧区,有羊、犬等动物接触史,囊肿张力较大,触之硬韧,叩之有震颤,多数患者嗜酸粒细胞增高,血清学试验及补体结合试验阳性。后者发病地区带有全国性,大多数为先天性,少数为后天获得性。因生长缓慢可长期或终生无症状,其主要临床表现随囊肿位置、大小、数目以及有无压迫邻近器官和有无并发症而异。确诊主要依赖于各种影像学诊断技术如 B 超、CT 等。通常非寄生虫性囊肿壁较单房性包虫囊肿薄,若同时查出多囊肾或脾囊肿更有助于诊断。

(2)并发感染的单房型或肝顶部单房型与肝脓肿或膈下脓肿鉴别:二者均可出现全身中毒症状和局部压痛,B 超图像较为复杂,包虫免疫血清学试验因肝包虫囊肿并发感染而阴转,故临床上应综合判断注意仔细鉴别。

(3)多房型囊种与肝癌鉴别:多房型易与肝癌相混,B 超检查均显示异常回声区,一般难以分辨病变性质。肝包虫病的病程长,在肝包虫病的病程变化中短期内病情不显恶化趋势,患者一般情况较好,且包虫皮内试验与血清免疫学试验呈强阳性反应。而肝癌截然不同,肝癌患者病程短,病情发展快,肝癌血清肿瘤标志物如甲胎蛋白及选择性腹腔动脉造影有助于鉴别。

三、治疗

肝包虫病的治疗以手术治疗为主,药物治疗为辅。

1.手术治疗　肝囊型包虫手术原则是摘除内囊和处理外囊。手术方法随包虫的部位、大小、有无并发症和外囊壁之厚薄而定。内囊摘除前必须认真处理包虫囊液以彻底杀灭原头节,以防囊液外渗造成包虫种植扩散的严重后果。一般用 10%甲醛溶液 5~40ml 或 3%过氧化氢溶液,注入量随囊腔大小而定,作用时间至少在 5 分钟以上,以确保杀灭原头节。内囊摘除术有两种方法:一是内囊完整摘除,适于表浅部位的肝囊型包虫病;二是先穿刺抽出包虫囊液,再注入 10%甲醛溶液杀灭原头节,然后切开外囊吸尽囊液,夹出内囊、子囊等。外囊的处理可采取囊壁缝合、囊腔闭式或开放引流,囊腔空肠 Roux-en-Y 型吻合做内引流。破入腹腔者需彻底清理全腹腔,尤其是清理隐藏盆腔深处的包虫内容物。囊肿破入胆管、胆囊,则应做胆囊切除,尚需切开胆总管,清除包虫内容物,置入"T"形管,做胆总管外引流或胆总管十二指肠侧侧吻合内引流术。破入胸腔者,先治胸内病变,做胸腔穿刺或闭式胸腔引流术以纠正胸膜腔内动力学异常;施行体位引流或支气管内插管吸引术,气管切开以保证呼吸道通畅。待情况许可,再处理肝顶部病变,伴感染者加用抗生素治疗。

肝包虫出现胆汁淤积并发症者,主要原因有两个:胆总管被压迫和包囊破裂入胆总管。破入胆道分两型:隐匿型和直接型,以前者更多见。包囊破入胆道具有高的发病率及死亡率,因此术前对胆汁相关的并发症的诊断及鉴别诊断极为重要,ERCP 既可对肝包虫包囊破入胆道诊断,又可进行治疗。

2.药物治疗　杀灭头节,破坏囊壁生发层以抑制包虫发育与增生。

(1)适应证:有学者认为下列情况可考虑化疗,①继发性腹腔和胸腔单房性包虫病,多发生于原发性肝或肺单房性包虫病并发破裂之后,或因手术时保护欠妥,或因误作诊断性穿刺以致包虫囊液外溢,继发种植扩散难以全部根除。②多发性或多器官单房性包虫病,患者不愿接受或难以耐受多次手术。③患者年迈体弱或者并存重要器官的器质性疾病,手术耐受性差,危险性较大。④无法做根治手术的晚期多房性肝包虫病,或者继发肺、脑转移,更需要药物治疗。⑤无论是单房或多房手术前后均可辅加化疗,以便提高疗效。

（2）药物：苯并咪唑类药物中甲苯咪唑（MBZ）和丙硫咪唑（ABZ）为目前世界卫生组织推荐的首选药物。甲苯咪唑有疗效高、毒性低、溶解度小等优点，能破坏囊壁的生发层与角质层，使角质层空泡化，杀灭头节并抑制绦虫的糖酵解，糖代谢使囊壁萎缩、变性、发育停滞。它不但使包虫生发膜细胞的微管变性裂开，还能激活宿主免疫功能阻滞包虫增生，同时还可刺激宿主机体，加速形成纤维组织被膜，限制包虫扩散增大。其疗效与其使用剂量、疗程有关，剂量 $40mg/(kg \cdot d)$，疗程至少 3 个月，6 个月较 3 个月好。丙咪唑能使囊肿萎陷缩小，生发层完全破坏和角质层空泡化，并能使包囊虫活力丧失。丙硫咪唑的代谢物亚砜是具有抗包虫药理活性的一种主要代谢物，口服吸收后血清亚砜浓度比甲苯咪唑浓度高 100 倍，囊液中亚砜浓度要高 60 倍，因此丙硫咪唑治疗包虫病胜过甲苯咪唑。丙硫咪唑 $10mg/(kg \cdot d)$，一个疗程 30 天，间隔 2 周，可重复 2～3 个疗程。甲苯咪唑不良反应有胃肠反应、肝功能暂时性损害（药物性肝炎、氨基转移酶升高、黄疸等）和皮损（皮疹或皮肤瘙痒），偶见剥脱性皮炎和全身脱毛症，粒细胞减少或骨髓发育不良等。丙硫咪唑毒性反应及不良反应较轻微，仅少数患者出现头晕、恶心、白细胞减少等。动物实验显示有致畸胎毒性，故不宜用于孕妇治疗。

（3）免疫治疗：能使包虫萎缩并改善患者症状。左旋咪唑能增强细胞免疫，卡介苗（BCG）可激活宿主非特异性细胞防御功能。活体外试验发现卡介苗非特异性激活的巨噬细胞能黏附在原头节表面，从而抑制其活力。

3.经皮穿刺技术（PAIR）　由于药物治疗有较高复发率的问题（两年内 25％复发），因此 PAIR 技术效果优于丙硫咪唑，且与外科治疗有几乎同等的疗效，也适用于复合囊肿的治疗。

4.经电视腹腔镜治疗　是一项技术性较高的内镜外科新手术，对于肝腹面囊肿有较高的治愈率（77％～100％）及较少的并发症（0～17％）和复发率（0～9％）。术者必须具备扎实的肝胆外科学基础，丰富的处理包虫病的手术经验，熟练的腹腔镜下操作技术和对患者极端负责的精神。对于下列几型肝包虫囊肿，目前尚不适宜选择该手术方法：①位于靠近膈肌肝顶部的肝包虫囊肿；②无外囊裸露于肝表面，深藏肝实质内的包虫囊肿；③向邻近器官破入的肝包虫囊肿；④实变型肝包虫囊肿；⑤钙化型肝包虫囊肿。

5.肝移植　可延长重症肝衰竭患者生命，但也存在一定手术风险及术后长期免疫抑制治疗。适应证：重症肝包虫伴有慢性肝衰竭及术后需要长期化疗的患者；禁忌证：广泛包虫病对持续免疫治疗和（或）苯并咪唑治疗无禁忌证者。

（柯昌征）

第十二节　肉芽肿性肝病

肉芽肿性肝病亦称肝肉芽肿或肉芽肿性肝炎。本病并非是一种独立的疾病，而是一组局灶性肝脏疾病，是肝脏对许多致病因素产生的一种局限性慢性炎症反应，具有肉芽肿的形态学特征，可能是机体免疫功能障碍及对某些刺激物发生过敏反应的结果。细菌、病毒、真菌、寄生虫、螺旋体、立克次体感染、药物、化学物品、肝胆疾病、肿瘤及其他因素均可引起肝肉芽肿形成。除肝外胆道梗阻外，几乎所有肝脏疾病都可伴有肝肉芽肿。

一、病理特点

肝脏可肿大或正常，表面可见散在的直径约 0.6～2mm 大小白色小结。肝肉芽肿病变起源于单核巨噬细胞系统,可见于肝脏任何部位,但以汇管区最常见。肝肉芽肿是由上皮样细胞所构成的圆形结节,界限清楚,外形呈肿瘤样组织。上皮样细胞为梭形或长圆形,胞质多,核大。周围为淋巴细胞,浆细胞,偶可见嗜酸性粒细胞浸润。中央有单核或多核吞噬细胞(巨噬细胞),多核巨细胞的典型特点是形态不一,目前人们将这类细胞分为两种类型:①异物型:对外来异物有反应,核多位于中央;②Langhans 细胞型:核位于周边,呈新月形或马蹄形,直径 $40\sim50\mu m$ 不等。肉芽肿中央区可见坏死,周边可见结缔组织增生。肝小叶结构正常。

肝肉芽肿多分布于肝实质或汇管区内,各种病因所致的肝肉芽肿,其病理改变无明显差异。但结核性肝肉芽肿内,Langhans 细胞原浆内吞噬有结核菌,并有干酪坏死灶。结核性肉芽肿 14% 为胶原纤维所包围,而结节病肉芽肿 48% 为其所包围。若多数肉芽肿被厚的胶原纤维所包围,则结节病的可能性较结核病为大。65% 结节病在每立方毫米的圆柱肝组织中,有一个以上的肝肉芽肿,而结核病患者中,95% 粟粒性结核病和 40% 非粟粒性结核患者,在每立方毫米肝组织中,有一个以上肝肉芽肿。另外,结节病与结核病肉芽肿有迥然不同的上皮样细胞形态,B 细胞多见于结节病,A 细胞则多见于结核病。B 细胞形态似巨噬细胞,胞质染色较淡,内质网较 A 细胞为少。结节病的肉芽肿无干酪样坏死,除累及肝脏外,亦可累及其他组织器官,如淋巴结、肺、脾、眼、皮肤、腮腺、心肌及骨骼等。

麻风病患者肝肉芽肿内有大量泡沫状组织细胞和上皮样细胞。结核病、组织胞质病、球孢子菌病的肝肉芽肿可伴有干酪性坏死,部分结核病患者可见较大的坏死区。原发性胆汁性肝硬化汇管区内有胆汁淤积,霍奇金病有 Reed-Sternberg 细胞,梅毒有树胶肿。50% 饮酒的脂肪肝患者,肝实质内有脂肪肉芽肿形成,它靠近中央静脉。偶见局灶性肝细胞溶解,组织细胞内有脂肪滴,亦可见较大的坏死区,内有组织细胞或巨噬细胞,后者吞噬有脂肪球。脂肪肉芽肿与肝脂肪变性之间无明显关系。另外,脂质释放到组织后被组织细胞吞噬,肝细胞破坏后,糖蛋白、脂褐质、含铁血黄素等亦可被组织细胞吞噬。连续切片的肝组织活检标本上,64% 病例有上述病变,有些嗜酒者,仅有肝脂肪变性,而无脂肪肉芽肿存在、如一部分活动性酒精性肝病就是如此。

二、病因及发病机制

1.感染性肝肉芽肿

(1)细菌:①革兰阴性菌,如兔热病、Bruce 菌病,类鼻疽,单核细胞增多性李斯特菌病;②分枝杆菌、麻风等。

(2)真菌:组织胞浆菌病、球孢子菌病(芽生菌、弓形虫菌、放线菌、隐球菌、念珠菌、放线菌、球真菌等)。

(3)寄生虫:血吸虫、蛔虫、钩虫、阿米巴、蛲虫等。

(4)病毒:单核细胞增多症,感染性巨细胞病毒、性淋巴肉芽肿,鹦鹉热、B 型流感、病毒性肝炎。

(5)立克次体:Q 热。

(6)螺旋体:二期梅毒。

2.过敏性肉芽肿　不少药物及化学品可诱发肝肉芽肿,如甲基多巴、青霉素、肼屈嗪、普鲁卡因酰胺、铍、磺胺类、保泰松、别嘌醇、奎尼丁、奎宁等。

3.原因未明的肝肉芽肿　结节病、原发性胆汁性肝硬化、克罗恩病、霍奇金病和非霍奇金(病)淋巴瘤、空回肠旁路、Wegener 肉芽肿、儿童肉芽肿、结节性红斑、酒精性脂肪肉芽肿、系统性红斑狼疮、传染性单核细胞增多症、Down 综合征、γ-球蛋白缺乏症、类风湿关节炎、肿瘤等。

4.肝胆疾病　病毒性肝炎、脂肪肝、各型肝硬化。

有两种类型的肝肉芽肿,一类仅发生在肝脏内,另一类为全身性疾病伴发肝肉芽肿。90% Bruce 菌病、80%～100%粟粒性结核、40%～60%肠结核或腹膜结核、5%肺结核患者可发生肝肉芽肿。长期发热性疾病亦可伴发肝肉芽肿,其发生率为 3%～10%。从病理生理观点看,肝肉芽肿意味着肝脏的破坏过程,是宿主通过体液或细胞免疫方式,来清除异物或抗原物质的结果。从肝功能观点看,肝功能测定并不适用于鉴别引起肝肉芽肿的疾病。只有结节病晚期或原发性胆汁性肝硬化才有严重的结构损伤(门脉高压形成)。因此,肝肉芽肿是提示全身性疾病的重要线索。

结节病和结核病发生上皮样肝肉芽肿最多见,布鲁菌病、麻风和 Q 热可发生非上皮样肝肉芽肿。各种肝炎、脂肪肝、肝硬化均可伴发肝肉芽肿,例如,酒精性肝炎及肝硬化患者,有 18%～29%患者伴发肝肉芽肿。酒精性肝病有肝肉芽肿时,常伴有结核病。

免疫缺陷也可引起肝肉芽肿,尤其是结节病、Wegener 肉芽肿和丙种球蛋白过低或缺乏症,发生肝肉芽肿较为多见。结节病细胞免疫功能低下的依据是:①淋巴细胞转化率降低;②多数结节病患者结核菌素试验阴性或减弱,结核患者患结节病后亦呈阴性反应;③其他皮肤延迟超敏反应如二硝基氯苯、腮腺炎病毒、白色念珠菌病等均见减弱,且慢性肉芽肿患者中,白细胞对细菌无杀灭能力,一旦吞噬细菌,则细菌在白细胞中反被保护,对抗宿主的防御作用,放出毒物引起肝肉芽肿反应。慢性家族性肉芽肿系一种遗传性疾病,白细胞不能消化吞噬细菌,肉芽肿伴有脓肿。

肝肉芽肿亦可为过敏反应所致,可能是肝脏对各种有害物质慢性刺激的非特异性或过敏性反应的产物。其依据是:①豚鼠实验,肌注 Freud 佐剂或加热杀死 A 型链球菌可诱发肝肉芽肿,而在佐剂中加入坏死或新鲜的同种肝组织,不能改变这种反应特性,故不支持自身免疫的原因;②动物实验诱发的肝肉芽肿,有 Arthus 及 Schwatzman 现象;③肝肉芽肿可与结核病并存,但肉芽肿内很少发现干酪坏死和抗酸杆菌,提示结核性肝肉芽肿可能是一种过敏现象;④肝肉芽肿患者有的发生结节性红斑,伴有肉芽肿的一些疾病如结核病、结节病、麻风及药物过敏,也可引起结节性红斑,提示为过敏现象;⑤临床可见磺胺类、保泰松、别嘌醇等药物过敏可诱发肝肉芽肿。用狗作实验,磺胺嘧啶可诱发肝肉芽肿。

三、诊断

由于肝肉芽肿与临床上一些较少见的疾病有关,故肝肉芽肿的鉴别诊断是医学上最有争论的问题之一。怀疑肝肉芽肿患者,应仔细询问既往疾病、职业或环境状况、有无服药史等;体检应包括皮肤视诊、淋巴结触诊;胸片有助于发现结节病、肺结核及真菌性疾病;血和骨髓真菌培养亦有一定价值。以往报道表明,许多发热和具有异常生化结果的患者,通过染色和培养可证实非典型的分枝杆菌和其他微生物,如组织胞浆菌病或真菌病的肉芽肿,可从尿、前列腺液、骨髓或肝脏组织培养中得到阳性结果。

特异性诊断除培养外,组织活检同样重要,组织病理特征和肉芽肿所在的部位可提示病因。肝穿刺组织活检标本经特殊染色后应作连续薄切片,检查是否存在抗酸杆菌、真菌、异体物质、细菌、分枝杆菌。

四、主要的肝肉芽肿性疾病

1.结节病　是一种原因不明的全身性疾病,有上皮样细胞非干酪样肉芽肿,可累及全身所有脏器,其临床表现视受累部位而异。以肺部病变为多见,1/3 上结节病患者有皮肤病变,并可累及泌尿、骨髓、心血管及神经系统。累及肝脏亦较常见,结节病广泛累及肝脏者称肝结节病(约占 20%)。

(1)病因:本病的病因及发病机制尚不十分清楚,可能在一定的遗传易感性基础上,因环境因素的影响而导致一系列异常免疫反应。下列因素可能参与作用：①免疫因素 Th1/Th2 失衡，T 淋巴细胞受体的表达或结构异常；②环境职业因素；③细菌、病毒等各种微生物可能为其病原体；④药物因素，如近年来发现抗丙肝病毒药使用后，结节病发生率增加；⑤可能有家族史，为一种多基因遗传病。

（2）病理：粟粒性上皮样细胞结节系结节病形态学典型特点，Langhans 细胞散在分布，结节中央呈网络状，常有玻璃样硬化，无干酪化。肝结节病肉瘤样肉芽肿分布于肝小叶内，亦见于汇管区。肉芽肿由类上皮样细胞所包绕，常伴有一薄层淋巴细胞，其内有异物型和 Langhans 型巨细胞，偶见巨细胞内含有星状或层状凝结物（星样或 Schaumann 小体）。当肉瘤样的肉芽肿直径达 $50\mu m$ 时，则分裂开。有的肉芽肿周围有一层胶原沉积，有时，此肉芽肿残面为小的纤维结节。

少数结节病患者胆汁淤积，组织学上很难与原发性胆汁性肝硬化鉴别，常有小叶间胆管破坏，汇管区界板分辨不清。结节病有慢性胆汁淤积者，易发展为胆汁性纤维化或肝硬化。

（3）临床表现：本病多发于 20～40 岁的中青年女性。其发病是世界性分布，以黑种人最高，白种人次之，黄种人较低。该病的临床表现很不典型，呈多样性。可分为全身症状和受累器官特异性症状。前者可表现发热、盗汗、肌痛、体重减轻等；在疾病的早期较为常见。而受累器官的临床表现取决于病变的范围和程度。呼吸系统主要表现有肺浸润，肺间质疾病，广泛肺纤维化。而腹部脏器受累时，全身其他部位往往表现出结节病的征象。

结节病患者中肝脏受累并非少见。多数患者临床症状不明显或几乎无任何的临床症状，少数患者可表现有肝功能不良、肝大、黄疸等，其原因可能是溶血、肝内淤胆、脾功能破坏所致，亦可能因肉芽肿性肝门淋巴结肿大使肝外胆道梗阻。该病所致的肝内胆汁淤积与原发性硬化性胆管炎及原发性胆汁性肝硬化鉴别困难，肝肉芽肿位于汇管区、线粒体抗体阳性有鉴别价值。另外，少数多发性肝肉芽肿患者因肝内窦前性门脉循环阻滞引起门脉高压，肝质地变硬，最终形成肝硬化，出现食管静脉曲张、腹水等。结节性肉芽肿或其并发的血栓阻塞肝静脉引起 Budd-Chiari 综合征者较为少见。

（4）辅助检查

1）实验室检查：血液学检查多有轻度贫血、白细胞、血小板减少、血沉加快等非特异性表现。少数病例可有 C 反应性蛋白增高。部分活动期患者合并高钙血症及高钙尿症。肝功能异常，以碱性磷酸酶（AIP）和谷氨酰转肽酶（GGT）升高为主，但其水平与病理表现及疾病的严重程度并无相关性。仅少数患者有严重的肝功能异常，伴有黄疸、腹水和食管静脉曲张。

血清血管紧张素转换酶（ACE）和溶菌素水平升高，多数患者上述两项指标升高。血清 ACE 是反映疾病活动度的良好指标，病变活动时明显升高，病情缓解时下降，复发时多再度升高。另外，最近一些新的血清学指标，对本病诊断和评估病情亦有重要价值。如血清 TNF 受体Ⅱ（STNFⅡ）浓度显著升高，且与疾病的严重度和预后相关。

2）核素扫描：镓枸橼酸盐核素扫描，常显示受累脏器有异常核素摄取。

3）皮肤试验：作 Nickerson-Kvein 试验，即取淋巴结或脾脏组织制成 1：10 生理盐水混悬液，在前臂皮内注射 0.1～0.2ml，注后 4～6 周反应达高峰，出现红色丘疹，可逐渐扩大至 3～8mm，切取局部作活检，可见结节。结节病本试验 62%～92% 阳性，非结节病 1%～6% 假阳性。结节病活动时，尤以淋巴结肿大时阳性率高，缩小时可转阴，病情加重时又可呈阳性。结节病可因激素治疗而皮肤试验转阴。结核菌素试验阴性者，本试验阳性率较高。结节病者前斜角肌脂肪垫处淋巴结活检阳性率为 40%～50%，淋巴结可触及者其阳性率高达 90%。

4）影像学检查：超声 MRI 和 CT 检查是检出肝结节和进行鉴别诊断的主要影像手段。超声造影多见肝内多发低密度结节病变。CT 上表现为多发低密度结节影，MRI 表现与增强 CT 类似，无特异性，但若与临床特点相结合,对诊断具有一定的提示作用。

(5)治疗:本病呈良性倾向,一般无须治疗而自行缓解。当病变累及肝脏、心脏、神经系统而导致严重后果或危及生命者,则需要治疗。本病即使有其他器官受累,采用糖皮质激素治疗亦有效,已成为治疗本病的一线用药。激素治疗后可使发热、黄疸、肝脾大、肝功能异常等较快缓解或完全消失,血钙降低。最少激素剂量为泼尼松 15mg/d。如减量过速或突然停药可有反跳现象,应逐渐减量停药。停止治疗后常可复发,对短暂复发患者,不必再给药,可持续得到改善。不能耐受激素或激素治疗无效时,可用免疫抑制剂如苯丁酸氮芥,亦可使病情好转。羟基氯喹或氯喹等可与激素合用,以减少激素的剂量及不良反应。另外,部分患者对链霉素亦有较好疗效。

极少数患者因肝结节病进展至终末期,需进行肝移植治疗。结节病患者肝移植后发生急性细胞排斥反应的比例相对较高。移植后复发的问题也受到人们的重视,可能与免疫抑制剂治疗的撤除有关。有学者建议移植后患者应定期复查胸、腹部 CT,并接受适当的激素维持治疗。

本病的预后良好,转为肝纤维化、肝硬化、肝癌者少见。

2.原发性胆汁性肝硬化(PBC)　是一种慢性进行性淤胆型肝病,属于自身免疫性疾病范畴,确切的病因和发病机制尚未完全阐明。目前认为,主要与遗传易感性和分子模拟机制有关。后者是指病原体感染时刺激机体产生的激活淋巴细胞或抗体与组织抗原发生交叉反应,导致组织器官的损害。病理表现为肝内细小胆管非化脓性破坏,伴门脉炎症性改变为其主要特征,并有长期持续性肝内胆汁淤积,最终导致纤维化和肝硬化的慢性进展性疾病。多数患者肝大,显深绿色。表面平滑或显细颗粒状,质地稍坚硬。显微镜下肝小叶无明显分界,胆管周围的结缔组织轻度增多。本病已发现Ⅰ～Ⅱ期肝肉芽肿,严重病例有广泛的胆管破坏,炎症反应明显。此肉芽肿与结节病的肉芽肿类似,呈半球形累及邻近胆管,也可见散在分布的类上皮细胞,其内可有淋巴浆细胞样浸润,且有分界不清的小病灶。

3.肝结核病　几乎所有粟粒性结核都可出现肝肉芽肿。结核性肉芽肿位于汇管区,少数在肝静脉周围,结节内有成串的单核细胞,此肉芽肿常被较薄的坏死、水肿层包绕。当单核细胞转变为上皮样细胞时,可见一薄层淋巴细胞边缘。典型的结核性肉芽肿与肉瘤性肉芽肿不同,不能分节段,如果未形成干酪化,其大小只能达到汇管区范围。某些肺结核患者有非干酪性上皮样肝肉芽肿,直径为 1～2mm,显微镜下可见粟粒性肝肉芽肿有干酪化。

肝组织切片可见 40% 以上结核患者有肝细胞脂肪变性。另外,肝硬化患者可合并结核病,且可使结核病加重,肝内易出现结核性肉芽肿。

4.布鲁菌病　系布氏杆菌引起的急性或慢性传染病,其临床特点为长期发热、多汗、关节痛、肝脾大等。布氏杆菌是革兰阴性短小球状杆菌,无芽孢。感染人群者主要有羊、牛和猪三型。

(1)病理:本病可累及几乎所有器官组织,其中以单核巨噬细胞系统最常见,且病理变化极为广泛。肝、脾、淋巴结、骨髓等,内有大单核细胞及上皮样细胞增生,形成肉芽肿,其中可见巨细胞,但无干酪样坏死。肝脏除肉芽肿外,还可发生充血、水肿和肝细胞坏死,偶可发展为肝硬化。另外,呼吸、循环、运动和神经系统均有病变。

(2)临床表现:本病临床表现轻重不一,羊型较重,牛型较轻,甚至无症状。急性期有发热(典型热型为波浪热)、多汗、关节痛、生殖系统和神经系统症状、淋巴结与肝脾大。慢性期可由急性期发展而来,也可缺乏急性病史,多见于牛型病例。症状无特异性,常见者有出汗、头痛、低热、疲乏、抑郁、烦躁、肌肉和关节酸痛等。

(3)辅助检查:淋巴细胞相对增多,血培养可检出病原体,急性期阳性率为 80%,慢性期阳性率较低。骨髓培养阳性率较高,应用 Castaneda 基质可使培养的阳性率增加。血清学检查包括血清凝集素试验,持续时间较长,其他尚可用间接血凝试验、沉淀试验、间接荧光试验等检测抗体。少数患者可见血清胆红素增加,轻至中度清蛋白异常,轻度 ALP 和转氨酶升高。如有必要可采用淋巴结活检。

(4)治疗:本病急性期以控制感染为主,卧床休息,适当应用解热镇痛药和镇静药物,针对病原可采用抗菌药物联合疗法。慢性期采用抗菌药物与特异性脱敏疗法,必要时配以物理疗法等。

5.肝梅毒　分先天性和后天性两种。先天性系由孕妇胎盘传染而来,早期肝脏即受累;后天性系出生及成年后感染所致。本病由于抗生素的应用有下降趋势,然而,近年来该病的发生率逐渐上升。梅毒累及肝脏有如下几种类型:①肉芽肿性肝炎;②分叶肝;③肉芽肿性或弥漫性梅毒性肝炎;④先天性梅毒。以上四种类型中肉芽肿性梅毒性肝炎和先天性梅毒较罕见,分叶肝为梅毒性肝炎所致的瘢痕,且肝脏是树胶样肿的好发部位。

(1)病理:早期肝脏呈弥漫性肿大充血,后期结缔组织增生,始于汇管区及肝小叶周围,逐渐向肝小叶内扩散,干扰肝细胞索结构,致肝脏肿大变硬。结缔组织收缩使肝脏形态失常,变小而不规则呈"分叶肝"。另外,也有粟粒样树胶肿,偶有较大的树胶样肿。

(2)临床表现:肝梅毒患者可表现为发热、黄疸和肝大。然而,近年来本病的发热不典型。约 1/6 患者出现黄疸,多因瘢痕使胆管机械性受压所致。$1/2 \sim 1/4$ 的患者可发展为门脉高压,伴腹水、呕血、黑便,而蜘蛛痣罕见。部分患者可因食管静脉曲张破裂出血而死亡。

(3)辅助检查:约 80% 患者梅毒血清检查阳性,高蛋白血症可见于弥漫性肝树胶样肿,半数病例 γ-球蛋白升高,严重病例清蛋白下降。

(4)诊断及鉴别:本病需与肝结核、肝癌等相鉴别。肝癌患者一般病程短,发展快,常有全身消耗,AFP阳性,多数合并肝硬化;肝结核患者多有盗汗、低热等毒血症状或有其他脏器结核的病史。对高度怀疑肝梅毒者,可先行抗梅毒治疗,如肿块缩小或消失则可确诊。如仍有困难者应行剖腹探查术,作肿块楔形切除或肝段切除,病理检查确诊。

(5)治疗及预防:青霉素的临床应用,使得本病的预后有所改观。早期梅毒应立即治疗,以免感染他人,治疗需彻底,以免复发。治疗肝梅毒患者,有助于减轻症状,维护受损器官的功能。肝穿刺有助于肝脏病变的追踪观察。本病是一种性传播疾病,可以预防。

6.霍奇金病　恶性肿瘤时,肝内有非特异性反应,如抗原反应。霍奇金病易致肝肉芽肿,肉芽肿组织中可找到 Reed-Stemberg 细胞。约 2% 的非霍奇金病亦可发生肝肉芽肿,极少数病例可发生广泛的肝肉芽肿,原因尚不清楚。目前霍奇金病发生肝肉芽肿的机制仍不清楚,可能是肝脏对各种有害物质慢性刺激的非特异性反应,即宿主企图通过细胞或体液免疫方式清除或破坏抗原物质和外来异物的一种反应。

(1)病理:组织学上目前仍分为淋巴细胞为主型、结节硬化型、混合细胞型及淋巴细胞耗竭型四种。本病的肉芽肿为上皮样细胞,无干酪化,多位于汇管区,肝实质内的肉芽肿与病期无关。另外,脾、骨髓、腹部淋巴结可见类似的肉芽肿,然而远较肝内为低。有人将霍奇金病所致的肉芽肿分为三期:①Ⅰ期,单核巨噬系统弥漫性增生或活动;②Ⅱ期,组织细胞肉芽肿;③Ⅲ期,除嗜酸性粒细胞外,尚有非典型的网状细胞。组织细胞聚积的前期为 Reed-Stemberg 细胞,此期无代表性,Ⅰ~Ⅱ期系非特异性反应,无典型霍奇金细胞或 Reed-Stemberg 细胞,但有非典型网状细胞(Ⅲ)期者,则提示为霍奇金病所致的肝损伤。

(2)临床表现:患者的肝肉芽肿表现易与原发病症状混淆。肝内有肉芽肿时,有肝区不适,甚至出现肝区疼痛,少数病例可出现黄疸。肝脏病变可能系从脾脏通过静脉播散而来,一般仅轻至中度肝大。Aderka认为,凡有下述征象者,则高度提示有肝肉芽肿存在:①发热超过 4 周;②肝脏或脾脏肿大超过肋缘下 4cm;③嗜酸性粒细胞增加超过 4%。

(3)辅助检查:轻、中度贫血,AKP、血钙开高,偶有抗人球蛋白抗体阳性,骨髓穿刺如能找到 R-S 细胞有助于诊断。结核菌素试验、玫瑰花结形成及淋巴细胞转化试验均提示 T 细胞功能异常。肝穿刺可发现肝肉芽肿。

（4）治疗：放射疗法的合理应用和联合化疗的积极推广，可使大多数早期霍奇金病患者有可能经治疗而痊愈。

7.血吸虫病　　本病系经皮肤黏膜接触有血吸尾蚴的疫水而感染的疾病。成虫寄生于门静脉系统，病变由虫卵所致，主要位于结肠和肝脏。血吸虫性的肝肉芽肿是对虫卵成分的反应，可能通过 T 细胞介导的淋巴细胞毒作用，在较大的汇管区引起肉芽肿，其内有巨噬细胞、淋巴细胞和嗜酸性粒细胞。肉芽肿周围有纤维化，仅有少数病灶的患者无临床症状和肝功能异常，当肝脏广泛受累时，可引起门脉高压，有肝、脾大，腹水，上消化道出血等。

8.麻风病　　虽然麻风患者肝脏症状和体征不很明显，但肝肉芽肿却相当常见。尸检证实，除皮肤、黏膜和淋巴结外，肝脏容易受累。62%～84%结节性麻风病患者有肝肉芽肿存在。当患者有结节性红斑时，则更为常见。肝肉芽肿主要由上皮样细胞、组织细胞（结核样麻风）或泡沫细胞（麻风结节性麻风）组成。肝穿刺可发现上述病变。肝肉芽肿和菌血症的程度密切相关。一般而言，麻风患者无或仅有轻微的肝脏生化试验结果异常，且与肝肉芽肿存在无关。

9.肠道旁路手术　　患者肝内可见单个或多发性上皮样非干酪性肉芽肿，其发生率为 7%～15%左右。尽管肠道旁路手术有发生结核病的报道，但本病发生的肝肉芽肿并非结核所致，其原因尚无满意的解释。

10.全身真菌病　　粗球孢子菌和荚膜组织胞浆菌可引起人感染，人体经吸入而感染真菌。感染起始于肺，多数患者可完全康复，仅少数患者可引起慢性肺疾病，并可导致全身播散，肝肉芽肿系抗体对真菌感染的反应。40%～50%患者经尸检证实有肝肉芽肿存在，仅少数患者肝脏生化检查有异常发现。肝穿刺组织活检可以明确诊断，肝肉芽肿内有典型的粗球孢子菌，连续切片和 PAS 染色有助于显示真菌的形态。

组织胞浆菌所致的全身性播散较少见，婴幼儿发生感染较成人多见，应用激素治疗和 T 淋巴细胞功能低下者易发生真菌播散。临床上表现为发热、不明原因虚弱、口腔溃疡及肝脾大。上述感染尤见于霍奇金病。当肝脏肿大时，常见有肝肉芽肿，有时肉芽肿中央出现干酪样坏死，易误诊为结核病。采用苏木素和伊红染色可证实这种真菌，选用特殊染色更容易做出鉴别。肝功能实验结果视病情而异，从痰、血、骨髓和口腔溃疡取材培养有真菌则可确诊。有报道从肝组织活检标本亦可获得阳性结果，而皮肤和血清学试验结果不可靠，播散性真菌感染者常为阴性。

11.药物性肝肉芽肿　　许多药物可引起肝内肉芽肿反应，但其发生机制不清楚，怀疑可能与药物过敏有关。药物所致的肝肉芽肿多位于汇管区，病理上无典型特点，周围血嗜酸性粒细胞可增加。

（贾福军）

第十三节　　Reye 综合征

Reye 综合征（RS）主要发生于儿童期，偶见于成年人。其特征为急性脑病、脑水肿和内脏（尤其是肝）脂肪浸润。

一、病因

（一）与感染的关系

RS 发病前多有病毒感染，目前已知前驱感染的病毒有十余种，包括某些呼吸道和消化道病毒、水痘病毒等。在美国数次流感之后,RS 发病率也随之增加。60%～70% 的 RS 发病于 A 型或 B 型流感之后,发生于水痘和肠道病毒之后者分别为 20%～30% 和 5%～10%。动物实验证实,B 型流感病毒能显著降低肝合成蛋白质的能力,并能诱发 RS 的动物模型。至于 RS 与细菌感染的关系迄今未能证实。

(二)与药物和毒物的关系

乙酰水杨酸(阿司匹林)作为诱发 RS 的危险因素早已引起注意。许多报道指出,阿司匹林能抑制线粒体的功能,增强离子对线粒体内膜的损伤,导致 ATP 生成障碍。无论是长期服用水杨酸盐或在前驱感染时服用水杨酸盐均可能诱发 RS。美国疾病控制中心(CDC)曾建议,在水痘和流感流行期间,儿童应避免使用水杨酸盐制剂。

(三)宿主因素

RS 病情迅猛可能导致患者的胸腺退化、补体水平下降、淋巴细胞产生干扰素减少。这些免疫缺陷使患者对 RS 的易感性增加,一旦发病,又使病情加重。近年来重视遗传代谢障碍与 RS 发病的关系。许多报道提及中链乙酰辅酶 A 脱氢酶缺陷引起的脂肪酸代谢异常,可能是 RS 的发病原因。综合上述致病因素,RS 可能是感染、药物、毒素等多种因素作用于遗传性代谢异常的宿主,改变了患者的易感性而致病。

二、发病机制

线粒体广泛损害是 RS 的发病基础。线粒体主宰细胞内呼吸,糖类、蛋白质和脂肪等均在此氧化,为机体提供能量。一旦线粒体损伤,其化学微环境被扰乱,可引起全身性代谢障碍。

人体内脂肪酸大都为单羧酸,均在线粒体内经 β-氧化成为丙酮酸。RS 时线粒体受损,β-氧化受阻,出现游离脂肪酸血症,脂肪在内脏沉积。由于酮体生成能力有限,β-氧化仍受阻,平时作为脂酸分解的次要途径——存在于微粒体内的 ω-氧化及过氧化物酶体内的 β-氧化加强,经一系列代谢过程,形成 ω 和 α 二羧酸(DCA),最后仍转移到线粒体内进行 β-氧化。DCA 是内源性毒素,RS 病情越重,DCA 浓度越高,DCA 碳链越长,抑制线粒体的作用越强。随病情改善,DCA(主要是长链 DCA)浓度渐降,至恢复期则消失。以上说明 DCA 在 RS 发病中起重要作用。

脂肪酸先在线粒体内转变为长链脂肪酸——脂酰 CoA 化合物,然后通过其载体(肉碱)转运至线粒体内进行 β-氧化。RS 时内源性代谢产物竞相与肉碱结合,影响肉碱与有毒性的脂酰 CoA 化合物及短、中链脂肪酸结合,因转运受阻而在体内积聚,抑制线粒体内尿素生成、糖原异生和脂肪酸 β-氧化,导致高氨血症、低血糖等发生。

线粒体损伤还可引起尿素合成有关酶活性减低或缺如,尿素循环或鸟氨酸循环中断,也是高氨血症形成的原因。血清瓜氨酸减少,有关酶的底物——氨基甲酰磷酸从线粒体弥散入胞质转变为乳清酸,后者减少脂蛋白的合成,不能以极低密度脂蛋白的形式排泄,导致肝内三酰甘油沉积形成肝脂肪浸润。

三、临床表现

患者主要为小儿,多发生于 6 月龄至 15 岁,成人少见。RS 常在一次前驱病毒感染的恢复期或感染后 3～7d 发病;往往先发生持续性呕吐,随之出现急性脑病症状。病情进行性加重。有神志改变、惊厥、易激惹或淡漠、嗜睡、幻视、昏迷。神经系统检查出现病理反射、角弓反张、颅压增高的眼底改变。严重者可在数小时内因脑水肿引起脑疝,先发生天幕疝(钩回疝),颞叶钩回疝入小脑幕切迹,压迫动眼神经而出现瞳孔大小不等;脑水肿继续发展,可引起枕大孔疝,因延髓呼吸中枢受压出现中枢性呼吸衰竭。

一般肝病表现轻微,肝轻度增大或不增大,亦有呈进行性增大者。一般无脾大和黄疸。肝功能异常历时数小时至数日即恢复正常;常伴有发热、中性粒细胞增高等感染征象。

四、诊断与鉴别诊断

以下征象提示为 RS:在水痘、呼吸道或消化道病毒感染等前驱感染减轻或消退后发病;突出表现为急性脑病、脑水肿,可发生脑疝、呼吸衰竭迅速死亡。脑脊液压力升高,糖降低,余无异常;肝病体征多不明显,但有一过性肝功能异常,如血清谷丙转氨酶(ALT)增加、凝血酶原时间延长、血氨增高等。血游离脂肪酸增加。低血糖可能发生。应与下列疾病鉴别。

1.肝性脑病　暴发性肝炎、失代偿期肝硬化等所致的脑病,有明显的肝病症状和体征,不难鉴别。

2.水痘肝炎　因水痘是 RS 的主要前驱感染,故应加以鉴别。水痘肝炎见于水痘病毒血症期间,多同时有肺炎、脑炎等器官病变。常有免疫缺陷的表现,预后也差。

3.婴儿闷(捂)热症　在我国发病率高,多见于幼婴,春、冬季节发生较多,可能与室温过高、衣被过暖有关,故多在清晨发病。起病急,表现为急性脑病,高热或体温不升,多汗,其他常见表现有呼吸及循环衰竭、弥散性血管内凝血(DIC)、肝大、稀便或腹泻等。实验室检查有高钠血症、代谢性酸中毒、转氨酶升高、高氨血症和肌酸磷酸激酶剧增,后者是闷热症的特征。尸检见脑水肿,肺、肾、肝、肠等内脏广泛出血,肝内见弥漫性脂肪浸润及充血,但多伴有灶性坏死,而 RS 时肝内无任何坏死或炎性病变。

4.遗传代谢病　临床上某些病可酷似 RS,尤其 3 岁以下的婴幼儿更易误诊,以下情况应考虑遗传代谢病:①新生儿及幼婴;②前驱病不典型或缺如而发病急速者;③有一次以上的类似发病或家族中有类似病患者;④生长发育异常;⑤平时有偏食习惯而近期饮食习惯有改变者;⑥饥饿或体力消耗后发病者;⑦昏迷、清醒交替发生者。需与 RS 鉴别的遗传代谢病,最常见的是中链脂肪酸乙酰 CoA 脱氢酶缺陷(MCAD)等所致的二羧酸尿症,我国已有报道。其次是尿素循环障碍(特别是高氨血症),其他有机酸尿(血)症、氨基酸尿症、果糖血症等。

五、治疗

控制脑水肿的发展,首先应防止不可逆性脑损害和脑疝的发生。注意监测颅内压,颅内压增高征象明显者,必要时脑室插管观察颅内压变化。脱水疗法采用 50% 葡萄糖、20% 甘露醇交替注射,可防止脱水后颅内压反跳,可同时给呋塞米和糖皮质激素,有助于改善脑水肿。重者须用控制性过度换气以降低 $PaCO_2$,使脑血管收缩,促进脑水肿消退。颅内压控制不满意者可用戊巴比妥静脉滴注,开始时 3~5mg,以后每小时 100~200mg,直至血内浓度达 3~4mg/kg,脑症状改善,颅内压正常为止,然后渐减量。血清渗透压力求保持在 310~330mmol/L(正常 285mmol/L 以上)。如有瞳孔大小不等、锥体束征等天幕疝征象,应加强脱水疗法,以防止进一步发展为枕大孔疝导致呼吸衰竭而死亡。有条件者可做持续性蛛网膜下腔减压。脑疝形成而常规治疗无效时,可做侧脑室引流,甚至摘除颅骨板以迅速降低颅内压。

输液按"边输边脱"的原则进行。为纠正低血糖,减少蛋白质和脂肪分解从而降低血氨和脂肪堆积,一般每天给 10%~15% 葡萄糖液 1200ml/m²。也有报道用 20%~30% 葡萄糖液加入 40mg/L 氯化钠及 30mg/L 磷酸钾,每天 1600ml/m²。上液可防止低血糖、低血钾与低血磷,减少蛋白质分解,促进肌肉对氨基酸的摄取。

降低高血氨和血脂肪酸可用换血疗法,降血氨还可用腹膜透析。通常用来降低血氨的药物或措施疗效不明显。凝血酶原时间延长且有出血倾向者,酌情给予凝血酶原复合物(PPSB),后者系从健康人新鲜血浆中分离而得到的冻干制剂,含有因子Ⅱ、Ⅶ、Ⅸ、Ⅹ(相当 200ml 血浆所含量),用时以 5% 葡萄糖溶液稀释后静脉滴注。

保持呼吸道通畅,必要时做气管插管或切开。

(贾福军)

第十二章　遗传代谢障碍性肝病

第一节　遗传代谢障碍性肝病的发病机制

近代分子遗传学研究表明,人体内各种物质代谢需要特异的功能蛋白参与,如酶、载体蛋白和受体等。这些功能蛋白的生物合成和降解受控于遗传基因,基因通过控制酶的分子结构或生成速度来调节酶的合成。一旦控制酶的基因发生改变,不论是结构基因还是调节基因的突变,必然的结果是酶或蛋白质分子结构发生变化。因此,人体酶分子结构异常和(或)酶生成数量出现缺陷后,将产生物质中间代谢的紊乱,最终导致代谢障碍性疾病的发生。

从酶学角度而言,由遗传基因突变所产生酶或酶系统的改变,无非是酶活性降低、酶活性缺乏和酶活性增高。依目前所知,绝大部分遗传性代谢病是由于酶活性降低或缺乏所引起,遗传代谢障碍性肝病亦不例外。由酶或酶系统缺陷所致的中间代谢紊乱,大致有以下六种情况:

1.酶缺陷导致代谢底物或衍生物蓄积　酶活性降低或缺乏时不能代谢底物,底物或衍生物在体内蓄积,导致全身或局部脏器病理损害和功能障碍。这是产生遗传代谢障碍性肝病最主要的发病机制。例如半乳糖血症,由于半乳糖-1-磷酸尿苷转移酶缺乏致半乳糖正常代谢途径受阻,其代谢底物半乳糖-1-磷酸在血中过量蓄积,沉积于脑、肝、肾等脏器,出现脑损害、肝硬化与肝肾衰竭等。

2.酶缺陷导致代谢产物减少或缺如　由于酶活性降低或缺乏,以致酶所催化的代谢途径发生障碍,其生成的代谢产物减少或缺如。例如糖原累积病 I 型(vonGierke 病),由于肝缺乏葡萄糖-6-磷酸酶,不能将糖原分解为葡萄糖,致出现低血糖症。同时由于葡萄糖生成不足,促使蛋白分解代谢增加,引起患者生长发育障碍。

3.酶缺陷导致次要代谢途径开放产生的副产品蓄积　因酶缺乏致使物质正常代谢途径终止,其底物可激活正常情况下并不开放的次要代谢途径,使副产品生成增加而致病。如前述半乳糖血症时主要表现之一——白内障,并不是其代谢底物半乳糖或半乳糖-1-磷酸沉积于晶状体引起的,而是大量半乳糖进入晶状体纤维后,在醛糖还原酶催化下,通过平时不开放的次要代谢途径,产生大量的非扩散性半乳糖醇而形成白内障。

4.酶缺陷导致膜转运功能异常　在代谢过程中,参与代谢的物质需通过细胞膜的传递和运送,称为膜转运。膜转运具有专一性、能量依赖性、竞争性或非竞争性抑制等特性,与特异性膜转运蛋白有关。例如:结合胆红素由肝细胞排入毛细胆管是 ATP 依赖性转运过程,其间有赖于一种毛细胆管膜蛋白——多药耐药相关蛋白 2(MRP2)的介导。MRP2 基因突变可引起 Dubin-Johnson 综合征。

5.酶缺陷导致反馈抑制作用消失　在一些物质代谢过程中,某个代谢产物对整个代谢途径具有反馈调节作用,当此种代谢产物缺乏时,则其反馈调节作用减弱甚至消失。例如肝卟啉病中的急性间歇性卟啉病,由于 HMB 合酶缺乏,致卟啉及其前体在体内蓄积,同时其终产物——血红素生成减少。当血红素生成减少时,其原有对 ALA 合成酶的反馈性抑制作用被解除,遂使 ALA 合成酶活性继发性增高。

6.酶缺陷导致药物代谢异常 某些遗传性代谢病患者,常不能耐受正常剂量的某种特定药物,而出现显著的药物反应。例如葡萄糖-6-磷酸酶缺乏症,在服用正常剂量的伯氨喹啉、解热镇痛剂、磺胺后,即发生红细胞大量破坏,出现严重黄疸和贫血。

遗传代谢病的遗传方式,就目前研究所知,绝大部分是按常染色体隐性方式遗传,就是说常染色体隐性遗传方式是遗传代谢障碍性肝病的特征之一,很少数为常染色体显性遗传或 X 连锁遗传。

许多资料表明,代谢障碍性疾病既是遗传病,又与环境因素有关。遗传基因突变是遗传性代谢病的发病基础,而某些环境因素则为其发病诱因。例如半乳糖血症是由于半乳糖-1-磷酸尿苷转移酶缺乏所致,如患者停止摄入含半乳糖或乳糖饮食,多数症状可得到改善。又如蚕豆病是由 G-6-PD 缺乏所引起,虽然患者具有遗传决定的致病基因,若不接触或食用蚕豆则不致发病。

(叶 昊)

第二节 肝豆状核变性

肝豆状核变性又称肝脑变性,首先由英国神经病学家 Wilson(1912 年)根据其临床病理改变而为本病奠定基础,1921 年正式命名为肝豆状核变性,后人为了纪念他的功绩,又称为 Wilson 病。本病是一种遗传性铜代谢障碍所引起的全身性疾病,属常染色体隐性遗传,由于铜在体内过度蓄积损害肝、脑等器官而引起,其特点为肝硬化、大脑基底核软化、变性及角膜色素环(KF 环)。人群中携带者频率约为 0.011,基因频率为 0.0056,发病率约为 3/10 万人。早期(尤其是症状前)诊断和及时、确切的治疗常可使患者获得与健康人一样的生活和寿命。但本病误诊率极高,胡纪源等研究证明,其误诊率在我国高达 51.04%。

一、病因与发病机制

本病的基本病因是由于遗传性铜代谢障碍,引起体内各组织,特别是肝、脑、肾、角膜等的铜沉积过多,导致组织损害。

1.正常人铜代谢 铜是人体内一种重要微量元素,正常人体含铜量为 50～150mg,分布于不同组织的蛋白质和血液中,以肝和脑含量最高。肝是铜代谢的中心器官,正常人每天从食物中吸收铜 2～5mg,铜主要在近端小肠吸收,进入血液的铜离子先与血清白蛋白疏松地结合,90% 运送到肝脏后在肝内与 α_2 球蛋白牢固结合,这种与铜结合的蛋白呈蓝色,所以称为铜蓝蛋白。体内各器官和体液中所含的铜大多数以铜蓝蛋白形式存在,其余 10% 与血中白蛋白疏松结合的铜即为转运铜,进入各组织与红细胞,小部分从尿中排出。铜的主要排泄途径是从肝细胞溶酶体排至胆汁,再从大便排出,排出量为 2～5mg,呈平衡状态。

2.肝豆状核变性时铜代谢 豆状核变性的病理生理基础是铜呈正平衡。表现为:①肠道对铜的吸收增加。②胆道排铜减少。由于肝细胞内溶酶体的缺陷,造成肝脏对掌管金属分泌机制的能量严重缺乏,使胆道排铜显著减少。目前认为胆汁内排铜障碍是本病的基本缺陷。③肝脏铜蓝蛋白合成和(或)转运障碍。④组织蛋白对铜结合增加。最终导致铜在肝脏内大量沉积,进而释放入血液;血清铜与白蛋白疏松结合易于从尿中排出和向组织沉积。由于组织内(尤其是肝脏和脑组织内)大量的沉积扰乱了某些酶类的活力,从而产生各种功能障碍。铜沉积在肝脏可抑制丙酮酸氧化酶及微粒体膜 ATP 酶,使肝细胞变性坏死,继之纤维化。铜存积在脑内,可广泛累及大脑皮质、大脑齿状核、脑干红核及橄榄核、视丘下部及基底核,出现锥体外系症状。铜沉积于角膜产生 KF 环。铜沉积于肾脏引起肾小管病变,形成氨基酸尿、蛋白尿、磷酸盐尿、尿酸尿、钙尿等。铜还能直接阻碍红细胞膜的 ATP 酶和己糖磷酸酶的活性而导致溶血。

二、病理改变

1.肝脏　肝脏病理改变可从汇管区周围纤维化、亚大块性坏死,到大结节性肝硬化等各种不同程度和阶段的变化。早期表现为小叶周围区肝细胞核内糖原变性,核内糖原呈团块或空泡状。以后可发展为巨囊性脂变。最为多见的是无明显的炎症坏死,而逐渐进展为大结节性或混合性肝硬化。肝小叶可由增生细胞形成假小叶、纤维增生、炎性细胞浸润。

2.脑　整个中枢神经系统均可有变化,但以豆状核的壳核最为显著,大脑皮质亦可严重受侵。壳核内大小细胞体和髓鞘纤维显著减少或消失,变性区内胶质细胞显著增生,基底核、大脑皮质、邻近白质、中脑核及齿状核等均可有同样变化。

3.角膜　铜沉积于角膜后弹性膜的周围,形成棕黄或绿褐色的色素沉着,即 KF 环。

4.肾　铜在近曲小管沉着明显,显示水样和脂肪变性。

三、临床表现及分型

1.临床表现

(1)发病情况:本病绝大多数在 5～25 岁时发病,10～25 岁占 85％,最迟可在 40～50 岁时才发病,5 岁前与 50 岁后几乎不发病。男女之比为(2～5)：1。起病一般较隐袭,呈慢性进行性。本病的临床表现差异较大,可出现各系统的复合表现。各系统症状出现的先后可相距数年,不同年龄组发病时临床表现不同。在儿童期以肝脏受累为主,随着年龄的增长,神经精神症状则越来越明显。

(2)肝脏症状:肝脏病变常早于中枢神经系统损害,约半数患者在锥体外系症状出现前曾有黄疸或肝脏肿大。临床上肝脏损害症状表现形式多样,多为隐匿发病,表现为疲乏、食欲缺乏、恶心、呕吐等。少数患者可出现大块性肝坏死,进行性黄疸、腹水和肝衰竭等暴发性肝炎的表现。10％～30％的患者表现为慢性活动性肝炎,临床和病理与其他类型的慢性活动性肝炎无法区别,临床上有黄疸、氨基转移酶增高和高 γ 球蛋白血症,症状时好时坏,迁延不愈,逐渐发展成肝硬化。晚期患者均可有肝脾肿大、腹水、水肿、上消化道出血或肝性脑病等表现。

(3)神经精神变化:病变呈广泛、对称、退行性改变,以脑基底部豆状核萎缩、软化及棕灰色沉着最显著。临床症状以锥体外系运动障碍最为常见,几乎每例均有不同程度的不自主运动与肌强直。其具体表现如下:①震颤,早期常自腕部开始,渐及四肢、头和颌,后期可呈显著的扑翼样震颤,震颤有静止时持续、运动时加重、睡眠时停止的特点。②多动症,表现为手足徐动,舞蹈样或扭转痉挛,早期能主观控制。③肌强直,表现为面部肌肉强直,使表情缺乏,扮鬼脸状,如戴假面具样,口半张,似哭似笑。躯体肌肉强直表现为行动迟缓、行走困难、冻结足、慌张步态及共济失调等。肌张力发生障碍时提示预后恶劣。④发音或构语障碍,表现为语言不清呈吟诗状语言、暴发性语言、断缀性语言。⑤精神症状,常在神经症状发生后出现,亦有报道精神异常先于神经症状者。早期一般智力无太大变化,性格改变极常见,表现为情绪欢快而不稳定,痴笑或强哭,行为幼稚,心胸狭小、幻觉妄想、忧郁,有时类似精神分裂症、癔症、躁狂性精神病或偏执狂,后期常有智力低下。

(4)角膜色素环(KF环):见于90%以上的患者,是诊断本病的重要体征之一,在神经症状出现前几年已存在,是早期发现无症状型患者的重要依据。该环位于角膜周围缘的膜后弹力层,宽2~3mm,或上下宽两侧窄,呈黄绿色或棕红色,用斜照灯或肉眼即可看到,但通常用裂隙灯、角膜显微镜检查更为精确。如色素沉着于晶体囊壁时,可出现葵花状白内障,此外KF角膜环还可见于长期胆汁淤积伴有铜沉积的患者,色素环经驱铜治疗后色素变淡或消失,可作为判断疗效的指标之一。

(5)其他:部分患者有如下症状。①暂时性血管内溶血表现,在溶血同时常伴有严重的急性肝衰竭,如能早期诊断处理,可挽救部分患者生命。②骨关节病变,表现为骨与软骨变性和(或)骨质脱钙、疏松、软化等。临床症状为全身或局部酸痛、关节畸形与自发性骨折等。③肾功能异常,近曲肾小管功能受损表现为氨基酸尿、糖尿、尿酸尿、高磷酸尿和高钙尿;远曲小管也可受损,表现为肾小管酸中毒。④其他内分泌系统症状,色素沉着、发育延迟、停经、流产、脱发与多汗。胰腺受损可有胰功能不全和糖尿病。

2.分型　本病的临床分型各家意见不一,从起病方式可分为急性与慢性型;从症状学可分为典型与不典型;从神经系统表现可分为进行性豆状核变性型、假性硬化型、扭转痉挛型等。近来,多数人主张将其分为两型:

(1)潜伏型:未出现肝脏或神经系统症状,仅经实验室检查如铜代谢等测定证实。

(2)临床型:①脑型或肝脑型,本型最多见。最初症状不典型,几年后肝脑损害症状显著。②腹型或肝型,多在5~10岁前发病,病情发展迅速,肝脏症状显著或有急性血管内溶血,常在神经症状出现前死于肝衰竭或消化道大出血,易误诊为重症病毒性肝炎。③脊髓型,临床以进行性双下肢对称性痉挛性截瘫为特征,若伴有不同程度脑症状称为脑脊髓型。④骨肌型,以佝偻病样骨骼改变或(和)肌病样症状为主。⑤溶血型或贫血型,以溶血为首发症状。

四、诊断

1.遗传病史　本病为常染色体隐性遗传,有家族史的儿童和青年应警惕此病。

2.临床表现　由于本病的表现多种多样,故早期易被误诊。有文献报道该病早期能正确诊断者仅为患儿的1/4,因此,为提高早期诊断率,当临床上出现以下情况时应警惕本病的可能:①长期不明原因的肝脏疾患(特别疑为慢性肝炎、肝硬化),乙肝表面抗原阴性者。②不明原因的神经或精神症状,或伴智力障碍者。③不明原因的溶血性贫血(或反复发作)、Coombs试验阴性者。④不明原因关节肿痛等骨骼疾患,经抗风湿或对症治疗效果差。⑤不明原因的反复或持续性血尿、水肿等肾脏损害者。以上情况特别是出现肝损害(肝肿大、黄疸、腹水)和神经精神症状(锥体外系症状——不自主运动、肌强直),高度怀疑有本病的可能性时,应进一步行有关检查。

此外,对不典型或早期患者,如少年儿童只有肝损害,或以精神异常为初发症状的患者,应警惕漏诊。临床难以确诊时,可试用D-青霉胺排泄铜试验加以鉴别。

3.辅助检查

(1)血铜和血清铜蓝蛋白降低:血铜<11μLmol/L(正常值11~24μnol/L),血清铜蓝蛋白<1.3μnol/L(正常值1.3~2.6μnol/L)。血清铜蓝蛋白在急性炎症反应、组织破坏、妊娠、口服避孕药时增高;严重营养不良、重症肝坏死、肾病综合征时降低,应注意鉴别。血清铜蓝蛋白正常值为200~500mg/L,患者<200mg/L、<80mg/L是诊断的强烈证据。

(2)尿铜增加:正常人尿铜<40μg/d。本病患者可高达100~1000μg/d。

(3)青霉胺排铜试验阳性:即连续两天口服D青霉胺,0.9g/d,然后检测尿铜排出量,Wilson病患者尿铜排量超过 1.0～1.5g/d。

（4）放射性铜负荷试验：口服 64Cu2mg 后 1 小时、2 小时、4 小时和 48 小时分别测血清核素活力，正常人口服 1～2 小时时出现高峰，以后下降。后因铜参与合成血浆铜蓝蛋白而释放入血液，在 48 小时内缓慢上升。本病患者开始 1～2 小时出现高峰，下降后因铜掺入合成受阻，故不再上升。

（5）眼裂隙灯检查：角膜色素环阳性。

（6）脑影像学检查：脑 CT 扫描显示脑室扩大或脑实质软化灶；MRI 比 CT 特异性更高，约 85% 的脑型患者、50% 的肝型患者的 MRI 表现为豆状核、尾状核、中脑和脑桥、丘脑、小脑及额叶皮质 Tl 加权低信号和 T2 加权像高信号，或壳状核和尾状核在 T2 加权显示低混杂信号，还有不同程度的脑沟增宽、脑室扩大。

（7）肝铜检测：肝穿刺取肝组织行肝铜检测，患者肝组织含铜量增加为最具诊断价值的检查之一。正常人肝铜含量 $<50\mu g/g$ 干重。Wilson 病时，平均高达 $1500\mu g/g$ 干重（范围 $200～3000\mu g/g$ 干重）。Einstein 认为具备以下条件中的任何 2 条时，诊断即能成立：角膜 KF 环、血清铜蓝蛋白缺乏、肝铜浓度升高（$>2500\mu g/g$ 干重）和高尿铜尿症（$>1000\mu g/d$）。

（8）家族成员中聚合酶链式反应——单链构象多态（PCR-SSCP）和 PCR-DNA 测序法检测 WD 基因外显子的突变和多态。

五、鉴别诊断

肝豆状核变性相应的临床表现应与以下疾病相鉴别：

1.脑部病变：少动-强直综合征、肌张力障碍综合征、类似小脑性共济失调综合征、脑桥中央髓鞘溶解症、躁动妄想等精神障碍。

2.脊髓疾患中的痉挛性截瘫。

3.肝硬化、急性肝炎。

4.眼睛：白内障。

5.肾脏：肾结石、血尿、肾钙质沉积症、高尿钙症、氨基酸尿症。

6.骨骼：佝偻病、X 线上示骨质疏松、骨关节炎、软骨钙质沉积症、脊柱退行性变、骨折、Fanconi 综合征、长骨囊肿、复方性关节炎。

7.造血系统：溶血性贫血、脾破裂。

8.心肌病。

9.甲状旁腺功能减退。

10.胰腺炎。

11.骨骼肌：横纹肌溶解症、肢带综合征。

六、肝豆状核变性基因诊断方法

1989 年，Figus 等首先采用限制性片段长度多态性（RFLP）分析进行 WD 基因诊断。1993 年，Bull 等采用 WD 基因附近的几个微卫星标记，结合患者及其父母、同胞的单倍型进行比较分析。有学者曾选用 5 种微卫星 DNA 采用 PCR-SSCP 技术对 WD 进行诊断。上述两种方法显示 WD 的诊断已从临床水平进入基因水平，但其缺点是：不是检测突变基因本身，必须有家系连锁分析，同时先证者父母必须是等位片段的杂合子，使这些方法在临床上推广和应用受到一定限制。

间接基因诊断：在有先证者的情况下，可采用多态标记连锁分析对家系中的成员进行间接基因诊断。

直接基因诊断：对临床可疑但家系中无先证者的患者，应直接检测 ATPB 基因突变进行基因诊断。我国 WD 患者的 ATP7B 基因有 3 个突变热点，即 R778L、P992L 和 T935M，占所有突变的 60% 左右，根据这 3 个热点可建立 PCR-限制性酶切分析和等位基因特异性 PCR 等简便快速的基因诊断方法。

七、治疗

治疗原则为早期、长程使用驱铜治疗。其具体方法为：

1.减少铜的摄入 避免食用含铜量较高的食物，如动物肝脏（猪肝、牛肝、羊肝等）、鱼、贝类海产品（蟹、虾、乌贼、蚌蛤、螺蛳、章鱼等）、豆类（黄豆、青豆、黑豆、扁豆等）、坚果类（花生、芝麻、胡桃等）以及巧克力、蘑菇、咖啡、动物血等，铜制用具、食具亦应禁用。应食用含铜量较低的食物，如精白米面、瘦猪肉、瘦鸡鸭肉、小白菜、萝卜、藕、橘子、苹果、桃子等。牛奶含铜量低，有人认为多量长期服用尚有排铜效果。饮水最好使用家用净水器，使水质软化。

2.促进尿铜排泄 目前疗效较肯定的排铜药物有。

(1)D-青霉胺：为半胱氨酸衍生物，是一种具有硫氢基的重金属络合剂，具有增加细胞膜通透性及铜络合作用。口服易溶解吸收，还原后-SH 自肾排出，达到促进铜的排出。此药毒性小，可长期服用。常用剂量为 1～2g/d，分 4 次餐前半小时服用，服用数年后或服至肝含铜量明显降低、神经症状好转、角膜色素环减轻，才考虑改为维持量(0.75g/d)。长期服用青霉胺的治疗效果与治疗时的病期、治疗是否正规、能否坚持长期治疗等因素密切相关。症状好转后即停药或不能长期治疗，疾病终将复发。青霉胺由于不能直接络合沉积在组织内的铜，而是络合血中的铜离子后从尿中排出，以间接地动员组织内铜移入血液。因此，青霉胺对组织驱铜作用十分迟缓，而不适用于腹型等急性或重症晚期患者。对青霉胺过敏的患者，可加用泼尼松或采用脱敏疗法。青霉胺不良反应有药物过敏、发热、皮疹、白细胞、血小板减少、口腔溃疡、消化不良、局灶性癫痫发作、视神经损害、再生障碍性贫血等，多在治疗第 1 个月后发生，暂时停药，即可恢复；长期服用可产生脱发、免疫复合体性肾病、红斑狼疮样综合征、重症肌无力及顽固性皮炎等。长期治疗的患者应定期门诊随访及复查血常规、血清铜蓝蛋白、血清铜、尿铜、头颅 CT、裂隙灯检查等。此外，青霉胺因有轻度拮抗维生素 B_6 作用，故服药期间每日应补充维生素 B_6，每次 30mg，1～2 次/天，以免发生维生素 B_6 缺乏症及癫痫。

(2)二巯基丁二酸钠(DMSA)：为一种快速起效的强排铜药，尿排铜量平均增高 4880μg/L，且改善率高(80%)，很少发生脑内含铜量增高。静脉注射适用于病情进展迅速的急性型或晚期重症病例的诱导缓解，常用剂量(1.0～2.5)g+10% 葡萄糖溶液 40ml 静脉缓慢推注，每日 1～4 次，10～12 天为一疗程。口服适用于轻症或恢复期的维持缓解，常用剂量为 0.5g，每日 3 次。不良反应有恶心、呕吐、食欲减退、药疹，大剂量静脉注射可出现鼻出血、牙龈出血等。

(3)二巯基丙磺酸钠(DMPS)：推荐用于有轻、中、重度肝损害和神经精神症状的 WD 患者。用法：DMPS 5mg/kg 溶于葡萄糖溶液 500ml 中缓慢静滴，每日 1 次，6 天为 1 个疗程，2 个疗程之间休息 1～2 天，连续注射 6～10 个疗程。不良反应主要是食欲减退及轻度恶心、呕吐。约 5% 的患者于早期发生短暂脑症状加重。

(4)曲恩汀：又名三乙撑四胺，本药对铜的络合作用较 PCA 弱，不良反应则较 PCA 轻。1982 年美国 FDA 指定为对不能耐受 PCA 的 WD 患者的用药。本药价格昂贵，药源困难。推荐用于有轻、中、重度肝损害和神经精神症状的 WD 患者以及不能耐受 PCA 的 WD 患者。

(5)锌制剂:近年研究认为锌制剂(如硫酸锌、乙酸锌或葡萄糖酸锌等)是一种治疗 Wilson 病安全有效的药物,可长期服用。有人报道对青霉胺不能耐受者,肾功能不全或孕妇患者均可取得良好的效果。其作用机制可能是锌离子能抑制胃肠道对铜的吸收及动员和排泄体内沉积的铜。用法:5%硫酸锌溶液 2～4ml,3 次/天,饭后服;或葡萄糖酸锌 60mg,每日 3 次,饭后服,2～3 周后起效,尿排铜明显增加,血清微量元素锌增高和血清铜降低。硫酸锌的不良反应主要为胃肠反应,有轻度恶心、呕吐、食欲减退、口唇常麻木或烧灼感等;萄糖酸锌极少有胃肠不良反应。

(6)四硫钼酸盐(TM):能促进体内的铜较快排出,改善 WD 的症状与 PCA 相当,但不良反应比 PCA 少得多。推荐用于脑型患者的早期治疗。

3.其他治疗　护肝、营养神经及对症治疗。维生素缺乏者补充维生素;有骨骼脱钙者,补充维生素 D、钙剂;儿童或贫血患者应补铁治疗;震颤或肌强直显著时,可给予苯海索、地西泮、东莨菪碱等对症治疗。

4.肝移植　对有明显肝硬化或肝衰竭的患者,原位肝移植可延长存活期。

八、预后

预后与病程长短、病型及诊断与治疗是否及时有关。在神经症状出现前,治疗效果好;有明显神经系症状,特别是出现肌张力障碍时预后差。一般病程为 5 个月至 7 年,平均数年,少数进展缓慢者可长达10～40 年。对潜伏型(无症状型)患者进行预防性治疗可终止其病变的发展。死亡原因为肝衰竭、食管静脉曲张破裂出血及继发感染等。

(叶　昊)

第三节　特发性血色病

特发性血色病(IHC)又称原发性铁贮积病,是先天性铁代谢障碍导致体内铁存积过多而引起肝硬化、心肌病、糖尿病、性腺功能减退、皮肤色素沉着、关节炎等多系统表现的遗传性疾病。而继发性血色病是由于血液病患者长期大量输血、过量应用铁剂或慢性酒癖,尤其是酒精性肝硬化等因素引起体内铁含量过多,而造成的组织弥漫性纤维化。本节将重点介绍特发性血色病。

本病属常染色体隐性遗传,具有明显的家族性。在白种人群中原发性铁负荷过多最常见的是血色病基因(HFE)变异引起其功能异常所致,其遗传基因靠近第 6 对短臂上的 HLA-A 位点,常为 HLA-A3、HLA-B14、HLA-B7 等位基因,编码 MHCI 类样分子,能通过与转铁蛋白受体结合而调节细胞铁转运,向细胞表面的正常呈递功能需要与 β_2-微球蛋白结合而实现,但缺少抗原呈递所带的功能性的肽结合沟槽结构。已经发现两种与特发性血色病密切相关的 HFE 的错义突变。一种是单一位点 C282Y 变异的纯合子,C282Y 变异指单碱基 G-A 错义突变引起的第 282 位胱氨酸被酪氨酸所替代(Cys282Tyr 或 C282Y),C282Y＋/＋的 HFE 基因纯合子患者可能已发病或有病危发病,也有相当多的纯合子可终身不出现铁过多;另一种在位点 63(H63D)的单碱基变异,可引起组氨酸被门冬氨酸替代,这一位点与 C282Y 位点变异的一些混合杂合子(各有一个拷贝的 C282Y 和 H63D)(C282Y＋/－和 H63D＋/－)也可出现体内铁贮存增加,但在程度上常常低于 C282Y 变异纯合子。C282Y＋/－的 HFE 基因杂合子出现铁过多的危险性无或小于混合合子 C282Y＋/－和 H63D＋/－和(或)伴有辅助因子如酗酒和代谢异常的存在。HFE 杂合子是否会使个体发生肝癌或心血管疾病的危险性增高还有待于进一步研究。另有一些其他的变异,但发生频率很低,临床意义不大。异常纯合子及杂合子有互不相同的及与正常纯合子不同的特征。1996年血色病基因的发现在细胞和分子水平揭示了特发性血色病,并因此而产生了快速、准确诊断和筛选这一疾病的遗传学检测方法。

一、发病机制

正常人每天食物内含铁10～15mg,仅吸收10%左右,铁的吸收量主要取决于体内的铁贮量,也与饮食内铁含量和铁的吸收率有关。铁主要在十二指肠和近端空肠吸收,正常情况下胃酸能将食物铁游离化,使铁盐溶解度增加,从而便于吸收,同时胃液中的高分子蛋白因子可与铁结合形成胃铁蛋白以防铁过度吸收。小肠黏膜吸收铁的多少与体内铁的贮存、红细胞生成速度及肠黏膜吸收功能等因素有关。肝脏是肠道吸收铁的主要贮存场所,红细胞破坏所生成的铁主要集中于脾脏。正常人体内含铁量为3～4g,其中60%左右为血红蛋白铁,15%左右为组织铁存在于肌红蛋白及组织酶中,另有25%左右为储存铁。储存铁有两种形式,一种是铁蛋白,另一种是含铁血黄素。这两种储存铁在正常情况下以铁蛋白量高于含铁血黄素的形式存在;当铁含量过多时,含铁血黄素的沉积相应增加。

特发性血色病的病理生理基础为胃铁蛋白缺乏和肠黏膜对铁的吸收控制机构有缺陷,于是小肠黏膜对食物内铁吸收增加,致体内长期铁负荷过重,超过正常的5～10倍以上,储存铁量增加时,铁蛋白和含铁血黄素均增加,但含铁血黄素增加比例远远超过铁蛋白。过量的铁沉积于全身组织器官,导致各组织和器官产生结构和功能上的改变,从而出现相应的症状。体内铁沉积过多造成肝损害和肝硬化的机制可能为:①含铁血黄素在溶酶体的酸性环境中释放出铁,使溶酶体脆性增加而裂解,其水解酶进入胞质,造成细胞坏死。②过多的游离铁使细胞器的类脂膜发生脂质过氧化,线粒体和细胞膜进一步破坏,细胞死亡。③肝内铁过多,直接刺激胶原纤维的合成,导致肝纤维化和肝硬化。

二、病理解剖

血色病者体内铁总量可达25～50g,铁以铁蛋白及含铁血黄素的形式储存。

疾病早期无症状的年轻患者,肝活检仅显示汇管区周围的肝细胞中有铁质沉积。有症状的患者,显示肝细胞中有大量的含铁血黄素沉积,门脉周围的肝细胞尤其明显,或小叶内弥漫性分布。含铁血黄素主要集聚于毛细血管周围,其颗粒为金黄色或黄褐色,HE切片上类似脂褐素及胆色素,但其折光性及汇管区周围的分布类型有助于同其他色素颗粒相鉴别。Perl染色呈蓝色。电镜下铁蛋白颗粒为散在的小颗粒,呈结晶样聚集体。含铁血黄素为单层膜包裹的致密小体,内含聚集的铁蛋白。汇管区纤维化逐渐发展,最终形成小结节性肝硬化。纤维间隔中含少数炎细胞,碎屑坏死不常见,淤胆及小叶内炎症缺乏。某些晚期患者为混合性或大结节性肝硬化。

三、临床表现

铁在体内的沉积到发病是一个漫长的过程,所以本病起病隐匿,长期潜伏无症状,青少年发病较少见,发病高峰在40岁以后,典型的三联征为皮肤色素沉着、肝硬化、糖尿病等。

1.皮肤色素沉着　常为首见症状。病理改变为表皮萎缩变薄、基底层内黑色素增加,真皮和汗腺内有很多含铁血黄素颗粒。皮肤色素沉着见于85%～100%的病例,皮肤损害为全身性,色泽呈灰褐色或青铜色,在暴露部位(面、颈、手背)、腋部、外阴部及陈旧瘢痕处最为显著。

2.肝硬化和肝肿大　病理改变为肝脏肿大,表面结节状,可有肝细胞坏死、结缔组织增生、假小叶形成。纤维间隔、肝细胞和胆管上皮内有大量含铁血黄素沉积,故又称色素性肝硬化。患者常有腹胀、上腹痛或肝区痛,毛发脱落,男性乳房发育和睾丸萎缩,半数有脾肿大,黄疸较少见。肝硬化失代偿可有腹水、腹壁静脉曲张等门脉高压体征。约 1/3 患者并发肝细胞癌。

3.糖尿病　60%～80%的者有糖尿病。病理改变为胰腺因铁质沉着而肿大、坚硬,有纤维组织增生,胰岛素减少和胰岛细胞内有大量含铁血黄素沉积。患者自觉多饮、多食、多尿,可并发肾病、神经病变、周围血管病变和视网膜病变。

4.心脏　20%～30%的患者心脏受累,为含铁血黄素沉积于心肌所致。心脏明显肥大,可达正常的2～3倍。心肌重度受累,肌纤维数量减少,被位于肌鞘内的色素块取代。心肌纤维变性、坏死或断裂,可出现心力衰竭和各种类型心律失常。冠状动脉硬化较常见。

5.内分泌腺异常　垂体前叶、甲状腺、肾上腺、睾丸等均可有含铁血黄素沉积伴有纤维组织增生。有性欲减退、阳痿、睾丸萎缩、阴毛、腋毛稀少和闭经等。

6.关节症状　见于 25%～50%的患者,滑膜细胞内有含铁血黄素,滑囊内纤维化,骨质可变性,手的第2、3指掌关节最先受累,继之发展到大关节,表现为关节痛、软骨钙化、关节面不规则、关节腔消失和急性滑膜炎等。

四、诊断

1.遗传病史　本病为常染色体隐性遗传。患者的第一代亲属,特别是同胞之间应做有关检查并测定HLA 抗原以发现纯合子和杂合子。对确定的纯合子即使无临床症状也应作进一步检查。

2.临床表现　凡具有肝硬化、皮肤色素沉着、糖尿病、难治性心脏者应考虑有本病的可能。

3.实验室检查　①血清铁增高,常在 32～54μmol/L;②转铁蛋白饱和度增高,在 50%～100%;③血清铁蛋白显著增高,一般在 900～6000μg/L,若铁蛋白＞1000μg/L,转铁蛋白饱和度＞62%,诊断本病已无疑问。

4.肝脏 CT、MRI 检查　根据肝内显影的密度可半定量测出铁贮量。因肝脏含铁量显著增多,CT 显示为弥漫性密度增高,CT 值达 80～120Hu。MRI 检查时,肝组织的 T_1 加权时间和 T_2 加权时间缩短,信号强度降低。近年研究认为,肝铁含量与血清铁蛋白、MRI T_2 加权时间有关,故认为 MRI 可作为估计肝铁含量的手段之一。

5.胃肠黏膜.骨髓及皮肤活检　组织内含铁血黄素增高。

6.肝穿刺活组织检查　为最具特异性的检查,表现为肝中铁含量显著增多,肝细胞内沉积大量含铁血黄素。

7.驱铁试验　去铁胺可与铁蛋白及含铁血黄素中的铁结合形成水溶性红色色素铁,随尿排出。缓慢静脉注入去铁胺 0.1g/kg 或肌注 0.5g 后,24 小时尿中铁铵排出量增加,正常人＜2mg,血色病者为10～11mg。

五、治疗

本病的治疗原则是清除铁质,维护受损脏器功能和对症治疗。早期治疗是可以防止本病的发生及病情的发展的,从而防止肝硬化的发生。即使出现某些临床症状,进行放血驱铁疗法,也可以阻止病情的恶化。

1.控制饮食 禁止使用补铁制剂,日常生活中不食含铁丰富的饮食如猪、鸭、牛、羊血及血制食品,不用铁制的炒锅、容器等。

2.放血疗法 是目前治疗血色病的主要方法。放血疗法不单可改善临床症状(自觉症状好转,体重增加,皮肤色素变浅,肿大的肝脏、脾脏缩小,充血性心力衰竭缓解、糖尿病胰岛素用量减少,死亡率下降),恢复正常的铁代谢,也可减轻病理变化及阻止病变的发展。放血疗法机制:细胞中血红蛋白是体内含铁量最大的组织,每100ml血液中含铁50mg,通过放血使血红蛋白降低,从而动员体内储存铁,用以合成补充丢失的血红蛋白,来降低体内的贮存铁。方法是开始每周1～2次,每次放血500ml,1年可清除铁质13～15g。放血疗法开始时,每1～2周检查一次血清铁蛋白,血清铁和转铁蛋白饱和度,以后每1～2个月复查1次。当体内过多的铁清除后(铁蛋白和转铁蛋白饱和度恢复正常)可每2～3个月放血一次作为维持量。肝穿刺活检检测铁含量是考核疗效的最好方法。

3.药物治疗

(1)铁络合剂:去铁胺是一种螯合剂,仅对铁有亲和力,与铁形成螯合物由肾排出,对其他重金属和稀有金属不形成复合物,故不影响其他金属的代谢。去铁胺适用于不宜做放血治疗的患者(如严重贫血、心力衰竭),肌内注射去铁胺0.5g,每日2次,可去除10～20mg铁,连续注射1年可排出铁5～12g。待贫血、心力衰竭控制后再采用放血疗法。去铁胺无毒,不良反应少,因胃肠不易吸收故需注射。皮下注射去铁胺的不良反应有:①局部刺激征如瘙痒、红斑、荨麻疹等。②畏光、头痛、心动过缓、高血压等。

(2)维生素C:动物实验证实过量铁沉积致维生素C缺乏,进而导致骨质疏松。因此,该病患者除放血治疗外,有必要考虑补充维生素C。一般认为每日使用剂量为3g,分次服用,直至体内过量的铁被清除。

(3)磷酸盐:可结合肠道中的铁而随粪排出体外,以减少铁的吸收。由于其排铁有限,效果不明显,故仅作为辅助治疗。

4.对症治疗 包括治疗糖尿病、肝硬化腹水、心力衰竭、肝衰竭等。睾酮或绒毛膜促性腺激素可部分改善性功能。

5.隐性患者的治疗 对无症状的纯合子或肝硬化前期患者采用放血疗法,每次放血500ml。因体内储铁量并不太高,故一疗程所需清除的铁量并不大,但需终身监测,必要时放血以避免发生内脏损害。本病的预后在很大程度上取决于诊断的早晚和放血疗法开始的迟早。患者的五年存活率为92%,十年存活率为76%。出现心力衰竭者预后差,如不予治疗多在1年内死亡。本病的死亡原因多为肝硬化并发症(肝功能衰竭和食管静脉曲张破裂出血)、肝癌、心力衰竭和糖尿病等。

六、预后

肝硬化是预后的决定因素,其中门静脉高压和HCC是最常见的并发症和死因。

(姜春梅)

第四节 遗传性高胆红素血症

遗传性高胆红素血症又称家族性高胆红素血症,是由于遗传缺陷致肝细胞对胆红素摄取、转运、结合或排泌障碍而引起的一组疾病。根据其血中胆红素的性质分为两种类型：①非结合性高胆红素血症，包括Gilbert综合征、Grigler-Najjar综合征（又分为Ⅰ型和Ⅱ型）、Lucey-Driscoll综合征和旁路性高胆红素血症。②结合型高胆红素血症，包括Dubin-Johnson综合征、Rotor综合征和良性家族性肝内胆汁淤积症。其中以Gilbert综合征最为常见。

一、非结合性高胆红素血症

（一）Gilbert综合征

Gilbert综合征是一种最常见的遗传性非结合胆红素血症，国内已有较多病例报告。一般认为可能有两种亚型，一种为常染色体显性基因遗传，另一种为常染色体隐性基因遗传。

1.发病机制　该病与胆红素摄取和结合功能障碍有关。胆红素负荷试验表明，患者胆红素从血中向肝内转运减退，肝脏对血清内非结合胆红素的清除力低下是本病的基本缺陷，其平均清除值仅为正常人的1/3。患者肝脏对胆红素的摄取和结合能力均有异常，但形成结合胆红素障碍是造成非结合胆红素血症的主要机制。用胆红素作底物测定患者肝组织内胆红素尿苷二磷酸（UDP）葡萄糖醛酸转移酶活力仅为正常人的20%左右，胆汁内胆红素双葡萄糖醛酸酯的比例下降，而胆红素单葡萄糖醛酸酯的比例相应增多。此外，近来有人证实此病部分患者红细胞寿命缩短，呈现部分溶血。总之，Gilbert综合征发病既有胆红素摄取缺陷，又有结合障碍，可能部分还有溶血参与，所以有人认为Gilbert综合征似乎不是一种单一的疾病，具有异质性，可能包括了数种相类似的疾病。

根据血清内胆红素的浓度，此综合征可分为两类：

（1）重型（血清胆红素高于$85.5\mu mol/L$）：血清中非结合胆红素与葡萄糖醛酸结合成为结合胆红素，完成这一过程需借助葡萄糖醛酸转移酶的作用。在重型病例中，肝细胞内葡萄糖醛酸转移酶活性比正常人明显减低，因此不能有效地形成结合胆红素，致非结合胆红素在血内大量滞留，造成黄疸。

（2）轻型（血清胆红素低于$85.5\mu mol/L$）：肝细胞对胆红素摄取与运载发生障碍，这是因为：①解离胆红素与白蛋白结合体的功能低下，致胆红素不能通过细胞膜进入肝细胞内。②肝细胞内配体结合蛋白减少，致胆红素运载至内质膜发生障碍。此种情况时，肝细胞内葡萄糖醛酸转移酶活性减低并不明显。

2.诊断

（1）遗传病史：本病多为散发，但也有家族发病倾向。据报道，患者27%～25%和16%～26%的父母中有轻度的高胆红素血症。

（2）临床表现：患者主要为青少年，男性多见，男女之比为（1.5～1.7）∶1。多无自觉症状，系在体检或患其他疾病时被发现患此病，或仅诉乏力、肝区不适。体检：患者巩膜轻度黄染。黄疸可持续存在若干年，往往随年龄增长而逐渐减退。黄疸呈波动性，常因疲劳、应激、饮酒、感染、妊娠而加深。肝（脾）不大或肝刚扪及，无慢性肝病体征。

（3）实验室检查：①非结合胆红素轻度增高，血清胆红素一般为$25.5～51\mu nol/L$，其他肝功能试验正常。②苯巴比妥试验阳性：服用酶诱导剂苯巴比妥60mg，3次/天，3天后血清胆红素浓度可明显下降或接近正常。③低热卡试验：进食低热量饮食（每日$1674J=400kCal$）2天，血清胆红素浓度上升少1～2倍。④静脉注射或口服烟酸，血清胆红素浓度增高。⑤肝穿刺活组织检查无病理性改变，重症Gilbert综合征检测肝细胞内葡萄糖醛酸转移酶活力明显低于正常。⑥应用放射性标记胆红素技术及数学方法，证明本征患者的肝胆红素清除率（CBR）减低（约为正常人的1/3）。⑦排除溶血性疾病。

3.治疗　本病预后良好，无需特殊治疗。本病对正常生活和工作无影响，其寿命与正常人相近。

（二）Grigler-Najjar 综合征

Grigler-Najjar 综合征系由于肝细胞缺乏葡萄糖醛酸转移酶（BGT），致不能形成直接胆红素，因而血中间接胆红素浓度很高。因为间接胆红素具有脂溶性，能够进入脑组织，使神经元变性，产生深度黄染，并发胆红素脑病，预后极差。本综合征根据先天性葡萄糖醛酰转移酶缺乏程度分为Ⅰ型和Ⅱ型。

1.发病机制

（1）Ⅰ型：肝细胞内尿苷二磷酸葡萄糖醛酰转移酶完全缺乏，使结合胆红素形成障碍，胆汁色淡，无结合胆红素。已证明患者肝细胞内尿苷二磷酸葡萄糖醛酰转移酶活性为零或接近零，对血清胆红素的清除能力为正常人的 1%～2%。肝细胞内尿苷二磷酸葡萄糖醛酰转移酶缺乏是由于其基因（UGTIA）突变所致，UGTIA 的 5 个外显子均可发生突变，主要为点突变和缺失突变，其中外显子 2～5 突变使酶羧基端保守区异常，二外显子 1 突变使氨基酸端可变区异常。外显子 2～5 也为其他 UGT 基因包括 UGTIBP、UGTIC、UGTID、UGTIE、UGTIF、UGTIG 所共有，故外显子 2～5 突变除可引起胆红素结合障碍，对非胆红素底物的结合也有障碍（Grigler-Najjar 综合征ⅠA 型），而外显子 1 突变仅引起胆红素结合障碍，对对非胆红素底物的结合无明显影响（Grigler-Najjar 综合征ⅠB 型）。

（2）Ⅱ型：肝细胞内胆红素尿苷二磷酸葡萄糖醛酰转移酶活力明显低下，肝脏形成结合胆红素的能力不及正常的一半，胆汁内结合胆红素主要为单葡萄糖醛酸酯，而正常时则以双葡萄糖醛酸酯为主，服用酶诱导剂（如苯巴比妥）后，血清胆红素浓度明显下降，以此可与Ⅰ型相鉴别。与 Grigler-Najjar 综合征Ⅰ型相似，肝细胞内尿苷二磷酸葡萄糖醛酰转移酶缺乏也是由于其基因（UGTIA）突变所致，其中外显子 2～5 突变除引起胆红素结合障碍外，对非胆红素底物的结合也有障碍，外显子 1 突变仅引起胆红素结合障碍。

2.诊断

（1）遗传病史：Ⅰ型患者家族中常有近亲结婚史，为常染色体隐性遗传。Ⅱ型有家族发病倾向，但很少有近亲结婚的情况，本病可能属常染色体显性遗传。

（2）临床表现：Ⅰ型患者出生后 1～4 天即有显著黄疸，并持续存在并逐渐加重，短期内出现角弓反张、肌肉痉挛和强直胆红素脑病表现，多在出生后 15 个月内死亡。个别患者胆红素脑病可延迟至 16～20 岁出现。除黄疸和并发胆红素脑病时的神经系统体征外，无其他阳性体征，脾脏不大。Ⅱ型患者病情较Ⅰ型轻，可发生于婴幼儿或成人期，巩膜和皮肤黄染为主要的表现，患者虽然长期黄疸，但无神经系统症状，智力发育正常，无皮肤瘙痒，无肝脾肿大。Ⅱ型具有以下特征：①常在出生后第一年发生黄疸，个别病例可在儿童甚至成年出现；②肝中 BGT 部分缺乏；③胆汁中存在直接胆红素；④苯巴比妥治疗可降低血清胆红素水平；⑤核黄疸罕见；⑥超声波检查及肝组织学检查皆正常。

（3）实验室检查：

1）Ⅰ型：①肝功能试验，除血清非结合胆红素显著升高外，其余常规肝功能试验均正常。血清胆红素明显增高，可高达 340～770μmol/L（20～40mg/dl），90% 为非结合胆红素；血清胆红素水平可波动，冬季或伴随疾病时更高。苯巴比妥或其他酶诱导剂对其无明显影响，尿胆红素阴性。粪中有粪胆原（可能有少量非结合胆红素经胆汁排入肠腔或直接由肠黏膜转运至肠腔所致），但较正常人显著减少。②胆红素清除试验，对胆红素的清除能力显著降低，仅为正常人的 1%～2%，血中胆红素的半衰期＞156 小时。胆汁中胆红素成分分析：胆汁呈无色或淡黄色，仅含微量胆红素，其中非结合胆红素约占 90%，结合胆红素主要为胆红素单葡萄糖醛酸酯（BMG）。

2）Ⅱ型：①肝功能试验，血清胆红素浓度在 102～340μmol/L（6～20mg/dl），为非结合胆红素。②胆红素清除试验，对胆红素清除能力显著下降。

Ⅰ型、Ⅱ型患者均表现为尿胆红素阴性，粪内尿胆原含量减少。血液系统、肝功能、磺溴酞钠试验、口服胆囊造影及肝穿刺活组织检查均正常。临床上可视其对酶诱导剂的治疗反应来鉴别Ⅰ型或Ⅱ型。

3.治疗　Ⅰ型因肝内无葡萄糖醛酰转移酶,故酶诱导剂治疗无效。新生儿期可采用光照疗法或血浆置换疗法以减少胆红素脑病的发生。但光照疗法到了 3～4 岁后,由于皮肤增厚,色素增加和皮肤面积相对减少,疗效大大降低,且长期的换血浆疗法,也很难实施。最终可试用肝移植,此型预后极差。Ⅱ型患者因肝内葡萄糖醛酰转移酶部分缺乏,使用酶诱导剂(苯巴比妥)后,可使胆红素浓度降至 $85\mu mol/L(5mg/dl)$ 以下。新生儿期亦可用光疗防止胆红素脑病的发生。此型预后较Ⅰ型为好。

(三)Lucey-Driscoll 综合征

Lucey-Driscoll 综合征又称暂时性家族性新生儿高胆红素血症,是一种罕见的先天性非溶血性黄疸,其发病机制可能为母亲血清内存在一种高水平抑制胆红素与葡萄糖醛酸结合的物质,这种物质属类固醇类,可能为促孕性激素通过胎盘进入胎儿体内,使胎儿肝细胞摄取胆红素及形成结合胆红素均发生障碍。患儿出生后 48 小时出现黄疸,血中非结合胆红素可达 $340～1020\mu mol/L(20～60mg/dl)$,易发生胆红素脑病。生存的婴儿第 1 个月内黄疸消退。此情况应与母乳喂养所伴随的新生儿非结合高胆红素血症相区别,后者母乳内含有抑制物质,停止母乳哺养黄疸即可消退,可与之鉴别。

本病的治疗主要为输血、血浆置换和光疗,可望取得好效果。如治疗及时,预后良好。

二、遗传性结合性高胆红素血症

(一)Dubin-Johnson 综合征

Dubin-Johnson 综合征又称慢性特发性黄疸,是一种以慢性、间歇性高结合胆红素血症和肝色素沉着为特征的良性病变,为遗传性结合胆红素增高Ⅰ型。国内也有多例报告。本病预后良好。

1.发病机制　肝细胞对胆红素的摄取和结合功能正常,而对结合胆红素和某些结合型有机阴离子(如溴磺肽钠、碘造影剂、孟加拉玫瑰红等)的排泄转运有先天性缺陷,使得肝细胞排泌结合胆红素的功能障碍,不能将结合胆红素排入胆汁,并反流入血液中,导致血液中结合胆红素浓度升高。胆酸的排泄因其途径不同而不受干扰。

2.诊断

(1)遗传病史:常有家族史,为常染色体隐性基因遗传。

(2)临床表现:本病在任何年龄均可发病,以青少年期发病居多,可无自觉症状或表现为长期黄疸,黄疸呈持续性或间歇性,但较轻微,可因妊娠、劳累、手术、酗酒、感染而加深,有尿色加深。约 80% 有右上腹不适或隐痛、乏力、恶心、呕吐、食欲减退等症状,部分患者可有肝轻度肿大或轻微压痛。患者一般无皮肤瘙痒,脾脏无肿大。

(3)实验室检查:血清胆红素浓度多在 $35～85\mu mol/L$,偶可达 $427\mu mol/L$,其中 50% 以上为结合胆红素。血清胆红素浓度呈波动性,病程中胆红素浓度可降至正常范围。其他肝功能试验正常,尿内胆红素阳性;溴磺肽钠(BSP)潴留试验异常,表现为肝脏对溴磺肽钠最大排泄和转运率显著降低;尿中粪卟啉排泄障碍,粪卟啉第Ⅰ和第Ⅲ异构体比例倒置,Ⅰ占 80%,Ⅲ占 20%;口服胆囊造影胆囊不显影或显影很淡,为肝细胞排泄碘造影剂障碍所致;腹腔镜检查见肝脏呈黑色、黑绿色或灰黑色,光镜下可见肝细胞内有很多大小不等的棕色素颗粒,以小叶中心区最为显著。

3.治疗　本病预后良好,不影响健康和生活,无需特殊治疗。应做好患者思想工作,让患者对本病有较多了解以减少顾虑。应避免误诊为其他肝胆疾病而行手术治疗。

(二)Rotor 综合征

以慢性、波动性高结合胆红素血症为特征,为遗传性结合胆红素增高Ⅱ型。国内也有散在病例报告。

1.发病机制　机制尚不清楚。当给此病患者做胆红素耐量试验(胆红素 15mg 静脉注射,正常人 3 小时后血清胆红素滞留量为原剂量的 15% 以下)时,可发现与正常人不同。血清内结合与非结合胆红素的排泄显著减慢。这提示肝细胞对胆红素和有机阴离子的摄取和储存障碍,亦可能伴有排泄的异常。

2.诊断

(1)遗传病史:属常染色体隐性基因遗传。

(2)临床表现:多于儿童和青年期发病,表现为慢性、轻度黄疸,常呈波动性,多为体检时发现。黄疸可因劳累、感染、情绪波动而加深。常无症状,偶有上腹不适、上腹痛、肝区疼痛、乏力等症状,肝脾不肿大。

(3)实验室检查:血清胆红素通常在 $34\sim85\mu mol/L$,50% 以上为结合胆红素,尿内胆红素阳性,血清碱性磷酸酶活性偏低,其他肝功能试验正常;磺溴酞钠潴留试验 45 分钟显著升高,常达 20%～40%,90～120 分钟无再次上升曲线;脑絮反应常呈阳性;肝外观不呈黑褐色,肝细胞无色素颗粒沉着;尿中粪卟啉总排泄量明显增加,但粪卟啉异构体的分布如常人;口服胆囊造影剂胆囊显影良好。

3.治疗　患者预后良好,对健康无损,故无需特殊治疗。但亦应让患者解除疑虑。

(姜春梅)

第五节　α₁-抗胰蛋白酶缺乏性肝病

α_1-抗胰蛋白酶(α_1-AT)为肝脏合成的一种低分子糖蛋白,是血浆中 α_1-球蛋白的主要组成部分,具有抑制胰蛋白酶和其他蛋白酶的作用。α_1-AT 缺乏性肝病是血清中一种拮抗蛋白酶(特别是粒细胞蛋白酶)的成分 α_1-AT 缺乏、而病理性 α_1-AT 大量集聚于肝内,引起的一种先天性代谢病。α_1-AT 缺乏是儿童肝病最常见的遗传原因,同时亦是最适于肝移植的遗传性肝病。

α_1-AT 缺乏还可导致成人慢性肝炎和肝硬化;α_1-AT 缺乏可能与肝细胞癌亦有关;同时,α_1-AT 缺乏也是肺气肿的最常见的遗传病因。

一、发病机制

α_1-AT 基因由位于第 14 对染色体上 7 个臂距为 15kb 的外显子所组成,目前发现大约有 75 种 α_1 抗胰蛋白酶等位基因变异体。目前认为,只有两种等位基因与肝病有关,即较常见的 PiZ 和罕见的 Mmalton 等位基因。正常人血中 α_1-AT 是由纯合子 MM 基因型决定称为 PiMM。有遗传缺陷时,体内形成由纯合子 ZZ 基因型决定的病理性 α_1-AT 为 PiZZ,纯合型。PiZZ 的发生率为 1/4000～1/3500。据认为与 PiZZ 有关的肝病发病机制与缺陷蛋白在肝细胞内质网的积聚有关,即 PiZZ 突变,可能导致了 α_1-AT 蛋白分子皱褶的异常,因而干扰了其分泌,使 α_1-AT 分泌入细胞外间隙减少,从而在肝细胞内大量积聚,在血液中浓度下降。肝细胞内积聚的 α_1-AT 可能具有细胞毒性作用,先引起肝细胞坏死,进而引起肝细胞再生纤维化,最后发生肝硬化。除了 ZZ 型 α_1 抗胰蛋白酶外,尚有 MS、MZ、SZ 等杂合基因型决定的病理性 α_1-AT,它们所引起的肝硬化病情较轻,发展较慢。

二、病理

本病多为小结节性肝硬化,显微镜下可见肝细胞质内充满大小不等的球形红色小体,过碘酸 Schiff 染色阳性.称为 PAS 包涵体。它是一种异常的 α_1-AT,在免疫学上,它与正常的 α_1-AT 相似,但其理化性质和结构不同。PAS 物质的集聚影响肝细胞的正常生理功能,使肝细胞发生营养障碍,易受有害因素侵害。肝内还可出现炎症、门静脉周围纤维化和肝硬化,肝内胆管显著稀少。电镜可见 α_1-AT 在粗面内质网的聚集。

三、诊断

1.遗传病史　有家族史,为常染色体隐性遗传。

2.临床表现　新生儿往往因持续性黄疸而于出生后 1~2 个月被发现,表现为以胆汁淤积为主的新生儿肝炎综合征,即皮肤和巩膜黄染,无力、食欲减退和体重增长停滞。患儿尿色深、粪色淡,50％有肝脾肿大,实验室检查氨基转移酶明显升高。婴儿期表现为长期阻塞性黄疸,氨基转移酶水平轻度升高,偶有胆汁淤积症状。儿童期则早期氨基转移酶水平轻度升高或严重肝功能异常(10％~15％),儿童后期、青春期或成人期表现为慢性活动性肝炎和(或)隐源性肝硬化和(或)肝细胞癌,门静脉高压和(或)严重肝功能异常。由于 α_1-AT 缺乏性肝病的临床表现与其他许多原因所致者非常相似,因而很难单纯根据临床表现进行鉴别,这就要求对新生儿肝炎及任何原因不明的慢性肝炎、肝硬化、门静脉高压和肝细胞癌患者都要考虑到有 α_1-AT 缺乏的可能性。若同时伴有肺气肿或反复肺部感染,则更有助于诊断。

3.实验室检查　①测定血清 α_1-AT 浓度(正常值 2000~3000mg/L),比正常减少 10％~15％,对诊断可能有帮助,但不能确诊,因在急性炎症时,血清 α_1-AT 浓度可能增加。②Pi 表型分析:应用等电聚焦或酸性条件下琼脂电泳鉴定 α_1-AT 表型可建立诊断。目前,PCR 技术已用于检测 α_1-AT 变异体,此法不仅迅速、敏感性高,而且只需极少量的细胞物质,该技术对确定诊断、人群筛检及出生前诊断等均有用。③肝穿刺活组织检查:可见肝细胞内充满大小不等的球形红色小体,PAS 染色呈阳性反应。

四、治疗

本病尚无特殊治疗,重在产前做遗传学检查,父母为 PiZZ 杂合子者,宜取胎儿的绒毛、羊水或脐血做 Pi 表型分析。对具有发病危险的胎儿须终止妊娠。因只有 10％~15％的 α_1-AT 缺乏者发生肝损害,所以大多数 α_1-AT 缺乏者无需治疗。对 α_1-AT 缺乏性肝病者,最重要是监测病情发展,防止各种并发症,此外,患者应戒酒,避免肝损药物,控制体重,防止肥胖。

1.病情监测　把握病情发展,主要依据临床表现,肝功能和肝活检,尤以后者最有利于判断病情。

2.禁烟　α_1-AT 缺乏者应绝对禁烟,吸烟可加重 α_1-AT 缺乏性肺气肿。

3.防治并发症　对只有轻微肝损害者只需长期支持治疗;对有门静脉高压可行门腔或脾肾分流术。

4.肝移植　对肝损害严重者应行肝移植。由于肝是合成 α_1-AT 的唯一场所,因此肝移植不仅能治愈肝病,且能纠正 α_1-AT 缺乏,现认为肝移植是治疗 PiZZ 终末期肝硬化的有效方法。应用 PiMM 表型的供者肝脏做肝移植,术后血中 α_1-AT 可明显升高,胆红素降低,Pi 表型转为 MM,可望提高其存活率及改善病情。目前,有些肝移植受者的 1 年生存率已达 70％。

5.肝基因治疗　前景广阔,但目前尚难奏效。纠正异常 α_1-AT 的表达是预防肝损害的发生及控制其进展的关键。Zern 采用特异 ribozymes 成功地抑制一肝肿瘤株异常 α_1-AT 的表达,其抑制率达 70％,这为预防 α_1-AT 缺乏症肝病变的发生奠定了基础。

五、预后

本病预后不良,PiZZ 纯合子出生面临新生儿肝炎和幼年性肝硬化的危险,成年后,仍有少数人发生肝硬化和肝癌,大部分人会发生肺气肿。

(柯昌征)

第六节　肝性卟啉病

卟啉病又称紫质病,是血红素生物合成途径中特异酶缺乏所引起的一类卟啉代谢紊乱的代谢性疾病。

一、血红素的生物合成

血红素生物合成的步骤是:甘氨酸和琥珀酰辅酶 A 在 δ-氨基酮戊酸合酶(δ-ALA-S)的作用下形成 δ-氨基酮戊酸(δ-AIA),δ-ALA 在 δ-ALA 脱水酶和谷胱甘肽作用下形成胆色素原,又称卟胆原(PBG);PBG 在胆色素原脱氨酶(PBG-DA)作用下形成羟甲基[原]胆色烷(HMB),后者再通过尿卟啉原Ⅲ合酶(UroⅢ-S)的作用形成尿卟啉原Ⅲ(UPC-Ⅲ);UPG-Ⅲ 在尿卟啉原脱羧酶(Uro-DC)作用下形成粪卟啉原Ⅲ(CPG-Ⅲ);CPC-Ⅲ 在粪卟啉原氧化酶(Copro-O)作用下形成原卟啉原Ⅸ;原卟啉原Ⅸ 在原卟啉原氧化酶(PPOX)作用下形成原卟啉Ⅸ;后者在血红素合酶(亚铁螯合酶 FECH)作用下形成血红素,而血红素对 δ-AIA-S 有反馈抑制作用。

二、卟啉病的类型

依卟啉代谢障碍的原发部位分为肝性卟啉病与红细胞生成性卟啉病两类。而血红素合成过程中,各个不同阶段的酶缺陷可导致多种临床类型的卟啉病。

三、肝性卟啉病的临床表现及治疗

1.急性间歇性卟啉病(AIP)　为肝性卟啉病中较为多见的一种,为常染色体显性遗传疾病,发病系由于羟甲基[原]胆色烷(HMB)合酶(以往称胆色素原脱氨酶)缺乏所致。起病常在 20～40 岁,15 岁以前或 60 岁以后发病者罕见,女性多于男性。卟啉物质的蓄积可使胃肠平滑肌强烈痉挛、四肢伸展性强直、神经组织脱髓鞘或轴突退变等。但 ALP 与其他肝性卟啉病亦有不同,卟啉及其前体不沉着于皮肤组织,故无光敏感性与皮肤损害。

AIP 症状复杂多样,易误诊为其他疾病。急性发作时所表现的三联征,包括急性腹痛、神经精神症状与棕红色尿,具有诊断特异性。腹痛呈周期性发作,绞痛性,部位不定,但腹壁柔软且无固定压痛点,用解痉药无效;常伴呕吐或便秘。腹痛时常有四肢麻木,上行性弛缓性瘫痪、癔症样表现,血压升高与心动过速等,严重时出现延髓麻痹。发作期,尿液多为棕红色;有些患者新鲜尿液色泽正常(PBC 无色),但经阳光暴晒或酸化煮沸 30 分钟后,则转为红色(非卟啉色素);或 5ml 尿液中加入等量 Ehrlich 试剂,混合后加 10ml

饱和醋酸钠液,再用 10ml 氯仿和 10ml 正丁醇提取,上层呈红色(PBG),为阳性反应,均有一定的诊断意义。

本病尚无病因治疗,发作时为控制腹痛与神经症状,可用氯丙嗪 12.5～25mg,每日 3～4 次,重者肌内注射;或用丙氯拉嗪 5～10mg,每日 3～4 次,较氯丙嗪更有效;也可用 0.1% 普鲁卡因 500ml 静滴(过敏试验阴性后);必要时肌注哌替啶 50～100mg 或吗啡 3～5mg,每 6 小时一次。高糖饮食或静脉注射葡萄糖(每日 300～400g),可减少 AIA 合酶的产生和促进卟啉物质的排出;如持续静滴 10% 葡萄糖液或每小时静注 25% 葡萄糖 40～60ml,连续 24 小时,常能使症状迅速缓解。神经损害严重者可用大剂量肾上腺皮质类固醇与细胞色素 C、维生素 E 等。血红素静脉注射可减少 8.ALA 与 PBG 的产生与缩短发作时间,尤其适用急重型病例,将新配制的正铁血红素 2～5mg/(kg·d)加于生理盐水 500ml 静滴,疗程 2～3 天,可迅速改善病情。女性患者如发作与月经或妊娠有关,可用避孕药。

2.δ-ALA 脱水酶缺乏卟啉病(ADP)　ADP 甚为罕见,为常染色体隐性遗传疾病。发病系为 δ-ALA-DH 显著减少所致。临床表现类同于 AIP,而尿中 ALA 及粪卟啉Ⅲ增加。

3.迟发性皮肤型卟啉病(PCT)　PCT 是最常见的卟啉病,发病学上 PCT 分遗传性与获得性。前者为原发尿卟啉原脱羧酶活性降低,致尿卟啉Ⅲ、尿卟啉Ⅰ与 7-羧基卟啉蓄积,而后者则常继发于慢性肝脏病。与 AIP 不同,尿中 ALA 与 PBG 排泄量正常,肝内 ALA 合酶活性亦不增加,但卟啉与含铁血黄素增高,可产生继发性肝铁质沉着症。由于尿卟啉Ⅲ等沉积于皮肤,故具有光敏性皮疹的特性。原发性 PCT 为常染色体显性遗传疾病。男性比女性多见,常 40 岁以后发病,慢性经过。主要特征为暴露部位皮肤损害,初为红斑,继而水疱、糜烂、溃疡,遗留色素或褪色、瘢痕;获得性 PCT 常合并肝病,有不同程度的肝坏死与纤维化,肝脏肿大,血清转氨酶升高;多数患者有糖耐量降低,少数伴发显性糖尿病。本病与其他类型肝性卟啉病不同,不出现腹痛和神经精神症状。治疗可用放血疗法,可使肝的铁质沉积得到改善,并提高尿卟啉原脱羧酶活性。每 2～3 周放血一次,每次 300～500ml,总量常需 2000～4000ml。氯喹在肝细胞内与卟啉和铁质结合,从尿中排出。目前推荐低剂量间断治疗,每次口服 125mg,每周 2 次。当尿液尿卟啉排出降至低于 100μg/d 时,则停止服用。疗程可达数月至数年,治疗过程中应密切观察肝功能情况。也可用驱铁疗法(如 Desferal 静脉滴注)。避免皮肤直接日光照射,局部涂擦油膏,以防护皮肤损害。

4.遗传性粪卟啉病(HCP)　HCP 属常染色体显性遗传疾病,系由于粪卟啉原氧化酶缺乏所致,临床上相对少见。尿中除 ALA 与 PBG 排出增加外,特异的是尿中粪卟啉Ⅲ排出量亦增加。临床表现可同时有腹痛、神经症状和皮肤损害,但亦不完全固定,有时临床上仅有黄疸和皮损表现,或相对较轻的腹痛、神经症状。若服用镇静剂(如巴比妥盐)、激素(避孕药)或妊娠等因素,可诱发并使病情加重。治疗同前。

5.变异型卟啉病(VP)　又称不定型卟啉病,属常染色体显性遗传疾病,系由于原卟啉原氧化酶缺乏所致。尿中 ALA、PBG 和粪卟啉Ⅲ排出增加,同时粪中原卟啉Ⅸ和 5-羧基卟啉亦增加。患者长期隐匿而无症状,可或药物诱发出现临床症状,其表现与 HCP 相似。治疗同 AIP 及 PCT。

四、预防

并非所有的遗传性卟啉病基因携带者均出现临床表现,而只是小部分基因携带者发展为临床患者。基因缺陷与环境因素的相互影响在卟啉病的发生和发展上具有重要作用。因此,避免环境和内分泌等诱发因素,如药物、饮食(酒精、低热量饮食、减肥)以及内源性和外源性性激素等,可预防疾病的发生和发展。

(柯昌征)

第十三章　重症肝病的救治

第一节　肝性脑病

肝性脑病（HE）是由急、慢性肝功能衰竭或各种门-体分流引起的，以代谢紊乱为基础的，并排除了其他已知脑病的中枢神经系统功能失调综合征。该综合征具有潜在的可逆性。过去所称的肝性昏迷，在现在看来只是 HE 中程度严重的一期，并不能代表 HE 的全部。

因急性肝功能衰竭引起的 HE，又称非氨性脑病，常常无明确诱因；而以慢性肝功能衰竭或伴有门-体分流所诱发的 HE，很大程度上与下列诱因有关。①摄入过量的含氮食物；②消化道大出血；③感染；④电解质紊乱；⑤氮质血症；⑥便秘；⑦低血糖；⑧镇静剂。

HE 发病机制迄今尚未完全阐明，目前已提出多种学说。其发生的疾病基础是急、慢性肝功能衰竭和（或）门-体分流，致肠道吸收的毒性物质不能由（或不经过）肝脏解毒、清除，直接进入体循环，透过血脑屏障到达脑组织而引起中枢神经系统功能紊乱，是多种因素综合作用的结果。其中高血氨是公认的最关键因素之一，氨对中枢神经系统的毒性作用主要是干扰脑能量代谢，其次还可影响中枢兴奋性神经递质，如谷氨酸及抑制性神经递质如谷氨酰胺、γ-氨基丁酸（GABA）的平衡而产生中枢抑制效应。其他尚有假性神经递质学说，如当鳝胺与苯乙醇胺取代了正常神经递质时，则神经传导发生障碍。GABA 受体复合物的作用、支链氨基酸与芳香族氨基酸比例失衡、脑细胞水肿、星形细胞功能失调、硫醇、短链脂肪酸毒性、锰沉积等也参与 HE 的发生。

一、诊断

（一）临床表现

HE 的临床表现因基础病的性质、肝细胞损伤的程度、快慢及诱因的不同很不一致，且和其他代谢性脑病比并无特异性。早期常无明确的临床症状，只有通过神经心理及智能测试才能测出，进一步可发展为有症状型 HE。在急性肝功能衰竭基础上出现的 HE，常在起病数日内由轻度的意识错乱迅速陷入深昏迷，甚至死亡，并伴有急性肝功能衰竭的表现，如黄疸、出血、凝血酶原活动度降低等。

而以慢性肝功能衰竭或伴有门-体分流所诱发的 HE，可出现以慢性反复发作的性格、行为改变，甚至木僵、昏迷为特征，常伴有肌张力增高、腱反射亢进、扑翼征、踝阵挛阳性，或巴宾斯基征阳性等神经系统异常。多数患者在初期为复发型，随后症状转为持续型。常有进食高蛋白饮食等诱因，亦可以是自发的或因停用治疗 HE 的药后发生。除脑病表现外，还常伴有慢性肝损伤、肝硬化等表现。

（二）实验室及其他辅助检查

1.肝功能检查　可出现肝功能异常，如胆红素升高、酶胆分离、凝血酶原活动度降低等。

2.血氨　正常人空腹静脉血氨为 $6\sim35\mu g/L$(血清)或 $47\sim65\mu/L$(全血)。在 B 型、C 型 HE 时血氨升高,而 A 型 HE 的血氨常正常。

3.血浆氨基酸失衡　支链氨基酸减少、芳香族氨基酸增高,二者比值≤1(正常>3),但因需要特殊设备,普通化验室无法检测。

4.神经心理和智能测试　对轻微型 HE 的诊断有重要帮助。目前该测试方法有多种,但多数受患者年龄、性别、受教育程度影响。

推荐使用数字连接试验 A(NCT-A)、数字连接试验 B(NCT-B)、轨迹描绘试验(LTT)、构建能力测试(BVMT-R)、画钟试验(CDT)、数字符号试验(DST)、系列打点试验等。这些检测方法与受教育程度的相关性小,操作非常简单方便,可操作性好。简易智能量表亦可较好地反映神经精神轻微损害的情况,但耗时较多(一次检查需要 $5\sim10min$),可在临床研究中采用。

5.神经生理测试

(1)脑电图检查:常在生化异常或精神异常出现前脑电图就已有异常。主要表现为节律变慢。这种变化通常先出现在两侧前额及顶部,逐渐向后移。脑电图的变化对 HE 并非特异性改变,在尿毒症性脑病等其他代谢性脑病也可以有同样的改变,但变化的严重程度与临床分期有很好的相关性。

(2)诱发电位的检测:诱发电位有多种,但其中以内源性事件相关诱发电位 P300 诊断 HE 的敏感性最好。但由于受仪器、设备、专业人员的限制,仅用于临床研究中。

(3)临界闪烁频率(CFF)的检测:该方法原用于检测警戒障碍患者的临界闪烁频率,可反映大脑神经传导功能障碍。研究发现,CFF 可敏感地诊断出轻度 HE(包括轻微 HE 及 HE 1 期),具有敏感、简易、可靠的优点。但由于 CFF 诊断轻微 HE 的检测刚刚起步,其诊断价值仍需进一步临床应用才能做出更客观的评价。

6.影像学检查　颅脑 CT 及 MRI 可发现脑水肿。锰沉积可造成星形胶质细胞结构的改变,在头颅磁共振检查中可发现额叶皮质脑萎缩、苍白球、核壳内囊 T_1 加权信号增强。此外,头颅 CT 及磁共振检查的主要意义在于排除脑血管意外、颅内肿瘤等疾病。

(三)临床分型

根据 HE 病因的不同可分为下列 3 种类型。

1.A 型　急性肝功能衰竭相关的 HE,常于起病 2 周内出现脑病症状。亚急性肝功能衰竭时,HE 出现于 $2\sim12$ 周,可有诱因。

2.B 型　门-体旁路性肝性脑病,患者存在明显的门-体分流,但无肝脏本身的疾病,肝组织学正常。临床表现和肝硬化伴 HE 者相似。这种门-体分流可以是自发的或由于外科或介入手术造成。

3.C 型　慢性肝病、肝硬化基础上发生的 HE,常伴门脉高压和(或)门-体分流,是 HE 中最为常见的类型。其中肝功能衰竭是脑病发生的主要因素,而门-体分流居于次要地位。

根据 HE 临床症状的轻重又可将 C 型肝性脑病分为轻微 HE(MHE)及有临床症状的 HE(SHE)(表 13-1)。在我国,大多数 HE 为 C 型,即在慢性肝病、肝硬化基础上发生的,常伴门脉高压和门-体分流;而 A 型及 B 型相对较少。

表 13-1　C 型肝性脑病的亚型

MHE	无临床及常规生化检测的异常,仅用神经心理学或神经生理学检测方法才能检测到智力、神经、精神等方面的轻微异常
SHE	主要表现在认知、精神和运动的障碍。又可分为发作性和持续性两类

发作性 HE	有诱因的 HE	常常在进食大量高蛋白食物、上消化道出血、感染、放腹水、大量排钾利尿剂应用后发生
持续性 HE	自发性 HE	无明确诱因即可发生
	复发性 HE	1 年内有 2 次或 2 次以上肝性脑病发作
	轻型 HE	相当于 West-Haven 1 级
	重型 HE	相当于 West-Haven 2～3 级
	治疗依赖性 HE	经药物治疗症状可迅速缓解,但停药后很快加重

(四)临床分期

根据患者意识障碍程度、神经系统表现及脑电图改变,参照我国实用内科学,可将 HE 分为 0～4 期,但各期可重叠或相互转化(表 13-2)。

表 13-2　肝性脑病临床分期

分期	认知功能障碍及性格和行为异常的程度	神经系统体征	脑电图改变
0 期(轻微型肝性脑病)	无行为、性格的异常,只在心理测试或智力测试时有轻微异常	无	正常 α 波节律
1 期(前驱期)	轻度性格改变或行为异常,如欣快激动或沮丧少语。衣冠不整或随地便溺,应答尚准确但吐字不清且缓慢、注意力不集中或睡眠时间倒错(昼睡夜醒)	有扑翼样震颤	不规则的本底活动(α 和 θ 节律)
2 期(昏迷前期)	睡眠障碍和精神错乱为主、反应迟钝、定向障碍、计算力及理解力均减退、言语不清、书写障碍、行为反常、睡眠时间倒错明显,甚至出现幻觉、恐惧、狂躁。可有不随意运动或运动失调	腱反射亢进、肌张力增高、踝阵挛阳性、巴氏征阳性、扑翼样震颤明显阳性	持续的 θ 波,偶有 δ 波
3 期(昏睡期)	以昏睡和精神错乱为主、但能唤醒,醒时尚能应答,但常有神志不清或有幻觉	仍可引出扑翼征阳性、踝阵挛阳性、腱反射亢进、四肢肌张力增高,椎体征阳性	普通的 θ 波,一过性的含有棘波和慢波的多相综合波
4 期(昏迷期)	神志完全丧失,不能被唤醒。浅昏迷时对疼痛刺激有反应;深昏迷时对各种刺激均无反应	浅昏迷时腱反射和肌张力仍亢进、踝阵挛阳性,由于不合作扑翼征无法检查,深昏迷时各种反射消失	持续的 δ 波,大量的含棘波和慢波的综合波

(五)诊断依据

目前尚无 HE 诊断的金标准,主要依赖于排他性诊断。在诊断 HEH 懦从以下几方面考虑:

1.有引起 HE 的基础疾病,但不同类型的 HE,其肝脏基础疾病有所差异。A 型者无慢性肝病病史,但存在急性肝衰竭;B 型者有门体分流的存在,但无肝脏疾病基础;C 型常有严重肝病和(或)广泛门-体分流的病史,如肝硬化、肝癌、门-体静脉分流术后等。

2.有神经精神症状及体征,如情绪和性格改变、意识错乱及行为失常、定向障碍、嗜睡和兴奋交替、肌张力增高、扑翼样震颤、踝阵挛及病理反射阳性等,严重者可为昏睡、神志错乱甚至昏迷。

3.虽无神经精神症状及体征,但学习能力、理解能力、注意力、应急能力和操作能力有缺陷。神经心理智能测试至少有 2 项异常。临界闪烁频率异常可作为重要参考。

4.有引起 HE(C 型、B 型)的诱因,如上消化道出血、放腹水、大量利尿、高蛋白饮食、服用药物如镇静剂、感染等诱发 HE 发生的因素。曾发生过 HE 对诊断有重要的帮助。A 型者常无诱因。

5.排除其他代谢性脑病如酮症酸中毒、低血糖、尿毒症等所致的脑病、中毒性脑病、神经系统疾病如颅内出血、颅内感染、精神疾病及镇静剂过量等情况。

以上 5 项中具备 1、3、4、5 项者,可诊断为有临床症状的 HE;如具备 2、3、4、5 项,则可诊断为轻微型 HE。

二、鉴别诊断

（一）精神病

以精神症状如性格改变或行为异常等为唯一突出表现的 HE,易被误诊为精神病。因此,凡遇有严重肝脏疾病或有门-体分流病史的患者出现神经、精神异常,应警惕 HE 的可能。

（二）其他代谢性脑病

1.酮症酸中毒　患者有糖尿病病史,常因感染、应急或暴饮暴食、酗酒等诱发,表现为糖尿病症状加重,并出现食欲不振、恶心、呕吐、腹痛、头晕、头痛、神志模糊、嗜睡,测血糖常大于 16.7mmol/L(300mg/dl),尿酮体阳性。

2.低血糖　血糖过低可致昏迷,常伴有交感神经兴奋、头晕、心悸、出冷汗等。血糖检测常低于 2.8mmol/L,补充糖后症状可消失。

3.肾性脑病　亦可有智力障碍、谵妄、幻觉、扑翼样震颤、嗜睡、甚至昏迷等,但患者有急、慢性肾脏疾病的基础,有氮质血症的证据,内生肌酐清除率下降,血尿素氮、肌酐升高,或有肾脏器质性损害。

4.肺性脑病　可表现为头痛、头昏、记忆力减退、精神不振、工作能力降低等症状。继之可出现不同程度的意识障碍,轻者呈嗜睡、昏睡状态,重则昏迷。扑翼样震颤、踝阵挛阳性等。但患者有呼吸系统疾病的基础,伴有缺氧及二氧化碳潴留的表现。血 PaO_2 下降、$PaCO_2$ 增高,二氧化碳结合力增高及血 pH 值降低。

（三）神经系统疾病

1.颅内出血、颅内肿瘤　常有神经系统定位体征,前者可有高血压病史;头颅 CT 或磁共振检查可发现病灶。

2.颅内感染　有发热及感染中毒症状、脑膜刺激征,脑脊液检查可协助诊断。

3.瑞氏综合征　由脏器脂肪浸润所引起的以脑水肿和肝功能障碍为特征的一组症候群,突出的临床表现为肝损害和脑损害,化验检查常有血氨高、血糖低、凝血酶原时间延长、血清转氨酶升高、血胆红素不高等,易被误诊为急性 HE。但 Reyesyndrome 常发生在上呼吸道感染,并服用水杨酸盐(阿司匹林)制剂后的儿童。肝脏的活体组织检查见肝细胞内有大量脂肪滴有助于确诊。

（四）中毒性脑病

药物和毒物如一氧化碳、酒精,重金属如汞、锰等可引起中毒性脑病,详细了解病史有助于鉴别。酒精性肝病亦可引起 HE,需与酒精中毒性脑病鉴别。

三、治疗

HE 是多种因素综合作用引起的复杂代谢紊乱,应从多个环节采取综合性措施进行治疗。并根据临床类型、不同诱因及疾病的严重程度设计不同的治疗方案。早期识别、及时治疗是改善 HE 预后的关键,因此在确定 MHE 存在时就要积极治疗。

（一）去除诱因

C 型 HE 多有各种各样的诱因。积极寻找诱因并及时排除可有效阻止 HE 的发展。例如食管曲张静脉破裂大出血后可发展成 HE,积极止血、纠正贫血、清除肠道积血等有利于控制肝性脑病;积极控制感染、纠正水电解质紊乱、消除便秘、改善肾功能等亦为控制 HE 所必需的基础治疗。

（二）轻微肝性脑病的治疗

MHE 患者多无明显症状及体征,但患者可能会有日常活动中操作能力的降低或睡眠障碍。其治疗方案:①调整饮食结构,适当减少蛋白摄入量;②可试用不吸收双糖如乳果糖、乳梨醇等;③睡眠障碍者切忌用苯二氮类药物,以免诱发临床型的 HE。

（三）对症及支持治疗

HE 患者往往食欲不振或已处于昏迷状态,不能进食,需要积极给予营养支持。

1.肠内营养　传统的观念认为限制蛋白饮食可减少肠道产氨、防止 HE 的恶化。但近来研究发现肝硬化 HE 患者常常伴有营养不良,严格限制蛋白摄入虽能防止血氨升高,但可使患者的营养状况进一步恶化,加重肝损害、增加死亡的风险。而正氮平衡有利于肝细胞再生及肌肉组织对氨的脱毒能力。

推荐措施:①急性 HE 及 3、4 期 HE 开始数日要禁食蛋白,清醒后每 2～3d 增加 10g,逐渐增加蛋白至每日 1.2g/kg;②1、2 期 HE 则开始数日予低蛋白饮食(20g/d),每 2～3d 增加 10g,如无 HE 发生,则继续增加至每日 1.2g/kg;③口服或静脉补充必需氨基酸及支链氨基酸有利于调整氨基酸,比例的平衡、促进正氮平衡,增加患者对蛋白的耐受性;④同时要予足够的热量每日 146～167kJ/kg(35～40kcal/kg),以碳水化合物为主。不能进食者可予鼻饲,必要时可予静脉营养补充。

蛋白种类以植物蛋白为主,其次是牛奶蛋白。因植物蛋白含甲硫氨酸和芳香族氨基酸较少,而支链氨基酸较多,且能增加粪氮的排出;同时植物蛋白中含有非吸收的纤维素,经肠菌酵解产酸有利于氨的排出。尽量避免用动物蛋白(致脑病作用最强)。

2.锌的补充　锌是催化尿素循环酶的重要辅助因子,肝硬化患者,尤其是合并营养不良时常常存在锌缺乏。口服锌制剂还可减少肠道对二价阳离子如锰的吸收,但迄今所进行的临床研究尚不能确定锌对改善 HE 有积极的治疗作用,需进一步研究其应用价值。

3.纠正水、电解质和酸碱平衡　低血钠、低血钾、高血钾、碱中毒均是诱发 HE 的重要因素,应根据血电解质水平及血气分析结果积极予以纠正。应根据前 1 天的尿量决定每日补液量(尿量＋1000ml),总量应控制在 2500ml 之内。

4.加强基础治疗　有低蛋白血症者可静脉输注血浆、白蛋白以维持胶体渗透压。补充白蛋白还可促进肝细胞的修复;有脑水肿者可用 20％甘露醇或与 50％葡萄糖交替快速静脉输注;并给予足够的维生素 B、维生素 C、维生素 K、ATP 和辅酶 A 等,有助于改善脑的能量代谢。

（四）减少肠道内氨及其他有害物质的生成和吸收

1.清洁肠道　引起 HE 的毒性物质主要来自肠道,故清洁肠道以减少氨及其他毒性物质产生和吸收在 HE 的防治中非常重要。可用导泻或灌肠来清除肠道内的积血、积食及其他毒性物质。

推荐用法:口服或鼻饲 25％硫酸镁 30～60ml 导泻;亦可用不吸收的双糖如乳果糖 300～500ml,加水 500ml 进行灌肠,尤其适用于门-体分流性 HE。

2.降低肠道 pH,抑制肠道细菌生长

(1)不吸收双糖:如乳果糖、乳山梨醇。乳果糖是人工合成的含酮双糖,由于人体消化道内没有分解乳果糖的酶,所以在胃及小肠内不被分解和吸收,至结肠后被肠道细菌酵解生成低分子的乳酸、醋酸,使肠腔

pH 降低,减少 NH_3 的形成并抑制氨的吸收;不吸收双糖在肠道中分解产生的有机微粒可增加肠腔渗透压,再加上其酸性产物对肠壁的刺激作用可产生轻泻的效果,有利于肠道内氨及其他毒性物质的排出;不吸收双糖,作为益生元在结肠内还可抑制产氨、产尿素酶细菌的生长,减少氨的产生。不良反应主要是腹部不适、腹胀、腹痛、食欲下降、恶心、呕吐、腹泻等。不吸收双糖的杂糖含量低(2%),对于有糖尿病或乳糖不耐症者亦可应用,但有肠梗阻时禁用。乳梨醇为乳果糖衍生物,作用机制及疗效与乳果糖相同,但口感好,有更好的耐受性。

推荐用法:急性 HE,开始用乳果糖 45ml 口服(或鼻饲),以后每 1h 追加 1 次,直到有大便排出;适当调整剂量以保证每日 2～3 次软便为宜(通常用量为 15～45ml,每 8～12h/1 次);亦可用乳果糖 300ml 加水 1升,采用头低脚高位保留灌肠 1h(以使灌肠液尽可能到达右半结肠);对于慢性 HE,不需要每小时追加用量。乳山梨醇常用量为 0.5g/kg,2 次/d,以保持每日 2～4 次软便为宜。

(2)益生菌制剂的应用:含双歧杆菌、乳酸杆菌的微生态制剂可通过调节肠道菌群结构,抑制产氨、产尿素酶细菌的生长。以减少肠道氨及其他毒性物质的产生及吸收,亦可与益生元制剂合用。

推荐用法:双歧三联活菌制剂,2～3 粒,次,3 次/d;地衣芽孢杆菌 2 粒/次,3 次/d。

(3)抗菌药物的应用:可作为不吸收双糖的替代品治疗急、慢性 HE。过去常用口服吸收很少的氨基糖苷类抗菌药如新霉素来抑制结肠细菌的过度生长,但有研究显示应用新霉素未给 HE 患者带来益处,且长期服用仍有耳、肾毒性的风险,且对小肠黏膜的功能有影响;甲硝唑可抑制肠道厌氧菌、改善 HE,但长期服用可能会导致肠道菌群失调、胃肠道不适或神经毒性;非氨基糖苷类抗菌药利福昔明是利福霉素的衍生物,具有广谱、强效地抑制肠道内细菌生长,口服后不吸收,只在胃肠道局部起作用。在治疗慢性 HE 时,利福昔明与乳果糖、新霉素效果相当或更优,且对听神经及肾功能无毒性。

推荐用法:甲硝唑 0.25g,2 次/d;利福昔明 1200mg/d,分 3 次口服。

(4)抗菌药物与不吸收双糖的联合应用:对于难治性的 HE,该两类药合用可显著降低患者的住院率及住院时间,但潜在的治疗效益还有待进一步研究。

(五)促进氨的代谢、拮抗假性神经递质、改善氨基酸平衡

1.降血氨药物

(1)门冬氨酸-鸟氨酸:是一种二肽,其中鸟氨酸作为体内鸟氨酸循环的底物,可增加氨基甲酰磷酸合成酶及鸟氨酸氨基甲酰转移酶的活性,促进尿素的合成;门冬氨酸作为谷氨酰胺合成的底物,在体内转化为谷氨酸、谷氨酰胺的过程中可消耗血氨。因此,门冬氨酸-鸟氨酸可促进脑、肝、肾消耗和利用氨合成尿素、谷氨酸、谷氨酰胺而降低血氨。门冬氨酸还参与肝细胞内核酸的合成、间接促进肝细胞内三羧酸循环的代谢过程,以利于肝细胞的修复。

推荐用法:急、慢性 HE 在 24h 内可给予 40g,清醒后逐渐减量至 20g/d,加溶液中静脉输注。由于静脉耐受方面的原因,每 500ml 溶液中 OA 药量不要超过 30g。输入速度最快不要超过 5g/h,以免引起恶心、呕吐等不良反应。

(2)精氨酸:是肝脏合成尿素的鸟氨酸循环中的中间代谢产物,可促进尿素的合成而降低血氨。临床所用制剂为其盐酸盐,呈酸性、可酸化血液、减少氨对中枢的毒性作用。

推荐用法:25% 的盐酸精氨酸 40～80ml,加入葡萄糖中静脉输注,1 次/d,且可纠正碱血症。

(3)谷氨酸盐:谷氨酸钠、谷氨酸钾可作为谷氨酰胺合成的底物而降低血氨,并能调整血钾和血钠的平衡。但近年来认为谷氨酸盐只能暂时降低血氨,不能透过血脑屏障,不能降低脑组织中的氨,且可诱发代谢性碱中毒,反而加重 HE;另外,脑内过多的谷氨酰胺产生高渗效应,参与脑水肿的形成,不利于 HE 的恢

复。因此,目前临床上已不再推荐使用。

2.拮抗假性神经递质的作用　内源性苯二氮类似物与抑制性神经递质 γ-氨基丁酸受体结合对中枢神经系统产生抑制作用是 HE 发生机制之一。理论上应用该受体拮抗剂氟马西尼治疗 HE 是可行的,研究发现氟马西尼可明显改善 HE,但未显示有长期效益或提高患者生存率。因此,目前只在曾用过苯二氮类药物的 HE 患者考虑应用;多巴胺神经递质的活性降低也是 HE 的机理之一,但在临床对照研究中应用溴隐亭、左旋多巴,除可部分改善患者锥体外系症状外,并未能给 HE 患者带来更多益处。

推荐用法:①考虑可能用过苯二氮类药物者,可用氟马西尼 1mg(单一剂量)静脉注射;②对于有锥体外系体征用其他治疗方案效果不佳者,可考虑口服溴隐亭 30mg,2 次/d。

3.改善氨基酸平衡　口服或静脉输注以支链氨基酸为主的氨基酸混合液,可纠正氨基酸代谢不平衡,抑制大脑中假神经递质的形成。研究中显示应用支链氨基酸不仅可以减少 HE 的发生,还可提高患者的营养状态、改善肝功能、降低肝衰竭的发生,提高生存率;另外,支链氨基酸可刺激肝细胞再生,而降低肝衰竭的发生。摄入足量富含支链氨基酸的混合液对恢复患者的正氮平衡是有效的,还可增加患者对蛋白食物的耐受性,改善脑血液灌流。不良反应主要有恶心、呕吐、过敏反应等,故输注速度宜慢。

推荐用法:每日 250～500ml,静脉输注。

(六)加强基础疾病的治疗

A 型及 C 型 HE 的病因分别是急、慢性肝功能衰竭,因此,积极治疗肝衰竭(参照肝衰竭章节),可从根本上防治 HE。

1.改善肝功能　对于乙型病毒性肝炎引起的慢性肝衰竭,用核苷(酸)类似物抗病毒治疗,减轻或消除肝脏的炎症、坏死、促进肝细胞再生,有助于恢复肝脏的代谢、解毒功能。对于急性肝衰竭,由于病情进展迅速,抗病毒治疗可能很难奏效,需转重症监护病房进行综合救治。

2.人工肝支持系统　可分为非生物型、生物型及混合型三种,但目前临床上广泛应用的主要是非生物型,包括血液透析、血液滤过、血浆置换、血液灌流、血浆吸附等方式。人工肝支持系统可代替肝脏的部分功能,清除体内积聚的毒物,为肝细胞的再生提供条件和时间,也是等待肝移植的过渡疗法,可用于急、慢性 HE,2 期以上 HE 者需慎用血浆置换。但如果是急性肝衰竭或终末期肝病晚期,则肝移植是唯一有希望的治疗。

3.肝移植术　对于内科治疗不满意的各种顽固性、严重 HE,原位肝移植是一种有效的手段。

4.阻断门-体分流　从理论上讲,对于门-体分流严重的患者,采用介入或手术永久性或暂时性部分或全部阻断门-体分流,可改善 HE。但由于门脉高压的存在,该方法可增加消化道出血的风险,应权衡利弊。

四、预防

进行健康教育,让患者熟悉易导致 HE 的诱发因素,尽可能避免各种诱因的发生。合理安排饮食,对于有肝硬化、曾发生过 HE 的患者避免高蛋白饮食,避免使用大剂量利尿剂。指导患者家属注意观察患者性格及行为变化,以便早发现、早治疗。

(熊华刚)

第二节　肝衰竭

一、概述

肝是人体最大的实质性脏器,担负着重要而复杂的生理功能,不仅在糖、脂类、蛋白质、维生素、激素等物质代谢中具有重要作用,而且还有分泌、合成、解毒及免疫等方面的功能。如:①代谢功能;②排泄功能;③合成功能;④解毒功能。急性肝衰竭是由于各种病因致肝细胞严重损害,使其代谢、分泌、合成、解毒及免疫等功能发生严重障碍而引起的临床综合征。肝损害的各种病因作用于肝组织后,导致上述任何一种或数种肝细胞功能丧失,均可引起不同程度的肝细胞损伤与肝功能障碍,产生肝功能不全,最终发展为肝衰竭。按病情经过可分为①急性肝衰竭:起病急,进展快,有明显黄疸和出血倾向,很快进入昏迷状态。常见于重型病毒性肝炎、中毒性肝炎等。②慢性肝衰竭:病情进展缓慢,病程较长,往往在某些诱因(如上消化道出血、感染等)作用下病情突然加剧而进入昏迷状态。常见于肝硬化失代偿期和肝癌晚期。

肝衰竭对机体的影响是多方面的,主要临床表现为肝性脑病和肝性肾衰竭。

【肝衰竭的病因学】

肝衰竭的病因颇为复杂,不同地区其病因构成存在很大差异。在欧美等发达国家,药物是导致急性肝衰竭的主要病因。在发展中国家,尤其是在我国,急性肝衰竭常见的原因主要是病毒性肝炎。

【肝衰竭的概念、发展过程和分类】

1.肝衰竭的概念　凡各种致肝损伤因素使肝细胞(包括肝实质细胞和库普弗细胞)发生严重损害,使其代谢、排泄、合成、解毒与免疫功能发生严重障碍,机体往往出现黄疸、出血、腹水、继发性感染、肝性脑病、肾功能障碍等一系列临床表现,称之为肝衰竭。

2.肝衰竭发生、发展的过程　肝实质细胞首先发生的是代谢排泄功能障碍(高胆红素血症、胆汁淤积症),其后为合成功能障碍(凝血因子合成减少、低蛋白血症),最后发生解毒功能障碍(激素灭活功能低下,血氨、胺类与芳香族氨基酸水平升高等)。

3.肝衰竭的分类　按病情进程可分为急性和慢性肝衰竭。

(1)急性肝衰竭:主要由病毒性肝炎或药物性肝炎等急性肝损害病情恶化所引起。其中,起病2周内,以发生肝性脑病为突出特点者称为暴发性肝衰竭;起病2周以上,以发生肝性脑病或重度黄疸和腹水为特征的称为亚急性肝衰竭。

(2)慢性肝衰竭:病情进展缓慢,病程较长,往往在某些诱因作用下病情突然加剧,反复发生慢性肝性脑病。主要由各类失代偿性肝硬化发展而来。

【肝衰竭的诊断和治疗】

1.诊断

(1)转氨酶可增高,但发生弥漫的肝坏死时可不增高。

(2)血胆红素增高。

(3)血小板常减少;白细胞常增多。

(4)血肌酐或尿素氮可增高(肾功能降低所致)。

(5)血电解质紊乱如低钠、高钾或低钾、低镁等。

（6）酸碱失衡，多为代谢性酸中毒，早期可能有呼吸性或代谢性（低氧、低钾等）碱中毒。

（7）出现 DIC 时，凝血时间、凝血酶原时间或部分凝血活酶时间延长，纤维蛋白原可减少，而其降解物（FDP）增多，优球蛋白试验等可呈阳性。

2.治疗方案

（1）改变营养方法，可用葡萄糖和支链氨基酸，葡萄糖液可配用少量胰岛素和胰高糖素；不用脂肪乳剂，限用一般的氨基酸合剂。

（2）口服乳果糖，以排软便 2～3 次/d 为度；也可灌肠。肠道抗菌药，以减少肠内菌群，如用新霉素和甲硝唑。

（3）静脉滴注醋谷胺（乙醚谷醚胺）、谷氨酸（钾或钠）或氨酪酸，以降低血氨。

（4）静脉滴注左旋多巴，可能有利于恢复大脑功能。

（5）注意抗感染治疗，除了要处理感染病灶，还因为肝衰竭后免疫能力降低，而且来自肠道、门静脉的细菌毒素可进入全身血流。

（6）防治 MODS：意识障碍并有视盘水肿时需用甘露醇等脱水药；呼吸加快、口唇发绀等可能为 ARDS 表现，应做血气分析和增加氧吸入、用呼吸机等；尿量过少时需用利尿药。

（7）直接支持肝功能的方法：将患者的血液通过体外的动物肝灌流，或用活性炭等吸附作用和半透膜透析作用（类似"人工肾"），以清除肝衰竭患者血中有害物质，均尚未取得较成熟的经验，需要继续研究。

【肝性脑病】

（一）肝性脑病概念

肝性脑病（HE）是继发于严重肝病的，以代谢紊乱为基础的中枢神经系统功能失调综合征，其主要临床表现是意识障碍、行为失常和昏迷。临床上常称为肝昏迷，但这不确切，因为患者常常是在产生一系列神经精神症状后才进入昏迷状态，而某些患者神经精神症状可持续多年而不产生昏迷，所以，称肝性脑病更为确切。近年来提出亚临床性肝性脑病（SHE）的概念，是指无明显肝性脑病的临床表现和生化异常，但心理（智力）测试或诱发电位检查异常的一种潜在脑病形式。有人建议在临床分期上，将亚临床型肝性脑病列为 0 期。

肝性脑病的临床表现往往因原有肝病的类型、肝细胞损害的程度、起病的轻重缓急以及诱因的不同而有所差别。一般根据意识障碍程度、神经系统表现和脑电图改变，将肝性脑病自轻微的精神改变到深昏迷分为 4 期。但是，肝性脑病患者的临床表现常重叠出现，各期之间并无明确的界限，分期的目的只是便于对其进行早期诊断与治疗。

（二）肝性脑病的病因、分类与分期

1.病因　肝性脑病常由严重肝疾病引起，以晚期肝硬化最常见，其次为急性重型病毒性肝炎。也可见于晚期肝癌、严重急性肝中毒及门-体静脉分流术后。

2.分类

（1）根据原因不同分类：①内源性肝性脑病，多数由重型病毒性肝炎或严重急性肝中毒等引起肝细胞广泛坏死发展而来。由于肝功能严重障碍，毒性物质在通过肝时未经解毒即进入体循环而引起肝性脑病。②外源性肝性脑病，多数由慢性肝疾病如门脉性肝硬化、血吸虫性肝硬化等发展而来。由于门脉高压有门-体静脉分流（即侧支循环），由肠道吸收入门脉系统的毒性物质绕过肝，未经解毒处理直接进入体循环而引起肝性脑病。

（2）根据发生速度分类：①急性肝性脑病，多见于重型病毒性肝炎或严重急性肝中毒患者。起病急，患者迅速发生昏迷，此型相当于内源性肝性脑病。②慢性肝性脑病，多见于慢性肝硬化，起病缓，病程长，患者先有较长时间神经精神症状,而后才出现昏迷,此型相当于外源性肝性脑病。

3.分期　肝性脑病按病情轻重分为4期。

(1)一期:轻微的神经精神症状,可表现出欣快、反应迟钝、睡眠规律改变,有轻度的扑翼样震颤。

(2)二期:上述症状加重,表现出精神错乱、睡眠障碍、行为异常,经常出现扑翼样震颤。

(3)三期:有明显的精神错乱、昏睡等症状。

(4)四期:意识丧失,不能唤醒,即进入昏迷阶段。

上述分期没有截然的界限,而是病情由轻到重的逐渐演变过程。

(三)肝性脑病的发病机制

肝性脑病发病机制尚不完全清楚,尸检尚未发现其脑内特异性的病理形态改变。目前普遍认为,肝性脑病主要是由于脑组织的功能和代谢障碍所致。现将肝性脑病发病机制的主要学说简述如下:

1.氨中毒学说　临床观察证实,80%的肝性脑病患者有血氨升高,肝硬化患者在摄入高蛋白饮食或口服较多含氮物质后血氨升高,非离子型氨(NH_3)为脂溶性,易于通过血-脑屏障和脑细胞膜,使脑细胞内氨浓度升高。极易诱发肝性脑病的各种临床表现,限制蛋白质饮食后,病情可见好转。说明血氨升高与肝性脑病有密切关系。

(1)血氨升高的原因:正常情况下,血氨浓度不超过59μmol/L,血氨的生成和清除处于动态平衡,若氨清除不足或生成过多,血氨水平就会升高。①氨清除不足,正常人体内生成的氨绝大部分要在肝内经鸟氨酸循环合成尿素,并经肾排出体外。通常每合成1mol的尿素能清除2mol的氨,同时消耗3mol的ATP。肝衰竭时,由于肝内酶系统受损,ATP供给不足,鸟氨酸循环发生障碍,尿素合成减少使氨清除不足。此外,已建立门-体侧支循环或门-体静脉分流术后的肝硬化患者,由于来自肠道的氨部分未经肝清除而直接进入体循环,引起血氨升高。②氨生成过多,血氨主要来源于肠道含氮物质的分解,小部分来自肾、肌肉及脑。正常人每天肠道产氨约4g,经门静脉入肝,通过鸟氨酸循环合成尿素而被解毒。肝功能障碍时有诸多因素使产氨增加。严重肝病常伴有食物消化、吸收障碍,肠内未经消化的蛋白质等食物成分较多,使肠内细菌生长活跃,产氨增多;肝衰竭患者常并发上消化道出血,血液蛋白质在肠内细菌作用下可产生大量氨;肝硬化晚期常并发功能性肾衰竭引起氮质血症,大量尿素弥散至胃肠道,经肠内细菌尿素酶作用可产生大量氨;肝性脑病患者常有躁动不安等神经精神症状而致肌肉活动增强,使肌肉中腺苷酸分解代谢增强致产氨增多。

此外,肠道中氨的吸收率也影响血氨浓度。肠道中氨的吸收率与肠道pH有密切关系,当肠道处于酸性环境时,NH_3与H^+结合成不易吸收的NH_4^+而随粪便排出体外。反之,当肠道处于碱性环境时,肠道吸收氨增多,促使血氨浓度升高。临床上常采用酸化肠道的措施,以协助降低血氨。

一般而言,仅在肝清除氨功能发生障碍时血氨水平才会升高。

(2)血氨升高引起肝性脑病的机制,尚未阐明,目前认为与下列机制有关。

1)干扰脑组织的能量代谢:脑组织需要能量较多,其能量来源主要是葡萄糖的生物氧化,血氨升高主要是导致葡萄糖生物氧化发生障碍。当脑组织氨增多时,氨能与三羧酸循环中的α-酮戊二酸结合生成谷氨酸,后者再与氨结合生成谷氨酰胺。由于α-酮戊二酸被大量消耗,三羧酸循环速度减慢。同时,消耗了大量还原型辅酶Ⅰ(NADH),妨碍了呼吸链中的递氢过程,以致ATP生成不足。氨还抑制丙酮酸脱羧酶的活性,使乙酰辅酶A生成减少,影响三羧酸循环的正常进行,也可使ATP生成减少。加之谷氨酰胺的形成又消耗了ATP,脑组织因ATP生成减少而发生功能紊乱。

2)干扰神经递质间的平衡:正常情况下,脑内兴奋性神经递质与抑制性神经递质保持平衡。如上所述,进入脑内的氨增多,与谷氨酸结合生成谷氨酰胺增多,而谷氨酸被消耗;氨抑制了丙酮酸脱羧酶的活性,使乙酰辅酶 A 生成减少,从而使乙酰辅酶 A 与胆碱结合生成的乙酰胆碱减少。谷氨酸被消耗与乙酰胆碱生成减少,均导致兴奋性神经递质减少。前述的谷氨酰胺增多及 γ-氨基丁酸增多,均导致抑制性神经递质增多,从而使神经递质间的平衡失调,导致中枢神经系统功能紊乱。

3)干扰神经细胞膜正常离子的转运:血氨升高可干扰神经细胞膜上的 Na^+-K^+-ATP 酶的活性,影响复极后膜的离子转运,使脑细胞的膜电位变化和兴奋性异常;氨与 K^+ 有竞争作用,以致影响 Na^+、K^+ 在神经细胞膜内外的正常分布,从而干扰神经传导活动。

综上所述,血氨升高虽与肝性脑病的发生有密切关系,但并不能完全解释以下事实:临床上发现约有20%的肝性脑病患者血氨正常,而有的肝硬化患者氨虽然很高,但不发生肝性脑病。是否与血-脑屏障通透性有关,值得研究。有些肝性脑病患者昏迷程度与血氨水平无平行关系;降低血氨后,昏迷程度可无相应好转。由此可见,氨中毒学说不能满意解释肝性脑病的发生机制。

2.假性神经递质学说   正常时蛋白质在肠内分解成氨基酸,其中芳香族氨基酸如苯丙氨酸、酪氨酸经肠道细菌的脱羧酶作用生成苯乙胺和酪胺,这些胺类在肝单胺氧化酶作用下,被氧化分解而解毒。当肝衰竭时,由于肝解毒功能严重降低,或经侧支循环绕过肝,这些来自肠道的苯乙胺和酪胺直接经体循环进入脑组织。尤其是门脉高压时,胃肠淤血致消化功能降低,肠内蛋白质腐败分解过程增强,产生大量苯乙胺和酪胺入血。在脑干网状结构的神经细胞内,苯乙胺和酪胺分别在 β-羟化酶作用下生成苯乙醇胺和羟苯乙醇胺。两者化学结构与正常神经递质去甲肾上腺素和多巴胺极为相似,因此可被脑干网状结构中的肾上腺能神经元所摄取,并贮存在突触小体的囊泡中,但其释放后的生理效应远较正常神经递质弱,故称为假性神经递质。脑内假性神经递质增多,可竞争性占据正常神经递质的受体,从而阻断了正常神经递质的功能,致使脑干网状结构中的上行激动系统功能失常,传至大脑皮质的兴奋冲动受阻,大脑功能发生抑制,出现意识障碍乃至昏迷。

3.血浆氨基酸失衡学说   肝衰竭时血浆氨基酸间的比值发生改变,表现为支链氨基酸(如亮氨酸、异亮氨酸、缬氨酸)减少而芳香族氨基酸(如酪氨酸、苯丙氨酸、色氨酸)增多。其机制主要是由于肝衰竭对胰岛素和胰高血糖素灭活减少,使两者血中浓度均增高。增多的胰岛素能促进肌肉和脂肪组织对支链氨基酸的利用与分解,使血中支链氨基酸含量下降。增多的胰高血糖素,使组织的蛋白质分解代谢增强,致使大量芳香族氨基酸释放入血。芳香族氨基酸只在肝内进行分解,肝衰竭时,血浆中芳香族氨基酸的水平就会升高。当脑内酪氨酸和苯丙氨酸增多时,在芳香族氨基酸脱羧酶的作用下,分别生成羟苯乙醇胺和苯乙醇胺,两者系假神经递质。色氨酸在脑内可生成 5-羟色胺,它是中枢神经系统上行投射神经元的抑制性递质,同时 5-羟色胺可被儿茶酚胺神经元摄取而取代储存的去甲肾上腺素成为假神经递质。苯丙氨酸、酪氨酸、色氨酸大量进入脑细胞,使假神经递质生成增多,导致肝性脑病的发生。氨基酸失衡学说实际上是假性神经递质学说的补充和发展。

4.γ-氨基丁酸学说   γ-氨基丁酸(GABA)是哺乳动物最主要的抑制性神经递质。正常情况下,脑内的GABA 系突触前神经元利用谷氨酸经谷氨酸脱羧酶脱羧后的产物,贮存于突触前神经元的细胞质囊泡内。中枢神经系统以外的 GABA 系肠道细菌的分解产物,在肝内代谢清除。肝衰竭时肝细胞对来自肠道GABA 的摄取和代谢降低,使血中 GABA 浓度增高,经通透性增强的血-脑屏障进入中枢神经系统,当突触前神经元兴奋时,从贮存囊泡释放到突触间隙,与突触后神经元 GABA 受体结合,使细胞膜对 Cl^- 通透性增高,由于细胞外的 Cl^- 浓度比细胞内高,因而使细胞外 Cl^- 大量内流,神经元处于超极化状态,发挥突触后的抑制作用。同时 GABA 也具有突触前抑制作用,这是因为当 GABA 作用于突触前的轴突末梢时,也可使轴突膜对 Cl^- 的通透性增高,但由于轴突内的 Cl^- 浓度高于轴突外,造成 Cl^- 外流,导致神经元去极化,当神经冲动到达神经末梢时,神经递质减少,产生突触前抑制。因此,GABA 既是突触后抑制递质,又是突触前抑制递质,其脑内浓度增高,造成中枢神经系统功能抑制。

5.氨的综合学说　　由于氨中毒学说不能圆满解释肝性脑病的机制,转而研究氨对脑组织氨基酸代谢的影响,以阐明氨在肝性脑病发生中的作用。

(1)高血氨可刺激胰高血糖素的分泌,使氨基酸的糖异生及产氨增强;继而胰岛素分泌也增多,以维持血糖于正常水平;同时胰岛素分泌增多使肌肉、脂肪组织摄取支链氨基酸增多,导致血浆支链氨基酸水平下降。由于胰高血糖素有增强分解代谢的作用,使芳香族氨基酸水平增高,从而使血浆氨基酸失衡。

(2)高血氨在脑内与谷氨酸结合生成谷氨酰胺,后者促使中性氨基酸通过血脑屏障入脑,或减少中性氨基酸从脑内流出。其结果促进游离色氨酸、苯丙氨酸和酪氨酸等芳香族氨基酸入脑,致使 5-羟色胺与假性神经递质增多,而正常神经递质合成受阻,从而诱发肝性脑病。

(3)高血氨对 γ-氨基丁酸转氨酶有抑制作用,使 GABA 大量蓄积于脑内导致肝性脑病。由于高血氨可致能量生成减少(氨中毒学说)、血浆氨基酸失衡、假神经递质生成增多及 GABA 蓄积,故高血氨在肝性脑病发生中起综合作用。上述发病机制不是孤立的,往往是诸多因素综合作用的结果。在不同的患者或疾病的不同发展阶段,其主导因素可能不同,具体情况具体分析,制定相应治疗措施,这是治疗肝性脑病的关键。

(四)肝性脑病的诱发因素

1.消化道出血　　消化道出血是肝硬化患者发生肝性脑病最常见的诱因,多由食管下段静脉曲张破裂所致。流入肠道的血液蛋白质在细菌作用下大量分解为氨,引起血氨升高。此外,血容量减少,血压降低,组织缺血缺氧,均可促进肝性脑病的发生。

2.电解质和酸碱平衡紊乱　　肝硬化伴腹水患者常用利尿药治疗,使钾丢失过多,导致低钾性碱中毒。碱中毒可使 NH_4^+ 转变为 NH_3,同时,碱中毒时肾小管上皮细胞产生的氨以铵盐形式排出减少,而以 NH_3 的形式弥散入血增多,使血氨升高。

3.感染　　肝病患者抵抗力较低,易发生感染。细菌、毒素可直接损害肝功能,使氨合成尿素减少;感染引起发热使组织分解代谢增强,非蛋白氮增多,也可使血氨升高。

4.氮质血症　　肝性脑病的患者,大多数有肾功能不全,致使尿素等非蛋白氮排出减少,血中非蛋白氮升高,大量尿素渗入肠腔并生成氨,使血氨升高。

5.其他　　镇静药、麻醉药使用不当、放腹水过多过快、酒精中毒、便秘等均可做为肝性脑病的诱因.值得注意。

(五)肝性脑病防治的病理生理基础

1.消除诱因　　酌情减少或停止进食蛋白质;预防消化道出血及感染;慎用麻醉药、镇静药及利尿药;保持大便通畅;放腹水要慎重;正确记录出入液量,注意水、电解质平衡等。

2.降低血氨　　口服抗生素以抑制肠道细菌,减少氨的生成;口服乳果糖或高位弱酸液体灌肠以降低肠道 pH,减少氨的生成与吸收;应用谷氨酸、精氨酸等药物均有降低血氨的作用。

3.恢复神经传导功能　　补充正常神经递质,使其与脑内假性神经递质竞争,有利于恢复神经传导功能,目前多采用左旋多巴,因为它易于通过血脑屏障进入中枢神经系统,并转变为正常神经递质而发挥生理效应。动物实验证明,左旋多巴还有降低血氨的作用。

4.恢复血浆氨基酸的平衡　　应用含有高支链氨基酸、低芳香族氨基酸及精氨酸的复方氨基酸溶液,有利于恢复血浆氨基酸的平衡,能获得较好疗效。

5.其他　　近年来开展了人工肝辅助装置与肝移植方面的研究,取得了一些进展,但仍存在不少问题,有待进一步解决。

总之,肝性脑病的发病机制比较复杂,应结合患者具体情况,采取针对性的综合治疗措施,才能取得较满意的疗效。

【肝肾综合征】

1.肝肾综合征的概念　肝衰竭晚期常伴有肾衰竭,以往称之为肝肾综合征。肝肾综合征是指由于肝硬化、继发于肝衰竭基础上的功能性肾衰竭(又称肝性功能性肾衰竭)。近年来把肝肾综合征分为真性和假性两种。所谓真性肝肾综合征是指肝硬化患者在失代偿期所发生的功能性肾衰竭及重症肝炎所伴随的急性肾小管坏死,即肝性肾衰竭。而同一病因使肝和肾同时受损,属假性肝肾综合征。肝硬化患者在失代偿期发生的少尿与氮质血症是功能性的,其根据是:①死于肾衰竭的肝硬化患者,其肾经组织学检查未见有何异常;②把死于肾衰竭患者的肾移植给尿毒症患者,被移植的肾可迅速发挥正常功能;③把功能正常的肝移植给已发生肾衰竭的肝硬化患者,肾的功能可恢复正常。肝性肾衰竭无论是功能性肾衰竭还是器质性肾衰竭都有少尿和氮质血症,但病因不同处理原则迥异,应注意鉴别。

2.肝肾综合征的分型　肝性肾衰竭分为两种类型。

(1)肝性功能性肾衰竭:大多数肝硬化晚期或少数暴发型肝炎患者除有肝衰竭的表现外,常伴有功能性肾衰竭,肾虽无器质性病变,但由于肾血管持续收缩,使肾血流量明显减少,肾小球滤过率降低,肾小管功能正常。

(2)肝性器质性肾衰竭:此型多见于急性肝衰竭伴有肾小管坏死,主要是肠源性内毒素血症所致。

3.肝肾综合征的发病机制

(1)交感-肾上腺髓质系统兴奋。

(2)肾素-血管紧张素系统兴奋。

(3)激肽释放酶-激肽系统活性降低。

(4)花生四烯酸代谢异常:前列腺素(PG)是一组具有多种生理活性的物质,其中 PGE_2、PGI_2 和 $PGF_{2\alpha}$ 具有扩张血管的作用,PGH_2 和 TXA_2 则具有收缩血管的作用。肝硬化患者前列腺素代谢异常,当缩血管物质多于扩张血管物质时,可促使肾衰竭的发生。

肝硬化或肝衰竭时,肝对白三烯(LTs)的摄取、灭活和 LTs 从胆汁排泄发生障碍,血中 LTs 浓度增高,使 LTs 经肾排泄途径增加。肾有丰富的 LTs 受体,LTs 浓度升高可导致肾血管收缩,肾血流量减少和肾内血流重新分布,使肾小球滤过率急剧下降,从而导致功能性肾衰竭。

(5)内毒素血症:内毒素血症在功能性肾衰竭的发病中具有重要作用。肝硬化伴有内毒素血症患者大多出现功能性肾衰竭,肝硬化不伴有内毒素血症患者则肾功能大多正常。目前认为,内毒素可直接引起肾血管阻力增大、肾血浆流量减少而导致功能性肾衰竭。

4.肝肾综合征的临床表现　肝肾综合征的主要表现为:失代偿性肝硬化患者具有黄疸、肝脾增大、低白蛋白血症及门脉高压等症状,突然或逐渐发生少尿与氮质血症。

5.肝肾综合征的治疗　肝肾综合征是严重肝功能损害继发急性肾衰竭,所以在治疗上关键是严重肝病本身及其并发症。至于肾衰竭,应从其可能的诱因和发病机制设法治疗。

(1)防治肾衰竭的诱因,禁用肾毒性、肝毒性及降低肾血流量的药物,避免过量利尿和大量放腹水、防治消化道出血及感染、防治电解质失衡、肝性脑病、低血压及高血钾。

(2)支持疗法,优质低蛋白、高糖及高热量饮食,禁食植物蛋白。静脉滴注组合氨基酸(含 8 种必需氨基酸和组氨酸)0.25L,每日 1 次,或六合氨基酸(含赖氨酸、缬氨酸、亮氨酸、异亮氨酸、精氨酸、谷氨酸)0.25L,每日 1 次。

（3）应用改善肾血流量的药物。

1）血管紧张素Ⅱ（ATⅡ）转化酶抑制药及血管紧张素Ⅱ受体抑制药：巯甲丙脯酸 25mg，每日 3 次；或洛汀新 500mg，每日 1 次，可扩张血管，降低血管阻力，同时可降低肝脏摄取肾素的 60% 及抑制 ATⅡ 的形成。氯沙坦 50mg/d，同洛汀新一样可改善肾功能（BuN↑、SCr↓、肾小球滤过率↑）。

2）前列腺素 E_1（PGE_1）：其剂量为 $0.1\mu g/(kg \cdot min)$ 静脉滴注可扩张血管，改善血流量。但需防止低血压。

3）八肽加压素：是一种合成的血管加压药，可使动脉压升高，肾血管扩张，肾皮质血流量增加，剂量为 0.0001L/min 静脉滴注。

4）间羟胺：适用于高排血量、低阻力型功能性肾衰患者，剂量为 $200\sim1000\mu g/min$ 静脉滴注，使血压较治疗前上升 $4\sim5kPa$，可使心排血量降低，末梢阻力增加，尿量排钠量增多，肾功能改善。

（4）内毒素血症的治疗　在肝硬化时，肠道内菌丛产生的内毒素不能被肝脏灭活。它既可使肝功能进一步恶化，又可作用于肾小动脉，引起急性肾衰竭。口服氨苄西林可减少肠道内毒素的生成，剂量为 1g，每日 3 次。

（5）血液净化疗法　腹膜透析、血液透析等均曾用于 FIRS 之治疗，理论上既可除去内毒素及代谢产物，又可改善水及电解质紊乱。但文献报道多数患者仍死于消化道出血、低血压及肝性脑病。

（6）手术疗法

1）门-腔静脉吻合术，或腹膜颈静脉分流术，文献报道可获得可逆性恢复，但有待更多的临床实践。

2）肝移植为理想的治疗方法，术后肝功能及肾功能均可迅速恢复，1984 年以来不断有成功的报道。

二、急性肝衰竭

急性肝衰竭是原来无肝病者肝脏受损后短时间内发生的严重临床综合征，病死率高。最常见的病因是病毒性肝炎。脑水肿是最主要的致死原因。除少数中毒引起者可用解毒药外，目前无特效疗法。原位肝移植是目前最有效的治疗方法，生物人工肝支持系统和肝细胞移植治疗急性肝衰竭处在研究早期阶段，是很有前途的新方法。

【概念】

1970 年，Trey 等提出暴发性肝衰竭（FHF）一词，是指严重肝损害后发生的一种有潜在可逆性的综合征。其后有人提出迟发性或亚暴发性肝衰的概念。最近 O'Grady 等主张将 ALF 分为 3 个亚型。

1.超急性肝衰竭型　指出现黄疸 7d 内发生肝性脑病者。

2.急性肝衰竭型　指出现黄疸 $8\sim28d$ 发生肝性脑病者。

3.亚急性肝衰竭型　指出现黄疸 $29\sim72d$ 发生肝性脑病者。"急性肝衰竭"一词应该是一个比较宽泛的概念，它至少应该包括临床上大家比较熟悉的暴发性肝衰竭和亚暴发性肝衰竭。

【病因】

1.嗜肝病毒感染及其他病原体感染　所有嗜肝病毒都能引起 ALF。急性病毒性肝炎是 ALF 最常见的原因，占所有病例的 72%，但急性病毒性肝炎发生 ALF 者少于 1%。

2.损肝药物　损肝药物种类繁多，药源性 ALF 的发生率有增高趋势。据报道，对乙酰胺基酚（扑热息痛）过量是英国 ALF 的主要病因；印度 4.5% 的 ALF 由抗结核药引起；日本 25% 的特发性 ALF 系服用托屈嗪（乙肼苯哒嗪）所致。

3.毒物中毒　种类也很多，如毒蕈、四氯化碳、磷等。美国和法国报道，每年都有业余蘑菇采集者因毒蕈中毒引起 ALF 而死亡。

4.其他　如肝豆状核变性、Budd-Chiari 综合征、Reye 综合征、妊娠期脂肪肝、转移性肝癌、自身免疫性肝炎、休克、过高温及过低温等。

【症状】

早期症状缺乏特异性,可能仅有恶心、呕吐、腹痛、脱水等表现。随后可出现黄疸、凝血功能障碍、酸中毒或碱中毒、低血糖和昏迷等。精神活动障碍与凝血酶原时间(PT)延长是 ALF 的特征。肝性脑病可分 4 期:Ⅰ期表现精神活动迟钝,存活率约为 70%;Ⅱ期表现行为失常(精神错乱、欣快)或嗜睡,存活率约为 60%;Ⅲ期表现昏睡,存活率约为 40%;Ⅳ期表现不同程度的昏迷,存活率约为 20%。

【治疗措施】

ALF 的临床过程为进行性多器官功能衰竭,除中毒引起者可用解毒药外,其余情况均无特效疗法。治疗目标是维持生命功能,期望肝功能恢复或有条件时进行肝移植。

1.一般措施　密切观察患者精神状态、血压、尿量。常规给予 H_2 受体拮抗药以预防应激性溃疡。皮质类固醇、肝素、胰岛素、胰高血糖素无明显效果。抗病毒药未被用于治疗 ALF,近期有报道试用拉米夫定者。

2.肝性脑病和脑水肿　肝性脑病常骤起,偶可发生于黄疸之前。常有激动、妄想、运动过度,迅速转为昏迷。有报道氟马西尼至少能暂时减轻昏迷程度。Ⅳ期肝性脑病患者 75%～80%发生脑水肿,是 ALF 的主要死因。提示颅内压增高的临床征兆有:①收缩期高血压(持续性或阵发性);②心动过缓;③肌张力增高,角弓反张,去皮质样姿势;④瞳孔异常(对光反射迟钝或消失);⑤脑干型呼吸,呼吸暂停。颅内压可在临床征兆出现前迅速增高,引起脑死亡,应紧急治疗。

过去常规从胃管注入乳果糖,但在 ALF 未证实有肯定疗效。新霉素可能加速肾衰竭的发展。甘露醇可提高 ALF 并发Ⅳ期肝性脑病患者的存活率,有颅内压增高的临床征兆或颅内压超过 2.7kPa(20mmHg)者,可用甘露醇 0.5～1.0g/kg(20%溶液)静脉滴注,20min 内注完;如有足够的利尿效应,血清渗透压仍低于 320mmol,可在需要时重复给药。据报道 N-乙酰半胱氨酸(NAC)对所有原因引致的 ALF 都有效,它能通过增加脑血流和提高组织氧消耗而减轻脑水肿。

3.预防和控制感染　早期预防性应用广谱抗生素无效,而且会引致有多种抵抗力的细菌感染。部分(30%以上)并发感染者无典型临床征兆(如发热、白细胞增多),应提高警觉,早期发现感染并给予积极治疗是改善预后的关键。

4.治疗凝血功能障碍　ALF 患者几乎都有凝血功能障碍。由于应用 H_2 受体拮抗药和硫糖铝,最常见的上消化道出血已显著减少。预防性应用新鲜冷冻血浆并不能改善预后,只有在明显出血、准备外科手术或侵入性检查时才用新鲜冷冻血浆或其他特殊因子浓缩物。血小板少于 50000/mm³ 者,可能需要输血小板。

5.处理肾衰竭　约 50%ALF 患者发生少尿性肾衰竭。对乙酰胺基酚诱发的肾衰竭可无肝衰竭,预后良好。非对乙酰氨基酚 ALF 发生肾衰竭,通常伴有肝性脑病、真菌感染等,预后不良。常用低剂量多巴胺维持肾的灌注,但其疗效未得到对照研究的证实。血肌酐＞400μmol/L、液体过量、酸中毒、高钾血症和少尿性肾衰竭合用甘露醇者,要选用肾替代疗法。持续性血液过滤(动脉-静脉或静脉-静脉)优于间歇性血液过滤。由于衰竭的肝合成尿素减少,血浆尿素监测不是 ALF 肾功能的良好观察指标。

6.处理心血管异常　ALF 心血管异常的临床表现以低血压为特征。其处理措施是在肺动脉楔压和心排血量监测下补液,如补液改善不明显要用血管加压药。肾上腺素和去甲肾上腺素最常用;血管紧张素Ⅱ用于较难治病例。尽管血管加压药有维持平均动脉压的疗效,但减少组织氧消耗,其应用受到明显限制

（可同时应用微循环扩张药前列环素等）。

7.处理代谢紊乱　ALF患者通常有低血糖。中枢呼吸性碱中毒常见,低磷血症、低镁血症等也不少见。对乙酰氨基酚过量代谢性酸中毒与肾功能无关,是预测预后的重要指标。

8.肝移植(OLT)　肝移植(OLT)是目前治疗AFL最有效的方法。OLT患者选择非常重要,O'Grady等根据病因提出的ALF患者做OLT的适应证,可供参考。OLT绝对禁忌证为不能控制的颅内高压、难治性低血压、脓毒血症和成年人呼吸窘迫综合征(ARDS)。

9.辅助肝移植　即在患者自身肝旁置入部分肝移植物(辅助异位肝移植),或切除部分自身肝后在原位置入减少体积的肝移植物(辅助原位肝移植)。移植技术困难,术后并发症发生率高。

10.生物人工肝(BAL)　理论上启用人工肝支持系统帮助患者渡过病情危急阶段是最好的治疗方法。非生物人工肝支持系统疗效不理想。BAL已试用于临床,疗效显著。

11.肝细胞移植　肝细胞移植治疗ALT是可行和有效的。需进一步研究如何保证肝细胞的高度生存力和代谢活力,并了解最适合的细胞来源(人、动物或胎肝细胞)和置入途径(腹腔内、脾内或经颈静脉的门静脉内置入)。

【预防措施】

急性肝衰竭的病死率较高,应尽量防避其发生。临床上能做到的是用药时注意对肝的不良作用。例如:结核病用利福平、乙硫异烟胺或吡嗪酰胺等治疗时,应检查血转氨酶、胆红素等,如发现肝功能有改变,应及时更改药物。外科施行创伤性较大的手术,术前应重视患者的肝功能情况,尤其对原有肝硬化、肝炎、黄疸、低蛋白血症等病变者,要有充分的准备。麻醉应避免用肝毒性药物。手术和术后过程中要尽可能防止缺氧、低血压或休克、感染等,以免损害肝细胞;术后要根据病情继续监测肝功能,保持呼吸循环良好、抗感染和维持营养代谢,对肝起良好作用。

【护理要点】

1.卧床休息,开始禁食蛋白质,昏迷者可鼻饲。注意脑水肿,心力衰竭,低血压。

2.按昏迷护理常规进行护理,保持呼吸道通畅,给予氧气,必要时气管切开。

3.密切观察T、P、R、BP、神志及伴随症状、体征,记录出入量。

4.观察治疗效果,药物的副作用。

5.协助指导患者及家属了解与疾病有关的知识。

6.抑制肠内细菌,口服新霉素、乳果糖、静脉滴注谷氨酸钾。

7.防止出血,可静脉滴注止血药物、维生素K_1或新鲜血。

8.必要时将患者放置隔离室,按消化道隔离处理。

【急性肝衰竭的治疗展望】

1.针对病因和发病机制的治疗展望　在欧美国家,约50％的急性肝衰竭为药物的肝毒性作用,其中40％为对乙酰氨基酚中毒,约20％的患者不明原因。其未来的应对策略是通过立法限制对乙酰氨基酚的过量应用,减少由其引起的FHF发病率;寻找不明原因FHF的致病因子;开发更有效的人工肝系统,使患者获得自发性肝再生或接受肝移植。在东南亚,HBV感染是FHF最重要的原因。慢性HBV携带者或慢性乙型肝炎可以自发性地或在应用免疫抑制药后诱导再活动和FHF。在中国港台地区,新生儿普遍接种乙型肝炎疫苗后,婴儿死于FHF的比例下降。对HBsAg阳性的同种异体骨髓移植和肾移植患者在手术前后预防性应用拉米夫定可降低术后HBV再活动和FHF的发病率。严重肝病特别是FHF时常出现"全身炎症反应综合征(SIRS)"。在欧美国家,接近80％的对乙酰氨基酚中毒所致的FHF在肝功能进一步恶化之前存在明确的 SIRS,SIRS 与肝性脑病脑水肿的恶化和死亡直接相关。因此,防治 FHF 患者发生 SIRS 对缓解病情、争取治疗机会将大有裨益。FHF 患者常存在肝大块坏死、凋亡,对病毒或药物介导的肝细胞死亡相关信号通路进行深入研究并直接加以阻断将有助于防止病情恶化。核转录因子 NF2κB 与多种细胞因子和炎症介质的合成有关,应用 NF2κB 钓饵寡脱氧核苷酸能明显减轻 FHF 小鼠肝损伤,提高其存活率。小双链干扰 RNA(siRNA)是使哺乳动物细胞基因沉默的强大工具。粒细胞集落刺激因子亦能增强 FHF 大鼠肝再生,改善肝性脑病。上述实验结果有助于开辟新型的基因治疗途径。

2.人工肝支持系统(ALSS) ALSS 简称人工肝(AL),它通过体外循环方式为肝衰竭患者代偿肝功能,直至自体肝恢复或获得肝移植机会。AL 通常分非生物型(物理型、中间型)、生物型和混合型。近年来采用新型生物材料和技术,研制出一些新的装置和联合方法,如 Biologic2 DT 系统、分子吸附再循环系统(MARS)、连续性血液透析滤过和连续性血液净化疗法等。尤其是 MARS 通过类似血液透析中的"高智能"膜来转运处理肝衰竭患者体内的水溶性毒素,选择性地清除白蛋白结合毒素,该系统已进入Ⅲ期临床。生物人工肝(BAL)的核心成分是肝细胞,其核心装置是生物反应器。然而,单纯靠 BAL 支持治疗后能存活的 FHF 患者为数极少。研究 BAL 与偏重解毒的物理人工肝和(或)中间型人工肝联合起来的混合型 AL,显示了比生物型、非生物型人工肝更好的临床效果,可能代表人工肝将来的发展方向。

3.肝细胞移植 肝细胞移植(HCT)能在短时间内替代病肝功能。用于 HCT 的细胞来源包括人原代肝细胞和胎肝细胞、异种肝细胞、人原性永生化肝细胞、肝癌细胞株以及肝干细胞。虽然在动物肝衰竭模型中已证实 HCT 能减轻肝坏死和延长存活期,但现在还没有任何一种肝细胞是理想的、可供移植的"金标准"细胞来源。目前肝干细胞的研究只是证实了它的存在及可能的组成,对其强大的增殖及多向分化能力有所了解,但其在多种生理和病理过程中的作用远未阐明,用于 FHF 的临床治疗尚需时日。今后研究的方向是利用基因修饰技术在体外建立稳定表达的克隆肝细胞株;抑制参与诱发、递呈免疫反应的某些抗原基因的表达或上调肝细胞抗排异反应的细胞因子基因的表达;将调控细胞增殖和凋亡的外源基因导入培养的肝细胞或利用基因剔除技术下调抑制细胞增殖基因的表达。

4.肝移植 自从开展原位肝移植以后,FHF 患者的预后显著改善,其生存率达 60%～80%。但在东南亚地区,每年每百万人口中能提供全肝移植的供体只有 1～5 个。为了克服肝供体严重短缺的矛盾,这些地区相继开展了活体亲体肝移植(LRLT),接受 LRLT 的 FHF 患者存活率达到 56% 以上。除了传统的左外叶、左全叶肝移植,日本等国率先开展右叶肝移植并使术后存活率达 87.5%。但由于 FHF 进展极快,要在短时间内选择合适供体和理想的移植时间困难较大。在远东地区,接受肝移植的 FHF 患者中,2/3 以上为 HBV 感染导致的暴发性肝炎,其术后远期再感染、复发率达 70%。术前预防性应用大剂量 HBIG 与拉米夫定联合治疗可有效降低术后复发率,延长存活期,但治疗费用高昂,长期应用并发症较多。最近有报道,无 HBV 感染或已产生抗 HBs 阳性的供体可能使 HBsAg 阳性肝移植受体产生针对 HBV 的过继性免疫转移,此现象一旦得到明确将是肝移植后复发的 HBV 感染者的福音。总之,今后应加强对 FHF 的发生、发展、恶化的机制以及肝自发再生、恢复的条件作深入研究;努力开展随机、对照的临床研究;创造更多肝移植的机会;研究出类似于人工肾的人工肝系统,使其与原来的生物器官接近或类似,基本上能担任正常肝的工作;积极开展基因治疗研究。

(熊华刚)

第三节　肝外伤

在腹部外伤中,肝外伤约占15％～20％,且右肝较左肝多见。肝脏质地较脆,血运丰富,受伤后极易破裂发生腹腔内出血和胆汁漏入腹腔,引起失血性休克和胆汁性腹膜炎,若不作及时而正确的处理,后果将十分严重。一个多世纪以来,人们对肝外伤的认识和治疗已取得了很大进步。第一次世界大战期间的肝外伤总死亡率超过80％,到第二次世界大战后期,由于麻醉、抗休克及复苏术的进步,以及对肝外伤手术治疗和充分引流重要性的认识,使肝外伤总死亡率降至27％。20世纪50年代以来,随着肝脏外科的发展以及肝外伤治疗经验的积累,肝外伤总死亡率进一步下降,约为14％～20％。但是,重度或复杂性肝外伤的死亡率仍可高达50％。因此,进一步提高肝外伤的诊治水平、降低死亡率仍是当今外科医师所面临的重要课题。

一、肝脏外伤的病因和分类

1.病因　引起肝外伤的原因很多。总的来说,战争年代绝大多数为火器伤,如刺刀刺伤、子弹穿透伤等;平时,除刀器和火器伤外,大多数为交通事故、工业事故所致的挤压伤或钝性伤,常合并多器官外伤,致使病情复杂化,救治困难,死亡率增加。此外,由于经皮肝穿刺技术广泛地应用于临床肝胆疾病的诊断和治疗,文献中已报告有采用此技术而引起的医源性肝外伤者。新生儿分娩通过狭窄的产道遭受挤压,助产或复苏窒息新生儿手法不当,均有可能引起肝外伤,但较罕见。

2.分类与分级　根据肝外伤是否与外界相通可将其分为两大类:开放性肝外伤和闭合性肝外伤。开放性肝外伤多是由于锐性外力如枪弹、刺刀等贯穿或刺入胸或腹壁而引起。闭合性肝外伤多是由于钝性外力如挤压、撞击、爆震等原因使肝脏受到冲击而引起,患者的胸或腹壁无伤口,或是有伤口,但并未贯通胸或腹壁的全层。根据其病理解剖,又可将闭合性肝外伤分为三种类型:①肝包膜下血肿,即肝包膜完整,未受损伤,而位于肝包膜下浅层的肝实质破裂,血液积聚在肝包膜下,使之与肝实质分离,形成肝包膜下血肿。若出血量较多,可形成巨大肝包膜下血肿。②真性肝破裂,即肝包膜和肝实质同时破裂,按其破裂的程度又分为肝实质挫裂伤、肝实质断裂伤和肝实质毁损伤。③中央肝破裂,即肝脏中央部位的肝实质破裂,常伴有肝内动脉、门静脉、肝静脉或胆管支的损伤。肝中央部位肝组织的损伤有时可能很严重,而肝表面的裂口却很小甚或无破裂,肝包膜保持完整,肝内出血及漏出的胆汁不能外溢,继而形成血肿。

目前,对肝外伤伤情评估多采用美国创伤外科协会(AAST)1994年提出的6级分级标准和国内的3级分法。美国AAST分级:Ⅰ级:包膜下血肿,占肝表面积＜10％;包膜撕裂,实质裂伤深度＜1cm;Ⅱ级:包膜下血肿,占据肝表面积的10％～50％,实质内血肿＜10cm,裂伤深度1～3cm,长度＜10cm;Ⅲ级:包膜下血肿,大于肝表面积50％或进行性扩张;实质内血肿＞10cm或正在扩张;实质裂伤深度＞3cm;Ⅳ级:实质破裂累及肝叶25％～75％或者在一叶内累及1～3个段;Ⅴ级:实质破裂累及肝叶＞75％或在一叶内累及3个以上肝段;肝旁静脉损伤,如肝后下腔静脉损伤及肝静脉主干损伤;Ⅵ级:肝脏撕脱。一般认为伤情在Ⅲ级以内为轻度肝损伤,在Ⅲ级以上为重度或复杂性肝损伤。国内3级分法:Ⅰ级:肝脏裂伤深度＜3cm;Ⅱ级:合并肝动脉、肝胆管的2～3级分支损伤。Ⅲ级:肝损伤累及肝动脉、门静脉、胆总管或其一级分支。但在临床工作中,尚需要考虑合并的脏器损伤和血流动力学情况以及结合患者病情的动态变化,对肝外伤的严重程度做出全面准确的判断。

二、肝脏外伤的诊断

开放性肝外伤,根据其受伤部位、伤道的方向、腹部体征等,诊断一般不难。但需注意的是胸部穿透伤常能贯通膈肌引起肝脏损伤。

闭合性肝损伤伴有典型的失血性休克及腹膜刺激征者结合外伤病史易做出诊断。但对一些有合并伤的患者,如脑外伤神志不清,多发性骨折伴休克,年老体弱反应迟钝者要提高警惕,以免漏诊。肝硬化或肝癌患者轻度外伤即可引起肝破裂,不可掉以轻心。腹腔穿刺、腹腔灌洗、B超、CT对鉴别有无肝脏损伤及损伤的部位和程度很有价值。临床诊断中应该回答以下问题:①是否有肝外伤或腹腔内其他实质脏器伤;②腹腔内出血的状况,是否出血已经停止或仍在出血;③肝外伤的大致分级;④有无其他合并伤,特别是腹腔内空腔脏器伤;⑤血流动力学情况和生命体征是否稳定。

1.腹腔穿刺、腹腔灌洗　腹腔穿刺对肝外伤的诊断阳性率可达90%～95%,并可反复进行。一般来说,当腹腔穿刺能抽出0.1ml以上的不凝固血液时,便可以诊断为腹腔内出血。即使采用这个标准,一次穿刺的假阴性率还很高,为20%～30%。为了降低假阴性率,可以根据实际情况作反复多次穿刺,必要时可作腹腔灌洗。腹腔穿刺和腹腔灌洗术可以判定腹腔内有无损伤出血,但不能判断出血的来源。然而为明确腹腔内是否有积血,腹腔穿刺仍不失为快捷而简便的方法。

2.B型超声检查　可作为腹部闭合性损伤的首选方法。其主要优点有:操作简单、无创伤、价格低廉;可在床边进行,不会因搬动而加重伤情;可反复进行检查,便于动态观察。在诊断不能明确时,可在短时间内复查。肝外伤施行B型超声检查时,应注意如下几个方面:①注意盆腔、肝肾间隙及肝脏周围有无积液。如有积液,可在B超引导下穿刺,抽出不凝固血液,可证明腹腔内出血。②注意肝包膜及浅层肝实质有无断裂。如有肝包膜及其相应部位肝实质断离,应确定其部位、数目以及肝脏表面裂口的长度及深度。③注意肝包膜下及中央区肝实质内有无局限性积液。如有肝包膜下或中央区肝实质内局限性积液,提示为血肿形成。

3.CT检查　能为腹腔内脏器损伤和出血提供更准确的信息,如肝损伤严重程度、腹腔积血的量以及其他腹腔脏器、腹膜后组织有无受损,并且还可作前后对比,了解伤情发展的趋势。在病情允许及血流动力学稳定的情况下,患者仍需接受CT检查,尤其对于伤情复杂的病例更为必要。肝外伤CT表现包括破口、包膜下或实质组织的血肿,肝真性破裂,肝静脉是否受损等。此外,CT检查对评估肝脏损伤的并发症如延迟出血,肝脏或肝脏旁的脓肿,外伤后假性动脉瘤以及肝外伤的非手术治疗的监测均有其重要的价值。

还有一些特殊检查,如选择性肝动脉造影、放射性核素肝扫描及磁共振等,对危重肝外伤患者不能采用。但对休克不明显、全身情况较好或创伤后有并发症者可考虑采用,如肝组织缺血坏死、胆道出血及肝内血肿等,可借助这些方法进行定性、定位诊断。其他的一些现代影像学技术在急诊时的应用价值受到限制,肝外伤的后期,为了发现和治疗并发症,常需要多种检查手段联合施行。

值得提出的是,肝外伤常合并其他部位的严重创伤,例如在交通事故、建筑物倒塌、高处坠下、严重挤压情况下,患者常合并脑、胸部、骨盆外伤等,在抢救时易将其他部位的合并伤忽略。因此,在腹部闭合伤时,除了应提高对肝外伤诊断问题的注意外,同时还应注意有无其他部位合并伤的存在。

三、肝外伤的治疗

1.紧急处理　首先要保持呼吸道通畅,充分给氧。迅速建立两条以上的静脉通道保证输血输液通畅,避免重要脏器的血流灌注不足。输液通道不宜建立在下肢,因肝外伤时可能合并下腔静脉损伤;手术处理肝外伤时,常需要填塞、压迫及翻转肝脏,有时需要阻断下腔静脉,妨碍或阻断了下腔静脉的回心血流。最好有一条静脉通路是经皮穿刺置管于锁骨下静脉或颈内静脉,既有利于快速输液又有利于监测中心静脉压,以调节输液量。留置尿管,观察每小时尿量。在病情好转、生命体征平稳的情况下,应完成必要的检查,诊断明确后再做治疗计划。有休克者,要快速输入浓缩红细胞、血浆、胶体溶液及等渗盐水,以维持血容量及补充功能性组织液。值得注意的是,在复苏过程中应密切注意血压、中心静脉压变化,避免输液量过多而发生肺水肿。在上述紧急处理的过程中,需及时把握手术时机,可在输血、补液扩容的同时积极手术。不能等到休克纠正后再处理损伤,这样常失去挽救患者生命的机会。

2.非手术治疗　　按传统观念,明确诊断的肝外伤均应施行手术治疗。然而随着影像学诊断技术的迅速发展,尤其是 B 超、CT 能更好地判断肝损伤的程度和腹部其他部位的损伤,肝外伤的非手术治疗取得较好的效果,这也是肝外伤治疗的重要进展。最初,非手术治疗仅用于轻度闭合性肝外伤、少量腹腔积血、血流动力学稳定、无其他需要手术处理的腹部损伤的患者。但随着经验的积累,非手术治疗的适应证逐渐扩大。Malhotra 等对闭合性肝外伤的非手术治疗进行了前瞻性研究,发现只要是血流动力学稳定而又没有其他需手术处理的腹部伤,就可以非手术治疗,不管肝外伤的程度如何。但他们的报道也指出,随着肝外伤程度的加重,能接受非手术治疗患者的比例从 89.7% 下降到 60.8%,而非手术治疗失败率也从 2.9% 上升到 22.6%。

目前,肝外伤非手术治疗的适应证没有统一标准,一般认为应具备以下条件:①血流动力学稳定或经复苏后稳定;②没有腹膜炎体征;③无须手术处理的其他腹部损伤;④肝损伤程度在Ⅲ级以内;⑤腹腔积血<500ml;⑥肝外伤并不需要大量输血者。值得注意的是,在非手术治疗过程中需严密观察,同时做好手术准备。若没有 CT 扫描和重症监护条件,不宜采用非手术治疗。

对诊断已明确的肝外伤患者采用非手术治疗期间,严密观察病情变化及动态床旁超声检查非常重要。若患者出现生命体征变化或腹腔内出血每小时超过 200ml,应立即进行剖腹探查。非手术治疗期间,患者应绝对卧床休息 2 周以上,给予止血、抗感染、输血补液及对症处理等。止血药物可考虑以促凝、抗纤溶药物联用,必要时联用小血管收缩剂。抗生素的选择以胆汁中可能存在的细菌为依据。腹胀患者可行胃肠减压术,以促进胃肠功能恢复,使腹内积血易于吸收。对有小量活动性出血的患者,可行选择性肝动脉造影,查找出血灶后行栓塞治疗,效果较好。观察治疗期间,还应注意包膜下血肿发生延迟性肝出血的可能。

3.手术治疗　　当肝外伤严重,有明显腹腔内出血、腹膜炎症状时均应在纠正休克的同时行剖腹探查术。手术的基本原则是确切止血、彻底清创和充分引流、处理合并伤。手术探查切口一般选择上腹正中切口,必要时可迅速向各方向延长。对肝外伤诊断十分明确时,可采用右肋缘下切口。切口宜大,暴露充分,利于寻找出血部位。肝外伤术中必须首先解决的问题是出血,因为大多数肝外伤死亡病例均系出血量大或术中未能有效控制出血所致。若进入腹腔后仍有大量出血,术者应迅速用手捏住整个肝十二指肠韧带,然后用心耳钳阻断第一肝门。采用此方法,一般能迅速控制来源于门静脉和肝动脉的大出血,并得以维持血容量和纠正致命的酸中毒。一般认为,常温下阻断正常人入肝血流安全时限可达 60 分钟,如患者有明显肝硬化或其他弥漫性肝实质病变时,常温下每次阻断入肝血流的时限最好不要超过 15 分钟。需要指出的是,在探查过程中,一定要避免过分用力牵拉肝,以免加深撕裂肝上的伤口,造成更大量的出血。如果阻断第一肝门未能控制大量出血,说明有肝后腔静脉或肝静脉主支破裂,应以纱布垫填塞伤口,压迫止血,并立即切断肝镰状韧带及冠状韧带,显露第二或第三肝门,查清出血的部位予以止血,然后根据肝损伤严重程度,决定选择何种手术方式。目前,手术方法很多,如用 Pringle 法阻断入肝血流,进行肝切除或通过指折法显露损伤部位结扎血管和胆管,然后用带蒂大网膜填塞后缝合修补;对更严重的患者,可进行肝切除加选择性肝动脉结扎,或全肝血流阻断下行肝后下腔静脉修补,或肝周纱布填塞等等。因此,需根据肝外伤的程度、出血部位和全身情况选择最佳的手术方法来控制出血和减少术后感染。

(1)单纯缝合术:肝单纯的裂伤,裂口深度小于2cm,可不必清创,予以单纯缝合修补即可。大多数伤口可做间断缝合或褥式缝合。缝合要点是经裂口底部缝合,不残留无效腔,并常规放置引流。出血已经停止者可不必缝合,适当引流即可。

(2)肝清创、大网膜填塞缝合修补术:肝实质裂伤出血时,最好方法是彻底清除失活、脱落的肝组织,分别结扎肝创面处的血管和胆管。清创时,通常在常温暂时阻断第一肝门,然后用电刀切开损伤处创缘的肝包膜,用手指法断离失活的肝组织直至正常肝实质。清除毁损的肝实质后,可显露出肝断面处受损伤的血管及胆管,钳夹后予以结扎或缝合。较大的血管(门静脉、肝静脉)支或肝管损伤,用5-0无损伤针线缝合修补。解除肝门阻断,观察3~5分钟,确认已彻底清除及完全止血后,用一带蒂大网膜条填入肝创口内,再将肝创缘予以褥式缝合。若手术时发现有肝包膜下血肿,应将血肿切开,清除血块并对创面予以彻底止血。肝脏的清创术一般只限于清除失活、脱落、离断血液供应的肝组织,以减少日后发生坏死、液化、感染的机会,无须作创缘切除,更不必要作大块肝切除。

(3)肝动脉(或选择性肝动脉)结扎术:经彻底清创后肝断面仍出血不止,这种出血多来自于肝动脉系统,因为肝内门静脉和肝静脉系统压力低,出血比较容易自行停止。对于这种情况,可考虑采用肝动脉结扎或选择性肝动脉结扎术来控制出血。另外,广泛性肝包膜下血肿和肝切面的弥漫性出血也是肝动脉结扎的适应证。结扎肝总动脉最安全,但止血效果有时不满意。结扎左肝或右肝动脉效果肯定,术后虽然肝功能可能波动,但由于侧支循环的建立,预后较好。

(4)肝切除术:对肝外伤裂口深、破碎毁损面积大者,缝合加引流或动脉结扎效果都不满意,死亡率和并发症发生率很高,而正确地施行肝切除术,可能使相当一部分伤员获救。急诊肝切除主要分规则性肝切除和清创性肝切除。如果发生在左外叶也可行规则性肝左外叶切除。但在严重肝外伤的情况下,行规则性肝切除死亡率高,可达40%~50%。目前,多不主张采用规则性肝切除术。肝外伤施行肝切除术仅适应于如下几种情况:①整个肝段或肝叶损坏,无法修补;②一侧肝脏的主要血管及胆管损伤;③合并下腔静脉损伤,不切除肝组织而无法显露止血。

(5)纱布块填塞术:纱布填塞治疗肝外伤曾被广泛使用,但此法有并发肝周或肝内感染以及取纱布时引起再次出血的可能。目前,纱布块填塞法仍有一定的应用价值,如由于医院的条件或技术能力等原因,不能对严重的肝外伤进行彻底止血手术者,为了尽快地控制肝创口出血,挽救患者的生命,此时应采用纱布填塞,可为转送上级医院争取再次手术赢得时间;又如,由于大量失血及大量输入库存血,出现凝血机制紊乱,肝创面大量渗血而难以控制,此时应立即用纱布填塞压迫止血,终止手术。过去认为,为了防止继发感染,用于填塞止血的纱布应于术后3~5天内逐渐取出。现在看来,这一期限太短,过早取出纱布是发生再出血的重要原因。填塞纱布时,可在其周围放置2~3根引流管,以便及时将肝创面周围的渗出物排出,是防止局部继发感染的有效措施。

(6)肝移植术:极重度肝外伤无法控制出血或即使控制出血但不可避免发生肝功能衰竭,此类高危患者可考虑风险极大的肝移植术。通常采用两步法:先将损伤的肝脏切除,达到彻底止血的目的,并积极扩容纠正休克。在无肝期采用生物人工肝及多种辅助措施维持患者的生命,同时紧急寻求供肝,进行二期肝移植。由于在肝供源上存在问题,目前文献报告不到10例,术后约40%的患者存活。该方案尚难常规应用于临床。

(7)肝外伤伴肝旁血管伤的处理:肝外伤如累及大血管,尤其是肝静脉、下腔静脉损伤,死亡率高达80%以上。死亡原因主要是大出血,空气、肝破碎组织栓塞。当阻断第一肝门后出血停止,多为肝动脉、门静脉损伤。探明伤口后,小的血管裂伤可行修补缝合术,损伤严重者可行端端吻合术。如为肝静脉或肝后下腔静脉损伤时应立即用纱布填塞止血,切断右侧肝冠状韧带、三角韧带游离肝右叶,暴露肝后下腔静脉外侧缘,寻找裂口后缝合修补。当肝静脉在汇入下腔静脉处破裂或肝上下腔静脉破裂时,可通过胸腹联合切口打开膈肌直视下修补。伴有严重的肝右叶损伤时,可先行肝右叶切除术,直接暴露右肝静脉和肝后下腔静脉修补,但手术打击大,病死率高。出血汹涌经纱布填塞无效时,可采用常温下全肝血流阻断后从后方修复伤处或经肝正中裂从前方分离肝实质到达下腔静脉并缝合伤处。

需要强调的是,充分引流是减少肝外伤术后并发症的重要措施。肝创面处理完毕后,常规在肝创面处放置1～2根双腔负压吸引管,如创面大、肝损伤严重,尚应在膈下放置一根双腔引流管,以便充分地引流渗出的胆汁和血液。

四、肝外伤术后并发症

肝外伤术后并发症与肝损伤的程度和治疗是否及时、得当密切相关。常见的并发症有感染、出血、肝组织坏死及胆汁漏等,严重肝外伤尚可出现肺、肝、肾、心等多系统脏器功能衰竭,预后恶劣。

感染最为常见,可表现为伤口感染、膈下感染、腹膜炎和肝脓肿等。血液、胆汁及失去生机的坏死或液化肝组织,为细菌繁殖继发感染创造了良好条件。严重感染可导致中毒性休克。建立通畅引流、加强抗感染及全身支持治疗是基本的处理原则。对肝脓肿或膈下脓肿,可采用B超或CT引导下经皮穿刺置管引流,多不必行二次开腹手术。

肝外伤手术处理后自腹腔引流管中会有少量血性液体流出,术后第1个24小时内引流量通常在300ml以内,很少超过500ml,而后出血量渐渐减少,并自行停止。若出血量明显增加,且心率加快,血压呈下降趋势,则提示仍有活动性出血。术后早期出血可由止血不彻底或凝血功能紊乱所致。术后经一稳定期后再出血,常为胆道出血或假性动脉瘤破裂引起。不同原因的出血应区别对待。假性动脉瘤所致的胆道出血,可经血管造影确定出血部位后再做选择性插管栓塞疗法。肝包膜下血肿迟发性破裂出血,过去主张一律手术。目前认为,如原有血肿很大,出血猛烈引起血压波动的以手术为宜;原有血肿不大,出血比较缓和,经输液及输血治疗能保持病情稳定的,还可行非手术治疗。因肝内血肿感染继发性出血颇为棘手,若破裂的血管较小,局部充分引流加缝扎或许能避免再出血。出血凶猛或反复出血者,应避开感染出血部位进行处理,如肝叶切除、肝动脉结扎、选择性血管造影栓塞等。

胆漏也较常见,如无远端胆道阻塞,少量的胆漏一般均可经保守治疗而治愈。如胆漏量较多,说明破裂的胆管支较大或同时有远端胆管阻塞,应采取手术治疗。

(熊华刚)

第四节　急性化脓性梗阻性胆管炎

一、病因及发病机制

急性化脓性梗阻性胆管炎的特点是在胆道梗阻的基础上伴发胆管急性化脓性感染和积脓,胆道高压,大量细菌内毒素进入血液,导致多菌种、强毒力、厌氧与需氧菌混合性败血症、内毒素血症、氮质血症、高胆红素血症、中毒性肝炎、感染性休克以及多器官功能衰竭等一系列严重并发症。其中感染性休克、胆源性肝脓肿、脓毒败血症及多器官功能衰竭为导致患者死亡的三大主要原因。病因和发病机制尚未完全清楚，主要与下列因素有关。

（一）胆管内细菌感染

正常人胆管远端 Oddi 括约肌和近端毛细胆管两侧肝细胞间的紧密连接分别构成肠道与胆道、胆流与血流之间的解剖屏障；生理性胆汁流动阻碍细菌存留于胆管黏膜上；生理浓度时，胆汁酸盐能抑制肠道菌群的生长；肝库普弗细胞和免疫球蛋白可形成免疫防御屏障，因此正常人胆汁中无细菌。当胆道系统发生病变时（如结石、蛔虫、狭窄、肿瘤和胆道造影等），可引起胆汁含菌数剧增，并在胆道内过度繁殖，形成持续菌胆症。目前认为，细菌也可通过淋巴管、门静脉或肝动脉进入胆道。AOSC 术中胆汁细菌培养阳性率可高达 95.64%～100%。当胆道急性化脓性感染经手术去除梗阻因素，确认临床治愈后，较长时期胆汁内细菌仍然存在。目前对胆汁难以净化的原因和机制尚不十分清楚。细菌的种类绝大多数为肠源性细菌，以需氧革兰阴性杆菌阳性率最高，其中以大肠埃希菌最多见，也可见大肠埃希菌、副大肠埃希菌、产气杆菌、铜绿假单胞菌、变形杆菌和克雷伯杆菌属等。革兰阳性球菌则以粪链球菌、肺炎球菌及葡萄球菌较多见。随着培养、分离技术的改进，胆汁中厌氧菌检出率明显增高，阳性率可达 40%～82%，菌种也与肠道菌组一致，主要为类杆菌属，其中以脆弱拟杆菌、梭状杆菌常见。需氧和厌氧多菌种混合感染是 AFC 细菌学特点。细菌产生大量强毒性毒素是引起本病全身严重感染证候、休克和多器官衰竭的重要原因。细菌是急性胆管炎发病的必要因素，但并非有菌胆症的患者均发病。近来，不少临床和实验研究结果表明，脓毒症的严重程度及病死率并不完全依赖于侵入微生物的种类和毒力。

（二）胆道梗阻和胆压升高

导致胆道梗阻的原因有多种，我国常见的病因依次为：结石、寄生虫感染（蛔虫、中华分支睾吸虫）、纤维性狭窄。其他较少见的梗阻病因有：胆肠吻合术后吻合口狭窄、医源性胆管损伤狭窄、先天性肝内外胆管囊性扩张症、先天性胰胆管汇合畸形、十二指肠乳头旁憩室、原发性硬化性胆管炎、各种胆道器械检查操作等。西方国家则以胆管继发结石和乏特壶腹周围肿瘤较多见。胆道梗阻所致的管内高压是 AFC 发生、发展和恶化的首要因素。动物实验证明，结扎狗的胆总管，向胆管内注入大肠埃希菌，狗在 24h 内出现高热，2d 内死亡。如果向未结扎胆总管的胆管内注入等量的大肠埃希菌，动物则不发生症状。实验还证明，当胆管内压>2.9kPa($30cmH_2O$)时，细菌及其毒素即可反流入血而出现临床感染症候。梗阻愈完全，管内压愈高，菌血症和内毒素血症发生率愈显著。在胆管持续高压下，胆-血屏障损坏是胆道内细菌反流入血形成菌血症的前提。通过向胆道内逆行注入各种示踪物质，借助光镜、电镜和核素等技术已经显示，在阴道高压状态下胆道循环系统反流的可能途径：①经肝细胞反流：当胆道梗阻和胆汁淤滞时，肝细胞可通过吞噬的方式将胆汁中成分吸入肝细胞胞质内，并转送到 Disse 间隙。②经肝细胞旁路反流。临床观察也发现，不少 AFC 患者做胆管减压术，当排出高压胆汁后，血压迅速回升和脉率减慢，显然难用单纯感染性休克合理解释，表明有神经因素的参与。

（三）内毒素血症和细胞因子的作用

内毒素是革兰阴性菌细胞壁的一种脂多糖成分，其毒性存在于类脂 A 中。内毒素具有复杂的生理活性，在 AOSC 的发病机制中发挥重要作用。

1.内毒素直接损害细胞　使白细胞和血小板凝集，内毒素主要损害血小板膜，亦可损害血管内膜，使纤维蛋白沉积于血管内膜上增加血管阻力，再加上肝细胞坏死释放的组织凝血素，因而凝血机制发生严重阻碍。血小板被破坏后可释放血栓素，它可强化儿茶酚胺等血管活性物质，引起外周血管的收缩以及肺循环改变。血小板凝集导致微循环中血栓形成，堵塞微血管，使毛细血管的通透性增加，这种微血管障碍可遍及全身各重要器官,引起肺、肾和肝等局灶性坏死和功能紊乱。

2.内毒素刺激巨噬细胞系统产生一种多肽物质即肿瘤坏死因子(TNF) 在 TNF 作用下发生一系列由多种介质参与的有害作用。①TNF 激活多核白细胞而形成微血栓,血栓刺激血管内皮细胞释出白介素和血小板激活因子,使血小板凝集,促进弥散性血管内凝血(DIC)。②被激活的多核白细胞释放大量氧自由基和多种蛋白酶。前者加重损害中性粒细胞和血管内皮细胞而增加血管内凝血,还损害组织细胞膜、线粒体膜和溶解溶酶体,严重破坏细胞结构和生物功能。后者损害血管内皮细胞和纤维连接素并释放缓激肽,增加血管扩张和通透性,使组织水肿和降低血容量。③TNF 通过环氧化酶催化作用,激活花生四烯酸,产生血栓素和前列腺素,前者使血管收缩和血小板凝集,后者使血管扩张和通透性增加。④TNF 还经脂氧化酶作用,使花生四烯酸产生具有组胺效应的白细胞三烯,加重血管通透性。在休克进展中,组织严重缺血缺氧、结构破坏,又可释放出多种毒性体液因子,如组胺、5 羟色胺、氧自由基、多种蛋白水解酶、心肌抑制因子、前列腺素和内腓肽等,进一步加重组织损害,形成了以细菌毒素为主、启动并激活体内多种体液介质参与的相互促进的恶性循环。由肠道阳性球菌所产生外毒素,也参与了收缩血管、溶解血细胞和凝集血小板等作用。

3.内毒素激活补体反应 补体过度激活并大量消耗后,丧失其生物效应,包括炎性细胞趋化、调理和溶解细菌等功能,从而加重感染和扩散。补体降解产物刺激嗜碱性粒细胞和肥大细胞释放组胺,加重血管壁的损伤。

4.产生免疫复合物 一些细菌产生的内毒素具有抗原性,它与抗体作用所形成的免疫复合物,沉积在各脏器的内皮细胞上,可发生强烈免疫反应,引起细胞发生蜕变、坏死,加重多器官损害。

5.氧自由基对机体的损害 AFC 的基本病理过程(胆道梗阻、感染、内毒素休克和器官功能衰竭、组织缺血/再灌注)均可引起氧自由基与过氧化物的产生,氧自由基的脂质过氧化作用,改变生物膜的流动液态性,影响镶嵌在生物膜上的各种酶的活性,改变生物膜的离子通道,致使大量细胞外钙离子内流,造成线粒体及溶酶体的破坏。氧自由基还可通过激活磷脂酶,催化膜磷脂释放对白细胞具有趋化作用的花生四烯酸和血小板激活因子,从而使白细胞大量积聚,加重炎症反应。这些白细胞又产生大量氧自由基,形成恶性循环,对机体组织和肝胆系统造成严重损害。

(四)高胆红素血症

正常肝分泌胆汁的压力为 $3.1kPa(32cmH_2O)$。当胆管压力超过约 $3.43kPa(35cmH_2O)$ 时,肝毛细胆管上皮细胞坏死、破裂,胆汁经肝窦或淋巴管逆流入血,即胆小管静脉反流,胆汁内结合和非结合胆红素大量进入血循环,引起以结合胆红素升高为主的高胆红素血症。如果胆管高压和严重化脓性感染未及时控制,肝组织遭到的损害更为严重,肝细胞摄取与结合非结合胆红素的能力急剧下降,非结合胆红素才明显增高。高胆红素血症是加重 AFC 不可忽视的因素,其危害尚不完全清楚。较肯定的有:①胆红素进行性增高,可导致各脏器胆红素沉着,形成胆栓,影响各主要脏器的功能。②胆汁酸有抑制肠腔内大肠埃希菌生长和清除内毒素的作用,当梗阻性黄疸时,肠内缺乏胆酸,大肠埃希菌大量繁殖及释放大量内毒素。AFC 的胃肠黏膜受损加重,导致细菌和内毒素吸收移位至门静脉。另外,梗阻性黄疸及胆管感染时肝网状内皮系统清除细菌和毒素的功能减弱,门静脉内的细菌和毒素易进入体循环,更加重了胆源性内毒素血症的程度。③肠内缺少胆酸使脂溶性维生素不能吸收,其中维生素 K 是肝内合成凝血酶原的必需成分,因而可导致凝血机制障碍。

(五)机体应答反应

1.机体应答反应异常 临床常注意到,手术中所见患者的胆道化脓性感染情况与其临床表现的严重程度常不完全一致。仅仅针对细菌感染的措施,常难以纠正脓毒症而改善患者预后。上述现象提示必有致病微生物以外的因素在脓毒症发病中起着支配作用。近年来,在细胞和分子水平上逐渐积累的临床和动物实验研究资料正在越来越清楚地揭示,脓毒症的临床病理表现是宿主对各种感染和非感染性损伤因素异常反应而导致体内急性生理紊乱的结果。原有严重疾病所致器官组织的损害和继发感染固然是重要的启动因素,但由各种损伤动因所触发的体内多种内源性介质反应在脓毒症和多器官功能障碍的发病中所起的介导作用也非常重要。

2.免疫防御功能减弱　本病所造成的全身和局部免疫防御系统的损害是感染恶化的重要影响因素。吞噬作用是人体内最重要的防御功能。肝窦壁上的库普弗细胞占全身巨噬细胞系统即网状内皮系统的70%,它具有很强的清除微生物、毒素、免疫复合物及其他巨分子化学物质的功能,是阻止这些异物从胆管入血或从血液入胆管的重要屏障。胆管梗阻、高压和感染均可削弱库普弗细胞的吞噬功能。AFC的肝组织可发生肝窦严重炎变、坏死,加上过去反复急、慢性交替感染所致的肝纤维化、萎缩或胆汁性肝硬化,库普弗细胞结构和功能受损更甚。血浆中的调理素和纤维连结素是促进巨噬细胞系统吞噬功能的体液介质,感染过程中,它们在血中含量减少,也间接反映出免疫功能下降。阻塞性黄疸患者的细胞和体液免疫机制均受抑制,黄疸加深时间越长免疫受损越重。有实验还证明,梗阻性黄疸动物的细胞免疫功能受损,主要表现为T淋巴细胞识别抗原的能力受到抑制,可能与细胞介导免疫缺陷或产生某种抑制因子有关。

二、病理生理

病变部位和程度与梗阻部位、范围、完全与否、持续时间、细菌毒力、患者体质、营养状况、有无并发症、治疗是否及时等多因素相关。

胆管急性化脓性感染在胆管内高压未及时解除时,炎性迅速加重并向周围肝组织扩展,引起梗阻近侧所有胆管周围化脓性肝炎,进而因发生多处局灶性坏死、液化而形成多数性微小肝脓肿。各级肝胆管还可因管壁严重变性、坏疽或穿孔,高压脓性胆汁直接进入肝组织,加速肝炎发展和脓肿形成。

微脓肿继续发展扩大或融合成为肝内大小不等的脓肿,较表浅者常可自溃而破入邻近的体腔或组织内,形成肝外的化脓性感染或脓肿,常见的有膈下脓肿,局限性或弥漫性化脓性腹膜炎,还可穿破膈肌而发生心包积脓、脓胸、胸膜肺支气管脓瘘和腹壁脓肿等。胆管下端梗阻引起的肝外胆管或胆囊坏疽、穿孔致胆汁性腹膜炎也较常见。乏特壶腹部梗阻致胰管内压增高,可并发重型急性胰腺炎。

肝脓肿发展过程中,还可腐蚀毁损血管壁(多为门静脉或肝静脉分支),若脓肿又与胆管相通时,则出现胆道出血。胆管壁糜烂、溃疡,损害伴行血管也是胆道出血的原因之一。

细菌、毒素、胆管内感染物质如胆砂石、蛔虫或虫卵,可经胆管-肝窦瘘、胆管-肝脓肿-血管瘘或胆管-血管瘘直接进入血液循环,产生严重的内毒素血症、多菌种败血症及脓毒败血症,并造成多系统器官急性化脓性损害,较常发现的有急性化脓性肺炎、肺脓肿、间质性肺炎、肺水肿、肾炎、肾皮质及肾小管上皮变性坏死、心肌炎、心包炎、脾炎、脑炎、胃肠道黏膜充血、糜烂和出血等。这些严重全身感染性损害是导致病情重笃,休克难于逆转和发生多器官衰竭的病理基础。

急性胆管炎和胆源性脓毒症时肝和胆道的病理损害是变化多样的,但肝胆系统的大体和镜下病理改变与患者临床表现的严重程度却未必一致。在胆管树内有或无脓性胆汁的胆道梗阻患者之间,临床表现上并无恒定的差异。肝病理组织学改变与胆道梗阻的病因、临床表现和实验室检查结果之间均未发现有显著相关性。

AOSC尚没有统一的分型,为了医疗的实际需要,可根据病理特点、疾病过程与临床表现相结合进行分型。

（一）病理分型

1.胆总管梗阻型胆管炎　　主要由于胆总管的梗阻而发生的 AFC，此型占 80％以上。病理范围波及整个胆道系统，较早出现胆道高压和梗阻性黄疸，病情发展迅速，很快成为全胆道胆管炎。

2.肝内胆管梗阻型胆管炎　　主要是肝内胆管结石合并胆管狭窄发生的胆管炎。因病变常局限于肝内的一叶或一段，虽然有严重感染存在，可无明显腹部疼痛，黄疸也往往较少发生。此型胆管炎的临床症状比较隐蔽，同时由于肝内感染灶因胆管梗阻，得不到通畅引流，局部胆管扩张，很快出现胆道高压，胆-血屏障被破坏，大量细菌内毒素进入血内，发生败血症。

3.胰源性胆管炎　　胆道急性感染时，可发生急性胰腺炎。反之，胰腺炎时，胰液反流入胆管引起胰源性胆管炎或胆囊炎。此型患者往往是胰腺炎与胆管炎同时存在，增加了病理的复杂性与严重性。

4.胆道反流性胆管炎　　在胆道肠道瘘或胆肠内引流术后，特别是胆总管十二指肠吻合术后，由于肠道内容物和细菌进入胆道，尤其当胆道有梗阻时，可引起复发性反流性胆管炎。

5.寄生虫性胆管炎　　临床上常见的寄生虫性胆管炎，多由胆道蛔虫所引起，占胆道疾病的 8％～12％。蛔虫进入胆道后，虫体刺激胆总管末端括约肌，患者发生阵发性疼痛，由于蛔虫带入细菌感染和阻塞，可发生急性化脓性胆管炎。中华分支睾吸虫通过第一宿主淡水螺和第二宿主淡水鱼虾，发育过程中被人体摄入，寄生于肝胆管和胆囊内。如引起胆道梗阻和感染，可发生急性胆管炎，严重病例可出现梗阻性黄疸和肝脓肿。肝包囊虫破入胆道后，也可发生急性胆管炎。严重的胆道感染可引起中毒性休克。

6.医源性胆管炎　　内镜技术和介入治疗的发展，相应一些操作如 PTC、PTCD、ER-CP、EST、经 T 形管进行胆道造影、经 T 形管窦道胆道镜取石等，术后发生急性胆管炎的概率越来越多，特别是在胆道梗阻或感染的情况下更易发生。

（二）临床分型

1.暴发型　　有些 AFC 可迅速发展为感染性休克和胆源性败血症，进而转变为弥散性血管内凝血（DIC）或多器官系统衰竭（MODS）。肝胆系统的病理改变呈急性蜂窝织炎，患者很快发展为致命的并发症。

2.复发型　　若胆管由结石或蛔虫形成活塞样梗阻或不完全梗阻，感染胆汁引流不畅，肝胆系统的急性、亚急性和慢性病理改变可交替出现并持续发展。胆道高压使毛细胆管和胆管周围发生炎症、局灶性坏死和弥漫性胆源性肝脓肿。感染也可扩散到较大的肝内、外胆管壁，引起胆管壁溃疡以及全层坏死穿孔，形成膈下或肝周脓肿。肝内或肝周脓肿可能是化脓性细菌的潜在病灶，使急性胆管炎呈多次复发的病理过程。感染灶内血管胆管瘘，可导致胆道感染和周期性大出血。

3.迁延型　　在胆管不全性梗阻和慢性炎症情况下，胆管壁发生炎性肉芽肿和纤维性愈合，继而发展为瘢痕性胆管狭窄、胆汁性肝硬化和局灶性肝萎缩等病理改变。这些改变又常合并肝内隐匿性化脓性病灶，在肝功能逐渐失代偿情况下，致使急性化脓性胆管炎的临床经过呈迁延性，最终发展为整个肝胆系统多种不可逆性病理损害，预后不良。

4.弥漫型　　AOSC 的感染成为全身性脓毒血症。由于感染的血液播散，引起肝、肺、肾、脾、脑膜等器官的急性化脓性炎症或脓肿形成。在急性化脓性胆管炎反复发作下，出现多器官和系统功能衰竭。

以上各型在个别患者发病时，可交替或组合出现，每次发作又可因缓急、轻重和病理特征的不同而出现个体差异。因此患者每次就诊时，都应根据当时的具体情况进行个体化处理。

三、临床表现

重症急性胆管炎都是肝胆外科疾病向严重阶段发展的病理过程，它的病因病理复杂，加以患者年龄与过去的胆道疾病或手术基础各异,临床表现不完全相同。所以不能单纯追求所谓的典型症状,如三联征或五联征,以免延误诊治。重症急性胆管炎的基本临床表现与其主要病理过程一致,第1阶段多有胆道疾病或胆道手术史,在此基础上发生胆道梗阻和感染,出现腹痛、发热、黄疸等急性症状。但由于胆道梗阻部位有肝内与肝外之别,腹痛与黄疸的程度差别甚大。而急性胆道感染的症状则为各类胆管炎所共有。第2阶段由于严重胆道化脓性炎症,胆道高压,内毒素血症,脓毒败血症,患者表现为持续弛张热型,或黄疸日渐加重,表示肝功能受到损坏,神志改变,脉快而弱,有中毒症状。第3阶段病情向严重阶段发展,微循环障碍,水、电解质及酸碱平衡失调,患者表现为感染性休克,血压下降,少尿,内环境稳态逐渐失去代偿,各主要脏器功能发生障碍。第4阶段主要为多器官系统衰竭,肝、肾、心、肺、胃肠、凝血等相继或交替出现功能受损,构成严重的组合。如果病情进一步发展,胆道梗阻与胆道高压不解除,则危及患者生命。

依据典型的 Charcot 三联征及 Reynold 五联征,AFC 的诊断并不困难。但应注意到,即使不完全具备 Reynold 五联征,临床也不能完全除外本病的可能。为此,1983 年在重庆举行的肝胆管结石专题研讨会制定了我国的诊断标准。

1.Reynold 五联征+休克。

2.无休克者,应满足以下 6 项中之 2 项即可诊断:①精神症状;②脉搏>120/min;③白细胞计数>20×10^9/L;④体温>39℃或<36℃;⑤胆汁为脓性或伴有胆道压力明显增高;⑥血培养阳性或内毒素升高。将这一诊断标准应用于临床能解决大多数患者早期诊断,但对一些临床表现不典型者,当出现休克或血培养阳性结果时,病情已极其严重,病死率大大增加。因此认为 Reynold 五联征及 AFC 的诊断标准,只能反映 AFC 一定发展阶段,其临床表现还与细菌的数量和毒力及机体免疫状态以及是否及时接受恰当治疗有关。为此,根据病理生理发展阶段,将病情分为 4 级。1 级:单纯 AOSC,病变多局限于胆管范围内,以毒血症为主;2 级:AOSC 伴休克,胆管炎加重,胆管周围化脓性肝炎发展,胆管、毛细胆管及肝窦屏障进一步受损,败血症及脓毒败血症发生率增多;3 级:AOSC 伴胆源性肝脓肿;4 级:AOSC 伴多器官功能衰竭,是严重感染的后期表现。这种分级有利于病情判断和治疗方案的选择。由于急性化脓性胆管炎和急性化脓性肝胆管炎的病理不同,临床表现有差异,应注意鉴别。

四、诊断

1.实验室检查 除老弱和机体抵抗力很差者外,多有血白细胞计数显著增高,常达 20×10^9/L,其上升程度与感染严重程度成正比,分类见核左移;胆道梗阻和肝细胞坏死可引起血清胆红素、尿胆红素、尿胆素、碱性磷酸酶、血清转氨酶、γ-谷氨酰转肽酶、乳酸脱氢酶等升高。如同时有血清淀粉酶升高,表示伴有胰腺炎。血小板计数降低和凝血酶原时间延长,提示有 DIC 倾向。此外,常可有低氧血症、代谢性酸中毒、低血钾、低血糖等。血细菌培养阳性,细菌种类与胆汁中培养所得一致。门静脉和周围静脉血中内毒素浓度超过正常人数 10 倍(正常值<50pg/ml)。

重症急性胆管炎患者检查外周静脉血血小板量,血小板聚集率(AGG),结果表明,重症急性胆管炎患者血小板量及 AGG 明显下降。指出血小板量及聚集性改变与病理程度和预后密切相关。临床测定血小板量及 AGG 对判定病情程度和预后评价具有重要意义。

2.B 超 是最常应用的简便、快捷、无创伤性辅助诊断方法,可显示胆管扩大范围和程度以估计梗阻部位,可发现结石、蛔虫、>1cm 直径的肝脓肿、膈下脓肿等。

3.胸、腹 X 线片 有助于诊断脓胸、肺炎、肺脓肿、心包积脓、膈下脓肿、胸膜炎等。胆肠吻合手术后反流性胆管炎的患者,腹部 X 线片可见胆道积气。上消化道钡剂示肠胆反流。腹 X 线片还可同时提供鉴别诊断,如排除肠梗阻和消化道穿孔等。

4.CT扫描　AFC的CT图像,不仅可以看到肝胆管扩张、结石、肿瘤、肝增大、萎缩等的征象,有时尚可发现肝脓肿。若怀疑急性重症胰腺炎,可做CT检查。

5.经内镜逆行胆管引流(ERBD)、经皮肝穿刺引流(PTCD)　既可确定胆道阻塞的原因和部位,又可做应急的减压引流,但有加重胆道感染或使感染淤积的胆汁溢漏进腹腔的危险。

6.磁共振胆胰管成像(MRCP)　可以详尽地显示肝内胆管树的全貌、阻塞部位和范围。图像不受梗阻部位的限制,是一种无创伤性的胆道显像技术,已成为目前较理想的影像学检查手段。MRCT比PTC更清晰,它可通过三维胆道成像(3DMRC)进行多方位不同角度扫描观察,弥补平面图上由于组织影像重叠遮盖所造成的不足,对梗阻部位的确诊率达100%,对梗阻原因确诊率达95.8%。

五、鉴别诊断

鉴别诊断中在详细了解病史、症状、体征等的准确资料后,依据患者的实际特点,应做好与急性胆囊炎、消化性溃疡穿孔或出血、急性坏疽性阑尾炎、食管静脉曲张破裂出血、重症急性胰腺炎,以及右侧胸膜炎、右下大叶性肺炎等鉴别。在这些疾病中,都难以具有ACFC的基本特征,仔细分析,不难得出正确的结论。

六、并发症

常并发多系统器官衰竭。主要并发症的发病率以肾衰竭(简称肾衰)最高(23.14%),其次依次为呼吸衰竭(简称呼衰)(14.88%),肝衰竭(13.22%),循环衰竭(9.92%)和弥散性血管内凝血(DIC)(3.31%)。多器官功能衰竭的病死率为94.4%,明显高于单器官衰竭的病死率(33.3%)。AOSC并发器官功能衰竭的病死率为79.2%。AFC时并发多系统器官功能衰竭是最主要的死亡原因。

血清总胆红素的水平是影响多系统器官衰竭发生的重要因素。当血清总胆红素>160μmol/L时,单器官衰竭往往向多系统器官衰竭发展。

七、预防

1.一级预防　急性化脓性胆管炎是肝胆管结石、胆道蛔虫病的严重并发症,故该病的一级预防主要是针对肝胆管结石及胆道蛔虫的防治。①防治肝胆管结石,关键在于预防及消除致病因素。而已确诊为肝胆管结石的患者,则应高度警惕本病的发生,尤其在并发胆道感染时应更积极地防治。早期即应用大剂量敏感抗生素抗感染,保持水、电解质及酸碱平衡,加强全身支持治疗控制胆道感染。在全身情况允许的情况下尽早手术,去除结石,通畅引流,从而达到预防AFC的发生。②防治胆道蛔虫病。蛔虫进入胆道后造成胆道不同程度的梗阻。使胆道压力增高,当并发细菌感染时,可诱发AFC。另外,胆道蛔虫症也是肝胆管结石形成的重要因素。因此,防治胆道蛔虫病是预防AFC的极其重要的方面,主要是注意饮水、饮食卫生,防治肠道蛔虫病。一旦确诊即行驱蛔治疗,如已确诊为胆道蛔虫病,则应尽快治疗。给予镇痛、解痉、控制感染,促使蛔虫自行从胆道退出。另外,可做十二指肠内镜检查,用圈套器将部分进入胆总管口的蛔虫套住拉出体外。治疗无效时方考虑手术治疗。

2.二级预防　AFC病情发展迅猛,很快可出现中毒性休克。因此该病的二级预防主要是早期诊断、早期治疗。根据反复发作的胆道病史,有高热、寒战、黄疸、全身中毒症状及腹膜炎体征,结合 B 超检查,诊断不难。一旦确诊,就应积极抗感染、抗休克,使用足量敏感抗生素,补充血容量,纠正酸中毒,防治胆源性败血症,同时准备急诊手术。手术原则是解除梗阻,减压胆道,通畅引流,力求简单快速。对高龄、全身情况差的患者可先行 PTCD 或经鼻胆管引流,待一般情况改善后再行手术。术后仍应行积极的全身支持疗法和抗感染措施。

3.三级预防　AFC 早期即可出现中毒性休克和胆源性败血症,如不及时治疗,预后很差,病死率极高。

八、治疗

(一)治疗原则

一经诊断,应迅速采用强有力的非手术治疗措施。根据患者对治疗的早期反应,来决定进一步采取何种治疗对策。如经过数小时的非手术治疗和观察,病情趋于稳定,全身脓毒症表现减轻,腹部症状和体征开始缓解,则继续采用非手术疗法。一旦对非手术治疗反应不佳,即使病情没有明显恶化或病情一度好转后再度加重,则应积极地进行胆道减压引流。早期有效地解除胆道梗阻、降低胆压是急性梗阻性化脓性胆管炎治疗的基本着眼点和关键环节。长期实践证明,外科手术是最迅速、最确切的胆管减压方法。但是,急症手术也存在一些不利之处:第一,患者处于严重感染中毒状态下,对手术和麻醉的耐受能力均差,手术死亡率和并发症率较择期手术高;第二,局部组织因急性炎变,有时合并凝血功能障碍甚至伴有肝硬化、门静脉高压,加以过去胆道手术所形成的瘢痕性粘连等,常给手术带来很大困难,少数极困难者亦有由于渗血不止或找不到胆管而被迫终止手术;第三,由于此症常发生在合并有复杂胆道病理改变的基础上,如广泛的肝内胆管结石或肝胆管狭窄,在全身和局部恶劣条件下,不允许较详细探查和处理肝内胆管和肝病变,常需再次手术解决。近年来,非手术胆管减压术已成为急性梗阻性化脓性胆管炎急症处理方法之一,对胆道起到一定的减压作用,使患者度过急性期,经充分检查和准备后,行计划性择期手术,从而避免因紧急手术时可能遗留的病变而需二期手术处理。但是,各种非手术胆管减压方法的治疗价值是有限的,有其特定的适应证,并且存在一定的并发症,不能完全取代传统的手术引流。因此,外科医生应根据患者的具体病情、梗阻病因及可能的肝胆系统病变范围来选择有利的胆道减压方式和时机,并处理好全身治疗和局部治疗、手术与非手术治疗的关系。

(二)全身治疗

目的是有效地控制感染、恢复内环境稳定、纠正全身急性生理紊乱、积极地防治休克以及维护重要器官功能,为患者创造良好的手术时机,是急性梗阻性化脓性胆管炎治疗的基本措施,也是胆道减压术围手术期处理的重要内容。

1.一般处理措施

(1)全面检查:对患者的主要脏器功能进行全面检查,除体格检查外,需紧急检查血尿常规,出、凝血时间,血小板计数,肝、肾功能,凝血酶原时间,血钾、钠、氯、血糖,二氧化碳结合力,心电图,血气分析等。

(2)纠正全身状态:对伴有低蛋白血症及维生素缺乏、凝血机制障碍者,应采取预防措施和全身支持治疗。例如给予输新鲜血、血浆、人血白蛋白、维生素 B、维生素 C、维生素 K、三磷腺苷(三磷酸腺苷)、辅酶 A、人血丙种球蛋白等,以增强机体的抵抗力。常规应用雷尼替丁等制酸药预防应激性溃疡发生。

(3)其他:禁食及胃肠减压;保持呼吸道通畅,给予吸氧;高热者采取物理降温,因用药物降温常对肝不利,故应慎用;解痉镇痛。

2.纠正全身急性生理紊乱

(1)补充血容量和纠正脱水:应在动脉压、中心静脉压、尿量、血气和电解质、心肺功能等监测下补充血容量,纠正脱水。

(2)纠正电解质紊乱和代谢性酸中毒:急性梗阻性化脓性胆管炎发病时往往由于患者不能进食,频繁呕吐,肠麻痹和腹腔内大量渗出而导致电解质紊乱。黄疸患者血钾常低于正常人,有时很低,以一般方式难以纠正,应根据临床症状并参考所测得的数据,给予有计划地纠正。AFC时经常伴有代谢性酸中毒,常用5%碳酸氢钠溶液,根据二氧化碳结合力测定值给予,24h可给400~600ml。若患者有心、肾功能不全,须限制钠盐摄入者,则可改用三羟基氨基甲烷(THAM)80~100ml。

(3)营养和代谢支持:急性梗阻性化脓性胆管炎患者处于全身高代谢状态,同时由于肝首先受累而易于发生代谢危机。因此,当循环稳定后即应经胃肠外途径给予营养和代谢支持。急性梗阻性化脓性胆管炎宿主糖和氨基酸代谢紊乱,表现为肝细胞糖异生抑制和清除非支链氨基酸的功能障碍,因而应充分考虑到急性梗阻性化脓性胆管炎时患者的代谢病理特征设计合理的 TPN 配方。有必要调整输入氨基酸的构成比,输入富含支链氨基酸的氨基酸溶液,以促进体内氨基酸的利用和肝蛋白质合成。肝功能异常患者易采用中、长链混合脂肪乳或结构脂肪乳。谷氨酰胺对胃肠道具有特殊的营养作用,肠黏膜的生长需要大量的谷氨酰胺,它在保护胃肠道黏膜屏障、防止细菌和毒素移位方面具有重要价值。如胃肠道能利用,尽量采用肠内营养。肝胆道疾病或胰腺疾病处于高代谢时,可选用以蛋白质水解物或氨基酸混合物为氮源的要素膳,如 Isocal、Vivonex、爱伦多。肝衰竭者可应用低蛋白、高支链氨基酸的膳食,如 Hepatic-Aid。

3.抗菌药物治疗　　合理地选择抗菌药物是有效地控制感染的重要环节之一。急性梗阻性化脓性胆管炎的细菌大多来自肠道,最常见的是混合细菌感染。在选用药物时,应首先选用对细菌敏感的广谱抗菌药物,既要注意能控制需氧菌,又要注意控制厌氧菌,同时强调要足量和联合用药,这既可扩大抗菌谱、增强抗菌效果,又可降低和延缓耐药性的产生。关于急性胆道感染的抗菌药物治疗方案尚无统一意见。一般认为,应根据胆汁细菌谱及其对药物敏感性、药物抗菌谱及毒性反应、药物在胆汁中的排泄和血中的浓度、患者机体状态等选择胆道抗感染药物。但必须注意,急性梗阻性化脓性胆管炎时胆道梗阻和肝功能损害均严重影响抗菌药物向胆道的排泄,抗菌药物在胆道内的浓度明显下降或为零。因此,抗菌药物在血中的浓度及抗菌谱比其在胆汁中的浓度更为重要。应用抗菌药物旨在控制胆道感染引起菌血症,对原发病治疗价值较小。在胆汁中能达到有效浓度的抗菌药物有青霉素、部分合成青霉素、头孢菌素、氯霉素、喹诺酮类药物及甲硝唑。在未能确定胆道感染的致病菌或未行药敏试验的情况下,可选择第二代或第三代头孢菌素与甲硝唑配伍应用。近年有些学者提出通过门静脉给予抗菌药物的方法最为合理。它的优点是明显提高了入肝的药物浓度。插管可选经胃网膜右静脉或脐静脉。在用抗菌药物的治疗时,一旦感染控制,不宜过早停药,力求治疗彻底,以免复发。但长期应用时,还应考虑继发真菌二重感染问题。此外,还应注意卡那霉素、庆大霉素等对肾的毒性作用。

4.防治休克　　出现休克时,要严密监护,做好中心静脉压的测定和监护,动态分析。留置导尿管记录每小时的尿量和比重。防治休克主要包括以下几个方面。

(1)扩充血容量:有效血容量不足是感染性休克的突出矛盾,如不及时补充和改善微循环及心排血量,则休克难以纠正。扩容的液体包括胶体液、晶体液和葡萄糖液。应根据患者具体情况合理组合才能维持内环境的恒定。开始可用平衡盐溶液及右旋糖酐-40(低分子右旋糖酐),以增加循环血量及渗透压,改善微循环和预防血栓形成,继之输给葡萄糖盐水和葡萄糖溶液。维持每小时尿量 30ml 以上。

(2)纠正酸中毒:纠正酸中毒可以改善微循环,防止弥散性血管内凝血的发生和发展,并可使心肌收缩力加强和提高血管对血管活性药物的效应。如酸中毒不纠正,则休克也难以控制。常用5%碳酸氢钠

250～500ml。

（3）血管活性药物的应用：有扩血管和缩血管两类药物。无论应用何种血管活性药物，有效血容量必须补足，酸中毒必须纠正，这对扩血管药来讲尤为重要。除早期轻型休克或高排低阻型可单独应用缩血管药外，晚期病例或低排高阻型宜采用扩血管药，如山莨菪碱（654-2）、阿托品、酚妥拉明（苄胺唑啉）等。也可扩血管药和缩血管药联合应用，常用的药物为多巴胺或多巴酚丁胺与间羟胺（阿拉明）联用，既可增加心排血量又不增加外围血管阻力，并扩张肾动脉，以维护肾功能。缩血管药单独应用时以选用间羟胺或去氧肾上腺素（新福林）为宜。应用血管活性药物时宜将收缩压维持在 12.0～13.3kPa（90～100mmHg），不宜过高，脉压差维持在 2.7～4.0kPa（20～30mmHg）或以上。

（4）肾上腺糖皮质激素：能抑制脓毒症时活化巨噬细胞合成、释放促炎性细胞因子，以及改善肝代谢，因而有助于控制急性梗阻性化脓性胆管炎时肝内及全身炎症反应。能使血管扩张改善微循环，增强对血管活性药物的反应，在一定程度上具有稳定细胞溶酶体膜的作用，减轻毒血症症状。强调早期、大剂量、短程使用。常用剂量为氢化可的松每天 200～400mg，地塞米松每天 10～20mg，待休克纠正后即应停用。

（5）防治弥散性血管内凝血：可用复方丹参注射液 20～40ml 加入 10% 葡萄糖液 250ml 中静脉滴注，1～2 次/d。亦可用短程小量肝素治疗，剂量为 0.5～1.0mg/kg，每 4～6h 静脉滴注 1 次，使凝血时间（试管法）延长至正常的 2～3 倍。如用双嘧达莫（潘生丁）可取得协同作用，肝素剂量可酌减，双嘧达莫用量成年人 50～100mg/次，1 次/6h，缓慢静脉注射。抑肽酶 2 万～4 万 U/次，1 次/6h，静脉滴注，可同时抗凝和抗高纤溶状态。

（6）强心药的应用：急性梗阻性化脓性胆管炎时，多为低排高阻型休克，故宜早期使用毛花苷 C 0.4mg 加入 5% 葡萄糖 40ml 中静脉滴注，以增强心肌功能，使肺循环及体循环得以改善。如发生心力衰竭，4～6h 可重复 1 次。有人提出，单克隆抗体及血浆置换治疗感染性休克，目前临床效果有限。

5.积极支持各器官系统功能和预防多器官衰竭

（1）注意肝功能变化：AFC 往往引起肝功能的严重损害，目前监测方法尚不能及早发现肝衰竭，多在出现精神症状、肝性脑病后做出诊断，因此必须高度重视各种临床性状，准确地记录每天胆汁量以及颜色、浓度等的变化。AFC 时，由于肝细胞、毛细胆管受损害，胆汁分泌与重吸收都受影响，有时胆汁量多，每天可多达 4000～7000ml，颜色淡，可引起大量水与电解质丢失，进一步加重肝负担。使用生长抑素可明显减少胆汁分泌量。胆管外引流后，肠道内胆盐明显减少，不能有效地抑制细菌繁殖和内毒素，而大量内毒素经门静脉至肝内，可进一步加重肝脏的损害，口服胆盐可明显减少肠道内细菌及内毒素。加强肠道灭菌和清洁也十分重要，卡那霉素可抑制肠道细菌，使肝内的内毒素量明显减少。

（2）防止肾衰竭：由于感染、中毒、脱水、电解质失调以及高胆红素血症常导致肾的损害。肾衰竭的临床判定指标虽然明确，多能及早发现，但肾不像肝那样具有较大储备力，一旦发生衰竭，救治亦比较困难，因此应注意预防肾衰竭和对肾的监护。应在充分补足液体量的同时间断应用利尿药，以利于排除毒性物质、"冲洗"沉积于肾小管内的胆栓。当少尿或无尿时，应给予大剂量呋塞米（400～500mg/d）以及酚妥拉明（苄胺唑啉）、普萘洛尔，也可用微量泵持续静脉泵入多巴胺。多尿期更应注意利尿药的合理使用，应逐渐减少药量，并及时补充水及电解质的丢失。

（3）预防呼吸衰竭：呼吸衰竭早期临床上也无简便易行的观察指标，一旦症状明显，肺功能障碍处于不可逆状态，往往缺乏有效治疗措施。必要时可用呼吸道持续正压呼吸（PEEP），以提高组织的氧供应。

（三）非手术胆道减压

胆管梗阻所致的胆管内高压是炎变发展和病情加重的基本原因，不失时机地有效胆管减压是缓解病情和降低病死率的关键。近年来，非手术性胆道减压术已用于 AFC 的治疗，并获得了一定的疗效。

1.内镜鼻胆管引流(ENBD)　ENBD是通过纤维十二指肠镜,经十二指肠乳头向胆管内置入F7鼻胆管引流管,由十二指肠、胃、食管、鼻引出体外。此法具有快捷、简便、经济、创伤小、患者痛苦小、并发症少、恢复快、不用手术和麻醉等特点,是一种安全可靠的非手术引流减压方法。除重症患者需经纠正休克后施术外,即使是危重老年人,一经确诊均可立即进行治疗。在紧急内镜处理时,甚至可在床旁无X线透视设备的条件下完成部分病例ENBD置管引流。ENBD可重复行胆道造影,具有诊断价值,能明确胆管梗阻的原因和程度,可抽取胆汁进行细菌培养、取出胆道蛔虫,对于泥沙样结石、胆泥或结石小碎片,可经鼻胆管冲洗引流。通过Oddi括约肌切开(EST),用气囊导管或取石篮将结石取出,如胆管内的结石太大,取出困难,可用特制的碎石篮先将结石夹碎。部分病例经单用此法可得到治愈。但这一积极措施只适用于部分胆道病变如胆总管下端结石的病例,而在高位胆管阻塞时引流常难达到目的。对于胆总管多发结石包括需机械碎石的大结石,在紧急情况下完全清除胆管病变,建立满意胆道减压并非必要,并具有潜在的危险性。EST还有利于胰液的引流,降低胰管压力,减少胰腺炎的发生。影响其治疗效果的主要因素是鼻导管管径较细,易为黏稠脓性胆汁、色素性结石沉渣和胆泥所堵塞。因此,泥沙样胆结石引起者,不宜采用EN-BD。最常见的并发症是咽部不适、咽炎及导管脱出。导管反复插入胰管,也有感染扩散,可诱发胰腺炎,甚至发生急性重症胰腺炎。ENBD前后应用生长抑素以及直视下低压微量注射造影剂可降低胰腺炎的发生。

2.内镜胆管内支撑管引流　经纤维内镜置入胆管内支撑管引流,它不仅可以解除胆管梗阻,通畅胆汁引流,排出淤滞的胆汁,而且保证了胆肠的正常循环,是一种比较理想的、符合生理的非手术引流方法。内支撑管分别由聚乙烯、聚四氟乙烯制成。现多采用一种有许多侧孔两端各有侧瓣的直的内支撑管(F5～9)。最常见的并发症是胆汁引流不通畅引起胆管炎。缺点是不能重复造影,支撑管堵塞时不能冲洗,只有在内镜下换管。

3.经皮经肝穿刺胆管引流(PTCD)　PTCD是在PTC的基础上,经X线透视引导将F4～6导管置入阻塞以上胆管的适当位置,可获得满意的引流效果。它既可以引流肝外胆道,也可引流单侧梗阻的肝内胆管。本法适用于肝内胆管扩张者,特别适用于肝内阻塞型。具有操作方便、成功率高、疗效显著等特点。可常规作为此症的初期治疗措施,为明确胆道病变的诊断及制定确定性治疗对策赢得时间。PTCD内引流是使用导丝通过梗阻部位进入梗阻下方,再将有多个侧孔的引流管沿导丝送入梗阻下方,使胆汁经梗阻部位进入十二指肠。若肝门部梗阻,在左、右肝管分别穿刺置管是需要的。PTCD本身固有的并发症包括出血、胆瘘、诱发加重胆道感染及脓毒症。PTCD中任何增加胆道压力的因素,如胆道内注入造影剂或冲洗液时,均可诱发加重脓毒症。在行PTCD时,仅需注入少量造影剂,达到了解胆管的轮廓以指引插管方向和确定导管位置的目的即可,尽量不增加胆内压。进行完善的造影,应在PTCD后数天病情确已稳定后进行。当肝内结石致肝内胆管系统多处梗阻,或肝内不同区域呈分隔现象以及色素性结石沉渣和胆泥易堵塞引流管时,引流出来的胆汁量常不能达到理想程度。因此,应选择管径足够大的导管,在超声引导下有目的地做选择性肝内胆管穿刺。PTCD后每天以抗菌药物液常规在低压下冲洗导管和胆管1～2次。引流过程中,一旦发现PTCD引流不畅或引流后病情不能改善时,应争取中转手术。经皮肝穿刺后,高压脓性胆汁可经穿刺孔道或导管脱落后的窦道发生胆管腹腔瘘,形成局限性或弥漫性腹膜炎,还可在肝内形成胆管血管瘘而导致脓毒败血症、胆道出血等并发症,故仍须谨慎选用,不能代替剖腹手术引流。在老年人、危重不能耐受手术者,可做为首选对象。对于凝血机制严重障碍、有出血倾向或肝肾功能接近衰竭者,应视为禁忌证。

(四)手术治疗

近年来由于强有力的抗菌药物治疗和非手术胆道减压措施的应用,使需要急症手术处理的AFC病例有减少趋势。然而,各种非手术措施并不能完全代替必要的手术处理,急症手术胆道减压仍是降低此症病死率的基本措施。目前,摆在外科医生面前的是手术的适应证和时机的选择。因此,应密切观察病情变化以及对全身支持治疗和非手术胆管减压的反应,在各器官功能发生不可逆损害病变之前,不失时机地手术行胆道引流。手术治疗的目的是解除梗阻,祛除病灶,胆道减压,通畅引流。

1.手术适应证　手术时机应掌握在 Charcot 三联征至 Reynold 五联征之间,如在已发生感染性休克或发生多器官功能衰竭时手术,往往为时过晚。恰当地掌握手术时机是提高疗效的关键,延误手术时机则是患者最主要的死亡因素。若出现下列情况时应及时手术:①经积极非手术治疗,感染不易控制,病情无明显好转,黄疸加深、腹痛加剧、体温在 39℃ 以上,胆囊胀大并有持续压痛;②出现精神症状或预示出现脓毒性休克;③肝脓肿破裂、胆道穿孔引起弥漫性腹膜炎。对于年老体弱或有全身重要脏器疾病者,因代偿功能差,易引起脏器损害,一旦发生,难以逆转,故应放宽适应证,尽早手术。

2.手术方法　手术方式主要根据患者的具体情况而定,其基本原则是以抢救生命为主,关键是行胆道减压,解除梗阻,通畅胆流。手术方式应力求简单、快捷、有效,达到充分减压和引流的目的即可。有时为了避免再次手术而追求一次性彻底解决所有问题,在急症手术时做了过多的操作和过于复杂的手术,如术中胆道造影、胆囊切除、胆肠内引流术等,对患者创伤大,手术时间延长,反而可加重病情。对于复杂的胆道病变,难以在急症情况下解决者,可留做二期手术处理。分期分阶段处理,是病情的需要,也是正常、合理的治疗过程。强调应根据患者具体情况采用个体化的手术方法。

(1)急诊手术:急诊手术并非立即手术。在实施手术前,需要 4～8h 的快速准备,以控制感染、稳定血压及微循环的灌注,保护重要器官,使患者更好地承受麻醉和手术,以免发生顽固性低血压及心搏骤停,更有利于手术后恢复。①胆总管切开减压、解除梗阻及 T 形管引流是最直接而有效的术式,可以清除结石和蛔虫,但必须探查肝内胆管有无梗阻,尽力去除肝胆管主干即 1～2 级分支内的阻塞因素,以达到真正有效减压目的。胆管狭窄所致梗阻常不允许在急症术中解除或附加更复杂的术式,但引流管必须置于狭窄以上的胆管内。遗漏肝内病灶是急诊手术时容易发生的错误。怎样在手术中快速、简便地了解胆系病变和梗阻是否完全解除,应引起足够重视。术中胆管造影费时,而且高压注入造影剂会使有细菌感染的胆汁逆流进入血液循环而使感染扩散,因而不适宜于急诊手术时应用。术中 B 超受人员和设备的限制。术中纤维胆道镜检查快捷安全,图像清晰,熟练者 5～10min 即可全面观察了解肝内外胆道系统,尚有助于肝内外胆管取石及病灶活组织检查,值得推广。若病情许可,必要时可劈开少量肝组织,寻找扩大的胆管置管引流。失败者可在术中经肝穿刺近侧胆管并置管引流,也可考虑 U 形管引流。术后仍可用胆道镜经 T 形管窦道取出残留结石,以减少梗阻与感染的发生。②胆囊造口。胆囊管细而弯曲还可有炎性狭窄或阻塞因素,故一般不宜以胆囊造瘘代替胆管引流,在肝内胆管梗阻更属禁忌。肝外胆管梗阻者,若寻找胆管非常艰难,病情又不允许手术延续下去,亦可切开肿大的胆囊,证实其与胆管相通后行胆囊造口术。③胆囊切除术。胆管减压引流后可否顺便切除胆囊,需慎重考虑。对一般继发性急性胆囊炎,当胆管问题解决后,可恢复其形态及正常功能,故不应随意切除。严重急性胆囊炎症如坏疽、穿孔或合并明显慢性病变,可行胆囊切除术。有时也要根据当时病情具体对待,如全身感染征象严重、休克或生命体征虽有好转但尚不稳定者,均不宜切除胆囊,以选择胆囊造瘘更恰当。④胆肠内引流术。胆肠内引流术应慎重,我国肝内胆管结石、狭窄多见,在不了解肝内病变情况下,即使术中病情许可,加做胆肠内引流术确带有相当盲目性,可因肝内梗阻存在而发生术后反复发作的反流性化脓性胆管炎,给患者带来更多痛苦及危险。但是,对于部分无全身严重并发症,主要是由于胆道高压所致神经反射性休克,在解除梗阻,大量脓性胆汁涌出后,病情有明显好转,血压等重要生命体征趋于平稳,梗阻病变又易于一次彻底解决的年轻患者,可适当扩大手术范围,包括对高位胆管狭窄及梗阻的探查如狭窄胆管切开整形和胆肠内引流术。

　　(2)择期手术:AFC 患者急性炎症消退后,为了去除胆道内结石及建立良好的胆汁引流通道,需要进行择期手术治疗。①胆总管切开后取结石 T 形管引流是最常用的方法,术中运用纤维胆道镜有助于发现及取出结石。②胆总管十二指肠侧侧吻合术是简单、快速和有效的胆肠内引流术,但因术后容易产生反流性胆管炎和"漏斗综合征"等并发症,已很少被采用。然而,近来也有人认为应重新评价此术式。Madden 等指出手术后发生的胆管炎是下行性的而不是上行性的。有人认为如吻合口>2.5cm,无梗阻因素存在,术后不会产生胆管炎。AFC 患者的胆总管通常明显地增宽,因而当与肠道吻合时,很易做大的吻合口。胆总管十二指肠侧侧吻合术的优点为术后内镜可以从十二指肠通过吻合口直接进入胆总管提供方便。如有胆管残余结石或复发性结石,可用小儿型端视式内镜从胆总管十二指肠吻合口取出。发生盲袋综合征时,可用"双管齐下法",即经胆总管十二指肠吻合口及从 Oddi 括约肌切开的开口处同时取石。③胆肠 Roux-en-Y 式吻合术。有肝内胆管狭窄及结石存在时,可经肝膈面或脏面剖开狭窄胆管,取除肝内结石。胆管整形后与空肠做 Roux-en-Y 式吻合。该手术被认为是较少引起胆内容反流的可靠内引流手术方法。有人提出将空肠襻的盲端置入皮下,术后如有复发结石或残留结石,可在局麻下切开皮肤,以空肠襻盲端为进路,用手指或胆道镜取石。④间置空肠胆管十二指肠的吻合术:既能预防反流性胆管炎和十二指肠溃疡,又能保证肠道的正常吸收功能,是目前较为理想的胆肠内引流方法。⑤肝叶切除手术:病变局限于一叶、段肝或因长期胆道梗阻而导致局限性肝叶萎缩及纤维化者,可做病变肝叶切除术。

　　(3)并发症的处理:①肝脓肿。提高对肝脓肿的警觉性,及时发现和处理好肝脓肿是防治感染性休克和多器官衰竭的重要环节。若手术前或手术中漏诊肝脓肿,即使胆管已有效引流,术后病情仍难以改善,即使一时好转也易反复。术中 B 超可发现肝内小脓肿和多发性微小脓肿,无法引流者,可经网膜静脉置管滴注高浓度抗菌,药物全部经门静脉入肝,临床应用证明疗效较好。较大的单个或多个脓肿或不能耐受手术的大脓肿,可在 B 超或 CT 导向下经皮肝穿置管引流。对集聚的分隔性脓肿、邻近大血管或心包的脓肿、伴腹水及凝血机制障碍者慎勿采用。对于较大肝脓肿、多发性分隔脓肿、经皮肝穿引流失败的脓肿,可行手术切开引流。对局限于一侧肝叶或肝段的多发性蜂房样脓肿,中毒症状严重,局部处理困难,特别是合并反复胆道出血者,在权衡利弊后,为拯救生命适时地做病灶肝叶、段切除,应是唯一的选择。发现其他部位的脓肿也应及时引流处理。②胆道出血。胆道出血多能自行停止,呈周期性特征。动脉性出血,尤其出血量大时,需肝动脉结扎或栓塞治疗,来自门静脉或肝静脉分支出血者,必要时行肝叶或肝段切除。③腹腔脓肿。肝下诸间隙形成的局限性脓肿,可在 B 超或 CT 导向下经皮穿刺脓肿置管引流,如引流疗效差或较大分隔脓肿,则须剖腹探查,脓肿切开置管引流。④脓胸和胆管支气管瘘。先有严重的化脓性胆管炎反复发作,进而发生肝脓肿及膈下脓肿后穿破入胸,出现脓胸及肺部感染症状,可因咳胆汁样痰确诊,最终出现急性呼吸困难,病死率高。紧急胸腔闭式引流及胆道引流是暂时缓解胆道梗阻,减轻肺部并发症发展的有效措施,手术麻醉时可发生致命的健侧气管的胆汁误吸,必须采取预防措施。本病的治疗原则为解除胆道梗阻、引流膈下脓肿、切除瘘管、修补膈肌缺损、脓胸引流。少数肺部病变需作肺段、肺叶切除。胆道梗阻因素的及时和彻底解除是治疗本病的关键。

(熊华刚)

第十四章　药物性肝病

一、概述

药物性肝病(DILD)主要是指由临床治疗用药或个人以治疗、营养引起的肝细胞损伤性疾病。临床上比较常见。随着用药种类的逐渐增多,人们又常常缺乏正规的用药方法,因此由药物引起的不良反应的发生率不断升高。我国药物不良反应发生率占住院患者的10%～30%。目前可造成肝脏不同程度损害的药物多达2000余种,几乎遍及各类药物,其中许多抗生素、抗结核药物、抗真菌药、降血脂药对肝脏的毒性较大。中药一向被认为毒副作用小,使用安全,但随着中草药与中成药的广泛使用,能引起肝损害的中药不断被发现,如土三七、昆明山海棠等,已引起临床医师的高度重视。国内2013年的一份报告收集1994—2011年间279份中文文献共24112例药物性肝病患者,分析发现抗结核药和补充或替代药(CAMs)是DILI最常见的病因,而在欧洲、美国以NSAIDs为最常见的病因。在韩国全国性DILD前瞻性研究,发病率为12/10万人/年。草本药物27.2%、处方或非处方27.3%、保健食品或食物补充13.7%、药用植物或植物9.4%、民间疗法8.6%、联合原因8.2%、中草药制剂3.2%,其他2.2%。目前,人类正暴露于6万种以上化学物质的威胁下,在我国特异质性药物肝损伤(DILI)占黄疸住院患者的2%～5%,占老年肝病的20%,占重症肝炎入院者的10%。亚临床的药源性肝病的发病率远比有症状者高,其中抗结核治疗者发生可逆性中度转氨酶升高者的比例为15%～30%,80%以上发生于用药1～7周,常用的免疫抑制剂环孢霉素A肝脏毒性的发生率为20%～40%。据统计,药物性肝损害的发生率仅次于皮肤黏膜损害和药物热。随着药物种类的增加,用药的日益增多,引起药物性肝病的发生率和病死率也在不断增加。因此加强药物性肝病的防治是一个亟须解决的临床问题。

药物在肝脏内进行代谢,通过肝细胞光面内质网上的微粒体内一系列的药物代谢酶(简称药酶,包括细胞色素P-450,细胞色素C还原酶等)以及胞质中的辅酶Ⅱ(还原型NADPH),经过氧化、还原或水解形成相应的中间代谢产物(第1相反应),再与葡萄糖醛酸或其他氨基酸结合(第Ⅱ相反应,即药物的生物转化),形成水溶性的最终产物,排出体外。最终代谢产物的分子量大于200的经胆系从肠道排出,其余的则经肾脏泌出。

药物引起肝脏损伤的机制可能为:①药物及其中间代谢产物对肝脏的直接毒性作用,②机体对药物的过敏反应或对药物特异质反应生成的中间代谢产物的过敏反应。药物性肝病(简称药肝)的发病机制可通过改变肝细胞膜的物理特性(黏滞度)和化学特性(胆固醇/磷脂化)、抑制细胞膜上的K^+,Na^+-ATP酶、干扰肝细胞的摄取过程、破坏细胞骨架功能、在胆汁中形成不可溶性的复合物等途径直接导致肝损伤,也可选择性破坏细胞成分,与关键分子共价结合,干扰特殊代谢途径或结构过程,间接引起肝损伤。

病理改变主要为肝细胞变性、坏死,肝内淤胆。此外,还包括下列少见的肝损害:①血管病变:肝窦扩张和肝性紫癜、肝静脉和门静脉阻塞(性激素);②硬化性胆管炎(肝动脉内灌注细胞毒药物如5-氟脱拉尿苷 FUDR);③诱发肝肿瘤(性激素、达那唑)。

药肝的范畴及其影响药物主要有:①代谢性药肝:干扰肝脏胆红素摄取和排泄,多见于氯丙嗪、口服避孕药等。②急性实质性药肝:主要有肝细胞坏死,多见于对乙酰氨基酚、异烟肼等。③药物引起的脂肪肝:主要有胆汁淤积性损害和肝肉芽肿浸润,多见于异烟肼、青霉素衍生物等。④慢性实质性药肝:主要表现为慢性活动性肝炎及胆汁淤积,多见于甲基多巴、氯丙嗪等。⑤药物引起的胆管病变:表现为硬化性胆管炎,多见于氟尿嘧啶等。⑥药物引起的肝血管病变:可表现为静脉栓塞和肝窦状隙损害,多见于口服避孕药、硫唑嘌呤等。⑦肝脏肿瘤:有良性腺瘤、肝细胞癌,多见于口服避孕药、雄激素等。

药物所致的肝损害可累及肝内所有细胞并可能引起所有类型的肝损伤。临床表现和程度变化很大,一般分为急性和慢性两大类。第一次发病,肝功能异常持续半年以内的肝损伤为急性,发病两次以上或肝功能异常持续半年以上者为慢性。急性药物性肝病包括急性肝炎、肝内胆汁淤积、脂肪肝和混合病变等。慢性药物性肝病包括慢性肝炎和肝硬化、淤胆性肝损害、肝血管病变、肝良性肿瘤和恶性肿瘤等。

2015 年 3 月 18～19 日美国食品药品监督管理局(FDA)药品评价与研究中心(CDER)主办了第十五届 DILI(药物性肝损伤)专题研讨会。会议主题是如何分析和评价 DILI 信息,做出正确诊断。主要内容有:①ALT、AST、ALP 和总胆红素(TB)在 DILI 诊断中的意义;②美国胃肠病学会(ACG)指南介绍;③药物引起的严重肝脏毒性评估(eDISH)程序的发展和推广;④DIU 严重程度判断;因果关系评价量表(RUCAM 表)修正;⑥自身免疫性肝炎与 DILI;⑦药物相关免疫器官损伤;⑧新生物学标志物。

为提高我国临床医生对 DILI 的认识并开展相关科研工作,避免诊疗实践中的困惑,中华医学会肝病学分会组织国内有关专家在认真、系统总结国内外研究进展的基础上于 2015 年 10 月首次公布我国的《药物性肝损伤诊治指南》。《指南》采用 GRADE 系统对推荐意见的级别和循证医学证据的质量逐一进行评估。提出了 DILI 诊断流程图,并推荐了 DILI 的规范诊断格式,提出了治疗推荐意见。

二、急性药物性肝病

急性药物性肝病是指第一次发病,肝功能异常持续半年以内的肝损伤。其临床表现缺乏特异性,常有乏力、纳差、黄疸、血清转氨酶升高等表现,血清胆红素升高和凝血酶时间延长与肝损伤的严重程度密切相关。以过敏反应为主的 DILD 还可伴有发热、关节痛、淋巴结等表现。以胆汁淤积为主的 DILD 可表现出为黄疸、皮肤瘙痒和血清碱性磷酸酶、谷氨酰转肽酶的增高。临床上分以下几种类型。

【急性肝细胞坏死型】

急性肝细胞坏死型的临床表现与急性病毒性肝炎相似,若肝细胞坏死少可无明显的临床症状,而仅有肝酶增高;有的类似无黄疸型肝炎,表现乏力、纳差、上腹不适、恶心、呕吐、肝区痛或不适等;有的类似黄疸型肝炎,除出现上述症状外,出现肝性黄疸;若出现大块肝细胞坏死,则可能类似急性重型肝炎,可引起暴发性肝衰竭(FHF),发病骤急,病情急转直下,一般在 10 天以内,长者 2～3 周,最短者 2～3 天,出现Ⅱ度以上脑病,能排除其他原因,如肝炎病毒感染、各种所致的肝缺血缺氧、代谢异常、麻醉及手术等原因是者称为急性重型药物性肝炎或 FHF。可引起急性肝细胞坏死的药物很多,主要由抗生素、抗

(一)急性肝细胞坏死的发病机制

急性肝细胞坏死的发病机制极为复杂,首先是药物启动免疫反应,引起细胞因子及炎性介质的连锁反应,进而激发肝脏的施瓦茨曼,终致肝细胞代谢网络紊乱,肝细胞溶解坏死。

1.免疫反应 药物所致肝细胞坏死,一般均与免疫损伤有关,体液及细胞免疫均参与这个过程,而以细胞免疫为主。使用药物后,如果宿主免疫亢进时,早期产生大量抗体,随门脉血流到达肝脏与药物抗原相

结合,形成大量免疫复合物,沉积于肝窦,启动补体,引起局部的过敏坏死反应,导致肝细胞坏死。免疫损伤的细胞及其作用,包括细胞毒性 T 细胞(CTL 或 CD8$^+$阳性细胞),抗体依赖细胞介导的细胞毒性作用(ADCC),以及自然杀伤细胞(NK)。应用单克隆抗体免疫酶联技术,发现 FHF 患者有多个小叶大块肝坏死区有 T 淋巴细胞的弥漫性分布,其中主要是 CTL(细胞毒性 T 淋巴细胞)细胞,介导免疫损伤。

2.细胞因子　免疫反应的效应细胞 CTL 及单核/巨噬细胞,通过自分泌或旁分泌生成细胞因子,增强免疫反应,促进免疫损伤。介导肝免疫反应的细胞因子,主要为肿瘤坏死因子(TNF)、白细胞介素-1(IL-1)及白细胞介素-6(IL-6)。

TNF-α 介导肝细胞坏死的机制:①TNF-α 本是单核/巨噬细胞、星状细胞受内毒素刺激后生成的细胞因子,它又回馈地加强内毒素对效应细胞/靶细胞的作用;②TNF-α 回馈刺激单核/巨噬细胞、星状细胞,使之生成与释放其他的细胞因子,如 IL-1,6,8 和炎性介质;③TNF-α 诱导肝窦内皮细胞生成组织因子前凝血质,减少血栓素的表达,抑制纤溶,促进凝血,导致施瓦茨曼反应;④增加内皮细胞与白细胞黏附分子(E-LAM-1)的表达,增强中性粒细胞、嗜酸粒细胞、嗜碱粒细胞及淋细胞与肝窦内皮细胞的黏附;⑤增强中性粒细胞、嗜酸粒细胞吞噬及杀伤细胞的作用;⑥TNF 尚有毒素作用介导肝损伤。

IL-1 介导肝细胞坏死的机制:①IL-1 生成于单核/巨噬细胞、星状细胞,它又回馈地与这些细胞上的 IL-1 受体结合,促使其增殖与成熟,使之生成更多的 IL-1、IL-6、IL-8、TGF 等,使炎症坏死不断扩增。②辅助性 T 淋巴细胞在 IL-1 的刺激下,合成与释放 T 淋巴细胞生长长因子(IL-2)、肥大细胞生长因子(IL-3)、粒细胞—单核细胞生长因子(GM-CSF)、B 淋巴细胞及嗜酸粒细胞生长因子(IL-5)以及 IFN-α、IFN-γ 等,这些年来因子分别促进 CTL、B 淋巴细胞及粒细胞质增殖分化,共同参与者免疫力反应,加重肝细胞免疫损伤。③IL-1 能刺激血管内皮细胞合成与释放单核细胞趋化蛋白质-1(MCP-1)及血小板活化因子(PAF),它们与 TNF 一起,引起肝窦内皮细胞的炎症病变及凝血过程。

IL-6 介导肝坏死的机制:①促进 B 淋巴细胞分化,使其成为能生成抗体的浆细胞,参与免疫反应;②IL-6作用于肝细胞,使其生成急性期反应蛋白(SAP),如纤维蛋白质原,后者在组织因子前凝血质的作用下,转变为纤维蛋白而沉淀。③IL-6 激活辅助性 T 细胞,使之合成与释放 IL-1,2,3,4,5,6,TNF-α、β,GM-CSF 及 TGF-β 等,这些细胞质因子又反馈作用于辅助性 T 淋巴细胞,故具有生物放大镜作用。

目前认为 TNF-α、IL-1、IL-6 三者有协同作用,引起细胞因子的连锁反应,介导肝细胞坏死。

3.炎性介质　主要包括血小板活化因子和白三烯。血小板活化因子介导肝坏死的机制:①活化多形核粒细胞(PMN),使之积聚、脱颗粒而产生具有细胞毒的氧自由基和蛋白水解酶,直接或是间接导致肝脏氧化应激性损伤;并促进 PMN 与肝窦内皮细胞的黏附。②激活血小板并使其积聚,血栓素 A$_2$ 生成增加,凝血过程增强,可形成微血栓及微循环障碍。

白三烯(LT)介导肝坏死的机制:①活化多形核粒细胞,促进 PMN 与肝窦内皮细胞的黏附,释放具有细胞毒性的氧自由基和蛋白水解酶等,以加重肝损伤。②LTD4 是具有血管活性的白三烯,可使肝窦通透性增加,肝血流灌注减少,引起缺血性肝损害。

4.肝脏微循环障碍　用施瓦茨曼反应作为 FHF 的发病机制,可以解释 FHF 的一些临床现象。

5.肝细胞代谢网络紊乱　肝细胞损伤的另一途径是肝细胞膜结构的改变,膜结构一旦破坏,就引起连锁反应,构成恶性循环。其中氧自由基、谷胱甘肽、磷脂酶 A$_2$ 和胞质内钙积聚代谢环节相互作用引起网络(NIKE)紊乱,被认为是肝细胞损伤的主要机制。

(二)急性肝细胞坏死的诊断

1.根据主要临床表现　患者可有急性、严重消化道症状如恶心、呕吐、厌食等,并有重度乏力及困倦,部分患者可有发热。迅速出现黄疸并急剧加重,黄疸愈明显,肝坏死愈严重,病死率也愈高。肝脏缩小,B 超检查可得到证实。迅速肝性脑病,出现性格和行为改变,最后出现意识障碍,轻则嗜睡,重则半昏迷和昏迷。昏迷程度是判断预后的重要指标,昏迷愈深,病死率愈高。迅速发生和进行性加重的意识障碍,常伴有脑水肿,提示患者预后不良。由于凝血因子减少,部分患者可发生弥散性血管内凝血(DIC)引起多器官出血,如消化道出血、尿血、颅内出血等。

2.实验室诊断

(1)血生化改变:血胆红素迅速上升和明显增高,血胆红素一般在 $171\mu mol/L$ 以上。主要为直接胆红素增高。血清 ALT、AST 升高,可出现"胆酶分离"现象,提示病情严重。2008 年美国 Keefexca 经研究建议将 ALT 正常值调整为男性<30U/L,女性<19U/L。FDA 2013 DILI 指南临床试验区中基本停药原则为:①ALT/AST>8 倍正常值;②ALT/AST>5 倍 ULN 且持续 2 周;③ALT/AST>3 倍 ULN,EG>2 倍 ULN 或国际标准化比值(INR)>1.5;④ALT/AST>3 倍 ULN 伴有乏力、恶心、呕吐、右上腹疼痛或压痛、发热或皮疹、嗜酸粒细胞增多。2015 第 15 届 DILI 会议上意大利学者 Prati 提出建议用"参考值"概念代替"正常值"。此外,DILI 时血清总胆固醇水平下降,胆碱酯酶活性降低,常伴有电解质紊乱和酸碱平衡失调。

(2)凝血障碍:凝血酶原时间延长,凝血酶原活动度<40%,纤维蛋白原降低。发生 DIC 时,有血小板和凝血因子减少,继发性纤溶时 3P 试验阳性,血纤维蛋白降解产物(FDP)增高等。

3.肝脏病理诊断　肝组织呈弥漫性大片坏死,坏死区肝细胞消失,一般无肝细胞再生现象,汇管区及坏死区可见淋巴细胞和单核细胞浸润。亚急性重型肝炎除有上述病变外,肝细胞和小胆管有程度不等的再生现象。

【脂肪肝型】

由于药物影响肝脏脂质蛋白的合成,使极低密度脂蛋白合成减少,肝脏分泌三酰甘油受阻,而至肝细胞内有大量脂肪沉积,以小叶中心最显著,同时有坏死、炎症和淤胆。服药 3~5 天后患者出现恶心、厌食、黄疸、肝大、上腹痛、尿色深等,有的可有氮质血症或胰腺炎症状。一般胆红素低于 $171\mu mol/L$,ALT 升高明显,凝血酶原时间延长;偶有低血糖、尿少、肾功能减退、血尿素氮升高和代谢性酸中毒。

【淤胆型肝炎型】

淤胆型肝炎主要是指以肝内胆汁淤积为特征的肝脏疾病。可因发热、关节痛起病,尚有食欲减退、恶心、呕吐、厌油食、全身乏力、腹胀、肝区痛,待黄疸出现后症状迅速好转,继之转氨酶升高,随后转氨酶随病程顺利恢复正常,临床症状逐步好转,食欲增进,体力恢复。大便呈淡黄色或灰白色。肝大,一般在锁骨中线肋缘下 2~3cm,少数可达 6cm 以上,质地中等,边缘钝,表面光滑,部分病例可有轻度触痛或肝区叩痛;少数可有脾大,呈中等硬度。一般黄疸持续 1~3 个月,少数病例超过 4 个月以上呈慢性淤胆型。诊断主要依靠用药史、上述临床表现、实验室检查和特殊检查。

【混合性肝病型】

本型兼有肝实质和淤胆型损伤,临床上表现此两方面的症状,轻症者仅有瘙痒或肝功能异常。停用致病药后大多数患者的淤胆及肝炎均可消退,有时需经历几个月后才恢复,少数病例可转成慢性。

【急性药物性肝病诊断标准】

20 世纪 90 年代早期,Danan 和 Benichou 在国际共识性会议上提出了 RUCAM(罗素优克福因果关系评估方法)评分系统,此系统具有较高的可靠性、可重复性以及特异性,现多数沿用至今。2004 年日本学者提出,在 Danan 方案基础上增加药物淋巴细胞细胞刺激试验,其方法不分离外周血单核细胞,暴露于某种药物,用 3H-TdR 检测淋巴细胞细胞增殖情况,并根据这一客观指标提出另一临床量表,有更高的诊断诊断敏感性,但目前尚缺乏大样本量的临床数据的证实。

中华医学会消化病学分会肝胆病协作组提出 DILD 诊断标准:①有与药物引起肝病发病规律相一致的潜伏期,用药 1~4 周出现肝功能损害的征象;②有停药后异常肝脏指标迅速恢复的临床过程;③必须排除其他病因或疾病所致的肝损伤;④再次用药反应阳性。符合以上诊断标准的①+②+③,或前 3 项中有 2 项符合,加上第④项均可确诊为药物性肝病。

疑似病例:①用药与肝病之间存在合理流动的时序关系,但同时期存在可能性导致肝损伤的其他病因或疾病状态;②用药与发生肝损伤的时序关系评价没有达到相关性评价的提示水平,但也没有导致肝损伤的其他或临床病因或临床证据。对于疑似病例,应采用国际共识意见的 RUCAM 评分系统进行了量化评估。

三、慢性药物性肝病

【慢性药物性肝炎的临床表现】

慢性药物性肝炎一般由急性药物性肝炎演变而来,通常是指急性药物性肝炎症状持续不消失,伴有肝功能生化异常,或黄疸持续不退达 3 个月以上者。但也有一部分患者并无急性经过,一开始即呈慢性经过,此类患者多见于长期用药而药量较小的患者。通常起病后开始无症状或症状轻微,肝功能改变也常不明显,不易引起患者和医师的重视,而继续使用该药,或者是急性发病后未完全恢复,而再次用该致病药所致。患者表现慢性肝病症状,如乏力、食欲不振、腹胀不适、消化不良或腹泻、肝区不适或隐隐作痛,黄疸为肝性黄疸,血清直接与间接胆红素均增高,如为胆汁淤积性肝炎则以血清直接胆红素增高为主,呈现胆汁淤积的症状。轻型症患者可无明显肝病症状,而仅有肝功能异常改变,此类患者预后较好。重症患者或慢加急性肝衰竭(ACLF)预后不良,病死率高。多见于原有器质性疾病、老年患者,或有脂肪肝、慢性乙型肝炎、肝硬化或肝纤维化并存的患者。慢性药物性肝炎也可在慢性肝炎的基础上演变成肝硬化甚至肝细胞癌。

查体发现肝病面容,可有肝掌和蜘蛛痣,巩膜和皮肤黄染,肝大,可有压痛,边缘钝,中等韧或偏硬,脾常肿大。可有肝外表现,如出血倾向、关节炎痛、皮肤黏膜病变等。

可引起慢性药物性肝炎的药物很多,凡可引起急性药物性肝炎的药物都有可能引起慢性药物性肝炎。

【慢性药物性肝炎的诊断】

对临床上出现原因不明肝功能异常,表现乏力、纳差、肝区痛或不适,又有明确的服药史,是诊断药物性肝炎的重要依据。

1.服药史　详细询问病史,要特别注意投药剂量、给药时间和症状出现时间的关系。要注意把药物反应与原有疾病引起的肝脏病变相鉴别。若患者肝脏改变是由所用药物引起的,则其表现应与可疑药物通常引起的表现相符合。患者往往否认服用任何有害药物,忽视了一些普通的或无毒性作用的药物,而正是这些药物如阿司匹林、口服避孕药和其他止痛药等,却可能是真正的病因。老年人记忆力差,服用的药物又较多,可靠的办法是参考以往的病历记录。除首先考虑在肝损害发病前近期内使用的药物外,也应注意到有些药物在停用后仍能使肝脏损害继续进展,对不典型病例要注意与其他肝脏疾病相鉴别,需特别注意与病毒性肝炎相鉴别。

2.筛选最可能性的致病药　根据各种药物在体内代谢过程、毒副作用等,结合临床经验受损肝的病变类型、轻重程度不同等,综合评估出最可能的致病药物。药物引起的肝病类型或表现,虽非特异,但可有一定的规律,如发病时间的差异、临床和生化表现、有免疫过敏性或表现等,当患者的临床表现与某已知药物肝损害相符时,便高度提示该药为最可能的致病原。对被疑及的药物应立即停用,有时停药后肝受损可迅速得到逆转,这也可作为病因诊断的参考证据。

3.排除其他病因　能损害肝脏、引起黄疸的病因很多,除药物外有许多隐匿的病因应予除外,如患者长期酗酒,应从病史中仔细查询,也从体征上发现线索。要确诊药源性黄疸需排除其他可能引起的肝功能损害因素。有急性肝炎表现的患者需进行甲、乙、丙、丁、戊型等肝炎病毒检查,以排除肝炎病毒引起的急性肝损害。应根据患者的具体病情进行 B 超、MRCP 以及胆道造影检查,以便排除结石、肿瘤或其他原因引起的胆道梗阻性胆汁淤积。此外,还要仔细询问患者的工作环境以及有无接触化学毒物、重金属史,并进行有关的实验室检查,以便排除其他化学毒物引起的中毒性肝炎。

4.停药性诊断　对于怀疑某种药物引起的肝损害,而又无直接证据者,可采用停药性诊断,如果停药后与药源性肝病有关的临床症状明显改善、肝功能有明显好转的趋势,则可考虑为此药引起的急性肝损害。疾病症状的消除时间取决于肝病的类型,药源性急性肝炎在停用有关药后 1 周左右症状即可消失,药源性胆汁淤积在停用有关药物后数月肝功能才能恢复正常。药物诱发的肝细胞性黄疸常在停药后 1 个月内消退,若该药引发了自身免疫性肝炎,则淤胆性肝炎常在停药后消退,但完全恢复需经历数月之久。

5.再激发试验　再激发试验阳性是指停止使用某种药源性药物后,药物反应明显减轻,再给予同等剂量的该药后,又引发同样的药物反应。但再激发试验有一定的危险性,特别是对于可引起过敏反应的药物,即使很小剂量都有引起严重后果的可能,因此,临床上应尽量避免使用再激发试验。

【慢性肝内胆汁淤积】

由药物引起慢性肝内胆汁淤积并不常见。目前已知有众多的药物可引起慢性肝内胆汁淤积,其中以抗生素、抗肿瘤药、内分泌与代谢药、心血管药、神经-肌肉系统药物引起者占绝大多数。

慢性肝内胆汁淤积主要表现为黄疸(主要为结合胆红素增高)、皮肤瘙痒、黄瘤(皮肤脂质沉着形成)、吸收不良引起营养不良。由于食物内营养成分吸收障碍,体重明显减轻。蛋白质吸收不良出现全身低蛋白血症和全身水肿,维生素 D 与钙吸收不良可引起低钙血症和骨软化等。

实验室检查,结合胆红素增高超过 60% 、血清总脂、胆固醇、三酰甘油、β 球蛋白增高和服药史有重要诊断价值。

【药物性脂肪肝】

几乎所有的药物均可引起高三酰甘油血症,导致脂肪肝发生。可引起药物性脂肪性肝病的药物有降脂药、抗生素、抗结核药、类固醇激素、雌性激素、非甾体类消炎镇痛剂、胺碘酮、抗癌药、降血糖药、抗精神病药、抗甲亢药、降压药、质子泵抑制剂等。所有药物引起肝毒性的发病机制相同。其机制为:①药物的直接肝损伤,为可预测者;②免疫或过敏特异质机制损伤;③代谢特异质机制损伤;④氧化应激损伤。对上述机制均起作用。新近认为,宿主体内的炎症反应可能激发特异性药物性肝病发生。

药物性脂肪肝病理学特征主要为 3 带肝细胞脂肪变、气球样肝细胞和 Mllory 小体。3 带肝细胞周围和小静脉周围纤维化,有或无桥状坏死,小叶可有炎性细胞浸润。肝细胞脂肪变性,且为大泡和小泡混合性。

一般预后较好,很少发生肝硬化或肝癌,如能停药并适当给予护肝治疗,绝大多数患者可望得到恢复。

【肝硬化】

药物性肝硬化通常由慢性药物性肝炎演变而来,慢性肝内胆汁淤积、长期持续性黄疸可导致胆汁性肝硬化发生。药物性脂肪肝也可以引起肝硬化。

药物所致肝硬化,大多是由毒性型(可预测型)肝损害所致。此型可在动物身上复制,病变以肝小叶特定部位的肝细胞坏死为特征,病变的程度与给药剂量有关。但也有一部分肝硬化是由特异质型(非预测型)肝损伤所致,如见于慢性胆汁淤积所致的胆汁性肝硬化。此型病变更为广泛,可累及多个器官,肝脏病变以肝细胞坏死和胆汁淤积为主,常伴有显著的炎症反应,组织学上与自身免疫性肝炎相似,是药物直接对肝细胞免疫反应所引起。

药物诱发肝硬化的药物见于长期应用甲氨蝶呤(MTX)、无机砷剂、门冬酰氨酶、重氮丝氨酸、氮胞嘧啶、博来霉素、马利兰、阿司匹林、异烟肼、甲基多巴、氨甲磺胺己脲、烟酸、丙基硫氧嘧啶、戊丙酸、氟烷等。药物性慢性重型肺炎或亚急性重型肝炎引起大结节性或坏死后肝硬化。

药物性脂肪肝导致肝硬化有如下几个特征:①有明确用药史。②低蛋白血症较轻,因此出现腹水、下肢水肿也较轻,造成顽固性腹水者也较少见。③肝内胆汁淤积多见。多表现为小胆管、毛细胆管阻塞,引起胆汁流出受阻所致。④门脉高压表现。研究指出,脂肪肝本身可影响门脉高压。

【血管性肝病】

药物诱发的肝血管损害,布及肝脏血管系统的不同水平面,可累及肝动脉主干、肝小静脉或血窦等,也可累及门静脉系统或肝动脉。这些血管病变在临床上除肝静脉、门静脉或肝动脉可引起特异症状外,大多数血管病变无特异性征象,因此很难做出诊断,往往通过血管造影或肝活检做出诊断。

1.肝紫癜病　可由长期服用激素、抗肿瘤药及口服避孕药引起。其发病机制可能是药物对肝窦内皮细胞的损伤,网状支架塌陷,肝脏与中央静脉交界处阻塞,导致肝窦扩张成囊性变,它可能为肝结节增生的前身。病理切片可见散在、大小不等、充满血液的囊性空腔。通常直径为 2～3mm,最大可达 4～5cm。镜检见广泛的肝血窦或中央静脉沟通。肝窦壁的内皮细胞、星状细胞增生,Disse 腔呈不规则扩张。

临床上肝紫癜病可无症状或仅有肝大,常出现肝酶增高和胆红素增高,严重的并发症有肝血性囊肿破裂致腹腔内出血和肝肾衰竭。

2.Budd-Chiari 综合征(B-CS)　由药物所致者临床上并不多见。见于长期口服避孕药、抗肿瘤药如柔红霉素、长春新碱、环磷酰胺、多柔比星等的患者,造成肝静脉阻塞或栓塞,而长期肝静脉血液回流障碍可引起门脉高压症,肝多肿大明显,脾轻度肿大,肝功能损害轻,腹水蛋白含量高,上腹壁或胸壁静脉曲张血流方向均朝向下方。通过肝静脉造影、B超和CT可做出诊断。

3.肝小静脉闭塞症(VOD)　是指小叶中央静脉和小叶下静脉损害导致管腔狭窄或闭塞而产生的肝内窦后性门脉高压症。临床上急性期出现肝大、黄疸和腹水,轻症者可康复,部分转入亚急性期,重症者多死于多脏器功能衰竭,少数发展为充血性肝硬化,出现门脉高压症状。VOD 的临床表现与 B-CS 相似。急性期多突然起病,表现上腹痛、腹胀,迅速出现腹水、恶心、呕吐、腹泻及发热等,多有肝功能损害和黄疸。亚急性期以肝大和腹水为主要表现,可时轻时重或急性发展,病程可达数月以上。肝功能损害也时重时轻。慢性期肝逐渐缩小,脾大日趋明显,腹水相对稳定,少数患者出现

食管静脉曲张破裂出血、肝性脑病和肝肾综合征等。国际上有 2 个诊断标准可供参考:

(1)包尔的摩标准:总胆红素≥34μmol/L,伴有 3 周内出现以下任何 2 项以上表现者:①肝大伴右上腹痛;②腹水;③比基础体重增加 5% 以上。

(2)西雅图标准:至少发生以下 2 项:①总胆红素≥34μmol/L;②肝大;③右上腹或肝区痛;④比基础体重增加 10% 以上。

四、药物性肝病影像诊断

【超声诊断】

迄今的观察与研究阐明,糖尿病治疗药、抗肿瘤药、抗痛风药、抗精神失常药和抗癫痫药、降血压药、抗微生物药、抗风湿药、止痛和麻醉药、抗结核药和解热药、抗甲状腺药、激素类药、避孕药、保健食品、减肥

药、民间验方以及传统草药方剂等,均有诱发药物性肝病的相当概率。近年以来,特别强调草药所致肝损伤。有报告传统草药位居众药之冠,占 37.7%。国内 16 家医院多中心调查(2000—2005)急性药物中毒性肝损伤 1142 例(含重症 76 例,死亡 17 例)中,因草药及其成药而引起者占 21.5%,相当于抗结核药物(21.2%)。解放军三〇二医院报道确诊的药物性肝损伤 100 例中,草药类所致者占 24%,居各药之首。上海对草药和相关保健品食品引起药物性肝病的研究表明,减肥保健品占 30.5%,肝病药占 6.1%;病型中肝细胞损伤型占 36.5%,胆汁淤积型占 39.02%。由于传统草药及其方剂属于"非处方药",便于自行购服而极易造成检诊遗漏;尤其是广大非医药专业群体几乎普遍片面误认"自然"源药物安全有效而忽视其潜在毒性。这一点,必须引起重视。

(一)药物性急性肝炎、重型肝炎和胆汁淤积 B 超诊断

急性肝炎,是用药后除"肝脏适应"而外的最多发的药物性肝病。从肝炎样反应直至急性、亚急性重型肝炎和病程持续或长或短、症状表现轻重不一的胆汁淤积,其临床病理特征反应复杂而且可能瞬息变化。需要指出,急性药物性肝病不乏出现亚急性肝脏衰竭病例。解放军三〇二医院总结 2002—2007 年间 1977 例肝衰竭患者,其亚急肝衰 31.53% 病因是药物所致。

1.二维超声指标

(1)急性黄疸型肝炎:普通型轻、中度病例的声像几无特征性表现,但其超声检查特具重型化预测意义。中度以上急性病例常有胆囊内腔"虚脱"和(或)壁肥厚改变,反映急性峰期肝内胆汁生成顿减而使胆囊处于萎缩状态。同时由于一过性门静脉高压致使胆囊静脉压也增高,遂使胆囊壁出现水肿增厚。这一胆囊声像改变随病情缓解而迅速消除,旋即恢复正常。但若出现下述重型肝炎的任何声像改变,均须警惕进展为临床重型即出现肝脏衰竭的可能。

(2)重型肝炎:急性(暴发性肝坏死)和亚急性(亚急性肝衰竭)重型肝炎的声像表现包括:①肝脏萎缩变形:表面呈现微细不整,反映萎缩肝的颗粒状改变和皱缩表现。此改变演化迅速,说明了肝坏死的速度与程度。②肝实质不规则回声:系散在性大块坏死与残存肝组织混在的反映,提示广泛的坏死脱落、出血和肝窦塌陷,可呈现为网状、斑状或颗粒状、地图样或虫蛀样肝声像。③肝内门静脉密集、移位、扭曲和腔径改变:表明肝大块坏死所致支架塌陷,如出现得早或表现重而不见恢复,则意味预后不良。④胆囊虚脱、壁肥厚:早期较快显现改善并转现轻度肿大者,提示预后良好。⑤腹水:少量时,出现于肝前和膀胱上三角区。如进一步增加,可在侧卧位时于低位一侧腹腔探及。大量腹水病例,于卧位体态立可清晰测到。

(3)胆汁淤积:淤胆型肝炎的基本声像表现类同急性黄疸型肝炎,唯肝脏实质回声因淤胆而呈增强。由于解剖学关系,肝脏各部的生物物理学相差而自有不尽相同的回声表现,可显示回声水平不一的斑驳状声像。又因胆汁淤积性小胆管损伤病理改变,肝内管道结构壁回声表现相应提高,呈示短小线状强回声弥漫散布,有若"繁星当空"之观。本病的淤胆虽属"肝内梗阻性黄疸",但其生化学上多仍难同肝外(外科)梗阻性黄疸进行区分,但在声像图上却是辨别甚易。因后者必有肝内、外胆管扩张,故在病期稍长和病变不太明确的此类病例,其超声检查常可起到决定性的鉴别作用。

2.彩色多普勒超声指标 可见门静脉流量增加,门/肝比值增高。倘在伴随病程经过中出现门静脉流量减少,门和(或)肝静脉压亢进,即表明因肝细胞坏死与肿大已造成肝窦损害而发生了小血栓或出血。测定肝动脉血流,开创了急性肝衰的肝血循环动态分析及其预后预测技术。于空腹安静时测定与门静脉右前支并行的肝动脉收缩期最高流速(V_{max})、舒张期最低流速(V_{min})和阻力指数($RI = V_{max}-V_{min}/V_{max}$)发现:急性重型肝炎与普通型急性肝炎相比较,$V_{max}$ 与 V_{min} 明显降低并显 RI 增高;如急性期 RI >0.70,则须警惕暴发重型化而立发生肝衰竭。另又证实,门静脉流速减慢与病情严重程度相关。

(二)药物性脂肪肝 B 超诊断

1.二维超声指标 ①肝外形:全肝大,前后径尤著。包膜光滑,下角圆钝:右下角>75°,左下角>60°。

②肝实质:呈弥漫性云雾状增辉而现晶亮,但随深度的增加回声密度明显下降而亮度减低。肝膈背面区域回声尤为暗淡,横膈线显示不清。由浅而深的梯度衰减增重是最大特征。少数不均匀性或称部分性脂肪肝是肝细胞内脂肪小滴病变局限于肝的一叶或数叶者,其病变肝叶回声增加而相对未被浸润的肝叶仍保回声正常,二者间通呈直线状清晰分界。肝细胞内脂肪小滴病变呈索条状屈曲分布者,呈全肝各种明暗不规则的粗花纹声像图形。③肝内管道:较粗管道亦呈显示模糊,管壁多不可清晰识别,故而内径难以准确测定。

2.彩色多普勒超声指标　此较二维声像衰减更为显著。尽管穿行于脂肪浸润区内的血管走行一般仍循正常分布,血管形态与流速曲线亦不致发生异常表现,但由于脂肪肝所致声衰减大而不易清晰显示。在轻度病变中,可显示门静脉主干及一级分支中的血流,肝静脉则间断显现;在中度病变中,仅模糊隐现门静脉主干内的血流色彩,肝静脉中多无显示;在重度病变中,则无血流彩色显现。

3.超声造影指标　此检查可大大提升脂肪肝背景下肝局灶性病变的诊断率,其准确性、敏感性和特异性均可达至90%以上。

(三)慢性药物性肝炎、肝纤维化和肝硬化 B 超诊断

一切能以导致急性肝炎、胆汁淤积和自身免疫性肝炎的化学制品药物以及传统草药方剂,均有一定概率构成慢性肝炎,以至继续演进为肝纤维化、肝硬化。

1.二维超声指标　病变导致实质声学界面增多而且杂乱、声阻抗差异性增大,故声像表现为肝回声点状、线状和网状增强、增粗,不均匀,表面回声不平整以及边缘变钝。此外,又有伴随和继发胆囊、脾脏和门静脉系统等病理生理学改变的非特异性声像表现。

最近有学者提出根据肝脏声像图对纤维化程度的评分方案,此或可有粗略量化意义。又有利用声像直方图分析肝纤维化严重程度的报道,认为超声测定的肝-肾灰阶比值(声像图导入计算机后,利用 Photoshop 软件定制直方图取材范围,测量肝近程、中程、远程灰阶值及右肾皮质灰阶值;将肝实质与自身肾皮质的灰阶比作为诊断肝纤维化的指标)较少受患者个体透声状况等因素的影响,因可作为临床无创伤诊断肝纤维化并评价其程度以及观察疗效的新指标。

早有实验证明,7.5MHz 高频超声探头对肝表面不规则的检出率较 3.75MHz 普通探头可明显提高,能由 83% 提升至 96%。有报道,应用高频探头扫查结合定量软件的有效放大和精确测量的功能,使肝包膜形态显示更加清晰,并将厚度测值精确到 0.01mm,揭示其厚度与肝纤维化分期具有相关性,且在 S1 与 S2 期也有差异(P<0.01,0.05),因而有助于肝纤维化的早期发现。

2.彩色多普勒超声指标　门静脉内径(Dpv)、门静脉血流速度(Vpv)、脾静脉内径(Dsv)、脾静脉血流速度(Vsv)及肝静脉频谱变化与肝纤维化发展的阶段性一致。有报道肝门静脉充血指数、门静脉直径/时间平均流速和肝动脉与门静脉的时间平均流速之比,在区分慢性肝炎和早期代偿期肝硬化上有较好的灵敏性和特异性。还有定量分析,肝静脉血流最大正向血流速度(Vs)与最大逆向血流速度(Va)之和($\triangle$V)表明,$\triangle$V 在 S0~S3 期之间差异无显著性意义,唯各与 S4 期之间的差异具有统计学意义。又有报道利用脉冲多普勒超声评估肝纤维化患者肝静脉频谱波形,发现随纤维化程度加重而肝静脉频谱形 I 型(HV1)和 II 型(HV2)明显增多,且组间差异显著。

3.超声造影指标　此检测技术可间接反映肝纤维化的程度。最近有报道使用超声造影剂 SonoVue(一种由六氟化硫微气泡组成的血池型示踪剂)进行检测肝纤维化,其肝内微循环血流动力学的改变主要表现为肝内循环时间缩短,即造影剂微泡(平均直径 2.5μm)经肝动脉(HA)、门静脉(PV)及肝实质(PA)到达肝静脉(HV)的时间均逐渐缩短。研究结果显示,反映造影剂在肝内通过时间(TT)的参数 HA-HVTT、PV-HVTT 和 PA-HVTT 与肝纤维化程度间呈负相关,亦即随着肝纤维化程度的加重,上述 3 项指标均逐渐缩短,其中 HA-AVTT 和 PA-HVTT 在轻(S0-1)、中(S2-3)、重(S4)3 组之间差异具有统计学意义;PA-HVTT 在轻度与中度,轻度与重度组间差异有统计学意义,表明超声造影定量参数 HA-HVTT、PV-HVTT 和 PA-HVTT 可以较好地评价肝纤维化程度。

4.纤维化扫描指标　纤维化扫描或称瞬时弹性检查是最近新兴拓展的测量肝脏硬度之非侵入性超声弹性成像诊断技术,它以超声剪切波在肝组织内的传播速度(组织硬度越高,波的速度越快)来确定肝纤维化和肝硬化的程度。临床实验证明,非常适用于诊断肝纤维化和肝硬化。国内外已有一些关于丙型与乙型肝炎肝纤维化的检测研究,台湾省学者研究认为单独应用此-肝脏硬度检测即可准确诊断肝纤维化(cut-off 值在 F$\geqslant$1 为 6kPa,阳性预测值为 91%),并可排除肝硬化(12kPa,阴性预测值为 94%)。还有发现,本检测技术对广义药物性肝病之一酒精性肝病的诊断效果最好。其纤维化分期的 cut-off 值:F$\geqslant$1 为 5.9kPa,F$\geqslant$2 为 7.8kPa,F$\geqslant$3 为 11.0kPa,F=4 为 19.5kPa,ROC 曲线下面积分别为 0.84,0.91,0.90,0.92。

5.肝硬化 B 超诊断　肝硬化是超声诊断的主要适应证之一。根据肝脏外形不规整、表面凹凸不平,实质呈结节样、门静脉内径增宽和脾脏增大等声像,基本可以诊断。

(1)二维超声指标:

①肝外形:早期轻度肝硬化可无明显改变。进展至中至重度病例表现为左、右肝叶大小不对称,多现左大而右小,或亦可两叶均增大;特重度者则呈全肝萎缩并伴腹水。又常表现尾状叶肿大,与右叶横径比>0.65,与左叶前后径比>0.50。

②肝表面:常呈凸凹不平,作细粒状、锯齿状,小结节状乃至大结节(径>3mm)状隆起改变而表现为断线样声像。此可代表肝硬化的轻重程度,出现肝前腹水时更易清晰观察。

③肝实质:回声粗糙、增辉,出现粗点状、短线状至网状或结节状改变。结节多呈强回声型,其周边毛糙或作细突状;但外形较规整且具包膜的结节可呈均匀低回声。左叶膈面在心脏舒缩运动时其曲度不显变化。部分病例可见肝硬化结节的形成。

④肝内管道:肝静脉变化最早显现,内径变细,行程迂曲,甚者可见到完整的静脉段消失。门静脉肝内段于肝硬化早期多无改变,进而出现扩张,尤多见于其左支及矢状段,最后也可呈为一无壁的管状无回声;但肝外段常扩张,内径>14mm。肝动脉分支较之健常人易于显示,系门静脉高压后的代偿性改变。肝管变化不为明显。

⑤脾脏及其他器官:脾脏体积增大,增厚尤著;长径亦延,于吸气态左肋下可探及。脾静脉内径可增宽,>10mm。肠系膜上静脉亦可扩张,>7.5mm。肝硬化失代偿病例可出现腹水。胆囊壁增厚,>5mm,常呈双层征。

(2)彩色多普勒超声指标:

①门静脉:清晰显示,内径增宽,血流量增大,血流速度降低,尤在 Child C 级病例为然。有报道 PV-Vmax 13.6+4.9cm/s,而在慢性肝炎为 38.2+5.5cm/s(P=0.019)。偶可出现反向色彩和双向血流。

②肝静脉:因变细、扭曲、僵硬,甚至闭塞而间断显示,作点状色彩。

③肝动脉:较易显示,呈细小彩色支。HAVmax 升高(同上报道为 59.1±28.7cm/s,对照健常者为 47.2+23.1cm/s,P=0.031)。

(3)超声造影指标:此对早期肝硬化的超声诊断具重要意义,大有实用价值。最近有报道,实验上肝动脉渡越时间(HAVTT)明显缩短(造模前、后分别为 6.65+1.00s,4.06±0.75s,P<0.01);检测证明造影剂通过肝静脉时间于早期肝硬化时明显缩短,HVATT 为 7.5+2.1s,而较健常组及肝纤维化组的分别为 13.0+2.2s 及 11.8+2.7s 差异显著(P<0.01),因可资为评估指标。

(4)纤维化扫描指标:以此技术手段诊断慢性肝炎患者肝硬化的精确度极高,cut-off 值在 10.3～

17.3kPa之间。在临床指征或生物化学检测阴性的肝硬化患者中,其诊断比例可达70%,此值比其他检测手段皆显高。同时,本检测技术又可用以预测肝硬化并发症,包括门静脉高压、静脉曲张出血、腹水和肝衰竭等,其阴性预测值均可达到90%以上,灵敏性和特异性也较高。肝硬化时根据肝脏外形不规整、表面凹凸不平,实质呈结节样、门静脉内径增宽和脾脏增大等声像,基本可以诊断。

(四)肝血管病变B超诊断

口服避孕药、抗白血病及肿瘤药、激素类制剂和楝子油、吡咯双烷生物碱,甚至某些药茶均可偶致肝血管病变。

1.肝小静脉闭塞及肝静脉血栓形成 某些植物(如狗舌草)、化学药剂(如乌拉坦、硫唑嘌呤、阿糖胞苷、氮芥等)和肝区放疗偶可引起本病。其机制为因肝小静脉内膜炎与纤维化导致管腔变窄乃至闭塞或血栓形成,血流受阻而引起肝脏急剧肿大及腹水等(晚期类似心源性肝硬化)症状。声像图上,可显示上述病变各相应的表现,唯本病无肝静脉梗阻现象故可与柏-查综合征加以鉴别。

2.非肝硬化性门静脉高压 本病的主要病理学特征为肝内门静脉管壁增厚,管腔变窄或闭塞。

3.二维超声指标 ①门静脉系统管壁增厚,回声增强,内径增宽:门静脉主干>13mm,脾静脉>10mm,肠系膜上静脉>7.5mm。疾病后期,又可出现内径变窄乃至闭塞。②侧支静脉交通:冠状(胃左)静脉>5mm,胃短(脾)静脉、胃肾静脉、胃底食管静脉等均形扩张开放;脐静脉重开或并静脉导管重开等征象。③肝内光点增粗。

4.彩色多普勒超声指标 门静脉内血流减少,红蓝相间,频谱显示低速血流。门静脉闭塞则无复显示血流色彩。

此外,药物性肝病可并发肝肿瘤(如肝癌)和肝血管瘤有各自影像特征。

【CT诊断】

药物性肝病在影像学上的表现则是依据肝脏受损程度有相应的不同表现,早期可以是肝脏弥漫性病变,进一步损伤可以表现为脂肪肝及肝硬化的影像学表现。

CT检查在诊断中尤其占有重要的一席之地。CT值是肝脏影像密度的依据。正常人肝CT值因个体不同可有较大差异,但总是高于脾脏的CT值,且脾脏的CT值相对恒定,二者有明显的相关性,近年来国内外许多学者通过试验和临床病理证实CT值的高低与肝脂肪沉积量呈明显负相关,即肝细胞内脂肪含量越高,肝CT值越低。发生脂肪肝时,脂肪浸润区CT值下降,与脾的密度关系异常甚至倒置,临床上就是根据肝/脾CT值的大小对脂肪肝进行CT分级。分级标准:肝脏密度降低,CT值稍低于脾脏,肝/脾比值≤1为轻度脂肪肝;肝/脾比值≤0.7,肝内血管影变得模糊不清不能分辨为中度脂肪肝;肝脏密度显著降低甚至呈负值,肝/脾比值≤0.5,肝血管影因呈相对高密度而显影清晰为重度脂肪肝。

依照脂肪浸润程度和范围,分为弥漫性和局灶性脂肪肝。弥漫性脂肪肝表现全肝密度减低,诊断一般不需要增强扫描。局限性脂肪肝诊断不明确时需要增强扫描,因为脂肪浸润可不均匀,出现局灶未受累及区。国内学者称为正常肝岛,属于脂肪肝的特殊CT表现之一,有时易误诊为肿瘤。在中重度脂肪肝中,正常肝岛CT平扫呈高或略高密度,CT值在正常肝实质范围内,通常位于胆囊附近、叶间裂附近或包膜下,以左叶内侧段最为常见,这可能与局部有胆囊动脉分支供应邻近肝组织使其相对血供丰富有关。正常肝岛CT有以下特征:①通常为非球形灶,与正常肝分界不清,呈移行性。②无占位效应,增强扫描往往可见血管影进入其内,而无周围血管推移受压现象。③强化密度变化与正常肝组织相似。无论是局限性或弥漫性脂肪肝,均须与肝癌、转移癌、血管瘤和肝脏局灶性结节再生等鉴别。肝癌多为快速强化和快速消退,门静脉受侵犯和瘤栓形成;转移癌可见边缘环状强化;血管瘤早期边缘呈结节状强化,随时间延长,强化逐渐向中心扩散,最后变成与肝实质密度一致;肝脏局灶性结节再生的典型CT表现呈均匀强化,中央区瘢痕不强化以及可见中心供血动脉显影。结合病史仔细分析 CT 与超声表现,区别好同病异影和同影异病,可以明显提高我们的诊断水平。

五、药物性肝病鉴别诊断

【急性药物性肝炎与急性病毒性肝炎的鉴别】

药物性肝炎与急性病毒性肝炎有时两者不易鉴别。急性病毒性肝炎有肝炎患者接触史、应用血浆输血史,起病急,多数人有发热、畏寒,消化道症状明显,黄疸深、肝区痛、肝大,有压痛及叩击痛。血清胆红素增高或明显增高,且直接、间接胆红素均增高。急性药物性肝炎有服药史,起病缓慢,全身症状及消化道症状也较轻,有者无临床症状,仅有肝功能改变。ALT、AST 轻度增高或正常。胆汁淤积性肝炎时出现黄疸,以直接胆红素增高为主,占总胆红素的 60％ 以上。

【慢性肝炎】

多有血清酶学改变,病毒性肝炎标志物阳性。肝脏质地中等,表面光滑,B 型超声有辅助鉴别诊断意义。

【胆石症】

既往有胆绞痛史,高热、寒战,右上腹痛,Murphy 征阳性,白细胞增高、中性粒细胞增高,腹部 B 超有胆囊病变。

【药物性黄疸与其他原因所致黄疸的鉴别诊断】

药物引起黄疸的种类繁多,涉及多种抗生素、抗疟药、抗肿瘤药、降糖药等,除药物引起肝损伤出现肝细胞性黄疸和肝内胆汁淤积性黄疸外,一些药物也可引起溶血性黄疸和贫血。分氧化性溶血性黄疸和贸易商性深血性黄疸两大类。

单纯从组织学或从 B 超影像学上不能将非酒精性脂肪性肝病与药物性脂肪性肝病两者之间进行鉴别。药物性脂肪性肝病也同样引起单纯性脂肪酸肝和非酒精性脂肪酸性肝炎两种类型。同时必须指出,药物性脂肪性肝病也常与其他原因所致脂肪酸肝并存,如与乙型或丙型肝炎、NAFLD、酒精性脂肪性肝病、先天性代谢肝病同时并存,因此脂肪肝是由何种原因为主引起,则常难以确定。

一般言之,药物性脂肪性肝病病理改变较轻,预后较好,很少发生肝硬化或肝癌,如能及时停药并适当给予护肝治疗,绝大多数患者可望得到恢复。临床上表现出病毒性肝炎样症状,乏力、食欲不振、肝区疼痛不适、肝功异常。有的表现自身免疫性肝炎样症状、肝衰竭、慢性胆汁淤积和脂肪性肝炎等。血生化有肝酶增高和(或)胆红素增高。

非酒精性脂肪性肝病是目前导致慢性子肝病最常见的原因,其流行率 10％～39％,平均 20％。同时期常伴有胰岛素抵抗、肥胖、2 型糖尿病、高脂血症、高血压、代谢综合征等并存。相比之下,药物性脂肪性肝病只是一个少见原因,只要认真了解服药史,结合临床特征、病理改变和实验室所见,两者鉴别并不困难。

【早期肝硬化】

病程发展多隐袭、缓慢,症状多较轻,可有肝脾大,脾功能亢进,肝功能损害轻重不一,黄疸多为轻度。

【原发性胆汁性胆管炎】

中年女性多见,黄疸持续显著,皮肤瘙痒,常有黄色瘤,肝脾大明显,ALP 显著升高,大多数抗线粒体抗体阳性,肝功能损害较轻。

【妊娠期急性脂肪肝】

多发生于妊娠后期,发病初期有急性剧烈上腹痛,淀粉酶升高,虽然黄疸很重,血清直接胆红素增高,但尿胆红素常阴性。

六、药物性肝病治疗

【避免和立即停用肝损伤药物】

药物性肝病一旦确诊应立即停药,并防止重新给予引起肝损伤的药物和同属的药物,避免同时使用多种药物,因为药物之间常常有相互作用,易于引起毒副作用发生。特别应慎用那些因对药物代谢酶有诱导或抑制作用的药物,如苯巴比妥、水合氯醛、卡马西平、利福平、螺内酯等可增加药物酶的合成或活性。奥美拉唑选择性诱导 CYPIA1 和 1A2。单胺氧化酶抑制剂、口服避孕药、阿司匹林、泼尼松龙、别嘌呤醇、华法林、异烟肼、对氨水杨酸、双香豆素、乙醇对代谢酶有抑制作用。近年来随着中药的广泛应用,因用中药及其制品引起不良反应的报道不少。已发现一些植物药具有潜在的肝毒性,并可涉及许多不同的损伤机制,如影响 P4503A4 的生物活性、氧化应激、线粒体及细胞凋亡等。一些中草药如何首乌、金不换、黄药子、苍耳子、雷公藤等,一些复方药如壮骨关节丸、小柴胡汤、青黛丸、白癜风胶囊等均可引起肝损伤,应当避免使用。对营养不良和对药物解毒能力下降的患者和嗜酒者应控制给药。美国 FDA 停药标准可供参考:①血清 ALTAKAST>8 正常值上限(ULN);②ALT 或 AST>5ULN,持续 2 周;③ALT 或 AST>3ULN,且总胆红(TBil)>2ULN 或国际标准化比值(INR)>1.5;④ALT 或 AST>3ULN,伴疲劳或消化道症状等逐渐加重。和/或嗜酸性细胞增多(>%)。

对一些临床上无法避免使用可能导致肝损伤的药物,如大剂量使用抗肿瘤化疗药物、抗结核药,尤其多种药物联合使用、器官移植后抗排异药物的使用、长期使用降糖药等时,可给予预防性使用"保肝"药,并监测血清 ALT,如果其水平始终保持正常,基本可以确定药物的肝脏安全性;如果 ALT 升高明显,应严密加强观察,目前临床上以 ALT 升高>3 倍正常值上限作为停止用药标准。

【支持疗法】

1.卧床休息　卧床休息可增加肝脏血流量,有助于肝细胞修复和再生。重症患者应绝对卧床,避免任何体力活动;恢复期患者可适当活动,以不感觉疲劳为度。

2.营养　摄入足量热卡和蛋白质,维持水电解质平衡,有助于肝细胞修复和再生。成人每日总热量不少于 2000kcal。除肝性脑病外,每日应供给蛋白质 1.0～1.5g/kg,以富含必需氨基酸的动物蛋白质如奶制品、鱼、肉、蛋应占相当比例。如不能进食,应予静脉补充。并注意维持电解质平衡。

3.补充多种维生素　有助于肝细胞修复和再生,有助于肝脏功能的改善。

(1)维生素 E:在体内保护其他易被氧化的物质如不饱和脂肪酸,防止肝细胞膜的脂质过氧化,维护膜的完整性。常用剂量:每次 10～100mg,2 次/d;或肌注,一次 5～10mg。

(2)维生素 C:与维生素 E 合用能加强抗肝细胞膜脂质过氧化作用。一般每次 100～200mg,3 次/d;或 1～3g 加入葡萄糖溶液中静脉点滴,1 次/d。

(3)维生素 K_1:有助于纠正出血倾向,并且对肝细胞有保护作用,能对受损的肝细胞产生"激饲作用"。一般用维生素 K_1 10mg 肌注,2 次/d;或 30mg/d 静注;或 40mg/d 稀释后静脉滴注。

(4)维生素 B_{12}:对中毒性肝炎有保护作用。50～100μg/d,肌注。

(5)其他 B 族维生素:也应适当补充。长期胆汁淤积的患者还应补充脂溶性维生素 A、D 等。

【早期处理】

大部分药物不良反应可快速完全自愈,即在停用相关药物后的很短时间内肝功能恢复到正常,但半衰期长的药物对肝脏作用时间也长,因此,肝脏损伤的恢复也慢,应及时依情况适时给予处理。严重病例应住院观察。并强调卧床休息,给予高热量、高蛋白饮食(肝性脑病禁用),补充各种维生素。胃纳欠佳者可静脉补充葡萄糖,同时注意维持水、电和酸碱平衡,以加强药物排泄。当出现反复、黄疸加深等表现及出现凝血时间延长,应严密观察患者有可能发生肝性脑病,并给予相应的救治。

早期清除和排泄体内药物是成功处理大多数药物性肝损伤的另一重要措施。服药 1～2 小时内可服用吐根糖浆 15～30ml 进行催吐,并饮水 200ml,通常 15～30 分钟后可呕吐,以减少毒物或药物吸收。经口摄入药物者服药 6 小时内,可用温水或 0.45％氯化钠反复洗胃,直至洗出的液体与洗胃液相同为止。洗胃毕用硫酸镁 30g(小儿 0.25g/kg)口服,也可用甘露醇 100ml 导泻,常与活性炭合用治疗药物中毒。肾功能不全者禁用硫酸镁。对孕妇则尽量不用,以免引起流产或早产。

促进体内毒物或药物清除,是治疗的重要步骤。可用血液透析的方法使药物从血浆中排出。常用人工肾透析器进行透析,利用半透膜两侧血浆与透析液之间化学物浓度梯度,使血浆中浓度高的化合物向透析液中移动。

血液灌流能消除一些血液透析不能清除的毒物,特别是分子量大、脂溶性强、蛋白结合率较高的化合物。采用与血液相容性良好的材料包裹活性炭微囊,可防止血液有形成分破坏和活性炭微粒脱落进入血流。血液灌流对下列毒物或药物有较好疗效:甲醇、乙醇、异丙醇和乙二醇等醇类,铊和砷等金属,有机磷和有机氯,卤化物和苯酚类,镇静、催眠和安定药,抗生素、水杨酸类、异烟肼和茶碱等药物。

血浆置换(PE)目前多采用血浆分离技术将患者血液中的细胞成分与血浆成分分离开来,用正常人血浆或血浆替代品加一置换的治疗方法。一日 1 次,1～3 天。PE 可引起超氧歧化酶(SOD)产生,可直接解除 ROS(活性氧簇)对细胞的损伤,具有氧化还原活性,从而抑制丙二醛的产生和恢复线粒体膜电位。当服用极过量的药物,特别是与血浆蛋白结合率高(>60％)的药物时,很难用血液透析和灌注方法清除,而血浆置换可明显降低血浆药物浓度,主要用于急性药物中毒的治疗。

【解毒药物的应用】

(一)特殊解毒剂

N-乙酰半胱氨酸作为特殊解毒剂可用于治疗对乙酰氨基酚肝中毒。N-乙酰半胱氨酸可作为肝内还原型谷胱甘肽的前体,促进谷胱甘肽在肝细胞的生物合成,并可以通过干扰凋亡过程中的信号传递而抑制肝细胞的凋亡,并直接抑制星状细胞的激活,此外还有促进肝内微循环的作用。治疗应尽早进行,10 小时内给药可获最大的保护性效果。用法为初次 140mg/kg,口服,以后每 4 小时口服 70mg/kg,共 72 小时;或首次静脉滴注 150mg/kg(加在 10％葡萄糖液 200ml 内静脉滴注 15 分钟),以后静脉滴注 50mg/kg(500ml/4 小时),最后 100mg/kg(1000ml/16 小时)。凡 24 小时内接受 N-乙酰半胱氨酸治疗者,效果最佳。副作用主要有荨麻疹、支气管痉挛、低血压等。

奥扎格雷抑制对乙基氨基酚(APAP)引起细胞死亡相关 mRNA 的肝表达,如像 c-Jun 肿瘤基因、FBJ 骨肉瘤肿瘤基因(fos)和 C/EBF 同源蛋白(chop)表达。新近报道用盐酸奥扎格雷治疗过量 APAP 引起严重的肝损伤。奥扎格雷是一种选择性血栓素 A2(TAX2)合成酶抑制剂,鼠的实验证明,同时也减少 NAPQ1(对乙酰苯醌亚胺)引起的肝细胞损伤。因此,为了治疗 APAP 引起的肝细胞损伤,奥扎格雷是一个主要的治疗选择。

近年在动物中研究用 TAT-ARC 融合蛋白治疗被 APAP 过量引起损伤所致的肝衰竭。TAT 为人类免疫缺陷病毒(HIV)的非传染性片段,ARC(半胱天冬酶募集域的凋亡抑制因子)抑制死亡受体和线粒体凋亡信号,可抑制 JNK(c-Jun 氨基末端激酶)分子的活性。JNK 激活肝脏的免疫细胞,并导致异常病变,同时释放 INF-α,继而导致肝细胞死亡,而 ARC 则可保护肝细胞免受破坏。研究称 TAT-ARC 融合蛋白注射后在短短几分钟内到达肝脏。ARC 可阻止肝细胞凋亡,使肝衰竭得到逆转,并降低死亡率。研究认为,

TAT-ARC 不仅在小鼠试验中得到证明,也为人类逆转 APAP 毒性提出它的治疗潜力。

（二）非特异性解毒剂

1.水飞蓟素　具有稳定细胞膜、改善肝功能作用,其药理作用机理主要是:①抗自由基活性:水飞蓟素对于由 CCL4、半乳糖胺、醇类和其他毒素造成的肝损害有保护作用,能减少 CCL4 代谢物引起的体外脂质过氧化及由还原型辅酶Ⅱ(NADPH)单独引起的过氧化作用。水飞蓟素能使 CCL4 对脂质的共价结合明显减少,提示水飞蓟素是一抗氧化剂。②抑制 NO 的产生。③增加还原型甘肽水平:说明水飞蓟素能增加氨基酸的内脏通透性,这使还原型谷型谷胱甘肽合成增加,并且抑制由胆汁释放还原型谷胱甘肽。④保护肝细胞膜:水飞蓟素可通过抗脂质氧化反应维持细胞膜的流动性,保护肝细胞膜,还能阻断真菌毒素鬼笔碱和 α-鹅膏菌碱等与肝细胞膜上特异受体的结合,抑制其对肝细胞膜的攻击及跨膜转运,中断其肠肝循环。⑤促进肝细胞修复、再生:水飞蓟素进入肝细胞后可与雌二醇受体结合并使之激活,活化的受体则可增强肝细胞核内 RNA 聚合酶Ⅰ的活性,使核糖体 RNA(rRNA)转录增强,胞质内核糖体数目增多,促进酶及结合蛋白等的合成,并间接促进细胞 DNA 的合成,有利于肝细胞的修复、再生。

临床应用利肝隆(每丸含水飞蓟素 35mg)3 次/d,每次 2～4 丸,连服 5～6 周,待见效后,改用维持量,3次/d,每次 1～2 丸。益肝灵(38.5mg),3 次/d,每次 2 片,口服。

水飞蓟片剂 100mg,3/d,口服。

2.还原型谷胱甘肽(GSH)　谷胱甘肽是由谷氨酸、胱氨酸及甘氨酸组成的一种三肽,它是甘草醛磷酸脱氢酶的辅基,又是乙二醛酶及磷酸丙糖脱氢酶的辅酶,参与体内三羧酸循环及糖代谢,使人体获得高能量,并能激活多种酶,从而促进糖、脂肪、蛋白质代谢,并能影响细胞的代谢过程,可以减轻组织损伤,促进修复。谷胱甘肽主要存在于细胞内,对细胞具有多种生化作用。谷胱甘肽的半胱氨酸部分之硫氢基团有很强的亲和力,故可作为电亲和靶而与化学物质及其代谢反应产物结合,从而使细胞免受损害,当与多种有机氧化代谢产物反应时,谷胱甘肽产生减毒结合物使之易于进一步代谢而作为硫醇尿酸排泄。谷胱甘肽对抗多种物质对细胞的毒性,如水杨酸盐、扑热息痛、抗结核药、利尿酸、苯巴比妥、有机磷农药、抗肿瘤药物等,从而起到保护作用。常用剂量轻症 300～600mg 加入 10% 葡萄糖液中,静滴,重症 1.2～1.8g,静滴,1 次/d。

3.硫普罗宁　商品名凯西莱,是含游离巯基的甘氨酸衍生物,主要有促进肝细胞再生,清除氧自由基作用。其作用主要有:①改善肝功能及降酶:硫普罗宁是含游离巯基的甘氨酸衍生物,可提供巯基,并活化超氧歧化酶,能有效对抗各种生物、化学毒物对肝细胞尤其膜系统的损伤。实验证明,本药能防止四氯化碳、乙硫氨酸、毒蕈及对乙酰氨基酚对肝脏的损害,并可预防由于四氯化碳而导致的肝坏死。同时本药可加快乙醇和乙醛的降解、排泄,防止三酰甘油的堆积,抑制成纤维细胞增生,对酒精性肝损伤有较好的修复作用。②保护肝线粒体:硫普罗宁可使肝细胞线粒体中 ATP 酶活性降低,升高细胞内 ATP 含量,从而改善肝细胞功能,对抗多种肝损伤。③促进肝细胞再生:硫普罗宁在体内通过酰胺酶水解,生成的甘氨酸系脂肪族氨基酸,带有一个碳单位,主要参与嘌呤类核苷酸的合成,故具有肝细胞再生的作用。④清除自由基:硫普罗宁含有巯基,能与自由基可逆性结合成二硫化物,是一种自由基的清除剂。⑤促进重金属排出:硫普罗宁通过提供巯基,保护酶的活性,从而增加肝脏的解毒功能。实验证明,硫普罗宁可促进重金属汞、铅从胆汁、尿、粪便中排出,降低其肝、肾蓄积量,保护肝功能和多种物质代谢酶。常用量 0.2g,3 次/d,口服,不良反应可能有皮疹,一般无其他不良反应。

【对以肝细胞损害为主的药物性肝病治疗】

1.甘草酸类药物　目前甘草酸类药物应用于药物性肝病已取得了较好疗效。甘草酸有 α 和 β 两个立体异构体,α 甘草分子结构与泼尼松相似,易与糖皮质激素受体结合,因而其抗炎作用也强于 β 甘草酸。主要的作用机制为：①阻止半乳糖胺、四氯化碳及硫代乙酰胺引起的血清 ALT 增高,改善肝脏受损组织。对抗半乳糖胺所致肝细胞线粒体及核仁的损害,并使肝糖原和核酸含量增加,减轻肝细胞坏死,加速肝细胞恢复。②由于本药在结构上与醛固酮的类固醇环相似,因此可阻碍可的松和醛固酮的灭活,从而发挥类固醇样作用。③本药能明显抑制肝组织中花生四烯酸代谢产物、白细胞三烯酸及前列腺素 E_2,并呈剂量依赖性,故本药可能通过控制炎性因子和免疫力性因子而发挥抗肝损害作用。④刺激单核、巨噬细胞功能,诱生 γ 干扰素并增强自然杀伤细胞活性,从而发挥免疫调节功能。尚有抗过敏、抑制钙离子内流等作用。还可使外周血单核细胞(PBMC)产生 IL-6 和 TNF-α 能力减弱,并可能有诱生 PBMB 细胞可溶性 IL-6 受体的作用,从而降低消耗患者异常升高的 IL-6 及 TNF-α 水平,减轻肝脏的炎症反应和免疫损伤。

目前常用的制剂有：

(1)甘利欣(甘草酸二铵)：甘利欣的主要成分是 18α 甘草酸二铵。本品具有较强的抗炎、保护肝细胞膜及改善肝功能的作用。适用于急、慢性药物性肝病。本品 30ml 用 10％ 葡萄糖 250ml 稀释后缓慢静脉滴注。或 150mg,3 次/d,口服。无明显不良反应。严重低钾血症、高钠血症、心力衰竭、肾衰竭的患者忌用。在治疗过程中,应定期测血压和血清钾、钠浓度。

(2)天晴甘平：是一种脂质复合物,由甘草酸二铵和磷脂酰胆碱组合而成,比甘利欣作用更强。具有抗炎、抗氧化、修复肝细胞膜等作用。适用于伴有转氨酶升高的各种肝病。3 次/d,每次 3 粒,口服。不良反应主要有纳差、恶心、呕吐、腹胀、皮肤瘙痒、荨麻疹、头痛、头晕、血压升高、口干和水肿。

(3)异甘草酸镁：本品主要成分为异甘草酸镁,也有抗炎、保护肝细胞膜及改善肝功能作用。1 次/d,每次 0.1～0.2g,用 10％ 葡萄糖液液稀释后静脉滴注,一般 4 周为一疗程。不良反应少,个别患者可有心悸、眼睑水肿、头晕和皮疹。

2.易善力(易善复-肝得健)　易善力是重要磷脂的生化学名(EPL)。易善力由于含有大量亚油酰胺磷脂酰胆碱,对肝细胞有如下作用：①构成所有生物膜结构的最重要成分,保持和促进多种膜蛋白的生物活性；②激活膜蛋白酶,包括 β-羟丁酸脱氢酶、腺苷环化酶、Na^+-K^+-ATP 酶、琥珀酸氧化酶、糖基转移酶、磷酸化酶等,对分子跨膜通道起重要作用,还调节细胞内外的膜依赖性代谢过程；③不饱和脂肪酸如亚油酸是合成 PG 前体,使 PGE 合成增加；④重要磷脂是胆汁的重要乳化剂,促进胆汁代谢；⑤重要磷脂为脂蛋白的结构和功能成分,从而达到保护肝窦内皮细胞和细胞生物膜免受损伤,修复膜损伤、促进膜再生、促进肝细胞再生；通过抑制胶原生成,降低胶原/DNA 比率和肝脏羟脯氨酸生成而降低结缔组织形成,减少纤维化发生。

易善力胶囊含重要磷脂(70％为亚油酸)300mg,维生素 B_1、B_2、B_6 各 6mg,维生素 B_{12} 6μg,烟酰胺 30mg,维生素 E 6mg。针剂每剂含 EPL 250mg,维生素 B_6 2.5mg,维生素 B_{12} 10μg,烟酰胺 25mg,泛酸钠 1.5mg。单剂口服后 6 小时达到最高血药浓度,高浓度的 EPL 主要出现在肝脏、肾脏和肠黏膜。

本品主要用于急性或慢性肝炎、肝硬化、肝性脑病、中毒性肝病,由各种原因引起的肝脏脂肪变性、胆汁淤积。

口服胶囊 1～2 粒,3 次/d。可用少量开水整粒吞服。针剂通常每日 1～2 安瓿,在严重病例每日可注射 2～4 安瓿,两安瓿之内溶液可同时作一次缓慢注射。此药液应作缓慢静脉注射。不可与电解质溶液(生理盐水、林格液等)合并使用。

3.葡萄糖醛酸内酯(肝泰乐)　许多毒物、药物与本品结合为无毒的葡萄糖醛酸结合物后,由尿排出。口服 0.1～0.2g,3 次/d；或 0.1～0.2g 肌注；或 0.2～0.4g 加入 5％～10％ 葡萄糖溶液中静点,1 次/d。

4.水飞蓟素(益肝灵)　具有稳定细胞膜、改善肝功能作用,其药理作用机理主要是：①抗自由基活性：水飞蓟素对于由 CCL4、半乳糖胺、醇类和其他毒素造成的肝损害有保护作用,能减少 CCL4 代谢物引起的体外脂质过氧化及由还原型辅酶Ⅱ(NADPH)单独引起的过氧化作用。水飞蓟素能使CCL4对脂质的共价结合明显减少,提示水飞蓟素是一抗氧化剂。②抑制NO的产生。③增加还原型甘肽水平:说明水飞蓟素能增加氨基酸的内脏通透性,这使还原型谷型谷胱甘肽合成增加,并且抑制由胆汁释放还原型谷胱甘肽。④保护肝细胞膜:水飞蓟素可通过抗脂质氧化反应维持细胞膜的流动性,保护肝细胞膜,还能阻断真菌毒素鬼笔碱和α-鹅膏菌碱等与肝细胞膜上特异受体的结合,抑制其对肝细胞膜的攻击及跨膜转运,中断其肠肝循环。⑤促进肝细胞修复、再生:水飞蓟素进入肝细胞后可与雌二醇受体结合并使之激活,活化的受体则可增强肝细胞核内RNA聚合酶Ⅰ的活性,使核糖体RNA(rRNA)转录增强,胞质内核糖体数目增多,促进酶及结合蛋白等的合成,并间接促进细胞DNA的合成,有利于肝细胞的修复、再生。

临床应用利肝隆(每丸含水飞蓟素35mg)3次/d,每次2~4丸,连服5~6周,待见效后,改用维持量,3次/d,每次1~2丸。益肝灵(38.5mg),3次/d,每次2片,口服。

水飞蓟片剂100mg,3/d,口服。

5.谷胱甘肽 谷胱甘肽是由谷氨酸、胱氨酸及甘氨酸组成的一种三肽,它是甘草醛磷酸脱氢酶的辅基,又是乙二醛酶及磷酸丙糖脱氢酶的辅酶,参与体内三羧酸循环及糖代谢,使人体获得高能量,并能激活多种酶,从而促进糖、脂肪、蛋白质代谢,并能影响细胞的代谢过程,可以减轻组织损伤,促进修复。谷胱甘肽主要存在于细胞内,对细胞具有多种生化作用。谷胱甘肽的半胱氨酸部分之硫氢基团有很强的亲和力,故可作为电亲和靶而与化学物质及其代谢反应产物结合,从而使细胞免受损害,当与多种有机氧化代谢产物反应时,谷胱甘肽产生减毒结合物使之易于进一步代谢而作为硫醇尿酸排泄。谷胱甘肽对抗多种物质对细胞的毒性,如水杨酸盐、扑热息痛、抗结核药、利尿酸、苯巴比妥、有机磷农药、抗肿瘤药物等,从而起到保护作用。常用剂量轻症300~600mg加入10%葡萄糖液中,静滴,重症1.2~1.8g,静滴,1次/d。

6.巯基乙胺 是谷胱甘肽的前身,可以直接进入肝细胞转变为谷胱甘肽,成为第一个临床应用于治疗和预防醋氨酚所致肝功能衰竭的药物。必须在超量服用醋氨酚10小时内给予。临床首剂用量2g,10分钟以上静注完毕,以后间隔4小时、8小时各用0.4g于500ml葡萄糖中静滴。总量为3.2g,于20小时以上用完。缺点是有明显的胃肠道反应。

7.甲硫氨酸 在体内转变为半胱氨酸,作为谷胱甘肽的前身,促进体内谷胱甘肽的合成。甲硫氨酸口服或静注均有效。一般口服剂量为2.5g,每4小时一次,疗程16小时。但应注意甲硫氨酸与肝性脑病的发生有关。

8.维丙胺 为维生素C的衍生物。可降低转氨酶,促进肝细胞再生,减少肝内脂肪沉积。用法:肌注80mg/d,14~30天为1个疗程。

9.联苯双脂 保护肝细胞的结构和功能。其近期降转氨酶的作用肯定,并随疗程的延长而提高,但其远期疗效较差。一般用于慢性肝病的治疗。用法:75~150mg,一般分3次口服。

10.葫芦素片 葫芦素B、E。动物实验表明,本药有明显降酶和退黄作用。能改善蛋白代谢,防止肝细胞坏死,增加肝糖原,抗肝细胞脂肪变性,抑制纤维组织增生等。用法:0.6~1.2mg/d,分3次口服。

【对以胆汁淤积为主的药物性肝病治疗方法】

1.苯巴比妥 肝微粒体酶诱导剂,可诱导肝微粒体葡萄糖醛酸转移酶,促进胆红素与葡萄糖醛酸相结合,加速其排泄,降低血清胆红素浓度。常用120~180mg/d,分2~3次,口服。服用2周后如见效,可减量继续服用4~8周。

2.门冬氨酸钾镁 L-门冬氨酸与氧化镁、氢氧化钾的混合制剂。在人体内门冬氨酸是草酰乙酸的前体,在三羧循环中起重要作用,同时也参加鸟氨酸循环,使体内的氨(NH_3)与CO_2结合生成尿素,这对稳定增长人体的内环境起一定作用。镁离子是多种形式酶的激活剂,防止肝坏死,促进肝再生,对肝昏迷有清醒作用。用法:成人 20～40ml/d,加于 5%～10%葡萄糖溶液 250～500ml 中,缓慢静脉滴注,1 次/d。

3.熊去氧胆酸(UDCA)　　UDCA 是鹅脱氧胆酸(正常胆汁中的初级胆汁酸)的 7-β 异构体,可通过亲水性胆汁酸的排泄以及竞争性抑制回肠对内源性疏水性胆汁酸盐的吸收,从而阻止毒性胆汁酸对肝细胞和胆管细胞的损害,增加肝脏过氧化氢酶的活性,促进肝糖原的蓄积,提高肝脏抗毒、解毒能力。增加胆汁酸分泌,导致胆汁酸成分的变化,有利胆作用。近年来报道 UDCA 具有免疫调节作用,能通过抑制星状细胞表达肝细胞 I 型人类白细胞组织相容性抗原(HLA)分子,而抑制其抗原递呈作用,进而抑制 T 淋巴细胞的激活,阻止药物介导的肝脏免疫病理损伤。常用量成人口服每日 8～10mg/kg,早晚进餐时分次给予。

4.皮质激素　　由于激素具抗炎、抗过敏、抑制免疫反应等作用,可用于治疗药物性胆汁淤积。用法:泼尼松 30～45mg/d,有学者主张用短程疗法,用药 3～5 天后,如效果明显,即血清胆红素比用药前下降 40%～50%,则可将剂量减半;然后按每天减量 5mg,直至停药;总疗程控制在 12 周左右。对无效的病例,最多用药 7 天即停用之。

5.S-腺苷-L-蛋氨酸　　又称腺苷蛋氨酸(SAMe)或思美泰。是在腺苷蛋氨酸合成酶的催化下,由蛋氨酸和 ATP 合成而得的化合物。在转甲基和转硫基作用中起重要作用。通过转甲基作用,提高肝脏细胞膜磷脂的甲基化,增加膜磷脂的生物合成,由于磷脂/胆固醇比例增加,使膜流动性增加并增加 K^+-Na^+-ATP 酶活性,从而恢复胆酸的转运;同时通过转硫基作用,增加肝细胞内主要解毒剂谷胱甘肽和半胱氨酸的生成,增强肝细胞的解毒作用。用药方法:1～2g/d,静滴 2 周,以后改为 1.6g/d,分 2 次口服,到症状及生化指标改善,一般为 4～8 周。

【其他疗法】

1.中医中药　　急性药物性肝病多见湿热、阳黄症候,茵陈蒿汤、茵陈五苓散加减有良好疗效。中药茵栀黄注射液静脉滴注治疗效果明显,用法为每次 10～20ml,用 10%葡萄糖 250ml 或 500ml 稀释后静脉滴注,1 次/d,症状缓解后可改为肌注,疗程据病情决定。

2.暴发性肝衰竭　　应加强支持治疗,适当补充新鲜血浆或人体白蛋白促进肝细胞的修复和再生,促进肝细胞再生也可选用促肝细胞生成素。用法为每次 80～120mg 加入 10%葡萄糖液中静脉滴注,1/d,疗程据病情决定,一般为 1 个月。控制出血可用维生素 K_1 30～40mg 加入液中静脉点滴或补充凝血酶原复合物;纠正氨基酸代谢紊乱,补充支链氨基酸,使其与芳香族氨基酸的比例恢复正常;同时给予必需的能量及生理代谢物质如 ATP、辅酶 A 帮助肝细胞修复;必要时应用人工肝支持系统及血液透析加速毒性药物的清除;伴肾衰竭者应用人工肾。

3.肝移植　　重症患者导致肝功能衰竭或重度胆汁淤积,进展到肝硬化时,应考虑做肝移植。

(李　彬)

第十五章　脂肪肝

脂肪性肝病是指脂肪(主要是三酰甘油)在肝脏过度沉积的临床病理综合征。正常肝内脂类含量约占肝重的 4%～5%,脂类蓄积超过 5%或组织学上每单位面积见 1/3 以上肝细胞脂肪变时,称为脂肪肝。

临床上根据患者有无过量饮酒史,将脂肪肝分为酒精性脂肪肝(ALD)和非酒精性脂肪肝(NAFLD)。

非酒精性脂肪性肝病(NAFLD)是一种与胰岛素抵抗(IR)和遗传易感性密切相关的获得性代谢应激性肝损伤。病理学改变与酒精性肝病(ALD)相似,以弥漫性肝细胞大泡性脂肪变为主,但患者无过量饮酒史,疾病谱包括单纯性脂肪肝(NSFL)、非酒精性脂肪性肝炎(NASH)及其相关肝硬化和肝细胞癌。

NAFLD 除可直接导致失代偿期肝硬化、肝细胞癌和肝移植复发外,还可影响其他慢性肝病的进展,并参与 2 型糖尿病和动脉粥样硬化的发病。代谢综合征相关恶性肿瘤、动脉硬化性血管疾病以及肝硬化严重影响 NAFLD 患者生活质量和预期寿命。

一、流行病学

随着肥胖及相关代谢综合征全球化的流行趋势,NAFLD 现已成为欧美等发达国家和我国富裕地区慢性肝病的重要病因。普通成人 NAFLD 患病率 20%～33%,其中 10%～20%为 NASH,后者 10 年内肝硬化发生率高达 25%。尽管酒精滥用和丙型肝炎病毒(HCV)感染与肝脂肪变关系密切,但是全球脂肪肝的流行主要与肥胖症患病率迅速增长密切相关,随着体重增加而增高。肥胖症患者 NAFL 患病率为 60%～90%、NASH 为 20%～25%、肝硬化为 2%～8%。近 20 年来亚洲国家 NAFLD 增长迅速且呈低龄化发病趋势,中国上海、广州和香港等发达地区成人 NAFLD 患病率在 15%左右。

二、病因及发病机制

1.病因　NAFLD 与代谢综合征,即肥胖、2 型糖尿病、高三酰甘油血症以及高血压等密切相关,被认为是代谢综合征在肝脏的一种病理表现。

NAFLD 可能病因有:脂类代谢障碍;胰岛素抵抗(代谢综合征)、皮下脂肪萎缩;药物(胺碘酮、地尔硫䓬、抗逆转录病毒强活化治疗、类固醇及他莫西芬等);再次喂养综合征;严重体重丢失(空肠回肠改道术、胃旁路术、饥饿等);全肠外营养;毒物暴露(如有机溶液)等。

2.发病机制　NAFLD 的发病机制尚不明确,目前大部分学者认可"二次打击"理论,即在肝细胞脂肪变性基础上,以线粒体活性氧(ROS)为核心的氧应激和脂质过氧化(LPO)对肝脏造成进一步损害。

初次打击,主要是胰岛素抵抗(IR)使胰岛素抑制脂肪酶的活性下降,外周脂肪组织分解增多,形成大量的游离脂肪酸(FFAs),FFAs 容易通过门静脉系统进入肝脏,肝脏对 FFAs 氧化和利用不足,脂肪酸的增加,肝内脂肪蓄积;再次打击,主要是氧应激及脂质过氧化损伤,导致脂肪变的肝细胞发生炎性反应、坏死甚至纤维化。

正常情况下,FFAs 在肝脏与外周脂肪组织间循环,肝细胞内无脂质沉积。但存在胰岛素抵抗时,脂肪细胞对胰岛素敏感性降低,胰岛素抗脂解作用受损,代偿性出现高胰岛素血症,外周脂肪分解增加,进入肝细胞的 FFAs 增多,进一步加重 IR,如此形成恶性循环,导致肝内脂肪蓄积。

NAFLD 患者肝细胞内 Fe^{2+} 含量明显高于正常人,与 IR 相关性铁超载有关。胰岛素可促进转铁蛋白受体在细胞膜上转位,促使肝细胞吸收 Fe^{2+},促进肝内铁沉积。Fe^{2+} 是 ROS 生成关键酶的辅基,还可以加快脂质过氧化反应速度。ROS 产物破坏红细胞,血红蛋白释放 Fe^{2+} 增多,氧自由基可使铁蛋白释放 Fe^{2+} 增加,肝细胞本身破坏可释放 Fe^{2+},Fe^{2+} 增多后可促进 ROS 形成,形成恶性循环。Fe^{2+} 激活库普弗细胞和贮脂细胞,引起免疫反应及肝损伤。

细胞色素 P450(CYP)中的 CYP2E1 和 CYP4A 是细胞色素 P450 参与脂肪酸羟化的两个重要酶,底物缺乏时可进行无效循环,形成 ROS,造成脂质过氧化。饥饿、糖尿病和肥胖时,CYP2E1 表达增加。NASH 鼠模型研究中发现,肝脏 CYP2E1 明显升高与过氧化氢及脂质过氧化水平相关,其能被抗 CYP2E1 抗体强烈抑制。

ROS 是线粒体呼吸链氧化还原反应过程中产生的超氧阴离子、过氧化氢、羟自由基的总称。当产生大量 ROS 时,ROS 及其代谢产物的毒性超过肝脏抗氧化能力时,促氧化物质与抗氧化物质之间动态平衡失调,形成氧化应激状态,造成肝组织损害,是 NASH 主要原因。

有些药物,如马来酸、胺碘酮和枸橼酸等极易穿过线粒体外膜,在酸性线粒体内膜中释放质子,产生强大的阳性离子流,阻碍呼吸链电子传递,从而影响 FFA-β 氧化过程,使更多的质子与氧结合,形成大量 ROS。

食物中缺乏胆碱和蛋氨酸,将导致线粒体氧化呼吸链上复合体 Ⅰ(NADH-泛醌还原酶)功能失常,使 ROS 生成增多。

某些疾病,如 Wilson's 病,编码铜转运 ATP 酶的核基因突变,肝细胞线粒体内铜沉积过多,形成 Cu-DNA 复合体,影响线粒体氧化呼吸过程,造成 ROS 生成增多。

全肠道外营养和空回肠旁路术,造成营养缺乏和肠道菌群失调,小肠细菌过度生长,细菌毒素产生和吸收增多。内毒素可引起肝损害,抑制线粒体氧化呼吸链,促进肝细胞释放 TNF-α,促使 ROS 大量生成。

营养缺乏、饥饿状态下,外周脂肪分解 FFAs 增加,加重肝脏 FFA-β 氧化过程,促使 ROS 生成增多。

大量 ROS 生成以后,除引起氧化应激对肝脏产生损害外,还通过脂质过氧化、细胞因子及肝细胞凋亡途径产生对肝脏的损害。

ROS 与膜磷脂中的不饱和脂肪酸、核酸等大分子氧化反应形成脂质过氧化物。二者通过共价键与线粒体生物膜上的蛋白结合,造成细胞膜损害,ROS 进一步泄露。ROS 可以导致肝细胞、库普弗细胞和脂肪细胞释放肿瘤坏死因子(TNF-α)、转移生长因子(TGF-β1)和白细胞介素 8(IL-8)等细胞因子。TGF-β1 促进星状细胞合成胶原蛋白增多,激活组织谷氨酰转移酶,后者使细胞骨架蛋白发生交联,尤其介导丝蛋白交织折叠,有助于 Mallory 小体形成。TNF-α 是强烈的中性粒细胞趋化因子,可以引起大量的中性粒细胞浸润,导致肝细胞实质性损害;同时它可以促进线粒体细胞膜上 PTP 孔开放,使大量细胞色素 C 氧化酶泄漏,这两方面可同时阻碍线粒体氧化呼吸链上的电子传递,进一步增加 ROS 的产生和脂质过氧化,造成恶性循环。

三、分类

1.根据病因分类　　根据病因,本病可分为原发性和继发性。原发多由于胰岛素抵抗、多源性代谢紊乱、肥胖和代谢综合征等；继发性多由于营养不良，包括胃肠外营养不良、药物、毒物、肝豆状核变性、病毒性肝炎及不明原因脂肪变性等。

2.根据病理学分类　NAFLD的病理改变以肝腺泡3区大泡性或以大泡性为主的混合型肝细胞脂肪变性为主要特征，伴或不伴有肝细胞气球样变、小叶内混合性炎性细胞浸润以及肝纤维化。根据肝内脂肪变、炎症和纤维化的严重程度，将NAFLD分为单纯性脂肪性肝病、非酒精性脂肪性肝炎、非酒精性脂肪性肝炎相关肝硬化。

单纯性脂肪肝性病：肝小叶内超过30%的肝细胞发生脂肪变，以大泡性脂肪变性为主，根据脂肪变性在肝脏累及的范围可将其分为轻、中、重3型。肝细胞无炎症、坏死。

非酒精性脂肪性肝炎：肝腺泡3区气球样变，腺泡点灶状坏死，门管区炎症伴门管区周围炎症。腺泡3区出现窦周/细胞周纤维化，可扩展到门管区及周围，出现局灶性或广泛的桥接纤维化。

非酒精性脂肪性肝炎相关肝硬化：肝小叶结构完全毁损，代之以假小叶形成和广泛纤维化，大体为小结节性肝硬化。可分为活动期与静止期。脂肪性肝硬化发生后肝细胞脂肪变性可减轻甚至完全消退。

四、临床表现

本病起病隐匿，缺乏特异的临床表现。约25%的轻度脂肪肝无明显临床症状，随着病情的发展，中、重度脂肪肝症状可较明显，有类似慢性肝炎或消化不良的表现，出现两肋胀痛或隐痛，疲劳、乏力、食欲缺乏、恶心呕吐、上腹胀或疼痛等。

五、病情评估

1.人体学指标　疑似NAFLD患者应测身高、体重、腰围、臀围和血压。身高和体重用来计算体重指数（BMI）。BMI反映躯体肥胖，腰围和腰臀比例反映内脏肥胖。应重视近期体重波动（每个月体重下降＞5kg或半年体重增加＞2kg）对肝脏的不良影响。

2.实验室检查　丙氨酸氨基转移酶（ALT）和天冬氨酸氨基转移酶（AST）升高最常见，通常为正常值上限的1～4倍。也有部分患者的氨基转移酶水平正常。AST/ALT比值＜1（如为酒精性肝病比值＞2），当肝细胞损害严重度增加时，比值可能会升高。碱性磷酸酶（ALP）可以升高到正常值上限的2倍。γ-谷氨酰转肽酶（GGT）也会升高。β球蛋白、铁蛋白、三酰甘油、胆汁酸等升高。血清白蛋白、胆红素和凝血酶原时间一般无变化。

3.影像学检查　首选B超，敏感度为82%～89%，特异度为93%。可以准确判断体内和肝脏脂肪分布类型，大致反映脂肪肝的有无及其程度，并可提示是否存在显性肝硬化和肝内占位性病变。

CT平扫肝脏密度普遍降低，肝/脾CT平扫密度比值≤1可明确脂肪性肝病的诊断。此外，CT还能识别其他肝病变（如肿块）。CT或超声检查均不能区分脂肪变性和脂肪性肝炎。

4.肝活检　目前此项检查尚存在争议，但活检是诊断NASH和确定预后的唯一可依赖的方法。

肝活检组织学评估主要用于：经常规检查和诊断性治疗仍未能明确诊断的患者；有进展性肝纤维化的高危人群但缺乏临床或影像学肝硬化证据者；入选药物临床试验和诊断试验的患者；由于其他目的而行腹腔镜检查（如胆囊切除术、胃捆扎术）的患者；患者强烈要求了解肝病的性质及其预后。

六、诊断及鉴别诊断

1.诊断标准　对于疑似 NAFLD 的患者,应仔细询问患者乙醇摄入情况。完善实验室检查,包括 ALT、AST、碱性磷酸酶、血清胆红素、白蛋白水平、凝血酶原时间和病毒性肝炎的诊断性检测。如果临床和实验室评估排除了乙醇和其他肝病原因,应考虑影像学检查,如超声,CT 等。

2.临床诊断　诊断需符合以下 3 个条件:①无饮酒史或饮酒折含乙醇量<140g/w(女性<70g/w)。②除外病毒性肝炎、药物性肝病、全胃肠外营养、肝豆状核变性等可导致脂肪肝的特定疾病。③肝活检组织学改变符合脂肪性肝病的病理学诊断标准。由于肝组织学诊断难以获得,NAFLD 工作定义为:①肝脏影像学表现符合弥漫性脂肪肝的影像学诊断标准且无其他原因可供解释;和(或)②有代谢综合征相关组分的患者出现不明原因的血清丙氨酸氨基转移酶(ALT)和(或)天冬氨酸氨基转移酶(AST)以及 γ-谷氨酰转肽酶(GGT)水平持续增高半年以上。减肥和改善 IR 后,异常酶谱和影像学脂肪肝改善甚至恢复正常者可明确 NAFLD 的诊断。

3.临床分型诊断标准

(1)单纯性脂肪肝病:凡具备下列第①~②项和第③或第④项中任何一项者即可诊断。①具备临床诊断标准①~③项;②肝功能检查基本正常;③影像学表现符合脂肪肝诊断标准;④肝脏组织学表现符合单纯性脂肪肝诊断标准。

(2)非酒精性脂肪性肝炎:凡具备下列第①~③项或第①和第④项者即可诊断。①具备临床诊断标准①~③项;②存在代谢综合征或不明原因性血清 ALT 水平升高持续 4 周以上;③影像学表现符合弥漫性脂肪肝诊断标准;④肝脏组织学表现符合脂肪性肝炎诊断标准。

(3)非酒精性脂肪性肝炎相关性肝硬化:凡具备下列第①~②项和第③或第④项中任何一项者即可诊断。①具备临床诊断标准①~③项;②有多种代谢紊乱和(或)脂肪肝的病史;③影像学表现符合肝硬化诊断标准;④肝组织学表现符合肝硬化诊断标准,包括 NASH 合并肝硬化、脂肪性肝硬化以及隐源性肝硬化。

4.病理学诊断　NAFLD 病理特征为肝腺泡 3 区大泡性或以大泡为主的混合性肝细胞脂肪变,伴或不伴有肝细胞气球样变、小叶内混合性炎症细胞浸润以及窦周纤维化。与成人不同,儿童 NASH 汇管区病变(炎症和纤维化)通常较小叶内严重。

参照美国国立卫生研究院(NIH)NASH 临床研究网病理工作组指南,常规进行 NAFLD 活动度积分(NAS)和肝纤维化分期。

NAS 积分(0~8 分):①肝细胞脂肪变,0 分(<5%);1 分(5%~33%);2 分(34%~66%);3 分(>66%)。②小叶内炎症(20 倍镜计数坏死灶):O 分,无;1 分(<2 个);2 分(2~4 个);3 分(>4 个)。③肝细胞气球样变:0 分,无;1 分,少见;2 分,多见。NAS 为半定量评分系统而非诊断程序,NAS<3 分可排除NASH,NAS>4 分则可诊断 NASH,介于两者之间者为 NASH 可能。规定不伴有小叶内炎症、气球样变和纤维化但肝脂肪变>33%者为 NAFL,脂肪变达不到此程度者仅称为肝细胞脂肪变。

肝纤维化分期(0~4):0,无纤维化;1a,肝腺泡 3 区轻度窦周纤维化;1b,肝腺泡 3 区中度窦周纤维化;1c,仅有门脉周围纤维化;2,腺泡 3 区窦周纤维化合并门脉周围纤维化;3,桥接纤维化;4,高度可疑或确诊肝硬化,包括 NASH 合并肝硬化、脂肪性肝硬化以及隐源性肝硬化(因为肝脂肪变和炎症随着肝纤维化进展而减轻)。不要轻易将无脂肪性肝炎组织学特征的隐源性肝硬化归因于 NAFLD,必须寻找有无其他可能导致肝硬化的原因。

5.影像学诊断　规定具备以下 3 项腹部超声表现中的 2 项者为弥漫性脂肪肝:①肝脏近场回声弥漫性

增强("明亮肝"),回声强于肾脏;②肝内管道结构显示不清;③肝脏远场回声逐渐衰减。

CT 诊断脂肪肝的依据为肝脏密度普遍降低,肝/脾 CT 比值<1.0。其中,肝/脾 CT 比值<1.0 但>0.7 者为轻度,≤0.7 但>0.5 者为中度,≤0.5 者为重度脂肪肝。

6.代谢综合征诊断 符合以下 5 项条件中 3 项者诊断为代谢综合征。①肥胖症:腰围>90cm(男性), >80cm(女性),和(或)体重指数(BMI)>25kg/m²。②三酰甘油(TG)增高:血清 TG≥1.7mmol/L,或已诊断为高 TG 血症。③高密度脂蛋白胆固醇(HDL-C)降低:HDL-C<1.03mmol/L(男性),<1.29mmol/L (女性)。④血压增高:动脉血压≥130/85mmHg 或已诊断为高血压。⑤空腹血糖(FBG)增高:FBG≥5.6mmol/L或已诊断为 2 型糖尿病。

7.鉴别诊断 需除外酒精性肝病、病毒性肝炎、自身免疫性肝病、肝豆状核变性等可导致脂肪肝的特定肝病;除外药物(他莫西芬、甲氨蝶呤、糖皮质激素等)、全胃肠外营养、炎症性肠病、甲状腺功能减退症、库欣综合征以及一些与胰岛素抵抗相关的综合征(脂质萎缩性糖尿病等)等可导致脂肪肝的情况。

七、治疗

NAFLD 的主要死因为动脉硬化性血管事件,而肝病残疾和死亡仅见于 NASH 并发肝硬化者。因此. NAFLD 诊治的首要目标为改善胰岛素抵抗,防治代谢综合征及其相关终末期器官病变,从而改善患者生活质量和延长存活时间;次要目标为逆转肝脂肪变,减少胆囊炎和胆结石的发生;附加要求为防治 NASH, 阻止肝病进展,减少肝硬化的、干细胞癌及其并发症的发生。

1.健康宣传教育,改变生活方式 通过健康宣教纠正不良生活方式与行为,参照代谢综合征的治疗意见,推荐中等程度的热量限制,肥胖成人每日热量摄入需减少 2092~4184kJ(500~1000kcal);改变饮食组分,建议低糖低脂的平衡膳食,减少含糖饮料及饱和脂肪和反式脂肪的摄入,增加膳食纤维含量;中等量有氧运动,每周 4 次以上,累计锻炼时间至少 150 分钟。

2.控制体重,减少腰围 合并肥胖的 NAFLD 患者如果改变生活方式 6~12 个月体重降低<5%,建议谨慎选用二甲双胍、曲布西明等药物进行二级干预。除非存在肝衰竭、中重度食管胃静脉曲张,重度肥胖症患者在药物减肥治疗无效时可考虑上消化道减肥手术。

3.改善胰岛素抵抗,纠正代谢紊乱 NAFLD 患者积极治疗原发疾病,控制饮食,增加运动量等 3~6 个月后,血脂总胆固醇(TC)>6.46mmol/L,低密度脂蛋白-胆固醇(LDL-C)>4.16mmol/L,高密度脂蛋白-胆固醇(HDL-C)<0.90mmol/L 及三酰甘油(TG)>2.26mmol/L 时,除非存在明显的肝功能损害(血清氨基转移酶>3 倍正常值上限)、肝功能不全或失代偿期肝硬化等情况,应酌情使用血管紧张素受体阻滞剂、胰岛素增敏剂(二甲双胍、吡格列酮、罗格列酮)、他汀类及贝特类药物,以降低血压和防治糖脂代谢紊乱及动脉硬化。

二甲双胍在人体内的主要作用部位是肝脏,能刺激人体细胞内的胰岛素受体 I 的酪氨酸酶活性,从而有效地改善了胰岛素受体与胰岛素的结合能力。同时二甲双胍能显著增强外周组织对胰岛素的敏感度,通过组织肝糖原分解来减少肝的葡萄糖产物出现,抑制肿瘤坏死因子(TNF-α)的表达,减少肝脏脂肪蓄积和 ATP 消耗,从而有效改善机体的胰岛素抵抗水平,有助于 NAFLD 治疗。

八、保肝抗炎药物防治肝炎和肝纤维化

在基础治疗的前提下,保肝抗炎药物作为辅助治疗的适应证:伴有肝功能异常;合并代谢综合征;肝活检证实为 NASH 而非 SFL;基础治疗半年无效或所有治疗方法可能会诱发和致肝病恶化;存在慢性肝病相

关征象等。常用药物如下。

1.护肝降酶类　主要作用为保护肝功能和降低肝损害,如水飞蓟宾,能稳定肝细胞代谢,抗肝细胞坏死,减轻脂肪变,降低 ALT;硫普罗宁,能促进肝细胞的再生和修复,减少 TG 堆积,降低氨基转移酶;熊去氧胆酸,能促进内源性月日汁酸分泌和排出并抑制其重吸收,拮抗疏水性胆汁酸的细胞毒作用,保护肝细胞膜,其他有甘草酸制剂、双环醇和还原型谷胱甘肽等。

2.抗脂质氧化物　磷脂是肝窦内皮和肝细胞的膜稳定剂,能抗脂质过氧化,激活脂解酶系统,如多烯磷脂酰胆碱,具有抗氧化、抗肝纤维化,抑制施万细胞活化和保护肝细胞等功能。体外实验证实 PPC 可降低施旺细胞分泌转化生长因子-β(TGF-β)而作用于人肝细胞,抑制铁负荷引起的氧应激,具有抗氧化作用。维生素 A、C、E 以及胡萝卜素、硒、乙酰半胱氨酸、甜菜碱等,可缓解脂质过氧化引起的肝组织损害;其他有 S-腺苷蛋氨酸等。疗程通常需要 6～12 个月以上。

九、积极处理肝硬化的并发症

应根据临床需要采取相关措施,防治肝硬化门静脉高压和肝衰竭的并发症。NASH 并肝衰竭、失代偿期肝硬化以及 NAFLD 并发肝细胞癌患者可考虑肝移植手术治疗。肝移植术前应全面评估代谢危险因素及其合并症,术后仍需加强代谢综合征组分的治疗,以减少 NAFLD 复发和提高患者的生存率。

十、疗效评估

NAFLD 治疗应综合评估,指标包括:①临床症状。②人体学指标,BMI、WHR(腰臀比)、血压、肝脾大小。③临床事件,肝病和代谢综合征相关条件的发生率和病死率。④实验室指标,血糖,血脂、肝功能及反应胰岛素抵抗、肝纤维化的指标等。⑤影像学改变,肝脾大小及肝脂肪变程度。⑥肝活检,客观评估治疗前后肝组织病理学改变。

十一、监测与随访

1.通过健康宣教加强自我监督,设计让患者针对自己的饮食、运动、体质量,腰围以及与生活质量相关观察指标进行自我记录的图表,以供医患之间交流以及完善个体化的饮食和锻炼计划。

2.疗效判断需综合评估代谢综合征各组分、血清酶谱和肝脏影像学的变化并监测不良反应,以便及时启动和调整药物治疗方案;动态肝组织学检查仅用于临床试验和某些特殊目的患者。

3.推荐 NAFLD 患者每半年测量体质量、腰围、血压、肝功能、血脂和血糖,每年做包括肝脏、胆囊和脾脏在内的上腹部超声检查。建议根据患者实际情况并参照有关诊疗指南,筛查恶性肿瘤、代谢综合征相关终末期器官病变以及肝硬化的并发症(如肝癌和食管-胃静脉曲张)。

十二、预后

NAFLD 的预后取决于肝脏的损害程度。若仅有肝细胞脂肪变,通常为良性病程,随访 10～20 年肝硬化发生率低(0.6%～3%)。而 NASH 患者 10～15 年内肝硬化发生率高达 15%～25%。年龄＞50 岁、肥胖(特别是内脏性肥胖)、高血压、2 型糖尿病等是 NASH 和进展性肝纤维化的危险因素。NAFLD 患者死因主要为恶性肿瘤、动脉硬化性心血管疾病和肝硬化。

(孟凡宇)

第十六章　酒精性肝病

一、概述

酒精性肝病(ALD)系由于长期大量饮酒导致的肝病,包括酒精性脂肪肝(AFL)、酒精性肝炎(AH)、酒精性肝纤维化(AHF)、酒精性肝硬化(AC)及肝细胞癌(HCC)。ALD患者的年病死率为4.4/10万人,高于丙型肝炎患者。

【病因与发病因素】

饮酒是ALD的根本病因,90%～95%饮酒者可以发展为酒精性脂肪肝,但仅有30%～35%饮酒者发展为比较严重的酒精性肝病,提示ALD发病亦与其他因素有关。

ALD与酒精摄入量、饮酒种类与方式、营养状况、性别及年龄、基因与遗传多态性等因素有关:①酒精摄入量:是ALD发生的最重要的危险因素。关于饮酒的致病限量,目前尚有争议。欧洲14国ALD流行病学特点显示,每日酒精摄入量为30g的饮酒者,其肝病或肝硬化的发病是不饮酒者的23.6和13.7倍。关于饮酒与酒精相关疾病风险的荟萃分析显示,中等程度的酒精摄入量(25g/d)显著增加肝硬化的发病风险,且随着酒精摄入量的增加,其相对危险性也增加,例如酒精摄入量为50g/d,肝硬化相对危险性可增至2倍;酒精摄入量为100g/d,肝硬化相对危险性可增至接近5倍。②饮酒的种类和方式:红酒饮用者ALD的发病风险要低于其他类型的饮酒者。空腹饮酒、同时饮用多种类型的酒、频繁饮酒均可增加ALD的发病风险。急性大量饮酒(又称狂饮,24小时内过多过快饮酒)和慢性过量饮酒(4～6周内过多过频)也是增加ALD发病风险的决定性因素。③营养状况:酒精性肝病病死率的上升与营养不良的程度相关。维生素缺少如维生素A的缺少或者维生素E水平的下降,也可能潜在加重肝病。富含多不饱和脂肪酸的饮食可促使酒精性肝病的进展,而饱和脂肪酸对酒精性肝病起到保护作用。肥胖或体重超重可增加酒精性肝病进展的风险。④性别及年龄因素:与男性相比,女性对酒精有更高的易感性和低安全性,更小剂量和更短的饮酒期限就可能出现更重的酒精性肝病,归于酒精在女性体内的低容量分布,即单位酒精摄入量可使女性血液酒精浓度更高。另一个可能的机制为雌激素可增加肠黏膜对内毒素的通透性.从而增加TNF-α等细胞因子诱发的肝损伤。此外,随着年龄的增大,对乙醇的代谢能力下降,因此血中乙醇浓度容易升高,导致ALD的发病率升高,但ALD的发病年龄与饮酒起始年龄、饮酒习惯等有关。⑤遗传因素及基因多态性:同卵双生子同患ALD的概率是异卵双生子的3倍。目前已发现,乙醇脱氢酶(ADH)、乙醛脱氢酶(ALDH)及细胞色素P4502El(CYP2E1)等酒精代谢酶系统基因表达的差异与ALD的发病密切相关,汉族人群的ADH2、ADH3和ALDH2等的等位基因频率以及基因型分布不同于西方国家,可能是中国嗜酒人群和酒精性肝病的患病率低于西方国家的原因之一。此外,其他与乙醇代谢相关的基因多态性还有TNF-α基因启动子、CD14内毒素受体基因及DNA修复基因等。ALD的病死率与种族相关,如含patatin样磷脂酶域3(PNPLA3)的各种变体与肝脂肪变相关,且促进ALD向肝硬化的进展。⑥并发症:酒精与肝炎病毒、

HIV 等有协同效应,在肝炎病毒感染基础上饮酒或在酒精性肝病基础上并发 HBV/HCV 感染,均可加速肝病的发生。

【流行病学】

嗜酒已成为当今世界日益严重的公共卫生问题。美国 12 岁以上人群中约 1.11 亿人有饮酒习惯,且以青年人为主。来自英国的研究同样显示饮酒起始年龄的年轻化,且妇女的酒类消费增长速度有赶超男子的趋势。近年来中国酒类产量不断增加,中国饮酒率也有增加趋势,2013 年中国已成为第二饮酒大国,仅次于美国。饮酒相关问题已成为中国乃至全世界面临的一大医学和社会问题。乙醇对肝脏有明显的毒性作用,ALD 在世界各地均是影响肝病发病率和病死率的一个重要因素。在美国,预计超过 200 万人患有ALD,伴发 AH 的肝硬化患者的病死率比许多常见肿瘤高得多。在英国,从 1979 年至 2005 年期间 ALD的入院率和病死率均增加了 11 倍多,其中 2005 年死于慢性肝病的患者中有 2/3 死于 ALD。从 1996 年至2005 年期间英格兰和威尔士的重症监护室中 ALD 入院人数增加了 2 倍以上。

中国人群 ALD 的发病率也有逐年增加趋势。我国是一个地域宽广、民族众多的国家,至今尚缺乏酒精性肝病的全国性大规模流行病学调查资料,但各地一些流行病学调查为全国酒精性肝病状况提供了一些参考。例如,2004 年湖南省 ALD 的患病率为 4.36%,其中 AC 为 0.68%,AFL 为 0.97%,AH 为 1.50%,MAI 为 1.21%;男性 ALD 患病率为 6.0%,女性为 0.52%。

【发病机制】

本病发病机制较为复杂,目前尚不完全清楚,疾病的不同阶段其发病机制不同。酒精及其代谢产物对肝脏的直接毒性作用、氧化应激反应、肠源性内毒素血症、Kupffer 细胞活化、促炎因子释放、铁沉积等多种因素可能均参与了 ALD 的发生与发展。

1.乙醇代谢产物及氧化应激所致的肝损伤 肝脏是人体摄入酒精的主要代谢场所。在肝脏中,乙醇的氧化代谢通过三个酶系统催化完成,即 ADH、细胞色素 P450 系统(主要为 CYP2E1)、过氧化氢酶系统。乙醇代谢过程中产生的乙醛是引起 ALD 最主要的毒性物质,可导致肝细胞损伤、炎症及细胞外基质产生和纤维化的形成。乙醛可通过转化生长因子(TGF-β)诱导肝星状细胞(HSC)维持激活,促进炎症及纤维化的形成。乙酸可增加组蛋白乙酰化反应,一些特定基因启动子的组蛋白乙酰化可以调节巨噬细胞炎症因子的产生(如 IL-6、IL-8、TNF-α 等),在急性酒精性肝炎发病机制起重要作用。CYP2E1 在酒精代谢过程中可以产生乙醛和活性氧簇(ROS),产生氧化应激反应(OS)。在正常情况下细胞内存在自由基清除剂,如SOD、GSH、维生素 E 等,然而长期饮酒使 CYP2E1 活性增加,导致自由基产生增加,抗氧化物质被大量消耗,体内的氧化—抗氧化机制失去平衡,氧化产物相对过剩。乙醇可通过下调铁调素的表达促进肝内铁的沉积,进一步加重氧化应激。

酒精性肝病患者线粒体 DNA 损伤率是正常对照人群的 8 倍。线粒体 DNA 的损伤引起线粒体氧化呼吸链的功能异常,抑制电子沿着呼吸链的传递,造成线粒体呼吸链复合物活性降低,加剧线粒体功能障碍,降低脂肪酸 B 氧化,促进脂肪肝的发生。研究显示,氧化应激也可能通过过氧化物增殖激活受体(PPAR-α)及固醇调节元件结合蛋白 1(SREBP-1)干扰脂质合成调节来促进肝内脂肪沉积。研究结果显示过表达CYP2E1 的 HepG2 细胞内发生蛋白酶体的氧化损伤,后者是造成包括细胞角蛋白 18 和 8 在内的不可溶蛋白在肝内聚集的原因之一,这可能是 ALD 病理改变 Mallory 小体形成的原因。酒精引起的 ROS 可以增加巨噬细胞对内毒素(LPS)的敏感性,从而促进 TNF-α 等炎性因子的产生。乙醇引起的脂质过氧化还可通过 PKC,P13K 和 PKB/Akt 瀑布式激酶链引起肝星状细胞激活。

2.肠源性内毒素血症在 ALD 中的作用 ALD 患者血清内毒素高达 8.5~206pg/ml(正常值为 0.3~10.4pg/ml),是正常人的 5~20 倍。LPS 可经门静脉进入肝脏内,通过 TLR4 途径产生炎症因子对肝脏产生"二次攻击",诱导和加重肝损伤,同时又加剧肠道黏膜屏障的损害,形成恶性循环。酒精摄入导致内毒素血症的可能机制为:①Kupffer细胞功能失调导致解毒内毒素功能下降。②肠内细菌过度繁殖导致过量的内毒素产生。③肠黏膜屏障功能下降增加LPS和细菌入血的概率。乙醇和乙醛可通过各种磷酸化调节,引起紧密连接蛋白及黏附连接蛋白的重新分布,破坏紧密连接机构及功能,增加肠上皮对细菌及IPS的通透性,还可通过增加诱导型一氧化氮合成酶的活性,增加一氧化氮的产生,使细胞骨架蛋白发生重排,增加肠黏膜的通透性。此外,研究显示ALD患者结肠组织中高水平的miR-212和低水平的ZO-1可增加肠道通透性。酒精可引起小鼠小肠锌缺乏,导致紧密连接蛋白的明显减少,破坏Caco-2单层上皮屏障功能。经门静脉入血的内毒素主要经过LPS-TLR4途径激活转录因子NF-κB和AP-1,增加TNF-α及IL-1β表达,产生一系列炎症级联反应,促进ALD的发生。

3.免疫反应　酒精通过多途径激活肝内Kupffer细胞,肠道来源的LPS可以通过Kupffer细胞表面的TLR4受体途径的信号通路激活Kupffer细胞,产生一系列的促炎性因子,参与肝细胞的损伤。从慢性酒精摄入大鼠肝脏分离出来的Kupffer细胞内铁明显增多,且与NF-κ活性和TNF-α表达增高有关,说明铁过剩也有助于Kupffer细胞炎症信号的激活。活化的Kupffer细胞产生的TNF-α可增加肝脏脂质合成关键转录因子固醇调节元件结合蛋白1-c(SREBP-1c)的表达,增加肝脏脂质合成及沉积。此外,酒精诱导的Kupffer细胞活化可抑制脂肪细胞脂联素生成,抑制脂联素的抗脂肪变性,导致酒精性脂肪肝的发生。长期酒精喂养的小鼠肝组织NK细胞数量及对HSC杀伤作用降低.长期饮酒可减弱NK细胞杀伤活化的HSC作用,抑制NK细胞及IFN-γ的抗纤维化作用。酒精喂养小鼠4日即可增加补体C3和TNF-α在肝内的表达,在C3基因敲除小鼠体内,酒精引起的肝内TNF-α增加却不能导致ALD发生。TLR4基因敲除小鼠在摄入酒精的早期也有补体的激活和TNF-α的表达,说明LPS/TLR4并不参与ALD的早期发病机制,补体激活后的片段C3a和C5a可能在内毒素介入之前即激活了Kupffer细胞。最近一项研究显示,ALD患者肝内可见Th17细胞激活,并产生IL-17,促进中性粒细胞浸润,导致ALD。在严重的ALD患者体内,酒精诱导产生丙二醛、4-羟基壬烯醛及其他脂质过氧化物加合物,以及丙二醛与乙醛加合物,它们可作为抗原物质激活免疫反应。研究显示ALD患者69.6%自身抗体阳性,其中抗核抗体(ANA)阳性率为63.8%。

4.其他因素　PPAR-α是一种控制脂肪酸转运和氧化的核内受体,既往研究显示酒精代谢产物乙醛可以直接抑制肝细胞内PPAR-α的转录活性,亦可间接通过氧化应激抑制PPAR-α的转录活性,从而抑制脂肪酸氧化,导致肝内脂肪沉积。近期发现PPAR-α还受其他一些因子的调控,如骨桥素可以负向调节PPAR-α,在ALD动物模型和患者骨桥素均明显增加。与骨桥素相反,脂联素则可以正向调节PPARa活性,然而慢性酒精摄入可抑制这一过程,导致脂肪沉积。细胞自噬对于肝细胞内脂滴的移除具有重要作用。研究显示,长期饮酒可以抑制细胞自噬功能。microRNAs可以调节基因的表达。近年来,miRNAs在ALD中的作用越来越受到关注。酒精可以调节一些miRNAs,且不同的miRNA。通过不同的机制参与ALD的发病机制,如酒精在体内外均可以诱导巨噬细胞miR-155的表达,后者表达可以增加Kupffer细胞对LPS的敏感性,从而增加TNF-α的产生。ALD动物肠组织中miR-212表达增加,可负向调节ZO-1,增加肠道通透性。miR-34a可调节基质金属蛋白酶1和2(MMP1/2)的表达,参与酒精性肝纤维化的形成等。其他与ALD发病机制有关的miRNAs还包括miR-103、miR-107和miR-122等。可见ALD分子水平的发病机制是复杂的,它是多因素、多途径、多层次的损伤,且各个因素之间相互关联共同促进ALD的发生与发展。

【病理学】

ALD的形态学包括4组基本病变:①以大泡性为主的脂肪变;②肝细胞气球样变;③以小叶内为主的

炎性浸润;④不同程度的肝纤维化和小叶结构扭曲,可进展为肝硬化。大泡性脂肪变是酒精性肝损伤的最常见形式。ASH 的定义是脂肪变性、肝细胞气球样变和以中性粒细胞为主的炎性浸润并存。尽管 Mallory-Denk 小体和巨型线粒体常常与上述所描述的基本病变相关。纤维化是进展至肝硬化的条件。ASH 患者具有纤维化进展的最高风险。纤维化的最终结局是小结节性肝硬化,偶见小结节和大结节混合性肝硬化。

【临床表现】

早期或病变轻微时可无症状,部分患者有右上腹不适或胀痛、食欲减退、乏力、体重减轻;随着病情加重,可有发热、黄疸、腹水、皮肤或黏膜出血、神经精神症状、蜘蛛痣和肝掌等表现。一些相对少见的表现有腮腺肿大,掌跖腱膜挛缩症,男性胸部发育,马德龙病(MD),后者也叫良性对称性或多发性脂肪瘤病,主要表现为蜘蛛痣分布区域内即颈部和上胸部对称性脂肪沉积或胸部夸张的女性外观。如果 ALD 发展到失代偿期肝病时可出现消化道出血、肝肾综合征和肝性脑病等。

二、诊断与诊断标准

【临床表现与特征】

临床症状为非特异性,可无症状,或有右上腹胀痛、食欲减退、乏力、体重减轻、黄疸等;随着病情加重,可有肝性脑病及震颤等神经精神症状,以及蜘蛛痣、肝掌及腹水等体征。

【实验室诊断】

早期可无异常 γ-谷氨酰转肽酶(GGT)升高,随着疾病的进展,血清天冬氨酸氨基转移酶(AST)、丙氨酸氨基转移酶(ALT)升高,以 AST 升高为主,但很少超过 10 倍正常值上限,AST/ALT>2 有助于诊断;GGT 升高,总胆红素(T.Bil)升高,凝血酶原时间(PT)延长,缺糖转铁蛋白(CDT)和平均红细胞容积(MCV)等指标升高,通常在禁酒 4 周后这些指标可逐渐恢复正常。其他实验室异常可有中性粒细胞升高,发展至肝硬化时,可出现白细胞、血小板降低等脾功能亢进症的表现。

【影像学诊断】

影像学检查用于反映肝脏脂肪浸润的分布类型,粗略判断弥漫性脂肪肝的程度,提示是否存在肝硬化,但其不能区分单纯性脂肪肝与脂肪性肝炎,且难以检出<33%的肝细胞脂肪变。应注意弥漫性肝脏回声增强以及密度降低,也可见于其他慢性肝病。

1.超声波诊断　规定具备以下 3 项腹部超声表现中的两项者为弥漫性脂肪肝:①肝脏近场回声弥漫性增强("明亮肝"),回声强于肾脏;②肝内管道结构显示不清;③肝脏远场回声逐渐衰减。

2.CT 诊断　弥漫性肝脏密度降低,肝脏与脾脏的 CT 值之比≤1。弥漫性肝脏密度降低,肝/脾 CT 比值≤1.0 但>0.7 者为轻度;肝/脾 CT 比值≤0.7 但>0.5 者为中度;肝/脾 CT 比值≤0.5 者为重度。

【诊断标准】

根据 2010 年我国《酒精性肝病诊疗指南》,其诊断标准为:

1.有长期饮酒史,一般超过 5 年,折合乙醇量男性≥40g/d,女性≥20g/d,或 2 周内有大量饮酒史,折合乙醇量>80g/d。但应注意性别,遗传易感性等因素的影响。乙醇含量的换算公式:g=饮酒量(ml)×乙醇含量(%)×0.8。

2.上述临床症状。

3.实验室诊断。

4.肝脏 B 超或 CT 检查有典型表现。

5.排除嗜肝病毒现症感染以及药物、中毒性肝损伤和自身免疫性肝病等。

符合第1、2、3项和第5项或第1、2、4项和第5项可诊断酒精性肝病；仅符合第1、2项和第5项可拟诊酒精性肝病。符合酒精性肝病临床诊断标准者,其临床分型诊断如下。

1.轻症酒精性肝病　肝脏生化、影像学和组织病理学检查基本正常或轻微异常。

2.酒精性脂肪肝　影像学诊断符合脂肪肝标准,血清 ALT、AST 或 GGT 可轻微异常。

3.酒精性肝炎　血清 ALT、AST 或 GGT 升高,可有血清 T.Bil 增高。重症酒精性肝炎是指酒精性肝炎患者出现肝功能衰竭的表现,如凝血机制障碍、黄疸、肝性脑病、急性肾衰竭、上消化道出血等,常伴有内毒素血症。

4.酒精性肝硬化　有肝硬化的临床表现和血清生物化学指标的改变。

然而,对于饮酒史而言,值得注意的是,欧洲指南规定>30g/d,没有规定饮酒时间,如果存在肝损伤的临床和/或生物学异常者即为可疑 ALD;美国指南既没有规定每日饮酒量,也没有饮酒持续时间,但建议对家庭成员进行问卷调查(CAGE 和 AUDIT)、咨询或者用实验室检验来验证或确认临床的怀疑。因为饮酒史的计算常受到患者和医生病史采集的影响,尤其是患者常常否认酗酒及少报酒精摄入量,再加上环境性因素,包括酒精饮料的量和类型、酒精滥用的持续时间和饮酒模式,宿主因素包括性别、种族、代谢综合征的共存、铁超负荷和慢性肝炎病毒感染等复杂危险因素的叠加,饮酒量和饮酒史是很难准确统计的。应用问卷调查的方法更能早期发现或诊断 ALD 患者。

三、鉴别诊断

【酒精性肝病易误诊为病毒性肝炎】

酒精性肝病除具有明显的饮酒史外,通过仔细调查可发现酒精性肝病,虽无特异的临床表现,但与病毒性肝炎仍有某些不同,如食欲减退及厌油,在脂肪肝早期并不出现,只有脂肪肝明显以后才出现,可资鉴别。同时,亦可通过特异的血清学及肝组织学检查乙型肝炎表面抗原(HBsAg)可资鉴别。然而,有时两者可以同时存在,应特别注意鉴别。

【淤胆型酒精性肝病与外科急腹症鉴别】

有发热,右上腹痛及胆道阻塞,易误诊为胆道疾病或外科急腹症。但淤胆型酒精性肝病常有血清 γ-谷氨酰转肽酶(γ-GTP)、碱性磷酸酶(ALP)升高,常伴有肝大,有压痛,可提示诊断。

【酒精性脂肪性肝病与非酒精性脂肪性肝病的鉴别】

非酒精性脂肪性肝病(NAFLD)是一种无过量饮酒史,由各种原因引起的肝细胞内脂肪堆积,以肝细胞脂肪变性和肝质蓄积为主要特征的临床病理综合征,常与 ALD 难以区别。首先,鉴别的前提是脂肪肝诊断的成立,在此基础上结合临床症状和体征。其次,抓住目前最主要的鉴别点,即有无饮酒史及具体情况,若不能明确鉴别或存在疑惑,再结合其他方面。第三,实验室检查是目前可以获得的主要辅助鉴别点,NAFLD 最常见的生化异常是转氨酶的升高,通常高于正常值上限的 1～4 倍,ALT 水平高于 AST,ALT/AST 比值通常<1,即便是发生肝硬化时,比值也很少>2,GGT 和 ALP 亦可升高,以 GGT 升高更为明显,其他各项指标的异常明显比 ALD 少见;ALD 根据病程的不同,可出现一系列生化指标的异常,包括白蛋白降低和凝血酶原时间延长等,一般来说,ALT/AST>2,血清糖缺陷转铁蛋白阳性,MCV 和血清免疫球蛋白水平增高,以及谷氨酸脱氢酶/鸟氨酸氨基甲酰转移酶比值>0.6,较倾向于诊断 ALD。第四,如果能够获得病理可能会很大程度上辅助鉴别诊断,也有助于排除其他病因。最后,实在不能鉴别或者无法获取病理,可采取诊断性治疗,观察治疗效果及转归情况,辅助最终的鉴别诊断。

四、治疗

【一般治疗】

根据不同病理类型,ALD 总治疗原则大致相似,可分为以下几个方面:戒酒和营养支持的治疗,减轻 ALD 的严重程度;改善已存在的继发性营养不良;对症治疗 AC 及其并发症。治疗 ALD 的药物种类很多,各有一定的治疗效果,但迄今为止尚无特效药物。

【戒酒】

戒酒是 ALD 患者最重要的治疗干预,它对于防止 ALD 患者发生进一步的肝损伤、肝纤维化甚至肝癌十分重要。戒酒能显著改善各个阶段患者的组织学改变和生存率,并可减轻门静脉压力及减缓向肝硬化发展的进程。AFL 的治疗措施是戒酒,且被认为是唯一有效的治疗手段。约 5％的 AH 患者在完全戒酒或饮酒量明显减少 1 年后,病情得到明显改善,然而如再继续过量饮酒,则可能在 1～13 年内发展为肝硬化。轻度 ALD 戒酒后,其病理表现在短期内即可明显好转,可使肝功能恢复正常或接近正常,病死率明显下降;严重的 ALD,伴有凝血酶原活动度降低和腹水时,戒酒后病情常有反复,但最终仍可缓解;在 ALD 后期,戒酒并不能终止其进展。

戒酒治疗的具体措施,包括确认患者嗜酒及酒精依赖的程度、进行心理治疗和药物辅助治疗。心理治疗通常由一般医护人员完成,包括告知其问题所在及其特性,并提供改变其行为的建议。对于较严重的患者,则需由心理医师给予认识行为和动机增强治疗。药物辅助治疗用于增加戒酒率及处理戒断综合征。

【药物治疗】

当营养治疗无效时,使用化合物和药物治疗的效果尚可的情况下还可作为戒断综合征的辅助治疗,包括水飞蓟素、还原型谷胱甘肽、美他多辛、腺苷蛋氨酸、多烯磷脂酰胆碱、硫普罗宁及甘草酸苷类等。

1. 抗氧化剂　如超氧化物歧化酶(SOD)、谷胱甘肽、维生素 E 等是存在于细胞内的自由基的清除剂,正常生理情况下能够使自由基的生成和降解维持动态平衡。在机体产生过多的活性氧或抗氧化能力较弱等病理情况下时,促氧化物与抗氧化物动态平衡失调,引起氧化应激反应导致细胞损伤。长期酗酒会导致人体内抗氧化剂的耗竭。氧化应激在酒精介导的肝毒性中是一个关键机制,抗氧化疗法有着潜在的治疗价值。临床上常用的药物有维生素 E、水飞蓟素、还原型谷胱甘肽(GSH)等。维生素 E 是临床上使用较早的抗氧化剂,脂溶性的维生素 E 可以在细胞膜上积聚,结合并清除自由基,减轻肝细胞膜及线粒体膜的脂质过氧化,从而减轻肝细胞损伤。

水飞蓟素(水飞蓟宾,益肝灵,利肝隆)作为重要的抗氧化剂,有保护细胞膜及其他生物膜的稳定性、抑制 TNF-α 的产生,降低肝脏 I 型胶原、TIMP1 及 TGFβ1 的 mRNA 水平等作用。水飞蓟素还具有免疫调节及抗肝纤维化的功能,可用于 AHF、AC 的长期治疗,有临床试验显示对治疗 AC 有一定的优越性。GSH 仍然是较常用的药物之一,是人类细胞质中自然合成的一种肽,内含活性巯基(-SH)的三肽物质,由谷氨酸、半胱氨酸、甘氨酸组成,具有重要的生理功能。目前认为 ALD 的发生与乙醇过氧化过程中产生的大量自由基密切相关。GSH 对 ALD 患者的 ALT,AST,γ-GT 等转氨酶异常有良好的治疗作用,GSH 可与肝脏内的毒性代谢产物乙醛结合,防止乙醛所致的肝细胞变性、坏死以及肝纤维化等损害作用的发生,大剂量 GSH 能明显改善 ALD 的肝功能起到降酶、保肝作用。GSH 在联合治疗上也有一定效果。GSH 联合复方甘草酸苷治疗 ALD 不仅能明显抑制肝脏炎症,促进肝功能恢复,还具有明显抑制肝纤维化的功能。总的来说,与基础治疗以及其他保肝药如甘草酸二铵、葡糖醛内酯相比,GSH 可明显提高药物性肝病临床疗效、改善肝功能各指标。

2.对抗和改善乙醇代谢的药物

(1)美他多辛胶囊:美他多辛是一种新型的对抗乙醇代谢治疗 ALD 的药物。美他多辛是吡哆醇 L-2 吡咯烷酮羧酸形成的复合物,为维生素 B6 的衍生物。作为乙醛脱氢酶激活剂,美他多辛通过增加细胞内乙醇和乙醛脱氢酶活性而加快血浆中乙醇和乙醛的消除,减少乙醇及其代谢产物对肝脏或其他组织的毒性作用时间,可预防谷胱甘肽耗竭和脂质过氧化损害的增加,提高肝脏 ATP 浓度,加快细胞内氨基酸转运,拮抗乙醇对色氨酸吡咯酶的抑制作用,还能改变酒精引起的精神和行为异常。研究发现无论戒酒与否,美他多辛用药 6 周均能显著改善肝脏生化功能。在已有的临床研究和应用中,该药适用于急、慢性酒精中毒,ALD 及戒断综合征,其安全性高,未发现用药时有严重的不良反应发生的报道,因此该药可作为治疗急、慢性酒精中毒性疾病的一线用药。

(2)丙基硫脲嘧啶(PTU):PTU 是一种改善乙醇代谢的药物,它的目的是改善高代谢状态减轻中央静脉周围坏死,减少肝细胞的氧耗,进而可能对 ALD 有效。多个长期疗效的观察研究提示,PTU 对重度 ALD 有一定效果,而对于轻、中度 ALD 无效,服药 1 个月可改善 ALD 临床症状,但也有一定的不良反应。

3.保肝抗纤维化药物

(1)多烯磷脂酰胆碱:长期饮酒引起的酒精沉淀可导致生物膜上尤其是线粒体膜上的磷脂和磷酸卵磷脂的缺乏。多烯磷脂酰胆碱药物有不同程度的抗氧化、抗炎、保护肝细胞膜及细胞器等作用,它可能通过增加肝胶原降解而起抗肝纤维化作用,抑制 HSC 转变为成纤维细胞,从而抑制细胞外基质的分泌,提高胶原酶的活力,促使已形成的胶原分解。多烯磷脂酰胆碱对 ALD 患者有防止组织学恶化的趋势,临床应用可改善肝脏生化学指标,但不宜同时应用多种抗炎保肝药物,以免加重肝脏负担及因药物间相互作用而引起不良反应。其代表药物有多烯磷脂酰胆碱,为磷脂酰胆碱的高度纯化成分。通过临床和实验研究证明,多烯磷脂酰胆碱多烯磷脂酰胆碱能保持生物膜的完整性,降低脂质过氧化反应,促进肝细胞再生及改善膜流动性,抑制肝纤维化发展,有效治疗酒精性肝病。

(2)腺苷蛋氨酸:腺苷蛋氨酸又名 S-腺苷甲硫氨酸,是人体所有组织和体液中一种生理活性分子,能降低 TNF-α 水平,下调 TGF-β 的表达,抑制肝细胞凋亡和 HSC 的激活,提高细胞内腺苷蛋氨酸/S-腺苷半胱氨酸比值和肝微粒体谷胱甘肽贮量,从而阻止 ALD 的进展,延缓肝纤维化的发生。腺苷蛋氨酸也能为甲基的供体参与甲基化反应,促进谷胱甘肽的合成,起到抗氧化的作用,同时通过转硫基反应促进胆红素代谢,在肝内淤胆型的 ALD 治疗中具有重要的作用。值得注意的是,肝病患者常常合并不同程度的焦虑、抑郁等负性情绪,有学者认为腺苷蛋氨酸亦具有抗抑郁作用,可合成多种神经递质、血清素,从而改善抑郁情绪。

(3)还原性谷胱甘肽:还原性谷胱甘肽由谷氨酸、半胱氨酸组成,含有巯基,可以补充内源性谷胱甘肽的不足。谷胱甘肽具有广泛的抗氧化作用,可与酒精的代谢产物乙醛、氧自由基结合使其失活,并加速自由基的排泄,抑制或减少肝细胞膜及线粒体膜过氧化脂质体形成,从而保护肝细胞。此外,还可以通过 γ-谷氨酸循环维护肝脏的蛋白质合成。研究发现,ALD 发生与肝脏线粒体谷胱甘肽池的耗竭、肝内低氧血症、氧自由基增多等因素有关,因此,补充外源性谷胱甘肽有助于 ALD 的肝功能恢复。硫普罗宁系一种新型的含巯基甘氨酸类药物,对肝脏组织细胞具有保护作用,能够通过加快乙醇、乙醛的降解和排泄,防止甘油三酯的堆积;具有保护肝线粒体结构,改善肝功能;促进肝细胞再生,清除自由基,促进酒精性肝损害的修复,明显改善肝功能。但值得注意的是,该药可引起患者发热、皮疹及腹泻.偶可引起过敏性休克,严重者可导致死亡,因而限制其在临床上的应用。

(4)甘草酸类制剂:具有类似肾上腺皮质激素的非特异性抗炎作用而无抑制免疫功能的不良反应,可改善肝功能。代表药物为复方甘草酸苷、甘草酸二铵肠溶胶囊及异甘草酸镁注射液。有较强的抗炎、抗过敏、保护肝细胞膜及溶酶体膜结构,改善肝功能、调节免疫作用。通过临床观察,甘草酸类制剂联合谷胱甘肽治疗 ALD 可提高降酶效果,改善临床症状,不良反应少,值得进一步观察研究。

　　然而,值得注意的是,关于酒精性肝病的药物治疗方案的制订取决于对患者病情的正确评估。我国指南关于酒精性肝病严重程度及存活率主要提出了三种方法即 Child-Pugh 评分系统、Maddery 判别函数(DF)、MELD 分级。Maddery 判别函数被用于分析患者病情的严重程度,Maddery 判别函数即为 MDF＝4.6×PT(S)差值＋T.Bil(mg/dl)。患者的得分大于或等于 32 时,死亡风险程度最高。有研究表明,1 个月的病死率高达 30%～50%。尤其是,既有肝性脑病又 DF 分值升高的患者风险最高。虽然 32 阈值已转换成一个明确的分层,一旦患者超过这一门槛,死亡风险增高,但这并不是一定的。还有 MELD＞11 也被用于作为患者预后差的指标。因此,对于酒精性肝病患者来说,除了常规的药物治疗如抗炎保肝类药物等外,其激素治疗是其一大亮点。目前,关于激素治疗酒精性肝病的临床试验很多,但尚无统一的标准,随机和盲法的原则也掌握的不是很恰当。有研究认为,MDF≥32 的 ALD 患者应用激素治疗取得了明显的效果,减低了肝性脑病患者的病死率。然而,也有研究报道激素治疗 ALD 出现较高的真菌感染率,与对照组相比,病死率明显增加。美国指南中一项研究提出 MDF＞54 的 ALD 患者使用激素治疗死亡风险增大,但这需要进一步证实。当前国内外研究者均推荐如果患者的 MDF 评分≥32,且无消化道出血和感染症状,可考虑应用激素,出现肝性脑病者更支持使用激素。有研究者指出,激素治疗后第 7 日患者的血胆红素水平低于治疗的第 1 天,提示患者对激素治疗有反应,预计存活率升高。如果治疗 7 日后如胆红素水平无改变即停止使用激素,不会导致严重的不良反应。而对严重酒精性肝硬化(如 Child C 级)患者可考虑肝移植治疗。

(李　彬)

第十七章　肝血管疾病

第一节　肝静脉病

一、Budd-Chiari 综合征

Budd-Chiari 综合征(BCS)是指发生在肝脏小叶下静脉以上,右心房入口处以下肝静脉(HV)和(或)邻近下腔静脉(IVC)任何性质、任何程度的阻塞,使肝静脉和(或)下腔静脉血液回流障碍,最终导致窦后性门静脉高压症的一组临床综合征。某些发生在肝小叶中央静脉、小叶下静脉的病变及严重右心衰、缩窄性心包炎等心脏病,也可引起类似 BCS 的肝脏病理变化及全身临床表现,但分别称之为肝窦阻塞综合征和心源性门静脉高压,已明确不归属于 BCS 范畴。

本病的发病率存在明显地区差异。其中,欧美发达国家发病率较低,低于 10/100 万人口,日本与法国近 20 年全国每年新增病例分别为 0.13/100 万人口、0.36/100 万人口。在中国、印度、尼泊尔等发展中国家,发病率相对较高。我国的黄河中下游、淮河流域包括山东、河南、安徽北部、江苏徐州等为明显高发区,报道发病率达 100/100 万人口。

(一)BCS 命名的由来及变迁

早在 1842 年,Lambton 初次描述了因肝静脉血栓形成导致肝淤血和门静脉高压的病例。1845 年,英国学者 GeorgeBudd 在其《肝脏疾病》一书中,报道了 3 例肝脓肿继发肝静脉血栓患者具有门静脉高压表现。1879 年奥地利病理学家 HansCluari 在系统阐述了本综合征的临床和病理改变基础上,将之命名为Budd-Chiari 综合征。2001 年欧洲肝脏研究协会第 36 届布拉格会议及 2009 年美国肝脏病学会公布的指南对 BCS 的定义进行了规范:本病是肝脏流出道自肝小静脉至 IVC 与右心房连接处任何水平的梗阻,而不论其病因如何,但除外肝小静脉闭塞病和心脏病变引起的肝流出道梗阻。

在沿用传统 BCS 名称过程中,著名日本肝脏病学家奥田邦雄于 1999 年曾提出弃用 BCS,代之以包括梗阻部位、病理形态及病因学的新命名:肝-腔静脉闭塞性病,建议把肝静脉血栓形成(经典 BCS)和 IVC 肝段血栓形成(下腔静脉肝段闭塞病)分为两种不同的综合征。此建议一定程度上有利于指导临床治疗。

(二)病因和发病机制

BCS 的病因种类繁多,但可明确病因诊断的 BCS 仅占 30%~40%,分为继发性和原发性 BCS,前者是指继发于静脉外的病灶对静脉的压迫或侵犯,例如良性或恶性的肿瘤、脓肿或囊肿等,后者则与原发的静脉疾病有关,例如血栓、静脉炎等。多数病例由于难以找到相关病因,还只能称之为特发性 BCS。

继发性 BCS 的病因复杂,其中,肝细胞癌、右肾癌、右侧肾上腺腺癌、原发性肝血管肉瘤、上皮样血管内

皮瘤、下腔静脉肉瘤、右房黏液瘤等都可侵犯肝静脉流出道。肝泡状棘球蚴病、阿米巴性肝脓肿、细菌性肝脓肿、多囊肝等寄生虫性或非寄生虫性的囊肿、脓肿可压迫肝静脉或同时诱发肝静脉血栓形成。此外，在第二肝门部大的结节状增生可压迫肝静脉；肝脏手术如肝叶切除、肝移植可导致肝静脉的压迫或扭曲；而腹部钝器伤，可引起肝内血肿、下腔静脉内皮损伤以及肝脏从破裂的膈肌中疝出。这些都可能导致继发性 BCS。

原发性 BCS 的病因更为复杂，并且有明显的地域差异。一般来说，西方国家以肝静脉血栓性阻塞为主，大多与口服避孕药、妊娠、红细胞增多症、骨髓异常增生综合征、抗磷脂综合征、阵发性睡眠性血红蛋白尿等疾病有关。亚非地区则以下腔静脉阻塞多见。确切的发病机制及影响因素尚不十分清楚，目前的研究认为可能与先天性发育异常、感染或非感染性炎症、凝血功能异常、环境因素、代谢异常有关。

总的来说，在所有引起 BCS 的病因中又以血栓形成最为常见，多种原因导致的循环血液高凝状态是血栓形成的基础，是诱发 BCS 最危险的因素。研究表明，与 BCS 血栓形成有关的高凝因素主要涉及以下几种：

1.红细胞生成素(Epo)增加 Epo 是第 7 号染色体上单一基因控制的产物，正常可在肾脏、肝脏和巨噬细胞内表达。病理情况下，如原发性肝癌、无肾患者罹患急性肝炎及无肾大鼠部分肝切除，血清 Epo 水平可明显增加。研究证实，Epo 具有增加血细胞比容、升高血液黏滞度和直接缩血管作用。另一方面，临床观察发现，BCS 患者在病程中常常伴发多血症(红细胞增多症)，血液凝固性异常增加。而 BCS 时的多血症恰被证明是红原祖细胞对 Epo 敏感性增加或血清 Epo 水平明显升高的结果。所以，目前也多将 BCS 时伴发的多血症分为原发性和继发性两种。原发性者血清 Epo 水平不高(低于 10mU/ml)，但红原祖细胞对 Epo 非常敏感，体外骨髓培养在没有外源性 Epo 存在的情况下，仍可形成红系集落；继发性者红原祖细胞对 Epo 反应正常，但患者有血清 Epo 水平明显升高(高于 20mU/ml)。

2.自发性红系集落形成(CFUe) CFUe 是指体外骨髓培养时，在没有外源性 Epo 存在的条件下，培养基上出现红系集落。临床上，CFUe 阳性主要见于真性红细胞增多症、原发性骨髓纤维化、原发性血小板增多症和慢性粒细胞性白血病等各种原发性骨髓增生性疾病。由于 CFUe 的发生，使血细胞比容升高、血液黏滞度增加及血小板形态和功能异常，极易诱发肝静脉和下腔静脉血栓形成，故不难理解 BCS 为何高发于骨髓增生性疾病。

3.抗磷脂综合征(APS) 定义为包括至少一种抗磷脂抗体(APL)阳性，动脉或静脉血栓形成，和(或)习惯性流产等表现的一组综合征。本病多见于年轻女性。自 1984 年 Pomeroy 等首次报道狼疮抗凝因子(LAC)阳性患者发生 BCS 以来，APS 作为除外骨髓增生性疾病之后的非肿瘤性 BCS 又一重要病因逐渐得到大家认可。目前已知的抗磷脂抗体主要有 LAC 和抗心磷脂抗体(ACL)两种。它们促进 APS 时血栓形成的详尽机制仍不十分清楚。对 APL 诱发血栓形成的合理解释为：①磷脂本来是正常抗凝系统的成分之一。ACL 在某些血浆蛋白(如载脂蛋白 B2GP1)的共同参与下识别和(或)结合心磷脂，干扰正常磷脂的抗凝功能。②LAC 阳性患者的血浆 IgG 可减少大鼠主动脉环和孕妇子宫平滑肌 PCI$_2$ 的释放；由于 PGI$_2$ 是血小板聚集的天然抑制剂，其合成释放的减少可以诱发血栓形成。③LAC 还有抑制内皮细胞释放纤维蛋白溶酶原激活物的作用。

4.抗凝因子缺乏 抗凝血酶Ⅲ(AT-Ⅲ)、蛋白 C 和蛋白 S 均为重要的抗凝血因子。其中，AT-Ⅲ是一种丝氨酸蛋白酶抑制物，在肝素存在时，对凝血酶、因子Ⅻa、Ⅺa、Ⅹa、Ⅸa 和激肽释放酶等均有灭活作用，占血浆抗凝血酶总活性的 70%。蛋白 C(PC)是一种维生素 K 依赖的丝氨酸蛋白酶的酶原。在内皮细胞的表面，经凝血酶和凝血酶调节蛋白复合物的催化，转变为蛋白 C 活性形式(APC)。之后 APC 与蛋白 S 一起灭活因子Ⅴa、Ⅷa，并通过灭活组织纤溶酶原激活物抑制物而增强纤溶活性。1982 年，Mclure 等首次报道 AT-Ⅲ 缺乏是 BCS 的一种病因；1990 年，Bourliere 等报告 PC 缺乏合并 BCS，此后又相继有一些类似报道。说明抗凝因子缺乏在 BCS 发病中的重要性。

值得注意的是，部分 BCS 的原因不是因为抗凝血因子的缺乏，而是源于机体对抗凝因子的敏感性下降或消失。1994 年，BeltinaRM 等发现凝血因子 V 因子变异病例，即凝血因子 V 基因发生点突变，第 506 位的谷氨酰胺被精氨酸所替代，结果正常 V 因子上的蛋白 C 结合位点丧失，使得蛋白 C 无法灭活 Va。后来，Mehanty 用 PCR 法检测到 19 例 BCS 中的 5 例发生因子 V 变异，从而进一步证明了该因素在 BCS 形成中的意义。

5.恶性肿瘤　恶性肿瘤并发血栓形成的发生率可达 10%，其中肝静脉血栓形成并不少见。研究表明，肿瘤导致 BCS 血栓形成的机制有：①肿瘤细胞的直接侵犯作用。尤其靠近肝静脉和肝段下腔静脉的恶性肿瘤，可破坏血管壁使胶原和基底膜暴露，激发血栓形成；②血浆纤维蛋白原、因子 V、Ⅷ、Ⅸ 等促凝因子增加，而抗凝因子 AT-Ⅲ 减少；③肿瘤细胞可诱导凝血酶的产生，并可直接产生多种促凝物质，如组织因子、单核巨噬细胞系统促凝物质和因子 X 激活物等，导致血液凝固性升高；④联合化疗也可损伤血管壁，诱发血栓形成。

（三）病理变化

BCS 的组织学特征包括 HV 和（或）肝段 IVC 的局部阻塞改变以及所引起的肝窦淤血、肝细胞坏死、纤维化、再生结节增生及侧支循环开放、门静脉高压等肝脏及全身性病理变化。

1.局部阻塞改变及病理分型　目前尚无统一标准。按阻塞物的性质大致分为三种类型：Ⅰ 型为血栓性阻塞。根据病因，又可分为单纯性血栓、炎性血栓和瘤性血栓。Ⅱ 型为膜性阻塞。纤维膜厚薄不一，形态各异，呈圆顶状、帽状或斜面状，大多为完全性闭塞，有的中央有小孔。膜的表面光滑，与静脉瓣相似。阻塞膜的组织学构成主要为表面覆盖有内皮细胞的纤维弹性组织。Ⅲ 型为纤维狭窄性阻塞。此种类型肝段 IVC 某一段完全闭锁，长约 1～4cm。Simson 在其所分析的 73 例中，此种类型占 79.5%。以上所有性质的梗阻都可伴不同程度的静脉壁增厚或静脉炎。

按阻塞范围分型方法较多，常见有四分型法。Ⅰ 型：IVC 隔膜阻塞（Ⅰa 不完全阻塞；Ⅰb 完全阻塞），亦多伴 HV 主干中 1～2 支阻塞；Ⅱ 型：HV 主干入 IVC 入口处闭塞，IVC 正常；Ⅲ 型：IVC 狭窄闭塞，范围 >1cm 或半个椎体，HV 主干通畅；Ⅳ 型：IVC 及 HV 均闭塞。还有 Takeuchi 的三类分型法：A 型为肝段下腔静脉膜性梗阻（MOVC）不伴肝静脉阻塞；B 型为单侧肝静脉阻塞（一般以左侧多见）；C 型为全部肝静脉阻塞。此外，Simson 三类分型法为：Ⅰ 型为薄膜型；Ⅱ 型腔静脉闭塞型；Ⅲ 型为混合型，HA 和 IVC 闭塞同时存在。而冷希圣在总结前人基础上，提出了比较适于我国临床手术需要的分类方法。Ⅰ 型：IVC 闭塞（厚 0.5cm 以下），HA 至少有一条通畅；Ⅱ 型：IVC 非膜样闭塞（厚度 0.5～5cm），HA 主干至少有一支通畅。Ⅲ 型：IVC 广泛狭窄（长度 >5cm）或膜样闭塞合并 HA 主要分支完全阻塞；Ⅳ 型：HA 完全阻塞，IVC 完全通畅。

2.侧支循环与静脉曲张形成　取决于阻塞的部位和性质。①心包膈静脉曲张：如果阻塞下方的膈下静脉口是开放的，血液就倒流，经心包膜静脉引流入胸内静脉或头臂静脉，心包膈静脉显著迂曲扩张。肝脏的血液亦有倒流，经被膜上血管逆流入心包膈静脉系统。肾和肾上静脉的血液有时也倒流，经膈下静脉与心包膈静脉系统相通。②奇静脉、半奇静脉曲张：肾静脉、肾上腺血流可直接引流入奇静脉、半奇静脉，腰静脉和腰升静脉也经奇静脉、半奇静脉将血液引流入上腔静脉。③腰静脉和腰升静脉曲张。④若 IVC 阻塞，则胸、腹、腰背部及下肢静脉可显露或曲张，慢性者还可致下肢水肿及色素沉着。

3.肝脏组织学　由于 HV 流出道阻塞，血液回流受阻，肝窦压力增加，传递到门静脉导致门静脉高压。大体组织可见肝脏淤血，间质液漏出增加，溢出肝包膜，部分呈"肉豆蔻肝"改变。显微镜下，可发现肝窦扩张、弥漫性出血,尤以小叶中心为甚。完全性急性阻塞时,可见急性肝细胞坏死;亚急性或慢性阻塞时,肝细胞缺血可导致以小叶为中心的放射状纤维化,数月内出现再生结节,最终发展为肝硬化。

(四)临床表现

由于梗阻的部位、性质、程度不同,BCS临床表现多样,轻者无症状,重者呈暴发性肝衰竭,可以急性起病,也可能在发病数周甚至数月后方被确诊。无症状BCS大约占病例20%左右,这可能与肝静脉阻塞时有丰富的侧支循环代偿有关。BCS常见的症状及体征包括发热、腹痛、腹水、下肢水肿、消化道出血、肝性脑病等。黄疸相对少见,下腔静脉阻塞时可见躯干皮下静脉曲张。这些症状、体征可在缓慢发展病程中逐渐出现,也可能会在短时间内急剧进展、恶化。为了便于临床诊断,一般按其病程进行临床分型。

1.急性型 少见,尤少见于儿童,病程多在一个月内。此型临床表现非常近似急性肝炎和急性重症肝炎。患者起病急骤,突发上腹痛、恶心呕吐、腹胀、腹泻、肝脏进行性肿大、压痛、腹水迅速增长,伴有脾大和黄疸,甚至出现胸水。暴发性者在前述表现的基础上,黄疸进行性加深,迅速出现肝性脑病、肝肾综合征、自发性细菌性腹膜炎、弥散性血管内凝血、上消化道大出血,多数来不及救治即迅速死亡。

2.亚急性型 病程在一年以内,临床表现最为典型。腹水是其基本特征,见于90%以上的患者;腹水增长迅速并持续存在,多呈顽固性腹水。多数患者有肝区疼痛、肝脏肿大、压痛。下肢水肿往往与腰部、下胸部及背部浅表静脉曲张同时存在,为诊断本病的重要体征。黄疸和脾大仅见于1/3的患者。

3.慢性型 病程在一年以上,主要见于膜性梗阻患者。此型可有隐匿型和显性型两种亚型。部分患者多因侧支循环完全,或肝段下腔静脉膜性梗阻(MOVC)中央有小孔,临床症状不明显,成为隐匿型,只能在特殊检查或尸检时发现。显性型的患者起病缓慢,可持续数年,有的还可自行缓解。Simson观察101例MOVC患者,其主要临床表现有肝大(92.5%),静脉曲张(71.4%),腹水(62.4%),下肢水肿(60.3%),颈静脉怒张(40%),脾大(39.7%),下肢静脉曲张(33.3%)。根据国内有关资料,综合统计其临床特征发生率为:肝大(87.96%),胸、腹壁静脉曲张(98.25%),双下肢静脉曲张(30.5%),双下肢水肿(69.6%),腹痛(23.9%),腹水(74.2%)和脾大(40.9%)。因此,如果患者表现为肝大和(或)腹水,应仔细寻找腹部之外的静脉曲张,如腰背部、下胸部等。

(五)实验室检查

1.血液学检查 急性型血常规有中性粒细胞增加;部分患者有多血症,表现为血细胞比容和血红蛋白增加;由于脾脏肿大和消化道出血等因素,1/5~2/5的患者可有贫血、粒细胞和血小板降低。肝功能损害程度视病程的发展不同,可以基本正常或轻度异常。少数急性患者肝功能障碍较重,ALT、AST升高、血清胆红素增加、血清清蛋白减少、PT延长,部分患者可有ALP升高。血肌酐水平可升高,常与肾前性功能障碍有关。骨髓增殖性疾病常有cFUe试验阳性、Epo水平升高。免疫学检查,可能检测到血清LAC、APL和其他多种自身抗体。测定vWF、AT-Ⅲ、PC及蛋白S的水平对疾病诊断亦有重要参考意义。

2.腹水检查 腹水蛋白水平在不同患者中有较大差异,常大于25~30g/L。若腹水蛋白含量>30g/L且血清-腹水蛋白梯度≥11g/L时应考虑BCS。早期多为漏出液,呈淡黄色,腹水细胞数、糖和氯化物正常。发生肝硬化后,由于弥散滤过屏障形成,腹水蛋白浓度降低。并发细菌性腹膜炎时,腹水细胞数升高,出现渗出性腹水改变,腹水黏蛋白试验呈阳性。

(六)影像学检查

1.超声检查 是BCS非创伤性检查的首选方法。

(1)二维超声:腹部实时灰阶超声是BCS最重要的筛查手段,对有经验的超声医师,诊断符合率达94.4%。特征性BCS超声直接征象有:①一支或多支肝静脉在下腔静脉入口处阻塞,伴血管壁增厚、回声增强、远端肝静脉迂曲扩张,肝静脉间交通支形成,肝静脉入口附近可见"蛛网"样血管丛;②出现肝静脉内径比例失常、粗细不均、肝内分流、静脉湖或逗点样改变;③可见不同性质的阻塞物声像。如血栓形成时,在血管腔内可探及中等强度非均质回声团块;血管外压迫时,可在检出腔内血栓或癌栓的同时检出腔外占位病变;④静脉闭塞时,管壁增厚、僵硬、呈狭窄性鼠尾征或条索状闭塞影像;⑤膜状阻塞者,则显示向腔内突出的隔膜状回声光带,周边与管壁相连,有时可发现中央有小孔。

除上述直接征象之外,还可同时检出多种间接征象,例如:阻塞远侧血管扩张,或附壁血栓形成;下腔静脉生理性搏动减弱,或呼吸时相性改变减弱、消失、倒错;肝脏淤血肿大,或左叶、尾叶增大而右叶萎缩;门静脉高压征象、门静脉脾静脉内径增宽、脾大、脾门处脾静脉迂曲,胆囊"双边影"及腹壁下浅静脉曲张等,有助于 BCS 诊断。

(2)多普勒超声(CDFI):与实时超声相比,彩色多普勒超声不仅可显示肝静脉、下腔静脉上述 BCS 直接和间接性超声征象,还可显示血流缓慢、血流缺失及血流紊乱,如出现平流、涡流或逆向血流信号,因而在诊断 BCS 上敏感性更高,也更可靠。此外,多普勒超声还可显示门脉系统血流方向和肝外门体侧支循环。多普勒超声也是监测溶栓疗效、引导血管成形术和追踪病情变化的最佳手段。

2.数字减影血管造影(DSA)　肝静脉、下腔静脉 DSA 是评价 BCS 的"金标准"。它可清晰显示肝静脉和下腔静脉有无阻塞及病变的部位、性质、程度、范围。不仅为 BCS 的病理诊断分型及确定治疗方案提供重要依据.而且在合适的病例还可同时作介入治疗。静脉造影路径主要包括经股静脉逆行插管造影、经颈静脉造影和经皮经肝穿刺造影 3 种,其中,经股静脉逆行插管造影最常用,所显示的 BCS 特征性影像有:①肝静脉入口附近呈"蛛网"样脉络结构和阻塞局部的造影剂充填缺损;②侧支循环建立,可见注入的造影剂从导管尖呈拱形向外伸展,并在肝静脉汇入下腔静脉入口处再次聚集;③自肝静脉和(或)下腔静脉狭窄部的造影剂逆流显影。当逆行插管不能进入肝静脉时,经皮经肝穿刺造影可以显示肝门部附近的局限性狭窄。

此外,腹腔动脉和肠系膜上动脉造影也有一定的辅助诊断价值,前者常可显示狭窄、伸直的肝动脉、相对肿大的肝脏、高密度毛细血管影。选择性肠系膜上动脉造影则可显示侧支循环状况,尤其是显示食管胃底静脉曲张。

3.磁共振显像(MRI)和磁共振血管造影(MRA)　由于 MRI 软组织分辨率高,不受肠道气体的影响,能清晰显示血管开放状态,加上 MRA 可在三维空间上实现图像重建,又无创伤性,使得 MRI 在 BCS 上的诊断地位备受推崇。对血管,MRA 可清晰显示肝静脉、门静脉以及肝脏、胸腹部和腰背部侧支血管的全貌,包括血管形态、管径、走向及开放状态,不仅可区分血管腔内有无血栓,甚至可将血管内新鲜血栓、机化血栓和癌栓区分开来;对肝实质,由于 BCS 不同时期肝脏内自由水、肝实质水肿程度有很大区别,根据肝实质信号强度,可判断出 BCS 是处于急性期、亚急性期或慢性期。

4.CT 扫描　对 BCS 的诊断价值不如前述 3 种,但也有重要参考价值。在急性期,CT 平扫见肝脏呈弥漫性低密度球形增大伴有腹水,此为肝淤血的间接征象。特异性表现是下腔静脉和肝静脉内出现高度衰退的腔内充盈缺损(CT 值 60~70HU)。增强扫描可提高诊断价值。在亚急性或慢性期,CT 平扫均可见肝右叶缩小、肝尾状叶增大、腹水等,最具特征性的是肝静脉不显影(见于 75% 的患者),或表现为肝静脉扩张或充盈缺损,有时还可见肝静脉侧支通路。另一特征性变化是注射造影剂后 45~60 秒,肝脏呈斑点状改变,中央部位早期均匀强化,而周边部位表现为片状延迟强化,提示门静脉灌注不均匀,造影剂滞留。在增强扫描动脉期,慢性 BCS 患者还可见被强化的肝再生结节。

5.放射性核素检查　对 BCS 诊断价值较低。曾用 ^{99m} 锝肝脏扫描,表现为肝脏尾叶增大和(或)摄取增加,而肝脏缺血部分的放射性核素摄取减少。

6.内镜检查　腹腔镜检可见肿大的肝脏呈紫色、边缘圆钝,肝包膜下淋巴管扩张、突起,肝表面有程度不同的小结节状隆起,并可见腹膜、网膜和肠系膜静脉扩张、迂曲表现。胃镜检查可检出食管胃底静脉曲张,对 BCS 有辅助诊断价值。

(七)肝活检

经皮经肝、经肝静脉和经腹腔镜肝活检取得组织标本,进行组织病理学检查对 BCS 具有确诊价值。BCS 时肝脏组织学可显示特征性变化,只要临床上排除心源性因素即可明确诊断。

(八)诊断和鉴别诊断

BCS 临床变化多,易误诊为肝硬化而延误治疗。本病少部分病例易继发肝癌,早期诊断甚为重要。

在下列情况下需考虑到 BCS 的诊断:①伴有上腹痛、腹水和肝脏肿大的急性或慢性疾病;②存在血栓形成高危因素的肝脏疾病;③伴有躯干皮下静脉曲张的肝脏疾病;④排除其他常见或不常见病因后仍不能解释的肝脏疾病。

急性 BCS 大多有腹痛、肝脏肿大和腹水三联征,慢性患者有肝大、门体侧支循环和腹水三联征。对可疑患者,推荐先请有经验的超声科医师进行多普勒超声检查,若直接观察到肝静脉或下腔静脉阻塞是诊断 BCS 最确切的证据。MRI 或 CT 可作为多普勒超声的佐证检查方法。如 BCS 的诊断仍不能明确时,需进一步施行肝静脉、下腔静脉 DSA 检查。在以上检查后仍不能发现肝静脉流出道梗阻者,可考虑肝穿刺活检。但由于肝穿刺活检标本中很少能见到静脉血栓形成,所以这项检查只能提供一些间接证据证明肝静脉流出道梗阻的存在,例如充血、肝细胞坏死、肝中央小叶纤维化等。

本病应注意与肝窦阻塞综合征(SOS)、门静脉血栓形成、各种急慢性肝炎、肝硬化门静脉高压以及心脏疾病导致的淤血肝等相鉴别。

1.肝窦阻塞综合征　以往称肝小静脉闭塞病(VOD)。本病主要见于经过大剂量化疗和(或)放疗患者,尤其是接受骨髓移植者,其次是长期摄入含有毒性生物碱的草药所引起的中央静脉、小叶下静脉等肝内细小静脉内膜炎。以印度、非洲等国为多见,国内有服用过量三七致病者。其主要特征为:①有服用毒性生物碱的药物史;②无躯干静脉曲张、水肿等下腔静脉阻塞的表现;③肝静脉、下腔静脉造影无异常表现;④肝活检显示中央静脉等肝内细小静脉内膜炎、纤维增生与肝改变,导致血管管腔狭窄、闭塞。

2.门静脉血栓形成(PVT)　发病年龄较广,从婴幼儿到成人都可发病。多并发于慢性肝病,很多疾病都可诱发 PVT,如感染、炎症、引起门静脉血流减少的疾病、肿瘤压迫或直接侵犯门静脉、血液高凝状态、机械损伤包括手术及外伤等。如肝硬化患者突然出现顽固性腹水,实时 B 超或多普勒超声可发现门静脉内血栓形成。本病确诊有赖于门静脉血管造影或腹腔动脉造影静脉期显示的血栓形成。

3.急性肝炎　急性型 BCS 的临床表现可与急性肝炎混淆,但急性型 BCS 患者特点有:①腹痛剧烈、肝大和压痛明显,而且颈静脉充盈、肝颈回流征阴性;②腹水的出现和增长速度以及下肢水肿与肝功能变化不一致;③无病毒性肝炎、肝毒性药物或毒物接触史,病毒性肝炎的病原学检查大多呈阴性;④肝活检不是气球样变、嗜酸性变和点状坏死,而是小叶中央带出血性坏死伴肝窦明显扩张,各级肝静脉血栓形成;⑤超声检查及血管造影可发现特征性影像改变。

4.急性重症肝炎　暴发性 BCS 常因并发急性肝衰竭而被误诊为急性重症肝炎,以下几点有助于鉴别:①暴发型 BCS 肝脏可以不缩小或缩小不明显,并伴有脾脏的迅速增大和颈静脉明显充盈;②BCS 时 ALT、AST 和血清胆红素均明显升高,没有胆酶分离现象;③BCS 时病毒性肝炎有关的病原体检查大多阴性;④BCS 时肝活检见肝内呈片状出血性坏死,累及肝腺泡各带,各级肝静脉多见附壁血栓;⑤及时血管造影可明确诊断。

5.肝硬化　急性或慢性 BCS 常伴有肝硬化,肝硬化患者也可伴有 BCS。因此,确定患者是否有 BCS 存在对治疗方法的选择至关重要。鉴别方法有:①BCS 大多无急性肝炎病史,即使病程中曾有黄疸也大多伴有腹水；②体格检查是鉴别肝硬化和 BCS 的重要方法。肝硬化时，腹壁静脉以脐部为中心呈离心性排列，引流方向也呈离心性。BCS 时，在下胸部、两肋和腰背部出现静脉曲张，MOVC 时血流方向由下向上，单纯肝静脉阻塞时血流方向由上向下，下肢水肿伴有溃疡形成、色素沉着或静脉曲张支持 MOVC；③肝静脉和（或）下腔静脉造影和肝活检可以明确诊断。

6.淤血肝　亚急性和慢性 BCS 非常近似心源性肝硬化，肝活检无助于两者的区别，但后者有长期右心衰或缩窄性心包炎的病史和证据，只要仔细检查心脏和侧支循环体征鉴别诊断多无困难。

（九）治疗

1.内科治疗

(1)基础治疗：有明确病因者，如寄生虫感染、良恶性肿瘤、PNH、真性红细胞增多症、原发性血小板增多症等应积极治疗。有血栓形成风险或易患因素者应予以去除，如停用及禁用口服避孕药。此外，通过支持和对症治疗，如合理限制钠盐摄入、利尿、排放腹水、给予清蛋白、预防感染等，可以减少腹水生成，促进腹水消退，降低肝、肾衰竭等并发症的发生。

(2)抗凝治疗：由于循环高凝状态和血管壁损伤后血栓形成是 BCS 发病的关键病理基础，因而抗凝治疗对控制患者病情十分重要，尤其是伴原发性深静脉血栓形成者。抗凝疗法若无其本身禁忌证应贯穿于 BCS 治疗全过程。近年报道显示，长期抗凝治疗对于改善 BCS 患者生存率有一定的帮助。通常抗凝采用肝素 25000～40000U/d 静脉滴注，或分 3 次皮下注射。之后口服华法林 5～10mg/d（首剂加倍）。用肝素后维持抗凝因子 Xa 水平为 0.5～0.81U/ml 和 INR2～3 为治疗目标的参考值。

(3)溶栓：对急性 BCS 并证明有血栓形成者，应首先考虑早期溶栓治疗。临床上常用尿激酶、链激酶以及腹蛇抗栓酶等。可经导管局部给药，亦可全身用药。一般先用尿激酶或链激酶 250000U 静脉注射，再以 100000～150000U 持续静脉滴入 12～48 小时，重作肝静脉和下腔静脉造影证实血栓溶解后方可停药。用药期间可同时用标准剂量的肝素。如果血栓复发，再次溶栓仍然有效。

2.介入治疗　自 1974 年 Eguchi 等应用球囊导管对 MOVC 患者成功地施行介入治疗以来，目前广泛开展了经皮血管成形术（PTA）、可扩张性金属支撑架（EMS）置入术、肝静脉开通术和经颈静脉肝内门体分流术（TIPS）等多种有关 BCS 的介入诊疗技术。随着各项治疗技术的成功率和疗效不断提高，某些类型 BCS 的介入治疗甚至认为比传统外科手术方法更好。

(1)PTA：既往认为是对于任何病理类型的亚急性和慢性 BCS 首选治疗方法。它具有创伤小、成功率高、能恢复生理性血流通道的优点，而且治疗后下腔静脉和肝静脉内的压力即刻下降，全身血液循环得到迅速调整和恢复，症状和体征在数小时内即可得到明显的改善和恢复。它的难点主要在于如果病变血管完全阻塞，将不能完成静脉穿刺，或者导丝、导管无法进入闭塞的管腔内，使静脉成形术无法进行。部分下腔静脉阻塞并远侧血栓的患者，在 PTA 治疗后有血栓脱落引起肺栓塞的风险。

(2)血管内支架置入术：血管内支架可将管腔残余病变压向管壁，并有继续扩张血管的作用，对于 PTA 术后残余病变和外部压迫均有一定效果。血管支架置入术的适应证为：①下腔静脉和（或）肝静脉节段性狭窄或闭塞；②PTA 失败或效果不满意的病例，例如，PTA 后血管残余狭窄＞30%、压力差下降＜40%；③PTA 术中导致明显内膜剥离者；④PTA 术后发生再狭窄或闭塞；⑤下腔静脉阻塞合并血栓形成。

(3)TIPS：是在肝实质内建立门静脉与肝静脉（或下腔静脉）之间的分流道。其目的是降低门静脉压力，缓解门静脉高压和保护肝功能。主要适应证包括：①多支肝静脉广泛阻塞型 BCS，这一类型的肝静脉主干全程闭塞，无法进行肝静脉成形术；②门静脉高压症的临床症状和体征较重者；③采用多种途径进行 HA 或 IVC 反复开通失败者；④肝静脉型 BCS 合并肝静脉充满血栓且溶栓治疗失败者。总体上，由于 TIPS 术后近、远期通畅率低，目前主要用于为拟行肝移植者提供等待供肝的时间。

3.外科治疗 对于经内科、介入治疗无效和不适宜内科、介入治疗的病例,应尽早手术治疗,以防止、减少严重并发症如肝衰竭的发生。术前应常规进行静脉造影和右心房、肝上、肝下水平 IVC 测压,了解阻塞程度、狭窄范围;也尽可能进行肝穿刺组织学检查,了解肝细胞受损的程度,以利于外科治疗术式的选择。常用的手术方法如下。

(1)腹膜颈静脉分流术:此种方法可通过间接减压,减轻部分患者症状,但无助于本病的根治,不能阻止肝硬化并发症的进展。

(2)膜切除术:适用于较薄或不完全性腔静脉膜性堵塞且无明显病变周围纤维化的患者。包括手指破膜法和瓣膜刀切除法。1962 年 Kimura 等首先成功地施行了此种手术,台湾学者 Chau-Hsiang 等对 11 例 MOVC 患者先用手指法经心房破膜,再用 36~40FHegar 扩张器将狭窄部位扩张,术后平均追踪 30.6 个月,仅一例在 1 年后复发。

(3)病变直视根治术:为直接清除、纠正病变血管梗阻,恢复或重建 HA 和(或)IVC 正常血流道的开发性手术方法。最大优点是可直接恢复腔静脉原来的生理解剖结构,不易出现肝性脑病等严重并发症,适用于各型 BCS。包括各种直视下血管成形术、扩张术、血管再造术。比如,对伴有腔静脉狭窄的 MOVC 可用腔静脉成形术、腔静脉切除术和自体心包修补术。对复杂性肝后、肝上 MOVC 施行低温和体外循环辅助下的血管再造术。有学者采用 IVC 全程暴露的新根治术治疗 60 例 BCS 患者,58 例成功,1 例死亡,1 例出现再狭窄,获得良好的近远期疗效。

(4)门体分流术:适用于肝功能较好的亚急性型 BCS。所用的门体分流术方法有脾-奇、脾-肺、脾-肾、门-肺、门-腔、门-房、膜-腔和膜-房等分流术。其原理是使门脉系统成为新的流出道,减轻肝脏损害,防治肝硬化和门静脉高压症。但手术分流会导致门脉血供减少,研究显示外科分流术的围手术期总体死亡率高达 25%,失败的主要原因是术后血栓形成、分流道狭窄,所以尽可能维护术后分流道通畅对延长患者生存期至关重要。但迄今尚缺乏充分循证医学依据证明术后长期抗凝治疗可减少分流道堵塞的发生。

(5)原位肝移植:原位肝移植主要用于 TIPS 治疗失败、并发暴发性肝衰竭或晚期肝硬化的 BCS。1976 年,Putnam 等首次成功地将原位肝移植用于 BCS 的治疗。1984 年,Scharschmidt 报告世界各地区 14 例 BCS 施行了原位肝移植,3 年累计生存率 54%,术后患者的主要死因是出现多发性栓塞并发症。2006 年,来自欧洲 51 个临床中心对 248 例接受肝移植的 BCS 患者进行术后随访,资料显示,肝移植术后 1 年生存率达 76%,5 年生存率达 71%,10 年生存率达 68%。

(十)预后

BCS 仅极少数可自行缓解,绝大多数患者如不经治疗,病情进行性加重,预后恶劣。在急性期,患者通常死于肝功能衰竭;亚急性和慢性期患者大多发展为肝硬化,最后死于门静脉高压大出血和进行性肝功能衰竭。近 40 年来,人们对 BCS 认识水平不断提高,治疗方法不断改进和完善,BCS 的预后已大为改观。最近有资料报道,通过恰当治疗,BCS 患者的 5 年生存率可达到 80%以上。

研究表明,血清清蛋白、胆红素、凝血酶原时间、腹水程度、肝性脑病分期等均可作为独立因素预测 BCS 的预后发展。根据这些因素建立的预测评分体系正在不断探讨之中,但目前尚不适合于指导个体化治疗。此外,在随访观察中,由于 BCS 与骨髓增殖性疾病的密切关系,对于慢性 BCS 患者,即使病情得到控制,仍应警惕继发肝细胞癌和血液系统恶性疾病的可能。

二、肝小静脉闭塞病

肝小静脉闭塞病(VOD)临床上比较少见,但近年来发病率逐渐增高。该病是指肝小叶中央静脉和小叶下静脉损伤导致管腔狭窄或闭塞而产生的肝内窦后性门静脉高压症。临床上急性阶段出现肝大、黄疸和腹水。轻症患者可康复,部分转入亚急性期,重症患者常因有多脏器功能衰竭而死亡,少数发展为肝硬化。通过对病因及危险因素的认识,可有效预防 VOD 的发生,或在疾病早期可及时识别,以利于早期干预和疾病恢复。

(一)病因和发病机制

1.造血干细胞移植　造血干细胞移植(HSCT)能提高血液病患者的长期存活率,是目前治疗血液病的重要手段之一。然而,移植术后常发生多种并发症,其中 VOD 是 HSCT 治疗后一种特殊的严重并发症。常发生在治疗后 3 周内,其原因可能与 HSCT 治疗前强烈的化疗和放疗预处理有关,系因血管内皮细胞、凝血机制改变及细胞因子激活所致,是一个免疫、炎症、细胞毒性和凝血机制改变等多种因素异常的病理生理过程。

HSCT 前预处理容易引起肝小静脉及窦状隙内皮细胞的损害,从而导致:①产生 TNF-α 等细胞因子引起毛细血管通透性增加;②产生内皮素及血管活性肽促进血小板聚集和血管收缩;③局部形成高凝状态,释放组织因子激活外源性凝血途径;④Ⅲ区肝细胞因耗竭了谷胱甘肽而发生肝细胞坏死。

2.细胞毒药物或免疫抑制剂治疗　众多化疗药物均可引起 VOD 发生,如硫唑嘌呤、环磷酰胺、长春新碱、阿糖胞苷、白消安、卡莫司汀(卡氮芥、BCNU)、依托泊苷(VP-16)等。作骨髓移植(BMT)前患者需接受大剂量化疗和(或)大剂量放疗的预处理,其目的是清除体内的恶性肿瘤细胞和免疫细胞,以利植入的骨髓不致被排斥。但在预处理之后及骨髓植入后 3 周内常出现包括 VOD 在内的肝脏和胃肠黏膜损伤并发症,如免疫缺陷性感染、移植物抗宿主病(GVHD)和 VOD。引起 VOD 的高危因素还包括:移植前肝功能异常,二次移植,异基因干细胞移植,细胞毒药物,谷胱甘肽转硫酶及 TNF-α 基因多态性。据报道,VOD 发生率在异基因 BMT 约 30%～50%,同基因 BMT 为 7.9%。

细胞毒药物或免疫抑制剂治疗后 VOD 发病机制尚不清楚,多数认为是大剂量化疗药物和(或)放射治疗损伤了终末肝小静脉和肝窦的内皮细胞,以及位于肝小叶第三区带肝细胞,从而导致病理生理过程异常。实验研究证实,细胞因子主要为 TNF-α、IL-1β 释放增多,表明其在 VOD 产生和发展中具有重要作用。

3.损肝毒性物质　野百合、天芥菜、毛束草、款冬叶、千里光、猪屎豆、琉璃草及土三七(又称菊叶三七)等植物含生物碱,尤其是吡咯烷生物碱(PAS),是引起 VOD 的毒性物质。20 世纪 50 年代以后,在南非、牙买加、中亚、阿富汗、印度等地,先后报道当地居民因食用含有狗舌草或天芥菜种子的小麦或谷物发生本病。亦有以西门肺草制成灌木茶或草茶作为民间验方防治某些疾病而发生本病的报道。近 10 余年来,类似情况仍有发生,如进食用雏菊制成的营养补品、饮用 Gordalata 草茶或马黛茶当作保健品者,均可发生VOD。在儿童中,血中 6-甲基巯基嘌呤核苷酸的水平可作为发生药物性肝中毒风险的标志物。然而,它在成人中的作用尚不清楚,因为成人代谢水平较高,对肝毒性物质的敏感性及特异性较低。巯嘌呤/乙酰唑胺引起的肝中毒有时也可伴随发生 VOD。

上述物质引起 VOD 与损肝毒性物质的成分有关。据研究,前述的各种野生植物均含有野百合碱,并证实野百合碱由约 200 种物质组成,其中含有 PAS 成分。PAS 在肝脏脱氢形成具有一个或多个高反应(亲电子)中心的吡咯样衍生物,吡咯环与羟基、酰基、羧基端支链等相连,这些代谢产物可迅速与亲核组织结构起反应形成"结合吡咯",后者具有化学活性并起烷化剂作用。另外,PAS 及其衍生物需通过细胞色素 P450、微粒体单氧合酶、谷胱甘肽转硫酶代谢,在此代谢过程对肝脏产生毒性作用,引起 DNA-DNA 交联及 DNA-蛋白质交联,造成 p53 基因突变,影响肝细胞周期,引起肝窦内皮细胞、血管内皮细胞及周围肝细胞损伤。

4.全身或肝区放射治疗　据介绍,全身放射剂量超过 12Gy 时,VOD 发生风险增加。当肝区放射剂量每周达到 10Gy、总量达到或超过 35Gy 时,可发生放射性肝炎,放疗结束后可发生 VOD。

(二)病理

1.病理基础　通过对 BMT 后 VOD 的病理组织学进行研究,发现终末肝小静脉、肝窦内皮细胞以及肝小叶第三带肝细胞损伤是 VOD 的病理基础。其特征为肝小叶内直径<300μm 的中央静脉和小叶下静脉内皮细胞损伤,内膜肿胀、增生,结缔组织增生纤维化。尸检发现,VOD 早期组织病理学表现为肝小叶第三带大片出血和小静脉管腔狭窄,后者继发于内皮下红细胞碎片堆积和充满含铁血黄素的巨噬细胞集聚。

2.各期的病理改变　VOD 的病理组织学改变分为三期:①急性期:肝脏体积增大,表面光滑,似槟榔肝。光镜下见中央静脉及小叶下静脉内膜显著肿胀,血流受阻,中央静脉周围肝窦明显扩张、淤血,伴不同程度肝细胞坏死。坏死区肝细胞消失,网状纤维支架残留,红细胞外渗进入肝窦或 Disse 间隙,呈典型的出血、坏死改变,不伴炎性细胞浸润。免疫组化提示,纤维蛋白、von Willebrand 因子、Ⅷ因子沉积在中央静脉周围及静脉内膜下,静脉腔内未见沉积。另外,小叶中央静脉的外膜及肝小叶第三带有纤维蛋白原沉积,在肝窦旁亦有Ⅰ、Ⅲ型胶原纤维沉积。电镜提示肝窦内皮细胞窗闭塞,细胞外胶原、纤维蛋白聚集。②亚急性期:肝脏肉眼观可见表面呈区域性网状收缩,光镜下仍有肝窦扩张、淤血和肝细胞坏死,中央静脉周围出现纤维化,但尚未形成假小叶。中央静脉及小叶下静脉内皮增生、增厚,管腔狭窄甚至闭塞,出现持久性血液回流障碍。③慢性期:呈心源性肝硬化改变。

病变过程中较大肝静脉多不受累。由于某些病因可同时引起门静脉的相应变化,部分患者伴有门静脉纤维化和血栓形成。

(三)临床表现

1.症状与体征　VOD 的临床表现与 Budd-Chiari 综合征(BCS)很相似,主要是肝静脉流出道梗阻,病情严重程度不一,轻者可自行缓解,重者可并发多器官功能衰竭而迅速致死。

急性期最早出现的症状为肝大、肝触痛和体重增加(周围水肿和腹水),随后有黄疸、脾大、不同程度的肝功能试验和凝血指标异常。多数患者可有前驱症状,如发热、纳差、恶心、呕吐或腹泻等。重症患者大多在骨髓移植(BMT)前预处理 1～2 周出现 VOD,且迅速发生多器官功能衰竭。据报道,肝功能衰竭与肾衰竭的发生率为 81%,心力衰竭、ARDS 发生率分别为 63%、78%。轻症患者在临床上没有显著的肝病症状和肝功能异常。

亚急性期的特点为持久性肝脏肿大,反复出现腹水,病程多在数月以上,肝功能有轻度至显著损害。

慢性期临床表现与其他类型肝硬化相同,以慢性门静脉高压为主要表现。

有报道野百合碱中毒者,其病变可并不局限于肝脏,亦可引起肺小静脉闭塞病,表现为肺动脉高压和右心室肥大,临床上应予注意。

2.辅助检查

(1)肝功能试验:血清胆红素不同程度升高,轻者在 34μmol/L,重者高达 615μmol/L,中度者在 143μmol/L 左右。转氨酶(ALT、AST)和碱性磷酸酶(ALP)升高。N 端Ⅲ型前胶原肽(NPⅢP)已被视为评估发生 VOD 的有用指标,如>100μg/L 者,绝大多数已发生 VOD。

(2)凝血指标:据报道,BMT 后患者多处于非特异性血液高凝状态,但多数凝血指标与 VOD 发生之间无明显相关性。研究发现,血清 C 蛋白水平下降常发生在 VOD 之前,其对 VOD 发生的预测值为 91%,特异性为 87%,敏感性为 69%。此外,纤维蛋白溶解酶原激活剂抑制物-1(PAI-1)早期升高与 VOD 诊断有关,认为是 BMT 后发生 VOD 的标志物。

(3)影像学检查:超声检查可发现肝脏增大及肝静脉血流减少,多普勒彩超有助于显示门静脉血流方向和流量、肝动脉血流抵抗指数及肝静脉血流的改变,但有人在 BMT 前后对比上述参数,发现其在诊断

BMT后VOD方面意义有限。经颈静脉插管测定肝静脉楔入压(WHVP)和肝静脉压力梯度(HVPG),可确定有无VOD引起的门静脉高压,HVPG>10mmHg提示VOD发生。肝静脉造影可见肝内小静脉管腔狭窄,走行不规则,肝实质内有斑片样造影剂充盈。

(四)诊断

1.临床诊断依据

(1)病史:恶性血液病或实体瘤行大剂量化疗和(或)放疗,特别是接受骨髓移植的患者;有长期饮用或食用含野百合碱毒素的茶饮料、保健品或食物的病史。

(2)典型临床表现:典型的早期临床表现有肝大、触痛,体重增加,周围性水肿和腹水,黄疸,多发生在骨髓输注前至移植后20天左右。有两个诊断移植后肝VOD的标准,可供临床参考。

巴尔的摩标准:胆红素≥34μnol/L,且移植后3周内出现下述表现2项及以上者:①肝大并右上腹疼痛;②腹水;③体重较基础值增加5%以上。

西雅图标准:移植后20天内发生下述表现2项及以上者:①胆红素≥34μmol/L;②肝大,右上腹或肝区痛;③体重较基础值增加5%以上。

笔者认为,上述标准有助于临床提高VOD的早期诊断。

(3)凝血指标与影像学检查:对诊断或排除肝VOD可能有帮助,如血清C蛋白、PAl-1测定、肝静脉压力梯度测定等。

2.病理组织学诊断 VOD的确诊有赖于病理组织学诊断。其诊断依据包括:①肝小静脉阻塞;②肝小静脉管腔偏心性狭窄或硬化;③第三带肝细胞坏死;④肝窦纤维化。国际肝脏病信息学小组(1994)在《肝胆疾病的命名规范、诊断要点及预后》一书将VOD形态学诊断要点归纳为:最初有肝中央静脉血栓形成,阻塞血管,导致小叶中心性坏死,以后有疏松结缔组织沉积,亦可形成继发性充血性肝硬化。文献报道轻型VOD病变分布不均,肝穿刺活检有可能造成组织学上诊断困难;亦有学者认为,移植后20天内出现典型临床表现者,通常无须行肝活检,尤其在血小板计数较低时肝活检具有一定危险性。

(五)鉴别诊断

1.最常需要与BMT后急性移植物抗宿主病(CVHD)相鉴别,后者通常在接受同种异基因BMT后20天左右发病,与早期肝VOD很难鉴别。但急性GVHD以肝实质受累为首发表现者罕见,临床上以皮疹、腹泻和胆汁淤积性黄疸为主要表现者提示肝GVHD的诊断。通常肝功能试验ALT、AST轻度升高,如ALP、5'-NT显著升高,则对诊断GVHD有高度预示性。肝穿刺活检可做出鉴别,急性GVHD组织学可见胆汁淤积、界板断裂和小叶间胆管上皮细胞受损、散在嗜酸性小体和程度不等的汇管区淋巴样细胞浸润。

2.Budd-Chiari综合征:BCS为肝静脉及其属支阻塞,部分伴有下腔静脉肝段狭窄或阻塞,其发病与血液凝固性增加导致血栓形成有关,病程也分急性、亚急性和慢性经过,容易与肝VOD相混淆。但BCS病变首要在肝静脉和(或)下腔静脉肝段,不在肝内小静脉。实时B超和多普勒彩超可对85%以上BCS患者做出诊断,声像可显示肝静脉在下腔静脉入口处狭窄或阻塞,还可显示阻塞物的性状及血流的改变,或同时发现下腔静脉亦有血栓或膜状物等。确诊有赖于肝静脉和(或)下腔静脉造影检查,可证实肝静脉及其属支一支或多支阻塞。

3.其他:需与急性重症肝炎、多型肝硬化门静脉高压等相鉴别。

(六)治疗

对业已形成的VOD尚无一种安全而确切有效的治疗方案,因此,预防VOD的发生极为重要。由于无特效治疗,临床上仍以支持治疗和对症处理为主。近几年来,根据VOD发生过程中免疫、凝血机制的异常,在预防和治疗重症 VOD 及并发多脏器功能衰竭方面,取得一些可喜的成绩。

1.支持治疗　包括静脉输液,补充清蛋白或血浆,补充维生素,纠正水、电解质及酸碱平衡失调,以维护有效循环血容量、肾血流灌注量及内环境的稳定。

2.溶栓治疗　Shulman 等人研究证实,重症 VOD 患者末端肝小静脉中有凝血因子沉积;另有几组证据表明,VOD 时溶栓治疗可改善肝血流。溶栓疗法已被用于治疗重症 VOD,轻症患者因其肝小静脉系水肿性狭窄,属自限性改变,故不需要溶栓治疗。溶栓疗法可用重组组织纤溶酶原激活物(rt-PA)和肝素。一组重症 VOD 患者每天静脉给予 rt-PA 20mg,输注 4 小时,连续 4 天,总量 80mg;在 rt-PA 治疗的同时每日给以 1000U 肝素静脉注射,以后持续静脉输注肝素 150U/(kg·d),共 10 天,结果 30% 患者溶栓治疗有效,10% 患者死于出血。另有报道一组重症 VOD 患者每日静滴 rt-PA 10mg,持续 4 小时,连续 2 天,并同时进行肝素化,也取得一定疗效。需要指出的是,作溶栓治疗应注意病例的选择,血小板减少的患者(见于大剂量化疗或放疗),可能引发致死性出血。

3.改善微循环

(1)肝素:肝素是广泛用于预防 VOD 的药物,其作用机制是预防凝血物质在终末肝静脉沉积。对照试验证实,肝素持续静脉滴注可显著降低 VOD 的发生率。预防性静脉滴注肝素 100U/(kg·d),从 BMT 前 8 天到术后 30 天,结果肝素组 VOD 发生率 2.5%,对照组 7%,且肝素组没有增加出血的危险性。另有人用低分子肝素(依诺肝素)40mg/d 皮下注射,自 BMT 前直到术后第 40 天,结果 VOD 发生率显著减少,且对 BMT 疗效无影响。肝素虽有效,但应注意使用过程中存在出血的危险。

(2)前列腺素 E_1(PGE$_1$,前列地尔):是目前国内外预防 VOD 的主要药物之一,具有扩张血管和抗血栓活性作用,可抑制血小板凝聚及超氧化离子的产生,促进纤维蛋白溶解。前列地尔剂量为 0.3μg/(kg·h),从术前 8 天到术后 30 天连续静滴,可显著降低 VOD 发生率。有报道 PCE$_1$ 脂质微球疗效满意,且不良反应少,PT、APTT 无明显延长,无出血倾向。有报道 PCE$_1$ 可和肝素、低分子右旋糖酐等联合使用。需注意普通 PCE 有引起肢体疼痛、水肿等不良反应。

(3)复方丹参注射液:可有效预防 VOD 的发生。其机制是扩张血管,增加血流速度,改善微循环;抑制脂质过氧化和抗氧化损害,清除自由基,增加 SOD 活力,以及降低全身血黏度;另外还可显著抵抗血小板表面活性及聚集。临床上可和肝素联合使用。

4.对症及其他内科治疗　VOD 患者早期有水钠潴留引起的周围水肿和腹水,应限制钠的摄入,并给予利尿剂治疗,必要时腹腔穿刺排液。研究发现,VOD 时不论临床上有无肾衰竭表现,均有较重的肾小管损害,如患者已有肾功能不全或严重体液潴留,可考虑血液透析治疗。最近研究发现 Ursodiol 可预防 VOD 发生。熊去氧胆酸为亲水性胆汁酸盐,可竞争性减少疏水性胆盐的吸收和积聚,从而减少疏水性胆盐对肝细胞的损伤。一项回顾性研究报道,熊去氧胆酸组 VOD 发生率为 11%,对照组为 64%。

5.经颈静脉肝内门腔静脉分流术(TIPS)　有少数重症 VOD 患者接受 TIPS 治疗,可改善门脉高压症状和肝功能,但能否改善其预后尚不清楚。

6.肝移植　已有重症 VOD 患者行原位肝移植成功的报道。

(贾福军)

第二节　肝动脉疾病

肝动脉提供肝脏 35% 的血供和 50% 的氧供,对维护肝脏功能发挥重要作用。肝动脉先天性变异包括:

主肝动脉之外的辅助动脉、肝动脉左右支分别起源等;最常见的变异是右肝动脉起源于肠系膜上动脉。除先天性变异外,肝动脉可发生一些病变,多继发于全身或局部疾病之后,如假性肝动脉瘤。全身动脉硬化亦侵犯肝内、外动脉,在肝活检标本中常可见汇管区小动脉中层增厚。动脉造影可发现肝动脉狭窄或动脉瘤样改变。结节性多动脉炎时,约60%可累及肝脏动脉,组织学上表现为纤维蛋白样变性及炎性细胞浸润,继之出现反应性血管内膜增生及血管外膜结节样改变,导致血管阻塞或血管瘤形成。动脉造影可发现肝动脉分支有多发性动脉瘤。非特异性变态反应性动脉炎时,可出现肝小动脉节段性坏死并伴有血栓形成。血栓形成可发生于肝动脉主干,也可发生于肝动脉的分支。肝脏动脉静脉瘘见于外伤、肝穿刺后及肝硬化、肝动脉瘤、原发性肝肿瘤、Osler-Weber-Rendu病等,可有右上腹痛,在相应部位可闻及血管杂音;亦可致门静脉压升高,引发相应症状,如静脉曲张、出血。本节介绍肝动脉瘤和肝动脉血栓形成。

一、肝动脉瘤

肝动脉瘤指肝动脉或其分支发生束状或囊状扩张,分为肝外或肝内型,是一种少见、非常危险的疾病。一部分肝动脉瘤无症状,诊断比较困难,但是破裂后致死率很高。

1.病因　先天性肝动脉瘤亦称作真性动脉瘤,甚为罕见。继发于创伤、感染者为假性动脉瘤,常见病因如下:

(1)发生于肝脏创伤之后。

(2)继发于胆结石、胆囊炎及胆道感染。

(3)继发于胰腺炎。

(4)继发于先天性结缔组织发育不良,如马方综合征。

(5)继发于动脉硬化、结节性多动脉炎。

(6)继发于全身感染,如细菌性心内膜炎、结核等。

(7)医源性:继发于肝穿刺、肝动脉造影及化疗、肝脏移植之后。

2.病理　肝动脉瘤占腹腔动脉瘤的15%~20%,大多位于肝外,约80%为单发。发生于肝固有动脉者占60%,位于肝右动脉者占30%,其余位于肝左动脉、胃十二指肠动脉及胆囊动脉等。肝动脉瘤也可来源于异位肝动脉、副肝动脉。肝动脉瘤通常呈囊状,直径在2~10cm不等,管壁多呈非特异性炎性改变,亦可见血栓、出血及肉芽组织。

3.临床表现　本病多见于中老年男性,男女比例约为4:1。如不破裂及压迫邻近器官,可长期没有临床症状,或表现有右上腹肿块,并可闻及血管杂音。如突发动脉瘤破裂,可出现以下症状。

(1)腹痛:为最常见症状,约占2/3。疼痛多位于上腹部、右上腹。一般为绞痛或者钝痛,并向右肩部放射。

(2)出血:约占50%。当肝动脉瘤破入胆道或胃肠道即表现为呕血或黑便,破入腹腔常伴失血性休克。破入腹腔者约占44%,破入胆道者占41%,破入胃肠道者占11%,破入门静脉较为少见。动脉瘤破裂出血的致死率约为80%。

(3)黄疸:约占64%,系肝动脉瘤压迫胆总管、肝管或并存结石所致。出血之后,动脉瘤随之缩小,原来由动脉瘤压迫所致黄疸也随之消失。后者对诊断具有重要意义。

(4)发热:多与伴随疾病有关。

(5)搏动的肿块:不常见,在胆囊区扪及震颤、闻及收缩期杂音,具有诊断价值。

约30%患者出现典型的腹痛、出血及黄疸三联征。

4.辅助检查　出血之后血红蛋白降低;合并感染时可见白细胞计数升高;压迫胆总管或肝管时可出现血清胆红素升高。腹部平片可见环状钙化影;压迫胃肠道时可在胃肠钡餐或肠系检查中发现推移征象;ERCP 和 PTC 可见压迫胆管的征象。B 型超声、CT 检查有助于了解肿块与周围器官的关系;彩色多普勒检查可发现动脉瘤。腹腔干动脉造影或选择性肝动脉造影可对本病做出准确诊断。

5.诊断与鉴别诊断　目前认为常规血管造影是肝动脉瘤诊断的金标准.可以了解动脉瘤的大小、形状、位置。B 型超声由于受到腹部气体和脂肪的干扰,诊断价值有限。彩色多普勒可以确定肝动脉瘤的起源和尺寸。CT 血管成像可明确肝动脉瘤与周围血管的关系。本病需与引起上腹疼痛、上消化道出血的有关疾病相鉴别。有黄疸时需与胆道癌肿及胰腺癌肿、囊肿相鉴别。

6.治疗　动脉瘤直径小于 2cm 的无症状患者可观察,直径大于 2cm 者推荐进行治疗,有胆道梗阻则需要治疗。破裂出血时可行选择性血管造影栓塞术(弹簧圈、明胶海绵等)或者外科手术治疗,比较常用的手术方法是切除动脉瘤、血管吻合及移植血管。肝内动脉瘤和高手术风险的患者首选栓塞治疗。导致患者死亡的主要原因是动脉瘤出血及手术对肝脏动脉血循环的影响。因此,动脉瘤未破裂之前和破裂后早期确诊是提高患者生存率的关键。

二、肝动脉血栓形成

1.病因　本病很少见,多继发于动脉粥样硬化、动脉瘤、原位肝移植术后;亦可继发于结节性多动脉炎、系统性红斑狼疮、真性红细胞增多症及血栓性血小板减少性紫癜、急性细菌性心内膜炎时栓子脱落、导管插入或细胞毒药物灌注、胆囊手术损伤、血管吻合、同种异体移植排斥反应或腹腔恶性肿瘤压迫和侵犯。偶可发生于肝脏恶性肿瘤和肝硬化患者。

2.病理　所见为肝脏梗死,梗死范围视侧支动脉循环而定。组织学见中央区苍白,周边充血、出血;中央区见大量肝细胞坏死。周围虽有肝细胞坏死,但汇管区仍然存在。肝原位移植术后肝动脉血栓可能导致胆总管缺血坏死,可有胆漏、胆管狭窄、肝内胆管坏死及肝脓肿。

3.临床表现　患者有原发疾病如细菌性心内膜炎、结节性多动脉炎、上腹部手术史或原位肝移植术后。肝动脉或其主要分支突然阻塞后,造成肝脏或部分肝叶梗死,随后可继发细菌感染。临床表现有突发右上腹疼痛、血压下降及休克,继之出现黄疸、发热;肝功能试验示肝细胞损伤,转氨酶、碱性磷酸酶、乳酸脱氢酶及胆红素突然进行性升高,凝血酶原时间急剧延长,白细胞也升高。可出现肝功能衰竭伴少尿、昏迷。如累及胆总管可致其缺血坏死,可引起黄疸、腹膜刺激征等。

4.诊断与治疗　急诊彩色多普勒及肝动脉造影检查,对于发现血栓及确定梗死范围有帮助。CT 血管成像对于明确诊断也有重要意义。

首先应治疗原发病,给予抗生素,以预防缺氧及肝脏继发感染,并按急性肝功能衰竭治疗。急性发病肝脏梗死面积大可作溶栓治疗,通过肝动脉造影导管灌注尿激酶,并静脉滴入肝素。

(姜春梅)

第三节　门静脉疾病

门静脉是收集消化道腹内段、脾脏、胰腺和胆囊的静脉血液到达肝脏的血管,起始于第二腰椎水平,是肠系膜上静脉和脾静脉汇合向上的延续。门静脉压正常时被动于 5~10mmHg。门静脉疾病包括以下几种：

1.先天性门静脉系统发育异常   非常少见,血管造影中可见门静脉直接注入肾静脉。先天性门静脉狭窄常伴有小静脉硬化,并可导致门静脉高压。

2.克-鲍病   指脐静脉原发性未闭、肝脏先天性发育不良及门静脉通过未闭脐静脉形成侧支循环如脐旁静脉曲张;可在脐周扪及震颤、闻及静脉杂音。

3.克-鲍综合征   指任何原因引起的门静脉压增高,使脐静脉及脐旁静脉开放,与腹壁静脉连接,形成脐旁"海蜇头"样静脉曲张及静脉管杂音。

4.门静脉血栓形成   是肝前性门静脉高压最常见的病因。慢性门静脉血栓大量侧支循环形成后可发生门静脉海绵样变,超声或动脉造影可显示多个血管通道。

5.特发性门静脉高压症   又称非肝硬化性门静脉纤维化、肝脏门静脉硬化、原发性门静脉高压症、闭塞性门静脉病。为肝内门静脉分支发生闭塞性纤维化及硬化。病理形态学上有门静脉分支带状纤维化和狭窄。本节重点介绍后两种门静脉疾病。

一、门静脉血栓形成

门静脉血栓形成(PVT)是指发生于肝外门静脉系统(包括门静脉主干、肠系膜上静脉、肠系膜下静脉或脾静脉)的血栓阻塞性疾病,临床上较为少见。门静脉血栓形成可分为原发性和继发性两种。原发性往往病因不明,但多数与血液高凝状态有关;继发性门静脉血栓形成多继发于慢性肝病及肿瘤疾病。幼儿患者常有脐炎或脐导管术病史。

(一)病因
1.高凝状态   凝血因子Ⅱ基因突变、蛋白C和S缺乏症、抗凝血酶Ⅲ缺乏症、特发性或继发性血小板增多症、骨髓增生、抗磷脂综合征、高同型半胱氨酸血症。

2.周围器官炎症病灶直接累及门静脉   胰腺炎、胆囊炎、阑尾炎、脐炎、肝脓肿等。

3.门静脉损伤   脾切除术后、腹腔镜结肠切除术后、腹部外伤。

4.发育异常   门静脉狭窄、闭锁等。

5.继发于肝硬化(约0.6%~17%)、肝细胞癌(约25%)

6.其他危险因素   Budd-Chiari综合征、胰腺癌、口服避孕药、妊娠、巨细胞病毒感染。

7.脐炎、脐导管术后、新生儿腹膜炎

一直以来,肝硬化被认为是成人患者门静脉血栓形成的主要原因,约25%左右的门静脉血栓患者存在肝硬化。肝硬化患者发生门静脉血栓的比率为0.6%~17%。部分学说认为门静脉血流速度降低、门静脉周围淋巴管炎和纤维化的出现促进了血栓的形成,但是肝硬化患者门静脉血栓形成的机制尚不明确。造成门静脉血栓的另一个重要原因是肿瘤性疾病(以肝癌和胰腺癌多见),这可能是由于肿瘤直接侵犯门静脉、外源性压迫或者是手术或放疗后门静脉周围纤维化的结果。肿瘤所致的高凝状态进一步促进了门静脉血栓的形成。感染是另一个引起成人门静脉血栓形成的重要原因。

(二)病理
门静脉血栓形成的患者肝脏无特异性的病理改变,门静脉结构尚存,可见致密的网状纤维环绕在门静脉周围,形成间隔并延伸到肝实质内。门静脉海绵样变是门静脉血栓形成患者的典型病变,正常门静脉形态消失,而由结缔组织中无序排列成丛的大小不同的血管所取代。

门静脉主干及其根部的血栓,占门静脉血栓的50%以上,另有部分为门静脉、脾静脉或肠系膜静脉血栓形成。门静脉主干阻塞,将导致门静脉系统压力升高,血流经胃冠状静脉、食管静脉至奇静脉及半奇静脉,最后注入上腔静脉,由此而出现食管静脉曲张。当脾静脉血栓形成时,脾静脉及其属支血流经胃网膜左静脉、胃短静脉至胃左静脉,最后注入门静脉。如果此时无肝内门静脉阻塞,门静脉主干的压力可以正常,患者则表现为胃底静脉曲张,而无食管下段静脉曲张,这种情况亦称作区域性门静脉高压。单纯肠系膜上静脉及肠系膜下静脉阻塞少见,且由于侧支循环丰富,亦较少引起出血。

肝内门静脉阻塞,常伴有肝脏结构及功能受损,肝静脉嵌塞压升高。而肝外门静脉阻塞时,肝脏结构及功能均可正常,肝静脉嵌塞压可在正常范围,脾内压力明显升高。

(三)临床表现

与发病急缓、阻塞部位和程度等因素有关。根据发病急缓,可分为急性型和慢性型。

1.急性型 起病急骤,可出现腹痛、发热、恶心呕吐等症状,亦可无症状。若腹痛加剧,并出现腹泻、腹膜炎和麻痹性肠梗阻、胃肠道出血时,可能为肠系膜上静脉受累所致。如果不较快解除梗阻,可能会发生肠穿孔、败血症、休克甚至多器官功能衰竭而导致死亡。儿童肝外门静脉阻塞常以上消化道出血为首发症状,亦是最突出、最重要的临床表现。体格检查常见脾脏肿大,偶见腹壁静脉曲张,无肝功能损害及腹水。影像学及内镜检查通常缺乏门静脉高压或侧支循环建立的证据。

2.慢性型 此型症状与门静脉高压症有关,以脾大、食管胃底静脉曲张破裂出血及脾功能亢进为主要临床表现。大量静脉侧支循环建立后,部分患者会形成门静脉海绵状血管瘤,但侧支循环的出现视血栓范围及部位而定。如果整个门静脉及脾静脉均为血栓占据,门静脉血流通过腰静脉引流,则无食管下段静脉曲张。如果血栓位于胃左静脉上端的近侧,则食管及胃底静脉曲张十分显著。此类患者较肝硬化患者能较好的耐受食管静脉曲张破裂出血,尽管比较少见,但出血后仍然可能继发腹水和肝性脑病。慢性门静脉血栓患者很少出现黄疸、胆管炎等症状,常由于门静脉性胆管病所致,这可能造成部分或全部胆管梗阻。慢性PVT患者发生门静脉性胆管病的比率为80%～100%。

(四)诊断与鉴别诊断

B超或超声多普勒、CT及腹部MRI等无创性检查方法已广泛应用,门静脉造影及肠系膜上动脉造影可确诊,但是由于其有创性目前已较少使用。

1.B超或超声多普勒检查 可发现门静脉有明确的实性回声伴血流信号消失。精确性可达98%,敏感性及特异性60%～100%,目前已作为诊断门静脉血栓形成的首选检查。

2.腹部CT、MRI 直接征象是门静脉内充盈缺损,间接征象为门静脉海绵样变。若发生肠系膜内血栓蔓延时其可在超声基础上提供进一步的信息,如肠梗阻征象、肠壁变薄或增厚等。

3.超声内镜和MR胆道造影 超声内镜的敏感性可达81%,特异性达93%。部分门静脉海绵样血管瘤的患者,其扩张的静脉易与胆管上皮癌或胰头部相混淆,超声内镜及MR胆道造影有助于鉴别。

4.血管造影 当无创性检查不能对门静脉血栓的部位和范围做出诊断时,可选择进行血管造影。可提供清晰的门静脉系统影像,显示血栓的部位、程度以及侧支循环的位置和范围。对考虑进行手术的患者可选择血管造影检查。

患者持续腹痛超过24小时,伴或不伴发热,均应考虑急性PVT的可能。如果怀疑急性PVT,应立即行超声多普勒检查或CT扫描。对于急性PVT伴高热者,应考虑化脓性门静脉炎,应首先确定有无肠源性感染,并进行血培养。若患者出现腹水、肠壁变薄等体征时高度怀疑肠梗阻,必要时剖腹探查。慢性PVT的诊断常常在食管静脉曲张破裂出血发生后或在常规评定后做出,而儿童患者常常在发现脾大后做出诊断。所以对于新诊断门静脉高压者,需行超声多普勒或CT、MRI检查以排除慢性PVT。此外,本病应与引起上消化道出血的疾病、引起脾脏肿大的疾病相鉴别。

（五）治疗及预后

门静脉血栓形成的治疗,首先是消除病因,再根据疾病的缓急采取相应措施。其治疗目的包括逆转或阻止急性期患者的血栓在门静脉系统内蔓延并防止慢性期患者因门静脉高压引发并发症,

1.内镜治疗是静脉曲张出血的一线治疗方法。内镜下曲张静脉套扎和曲张静脉硬化治疗可使80%～95%的患者曲张静脉闭塞。前瞻性随机研究表明,曲张静脉套扎更优于硬化治疗,再出血率2.7%:19.4%,并发症发生率2.7%:22.2%。

2.二级预防可以应用内镜治疗或β受体阻滞剂。

3.若内镜治疗无效,首选手术治疗,包括选择性分流术和完全性分流术,术后可达到脾脏缩小、血小板增加的目的。分流手术的主要问题是术后病死率、再出血率高,并且有发生肝性脑病的风险。

4.抗凝治疗在门静脉血栓形成中的作用越来越受到重视,其可预防静脉血栓蔓延及血栓复发,抗凝治疗后血栓发生率为0.82%,而未行抗凝治疗血栓发生率为5.2%,其应用可使45.4%的急性PVT再通。此外,一项队列研究结果表明,非肝硬化原因导致的门静脉血栓中胃肠道出血的发病率为12.5/100患者,而接受抗凝治疗不会增加胃肠道出血的风险。但目前对其长期应用尚存在争议,有研究认为抗凝治疗会增加静脉曲张的发生。

5.经颈静脉肝内门体静脉分流术(TIPS)通过在血栓区置入支架使门静脉再通,对于部分慢性PVT患者有用。对肝硬化伴门静脉血栓患者进行TIPS治疗的研究发现,短期内TIPS治疗可使57%的患者门静脉再通,30%的患者门静脉血栓减小,而在一年的随访期内仅1名患者再发出血,2名患者发生自发性腹膜炎,总体生存率为89%。

本病发病率和死亡率随年龄增长而增加,总体预后较好,1年生存率可达60%～75%,5年生存率可达50%～55%。无肝硬化或恶性肿瘤者,1年生存率可达80%～95%,5年生存率为75%～90%。

二、特发性门静脉高压症

特发性门静脉高压症(IPH)是一组以肝内窦前性门静脉血流阻力增大及门静脉压力增高为特征的慢性肝病综合征,又称非肝硬化性门静脉纤维化、肝脏门静脉硬化、原发性门静脉高压症、闭塞性门静脉病。19世纪晚期由Guido Banti首先描述,故又称Banti综合征。临床流行病学显示,IPH在发展中国家约占门静脉高压患者的1/6～1/4,而欧美国家IPH仅占门静脉高压患者的3%～4%。IPH多见于30～40岁人群。来自印度的研究显示男性患者多于女性患者,但是来自日本的报道则发现女性患者较为多见。

（一）病因和发病机制

IPH是一种基于遗传背景基础的多因素疾病,其病因及发病机制尚不清楚。目前认为可能与微量元素-化学物(砷中毒、甲氨蝶呤、6-巯嘌呤等)、免疫、感染及血栓形成等多因素作用有关。

1.微量元素.化学物中毒　长期慢性砷中毒、长期接触聚氯乙烯、应用甲氨蝶呤、6-巯嘌呤治疗的患者可发生IPH。对这类患者进行肝脏活检可发现门静脉周围纤维化、汇管区扩大、小叶间隔不完全性硬化伴或不伴新生血管形成。

2.免疫机制　目前普遍认为,自身免疫学疾病(尤其是结缔组织病)患者IPH患病率显著增加。来自日本的研究发现,IPH患者小静脉内皮细胞表达HIA-DR抗原较慢性乙型肝炎、肝硬化患者及正常人更为多见。

3.感染　慢性反复的腹腔或肠道感染会造成门静脉及其分支血管的静脉炎,最终导致IPH发生,这是发展中国家IPH患者最主要的病因。

（二）病理

肝脏体积变化不大，表面光滑，10％～15％的患者肝脏可存在结节。依据肝脏有无实质萎缩和门静脉血栓性形成等改变，将 IPH 分为 4 期。Ⅰ期：无肝萎缩，无被膜下肝实质萎缩；Ⅱ期：无肝萎缩，有被膜下肝实质萎缩；Ⅲ期：肝萎缩和被膜下实质萎缩；Ⅳ期：有肝萎缩和被膜下实质萎缩，伴门静脉主干或分支血栓闭塞。病变从Ⅰ期到Ⅳ期逐渐进展，Ⅳ期预后较差。

镜下典型表现为在大的或中等大小的门静脉分支有显著的节段性斑片状内膜下组织增厚，肝内门静脉内膜增厚，伴小的门静脉分支闭塞和新的异常血管出现。部分患者有肝细胞结节样增生和不完全分隔性硬化表现，但无肝细胞坏死和假小叶形成。

（三）临床表现

患者一般情况良好，大多数可出现贫血、脾大或上消化道出血，但无肝病表现，很少有蜘蛛痣。肝功能正常或有轻度异常，胆红素及凝血酶原活动度多正常，晚期可出现低清蛋白血症。血常规显示绝大多数患者存在小细胞低色素性贫血或正细胞正色素性贫血，白细胞及血小板减少。患者血清中免疫球蛋白、辅助性 T 细胞可明显升高，自身抗体可阳性。

（四）特殊检查

1.彩色多普勒超声检查　可测定门静脉宽度及流量、脾静脉血流量、肝脏及脾脏大小。IPH 时，所有患者均有脾静脉血流量增多及流速增加，门静脉主干扩张，脾大，肝轻度肿大、质地均一。^{99m}Tc 标记人血清蛋白扫描可有肝实质末梢区域放射性聚积减低。

2.门静脉造影　是评估门静脉系统较好的方法，可见小门静脉根部狭窄、小分支稀疏；外周分支不规则弯曲伴有成角分支。有些大的肝内门静脉分支周围围绕着细小的脉管，常可发现静脉之间的吻合。在经皮肝穿门静脉造影时，可发现有主要分支的突然狭窄和血管充盈的缺失，可见到达食管曲张静脉的侧支，肝外门静脉无阻塞，可除外门静脉和脾静脉血栓形成。

3.肝活检　可提示肝内静脉床硬化，有时可见阻塞，纤维化可以十分轻微。肝活检对于排除其他原因引起的门静脉高压十分重要。当患者有门静脉高压和门静脉扩张而肝活检正常时，或有门静脉周围纤维化但无肝硬化时必须考虑 IPH 的诊断，活检必须包括汇管区，以除外仅代表一个增生结节的可能性。

4.门静脉测压　在门静脉高压原因不明时，测定肝静脉楔压（WHVP）和门静脉压力有助于确定诊断。WHVP 可正常到中度升高，直接测定门静脉压力在 IPH 时高于 WHVP。

（五）诊断

IPH 的诊断标准为：①不明原因的贫血、脾大及门静脉高压，除外肝硬化及其他原因引起的非肝硬化性门静脉高压（如肝外门静脉梗阻、血吸虫病及先天性肝纤维化、肝紫癜病等）；②肝功能正常或轻度异常；③内镜提示存在上消化道的静脉曲张（见于 85％～95％的病例）；④B 超、CT 等提示门静脉和脾静脉增宽、出现分流；⑤肝静脉楔压（WHVP）正常或轻度升高，直接门静脉测压大于 20mmHg；⑥肝穿刺活检证实汇管区纤维化、门静脉破坏但无肝硬化。

（六）治疗及预后

IPH 的治疗主要是预防和治疗并发症。其主要并发症为曲张静脉破裂出血和脾功能亢进。抗凝治疗仅适用于有门静脉血栓形成者。IPH 患者发生肝衰竭、肝性脑病和肝肺综合征应作为肝移植的指征。

1.曲张静脉破裂出血　几乎所有的 IPH 患者均会出现不同程度的食管静脉曲张，其治疗主要是控制出血。对于急性出血者，可行内镜下曲张静脉套扎和内镜下硬化治疗，控制出血率可达到 95％。对于这些患者防止再出血的方法是给予 β 受体阻滞剂和内镜下曲张静脉套扎治疗。

2.脾功能亢进　常用的治疗方法是脾切除术或行远端脾肾分流术。其他的治疗，如部分脾动脉栓塞尚无系统研究报道。

本病总体预后较好,多数患者可长期存活。主要不良预后因素为性别和年龄,女性患者生存期较男性长,40岁以前发病者预后较差。死亡患者中35%是由于曲张静脉破裂出血,25%由于肝功能不全。

(姜春梅)

第四节　肝紫癜病

肝紫癜病是一种罕见病。Wagner在1861年首次报道本病,1961年被Schoenlank命名,近年来报道增多。本病与免疫抑制剂、肾移植及获得性免疫缺陷综合征有关。临床多表现为不同程度的肝功能异常、肝大及门静脉高压;严重者有腹腔内出血。病理以随机分布于肝内的充满血液的腔隙为特征。

一、病因

根据报道,涉及本病的病原因素很多,或许本病为多种致病因素共同作用的结果。常见的病因为服用同化激素、免疫抑制剂、避孕药物,溶血性贫血,肾移植术后及获得性免疫缺陷综合征等。

1.药物及化学药品　雄性激素、雌激素、避孕药物、皮质激素、免疫抑制剂(如6-巯嘌呤)、砷、氧化钍、氯化乙烯、硫化铜、某些抗肿瘤药物及某些植物药等。

2.细菌感染　细菌性心内膜炎、肝脓肿、结核、麻风、细菌性败血症、急性细菌性肾盂肾炎等。

3.人类免疫缺陷病毒、梅毒螺旋体、巨细胞病毒等

4.血液系统疾病　Fancoru溶血性贫血、Sickle细胞贫血、铁粒幼细胞贫血、真红细胞增多症、霍奇金病、毛细胞性白血病、多发性骨髓瘤、巨球蛋白血症等。

5.心、肾器官移植术后

6.恶性肿瘤　如淋巴瘤。

7.其他　坏死性胰腺炎、糖尿病、多发性浆膜炎、寄生虫感染如汉莎巴尔通体和五日热巴尔通体感染、系统性红斑狼疮、克罗恩病、特发性狭窄性心肌病、肝腺瘤、酗酒等。

8.特发性　原因不明。

二、发病机制

主要有三种理论:

1.肝细胞坏死在先,而后发生网状支架结构的破坏,局部出血形成囊腔。

2.肝窦或肝窦与中央静脉连接部部分或完全阻塞,导致压力升高,而后发生肝窦及窦状隙扩张,并引起出血及病灶周围肝实质局灶性坏死。6-巯嘌呤所致肝紫癜病可见有中央静脉纤维化,但有研究表明,肝紫癜病灶并不在中央静脉附近多见,随机的病灶正是肝紫癜病的特征。

3.肝窦屏障缺陷与破坏。各种因素损伤肝窦内皮细胞,使其不能保持肝窦的结构与功能,通透性增加,红细胞可由肝窦进入狄氏间隙,最后形成充满红细胞的囊腔。

有人认为肝紫癜病、静脉阻塞病、肝窦扩张及窦周纤维化可能具有相同的发病机制,如免疫抑制剂硫唑嘌呤,可同时引起肝紫斑及肝小静脉阻塞病等,只是不同部位内皮细胞受损而已。

三、病理

大体解剖见肝脏肿大,肝表面见有蓝紫色或蓝黑色斑块。切面呈蜂窝状,为大小不等、充满血液的囊性空腔所致,直径可由 1mm 至数厘米。病灶分布没有规律呈随机分布,可局限于某一肝叶,亦可呈弥漫性。组织学检查见肝窦呈囊性扩张,扩张的囊腔可有或无内衬上皮细胞,腔内充满红细胞,可与正常肝窦或中央静脉沟通。狄氏间隙不规则扩张,其与肝窦之间的内皮屏障破坏,偶可有红细胞穿过。内皮细胞及 Kupffer 细胞增生,可有小静脉周围及窦周纤维化,囊腔周围有时可见肝萎缩。肾、脾、骨髓、淋巴结、肺、甲状腺亦可受累,但较少见。

药物所致肝紫癜病病灶在停药之后可消失、持续存在或发展为肝硬化。

四、临床表现

本病多见于成年人,但据报道,肝紫癜病的最小患者为一 13 个月婴儿。临床上可没有任何症状或被原发病及合并症掩盖,尸检时才发现。一般临床上可见有发热、上腹痛、不同程度的黄疸,可有腹水、肝脏肿大,脾脏亦可肿大。严重者可出现胆汁淤积、门脉高压症,股骨头缺血性坏死及发生肝功能衰竭。

五、并发症

内出血是该病最重要的并发症,肿大的肝脏在外力作用下容易发生破裂,致腹腔内出血。

六、实验室检查

通常可见有贫血、血小板数下降。血清转氨酶轻度至中度升高,碱性磷酸酶及 γ-谷氨酰转肽酶中度或显著升高,部分患者可有血清胆红素升高。

七、影像学检查

1.B超　见肝脏回声不均,并显示不均匀的低回声区,病灶局限时常不能与转移瘤区分。

2.CT　影像学表现缺乏特异性,可见肝脏有局限或弥漫性低密度病灶,亦可为高密度。其强化方式为:向中心强化、持续性低强化、持续性强化。如病灶周围有脂肪浸润时,结合病史可能做出诊断。

3.MRI　可表现为各系列信号强度弥散性增强,肿大肝叶可见多发高信号病灶,增强扫描见对比增强。若出现囊性空腔边缘强化,提示为血肿腔。

4.血管造影　肝动脉造影可见动脉晚期造影剂聚积,可持续至实质期及静脉期,但有时可与肝腺瘤及肝再生结节混淆。肝静脉造影有时可见造影剂直接进入囊腔,可作为诊断肝紫癜病的有力依据。

八、组织学检查

1.细针穿刺肝活检组织太小,常不足以确定诊断,且肝紫癜病时,肝组织脆,若囊腔与血管直接相通,易引发内出血,应慎重采用。

2.腹腔镜下肝穿刺活检腹腔镜可见肝大,表面可见紫黑色或黑色斑块样改变。直视下针刺活检针对性强,并可以采用止血措施,是一种较安全而不需剖腹的检查方法。

3.剖腹探查可用于肝破裂致腹腔内出血,经内科保守治疗而循环状态不能稳定者。止血的同时,可取楔形肝组织活检。

九、治疗与预后

目前没有特殊治疗。有报告称药物所致肝紫癜病者停药(如激素)后可见病灶减少,病情缓解,肝功能改善。病期较长,有出血病史,且病灶局限者可考虑在适当条件下行肝切除。有报道对严重患者可行肝移植治疗。患者预后据病因及病情严重程度而定,多数患者预后较好,少数肝衰竭或合并腹腔内出血者预后较差。

（姜春梅）

第十八章　肝移植

肝移植作为治疗终末期肝病的有效手段,已在世界各地广泛开展。我国的肝移植起步较晚,在1995年之前共实施了近80例,1996～1999年有所发展,共实施了约150例,这两个阶段实施的肝移植总体效果不佳,死亡率较高,术后并发症多。近年来,随着肝移植的手术技术得到不断改进,以及新型免疫移植剂在临床上的推广应用,使我国的肝移植事业有了突飞猛进的发展。目前形成了天津、北京、上海、杭州、武汉、重庆、广州等肝移植中心城市,而中国香港和中国台湾,成为亚洲肝移植例数最多的地区,也是世界上肝移植例数增长最快的地区。同时肝移植术后的并发症也大大降低,有的中心术后1年的存活率达到90%左右,目前国内肝移植从单纯追求例数的增加,向提高术后的长期存活率和降低术后并发症方向发展。

一、肝移植手术适应证

原则上,各种原因导致肝脏进行性的,不可逆的损害,严重威胁到患者的生存或明显影响到患者的生存质量,用除肝移植以外的治疗手段不能奏效的所有肝疾病都适合进行肝移植。目前有下列一些肝疾病适合接受肝移植。

(一)淤胆性肝疾病

1.原发性胆汁性肝硬化。

2.原发性硬化性胆管炎。

3.囊性纤维化。

4.胆道闭锁。

(二)慢性弥漫性肝实质性病变

1.丙型肝炎所导致的肝硬化。

2.乙型肝炎所导致的肝硬化。

3.原因不明的肝硬化。

4.酒精性肝硬化。

5.自身免疫性肝硬化。

(三)急性暴发性肝衰竭

1.甲、乙、丙型病毒性肝炎所致的肝衰竭。

2.各种肝毒性药物所致的肝衰竭。

3.毒蕈所致的肝衰竭。

4.Willson病有关的肝衰竭。

5.原因不明的肝衰竭。

（四）少见的一些先天性肝疾病

1.多囊肝。

2.Budd-Chiari 综合征。

3.血色素性肝硬化。

4.Alpha-1-抗胰蛋白酶有关的肝病。

5.Willson 病。

6.肝淀粉沉着症。

7.其他罕见的肝代谢异常疾病。

（五）肝恶性肿瘤

肝细胞癌是肝移植的主要适应证之一，但肝移植术后肝癌的复发和转移严重制约了肝移植治疗的效果。如何降低移植术后肝癌的复发率和提高长期生存率成为各个移植中心非常关心的问题。国际上通行的标准有 Milan 标准和 UCSF 标准，我国肝癌发病率高且大多有乙型肝炎后肝硬化病史，就诊时多数已是中、晚期，每年开展的肝移植中肝癌占 40% 左右，比例较国外明显偏高，因此，建立符合我国国情的肝癌肝移植标准十分必要。近年来，国内多家肝移植中心针对肝癌肝移植标准的制定开展了深入的研究，分别提出了杭州标准、复旦标准等。

1.Milan 标准　1996 年，意大利学者 Mazzaferro 等提出 Milan 标准：单个肿瘤结节，直径不超过 5cm；多结节者结节数目不超过 3 个，最大直径不超过 3cm，无大血管浸润，无淋巴结或肝外转移。但 Milan 标准过于严格，将相当一部分有很大机会通过肝移植而治愈的肝癌患者被排除在外。2000 年美国 Pittsburgh 大学 Marsh 等提出了改良 TNM 标准，根据血管侵犯、肝叶分布、肿瘤大小、淋巴结受累及远处转移情况将肝癌分为 Ⅰ、Ⅱ、ⅢA、ⅢB、ⅣA、ⅣB 共 6 期，Ⅰ～ⅢB 期符合肝移植标准，而ⅣA 及ⅣB 期则排除在肝移植之外。Pittsburgh 改良 TNM 标准不将肿瘤的大小、数目及分布作为排除的标准，而将大血管侵犯、淋巴结受累或远处转移这三者中出现任一项作为肝移植禁忌证，从而扩大了肝癌肝移植的适用范围。但是依据该标准术前很难对微血管或肝段分支血管侵犯情况做出准确评估。

2.UCSF 标准　Yan 等于 2001 年提出 UCSF 标准：①单个肿瘤直径≤6.5cm；②肿瘤数目≤3 个，每个肿瘤直径≤4.5cm，累计肿瘤直径≤8cm；③无肝内大血管浸润；④无肝外转移。并按照此标准报道 70 例肝癌肝移植患者，其 1 年、5 年生存率分别为 90.0%、75.2%，与 Milan 标准相比，疗效相仿。UCSF 标准在一定程度上扩大了肝癌肝移植适应证的范围，而术后生存率没有显著下降。

3.杭州标准　浙江大学附属第一医院肝移植中心于 2008 年提出了肝癌肝移植杭州标准：①无大血管（包括肝门静脉主干及大分支、肝静脉、下腔静脉）侵犯和肝外转移；②所有肿瘤总直径≤8cm；或所有肿瘤总直径>8cm，但是满足组织分级高、中分化且术前血清 AFP<400μg/L。

4.复旦标准　上海复旦大学附属中山医院提出的复旦标准：肝癌患者是单个肿瘤且直径≤9cm，或者多发肿瘤≤3 个并且其中最大肿瘤直径≤5cm，肝内全部肿瘤直径在 9cm 以下（含 9cm），无大血管侵犯、无淋巴结转移和肝外转移。

二、供体的缺乏和活体肝移植

目前肝移植面临的最大问题是供体的短缺，随着移植登记名单的扩大，许多患者在等待移植时死亡；此外供体的短缺还延长了等待时间，导致患者在移植前病情恶化。为了扩大供肝来源，一些移植中心开始进行活体与劈离式肝移植。

(一)活体肝移植

活体肾移植的开展非常普遍,使得活体肝移植的开展成为可能,临床上可以切取活体的一个肝叶或肝段进行移植。

1.活体肝移植的受者　大多数能够接受尸体肝移植的严重肝病患者均可接受活体肝移植(LDLT),不能接受尸体肝移植的患者同样不适合进行活体肝移植。

2.活体肝移植的优点　LDLT 最大有优点是缩短了等待供肝的时间。在美国每年有 15000 人在等待肝移植,但只有 4500 人能够接受肝移植;约有 1/4 等待移植的患者在等待移植期间死亡,而能够接受移植的患者平均等待时间为 1～2 年。LDLT 可以使患者的等待时间忽略不计,在患者一般情况较好时行肝移植(大多数患者由于等待时间较长而使病情恶化,直至不能接受肝移植)。LDLT 另一个优点是从供者切取的肝脏可以很快移植给受者,减少了冷缺血时间。

LDLT 技术扩大了总的可供移植供肝来源,LDLT 受者不再需要尸体供肝,从而将尸体供肝转移给不适合接受活体供者的患者。

3.供体评估　通常选择亲属作为活体供者,因为亲属与受者的健康关系密切;非亲属供者如朋友与配偶也可以作为供者。此外供者的血型、供肝的体积须与受者一致或相符,更为重要的是供者身体、精神必须是健康的,没有明显的严重疾病、肝疾病、大量饮酒史。当一个可能的供者与受者的血型一致时必须对供者进行内科学、外科学、心理学评估,确保其上述三方面均是健康的、适合捐献肝。

(1)供者的内科评估:与供者进行交流,了解其有无重大疾病史,进行全面的体格检查,以排除不能耐受大手术、肝叶切除术的内科疾病。

不适合捐献的内科疾病有:①需要治疗的肺部疾病;②肝疾病或肝炎;③癌症病史;大量饮酒或酗酒;④人免疫缺陷病毒感染(HIV);⑤需要胰岛素治疗的多年糖尿病史;⑥明显的肥胖。

(2)供者的外科评估:外科评估的目的是确保供肝的解剖正常,适合移植(如可以切除部分肝)。肝由 8 个肝段构成,每个肝段均独立血供的血管与引流胆汁的胆道,切取的供肝可以与受者的合适的部分进行吻合。

如果受者是成年人,通常切除供者肝脏的右叶;如果受者是体重<25kg 的儿童,通常切取供者肝脏的左外侧叶。

供者的外科评估主要是放射学检查,如 CT、血管造影等。检查的目的是确保要切取的肝与保留的肝之间的血供是独立的。

(3)供者的心理学评估:对供者进行评估的一个重要程序是确保供者心理是健康的。移植小组中的社会工作者与可能的供者进行交流,以确保捐献是完全志愿的,在对其说明手术的危险性与可能的并发症后由供者(没有来自任何人的强迫)自行决定是否捐献肝。

(4)供者手术:如果 LDLT 的受者是儿童,通常切取供者肝的外侧叶(约占肝的 25%)。如果 LDLT 的受者是成年人,通常切取供者肝的右叶(约占肝脏的 60%)。手术操作包括分离供应要切取肝段或肝叶的血管,切开肝实质,然后将切下的肝移植给受者。供者手术时间通常需要 6～8h,手术后需要住院 5～7d。

(5)并发症:由于供者的手术较大,并发症不可避免,并发症发生率为 5%～10%,如果切取的供肝给成年人受者,并发症的发生率由于切取的肝较大可能更高。可能发生的并发症包括①出血:由于肝的血供丰富,手术过程中出血可能较多;如果手术前储存供者的血液或术中回收供者的红细胞,可以减少外源性输血。极个别的病例需要再次手术控制手术后出血。②胆道问题:胆道并发症是供者手术最需要关注的并发症。肝断面或分离的胆管可能发生胆漏,胆道可能发生狭窄。通常胆漏通过引流可以痊愈,狭窄与部分胆漏需要内镜逆行胰胆管造影(ERCP)放置内支架。少数病例需要再次手术。③切口并发症:感染、切口疝和其他潜在的并发症。④深静脉血栓形成与肺栓塞：与其他腹部大手术后发生的深静脉血栓形成（DVT）与肺栓塞（PE）的发病率相似。⑤死亡：供者的死亡率发生率较小（<0.5%），但后果严重。

（6）预后：由于活体供者肝移植是一项新技术，其长期效果尤其是成年人到成年人的活体肝移植的远期效果还有待进一步观察，但手术近期效果令人鼓舞。根据全美移植中心资料，LDLT 受者的 1 年生存率约为 85%，成年人与儿童 LDLT 受者生存质量改善。

（二）劈离式肝移植

另外一个扩大可供移植用供肝的方法是将一个尸体供肝分成两部分，分别移植给成年人或儿童受者，通过劈离式肝移植（SLT）将一个成年人尸体供肝分成两个有功能的供肝。1988 年首次施行了 SLT，以后世界上多个中心公布了其 SLT 的经验。

1.儿童受者劈离式肝移植　绝大多数 SLT 的受者是一个成年人与一个儿童，肝被分成左外侧叶的小部分（移植给儿童受者）和扩大的右半肝（移植给正常体形的成年人受者）。劈离式肝移植使儿童受者获益是巨大的，可以扩大供肝来源、显著缩短等待时间及降低死亡率。

2.成年人劈离式肝移植　尸体供肝劈离式肝移植对成年人供肝数量的变化无负面影响，但其也不能增加成年人肝移植的数量。成年人患者占等待肝移植死亡患者总死亡数的 96%，而在 1988 年其比例为70%。如果劈离式肝移植能够分成两个成年人受者利用的供肝，就可以缩短患者的等待时间、降低死亡率，但问题的关键是体积较小的供肝肝功能是否能够支持体形正常受者的生命。如果选择一个合适的供者与受者，一小部分的尸体供肝是可以劈离并移植给两个成年人受者。通过将肝正中裂劈离成两部分，较大的肝右叶移植给一个体形正常的受者，而较小的肝左叶移植给一个体形较小的成年人受者（体重不超过60kg）。

3.劈离式肝移植供者的选择　劈离式肝移植供者必须具备良好的身体状况，这会降低移植物原发性无功能尤其是肝左叶受者的危险性。通常选用年轻、血流动力学稳定、肝功能试验正常的供者，而这类供者的供肝会使受者移植后原发性无功能发生的危险性较低。

4.供者手术接受尸体供肝的受者，会因较长的冷缺血时间而发生移植后原发性无功能，所以 SLT 供者应尽量缩短冷缺血时间。在手术台上对供肝进行劈离可以使冷缺血时间延长 2～3h，供肝原位劈离可以缩短冷缺血时间，此外还有显著减少供肝血流复通的出血的优点，在切开肝实质后与分离血管前可以对两块供肝进行即时评估，以确保供肝切缘无显著性缺血。

5.劈离式肝移植的未来　为了确保劈离式肝移植的成功，必须积累更多的资料来确定供者与受者的选择原则。成年人劈离式肝移植对供者池扩大的影响有多大很难进行评价，全美 15～35 年的尸体供者占总供者的 25%，如果这些肝能够进行劈离就可以增加 25% 的供肝或增加供肝总数达到 1000 个。随着器官保存技术与促进肝再生技术的发展，促进了可供劈离的供肝数目增加。

（三）供肝的切取和修整

1.供肝的切取　供体的皮肤准备应上自下颌、下至耻骨联合。单纯切肝或肝、肾联合切取时，一般选用正中胸腹联合切口，从胸骨切迹至耻骨联合，劈开胸骨，剪开心包，向后剪开部分膈肌。必要时可以加做中腹部横切口。如果不获取心和肺，也可以选择腹部大"十"字形切口，另加左侧开胸。进入腹腔后，首先要对腹腔进行充分仔细地检查，以排除尚未发现的肝和其他器官的恶性肿瘤和其他疾病。肝的质地是供肝质量的一个重要的评价指标，质地硬的术后肝功能恢复差；肝的脂肪含量、肝边缘是否锐利、表面是否均匀一致以及对指压的敏感性等也是评估供肝质量的重要指标。肝脂肪含量高、肝质地过软、边缘圆钝或表面花斑状说明供肝质量差，术后肝功能恢复慢。如果发现肝增大，可以快速输注胶体渗透剂，如 25% 的清蛋白等，如果肝变软，说明肝增大是由中心静脉压过高所致，该肝可以使用；如果肝增大依旧而中心静脉压正常,则肝增大可能为肝缺血所致。肝边缘圆钝,指压后颜色恢复慢可能为脂肪肝所致。叩摸肝十二指肠韧带以估计肝动脉所在位置,并仔细探查有无异位肝右动脉和异位肝左动脉的存在。常有来自肠系膜上动脉的异位肝右动脉存在,这时需要专门解剖肝右动脉直至肠系膜上动脉起始处,将肝右动脉与肠系膜上动脉一同保留;也有来自于胃左动脉的异位肝左动脉,要注意保护不要损伤。解剖肝、十二指肠韧带时,如果在胆总管后方可扪及动脉搏动,说明可能有来自肠系膜上的动脉的异位肝右动脉存在,可以稍加分离,得到确认后,必要时可放弃全胰切取计划,优先保证肝切取。

(1)预置灌注管:经过充分探查,确定供肝可以使用后,迅速在肾动脉以下分离出腹主动脉,插入灌注管,可以将远端腹主动脉结扎。这样,可以确保腹腔动脉、肠系膜上动脉和肾动脉的血供。然后游离出肠系膜上静脉,也置入灌注管。为了确保肝门静脉血流的灌注,在开始灌注前,不能结扎肠系膜下静脉和脾静脉。如果采用腹部大"十"字形切口,应行左侧开胸,于膈上胸主动脉预置辛氏钳备用。在血液循环稳定的情况下,可以开始切取供肝。

(2)肝脏的预分离:切断并结扎肝圆韧带,用电刀切开镰状韧带、左冠状韧带和左三角韧带,应注意不要损伤左肝静脉和膈静脉。术者用手将肝左外叶向右侧牵拉,检查肝胃韧带内有无起源于胃左动脉的异位肝左动脉。如果存在起源胃左动脉的异位肝左动脉,则应仔细结扎其入胃的分支后,保留胃左动脉。如果没有异位肝左动脉存在,则可以用电刀切开肝胃韧带。继续解剖肝、十二指肠韧带,并确认胆总管,尽可能在胆总管的远端分离,切断胆总管,远侧断端结扎。为保留胆总管血供,应尽量减少对它的解剖分离。胆总管离断后,解剖分离肝动脉,结扎并切断胃右动脉。确认胃十二指肠动脉,予以仔细结扎。在结扎胃十二指肠动脉前,可阻断此动脉,然后检查肝十二指肠韧带内有无动脉搏动,如果有动脉搏动,则可以将其结扎切断。追踪肝动脉的行径,清除覆盖其上的淋巴结,结扎离断脾动脉、胃左动脉、显露腹腔动脉干,并游离附近的腹主动脉。轻轻提起肝,显露其后的肝门静脉,将其从周围淋巴组织中分离出来,分离并结扎胃左静脉及来自胰腺的第1条静脉,并尽可能长地将肝门静脉全部游离出来,并将脾静脉充分游离。

(3)肝冷灌注:在肝及管道系统游离好后,即可开始行冷灌注。在灌注开始前5min,应经静脉注射肝素300U/kg。腹主动脉和肝门静脉应同时开始灌注。腹主动脉必须用4℃UW液,肝门静脉可用4℃UW液,也可以用4℃林格液。灌注一开始,立即用辛氏钳夹住膈上胸主动脉,并且必须在静脉压升高之前快速在胸腔和腹腔内(肾静脉以下)切开腔静脉,作为灌注液的流出道。切开处需用2根粗吸引管吸引流出的液体。同时应结扎脾静脉以除去来自肠管血液循环的血液,确保肝的进一步灌注。灌注的同时,应在腹腔内放置生理盐水冰屑或林格液冰屑,以达到对肝脏表面的冷却,有效地灌注可见肝迅速发白,灌注至腔静脉流出液无血液为止。肝动脉需灌注UW液2000~3000ml,肝门静脉需灌注林格液4000~5000ml。灌注完成后,迅速将肝切除。

(4)肝切取:待肝苍白变冷后,开始肝的切取工作。切断肠系膜上静脉及脾静脉,拔除连接肝门静脉插管的灌注导管,将插管从肠系膜后反向向上穿出,如果不切取胰腺,可以在预分离时离断胰腺颈部,这样便于肝门静脉的插管和保持灌注。然后向下牵拉胰腺,从胰腺后分离出肠系膜上动脉,在其左侧向后上方锐性分离解剖至腹主动脉,继续沿腹主动脉左侧分离左侧膈肌脚,向近端直至暴露肠系膜上动脉根部,再分离该血管的右侧,最后确定有无起源于该动脉的异位肝右动脉。如果无此动脉,则沿腹腔动脉根部周围的腹主动脉环行切取一袖口状动脉片。如果有起源于肠系膜上动脉的异位肝右动脉,则应保留腹腔动脉和肠系膜上动脉两个根部之间的联合部,沿两根部切取一较大的袖口状主动脉片。横断肝十二指肠韧带时,应尽量在远端进行,以防意外损伤肝动脉。腔静脉周围的膈肌组织缘应一并切除,并在肾静脉平面上方切断下腔静脉。在肝切取后,将供肝浸于4℃的冰盐水中,然后将胆囊前剪开,用UW液10~20ml低压冲洗胆囊及胆总管,将胆管内腐蚀性胆汁清洗干净,以防止胆管内皮细胞的自溶。将供肝装入无菌的含有4℃

UW 液的塑料袋中,扎紧袋口,再外套 2 个无菌塑料袋,挤出袋中空气,扎紧袋口,放入保温箱中运送。同时,应切除供体全长的髂动脉和髂静脉保存于 4℃ UW 液中备用。

2.供肝修整　供肝的修整可以在供肝切取后马上进行,也可以在移植中心手术室内进行。整个修肝过程中,应该保持在 4℃ 冰水浴中。可以将冰盆置于 4℃ 的冰水上以保持所需的环境温度。供肝修理的过程中,首先要将供肝的胆囊切除,在浆膜下游离胆囊仔细解剖 Calot 三角,结扎胆囊动脉及胆囊管。然后检查肝表面,将肝上的韧带组织、膈肌组织及肝门部的结缔组织加以切除。然后用无损伤血管钳夹住下腔静脉两端,滴注 UW 液,检查肝动脉、肝门静脉和下腔静脉有无渗漏,若发现渗液,则必须用无损伤线缝合附着于肝动脉和肝门静脉周围多余的结缔组织。胆总管周围的结缔组织应予以保留,以免影响胆总管的血液供应,造成术后胆总管缺血坏死、胆漏或狭窄。同时要特别注意不要损伤肝短静脉,以免肝再灌注后出血。异位肝动脉修整需要做动脉修整的常见异位肝动脉是起源于肠系膜上动脉的异位肝右动脉。如果存在起源于肠系膜上动脉的异位肝右动脉,则应修剪腹腔动脉开口及肠系膜上动脉开口处腹主动脉壁,将两开口用 6-0 无损害缝线对合缝合。将肠系膜上动脉远端与受体肝动脉吻合,如果需要同时切取胰腺,或肠系膜上动脉,则可以将此异位肝右动脉与供体脾动脉行端吻合,如果两者口径不匹配,则可将其与供体胃十二指肠动脉吻合。

劈离式肝移植时供肝的修整由于供体的数量远远不能满足受体数量的需要,有的肝移植中心将一个供肝分成两半,分别移植给两个受体。此时,往往一个受体为成年人,另一受体为儿童。供肝的分离必须在肝移植中心的受体手术室内进。肝分离必须严格按照其解剖进行。由于右肝管往往较短,以及胆总管主要靠肝右动脉供血,所以,要将肝总管及胆总管保留给右半肝。由于肝门静脉左干较长而右干一般较短,所以应在肝门静脉的固有分义处切断肝门静脉左干,将肝门静脉全长留给右肝。往往有一较粗大的右后侧肝静脉及其他引流肝右叶的肝短静脉直接注入下腔静脉,因此,下腔静脉连同肝右静脉和肝中静脉保留给右半肝。由于肝右静脉变化较大,有时肝中静脉成为肝右叶的主要引流血管,所以,分离肝时,供肝要从正中裂的左侧分开,这样可保证右肝上的肝中静脉的完整。腹腔动脉和肝总动脉可以保留给右半肝,也可以保留给左半肝,原则是保证两部分肝脏都有完整的动脉血供。右半肝一般提供给儿童受体,体积太大时可以将左内叶切除。在肝植入过程中,常常需要供体的髂动脉和髂静脉搭桥。如果将左内叶切除,则应保证肝动脉和肝门静脉不受损伤,这时,就有足够长的肝动脉和肝门静脉进行吻合而无需行血管搭桥。

三、肝移植围术期的管理

1.供受者的选配

(1)免疫学的要求:理论上肝移植是同种移植,应与其他移植如肾、心、角膜一样,术后毫无例外地会发生排异反应;但从免疫学角度看,肝具有免疫特惠器官的性质,供受者选配可以不如其他器官移植那么严格。①ABO 血型。肝移植供受者血型最好是同型,至少需符合输血原则,即 O 型肝可移植给任何血型受者,A 型与 B 型肝可给予同型受者,也可给 AB 型,但不能给 O 型受者,而 AB 型受者可以接受任何血型的肝。②淋巴细胞毒交叉配合试验。同种移植一般要求阴性或<0.10,否则会发生超急性排异,但肝移植则不会发生,对此试验结果要求不那么严格。③HLA 配型。对肝移植来讲,未见到其移植效果与 HLA 配型关系的报告。实际上,已施行的肝移植许多是属于 HLA 配型不完全相符的,其与排异反应及发生次数、强度都不成正比,也未见 HLA 配型影响肝移植长期存活的相关报道。可以说,HLA 配型并不具有指导临床应用的实际价值。

(2)非免疫学的要求:①供者。临床上要求供者符合年龄不宜超过 50 岁,为了有较好的肝再生能力和从热缺血损害中恢复的能力,供者越年轻越好;肝健康无病,HB-sAg 阴性,无各类活动性肝炎,也没有可能累及肝的全身性疾病,如高血压、动脉硬化;没有结核病;非肿瘤患者;没有全身性明显的或潜在的感染或局部化脓性病灶;非长期休克后死亡者,即要求临终前肝有足量的血流灌注;从肝体积来讲,要求供肝和受体肝大小相似而略小为适宜。②受者:要求受者也同样年轻,不宜超过 60 岁。除有肝病外,全身其他生命器官良好,能忍受肝移植大手术,没有感染和潜在性感染病灶。

2.入院检查 肝移植术前,受者需做详细的病史询问和体格检查。病史中要注意有无出血倾向、过去有无输血史、妇女有无生育史,并详细询问有关肝病史。体检除认真检查肝病体征外,还应注意有无黄疸、腹水及肝门静脉高压的体征。实验室检查包括:血常规、出血与凝血时间、血小板计数等全套凝血功能检查、二氧化碳结合力、非蛋白氮、血肌酐、尿素氮;血钾、钠、氯、钙、磷;肝功能全套及酶谱、蛋白电泳、甲胎蛋白、血糖、血氨;HBsAg、HBeAg;血一般细菌培养和药敏试验;血清总补体测定、IgA、IgG、IgM 以及 HLA 配型;尿常规、尿三胆、尿酮、尿糖、尿培养及药敏试验。还需做粪常规、粪、痰、咽拭的细菌培养及药敏试验、心电图及放射性检查,如胸部 X 线片及食管吞钡检查;还应做肝、胰、脾的 B 型超声波、彩色超声波检查、肝核素扫描、CT、磁共振成像(MRI),必要时做选择性肝动脉造影等特殊检查。

3.术前准备 ①一般支持疗法给高蛋白、高糖类、高维生素的饮食;②纠正凝血功能异常,并于术前 3d 开始肌内注射维生素 K;③肠道准备,术前 1d 进软食,上午 11 时、下午 4 时及晚 10 时各口服卡那霉素 1g,手术前晚予以清洁灌肠;④术前用药应用抗生素,一般于手术当日给抗生素静脉滴注,并备手术用血,手术当日供肝植入前给予甲泼尼龙 1g 静脉滴注冲击治疗。

4.肝移植受者手术程序 肝移植手术全程包括病肝切除与供体肝植入二大阶段。从病理生理角度,分为无肝前期、无肝期与新肝再灌注期。

(1)切口:常用上腹弧形切口,加中点向上延伸至胸骨剑突(奔驰切口),右侧切口可过腋中线,左侧切口过腹直肌以远、脐前线。应用特制的肝移植牵拉器。进入腔腹时应该常规取腹水标本做细菌与真菌的涂片,培养及药敏。需要做 Bypass 的患者,同时应备好左腋区与左腹股沟区。应切记充分满意的止血,必要时切口以 Prolene 线连续缝合止血。

探查:注意对于脾功能亢进明显的患者,切脾后可以明显减少术后出血,血小板用量。

(2)病肝切除:分离韧带,左侧检查有无来自胃左的副肝动脉,予以结扎。①解剖第一肝门,肝动脉自肝固有一直解剖到左右动脉分叉,近肝端离断;胆总管注意周围丰富的侧支循环及静脉丛,最高可以在左右胆管汇合部离断,注意保护胆总管周围组织以保护血供;肝门静脉分离时应先分离胰腺上缘,注意胰背小静脉需仔细结扎,一般要求分离 3～5cm。肝切除首先始于广泛结扎巨大的侧支血管,最大可能地减少失血。冠状韧带、左侧三角韧带将依次断扎。解剖暴露肝门区在靠近病肝侧分别断离胆总管,肝动脉和肝门静脉。显露肝后 IVC,双侧游离法,分别自左侧和右侧游离,右侧需结扎右肾上腺静脉,肝后下腔多可手指钝性推开,不能推动则说明有侧支,需予以结扎切断。②Bypass 法(静脉-静脉体外转流法),肝门静脉插管通常用 28-30F 管,腋静脉和股静脉用 16-20F,注意腋静脉的扭转或静脉瓣膜的存在,插管较难进入,更换小管,或改用锁骨下静脉。肝门静脉有困难时,可改用肠系膜上静脉,20F,深度 2～3cm 足够,避免以后肝门静脉上钳困难。建立静脉转流,钳夹肝上和肝下下腔静脉,注意保持解剖位置,予以粗线固定血管钳,肝上钳夹注意不可过多钳夹膈肌,避免膈神经损伤,尽可能靠近肝离断。

病肝切除后,彻底止血,裸区腹膜化,1-0 或 2-0 Prolene 线连续缝合。对于病肝难以切除者,可以先阻断腔静脉,再快速切肝,可以保留下腔的背侧,免除腔静脉后组织的止血。

修整肝上和肝下下腔静脉,肝上下腔静脉的修整包括将左右中肝静脉的隔膜打开形成一个较大的肝上下腔静脉开口。

(3)供体肝植入：手术在低温下进行，直到移植物血流再建。4℃林格液经供体肝门静脉滴注，总灌洗量约为1000ml，肝排出的灌注液内钾离子浓度应低于20mmol/L。①肝上腔静脉吻合，3-0 Prolene，注意避免肝上下腔过长以致折叠，引起下腔静脉高压，吻合时距离腔静脉切缘2～3mm外翻缝合，缝线不可过紧，避免损伤内膜，缝合完毕留有1～1.5cm的"增宽因素"，留待静脉充盈充分扩张。采用Bypass法时，下步吻合肝下腔静脉，缝合完毕前经肝门脉灌注冰血浆或4℃乳酸林格液200～300ml或5％人血白蛋白400ml，以清除移植物中的空气和保存液。②吻合肝门静脉：修整受体门脉至少1cm，5-0的Prolene线连续缝合，最后两针予以肝素盐水冲洗。注意长度不可过长，避免扭转，口径相差大事，可以较小的门脉做"鱼口状"整形；吻合完毕时，保留直径1/3的"增宽因素"。依次放开肝上下腔（检查吻合口有无出血）、门脉、肝下的血管钳。③动脉重建：动脉吻合利用肝固有、胃十二指肠及肝总动脉的汇合部，修剪成喇叭口状袖片，用7-0 Prolene线。如受体肝动脉条件差，可行供肝腹腔干与受体腹主动脉行端侧吻合；或供肝总动脉与受体脾动脉吻合等。④胆管重建：通常6-0PSⅡ或prolene缝线行后壁连续、前壁间断端端吻合，一般不置T管。当存在供一受者胆总管口径不匹配；受者胆总管病变（继发性胆总管硬化，原发性上行性胆道炎，胆系结石，胆道闭锁）；存在恶性病变；受者胆总管供血不佳；壶腹或乳头病变致胆道引流障碍等时采用Roux-en-Y法胆道重建。

(4)放置引流：用含抗生素与抗真菌药物的灌洗液灌洗腹腔。一根右膈下下腔静脉右侧，一根右肝下，一根左肝下。

5.术后早期管理　　肝移植是腹部特大手术，术后情况复杂，常涉及外科局部和全身各系统、各重要生命器官的功能改变和各种并发症的出现。所以，一般要组织一个专门医治小组来组织和统一协调每次的治疗计划和实施。这个医治小组由科主任、手术者、外科直接手术医师、麻醉师、移植内科医师、心血管科医师、呼吸科医师、血液科医师、消化科医师、ICU专职医师、检验科专职主任或主管技师所组成。

(1)临床监测：按腹部特大手术常规处理。在ICU期间，观察一般情况、患者清醒程度、神志是否完全恢复、精神状态、对周围事物的反应、书何主诉（腹痛、腹胀、口渴、咳嗽、有痰）、体力恢复程度（翻身、坐起、下床）等。监测各种体征：血压、脉率、体温、呼吸、心电图、中心静脉压、血氧饱和度、呼出气体（CO）。监测、潮气量、气道压力等。保证胃管、留置导尿管、胆汁流出管和腹部多个引流管等各种管道处于功能状态；详细记录每小时收集量和24h总量。注意伤口渗液和渗血以及腹部引流管内的流出物的颜色和量，特别注意有无大量鲜血流出。详细记录输血量、输液和电解质输入情况，记录每日出入量。

(2)实验室检查包括：①血、尿常规，每天1次；②血生化检查，主要电解质（钠、钾、氯）、凝血功能全套、肝功能（门冬氨酸转氨酶、丙氨酸转氨酶、肌酸磷酸激酶、总蛋白、清蛋白）和血胆红素测定；③血气分析；④免疫功能，如淋巴细胞、补体、免疫球蛋白等；⑤细菌培养，包括血、尿、粪、咽部、痰、伤口分泌物、引流物、胆汁等；⑥血环孢素A浓度测定。

(3)特殊检查：在移植术后期，如有床边B超，则可每24h检查两次，主要观察移植肝以及腹腔内有无积血、腹水，胸腔内有无反应性积液。其他特殊检查，如需搬动患者至相应检查科室，在正常情况下，则不必施行。彩色超声波、CT、MRI、PET、数字减影血管造影及胆道造影等特殊检查各有适应证，一般在怀疑有并发症时才选用。

(4)顺利恢复的表现：一个成功的肝移植患者，应于手术完毕后3～4h清醒，神志清楚，对周围事物反应恢复，咳嗽及呕吐反射正常，有足够换气力度，呼吸压峰值达196kPa，此时即可拔去气管导管。拔管后，能自动在床上做些活动；引流的胆汁清亮、金黄，术后第1天为100～200ml，以后会增多，腹部其他引流管有带血液的渗出液，然而在第1个24h内不会超过500ml。患者一般有拔除胃管和导尿管的主观要求，有的要求进少量水。检验指标显示肝及凝血功能和肾功能逐渐恢复正常。以上这些表现可视为情况良好，即可转出 ICU。在 ICU 期间,除继续适量补液、调整主要电解质浓度和酸碱平衡外,开始一般给予预防性用广谱抗生素和免疫抑制措施。

四、肝移植术后常见并发症

(一)外科并发症

1.出血　肝移植术后腹腔内有不同程度的渗血,可从腹部引流液中观察到。肝移植由于手术游离病肝、分离粘连,创面甚大,以致常发生渗血,加之手术中大量输血和受者原有肝病伴有的凝血功能紊乱,可以加重渗血程度。一般认为,凝血酶原时间延长为 $15\sim20s$,血小板计数不低于 $30\times10^9/L$ 者,则不需要纠正,因为不适当的纠正反而可为血栓形成创造条件。但如血小板计数低于 $20\times10^9/L$,则可适当输入血小板。大量输血时还需注意钙的补充,似保持血钙水平在 $1.2\sim1.3mmol/L$。术后 24h 以内,如伤口渗血渗液总量在 500ml 以内,不影响患者的血压、脉率,则可以不必进行手术干涉。但由于肝移植某个手术操作环节有失误,则可引起活动性大出血,如供肝修整时遗漏结扎膈肌边缘、肝周韧带的小动脉残端或缝扎受者后腹膜创面时有血管遗漏,特别是移植肝的第二肝门旁遗漏结扎侧支,在减体积性肝移植或劈离式肝移植术缝合肝的残端面时,遗漏了小血管或残端裂,以及供肝与受者间主要血管如肝动脉、肝门静脉和肝上下腔静脉、肝下下腔静脉吻合口漏针或吻合口裂,则可以造成腹腔内大出血,伤口不断有鲜血大量涌出,患者烦躁不安、腹部膨胀且有压痛,同时出现脉搏快速、血压下降,此时则需立即进行紧急剖腹探查,取净血块,清洗腹腔积血,并采取相应措施,结扎或缝扎出血动脉残端,妥善缝合出血的肝切面残端,缝扎后腹膜创面出血和渗血处。如有大血管吻合口漏血,则需补针,补针前应在吻合口远近端先置放无创伤钳夹,使吻合口无张力,便于缝合,不致造成撕裂。

2.血管并发症　报道的肝移植术后的血管并发症的发生率为 $8\%\sim12\%$。血栓形成是最常见的早期并发症;狭窄和假性动脉瘤形成常出现在后期。

(1)肝动脉血栓形成:报道的肝动脉血栓形成(HAT)发生率在成年人是 $3\%\sim5\%$,儿童为 $7\%\sim10\%$。发生 HAT 的患者可以无症状,也可能发展成继于广泛肝坏死的严重的肝衰竭。多普勒超声是最初选择的检查,它对 HAT 的敏感性和特异性超过 90%。如果探测到 HAT 则行急诊剖腹血栓切除和修改吻合口。如果诊断及时,可以挽救 70% 以上的移植肝患者。如果广泛肝坏死,则需要紧急再次肝移植。有 HAT 的患者病程也可以发展缓慢,血栓形成可以使得胆总管缺血,引起吻合口的局部或弥漫的胆漏或慢性、弥漫性胆道狭窄。

(2)肝门静脉血栓形成:肝门静脉血栓形成的血管并发症发生频率远低于肝动脉血栓形成,可以表现为肝功能不良、张力性腹水和静脉曲张破裂出血。肝门静脉的多普勒超声检查应能够建立诊断。如果肝门静脉血栓形成诊断及时,行手术血栓切除和吻合口修复可以成功。如果血栓发生较晚,肝功能通常由于侧支血管的建立而得到保护,此时没有必要再次肝移植,治疗策略应直接针对解除左侧门静脉高压。

3.胆道并发症　肝移植患者中胆道并发症发生率为 $15\%\sim35\%$,目前仍然是比较突出的问题。这些并发症既可以是胆漏也可以表现为胆道梗阻。胆漏倾向在术后早期发生,有的病例需要手术修补;胆道梗阻常常在后期出现,介入方法和内镜技术能处理。

(1)胆漏:绝大多数胆漏见于胆总管端端吻合口,主要是吻合有张力或缝合技术不完善所致,常引起 T 形管一臂滑脱,其旁有大量胆汁漏出。患者出现右上腹剧烈疼痛、有压痛。此时需急诊处理,予以补针或改行胆管空肠 Roux-en-Y 吻合术。胆漏也可以发生于拔除 T 形管时(术后 $2\sim3$ 周),系由于置放的 T 形管属塑料制品局部不形成粘连,T 形管拔出后,胆汁可漏至腹腔,引起急性胆汁性腹膜炎。此时需立即剖腹手术,重新置放橡胶 T 形管,否则其周围日后易于形成粘连,如届时胆总管远端有不畅通时,拔管后则形成胆瘘,但非胆漏,无胆汁性腹膜炎。

胆漏的另一重要原因是胆管内供不足引起胆管坏死所致,如供肝的修整或患者病肝第一肝门处的分离过多,切断或损伤胆总管的供血动脉均可引起胆漏。因此,不可对供、受者的胆总管周围进行过多游离,以免影响血供;供肝胆总管不可留得过长,要尽量短一些。发生胆漏后,应立刻手术,重做吻合或改行胆总管空肠 Roux-en-Y 吻合术。胆漏也可发生在减体积性肝移植和部分劈离式肝移植,未将切面的胆管分支残端做完善结扎时,也需重行手术处理。

(2)胆道狭窄:可以发生在吻合口或非吻合口,前者系手术技术失误,缝合过密所致,后者则由于胆管供血不足、灌注损伤或供肝保存时间过久引起胆管壁损伤;ABO 血型不相符的肝移植所致的血管性排斥也可引起本病。胆管狭窄往往继发胆管炎症和胆泥形成。胆管狭窄多发生于移植后 1~4 个月。患者可出现梗阻性黄疸和寒战、发热,GGT 上升。胆管狭窄一般需再次手术。如狭窄段局限、较短,可于切除后重新吻合,或改做胆管空肠 Roux-en-Y 吻合。近年来,则采用内镜下行气囊扩张法,然后放置支架管,并可多次重复扩张,持续 4~6 周。

(3)胆泥形成:肝移植术后胆管内的胆泥形成可遍及整个肝内胆管,尸检可见植入肝内大小胆管组织均为脆弱易碎、不易成形的墨绿色胆泥所充盈、淤塞,以致整个胆管树为胆栓所铸成。有两种可能的解释,一是长期不完全性胆管梗阻;二是因急性排斥或保存期内的热、冷缺血损害,易伴发感染,使胆管黏膜坏死脱落所致。但据 Starzl 组研究,认为首先是与肝动脉病变有关,他观察到 15 例因动脉病变于术后发生各种胆道并发症,而同时期的 32 例动脉正常者无 1 例发生并发症,因此认为肝动脉吻合不良、供血不足乃是发生胆道并发症的主因。Starzl 认为,解决胆道并发症应遵循以下 4 条原则。①胆道重建不宜利用胆囊管做吻合,因为胆囊管容易发生梗阻;②为了避免上行性感染,宜做胆汁通过 Oddi 括约肌的术式(胆总管胆总管端端吻合术),或用胆总管空肠 Roux-en-Y 吻合;③术后如出现黄疸,须做 T 形管引流或穿刺胆道以鉴别病因;④如确诊胆总管阻塞,再次手术乃是唯一救治措施。

4.腹腔内感染 表现为局限性脓肿或弥漫性腹膜炎的形式。患者一般表现有发热、腹痛,有时可出现肝功能的损害。潜在的常见原因有胆道或小肠-小肠有 Roux-en-Y 肠襻吻合口漏,此时需行胆道造影或放射性核素扫描除外胆漏,也可以进行 CT 检查并同时可以穿刺引流局限性脓肿;弥漫性腹膜炎需要急诊剖腹探查。

5.切口并发症 与切口有关的常见并发症是感染、血肿或积液形成和切口疝。切口的血肿主要来源于腹壁大的侧支静脉的血液外渗。伤口感染通常出现在手术后 5d。治疗包括敞开切口、换药、使切口二次愈合。如果存在明显的蜂窝织炎或出现全身症状,应该静脉应用抗生素,切口疝常常较晚出现并需要外科手术修补。

6.移植物原发性无功能 原发性无功能是灾难性的外科并发症,如果没有再次肝移植则病死率超过80%。造成植入肝后期无活力的主要原因是①供肝切取时,热缺血时间过久;②供肝灌注和保存损伤,保存时间超过保存液的限度;③植入时大血管栓塞,主要是肝动脉栓塞等。临床表现为胆汁量减少,以至停止。患者神志不清、昏迷、凝血功能紊乱不能恢复,有渗血不止、钾离子增高、低血糖、代谢性酸中毒等。在大多数的中心,原发性无功能的发生率为 3%~5%。对怀疑原发性无功能的肝移植患者,需除外有类似表现的一些情况(例如肝动脉血栓、超急性排异反应、严重的感染)。

(二)非感染性内科并发症

1.排异反应及其监测 移植排异反应是由移植抗原诱导的免疫应答所导致的移植物功能丧失或受者机体损害,是临床移植失败的主要原因和移植免疫学所致力克服的关键难题。目前已基本清楚排异反应的发生机制和临床类型,对其检测和抑制的研究也取得了一定的成就。在同种异体移植中,排异反应有两种基本类型:宿主抗移植物反应(HVGR)和移植物抗宿主反应(GVHR),临床最多见的是前者;根据发生的机制、时间、速度和临床表现,HVGR又可分为3种类型。

(1)超急排异反应:发生在移植物与受者血管接通的数分钟到数小时内,出现坏死性血管炎表现,移植物功能丧失,患者有全身症状。发生的基本原因是受者循环内存在抗供者的抗体,常见于下列情况。①ABO血型不符;②由于多次妊娠或反复输血等使受者体内存在抗HLA抗体;③移植物保存或处理不当等其他原因。超急排斥发生迅速,反应强烈,不可逆转;需立即切除移植物,否则会导致受者死亡。如果事先认真进行ABO基至Rh血型检查和交叉配合试验,多可避免这种现象的发生。

(2)急性排异反应:是排异反应最常见的一种类型,肝移植后的急性排异反应常见于术后3个月内,但可以早在术后6~10d发生。早期表现为发热、突然精神不适、萎靡,肝区和上腹有胀痛,肝区触诊有压痛、肝质硬;超声波示肝体积迅速增大。继而迅速出现黄疸,胆汁量锐减、色淡、稀薄;血胆红素、血碱性磷酸酶和γ-谷氨酸转肽酶升高,但这些指标和症状都不具有特异性,确诊须做细针穿刺活检。

在发生急性排异危象时,则可用甲泼尼龙1000~1500mg静脉滴注,连续3~5d;但在耐激素难治性排异反应时,则改用ATG 5~10mg做冲击,连续4~5d。也有应用OKT3的,如Coslmi报道28例肝移植急性排斥反应时甲泼尼龙冲击无效,改用OKT3后73%得以逆转,未改用者存活率仅23%。

(3)慢性排异反应:属于迟发型变态反应,发生于移植后数月甚至数年之后,表现为进行性移植器官的功能减退直至丧失;病理特点是血管壁细胞浸润、间质纤维化和瘢痕形成,有时伴有血管硬化性改变。本型反应虽然进展缓慢,但用免疫抑制治疗无明显的临床效果。

(4)肝移植术后急、慢性排异反应的病理诊断。

①汇管区型(经典型)急性排异反应:为具有汇管区"三联征"(汇管区炎症、胆管损伤和静脉内皮炎)的急性排异反应,最低诊断标准是具备"三联征"中的两项指标,80%~90%发生在术后30d以内。国际上通用的Banff记分系统将上述、汇管区"三联征"依序按排异反应活动指数(RA1)分别计3分,总分为9分,其中无"三联征"为1~2分;交界性/不确定性为3分;轻度为4~5分;中度为6~7,分;重度为8~9分。

②小叶中央型急性排异反应:中央静脉周围炎为一组病变的总称,包括中央静脉内皮炎、中央静脉周围(腺泡Ⅲ带)肝细胞坏死/脱失、有或无单核细胞浸润,以及肝血窦充血和(或)出血等病理改变。肝穿刺组织内中央静脉数量少于3个会影响诊断的准确性。少数急性排异反应可表现为孤立性中央静脉周围炎,不伴有汇管区"三联征"。由于急性排斥反应的"Ban分级系统"未能反映中央静脉周围炎的病变程度,为此有必要对其单列组织学分级,推荐分级标准如下。轻微,少数中央静脉受累,中央静脉周围单个肝细胞坏死,肝血窦轻微充血,几无淋巴细胞浸润(限于Ⅲ带)。轻度,多数中央静脉受累,中央静脉周围<3个肝细胞的点状坏死,肝血窦灶性扩张充血,少量淋巴细胞浸润(Ⅲ带为主)。中度,多数中央静脉受累,中央静脉周围3~5个肝细胞的灶性坏死,肝血窦灶性出血伴散在淋巴细胞浸润(Ⅱ~Ⅲ带)。重度,多数中央静脉受累,中央静脉周围>5个肝细胞的融合性/桥接坏死,肝血窦片状出血伴明显淋巴细胞浸润(全小叶性)。

③慢性排斥反应多发生在术后1年内,临床上可有顽固性急性排斥反应或多次发生急性排异反应的病史,慢性排异反应是导致慢性移植肝功能丧失或肝衰竭的重要原因之一。Banff分级系统将胆管损伤/缺失、肝纤维化和动脉病变分别计3分,总分为9分(具体评分标准请参考相关文献),其中1~4分为早期慢性排异反应,基本病变为小胆管上皮呈退行性变,汇管区小胆管缺失<50%,小动脉缺失<25%,中央静脉周围轻度纤维化,对抗排斥治疗仍可有应答;5~9分为晚期慢性排异反应,基本病变为汇管区的小胆管缺失>50%和小动脉缺失>25%,中央静脉周围桥接纤维化,可出现肝血窦泡沫细胞聚集,对抗排异治疗

的反应有限,需要再次肝移植。

(5)移植物抗宿主病:移植物抗宿主反应多发生于同种骨髓移植者,也可见于脾、胸腺、小肠甚至肝移植中;此时患者的免疫状态极度低下,而移植物中丰富的免疫活性细胞则将受者细胞视为非己抗原,对其发生免疫应答;移植物的 T 细胞在受者淋巴组织中增殖并产生一系列损伤性效应。GVHR 分为急性与慢性两型。急性型多见,多发生于移植后 3 个月以内,患者出现肝脾增大、高热、皮疹和腹泻等症状;虽是可逆性变化,但死亡率较高;慢性型由急性型转来,患者呈现严重的免疫失调,表现为全身消瘦,多个器官损害,以皮肤和黏膜变化最突出,患者往往因严重感染或恶病质而死亡。

2.神经系统并发症　移植术后神经系统并发症常见,影响到超过 20% 的肝移植患者。这些并发症一般表现为意识水平的降低、癫痫发作或局灶性神经退行性变。引起意识水平降低的最常见原因是蓄积在血液中超过几天的药物的镇静作用。另外一个原因是移植肝功能不良或原发性移植肝无功能所致的肝性脑病(HE)。移植术后的肾衰竭或脓毒血症可以引代谢性脑病;明显的围术期周期性低血压可能表明低氧局部缺血性脑病。中脑桥脱髓鞘,可以引起显著的血清钠离子水平和渗透压的波动,是术后未醒患者的一个不常见的原因。因暴发性肝衰竭的移植患者,特别是那些术前有重度肝性脑病和脑水肿证据的患者术后一律有意识降低的时期。但是术后最初有正常神志的移植患者随后突然出现意识恶化,应该诊断有无颅内出血。颅内出血的易感因素包括凝血异常基础和高血压。

3.心血管并发症　许多心血管并发症(包括心律失常、缺血、血压变化和心搏停止)可以在术中和术后发生。高血压可能是术后最常见的需要治疗的心血管并发症。其主要原因确信是环孢素的治疗所引起。钙通道阻滞药如硝苯地平可以有效治疗这类高血压。术后发生心肌缺血占 5%～13%。因为等待肝移植患者的年龄增长,故很可能隐匿性冠状动脉疾病导致围术期的心肌缺血。急性肺水肿,移植术后不常见。主要与术中容量负荷有关。可以是那些术前没有认识到有基础心脏病变的肝移植受体患者心力衰竭的临床表现。较少见的术后并发症是继发于重度的肺动脉高压(往往在术前已有表现)的急性右侧心力衰竭。

4.肺部并发症　呼吸系统是移植术后并发症最常见的部位。在高达 75% 的肝脏移植患者有感染和非感染性呼吸系统并发症的出现。感染性并发症主要发生在移植术后第 1 周,而非感染性并发症[如肺不张、胸腔积液、成人呼窘迫综合征(ARDS)、肺水肿]也主要出现在这一期间。

(1)肺不张和胸腔积液:肝脏移植术后肺不张很常见。术前明显的腹水和胸腔积液是易感因素。胸腔积液在很多受者都可以见到。右侧胸腔积液最常涉及。绝大多数患者在 1～2 周后积液自行吸收。如积液量较大,影响到患者的呼吸状态,则应行胸腔穿刺或放置小的猪尾管进行引流。

(2)成人呼吸窘迫综合征:在至少 5% 的肝移植受体中出现成人呼吸窘迫综合征(ARDS),且死亡率很高。ARDS 的危险因素包括大量的输血、输液,低血压,误吸和抗淋巴细胞治疗。

(3)肺内血管扩张:引起术后低氧血症的另外一个原因是肺内血管扩张的存在。这些异常扩张的血管常在伴有门静脉高压症和皮肤蜘蛛痣的慢性肝病患者身上出现。术前临床发现包括呼吸困难,发绀,杵状指,运动性低氧饱和度和立位性缺氧。慢性肝病、肺内血管扩张和重度低氧血症合称为肝肺综合征。

(4)移植术后肺部感染:肺是移植术后第 2 位最常见的感染部位(仅次于腹部)。病原体可以是细菌、真菌或病毒。在术后的不同时段,这三者可以分别为主要的病原体。移植术后早期感染主要是继发于革兰阴性细菌或真菌。术后肺部感染的危险因素包括机械通气、肺不张和误吸。在移植术前需要重症监护治疗(ICU)的那些慢性衰竭患者和重度肝衰竭患者是最高的危险因素。

5.肾脏并发症　移植术后轻度肾功能障碍很常见,并波及几乎所有的肝移植受体。约 10% 的患者有严重的肾衰竭需要接受血液透析治疗。术后肾功能障碍(也可能在术前已经表现出来)多归咎于肝肾综合征(HRS)或急性肾小管坏死(ATN)。通常这些情况在移植术后可以得到改善。不过,术前有严重肾功能障碍的移植受体是术后持续肾功能损害的一个很大危险因素。术后肾功能不全的原因可以是肾前性、肾性或肾后性因素。肾后性因素少见并通常很容易除外。肾前性和肾性因素占移植术后肾功能不全的绝大多数。手术后肾功能不全的肾前性原因包括循环系统的低容量（常常因为腹腔内进行性出血）、第三间隙的液体潴留（例如血管内液体进入手术操作区域的组织间隙或小肠壁水肿等造成的体液丢失）和腹腔内压力的明显升高；晚期则与张力性腹水或伴有大量的腹膜腔内的积血和血凝块。最常见的手术后肾功能不全的肾性因素是缺血性肾小管坏死（ATN），药物的肾毒性和术前存在的肾疾病。尿的电解质分析通常揭示高尿钠水平的钠盐消耗的图形。

6.胃肠道并发症

（1）上消化道出血：上消化道出血通常继发于消化性溃疡病（PUD）、食管静脉曲张破裂的持续性出血、应激性胃炎或巨细胞病毒（CMV）性胃肠炎等。移植术后，胃和食管静脉曲张破裂出血很快得到控制。持续性的出血应注意检查肝门静脉以除外血栓形成或吻合所致的隐匿因素。在目前术后常规预防性应用抗酸药或 H_2 受体阻断药的情况下，继发于手术应激的已不常见。不过消化性溃疡病（PUD）仍然是上消化道出血的可能原因，其中大剂量的激素治疗似乎起了一定的作用。在术后第 1 个月，PUD 的发生率最高，可能与此时的常规激素剂量最高有关。上消化道溃疡也可以与感染有关，继发于念珠菌的重度食管炎能进展为症状明显的出血性溃疡。溃疡也可能为病毒源性的，最多见的为 CMV 感染。内镜仍然是上消化道出血原因最好诊断的方法，并且也是同时进行帮助止血治疗的手段（如套扎、硬化治疗、电凝出血等）。通过内镜行活检能帮诊断 CMV 肠炎。一旦出血得到控制，则依据其病因进行进一步的治疗。例如奥美拉唑或 H_2 受体阻断药可以应用于 PUD；更昔洛韦治疗 CMV 疾病，抗真菌药治疗念珠菌性食管炎。

（2）下消化道出血：移植术后的下消化道出血常常继发于感染引起的结肠炎。机会性感染病原体如 CMV、艰难梭状芽孢杆菌和真菌（如念珠菌）是其感染原。非感染性溃疡也可以引起结肠出血，这种溃疡常与诱导治疗时的大剂量激素有关。

7.病毒性肝炎复发

（1）乙型肝炎大部分属于肝炎复发，通常于移植后 6～8 周出现临床症状，如恶心、呕吐、食欲缺乏、黄疸等，但病理学改变往往早于临床，表现为在肝细胞胞质中出现乙型肝炎病毒的核心抗原。确诊依靠肝细针穿刺活检。乙型肝炎再发后，预后不定。Starzl 曾报道 39 例长期随诊的乙型肝炎肝移植患者，其中 6 例仅有亚临床的病理学肝炎改变，5 例病情稳定，酷似临床慢性乙型肝炎病毒携带者，而另有 28 例发展成慢性活动性肝炎，其中 4 例终于在 1.5～5 年发展成为肝硬化。乙型肝炎抗原阳性患者肝移植后属高危复发人群，据德国汉诺威组报道，在移植前以肝炎疫苗接种，在移植术中和移植术后给特异性抗乙型肝炎免疫球蛋白，至少在 6 个月内可预防乙型肝炎再感染。

（2）丙型肝炎发生率较乙型肝炎为低，有原丙型肝炎复发和移植后初发两种情况，往往在移植后 6 周左右发生，但 56% 在肝移植后 1 年内并无明显肝功能受损，约 44% 的患者有慢性活动性肝炎的病理改变，但临床症状较轻，其中只有 6% 发生急性丙型肝炎。一般而言，3 年存活率可达 73%～87%，无需行再次肝移植。

8.其他并发症

（1）高血糖症：大多数与服用大剂量皮质类固醇激素有关，FK506 或环孢素 A 也有促进作用。逐步减少类固醇类药的剂量和适当控制饮食可望治愈此症。仅少数患者需用降糖药和胰岛素治疗。

（2）高脂血症：也与大剂量类固醇治疗和服用 FK506 或环孢素 A、多次应用利尿药等有关。高脂血症中多见的是高胆固醇血症，如患者同时有高血糖症，则容易引起心血管并发症。治疗糖尿病、控制饮食和减少类固醇剂量是降低高胆固醇的重要措施。必要时可适当服用降血脂药。

（3）骨质疏松症：在肝移植术 4～6 个月后逐渐出现,常见于腰椎,容易引发外伤性骨折和缺血性骨坏死。长期应用激素、卧床,特别是因原发性胆汁性肝硬化而长期淤胆、原已有骨营养不夜的病例较易发生。早期补充足量的钙质和含维生素 D 的食物,维持血 1,25-二羟维生素 D_3 值水平正常有一定的预防作用。如术后发现骨质密度降低时,应立即行补钙加维生素 D 治疗。

（4）癌肿复发和新生的肿瘤：癌肿复发主要见于中晚期肝癌肝移植术后,复发率高,约有 60% 于 6 个月内复发,1 年后复发率达 80%,远期疗效较差,存活着约 20%,多半系"意外癌"。但近年来国外对早期小肝癌或恶性程度低的纤维板层癌做肝移植,可获长期存活。新生肿瘤发生率约为 6%,最多见的是淋巴瘤,大多位于消化系统,其次是皮肤癌、肝癌、胆管癌和结、直肠肿瘤,均与长期服用环孢素 A 和激素导致机体抗癌免疫能力降低有关。定期复查,早期发现则可予以手术切除。

（三）术后感染

有效地防止移植术后感染应该在术后一开始甚至某些病例在肝移植术前就应该进行。围术期应用有效的抗生素防止胆源性感染是很重要的措施。通常,这些抗生素在术后持续应用 1～3d。真菌感染在肝移植术后常见,并且有可能引起严重后果。长时间住院患者、局限于 ICU 的患者和暴发性肝衰竭的患者有很高的感染真菌的危险因素。这类高危患者在移植前应开始给予抗真菌药物如氟康唑（大扶康）,并且在移植术后继续 1～2 周的治疗。其他经证实有效的预防性药物包括甲氧苄啶-磺胺甲基异噁唑（TMP/SMX）治疗卡氏肺囊虫肺炎（PCP）和更昔洛韦治疗巨细胞病毒（CMV）以及疱疹病毒家族。预防 CMV 的方案包括术后第 1 周静脉应用更昔洛韦,然后口服更昔洛韦或乏昔洛韦持续 3 个月。

任何手术后的体温升高都应该积极、全面地评估有无感染,包括血、尿、痰、腹水等的培养。胸部 X 线检查可以排除肺部感染的原因。对伤口的全面、密切的检查也是很重要的;如果没有发现感染的来源,则可以行腹部 CT 寻找腹腔积液。如果患者有持续的高热或出现毒血症,在没有确定感染的来源之前,应该进行抗生素的治疗。通常,对胆源性病原体有作用的广谱抗生素是首选药物。注意,在其他一些情况如急性排异反应,移植物抗宿主病（GVHD）和药物反应也可以出现体温的变化。

1.细菌感染　最为常见。表现为局部腹腔感染、肝脓肿、胆道感染、肺炎、切口感染以及全身性菌血症和败血症。供肝血管感染可导致感染性血栓形成。最常见的细菌是大肠埃希菌、变形杆菌、肠球菌、肺炎球菌和金黄色葡萄球菌等,但多半为混合感染。在全身性感染中,早期为混合的需氧菌与厌氧菌感染,晚期多转向为单纯厌氧菌感染。感染主要源自腹部创口、肠道、胆道和应用的中心静脉管道,有时来自肝本身。为了预防细菌感染,宜在围术期应用广谱抗生素,在已发生感染的情况下,根据细菌培养结果和药敏试验选换适当的抗生素。

2.真菌感染　肝移植术后真菌感染发生率高。Thief 报道 523 例中 44% 发生真菌感染,其中 16% 为真菌败血症。最常见的病原菌为念珠菌,其次为曲霉菌,也有隐球菌感染。Schroter 认为,念珠菌可在口腔及上呼吸道寄生,如在创口、引流管、胆汁、腹水中发现则为感染。国内的报道以曲霉菌感染为重要,上述 8 倒真菌感染中发生曲霉菌败血症者 5 例,单纯局部曲霉菌感染 3 例,其中 2 例为肺部感染、1 例为肝动脉的局部感染,导致肝动脉破裂而死亡。曲霉菌不能在血及尿培养中生长,痰培养可能阳性,故诊断往往在尸检时才确立。临床上患者有高效,一般抗感染治疗无效,胸部 X 线检查可有阴影。在围术期内可做选择性肠道清除细菌污染术予以控制。预防和治疗都可用氟康唑,每日 1 次,50mg 口服,必要时可增至 100mg,一般可用 2 周。

3.病毒感染

（1）巨细胞病毒（CMV）：肝细胞移植移植手术 1 个月内病毒的感染通常很少见,而巨细胞病毒（CMV）是移植手术 1 个月后最常见的病毒感染的病原体。临床表现从无症状的感染到组织浸润性疾病,无症状的 CMV 感染以尿或唾液的病毒排泄和移植受体血清学的变化为特征（如血清 CMV 抗体阳性或阴性）。巨细胞病毒病是指血中有病毒和出现系统症状如发热、不适、关节痛和白细胞减少，伴有或不伴有特异性器官衰竭（如肝、肺、小肠、眼）。组织浸润性 CMV 病是指包括器官损害和出现如肝炎、胃肠炎、视网膜炎或肺炎。血清学检测可以诊断 CMV 感染。从标本中分离病毒或活检标本的组织学检查（寻找典型的病毒包涵体）。许多中心目前应用下列其中之一的技术方法来分离病毒。①应用针对 CMV 的单克隆抗体的免疫荧光法；②用单克隆抗体检测外周血细胞中的 CMV 抗原的快速抗原测定方法。巨细胞病毒病应用静脉注射更昔洛韦 10mg/(kg·d)，持续 14～21d（常有效且毒性最小）。可以出现中性粒细胞减少。但通常减少剂量或暂时终止更昔洛韦后可以缓解。

（2）EB 病毒（EBV）：EB 病毒是另外一种可以引起移植手术后一些受体病毒感染的疱疹病毒家族（疱疹病毒），其临床表现多种多样，包括无症状的抗体滴度升高、单核细胞增多综合征、肝炎和移植术后淋巴细胞增殖异常。移植术后淋巴细胞增殖异常是 EBV 感染的最严重的类型，它能以淋巴结或消化道的局部肿瘤出现，PTLD 甚少表现为快速进展的散性淋巴瘤样浸润，而这会引起致命后果。PDTD 的发生率成年人在 1%～2%，而儿童则高达 8%，PTLD 的治疗是矛盾的，但常包括降低或中断免疫抑制，大剂量的更昔洛韦和化疗。一种新的药物 rituximab 有望在 PTLD 的治疗中起作用，这是一种抗 CD20 的单克隆抗体，在联合化疗药物，将能代表这种条件下最好的治疗形式。

五、肝移植后免疫抑制药的应用

免疫抑制是指应用药物让患者在手术后即刻达到诱发免疫抑制。大多数肝移植患者以三联用药方案开始，包括下列药物：①钙调磷酸酶抑制药环孢素（CsA）或他克莫司（Tac）；②嘌呤合成抑制药霉吩酸酯（MMF）；③皮质类固醇（泼尼松或甲泼尼龙）。

（一）环孢素（CsA）作用机制与血药浓度的监测

环孢素（CsA）与细胞内蛋白、环孢亲和素结合，环孢素—环孢亲和素复合物与钙调磷酸酶结合，钙调磷酸酶是一些 T 细胞因子包括白介素-2（IL-2）转化的重要的酶。细胞因子转化受到抑制引起免疫活性 T 细胞的特异性和可逆性的抑制；T 辅助细胞（TH）是主要的靶细胞。口服环孢素后依赖药物品牌的构成、人种群特征、移植后时间的推移、胆汁的流量、胃肠的吸收时间和同时服用的其他药物的情况，其吸收不同和不完全。监测血中环孢素 A 浓度可以方便地调节药物剂量。对常规的肝移植患者，期望的服药前血浓度（谷值）在移植术后第 1 个月为 200～250ng/ml，2～6 个月目标浓度为 150～200ng/ml，6 个月后为 125～150ng/ml。当存在肾毒性或感染时，目标血药浓度可以降低。

环孢素 A 治疗有关的不良反应包括如下：①肾脏毒性，约有 1/3 的患者出现，可能与谷值药物浓度的增加有关。通常在减量或短暂终止后是可逆的。②高血压，约 50% 的患者出现至少轻至中度的收缩压和舒张压的升高。通常在 CsA 开始治疗后几周至几个月内逐渐出现。③神经毒性，约有 30% 的患者出现包括头痛和手震颤症状；随着治疗的继续症状继续加重。四肢末梢出现麻木、麻刺感、烧灼感和对冷、热感觉迟钝。另外的神经毒性症状包括知觉改变、记忆丢失和 spacedout 感。一些患者，尤其是接受了高剂量激素治疗的患者可出现癫痫。严重的神经毒性以脑 CT 或 MRI 扫描显示可见的脑白质样变为特征，可能与血胆固醇水平低有关。④多毛症，约有 30% 的患者出现。通常为中等程度，包括脸、手臂、眉毛和后背。⑤牙龈增生，约有 10% 的患者出现。可以通过有效的口腔卫生来消除伴随的牙周感染。

（二）他克莫司（Tae）作用机制与血药浓度的监测

与环孢素相比，他克莫司有相同的药理作用而结构不同。与 CsA 一样，他克莫司通过抑制 T 细胞的激活来抑制细胞介导的免疫反应。不过它与 CsA 不同的是与免疫亲和素-FK 结合蛋白结合。然后他克莫司-FK 结合蛋白复合物阻止白介素-2(IL-2)和其他的细胞因子的合成。血药浓度的监测也指导他克莫司的剂量。他克莫司的目标血药浓度显著低于 CsA 的目标浓度。我们通常要求在术后 0～3 个月目标浓度为 10～14ng/ml,在 3～6 个月为 8～12ng/ml,6 个月以后为 7～10ng/ml。

他克莫司的药物毒性与 CsA 相似,至少在肾毒性上相差不大。他克莫司有潜在增加肾毒性发生的作用和较低的高血压发生率。通常见不到多毛症和牙龈增生。他克莫司可以引起移植术后胰岛素依赖性糖尿病(PTDM)。许多药物能增加或减少他克莫司的血药浓度或增强它的毒性。

(三)霉吩酸酯(MMF)作用机制

霉吩酸酯(MMF)通过干扰嘌呤合成来抑制成熟 T 细胞的激活。首先,MMF 转化成活性代谢产物霉吩酸(MPA);它能非竞争抑制次黄嘌呤核苷酸脱氢酶,而这个酶是嘌呤合成内源性途径的关键酶。与其他种类细胞不一样,淋巴细胞的增殖相当依赖嘌呤合成的内源性途径;因此,MMF 选择性抑制淋巴细胞的增殖。霉吩酸酯也抑制抗体的形成和细胞毒 T 细胞的增生。

MMF 的不良反应包括白细胞减少和血小板的减少。常见报道的胃肠道不良反应包括恶心、呕吐、腹泻、出血和溃疡。一些患者因为不良反应显著而限制 MMF 的使用。

(四)皮质类固醇(泼尼松或甲泼尼龙)作用机制

皮质类固醇有多种免疫抑制机制,包括 T 细胞增殖的改变,细胞因子产物的抑制、抑制巨噬细胞的功能、降低黏附分子的表达和诱导淋巴细胞凋亡。

皮质类固醇药物毒性作用涉及多个系统:①内分泌,包括库欣综合征、高血糖、激素诱发的糖尿病和增加食欲;②体液和电解质平衡,包括水钠潴留和高血压;③眼科疾病,包括白内障,眼球突出和眼内压增高;④精神症状,包括情感改变和精神病;⑤胃肠道,包括溃疡和念珠菌病;⑥免疫系统,包括感染、掩盖其他系统疾病的症状和白细胞计数的增加;⑦肌肉骨骼,包括肌肉无力、痉挛、疼痛和萎缩、生长障碍及骨质疏松性骨折;⑧皮肤,包括痤疮、多毛、光敏和伤口延迟愈合。

(五)肝移植受者中目前常用的以 Tac 为基础的免疫抑制方案

1.三联方案　Tac＋小剂量 MMF＋皮质激素,Tac 的起始剂量为 0.1mg/kg,目标浓度同前。MMF 的起始剂量为 0.75g,每 12h 1 次,1 个月后减至 0.5g,每 12h 1 次。皮质激素的使用为术中给予甲泼尼龙 500～1000mg 或 5mg/kg 静脉注射,术后第 1 天为 200mg/d,至第 5 天为 40mg/d(每天减 40mg),第 6 天开始改用泼尼松 20mg/d 口服,此后逐渐减量,第 1、第 2、第 3 个月分别给予泼尼松 15～20mg/d、10～15mg/d 和 5～10mg/d 口服,从第 4 个月起可根据具体情况考虑完全撤除皮质激素。

2.二联方案　①无抗体诱导的 Tac 为基础的二联方案:Tac＋皮质激素。Tac 的起始剂量为 0.1mg/(kg·d),分 2 次给药,前 6 周的目标血药浓度为 10～15μg/L,此后＜10μg/L。皮质激素用法同前。②抗体诱导的 Tac 为基础的两联方案:巴利昔单抗＋Tac＋皮质激素。巴利昔单抗于术中和移植后第 4 天各静脉注射 20mg 1 次。Tac 的起始剂量为 0.1～0.15mg/(kg·d),目标浓度同前。皮质激素用法同前。

近年来,为优化肝移植受者的长期生活质量,改善长期预后,减少激素的使用甚至无激素免疫抑制方案越来越受到关注。最新研究结果显示,以他克莫司为基础的激素最小化和无激素方案在不增加急慢性排异反应发生率和移植物丢失率的基础上,可以降低肝移植后乙型肝炎病毒(HBV)和肿瘤的复发率以及活体肝移植后新发糖尿病(NODM)的发生率。

六、诊疗风险的防范

(一)合并肝肾综合征受体围术期处理

肝肾综合征(HRS)是终末期肝硬化的常见并发症,其发生率 60%～80%,肝移植是肝肾综合征最根本的治疗途径。但合并有肝肾综合征的肝移植受者术后死亡率较一般患者明显升高,最主要死亡原因是肾功能不全或与之相关的并发症。因此现在针对 HRS 的病理生理特点而重视肝移植围术期的综合治疗。

1.肝肾综合征诊断方面进展　为使肝肾综合征的诊断更加明确,1996 年国际腹水研究小组(IAC)提出了肝肾综合征的诊断和分型标准。但由于合并肾功能不全的原因有很多;并且肝肾综合征的发病机制较为复杂,目前仍不十分明确,使诊断肝肾综合征的诊断仍较为困难,因此在合并肾功能不全的终末期肝病患者中首先必须排除肾前性氮质血症、急性肾小管坏死、原发性肾病、休克、严重的细菌感染、是否使用肾毒性药物的等情况;并早期运用多普勒超声、核素动态显像等手段测定肾动脉内径、肾血流、肾脏阻力指数以及对比血肌酐、尿素氮和更为敏感的尿 N-乙酰-β 葡萄糖苷酶活性进行测定,对肝肾综合征早期诊断和预防有重要意义。

2.经颈静脉肝内门体静脉分流术(TIPS)在合并肝肾综合征受体中的应用　国外一些移植中心对于术前由于大量腹水、上消化道出血等原因造成血流动力学异常而引起的肝肾综合征采取经颈静脉肝内门体静脉分流术(TIPS),行 TIPS 术后门脉压力降低,体循环有效血容量增加,肾血流和肾小球滤过率增加,可减缓 HRS 的发展,但是 TIPS 术也有一定的不良反应,如 TIPS 术会增加右心负荷,在心功能不全的患者有发生右侧心力衰竭的危险;并且 TIPS 术后由于硫醇、氨等有害物质未经肝充分代谢,诱发肝性脑病的概率增加;放置时间较长后还会出现堵管等现象。

由于国内外供体严重不足,TIPS 术可为受体等待肝移植赢得时间,并且由于腹水的减少等原因,改善受体移植前生存质量,并降低手术的危险性。目前 TIPS 术在我国终末期肝病中应用还较少,随着我国肝移植数目的不断增加,供体短缺的矛盾日益突出,受体等待时间将不断延长,因而对术前合并严重的腹水、上消化道出血、肝肾综合征和肺动脉高压等情况的受体,可考虑行 TIPS 术。

3.特利加压素对肝肾综合征的治疗作用　特利加压素化学名为三甘氨基赖氨酸加压素,在体内它的三甘氨酰基会被酶切除而缓慢释放出加压素,它可选择性收缩内脏血管,增加体循环阻力,而不收缩肾血管,同时降低肾素-血管紧张素-醛固酮系统的活性,显著增加肾脏灌注和肾小球滤过率,有研究显示此药物可使有肝肾综合征的患者肾功能有较大的改善。笔者所在的移植中心去年开始对合并 II 型肝肾综合征患者术中和术后持续使用血管加压素类似物—特利加压素,使用剂量为 $2\sim8mg/d$,并结合持续静脉-静脉血液透析(CVVHD)。使合并肝肾综合征的受体肝移植死亡率明显降低,与未合并肝肾综合征受体的死亡率基本相同。

4.持续静脉-静脉血液透析(CVVHD)在肝肾综合征中的应用　以往由于肝移植术中无肝期阻断肝门静脉、下腔静脉时间长,多数患者术中采取体外静脉-静脉转流技术。但由于从 20 世纪 80 年代开始已陆续有研究显示体外循环可导致补体激活、细胞因子释放、白细胞激活及其释放产物、血小板激活等这些炎症物质的释放,这与术后呼吸功能、凝血功能以及术后发生多器官功能衰竭的发生有密切关系。近几年由于肝移植手术技术的提高,术中无肝期时间明显减少,因此目前许多患者术中不需要进行转流,但随着生物膜技术的不断提高,对于合并 HRS 受体术中及术后早期进行 CVVHD 治疗,使用生物相容性高的滤器,通过对流和吸附清除体内的炎性介质,可尽量避免过去单纯体外转流的弊端,并能清除多余水分,可使术中和术后早期血流动力学稳定,减轻肾脏负担;并为术后肾功能的恢复赢得时间,并可提高肝移植的生存率。

(二)合并肝肺综合征(HPS)和门肺高压症(PPHTN)受体的围术期处理

肝肺综合征和门肺高压症是终末期肝病患者最易合并的肺部并发症。它们是两种病理特点不完全相同的肺部并发症。由于合并肝肺综合征或门肺高压症的患者肝移植术后死亡率较高,近几年越来越被引起重视。肝肺综合征的病因还不十分清楚,其病理特点是患者肺毛细血管床的扩张,患者以低氧为主要特点。它的诊断标准是①有慢性肝病病史；②心脏造影显示左心室显影速度较右心室减慢超过 3 次心脏搏动；③低氧血症，动脉氧分压(PaO_2)<70mmHg 或肺泡动脉血氧分压差 A-aDO$_2$>20mmHg。门肺高压症有别于以肺血管扩张为主要特点的肝肺综合征，门肺高压症主要以肺动脉高压为主要特点。门肺高压症的诊断标准是 ① 有门静脉高压病史；② 平均肺动脉压(PAP)≥25mmHg，肺动脉楔压(PAWP)<15mmHg。PPHTN 根据 PAP 可分为轻、中、重 3 级。合并重度门肺高压症的患者肝移植的死亡率很高，因此目前仍视重度门肺高压症为肝移植相对禁忌证(PAP≥60mmHg)。

1.一氧化氮(NO)治疗肝肺综合征和门肺高压症的研究　虽然肝肺综合征和门肺高压症的发病机制还不是十分的明确，但近几年研究显示细胞因子在肝肺综合征和门肺高压症的发病过程中占有重要位置。一氧化氮(NO)作为一种信使因子，具有多种生物学作用，NO 被证实为内皮细胞舒张因子(EDRF)，具有选择性肺血管舒张作用，能改善肺内通气/血流比，减少肺血管的液体静力，改善氧合。但在肝肺综合征和门肺高压症的病理生理过程中 NO 的作用是复杂的，多方面的，现有的研究对外源性地吸入 NO 是否存在继发肺损害及 NO 的治疗是否只有短期效应等方面均存在争议。NO 治疗肝肺综合征和门肺高压症仍较多地停留在实验阶段，因此对治疗肝肺综合征和门肺高压症还需进一步临床论证。

2.TIPS 术在治疗肝肺综合征和门肺高压症中的应用　虽然肝移植手术是治疗肝肺综合征和门肺高压症的唯一有效方法，但是由于术中、术后早期的应激反应和炎性介质的释放等都会使肝肺综合征和门肺高压症加重，从而造成术后机械通气时间延长，大大增加术后感染机会。因此应注意围术期的防治。对于肝肺综合征患者目前主张术前实施 TIPS 术，有多项研究显示，TIPS 术能通过降低门脉压力而使肝窦压力和内脏血管压力降低，通过神经内分泌机制减少肺内分流并且提高氧供，从而缩短术后机械通气时间，减少肺部和全身的感染机会。如前所述，TIPS 术也有一定的不良反应。

3.前列腺素 E_1(PGE$_1$)治疗门肺高压症　PGE$_1$ 是有效的血管扩张药，松弛支气管平滑肌，由于肺是其主要的代谢场所，PGE$_1$ 首次经过肺循环时，60％～90％被代测，应用 PGE$_1$ 此种药物特点，于肝移植术中和术后持续从 Swan-Ganz 漂浮导管的肺动脉管给予小剂量的 PGE$_1$，起始剂量为 3～5ng/(kg·min)。多项研究显示，PGE$_1$ 可明显降低 PAP，改善氧输送能力，并且在小剂量时不引起体循环血压下降，但由于 PGE$_1$ 具有抑制血小板的作用，因此对于血小板明显减少的患者，使用时要较为慎重。由于肝肺综合征的病理学特点是肺内毛细血管床的扩张，肺内分流增加，PGE$_1$ 对此病理特点是否有影响还不明确，因此，PGE$_1$ 对肝肺综合征是否有治疗作用还待进一步临床研究。

(三)高危受体免疫抑制方案的选择

近几年随着免疫抑制药的不断发展和成熟，可选用的免疫抑制药逐渐增加。目前应用较多的药物为肾上腺皮质类固醇激素、钙调素抑制药环孢素(CSA)或他克莫司(FK506)、霉酚酸酯(骁悉)和嵌合型人同源化的抗 Tac 单克隆抗体-赛尼哌。上述药物都存在各自的优势和不良反应，如何联合用药从而尽量减少各种药物的不良反应并根据每个受体特性采取理想的个体化免疫方案已成为现在的研究趋势。

1.高危受体慎重选择免疫抑制方案的必要性　国外多个移植中心的研究证明术前合并肾功能不全、肺功能损害、大量腹水、术前 2 周内有过感染病史等是影响肝移植预后的术前高危因素。肝移植术后一线的免疫抑制药的选择性差、肾毒性和过度免疫抑制引起危重患者感染机会增加是造成这些高危因素不能逆转的主要原因之一，从而使这类患者主要死于肾衰竭，成人呼吸窘迫综合征(ARDS)及与之相关的并发症和难以控制的感染。

2.高危受体采取的移植方案　在术前 24h 内和术后第 5 天给予抗 Tac 单抗-赛尼哌(1mg/kg)，甲泼尼龙(MP)减量，环孢素(CSA)或他克莫司(FK506)延迟至术后第 5 天使用，根据药物浓度指导用药，浓度控制在正常低限。其中合并肾功能不全的患者使用 FK506,术前血糖异常者使用 CSA。不存在骨髓抑制情况加用霉酚酸酯(MMF)1.5g/d。此方案理论上可以给术后肾功能的恢复赢得时间,并能防止 CSA 或 FK506 术后早期对已存在功能不全的肾更加的甚至不可逆的打击;赛尼哌的高特异性应可以降低急性排异反应的发生率;同时钙调素和激素用量的降低可避免过度免疫抑制,使感染发生率降低;最终提高高危患者肝移植成功率。

(伊庆强)

第十九章　肝病介入治疗

第一节　门脉高压介入治疗

一、部分性脾动脉栓塞术（PSE）

（一）手术适应证及禁忌证

1.适应证　各种原因引起的门静脉高压性脾功能亢进，血小板计数$<60\times10^9$/L并至少有过一次食管胃底静脉曲张破裂出血病史。

2.禁忌证　部分脾栓塞术无绝对禁忌证。应全面评估患者对手术的耐受能力。对于脾大较严重的患者，可分2～3次进行栓塞治疗。

（二）围术期处理

术前应完善各项辅助检查，包括肝、肾功能和凝血机制；术后绝对卧床制动6h，限制活动24h，术后1周内避免剧烈活动；观察动脉入路穿刺点有无血肿及股动脉和足背动脉搏动情况；术后出现栓塞后综合征可给予镇痛、退热等对症处理，并保持水、电解质平衡；加强抗生素治疗以预防脾脓肿形成；注意复查肝、肾功能和血常规等。

（三）手术操作步骤

1.入路选择　多选择右侧股动脉穿刺入路。

2.脾动脉造影　将造影导管经腹腔干选择性插入脾动脉并进行血管造影。

3.部分脾栓塞术　将造影导管尽量插入脾动脉远端。经导管注入抗生素及对比剂浸泡过的明胶海绵颗粒。栓塞过程中应通过实时血管造影对脾栓塞面积与体积进行估算，理想的栓塞百分比应掌握在60%左右。

（四）并发症及处理

1.脾脓肿　部分脾栓塞术后可造成相应脾组织梗死，同时也会使脾的免疫调节功能降低，而易引起脾脓肿。因此要适度掌握栓塞范围，一旦脓肿形成应及时给予抗炎治疗或进行经皮脾脓肿穿刺引流。

2.栓塞后综合征　包括脾破裂、肾功能损伤、急性胰腺炎、肺炎和脾静脉血栓形成等。手术操作时应栓塞适度，避免栓塞材料反流入其他动脉分支。

3.其他并发症　左上腹疼痛、恶心呕吐、麻痹性肠梗阻、胸腔积液及左下叶盘状肺不张等。一旦出现应积极对症处理。

（五）疗效评价

需定期复查血常规，监测血细胞、血小板计数指标，以及进行腹部超声检查、CT或MRI检查，以评价脾功能和梗死体积、观察梗死组织向纤维组织转化。通常在栓塞术后 2 周时，白细胞及血小板计数有所上升，1～2 年时 96％的患者血小板计数恢复至正常值，食管胃底静脉曲张破裂出血发生概率也大大降低。

二、经皮经肝曲张静脉栓塞术（PTVE）

（一）手术适应证及禁忌证

1.适应证　①控制急性出血；②慢性反复出血，经内科非手术治疗无效；③分流术或经内镜注射硬化剂治疗后再发出血；④TIPS 术时，存在胃底食管静脉曲张者。

2.禁忌证　①凝血功能差；②严重肝、肾功能不全；③对比剂过敏者；④存在严重门脉狭窄或阻塞者。

（二）围术期处理

术前化验检查，了解肝、肾及凝血功能，如有异常，应先予内科纠正；进行影像学检查，如 CTA 或 MRA、强化 CT 及三维重建以了解门静脉系统结构，有无狭窄、肝内穿刺道有无病变等；术后穿刺部位包扎，必要时可予腹带加压包扎；常规抗感染及对症治疗，并密切观察病情变化；术后降门脉压力处理，如善宁静脉维持。

（三）手术操作步骤

1.门静脉穿刺　仰卧位，常规消毒、铺巾，局部麻醉后经右腋中线第 8～9 或 9～10 肋间隙用 21～22G 穿刺针向第 11～12 胸椎水平穿刺至椎体旁约 3cm 处，退出针芯，可边退针边注入对比剂，当确认针尖位于门脉大分支内后，引入微导丝，经微导丝交换穿刺套管再引入 0.035in 超滑导丝，沿导丝置入 4～5F 导管鞘，经导管鞘引入导管进行后续操作。穿刺时，嘱患者屏气或平缓呼吸以防损伤肝包膜。超声导引下穿刺门静脉分支，可提高穿刺的精确性。

2.门脉系统造影　引入猪尾导管至脾静脉，通常以 8～10ml/s、总量 30ml 造影，显示脾静脉、胃冠状静脉、胃短静脉、食管胃底静脉丛、门脉主干及其分支和其他侧支循环等。可见胃冠状静脉和（或）胃短静脉以及食管胃底静脉丛增粗、纡曲。

3.栓塞曲张静脉　在导丝导引下，将导管选择进入曲张的靶静脉用栓塞剂将靶静脉完全栓塞，常用的栓塞剂有 NBCA、不锈钢圈、无水乙醇、明胶海绵等。栓塞结束后，再次于脾静脉处造影，必要时可再次栓塞。退出鞘管时，应予明胶海绵或不锈钢圈栓塞穿刺通道，以减少腹腔内出血可能。

（四）并发症及处理

1.腹腔内出血　与患者凝血功能差及手术损伤有关，一般予内科止血、补液等治疗，如出血量大则需急诊手术治疗。

2.穿刺损伤　如血胸、气胸以及胃肠管道损伤，一般不需特殊处理。

3.门静脉血栓形成　常为栓塞剂反流所致，手术时注意精心操作。

4.异位栓塞　如肺动脉栓塞、钢圈移位等。

（五）疗效评价

对于胃食管静脉曲张者，疗效不亚于内镜硬化治疗，尤其在无法进行内镜硬化治疗或治疗失败时，更具优势。但单纯 PTVE 不能降低门静脉高压，故远期再出血率高，若 PTVE 联合脾动脉或胃左动脉栓塞可降低再出血的发生率。

三、球囊阻塞逆行性静脉曲张消融术（B-RTO）

（一）手术适应证及禁忌证

1.适应证　①内科非手术治疗无效、纤维内镜食管曲张静脉套扎及硬化剂治疗后消化道出血反复发作;②如果肝功能较差,预计进行 TIPS 治疗预后不良或可能出现肝性脑病,可行 B-RTO 治疗。

2.禁忌证 ①已出现门静脉阻塞和难治性腹水者;②有高破裂风险的食管静脉曲张者;③严重肾功能不全者。

(二)围术期处理

术前化验检查,了解肝、肾及凝血功能,如有异常,应先予内科纠正;常规抗感染及对症治疗,并密切观察病情变化;术后降门脉压力处理,如善宁静脉维持。

(三)手术操作步骤

1.B-RTO 最常用的入路选择为右侧股静脉。

2.股静脉穿刺成功后,将球囊阻塞导管经股静脉、左肾静脉插入胃-肾静脉分流的流出道,充盈球囊并阻塞流出道后经球囊端孔进行分流道静脉造影,并显示曲张的胃静脉。

3.将球囊阻塞导管插入到曲张的静脉附近,尽量避开侧支循环。向曲张静脉内缓慢注入 5％乙醇胺油酸酯碘帕醇(EOI),并保持球囊阻塞 30~50min,使 EOI 充分凝固。

4.尽量抽吸尽球囊导管中残余的 EOI,并拔除导管及导管鞘,右股静脉穿刺点加压包扎。

胃冠状静脉是最主要的反常血流途径,其反常血流沿食管支达食管下端周围静脉丛、沿胃支进入胃底形成胃底静脉丛,反常血流沿胃食管壁内、外两个方向最后流入食管黏膜下静脉丛。最终经食道静脉和半奇静脉回流到上腔静脉。

(四)并发症及处理

1.EOI 栓塞剂可引起溶血,导致血浆游离血红蛋白和肾功能不全,临床表现为血尿、腹痛、背痛和低热,发生于术中及术后几天内,通常在非手术治疗后 5d 内可消失。术中同时静脉输注结合球蛋白可预防血管内溶血发生。

2.尽可能减少 EOI 用量,预防性静脉应用结合珠蛋白可控制急性肾衰竭的发生。

3.门静脉压力升高。术后应进行严密随访并给予相应非手术治疗。

(五)疗效评价

除术后早期住院期间监测心肾功能外,术后 2 周进行 CT 随访,评价曲张静脉的血栓形成情况,并监测是否有腹水及其他相关并发症。术后 1 个月和 3 个月行纤维胃镜检查,观察食管及胃底曲张静脉的变化。B-RTO 的技术成功率为 90％~100％;内镜随访发现静脉曲张缓解或消失率为 80％~100％。

(白红军)

第二节 门静脉高压并发症的介入治疗

介入放射学涉及门静脉高压并发症的治疗起源于 20 世纪 70 年代,最初使用的技术是经皮经肝脏穿刺途径的门静脉造影,通过这一微创的途径将导管插入肝内门静脉并逆行插入门静脉主干和脾静脉,在这个血管路径上按照直接门静脉造影提示的影像将导管插入曲张的食道胃底静脉,然后使用栓塞剂或硬化剂对出血或可能出血的曲张静脉进行栓塞或硬化治疗。该技术的临床成功率达到 70％~90％,在治疗门静脉高压引起的急性消化道出血方面显示出优势。与传统的外科方法比较,不仅仅是微创,而且可以在最短的时间内明确诊断,及时实施治疗。因此很多医疗单位将这一技术作为急性消化道出血的首选止血办法。后来的临床应用显示,接受这种治疗的患者出现复发的几率比较高,两年内出血复发率达 71％~90％。

第二种方法是利用门静脉高压形成的肾静脉和胃底静脉通道,经过静脉途径将导管插入左侧肾静脉和胃短静脉、胃底静脉,用球囊阻塞这一通道的同时向曲张出血的胃底静脉注入栓塞剂或者硬化剂,达到止血目的,这一技术的名称是球囊闭塞下逆行经静脉栓塞术(B-RTO)。实现这一技术的解剖基础是门静脉高压形成过程中胃肾分流通道的形成,有研究证实胃底静脉曲张的患者中39%存在这种通道,所以临床上对此类患者采用 B-RTO 是一个很好的选择。

近来有报告采用介入技术实现经左侧肾静脉穿刺脾静脉实现脾肾静脉分流,这个技术类似外科的远端脾肾静脉分流,但是还没有得到充分的安全性论证。

经颈静脉肝内门体静脉分流术(TIPS)是介入放射学治疗门静脉高压并发症的重要手段,起源于放射科医师经颈静脉插管到肝静脉穿刺肝内胆道造影的技术,经过血管内支架的成功应用,在肝内静脉和肝内门静脉之间建立长期开放的分流通道,达到降低门静脉压力的目的。下面将对这个技术详细介绍。

一、TIPS 技术的适应证

TIPS 应用的早期阶段对适应证要求较严,主要原因是欧美国家法律对临床研究的严格限制,过去要求先行内镜检查,能够硬化治疗者先行硬化治疗。现在认为,符合以下条件者可考虑 TIPS 治疗:

1. 慢性、复发性静脉曲张性(食管、胃)出血,不论有无连续硬化治疗病史。
2. 硬化治疗后伴有溃疡或腐蚀病变的复发性出血。
3. 来源于胃壁较大静脉的反复性出血,对硬化治疗不会有效者。
4. 外科手术分流后分流通道阻塞引起的再出血。

对外科手术分流具有极大危险性和不可能接受外科手术的患者也被认为可做 TIPS,因为除此之外别无选择。对于适应手术的、Child-Pugh 肝病分级中 A、B 两级患者来说,经典的手术是脾肾静脉末端分流,究竟是手术还是 TIPS 是个存在争论的问题。要想结合疾病分级、危险因素分析以上这种患者术后的通畅率、死亡率、并发症发生率等,并与外科手术分流相比较,还需要有更多的应用研究。2010 年发表在新英格兰医学杂志的多中心临床研究回答了这一问题,认为尽早使用 TIPS 有利于患者的预后,这一研究成果冲破了传统思维的限制,用循证医学方法证明了 TIPS 的重要价值。

还有一点是可以确定的:TIPS 可用来治疗那些列入肝移植计划、等待器官期间受到致命性大出血威胁者,TIPS 技术能保存这类患者的重要血管结构,不影响肝移植手术。早先的外科分流手术被公认为增加了移植手术的难度及并发症发生率。

肝硬化腹水是由门静脉高压导致内脏血管舒张、肾性水钠潴留以及肾血管收缩等因素引起。随着肝病进一步发展,患者逐渐对利尿剂产生抵抗,出现难治性腹水。当限钠及高剂量利尿药(400mg/d 螺内酯和 160mg/d 呋塞米)对腹水治疗无效或者患者不能耐受利尿剂治疗时,则应选择其他的治疗方案。常用的其他方案包括腹腔—静脉分流术、反复大量腹腔穿刺抽液术(LVP)及 TIPS。由于疗效不确切且并发症较多,腹腔-静脉分流术目前已经基本弃用,仅在特殊情况偶尔采用。

这 5 项研究共纳入 330 例患者。TIPS 组的腹水改善率为 62.0%＋19.2%,而 LVP 组为 23.6%＋18.5%。近期一篇荟萃分析(包含 4 项研究)的结果提示 TIPS 较 LVP 治疗腹水更有效,但两者的效价比却未见比较。

TIPS 可减少难治性腹水患者反复穿刺大量抽液的次数。由于 TIPS 对患者生存率的影响尚无定论,而且其更易增加肝性脑病的风险,所以 TIPS 目前仅用于不能耐受反复穿刺大量抽液的患者。

肝硬化腹水的患者无论有无腹水的临床表现,只要出现胸腔和腹腔直接相通就会引起肝性胸水。其确切的病因及病理生理尚不十分清楚。多项小型研究报道了 TIPS 治疗难治性肝性胸水,均显示其在控制肝性胸水或减少胸腔穿刺次数方面效果显著。但此类患者总体生存率并不乐观。由于缺少对照组,TIPS 对这类患者的生存影响目前还没有定论。总体而言,TIPS 控制肝性胸水是有效的,是治疗肝性胸水的一项重要手段。

2010 年 6 月发表于新英格兰医学杂志的一篇多中心临床研究却提出了新的观点,研究结果提示,对于肝硬化食管胃底静脉曲张活动性出血且肝功能为 Cluld-Pugh C 或 B 级的患者,早期 TIPs 治疗(使用 e-PTFE 覆膜支架)能显著降低出血控制失败、复发出血及死亡的风险,而不增加肝性脑病的发生或使原有肝性脑病病情加重的风险。

上述结果提示我们需要重新评价肝硬化食管胃底静脉曲张活动性出血且肝功能为 Cluld-Pugh C 或 B 级的患者的一线治疗方案,而不再仅仅"观望和等待",等到内科保守或内镜下治疗无法控制时才行 TIPS 治疗。

二、TIPS 的并发症

TIPS 的并发症与 TIPS 操作本身、肝脏的基础病变以及分流通道的功能密切相关(表 19-1)。

表 19-1　TIPS 的并发症

并发症	发生率(%)
TIPS 功能障碍	
血栓	10～15
闭塞/狭窄	18～78
包膜穿破	33
腹腔内出血	1～2
肝脏梗死	1
漏	罕见
胆道出血	<5
脓肿	2～10
TIPS 感染	罕见
溶血	10～15
肝性脑病	
新发/恶化	10～44
慢性	5～20
支架移位或置于下腔静脉内或进入门静脉过深	10～20

1.操作相关并发症　TIPS 的操作相关病死率维持在一个较低的水平(1%～1.2%)。美国介入放射学会在 2003 年 TIPS 指南中规定,TIPS 的成功率应大于 95%(包括同时建立分流和门静脉压力梯度降至 12mmHg 即 1.6kPa)且临床成功率应大于 90%(门静脉高压并发症得到控制或缓解)。TIPS 操作相关的直接并发症包括胆囊穿孔及腹腔内大出血(如门静脉破裂所引起的严重腹腔内出血)。常规在门静脉分叉远端 2cm 穿刺门静脉已经基本避免了后者的风险。其他一些少见的并发症包括穿刺造成门静脉-胆管瘘、误穿胆囊、支架移位、气胸以及颈部血肿。另外,致命性动-门静脉瘘或动脉-胆道瘘以及右心房血栓形成也

偶见报道。

2.肝性脑病　TIPS 的一个主要局限是术后肝性脑病的风险增加。其确切的病理生理机制目前还不清楚,有报道称其发生机制与颅内血流动力学变化引起的颅内压及血氨增加有关。TIPS 后总的肝性脑病发生率为 3%～34%,而内镜下治疗后其发生率约为 19%,大约有 1/8 的患者在 TIPS 术后会新发肝性脑病或使原有的肝性脑病加重。需要调整 TIPS 分流通道(使用滤器或弹簧圈)的难治性肝性脑病患者约占总 TIPS 术患者的 5%。一般而言,43%～100% 的肝性脑病患者可以获得全部或部分缓解。Dhiraj 等人的一项含 35 例患者的研究显示,难治性肝性脑病经过分流通道调整后,总的反应率为 60%。

理论上讲,TIPS 术前排除有肝性脑病病史的患者可以降低 TIPS 术后肝性脑病的发病率,但在临床实践中要做到这一点却有一定的难度。因为 TIPS 常用于内镜下治疗失败的患者,而再出血容易导致此类患者发生肝性脑病且缺乏更好的治疗方案。PPG<12mmHg(1.6kPa)会增加肝性脑病的风险,但对于那些 PPC>12mmHg(1.6kPa)的出血患者,既要控制出血,又要防止肝性脑病,将 PPG 降低到什么程度最合适?面对这样一个两难的选择,需要探索一个 PPC 的理想标准或是个体化标准。

欧洲的一些国家在临床中心采用球囊扩张内支架置入,这使每个患者的分流量可以达到很大程度上的个体化,也就是根据门静脉和肝静脉压力差在一定范围内改变支架直径,这使得肝性脑病的发生率远远低于其他医疗中心的结果。所以,有必要对这个技术的关键点和并发症之间的关系予以特别重视。

3.分流道功能失效　分流道功能失效,即分流通道的狭窄或闭塞,是 TIPS 的另外一个主要局限。TIPS 术后 1 年,约 50% 的分流通道将出现失效。目前对 TIPS 术后分流通道分流失效还没有一个统一的诊断标准,但通常以狭窄度超过 50% 作为参考值。同时,TIPS 术后 PPC 上升至>12mmHg(1.6kPa)或者 TIPS 术后门静脉高压并发症的复发均提示分流失效。TIPS 术后出现分流失效可能有多方面的原因:首先,分流通道内急性血栓形成阻塞分流通道导致曲张静脉破裂再出血,或者由于胆汁进入分流通道促进血栓形成;其次,肝脏实质通道的狭窄可能是由于分流通道损伤后纤维性愈合的结果;另外,分流通道内血液所形成的涡流可能会在支架置入后 3～12 个月内引起肝静脉内膜增生,从而导致分流通道狭窄。组织学上,肝静脉流出道的狭窄往往是由内膜的增生引起,而支架内的狭窄则由成纤维细胞和胶原纤维及假性内膜增生引起。经实验证实,胆道的损伤是假性内膜增生的主要刺激因素,它可以导致肝脏实质内通道的狭窄或闭塞。另外,胆汁刺激除可引起假性内膜增生外,还可以直接诱导血栓形成,从而导致分流通道功能的急性障碍。有趣的是,TIPS 治疗 2 年后曲张静脉再出血的风险很低,即使分流失效也如此,这可能与能存活 2 年的患者的一般情况都较好有关。

术后肝素治疗虽然可以降低分流通道的完全闭塞率,但分流通道调整所需的再次介入次数却没有降低。最近的研究表明,肝素联合抗血小板治疗可以降低肝静脉狭窄和再出血的风险,但不能降低支架内狭窄的风险,这可能与支架内的狭窄主要是由于支架内假性内膜增生有关。定期行侵入性的门静脉造影可以准确监测分流通道情况,这对保持分流通道的通畅必不可少,但由于增加了患者的经济负担且为有创性操作,临床实践中并非人人都能做到。非侵入性评价 TIPS 分流通道通畅情况的方法如彩色多普勒超声检查,其敏感性和特异性分别为 53%～100% 和 62%～98%,低于门静脉直接造影术所得到的结果。而且,使用彩色多普勒超声随访的患者有较高的再出血率。彩色多普勒超声评价分流失效还没有公认的诊断标准,有人以分流通道的血流峰速<90cm/s 为标准。彩色多普勒超声随访的另外一个局限是不能很方便地行再次介入治疗,如支架内球囊成形术或支架再植入术,也不能直接测量门静脉的压力。

预测分流失效的指标包括 TIPS 术前 PPG>18mmHg(2.4kPa),如果术前患者患有糖尿病则支架闭塞的时间可能会延长。最近 Balata 等人的一篇以摘要形式发表的论文则认为,支架的直径、支架在下腔静脉内的长度、操作持续的时间以及 TIPS 术后 PPC 水平均是预测分流通道早期分流失效的独立因素。研究还发现,如果术后 PPC<12mmHg(1.6kPa)或 PPC 下降>25%,则 TIPS 术后再出血的几率很低。因此,当术后 PPG>12mmHg(1.6kPa)或 TIPS 术前 PPC≤12mmHg(1.6kPa),但术后 PPG 增加超过 20%时也可以诊断为分流通道分流失效。

原发性通畅是指没有经过再次介入干预通道仍保持通畅。继发性通畅是指再次介入干预后通道保持通畅。有一项研究显示,在 20 个月的随访期中,超过 70%的患者保持继发性通畅。

4.其他并发症   肝病患者通常免疫功能低下,但总的说来,TIPS 并不增加全身感染的风险。然而当有全身败血症的临床表现时,在排除败血症的其他感染因素后,应该考虑到 TIPS 相关性感染可能。另外,当 TIPS 支架内有血栓或赘生物时,可能会发生一种名叫"endotipsitis"的罕见感染,主要表现为发热、肝脏肿大及血培养阳性,延长抗生素的使用时间多可使感染好转。常规术前及术后 48 小时内使用第三代头孢菌素可以预防感染并发症。

TIPS 可能会影响肝功能,尤其是术后转氨酶和胆红素升高,但这些变化通常会在术后 3 个月内恢复正常。极少数患者术后可见明显的溶血,主要表现为黄疸或贫血,一般在 3~4 周内恢复正常,可能的机制是 TIPS 支架对血细胞的破坏作用及支架内壁新生内膜形成后阻止了支架对血细胞的继续破坏。

三、TIPS 最新应用进展

1.TIPS 联合其他治疗方法   两项最新的研究表明,对于分流通道分流失效的 TIPS 术后患者,辅助性的药物治疗有效。对于分流失效的 TLPS 术后患者,静脉给予普萘洛尔可以使 PPG 降低 30%左右,但是,对那些严重分流失效的患者其效果较差。另一项研究同样证明普萘洛尔有效,却没有观察到硝酸盐类药物有类似的效果。这两项研究都是非对照性研究,也没有曲张静脉破裂出血发生率的数据。如果随机对照研究也得出相同的结果,那么用药物弥补分流通道的分流不足就显得十分有前景。必须看到,普萘洛尔的作用很可能只持续很短的时间。同时,普萘洛尔的副作用也会影响到其在临床的长期应用,患者依从性低是长期使用普萘洛尔面临的一个主要问题。

2.TIPS 覆膜支架   如前所述,TIPS 的一个主要局限是其进展性分流通道狭窄。过去 TIPS 常用的裸支架的主体呈网眼状结构,支架的直径通常为 10mm 左右。这些裸支架并非 TIPS 的专用支架,它们常被用于其他部位的介入治疗。针对引起支架分流失效的常见原因(血栓形成、假性内膜增生、胆汁内漏以及肝静脉的内膜增生),有学者认为使用覆膜支架有可能提高支架的通畅率。为提高覆膜支架的有效性,所用的覆膜必须具有生物相容性、多微孔性、抗凝性、不渗透胆汁以及能为内皮增生提供很好的基质等优点。

在临床研究中,Saxon 等人观察使用 PTFE 覆膜支架 TIPS 术后分流通道的狭窄或闭塞情况,发现裸支架的原发性和继发性通畅时间分别为 50 天和 53 天,而覆膜支架的原发性通畅时间为 229 天。临床症状的改善也令人满意,这些因静脉曲张出血的患者在使用 TIPS 覆膜支架后没有 1 例发生再出血。因此,作者肯定了 PTFE 覆膜支架对于因分流道狭窄或闭塞而需要再次介入治疗的患者的疗效。

聚四氟乙烯覆膜支架在 TIPS 术中应用的巨大成功,使得其逐步商品化,目前已于欧洲、南美、美国及中国等地广泛应用。Viatorr 支架(代表性的 PTFE 覆膜支架)主体用镍钛金属制造,外侧支撑一个抗胆汁 PTFE 覆膜,与先前用的裸支架不同,其专为 TIPS 设计,可以覆盖从门静脉到下腔静脉的整个分流通道,并且可以根据需要选择不同的直径。

目前已经有较多关于聚四氟乙烯覆膜支架的文章发表。一项大型随机对照研究结果显示,其疗效与裸支架相比有显著性差异,一年分流道通畅率明显好于裸支架(86% vs 47%,P=0.0005),长期随访也发现覆膜支架有较高的远期通畅率,同时,肝性脑病发生率较低,且有较低的腹水及出血复发率。其他的非对照研究也有相似的结果,且多数研究都有足够大的样本量和足够长的随访周期。这些研究还发现使用裸支架会增加 TIPS 术后肝性脑病和曲张静脉再出血的风险。肝性脑病发生率增加的确切机制尚不清楚,可能是由于多次介入操作导致分流通道内血液分流量的增加,使患者的门体分流量增大所造成。由于曲张静脉破裂出血是肝性脑病的主要"催化剂",换句话说,此时预防再出血不仅可以免除出血带来的生命威胁,而且能降低再发肝性脑病的几率。肝性脑病是裸支架公认的局限,所以覆膜支架这一特性就显得特别有前景。使用覆膜支架在降低再出血几率的同时,相应地降低了其他临床事件的发生率并缩短了住院周期。

聚四氟乙烯覆膜支架的并发症与裸支架类似,但其发生率在总体上低于裸支架。覆膜支架阻挡肝静脉分支造成的肝脏节段性淤血,较裸支架明显增多,这类患者通常没有症状,到目前为止还没有观察到长期的后遗症,其原因可能是由于肝脏有较多的侧支循环并有多重血液供应。Bureau 等人的报道则称,覆盖肝静脉有可能造成 Budd-Chiari 综合征的临床表现,并造成部分肝实质的萎缩。

(熊华刚)

第三节 肝细胞癌的介入治疗

一、经导管肝动脉化疗栓塞术(TACE)

原发性肝癌的血供 90%～99% 都来自肝动脉,门静脉仅提供很少供血,肝动脉栓塞后,阻断了肿瘤 90%～99% 的供血,使肿瘤发生坏死、缩小以至消失,而正常肝组织不会受到严重影响。化疗栓塞术是将抗癌药物和栓塞剂有机结合在一起注入肝动脉,在栓塞肿瘤组织末梢分支、阻断血供的同时,在局部缓慢释放化疗药物,确保化疗药物的局部高浓度、与肿瘤作用时间长,使肿瘤在缺氧的情况下,提高了药物杀伤肿瘤细胞的药效,起到了器官靶向药物治疗的效果。

(一)手术适应证及禁忌证

1.适应证 严格地说,除了患者对碘过敏外,各期肝癌均是 TACE 的适应证,包括:①外科手术不能切除的中、晚期肝癌,无严重的肝、肾功能障碍,无门静脉主干完全阻塞,或虽能手术切除,但患者不愿接受手术的肝癌病灶;②巨块型肝癌,肿瘤占整个肝的比例<70%;③多发结节型肝癌;④大肝癌手术前的减瘤治疗,可使肿瘤缩小,降低肿瘤的分期,创造Ⅱ期手术切除机会;⑤外科手术失败,或切除术后复发的肝癌患者;⑥肝癌切除术后的预防性肝动脉灌注化疗;⑦肝癌肝移植术后复发。

2.禁忌证 无绝对的禁忌证,但一般认为以下情况不适于 TACE:①肝功能严重障碍,属 Child C 级;②凝血功能严重障碍,且无法纠正;③门静脉主干完全由癌栓阻塞,侧支血管形成少或门静脉高压伴逆向血流;④合并感染,如肝脓肿不能同时得到治疗;⑤肿瘤全身广泛转移,估计患者生存期<3 个月;⑥恶病质、多器官功能衰竭;⑦肿瘤占全肝的比例≥70%(若肝功能基本正常,可采用少量碘油乳剂分次栓塞)。

(二)围术期处理

1.术前化验检查,患者在入院后必须做全套的肝、肾功能,AFP,血常规,出、凝血时间等检查,进行影像学检查,如强化 CT 或 MRA 以了解病灶大小、性质、位置及门静脉系统有无癌栓。根据检查结果客观评估病情,确定介入手术方案。

2.对于肝、肾功能明显异常,血常规降低,电解质紊乱,合并腹水,高血压,糖尿病以及全身情况较差的患者必须进行必要的对症处理。

3.术前4h禁食,穿刺部位备皮,向患者说明手术特点,治疗的必要性,手术可能存在的并发症和不良反应等。取得患者配合,必要时可给予镇静药。

4.应用顺铂的患者术前及术后3d充分给予水化及利尿处理;栓塞后综合征是术后最常见的反应,包括恶心、呕吐、发热、腹痛、肝功能损害、黄疸、腹水、麻痹性肠梗阻和非靶器官栓塞等,多为一过性反应,根据不同症状可给予保肝、制酸、止吐、止痛和营养支持等处理。

(三)手术操作步骤

1.动脉穿刺插管　首选右侧股动脉入路,如果右侧股动脉不宜穿刺或插管困难者,可选择其他动脉入路。股动脉穿刺点一般选择腹股沟韧带下1～1.5cm,股动脉搏动明显处。穿刺点消毒、铺巾,逐层麻醉,采用Seldinger穿刺技术,穿刺成功后,经导丝引入动脉鞘,再沿动脉鞘引入相应的造影导管。

2.血管造影　插管成功后,常规行腹腔动脉造影,认真分析造影表现,观察整个肝血管分布情况、肿瘤血供特点、有无动静脉瘘、有无门脉癌栓,判断有无肝内、外变异动脉、有无肿瘤寄生血管供血可能,必要时须做其他部位的血管造影,包括下位肋间动脉、膈下动脉、肾动脉发出的肾上腺动脉、胃左动脉、腰动脉、内乳动脉等,以期完全觅到肿瘤的所有供血来源。

3.化疗性栓塞　根据造影结果,选择栓塞材料的种类并估计栓塞剂的用量,行超选择插管,尽量将导管尖端置于肿瘤的供血动脉。插管到位后,先行经导管化疗药物灌注,然后在电视监视下行栓塞治疗。一般选用超液化碘油与化疗药物混合制成乳剂作为栓塞剂进行栓塞,如有肝动静脉瘘,可先用明胶海绵封堵,再注入碘油,也可将适量明胶海绵颗粒与碘化油混合,然后缓慢注入。碘油的用量和分配应根据肿瘤的大小、血供情况、肿瘤供血动脉的多寡灵活掌握。

4.注意事项　①术中所有技术操作均应轻柔,切忌粗暴;②插管前导管鞘及导管内充满肝素盐水,手术操作过程中间断充填适量肝素盐水,以防导管鞘及导管内形成血栓;③灌注化疗前,可经导管注入止吐药;④栓塞前,应行间接门静脉造影,如果门静脉主干完全阻塞,不宜再行栓塞治疗;⑤如果有明显的肝动静脉分流,栓塞前应选用明胶海绵颗粒封堵瘘口,造影观察瘘口闭塞后,再行栓塞治疗;⑥碘油应在电视密切监视下缓慢注入,注意碘油的流向和肿块的碘油聚集情况,避免异位栓塞;⑦肿瘤如有多条供血动脉或存在肝外动脉寄生供血,应同时分别插管栓塞并根据血供比例的不同,合理分配栓塞剂用量,尽可能使肿瘤完全栓塞;⑧栓塞过程中如患者疼痛明显,可经导管注入少量2%的利多卡因,再行栓塞治疗。老年患者或心功能不全者,应在心电监护下进行化疗、栓塞。拔管后注意局部加压止血包扎,患者平躺卧床24h,穿刺肢体制动,并注意观察穿刺肢体足背动脉搏动情况。

(四)并发症及处理

1.化疗栓塞综合征　TACE术后患者可出现恶心、呕吐、肝区闷痛、腹胀、厌食等症状,可给予支持疗法、止吐、吸氧、镇痛等处理。

2.术中胆心反射　化疗性栓塞导致患者肝区缺氧、疼痛,刺激胆道血管丛的迷走神经所引起的一种严重不良反应,表现为严重胸闷、心率减慢、心律不齐、血压下降,严重者可导致死亡。术前可给予阿托品或山莨菪碱预防。术中患者出现迷走神经反射症状,可给予对症治疗。

3.胆囊炎　发病率较高,胆囊动脉源于肝右动脉,化疗药物和(或)栓塞剂容易进入该支动脉。故术中应注意避免碘化油进入胆囊动脉。一旦发生胆囊炎,应行积极的内科非手术治疗,效果不佳者,应手术切除胆囊。

4.肝脓肿、胆汁瘤　严格无菌操作,术后出现肝脓肿或胆汁瘤,可采用经皮穿刺引流措施和应用抗生素治疗。

5.上消化道出血　TACE术后止吐、抗酸、保护胃黏膜、护肝治疗可预防或减少食管、胃底出血的发生。

6.肝功能减退或衰竭　栓塞后多数患者有一过性肝功能异常,大多于3～10d内恢复至栓塞前水平,可给予维生素、蛋白等保肝治疗。栓塞前间接门静脉造影如发现门脉主干完全阻塞,而又无侧支形成者,应避免行栓塞治疗,以免肝功能衰竭。

7.肺梗死　多因栓塞剂经肝动静脉瘘流入右心,从而栓塞肺动脉所致。TAE时对存在肝动静脉瘘者,应先用明胶海绵或不锈钢圈堵塞瘘口,再行栓塞,可预防肺梗死的发生。

(五)疗效评价

国内各家医院报道的治疗原发性肝癌疗效差异较大。上海中山医院8000例中晚期肝癌介入治疗术后1、3、5、7年的生存期分别为65.2%、28.0%、16.2%和9.4%。一般富血供、有包膜、无动静脉瘘、无门脉癌栓、肝硬化轻微的巨块型肝癌,治疗效果较好,反之乏血供、无包膜、有动静脉瘘、有门脉癌栓、肝硬化严重的浸润型肝癌治疗效果差。

二、肿瘤的局部消融治疗

局部消融治疗是在影像技术的引导下,对肿瘤进行靶向定位,经皮穿刺采用物理、化学等方法对靶向肿瘤病灶进行灭活的治疗方法。物理消融是通过对局部组织进行加热或冷冻来灭活肿瘤病灶;高温消融方法较多,主要有射频消融(RFA)、微波固化(MCT)、激光治疗(LTA)、高能聚焦超声(HIFU)等;其机制都是通过穿刺设备将不同的能量传输到靶组织产生局部高温,从而使癌细胞脱水并导致凝固性坏死。低温冷冻消融多指氩氦刀治疗,氩气可使穿刺针头端周围产生-100℃以下的局部低温,迅速在肿瘤组织细胞内外形成冰晶,几分钟内将癌瘤组织冻成冰球,导致细胞脱水破裂、微血管破坏,使癌瘤组织细胞破裂坏死;氦气则快速致热,加速癌瘤组织变性坏死。冷热循环逆转,使癌瘤组织摧毁尤为彻底。经皮穿刺肿瘤内注射无水乙醇(PEI),是利用化学物质使癌组织产生蛋白质凝固、坏死、纤维化和微血管闭塞,以达到肿瘤坏死的治疗目的。

射频消融是目前肝局部消融治疗中应用最为广泛的消融技术。其原理是在影像设备引导下直接将射频电极针插入肿瘤组织内,当射频发生器产生高频射频波(450～550kHz)时,电极尖端的高频电波使周围组织中的带电离子产生高速电子震荡,震荡状态中的离子相互摩擦而产生热能,可使局部温度高达90～120℃,使癌细胞脱水并导致凝固性坏死。

(一)手术适应证及禁忌证

1.适应证　①原则上肿瘤最大直径不超过3cm、肿瘤数目不超过3个,单发肿瘤最大直径不超过5cm;②无血管、胆管和邻近器官侵犯以及远处转移;③肝功能Child-Pugh A级或B级;④直径>5cm的单发肿瘤,或最大直径>3cm的多发肿瘤,局部消融可以作为姑息性综合治疗的一部分。

2.禁忌证　①肿瘤巨大或者弥漫型肝癌;②伴有血管、胆管及邻近器官侵犯或远处转移;③肝功能Child-Pugh C级者;④不可纠正的凝血功能障碍;⑤肿瘤邻近危险器官如胆囊、肠管等,无法采取其他措施避免其损伤者。

(二)围术期处理

患者在入院后必须做全套的肝、肾功能,AFP,血常规,出、凝血时间等检查以及必要的影像学检查,对于肝、肾功能及血象明显异常的要及时纠正,对于电解质紊乱、腹水、高血压、糖尿病以及全身情况较差的患者必须进行必要的对症处理。详细阅读影像资料,客观评估病情,选择科学的介入方法,制订周密的介入手术方案。

（三）手术操作步骤

　　根据影像资料选择最佳穿刺点及穿刺路径，尽量选择先经过部分正常肝，再进入肿瘤。常规消毒、铺巾、局部麻醉后在影像设备的引导下穿刺病灶，到达靶位后再借助影像设备加以证实，然后参照各消融治疗仪的说明，进行消融治疗。消融完成后，在拔针时进行针道消融，防止术后出血和肿瘤沿针道种植；治疗结束前再次应用影像设备对肝进行全面扫描，观察消融范围是否完全覆盖肿瘤并保留安全消融边界，排除发生肿瘤破裂、出血、血气胸等并发症的可能性。

（四）并发症及处理

　　射频消融安全性较高，轻微并发症发生率约为 4.7%。主要包括发热、疼痛多在 1 周内恢复正常；少数患者因射频治疗加重了肝功能的损害而出现轻度黄疸、腹水；少量气胸、血胸多为穿刺进针不当造成膈肌损伤，应尽量避免；腹胀、少量胸腔积液、皮肤浅Ⅱ度烧伤等。严重并发症发生率约为 2.2%。主要包括感染、消化道出血、腹腔内出血、肿瘤种植、肝功能衰竭、肠穿孔、胆心反射致心跳停止等；部分患者可能会因明显的不适反应诱发心肌梗死或心室颤动。

（五）疗效评价

　　小于 3cm 的肝癌，射频消融可与肝癌切除术治疗效果相近，并有望成为替代手术治疗的一种理想的治疗方法。而较大的肝癌则无法使肿瘤完全坏死。重庆西南医院马宽生等对 67 例肝肿瘤患者进行了 80 次多电极射频治疗，治疗前后影像及病理观察结果显示近 90% 患者病灶呈凝固性坏死表现。西南医院对 776 例 HCC 行射频消融治疗，其 1、3、5 年生存率分别为 76.8%、43.5% 和 30.7%，文献报道，射频消融治疗肝恶性肿瘤的 1、2、3、4、5 年总体生存率分别为 81%～96%、64%～77%、46%～54%、37%～52% 和 18%～36%。射频消融治疗配合经肝动脉化疗栓塞术可实现优势互补，提高疗效。

（熊华刚）

第四节　肝囊肿的介入治疗

一、手术适应证及禁忌证

　　1.适应证　①肝囊肿直径>5cm；②肝囊肿生长较快；③肝囊肿压迫周边重要结构引起较多临床症状的；④心理作用的因素导致思想压力过大，要求治疗的。

　　2.禁忌证　①任何出血倾向者；②心肌梗死；③严重恶病质者；④肝囊肿与胆管或腹腔交通者。

二、围术期处理

　　询问患者有无酒精过敏史，检查患者出凝血时间，血小板计数，凝血酶原时间，嘱患者检查时的配合注意事项，并履行同意检查的签字手续。

三、手术操作步骤

　　1.根据影像检查资料，选择最佳穿刺点及测量进针角度和深度，避开血管、肠管及肺等脏器。

2.皮肤消毒后,铺孔巾,局部麻醉,穿刺囊肿。穿刺成功后拔除内针,用注射器抽取囊液做细胞分析。

3.尽可能抽空全部囊液并计量,注入适当对比剂进行造影,观察有无外漏及是否与胆管交通。

4.注入99%的医用无水乙醇,注入量为吸出囊液的20%～25%,一次总量以不超过100ml为宜。乙醇注射完毕后在囊内留置15～20min,并适当变换体位,确保乙醇与全部囊壁充分附着。

5.回吸乙醇并计量,如果回收液体比注入的乙醇多时,则再次注入再次回收。最后再缓慢注入无水乙醇5～10ml保留,结束治疗,拔出穿刺针,局部包扎止血。

6.如果囊肿较大,需做多次硬化治疗的可保留引流管,间隔1周后经引流管再次进行第2次硬化治疗。必要时引流管也可保留1个月,1个月后再进行第3次硬化治疗。

四、并发症及处理

肝囊肿硬化剂治疗常见的并发症为胸闷、腹痛,多数患者可以忍受。乙醇中毒症状如头晕、面色潮红、或心跳加速等,一般不需特殊处理症状可自行消失。症状明显的可对症处理。当无水乙醇注入到血管、胆管或腹腔,可引起栓塞、神经中毒、胆管炎等。因此,在注入乙醇前,必须核实针尖位置,回抽无血或无胆汁,方可注入。

五、疗效评价

影响肝囊肿硬化治疗有效率的因素较多,各家报道不尽相同,主要包括囊液抽空是否完全、无水乙醇用量是否合适、乙醇与囊壁附着是否完全、作用时间是否充分、同时还与硬化次数及囊肿大小有关。通常多次硬化治疗较一次硬化治疗效果好,较小囊肿比较大囊肿效果好。一组对468例肝囊肿进行硬化治疗结果显示:治疗总有效率约89.6%;其中囊肿直径＜10cm的有效率为95.2%;囊肿直径＞10cm的有效率约51.6%。

(熊华刚)

第五节　胆道梗阻的介入治疗

一、经皮肝穿刺胆管造影的临床价值

由于胆管淤积性疾病的定位和定性诊断很难单凭实验室检查和临床检查做出,因此影像学手段至关重要。通过影像学手段可以确定是否有肝内和肝外的胆管扩张、结石、占位性病变以及胰腺病变。影像学检查包括超声、内镜逆行胆胰管造影(ERCP)、经皮肝穿刺胆管造影(PTC)、磁共振胆胰管造影(MRCP)、CT以及肝胆核素扫描等。其中以超声为首选,超声为非损伤性检查,诊断敏感性为63%～96%,特异性为93%～100%;但检查受肠气和肥胖等因素干扰,而且所用仪器的分辨率和检查者的经验亦影响结果及其准确性。此外,超声检查费用较低,还可进行多次检查对比以助诊断。胆囊切除术后的患者,常有胆总管扩张;肝硬化或原发性硬化性胆管炎患者在胆管有梗阻时,肝内胆管有可能不扩张,这些在诊断时应予注意,以免误诊。

ERCP、PTC、MRCP 及 CT 有助于进一步辅助诊断。ERCP 可同时显示胆管和胰管，诊断敏感性为 89%～98%，特异性为 89%～100%。ERCP 为损伤性检查，胆管显影率一般为 80%～85%，特别是 BillrothⅡ式手术或胆管十二指肠吻合术后患者插管难度较大。ERCP 的优点除诊断准确性高以外，还在于确诊的同时可进行相应的治疗，如乳头肌切开、取石、引流，以及胆总管狭窄的扩张和放置支架等。PTC 亦为损伤性检查，与 ERCP 比较，诊断敏感性为 98%～100%，特异性为 89%～100%。胆管不扩张者，不成功率为 2.5%。一般认为，肝内胆管不扩张，或怀疑胆总管下段梗阻、或怀疑十二指肠壶腹、胰头病变者首先考虑作 ERCP；肝内胆管扩张，或怀疑胆总管以上梗阻者则考虑作 PTC。ERCP 或 PTC 检查失败、或因病情较重不能接受 ERCP 或 PTC 者，可考虑作 MRCP。MRCP 无须用静脉造影剂，且可从不同切面清晰显示胆管系统分支情况，有助于发现梗阻病变。CT 可准确测定胆管直径，并提示胆管附近有无占位性病变以及胆管有无梗阻，且在连续断层片上观察分析胆总管扩张所致环状影的多少、位置和形状，可以判断梗阻的部位和病因。与超声比较，诊断敏感性为 63%～96%，特异性为 93%～100%。肥胖和肠气不影响检查，操作者技术的影响也没有超声那样明显。但 CT 检查需要用造影剂对比，检查费用亦高，对胆总管结石的诊断亦不如超声准确。肝胆核素扫描对诊断胆囊炎有一定帮助，但对黄疸的鉴别诊断则不够满意。特别是当血清胆红素超过 120～171μmol/L 范围时，肝细胞摄取核素标记的 lnunodiaceticacid 衍生物的能力受限，更影响检查结果。对于 CT、MR 和超声来说，仍大约有 10%～20% 的患者无胆道扩张的表现，原发病灶部位难于确定。其中恶性梗阻性黄疸，特别是胆管癌性梗阻性黄疸早期多数无特异性表现，文献报道仅 35% 患者可行根治性切除术和明确病理学诊断。多数早期的恶性梗阻性黄疸病灶小，超声多数不能直接显示肿瘤，使超声引导下的活检难于实施。由于 PTC 既可以显示胆管形态和病变部位，又可以追加胆管引流并对抽取胆汁进行分析以及经皮胆管病变钳夹活检等手段，因此 PTC 仍在肝胆疾病诊疗中发挥着不可替代的作用。

PTC 主要应用于以下方面：帮助诊断原因不明的梗阻性黄疸；除外先天性的胆道畸形；了解胆管术后有胆管梗阻表现的患者胆肠吻合口的情况；确定胆管系统内结石的数目和部位；鉴别肝内和肝外的胆汁淤积；协助诊断胆总管与十二指肠交界处的病变；间接诊断胆囊和胰腺的疾病，为进一步介入治疗做准备。

对于有出血倾向，治疗后凝血酶原时间得不到纠正者；对造影剂有严重危及生命的过敏史者；肝内血管瘤或血管畸形影响穿刺者；大量腹水者；穿刺部位感染者，不应选用 PTC 作为诊断手段。

在实施 PTC 前，应注意建立一条有效的静脉通道，同时有效地纠正凝血功能紊乱。术前可考虑使用广谱抗生素 1～2 天，因为胆道造影有 25%～36% 的感染率；如怀疑有胆道感染，应在 PTC 穿刺成功后，抽取胆汁做细菌培养和药物敏感试验，以帮助确定抗生素的使用。术前可给予患者一定量的口服或静脉用镇静剂，如：地西泮或巴比妥类药物，慎用吗啡，阿托品可视情况使用。术前一般要求禁食 4～8 小时，不要求严格的禁水。

以往 PTC 穿刺使用套管针，由于创伤较大，对穿刺次数有所限制，一般不能超过 10 针，从而使穿刺成功率大大降低。随着穿刺器械的改进，目前胆道穿刺均已采用细针。采用细针穿刺，只要不穿破重要邻近器官，在肝内反复穿刺的次数没有明确限制，故成功率均在 90% 以上。根据 JVIR 2003 年提出的 PTBD 技术指引，对于扩张胆道的穿刺成功率应在 95% 以上，对非扩张胆道穿刺成功率也应在 65% 以上。在实际操作中，仅用于造影的胆道穿刺要求要远低于介入支架或引流导管置入的要求。提高穿刺成功率的手段很多，文献报道较多的是超声实时引导穿刺。超声引导有优越性的观点主要来源于 1980 年在 Radiology 发表的一篇报道。随着技术的进步，这种观点已经落后，超声引导虽然有利于提高穿刺成功率，但并不利于病灶显示和进一步建立胆道引流。

使用改良后的穿刺针进行 PTC，虽然安全性提高，但是并发症仍需重视。Harbin 等 1980 年对 3596 例患者进行了追踪调查,并发症的发生率为3.28%。主要并发症有以下几方面:①死亡:发生率为0.14%。②败血症:发生率约1.8%,在有较长胆管梗阻病史的患者发生率会更高。因为在造影过程中,注入造影剂可以使胆道压力增高,从而将已经存在于胆管内的细菌逼入肝静脉,引发败血症。这种败血症可表现为高热、寒战、呕吐、低血压、休克等,并且血培养阳性。术前使用足量的广谱抗生素,穿刺成功后在注入造影剂前,适当抽取胆管内胆汁,降低胆管内压力,可减少其发生的可能性。③出血:发生率约0.28%。④胆漏:细针穿刺,胆漏的发生率为1.03%;粗针穿刺,胆漏的发生率为3.45%。⑤过敏反应(0.15%)。⑥肝动静脉瘘以及胆道出血(0.08%)等。

PTC常见的造影表现有①充盈缺损:结石的充盈缺损比较光滑,可表现为透明、多发、大小不等的充盈缺损;如嵌顿于胆总管下口亦可呈倒"U"字形的表现。恶性肿瘤的充盈缺损多不规则,可发生在肝门和胆总管下端。②狭窄:光滑的狭窄多应考虑良性病变;不规则的狭窄,则多为恶性肿瘤引起。管壁僵硬、不规则,多为肿瘤浸润的征象。③肝内胆管明显扩张,如扩张胆管柔软,形似"软藤",应考虑梗阻发生迅速,以恶性多见;如扩张胆管比较僵硬,则梗阻发展较慢,良性可能性较大。当然,发现扩张,应尽量将胆汁吸出,再注入造影剂寻找到梗阻的部位,并分析梗阻的特征。

由于很多情况下PTC是为进一步胆管引流做准备,所以PTC的任务不能仅停留在观察肝内胆管形态和发现病灶上。它还肩负着另外2大任务:①寻找最有效的引流通道(在下节详述);②判断建立胆管引流的价值。因为即使是以结合胆红素升高为主的黄疸病例,也存在一定比例并非由胆道梗阻所导致。这种现象最多见于肝移植后的结合胆红素升高。造影发现这类病例胆管造影时常呈细长的枯树枝样改变,类似硬化性胆管炎的铁线征,或者大量坏死后遗留的胆汁瘤改变,这些征象都提示由于排斥、缺血等多种原因导致胆管上皮大量坏死。此时胆管引流的价值对结合胆红素降低帮助不大。另外,胆肠吻合术后病例由于胆管失去了Oddi括约肌的活瓣功能,肠液反复反流入胆管,导致肝内胆管炎症和胆管上皮退变,这种情况进行引流效果亦不佳。因此,对胆管造影的分析也与引流效果直接相关。有文献指出,胆管扩张并非是进行胆道引流的客观指征。胆管扩张可分为以下几种情况:①胆管扩张并且压力增高;扩张但压力不高,胆汁有分泌,如胆囊切除后的胆总管和部分肝内胆管;②扩张但压力不高,胆汁无分泌,如胆管囊性病变;③不扩张压力不高,胆汁无分泌,如硬化性胆管炎。真正需要引流且能保证引流有效的只有第一种情况,测量注入造影剂后胆道增压曲线的变化可用来判断胆道属于上述哪种情况。这一思路提示,胆管引流的指针是需要减压的胆道而不是扩张的胆管。例如很多胆肠吻合术后病例,术后存在反复发热和黄疸,造影时胆管明显扩张,但造影剂可以流入肠道。对其实施引流未必能使症状得到有效改善。该类患者的胆道扩张是因为两个因素所导致,第一是失去胆囊后的胆管主动替代胆囊贮存胆汁而扩张,第二是反复逆行感染引起的胆管扩张。虽然造影时测压是一种较好判断引流指针的方法,但实际应用存在一定困难。实际操作中可以通过PTC穿刺成功后胆汁流出的滴速和造影时缓慢推注造影剂,观察胆管显影的次序来做出初步的判断。如果滴速较快,且造影剂注入后所有梗阻胆管均已显影而疑似梗阻段以下仍未见造影剂进入时,则可以考虑行进一步胆道引流。

二、胆管引流与内支架引流术的临床应用价值

梗阻性黄疸可引起全身性病理生理学改变,包括内毒素血症、免疫功能降低、肠道菌群移位等,直接影响到患者的治疗和预后。经皮穿刺经肝胆管引流术(PTBD)和胆管支架引流(ERBD)是降低胆管压力的一种有效方法,大量含有内毒素的胆汁引流出体外,可以不同程度减少患者发生致死性并发症的危险。无法手术切除的原发性或转移性恶性肿瘤所导致的黄疸,如胰腺肿瘤引起的黄疸是PTBD和ERBD最佳的适

应证。因为胰腺肿瘤在明确诊断后,已经有80%~90%的病例无法行手术治疗,并且能行手术治疗的死亡率亦高达20%。PTBD和ERBD为患者提供了有效控制黄疸、又可避免手术风险的途径,有效延长了患者诊断后的生存时间。PTBD和ERBD同时也适用于胆道肿瘤侵犯左右两侧胆道,因为这种情况手术切除同样也是很困难的。此外,当肝内存在多个原发或转移性肿瘤以及肝门部肿瘤引起黄疸时,使用PTBD和ERBD结合动脉灌注化疗栓塞术的双介入方法治疗,亦有较好的疗效。良性狭窄,尤其是胆肠吻合处的狭窄,95%与手术有关,同时这种患者再次手术仍有30%的复发率。在这种情况下,如先经PTBD和ERBD处理,减轻患者的黄疸,改善患者的一般情况,对进一步手术治疗有很大的帮助。在胆管梗阻引起的败血症的治疗上,PTBD不仅是一种最有效的方法,而且也是最安全最快速拯救生命的手段。初治便使用PTBD的患者死亡率为17%,而单纯外科手术处理有50%甚至更高的死亡率。至于术前是否使用PTBD和ERBD在肝胆外科界还存在争议。有学者认为,当梗阻性黄疸过深(血清胆红素大于$342\mu mol/L$),肝功能受损明显,有凝血功能障碍时,根治性手术风险极大,可行术前PTBD,待黄疸有所缓解后,约在2周左右手术较为安全,同时术前放置的导管为手术医师术中寻找梗阻病灶的位置提供了线索。从理论上分析,胆管引流被认为能减少梗阻性黄疸对可切除的病灶近端或远端胆管/胰头的潜在损伤,所以有利于改善患者术后的效果。在动物实验模型中,结果似乎也和前面的推测一致:研究者发现PTBD改善了肝功能和营养状况,减少了细胞因子的释放,减轻了内毒素血症,死亡率在这些动物模型上明显下降。反对意见认为,PTBD是一种侵袭性操作,并发症发生率较高。虽然PTBD是一种微创治疗,但其本身仍然可引起一系列并发症,如出血、胆管炎、导管堵塞和脱管等。临床研究也呈现与动物实验相矛盾的结果,最近的循证依据清楚地表明,在可进行手术的远端恶性梗阻患者中,常规PTBD没有产生理想的改善术后死亡率的效果。此外,PTBD还导致一些并发症。但这些资料大部分也存在过时或者方法学上的冲突。同样,我们也缺乏关于在近端梗阻实施PTBD的高水平循证研究以及优先治疗模式的探讨。另外在PTC或ERCP后的预防性胆道减压,可以防止含有致病菌的胆汁经穿刺针道进入肝静脉或淋巴管,从而可以避免败血症的发生。而ERCP术后引发的胆道感染、黄疸加重以及急性胰腺炎等严重并发症,通过PTBD便可得到控制。

由于设备材料的进步,目前建立一条胆道引流通道并不难。实现安全高效的穿刺以及保证理想的长期引流效果才是PTBD成败的关键。要做到这些,必须注意以下几方面。

(1)进针点最好低于第10肋,以避免导致胸腔感染。当然,也可在透视下嘱患者深吸气,明确穿刺侧的肺最下界,然后在低于这个下界1~2个肋骨的肋间隙部位穿刺。

(2)理想的胆管引流通道至少应具备以下几方面:①兼顾所有梗阻导致胆汁潴留的胆管,必要时可放置多条引流管进行多支引流;②引流隧道与引流胆管的夹角不应过大;③尽量多的引流管侧孔位于扩张胆道内,但在胆管外的通道(包括肝实质内隧道和皮下段)都不应遗留任何侧孔;④导管引流侧孔不能全部位于狭窄段;⑤肝实质内隧道最好不经过肝内任何血管结构;⑥引流管置入后应考虑呼吸运动对引流管的影响。但在实际操作上很难做到面面俱到,如何建立引流途径,一方面要视操作者的习惯和对该入路的熟练掌握程度,更重要的是取决于患者的病情以及术前对患者相关影像资料的认真判断。假如患者多条胆管存在独立的狭窄梗阻,还应考虑建立多条引流途径同时进行引流。在穿刺和建立引流途径时有一定规律可循,例如:导管在肝实质内的距离越短,胆汁外渗的发生率会越高;扩张胆管内引流管侧孔越多,引流效果越佳;安全预置段越充分,胆汁性腹膜炎发生可能性越小。

胆管梗阻引起的黄疸,既造成局部损害也会造成全身的一系列影响。正如前述,术前减轻黄疸是否降低手术危险性尚无定论。寻找客观的、综合的、与预后密切相关的评价指标,不仅可以衡量减轻黄疸的应用价值,还可以判断手术的危险性,使手术和介入的选择更为合理。研究表明以下因素与预后有较密切关系。

1.胆管感染　胆汁淤积可以继发细菌感染,加上胆道压力上升促使细菌和内毒素反流入血,引发败血症和感染性休克。在良性病变中,胆管结石、急性胆管炎最常见,由于胆管内压力骤然变化,造成细菌和毒素的反流,临床上可出现全身性感染表现。及时手术去除梗阻因素可以迅速缓解症状,故病死率低。相反,恶性病变随着肿瘤的生长发展,梗阻逐渐由不完全至完全,胆道内压力逐渐上升,因而临床上早期出现感染者少。尤其是胆囊管开口以下的胆管病变,如壶腹周围病变者,由于有胆囊的缓冲作用,压力上升缓慢,细菌毒素反流入血的概率可能较小。而肝门部占位发生感染几率较高。由于肿瘤患者的免疫功能下降,全身情况难以耐受感染,统计结果显示,白细胞$>15\times10^9/L$时病死率显著上升。因此,对术前已有中、重度感染的恶性梗阻性黄疸患者行 PTBD 降低胆管压力,在介入治疗期给予足量有效的抗生素可有效降低并发症的发生率和病死率。

2.肝功能与预后的关系　不同程度的胆管梗阻可引起相应的肝脏损害,梗阻时间越长、梗阻越完全,对肝脏的损伤越大。转氨酶、血清胆红素和血清清蛋白的水平均提示肝细胞损伤的程度,其中丙氨酸氨基转移酶是一个急性指标,在胆管结石并发急性胆管炎时可以明显升高,而在恶性长期梗阻患者中不升高或轻度升高。良性病变急性起病为主,病程大多较短,总胆红素呈轻~中度升高为主($<86\mu mol/L$);而恶性病变病程长,梗阻完全,对肝脏损伤程度较重,血清总胆红素水平多呈中~重度升高($>86\mu mol/L$),且非酯型胆红素亦同时升高。虽然无法证实恶性患者血中胆红素水平的升高是否增加病死率。但具有毒性作用的非酯型胆红素在血液中主要和清蛋白结合,如果后者含量不足,它就会同其他有机阴离子结合而产生毒性作用。因此,当总胆红素明显升高与清蛋白降低同时存在时,病死率将明显升高。而仅胆红素单一升高时,病死率的升高并不显著。另外,血浆清蛋白尚是一个反映肝功能的慢性指标。正常肝脏每天合成 10g 清蛋白,而肝功能不全者明显下降。由于血浆清蛋白的半衰期为 22 天,因此清蛋白水平下降从一定程度上反映了梗阻时间长、肝功能损害严重。在恶性梗阻性黄疸中,清蛋白水平低于 35g/L 者病死率显著高于正常水平者。

3.肾功能与预后的关系　肾衰竭和梗阻性黄疸的关系很早就被人们所重视。胆道梗阻所并发的多种病理生理异常,包括内毒素血症、高胆红素血症、胆盐的刺激和低容量血症等等均可导致肾功能不全。Fogarty 等回顾了 1960~1994 年文献报道的 2164 例梗阻性黄疸并发肾衰竭的病例,统计结果其发生率为8%,病死率高达 68%。有学者的研究显示,梗阻性黄疸中肾衰竭的发生率为 6%。其中恶性患者中,术前4 例处于尿毒症期(BUN>20mmol/L),除 1 例行内引流术后存活外,其余 3 例均死于肾衰竭;6 例术前处于氮质血症期,仅 1 例在行内引流术后存活,但上述 2 例存活者肾功能均无明显改善。总病死率远高于无肾功能不全者(80%vs23%,P<0.01)。

关于选择使用何种方式作引流的问题,临床资料表明,无论是 PTBD 还是 ERBD 在排除导管或支架堵塞等器械并发症的因素后,在临床治疗效果上无明显差别。同时两者分别都存在一些优缺点。胆管内-外引流术的优点为操作方便,引流管冲洗方便,便于观察引流效果;其缺点是患者身上长期带有引流管,对患者造成不必要的精神压力,同时也增加了胆道感染和胆汁漏以及胸腔感染的发生率。塑胶胆管支架的优点是,在一定程度上克服了内外引流术的上述缺点,其缺点是塑胶胆管支架发生梗阻后,一般必须更换或重新置管。上述两者存在一个共同的缺点:易移位和脱落。金属内支架就是基于克服这个缺点而应用于胆管介入的,虽然金属内支架仍有一定的移位可能,但远低于前两种方式。同时它还具有通畅时间长,不易堵塞,不透 X 线,定位准确等优点,但价格昂贵。但支架内胆泥沉积仍是目前尚未解决的难题。胆道内支架的研究虽然不涉及凝血活性等因素,似不如血管内支架那样复杂,但胆汁同样也会类似血液一样在支架上沉积,形成胆泥,最终导致胆管支架的堵塞,因此胆管支架的组织相容性同样是目前探讨的一个热点课题。在早期的试验中,Kerlan 等认为决定支架通畅率的主要因素有三方面:管径、压力梯度、胆汁流变学,同时认为肠液的逆流也是导致胆管支架梗阻的一个值得注意的因素。但此后 Lammer 的研究发现,支架材料对于支架本身的通畅时间有更大的影响。近期的研究表明,在支架上附着生长的细菌可产生具有分解胆盐的糖蛋白,其有可能加速支架的堵塞。

　　临床资料显示:塑胶支架管的梗阻率为 6%～27%,同时有 3%～6% 发生滑脱。由于上述原因,41.7% 的患者需要更换所放置的支架。金属支架显然在这些方面比塑胶支架优越。在既往的研究中,人们尝试使用更大直径的内涵管解决 8～10Fr 内涵管堵塞率较高的问题,但鉴于置入过程中的疼痛和置入技术难度较大很难推广。研究表明,对塑胶支架管材料和形状的改良都未明显改善其通畅率。当然,对于恶性肿瘤患者来说,患者的生存时间与支架的通畅时间是同样要考虑的问题。有临床随机研究比较了放置塑料支架与金属支架作为远端恶性胆管梗阻姑息性治疗方法的疗效。在平均通畅时间方面,金属支架(3.6～9.1 个月)明显优于塑料支架(1.8～5.5 个月),但没有发现在中位生存方面两者存在明显区别。虽然金属支架价格较高,但如果对比包括住院费用在内的整体成本,由于金属支架对比塑料支架大大降低了再次介入的频率,故对于预计生存时间较长的病例金属支架具有更低的整体费用。近来有报道认为,塑料支架更适用于预期预后较差、长期生存期望值不高(如肝脏存在转移)且再次介入治疗必要性不大的病例。如果预期生存期超过 6 个月,金属支架就应考虑为首选的治疗措施。而在预期生存期小于 6 个月的病例中,临床研究显示金属支架和内涵管有相似的结果,故应该优先考虑采用内涵管治疗。另一方面,Dahlstrand 等主张在置入金属支架前,先给予暂时的 PTBD 引流约 1 个月的时间。采用这种渐进式的做法,有利于将那些因为病灶迅猛进展和肝功能很差的病例排除在支架置入之外,同时由于 PTBD 改善胆汁的代谢,修复胆道的损伤,支架置入后的远期效果更为理想。

　　另一方面,不同的病理类型和病灶位置对放置支架后的病理转归和疗效亦存在较大的影响。例如 Bismuth-Corlette 分型 typeⅡ 以上的胆管梗阻,单一支架并不能解决双侧引流问题,所以临床上常会采用 Y 型或 X 型双支架置入法来解决胆管梗阻。而对于 typeⅣ 以上分型的胆管梗阻,一般不主张支架置入治疗,必要时可考虑采用多管单纯外引流和内外联合引流结合的方式治疗。多数研究表明,肝门部胆管梗阻的支架置入效果明显差于远端梗阻。而 >1cm 直径的支架在远期通畅率上也明显优于 <1cm 的支架。研究也发现支架覆盖狭窄段前后大于 20mm 以上的的病例有关支架失败的风险存在下降的趋势。

三、胆管引流的并发症和处理原则

　　胆管引流的并发症按照发生原因不同可分为导管支架相关并发症和非导管支架相关并发症,下面分别阐述。

　　1.导管支架相关并发症

　　(1)导管周围胆汁漏:与引流通道在肝实质通过途径过短有关。另外,窦道形成后,更换引流管不恰当也会引起导管周围胆汁漏。

　　(2)血性引流液:原因很多,常见的有胆道血管瘘,由于引流管同时穿透了血管(肝动脉或门静脉)和胆管所致,为诱发败血症的原因。穿刺时应尽量避免。胆道静脉瘘所引起的血性胆汁在术后使用止血药后一般可治愈,胆道动脉瘘必要时可行肝动脉栓塞治疗。放置引流管时多狭窄段主动或被动的扩张,有时也会引发病变出血,一般不需特别处理,但要防止血块堵塞引流管。

　　(3)导管堵塞:内外引流较多见,常因为肠内容物反流引起。通过定时冲洗可以预防。另外感染、胆泥综合征、出血等都是导致导管梗阻的原因,建议术后口服熊去氧胆酸以及广谱抗生素预防。

　　(4)胸腔积液及血胸:一般由于穿刺点选择不正确,或穿刺盲目偏向头侧所致。只要使用正确的操作方法,同时在穿刺时注意透视监视,完全可以避免该并发症的发生。

(5)胆汁性腹膜炎:最常见原因是引流管脱出,侧孔露出于腹腔造成。另外拔管后,未对窦道进行处理,导致窦道外渗也比较常见。

(6)消化道出血:常见于支架置入后,主要由于支架刺激病灶引起;另外支架释放定位不佳,支架位置过低,尾端顶撑胆道十二指肠开口对侧肠壁,也可引发十二指肠溃疡甚至穿孔。

2.非导管支架相关并发症

(1)类败血症反应:此为最多见的并发症,因为梗阻的胆道常合并有感染,穿刺和引流管置入过程有可能将这些细菌带入血中。胆道造影推注造影剂过快和压力过大都是引起菌血症的原因。围手术期使用足量的抗生素可有效地避免其发生。

(2)术后水电解质紊乱:过度引流引起,特别是内外引流可能导致肠液丢失。内外引流适时关闭外引流,控制引流量,同时多途径补充丢失元素,可避免严重后果。

(3)心力衰竭和术中胆心反射:发生率并不高,但后果可能很严重。所以胆道介入操作必须配备心电监护,术中参与人员密切观察,一旦发生及时处理,可避免严重后果发生。

(熊华刚)

第六节　肝移植并发症的介入治疗

一、肝移植后胆管并发症的影像学评价和介入处理

胆管并发症是原位部分肝移植后严重影响患者生活和生存的重要问题,其发生率约25%,儿童比成人更高,有报道认为小儿胆管并发症发生率可达38%。多数胆管并发症见于移植术后前3个月。其主要病理改变为胆管狭窄或胆管阻塞及胆管穿孔,前者可引起移植肝淤胆性改变,最终导致胆汁性肝硬化或移植肝无功能,需经特殊处理或再次肝移植才能逆转恶性病理改变;后者可引起患者急性胆汁性腹膜炎,如不及时确诊与处理,进一步发展成为化脓性腹膜炎,危及生命。

从理论上讲,整体肝移植术后胆管并发症相对发生率较部分肝移植术后胆管并发症发生率为低,两者的发生机制也有所不同。由于胆管并发症的临床表现和生物化学改变没有特异性,可类似于排异反应,因而必须进行影像学评价。胆管并发症通常可分为吻合口并发症和非吻合口并发症。吻合口并发症中以胆总管空肠吻合术后发生较多,尤其多见于小儿,其次为胆总管端端吻合术后。T管出口瘘症状较轻,预后较好。引起胆管梗阻的原因同样可分为吻合口狭窄、非吻合口狭窄以及胆泥淤积,非吻合口狭窄约1/4是由于肝动脉狭窄或血栓致供血不足,此外的病因还有慢性排斥反应、保存期损害、巨细胞病毒感染、复发性硬化性胆管炎、上升性胆管炎等。在胆管并发症中,非吻合口并发症是常见且预后较差的一类。非吻合口狭窄主要病变表现在供体肝胆道,也就是吻合口以上水平。可表现为节段性扩张和狭窄,多数以肝门部胆管病变表现最严重。有时可见较大的胆汁瘤出现。部分病例则表现为类似硬化性胆管炎样的铁线样胆管改变。而发生于吻合口的狭窄则是由于瘢痕形成并有收缩,表现为供体胆管均匀扩张,偶尔也可能是由于患者胆管癌复发所致。胆管阻塞还可以是由于浓缩而稠厚的胆汁以及从损伤或坏死的胆管壁排出聚积的胶原蛋白组织,浓积淤结成团阻塞胆道所致。胆泥淤积一般发现于肝脏移植后数天至数年,主要发生在肝总管和大的肝内胆管。超声和CT有助于胆管阻塞的诊断,但超声诊断正常的胆管,也不能排除胆管阻塞

的可能性,因而常常须行直接的胆管造影,如经 T 管胆管造影或经皮肝穿胆管造影(PTC)或逆行性内镜胰胆管造影(ERCP)来证实,Barton 等认为胆管造影是唯一准确的影像学诊断方法,诊断肝移植后胆泥淤积发现率达 100%,表现为完全性瓶塞样的胆管梗阻或部分充盈缺损。胆管造影对确定胆管梗阻和胆管病变均有帮助,而非创伤性的超声和 CT 检查对不能进行胆管造影的患者和小儿患者亦十分重要,可以发现肝内、外胆管扩张、胆管脓肿,并可观察引起胆管病变的血管性改变。

磁共振胰胆管造影(MRCP)亦是无创性诊断方法,近年应用较多。由于新一代的高磁场磁共振机和相位序列线圈的应用,仅需 4 秒的时间就可以获得高质量重 T2WI 的图像,消除了以往 MRCP 存在的运动伪影,从而使 MRCP 在诊断肝移植后胆道并发症中的假阳性率大大降低。Ann 等报道的 1 组病例应用 MRCP 全部可做出准确诊断。但 Bridges 等通过对 25 例肝移植术后病例采用传统 MRCP 和胆道造影剂增强的 MRCP 对比研究认为:使用胆道造影剂增强的 MRI 在诊断肝移植后并发症上仍明显优于普通 MRCP(P<0.001)。

对于单纯手术操作所导致的胆管吻合口狭窄,经皮肝胆道扩张术的疗效是较好的。非吻合口胆管狭窄的病因学比较复杂。对于该类并发症的处理方面一直未有统一的意见,对于该类并发症的介入治疗也未有统一的意见。一般认为在等待再次肝移植时,使用经皮肝内胆管内外引流术(PTCD)是治疗阻塞性黄疸较好的选择,在防止黄疸进一步恶化方面有效率可达 80% 以上,但远期效果不理想,多数病例使用该方法无法根本缓解肝功能的衰竭。在进行 PTCD 中,由于移植肝在腹腔缺乏固定的组织结构,术后移植肝可能存在扭转,导致穿刺难度加大。所以术前对肝脏的 CT 或 MR 扫描不可少,它将大大减少穿刺次数,使对移植肝的损伤降至最低。使用介入手段作为非吻合口狭窄终极治疗手段的报道很少,有文献提出经皮肝内胆管球囊扩张术是治疗该病并发症的可选方案之一,但其中远期疗效仍欠理想。使用金属胆道内支架治疗该并发症的近期疗效多在 45% 左右,远期疗效为 20%。虽然部分病例在介入术后需要再次介入治疗来处理再狭窄或胆泥在支架内堆积的问题,但胆道支架仍优于单纯的胆道球囊扩张术。总而言之,对于肝移植后非吻合口的胆道狭窄,采用介入手段治疗有利于控制病情进展,但必须密切观察病情变化,另一方面应考虑积极寻找再移植肝源,随时准备再次移植。

胆瘘是肝移植术后另一种胆道并发症,它可以导致凶险的败血症和死亡,通常于术后早期发生,其发生率在 3.2%~23% 之间。胆瘘主要发生于吻合口、T 管引出口和缺血坏死的胆管处。吻合口胆瘘多发生于术后早期,常与技术因素有关。由于胆道吻合方式的不同而区分为胆总管-胆总管吻合口瘘和胆总管-空肠吻合口瘘。胆瘘也可以因为拔除 T 管或早期 T 管意外脱出而发生于 T 管引出口。早期 T 管意外脱出多源于腹腔内 T 管长度不足、T 管固定不牢、患者过度肥胖或移植术后发生严重腹胀或腹水。按计划拔除 T 管之所以发生胆瘘是因为过度的免疫抑制使瘘道形成不良。肝动脉血栓等引起胆管坏死也是导致胆瘘的重要原因之一。超声是初步检查方法,胆瘘可表现为肝门周围发生液体积聚。胆道造影可以明确诊断胆瘘并确定其位置,了解胆管树的形态。胆瘘时胆道造影可见到造影剂外溢,其中发生于 T 管周围的胆瘘外溢的造影剂呈直线状。胆道造影的方法在有 T 管引流的情况下可以很方便地经 T 管造影,在未置 T 管或 T 管已拔除时,可以通过 PTC 或 ERCP 行造影。在除外肝动脉血栓的情况下,多数胆瘘可通过胆道减压治愈。对于胆总管-胆总管吻合口瘘,如果是早期,T 管未拔除,可通过重新开放 T 管进行减压;如果未放置 T 管或 T 管已拔除,则可以通过 PTC 放置胆道引流管行内外引流,也可通过 ERCP 放置鼻胆管或胆道内涵管引流。对于胆总管-空肠吻合口瘘,少部分可通过 PTC 方法放置内涵管而治愈,但大部分需行手术重新吻合。术后早期 T 管引出口胆瘘,在重置 T 管引流后,可自愈而无须手术治疗。对于 T 管脱出而瘘道尚未形成的胆瘘,以前认为必须行手术修补,但目前认为通过 PTC 或 ERCP 技术放置内涵管或鼻胆管引流可使超过 90% 的瘘口闭合。至于因肝动脉血栓引起胆管坏死导致胆瘘者,胆道介入技术往往无效,治疗方法是介入肝动脉血管成形术、再血管化手术或再次肝移植。另外胆瘘时肝下间隙积聚的胆汁可在超声引导下穿刺引流。而对于保守及介入疗法无效的胆瘘,应及时行手术修补或再次肝移植。

据 Zajko 等报道,在 56 例肝移植术后通过经皮肝胆管造影术发现了 4 例胆管结石。这些病例都通过外科方法得到了治疗。有学者认为介入方法对于处理导管可到达部位的非嵌顿性结石有帮助,胆管下段的结石可以通过导管推入小肠,而较高部位的结石则可以使用网篮取石法取出,对于取石途径选择应尽量避免对吻合口的损伤,必要时应对狭窄的吻合口进行预先的球囊扩张。这种方法也可用来处理胆道脱落物或胆泥块导致的胆道狭窄。

二、肝移植后动脉并发症的介入诊疗

血管并发症是肝移植术后最严重的并发症之一,它是一种可能导致移植物功能丧失和患者死亡的直接原因。其中动脉并发症是较常见且较难处理的并发症,它可以分为肝动脉血栓(HAT)、肝动脉狭窄、假性动脉瘤等。

因为肝动脉吻合口在所有肝移植吻合管道中是最小的,所以肝动脉的吻合是肝移植吻合操作中难度最大的一步。故 HAT 是肝移植术后血管并发症中发生率最高的,其发生率是门静脉血栓的 10 倍。据有关文献的统计,HAT 在成人的发生率为 2%～12%,儿童大约 6%～26%,小于一岁的婴儿情况就更差(31%)。同时,肝动脉血栓的预后又是肝移植后并发症中最差的,文献报道死亡率在 70%～75% 之间,因此肝动脉血栓备受临床医师的重视。

肝动脉血栓一般发生在肝移植后的 5～7 天内,也有数例在 6 个月后形成晚期血栓的报道。其临床表现多种多样,可表现为大片的肝坏死征象,如发热、菌血症、肝性脑病以及移植肝功能的急性进行性衰竭,另外胆道并发症也比较常见。肝动脉血栓形成常导致移植失败的主要原因是肝移植后肝动脉成为肝唯一的供血动脉,其他原肝周围的多条供血动脉都在移植术后中断了供血。当 HAT 形成后,不再有侧支循环予以代偿,这时依靠肝动脉供血的肝脏各种管道系统如:肝内胆管、肝门淋巴系统、门静脉管壁等就会处于缺血状态。同时有人还认为在移植后,当供肝在保存液中放置时,肝内门静脉小分支内会逐步有血栓形成,肝动脉对这些门静脉供血不足的部分起着很重要的代偿作用。第三个提示肝动脉供血重要性的原因是肝动脉在肝移植后负担着肝脏 60% 的供氧。另外,移植肝热缺血理论也是保证肝动脉供血的一个重要依据。热缺血是指移植肝在门静脉血流恢复后,因为在供体肝复温后,肝内管道系统的代谢也随之增加,而此肝动脉供血不足会导致代谢产物的滞留,从而导致这些结构更快的坏死,也就是说,在门静脉血流恢复后,HAT 的损害可能会更加严重。

虽然 HAT 的精确诊断有赖于血管造影检查,但由于 HAT 的介入治疗有效率随时间推移急剧下降。所以非创伤性影像监测对于早期诊断至关重要。多普勒超声对肝动脉情况可能难以直接判断,但可由其特殊的 Doppler 波形提供间接的信息。早期超声波谱表现为肝固有动脉舒展期血流速度的减慢,继而信号的完全消失。肝内动脉分支由于少量侧支循环的存在,有时仍能探测到动脉波谱,但是如果 SAT 大于 80 毫秒或 RI 小于 0.5 时提示肝动脉出现了狭窄或血栓。但 Doppler 超声在监测血管并发症时存在一定的局限性,如受操作者主观因素影响较大,检查时由于超声束与血流的夹角、探测距离等因素的影响,在一定程度上影响了 RI、PI、SAT 等指标的稳定性和可靠性。RI 是一项主要反映血管顺应性的指标,它受到动脉收缩压和舒张压的影响,在肝移植术后,肝脏肿胀、邻近肿物或积液逼迫、流出道狭窄会导致 RI 升高;动脉吻合口狭窄、血管迂曲延长等因素会导致 RI 降低。故导致肝移植后肝动脉灌注量改变的因素仅是引起 RI 变化的其中一项因素,但并非唯一因素。根据文献报道,使用 RI<0.5,SAT>80 毫秒的诊断指标,CDI 诊断的灵敏度和特异度为73%左右。单凭一次超声的阳性结果,难以确诊。连续超声动态观察对诊断有一定意义,但是存在延误诊断及时性的危险。在笔者的研究中有1例HAT的典型病例,该病例从临床第一次发现RI<0.5(为0.49)到CT灌注成像(CIP)诊断动脉血供消失以及血管造影显示动脉完全闭塞仅经过了3天的时间,当时立即实施溶栓都无法获得再通,肝功能进行性损害,CT检查显示肝实质内可见大量液化坏死灶,再次肝移植后1周死亡。对再次肝移植时取得的原移植肝标本进行病例检查显示存在大量的凝固性坏死和小动脉微血栓。可见Doppler超声对肝动脉并发症的诊断灵敏度和特异度以及诊断及时性都存在一定缺陷,所以当Doppler超声一旦提示出现肝动脉并发症早期征象,有必要立即进行其他影像学检查。其中多排螺旋CT的血管造影和CT灌注成像检查可提供很多有诊断价值的信息。

理论上,CIP可以在肝移植后动脉并发症中发挥作用,但目前临床应用并不多。因为以正常人灌注量为参考,按(0.16±0.02)ml/(min·ml)为标准,动脉狭窄度大于50%时,方能显示出灌注量上的差异,这意味着CTP在诊断肝动脉狭窄与数字减影动脉造影术(DSA)存在一定差异。按照该标准会产生较多的假阴性病例。笔者曾对1例肝移植后17天的动脉狭窄病例行动脉内球囊扩张后进行CTP测量,我们发现虽然动脉狭窄程度已减轻至70%,但动脉灌注量仅为0.0802ml/(mm·ml),小于同期无并发症灌注指标,结果此病例术后肝功能恢复不理想。所以我们认为,因为在肝移植后一定时间内肝动脉灌注相对正常人存在增加的趋势,而且肝移植后肝动脉灌注是必不可少的,所以对移植后肝动脉并发症进行诊断,首先必须明确同期肝移植后的肝动脉灌注量范围,并以此建立依据。我们在临床研究中发现,采用RI<0.5作为诊断标准,其敏感度可达到100%。在诸指标中,RI较其他指标更适于作为初筛诊断试验的指标。但其阳性预测值仅为50%,所以其作为单一指标,因为其阳性诊断价值有限,导致临床需要根据动态观察做出判断,这无疑对及时诊断及治疗不利。如果增加CrIP扫描,选取了肝动脉灌注值0.1ml/(min·ml)作为诊断标准。其理论假阳性发生率6.06%左右,这将使阳性预测值提高到一个理想的水平,有利于动脉并发症的及时治疗。另外,CT灌注成像对动脉并发症介入治疗疗效判断方面也能提供有价值的信息。

多层螺旋CT还可行三维血管重建,可以准确地显示肝动脉的解剖及解剖变异,可与血管造影媲美。与一般的螺旋CT比较,快速的多层螺旋CT扫描可迅速地覆盖整个肝脏,做到极佳的空间重建,增强扫描则可进行小血管的CT血管成像,不仅显示完整的解剖形态,还可发现狭窄部位及程度。Katyal等对18例肝移植术后患者(术后4～168个月)进行了多层螺旋CT增强扫描,结果示4例肝动脉狭窄,2例肝动脉血栓形成并完全梗阻,1例见胃左动脉的侧支循环,1例肝右动脉假动脉瘤,1例脾动脉瘤,1例门静脉狭窄,其显示的部位和程度均与随后进行的血管造影结果相同。LegInann等提出,利用最大密度成像(MIP)的螺旋CT检查可诊断肝移植患者的肝动脉血栓,所用对比剂总量为105ml,注射速率为1.5ml/s,随后25ml的注射速率为2ml/s;在团注对比剂后70秒进行5mm层厚螺旋扫描,肝动脉血栓表现为肝内动脉分支缺失或模糊,并可显示特殊的解剖细节,还可评价肝实质坏死的范围,其定性准确率很高。因此,螺旋CT已成为诊断肝移植后动脉并发症的重要手段。

肝移植后肝动脉血栓在血管造影的表现,与其他动脉血栓的表现基本一致,常见的表现为动脉期血管血流的中断、血流缓慢、不连续,血管壁不光滑、充盈缺损,造影剂呈现浓淡不一的层流或湍流现象,部分肝段肝动脉不显影;另外要注意实质期存在的部分肝实质相对染色浅淡现象,它提示肝内小动脉血栓的存在。肝动脉造影之前,要明确了解手术方式,部分肝移植手术不单只吻合肝固有动脉,还进行了副肝或迷走肝动脉的吻合,因为侧支循环建立后会对肝动脉供血区域甚至肝动脉血流方向速度产生影响,如不作全所有肝供血动脉的造影,就有可能误诊为HAT。因此,有必要在进行选择性动脉造影前进行腹主动脉的造影,明确肝脏供血动脉。在腹主动脉造影之后可使用Yashiro导管挂在腹腔干上造影,而不要第一步就进行导丝引导下的超选插管造影。当然造影剂应选用非离子型等渗造影剂为佳,大量临床资料都认为,这种造影剂造成严重肾功能损害罕见,因而使用在肝移植后的诊断是非常安全的。通过造影确诊肝动脉并发症可以进一步选择介入治疗。

大多数文献认为,在进行血管造影确诊 HAT 后,进一步的介入治疗是必要和可行的。介入治疗的手段主要是血管成形术和溶栓术。保留导管大剂量尿激酶溶栓术,在 HAT 形成后的 24 小时被证实有效,但在 HAT 形成超过 24 小时后效果欠理想。同时最好选用更快速的溶栓药物,比如 r-TPA 等。血管成形术,在肝动脉狭窄或未完全闭塞时可以采用。中山大学附属第一医院一例使用溶栓治疗的病例,成功地将肝动脉主干的血栓溶解,但之后的造影显示肝内小动脉血栓无法得到彻底的溶解,同时获得再通时间经历了 4 天,所以患者肝功能未得到有效改善。另一例使用了肝动脉成形术(PTA)和内支架置放术,术后肝动脉血流得到了相对较长时间的改善。上述两例病例,在操作技术上都获得了成功,我们认为肝功能难以得到持续改善的一个原因与诊断的及时性和溶栓药物的选择缺乏经验有关。另一例全身溶栓的患者未发现任何肝动脉血流改善的趋势,提示全身溶栓对 HAT 基本上是无效的。根据我们的初步经验认为,介入治疗肝动脉血栓和狭窄仍然是可行的,而联合使用保留导管溶栓和内支架血管成形术有可能会有更理想的效果。国外的临床实践和报道亦指出联合溶栓和血管成形术可以获得令人满意的效果,Hidalgo 等所报道两例病例均获得良好的中期疗效。另外,在肝移植后的肝动脉并发症的介入操作上,如果进行溶栓治疗,并无必要行超选插管,因为一般的肝移植后腹腔动脉不存在较多的动脉分支,将导管保留在腹腔干起始段就可以保证肝动脉内存在高浓度溶栓剂。当然也可使用带侧孔微溶栓导管保留在血栓内,使用脉冲高压注射溶栓。但要注意在置入微导管时不要在肝动脉内盲目或粗暴地进出导丝,因为肝移植后的肝动脉比非移植后肝动脉更容易痉挛和损伤。由于不能像门静脉并发症一样可以进行测压,笔者认为,溶栓效果应以术后造影达到管壁光滑,肝内各分支显影充分,肝实质染色均匀为理想。另一方面,在患者有条件实施外科再血管化手术时,造影确诊后进一步介入治疗是否必要目前并无统一的结论。进一步的处理应根据两种操作的难度和可行性,由移植科、血管外科和介入科医师共同讨论决定。但保留导管溶栓作为造影之后的介入措施,实施并无技术困难。同时又不会为进一步手术增加困难,而只会提供方便,临床应用有一定优势。

肝动脉狭窄(HAS)的发生率较肝动脉血栓少,大约为 5%～11%。但大多数肝动脉狭窄会进一步发展成严重的并发症,其中一部分可能发展成为肝动脉血栓,使处理更困难。肝动脉狭窄 70% 发生在吻合口一侧,所以手术是导致肝动脉狭窄的主要原因,而排斥反应则为肝动脉狭窄的另一常见原因。肝动脉狭窄临床表现类似于肝动脉血栓,常通过超声检查发现。超声发现吻合口血流收缩期大于 200cm/s,高度提示吻合口狭窄存在可能。根据笔者经验,结合 CT 灌注成像检查可以更快速诊断 HAS。当然诊断肝动脉狭窄的金标准仍是血管造影。传统对肝动脉狭窄的治疗需再次手术行血管吻合,最近几年的临床实践证明介入腔内血管成形术对该并发症有肯定的作用。同时,在行移植术 1 周后成功使用 PTA 解决动脉狭窄的报道也证明 PTA 是安全可靠的,只要选择合适的导管和球囊,动脉撕裂完全可以避免。在行 PTA 前要考虑的因素主要有:狭窄部位是否邻近分支开口和是否位于扭曲的血管床中、动脉的直径、患者的手术耐受等。为防止血管内膜的损伤,术中主张使用 0.014～0.018 的引导导丝,必要时要采用 4～5F 的球囊导管。使用冠脉球囊也是较好的选择,其操作并发症可明显降低。文献认为术后超声定期复查非常必要,同时狭窄复发首选仍为 PTA。动脉金属内支架在动脉并发症的应用尚难以获得满意效果,其原因有:肝移植后的动脉往往迂曲;中小型血管内支架的远期疗效尚不满意;释放支架的器械也难以满足肝动脉直径要求。在异位肝移植中,于转流的髂动脉放置支架亦有成功报道。有学者认为,基于介入器械的改良,经多次 PTA 仍无法解决的动脉狭窄,仍可考虑采用动脉支架来治疗。Orons 对 21 例肝移植后肝动脉狭窄的病例实施PTA,其中 17 例获得了良好的疗效。我院 3 例肝动脉狭窄的患者,2 例实施了 PTA 术,1 例在 PTA 术后放置了支架,其中2例均成功地完成了操作。另一例在造影确诊后,实施了吻合口修整术。3例均获得了较好的近期疗效,虽然有2例PTA远期疗效欠佳,但术后超声复查肝动脉血流一直满意。肝移植后1周内的肝动脉吻合口狭窄选用PTA操作应谨慎,即使选用也应注意扩张时间和选择微球囊扩张,过度扩张有导致肝动脉破裂的可能,而长时间扩张不利于移植术后早期肝脏的存活。

其他动脉并发症还包括假性动脉瘤、动静脉瘘以及动脉胆管瘘,经常是由于肝移植术后的穿刺活检造成,这些并发症同样会对移植肝的存活造成不利影响。超声对该并发症有提示作用,确诊依然依靠动脉造影。在动脉造影明确诊断后,大部分患者需要进行栓塞。栓塞材料一般采用不锈钢圈,因为合适直径的不锈钢圈可以避免对病变附近的正常肝动脉造成栓塞,最大程度地保证肝动脉血流不受影响。某些患者无任何相关的临床和实验室检查异常,由于其他原因进行血管造影偶尔发现动静脉瘘或假性动脉瘤,这类患者往往不需要行介入治疗。

三、肝脏移植后静脉并发症的介入处理

肝脏移植后静脉并发症包括门静脉并发症和肝下腔静脉并发症。门静脉血栓和狭窄在肝移植后的并发症中不属多见,其发病率小于2%,但危害较大。

门静脉并发症典型的临床表现是因门静脉高压引起的上消化道出血,但也可无任何症状或仅轻微的肝功能异常。在处理门静脉并发症上,经皮肝穿PTA术被公认为一种有效的方法。Nigel三例门静脉狭窄病例有两例显效,而Brain等报道在20例小儿肝移植后门静脉狭窄病例中有16例成功地进行了PTA术,其中11例进一步实施了支架放置术,该16例患儿均获得良好的中期疗效,保持门静脉通畅的时间最长达到了29个月,平均20个月。操作要注意的是不要过度扩张门静脉,以免血管破裂;在扩张后,应注意将穿刺途径使用明胶海绵栓塞。对于支架置入术的指征主要视PTA后的测压结果决定,如多次PTA术后仍不能获得小于0.65kPa的压力阶差应考虑采用支架。使用尿激酶经多侧孔溶栓导管(如Mewissen导管等)保留导管溶栓技术可以作为在PTA后防止并发急性血栓的一种常规措施。静脉血栓的处理较单纯门静脉狭窄复杂困难,Olcott等报道使用PTA治疗的门静脉血栓病例中,有75%左右的死亡率。

肝-下腔静脉狭窄和阻塞并发症较门静脉并发症更少见,其发生部位可以是肝上或肝下吻合口,但以前者多见。既往研究表明虽然背驮式在术中减少了对回心血流的影响,但是术后肝流出道狭窄发生率会较高。文献统计约为1.5%～2.5%,死亡率约为24%。下腔静脉肝下段狭窄的原因多为手术操作导致的吻合口狭窄;供肝体积过大也可能压迫下腔静脉,引起腔静脉狭窄。最常见的临床表现为下肢水肿和肾功能损害。在诊断上,并非所有造影所见的狭窄都会引起压力阶差,而无压力阶差的情况下是无须进行进一步处理的,故术中测压十分必要。在发病早期,由于尚不会造成肾功能不可逆的损害,故利用腔内血管成形术及时解决下腔静脉的狭窄可以避免再次手术。疗效方面,据Rose等的报道,在术后5周复查和测压均无复发的表现。我院3例下腔静脉狭窄的病例,通过腔内血管成形术后,肾功能都得到明显改善,下肢水肿也在术后迅速减轻。其中1例术后生存已超过了20个月,1例术后死亡的病例死因明确为脑出血。对于腔静脉狭窄的病例,在PTA后如果压力差得不到改善,放置支架是必要和可行的。我院3例放置温度成形内支架病例均取得良好的疗效。

肝静脉和下腔静脉肝上段狭窄的临床表现相似,均为Budd-Chiari综合征的表现,即以门脉高压为主,伴有或不伴下肢水肿和肾功能的损害。其发生率小于1%。常见的原因:背驮式肝移植手术中,肝静脉的扭转和使用左肝外叶作减体肝移植所导致的肝静脉狭窄,以及下腔静脉上吻合口操作技术问题所导致的下腔静脉肝上段狭窄。因为在前两种情况下,肝静脉成为单一的一条肝引流静脉,所以往往会引起较严重

的肝功能损害和迅速大量的腹水形成。如果延误诊断,会导致移植肝衰竭,在紧急再次肝移植无法实现时,患者的死亡率十分高。在确诊后,应及时恢复肝静脉的通畅,PTA 和支架置入是唯一可行的方法。虽然长期疗效尚不能肯定,我们认为即使 PTA 不是处理肝静脉狭窄的最终手段,也仍然能够在一定时间内保护移植肝的功能,为进一步治疗创造条件。对于下腔静脉并发症的处理,国外大部分文献报道使用单纯PTA 成功处理该类并发症获得满意效果,仅一小部分需要放置支架。笔者处理的病例通过单纯 PTA 均未获得满意疗效,故放置了血管内支架。比较中山大学附属第一医院病例与国外病例,发现国外肝移植后该类并发症少见,文献报道发生率不足 1%。大多国外文献报道该类并发症发生时间多在术后 3~5 年,但本组病例均发生在 1~2 周内。国外病例多见肝后段不规则狭窄且侧支多开放,本组仅 1 例侧支开放,同时有3 例为邻近吻合口狭窄。究其原因,由于国内开展肝移植时间较短,经济技术条件存在一定的局限,术前对供肝与受体腹腔空间以及血管的吻合程度不可能像国外一样获得足够的影像资料,在移植肝保存、修剪,使其符合被移植者腹腔内空间等多方面缺乏足够的经验,同时对原位肝移植的肝上吻合口的操作是手术的难点之一。术后肝本身的位置扭转以及下腔静脉的挤压都会干扰下腔静脉的血流,从而增加下腔静脉并发症的发生率。有文献报道,移植术后早期的下腔静脉并发症多由于静脉的扭转和迂曲所致,PTA 很难解决扩张后再扭转的问题。这类病例,往往需要对狭窄段使用较小的球囊扩张以保证支架释放器的通过,再进一步放置内支架治疗,单纯 PTA 无法获得理想效果。对于晚期下腔静脉并发症,多数是迟发排斥反应等原因所导致的慢性血栓形成,部分这类病例单纯使用 PTA 治疗可达到较理想的效果。

(熊华刚)

第七节 肝癌经肝血管介入治疗

一、简史与概述

临床上发现的肝癌多数常为中晚期,并且多合并肝硬化,以致手术切除率低。对大多数无法手术切除的肝癌普遍使用的介入疗法是目前较为理想的一种治疗方法。20 世纪 70 年代中期开始有较多临床应用报道。通常是按 Seldinger 插管技术,将导管置于肝动脉,通过灌注大剂量化学抗癌药(TAI)使到达肝癌组织内的药物浓度比一般周围静脉给药或口服给药要高出 10~30 倍,全身不良反应明显减少,因此对肝癌治疗更为有效。1976 年 Goldstein 等报道同时合用栓塞剂治疗(TAE)可将肝癌供血动脉栓塞,能达到与结扎肝动脉相似的效果。1979 年日本学者开始将碘油作为栓塞剂注入肝,并取得了较好临床应用效果。20世纪 80 年代初,国内医生经肝动脉化疗和栓塞作了大量的临床病例和一些实验研究。目前 TAE 应用较普及,方法和疗效都有突破性进展;碘油混悬化疗药物是常用的模式,称肝动脉栓塞化疗(TACE)是目前临床上最常采用的治疗中晚期肝癌的方法,近期疗效颇为显著,可使肿瘤细胞坏死,肿瘤缩小,患者症状得到缓解,生存期延长,部分病例甚至因肿瘤明显缩小而重新获得手术切除的机会。肝癌有无肝门静脉供血一直是医学家争论的焦点。20 世纪 80 年代初期,Achermam、林贵、Conway 等通过对实验鼠肝肿瘤模型及人转移性肝肿瘤的血供进行研究发现:肝门静脉和肝动脉共同参与肿瘤血管丛的形成,肝门静脉小分支在肿瘤周边中断或被推移。曾蒙苏对 41 例肝癌患者行动脉门脉造影 CT(CTAP),其中发现 4 个病灶在肿瘤边缘见细小肝门静脉分支,1 个病灶呈高密度强化影,另 1 个病灶呈明显宽带球状增强影。1986 年陆继珍等对人体肝癌标本进行血供研究证实:肝癌结节具有肝门静脉和肝动脉双重血供,动脉分支常伸入到肿瘤中心,肝门静脉分支则分布于肿瘤周边,以细小分支向中心延伸。所以,当肝动脉栓塞后,肝门静脉对肿瘤供血可能代偿性增加,即使肝肿瘤坏死,但其周边仍有残存肿瘤细胞,亦是导致日后复发和转移的原因。上海医科大学肝癌研究所徐东坡等经皮穿刺肝内肝门静脉支灌注化疗及栓塞治疗原发性肝癌30例临床研究,术后CT及B超随访发现5例肿瘤在影像学上已消失。2例术后进行手术切除,病理检查发现:1例肿瘤80%坏死,另1例肿瘤完全坏死,2例肿瘤包膜周边无肿瘤病灶。1991年后潘承恩等陆续报道采用肝动脉及肝门静脉双介入栓塞化疗治疗原发性肝癌已取得了较好效果,远期疗效有待进一步总结。

(一)肝癌介入治疗优点

1.疗效确切,治疗成功者可见到 AFP 迅速下降,肿块缩小,疼痛减轻等。

2.机制科学:介入治疗局部药物浓度较全身化疗高达数十倍,而且阻断肿瘤血供,因此双管齐下疗效好,毒性较全身化疗小。

3.操作简单易行,安全可靠。

4.年老体弱及有某些疾病者也可进行,不须全麻,保持清醒。

5.费用相对比较低。

6.可以重复进行,诊断造影清晰,便于对比。

7.对部分肝癌可缩小体积后做二步切除。

8.可作为综合治疗晚期肿瘤重要手段之一。

我国开展这一工作近 20 年,有许多经验总结报告,有报道直径<5cm 的肝癌治疗后 5 年生存率达 33%。

(二)肝癌介入治疗不足之处和缺点

1.肝癌主要供血依赖肝动脉,但癌块周围有肝门静脉血供,栓塞治疗癌块周围癌细胞仍可以生存。

2.操作有一定难度,导管应超选择进入供血动脉疗效才佳,但有时进入肝动脉困难或肝癌可有多血管供血。

3.尽管超选择进入,仍有明显不良反应,消化道反应较多。

4.已有肝门静脉癌栓者须酌情考虑或去除癌栓。

5.即使操作超选择顺利进行,由于高压注射等原因,可造成误栓,分流及可能有不可避免的微转移产生。

6.对正常肝细胞仍有损伤,少数患者甚至出现肝衰竭。

7.对癌块太大者疗效欠满意。

8.有的患者一次治疗后血管即堵塞,以致再次操作困难。

因此肝癌介入治疗要全面分析,肝巨大或多发肿块不能一次彻底栓塞,要多次分步完成。

(三)注意事项

1.选好适应证。

2.应由充分经验及设备良好的医院进行。

3.保护肝细胞,防止并发症。

4.患者应避免精神紧张。

5.术前后都要注意提高免疫力

6.定期复查,血生化、血常规、肝 CT,由于肝癌有多中心发生倾向,要防止复发转移。

7.继续采取综合治疗。

肝癌的彻底治疗不能单靠经肝血管介入治疗,必须结合提高免疫机制、中医药和适时争取二期切除术等其他综合疗法。

二、经肝动脉介入治疗

(一)适应证与禁忌证

1.适应证　①确诊时已失去手术切除机会的原发性或转移性肝癌;②早、中期原发性肝癌术治疗,可使肿瘤缩小,减少术中出血,预防术中癌细胞播散,并有可能提高根治率,降低术后复发率;③肝癌切除后近期内做 TAE 可降低复发率;④虽有手术切除适应证而无手术条件的肝癌患者;⑤肝癌切除不彻底,或者其他治疗方法效果欠佳者;⑥原发性肝癌癌结节破裂出血者。所有中、晚期肝癌均系经肝血管介入治疗对象,合理选择病例是提高疗效的关键。

2.禁忌证　①严重的肝肾功能不全,重度腹水;②骨髓造血功能抑制,凝血功能障碍;③肿瘤占肝体积的 80% 以上,或者癌栓造成肝门静脉主干完全闭塞或肝门静脉被广泛浸润;④重度的门脉高压,活动性胃肠溃疡;⑤全身广泛转移或临终期。总之,对肝功能失代偿和晚期肝硬化患者,经肝血管栓塞治疗可能导致肝功能衰竭,介入治疗要掌握化疗、栓塞的剂量和程度。

(二)肝动脉化疗栓塞术

1.肝动脉化疗栓塞术(TACE)的原理　①正常肝组织 25%～30% 的血供来自肝动脉,70%～75% 血供来自肝门静脉。而肝细胞癌 95%～99% 的血供来自肝动脉。②通过导管注入栓塞剂造成肿瘤血管栓塞和血供中断,导致肿瘤缺血坏死。③提高肿瘤组织中化疗药物浓度,同时减少化疗药物对人体正常器官的不良反应。

2.肝癌 TACE 治疗原则　①先用末梢类栓塞剂行周围性栓塞,再行中央性栓塞。②碘油用量应充足,尤其是在首次栓塞时。③不要将肝固有动脉完全闭塞,以便于再次 TACE,但肝动脉-肝门静脉瘘明显者例外。④如有 2 支或 2 支以上动脉供应肝肿瘤,应将每支动脉逐一栓塞,以使肿瘤去血管化。⑤肝动脉-肝门静脉瘘较小者,仍可用碘油栓塞,但应慎重。⑥尽量避免栓塞剂进入非靶器官。栓塞后再次肝动脉造影,了解肝动脉栓塞情况,满意后拔管。

3.TACE 适应证　①肝癌手术切除前,使肿瘤缩小,获得手术机会,同时可明确有无子灶;②不能手术切除的中、晚期肝癌(无严重黄疸、无门脉完全阻塞,肿瘤大小占肝<70%);③小肝癌(近大血管、肝硬化严重、年龄大、不愿手术)因各种原因不能手术;④手术切除后复发;⑤肝癌切除术后的辅助性治疗;⑥肝癌自发性破裂出血的止血治疗;⑦肿瘤大小占肝>70% 功能正常,选择碘油栓塞范围在 1/3 者。

4.TACE 的禁忌证　①严重黄疸;②中等量以上腹水肝功受损(转氨酶高超过正常值上限的 2 倍,白蛋白低大量腹水)无法耐受 TACE;③门脉高压伴逆肝血流,癌栓完全阻塞肝门静脉主干则为碘油栓塞绝对禁忌,但可行肝动脉灌注化疗;④肿瘤占全肝 70% 以上(相对禁忌);⑤感染,肝脓肿;⑥碘过敏试验阳性者;⑦骨髓造血功能抑制,外周血白细胞低于 $3×10^9$/L 或血小板 $50×10^9$/L 者不宜做灌注化疗;⑧重度食管-胃底静脉曲张或近期有破裂出血者;⑨严重心、肺、肾功能不全。

5.TACE 常用的手术方式

(1)超选择化疗栓塞:超选择插管嵌入肿瘤或肝段动脉注入足量的碘油化疗乳剂,使肿瘤完全充填并逆行充填瘤周门脉小分支,称水门汀疗法。在此基础上再注入细小颗粒性栓塞剂行细小动脉水平栓塞,使局部肝段坏死,称肝节段性化疗栓塞。是块状型和小肝癌的主要治疗方法。优点是不仅对主肿瘤,而且对肝门静脉供血为主的子灶和包膜门外浸润等都有极强的区域栓塞化疗作用;对非癌肝实质损伤小,不良反应轻。

（2）新三明治化疗栓塞：对于巨块型肝癌，若行超选择化疗栓塞存在"血管门"现象。本法先注入预计碘油化疗乳剂用量的 2/3 左右，然后注入 PVA 或明胶海绵颗粒，至血流明显减慢，再注入剩余的乳剂。最后再用栓塞剂栓塞至肿瘤供血动脉主干的血流停滞。5～20min 后再造影复查，仍有血流则追加栓塞。

（3）选择性化疗栓塞：用于不能完成超选择性插管或多发小结节型和弥漫型肝癌。

（4）肝动脉灌注化疗（TAI）：肝局部组织药物浓度可高达全身浓度的 100～400 倍。瘤区药物浓度高于正常肝组织的 5～20 倍。药物选择应根据病灶范围进行区域灌注，避免过度超选择。充分稀释、缓慢推注。根据 DSA 造影表现选择不同供血动脉，合理分配药量。适应证：①失去手术切除机会；②肝功能较差无法耐受 TACE 或未能超选择插管；③合并门脉主干、下腔静脉癌栓者；④合并明显动静脉异常分流者；⑤弥漫性病变无法作栓塞治疗；⑥肝癌术后复发或术后作预防性 TAI。缺点是大多数肝癌存在完全或部分耐药；治疗有效的病例近期疗效明显，远期疗效不理想；重复治疗疗效差。

（三）药物的选择

1.化疗药物　根据文献报道和我院千余例中晚期肝癌的经肝血管介入治疗情况。常用药物为氟尿嘧啶（5-FU），为抗代谢类抗癌药，在介入治疗中常合用其他化疗药，如丝裂霉素（MMC），此药能直接破坏肿瘤细胞 DNA 结构；顺铂（PDD），为周期特异性抗癌药。如用近年新发现的卡铂更佳，其肾毒性作用与消化道反应明显减轻；多柔比星（ADM）属蒽环类抗肿瘤抗生素，能抑制 RNA 的合成，该药对心脏的毒性较突出，如总剂量超过 $550mg/m^2$ 时可能产生不可逆性心肌损害；表柔比星为 ADM 的同分异构体，其疗效与 ADM 相似，但心脏毒性作用只及 ADM 的 50%。

另外，根据肿瘤病理性质，对药物敏感程度还常合用塞替派、氮芥和甲氨蝶呤（MTX）等化疗药物。

目前常采用大剂量联合用药。联合化疗的选药一般根据以下原则：①每个化疗药单独应用具有一定的疗效；②各化疗药的作用机制互不相同，毒性作用互不重叠；③根据患者情况使每个化疗药都达到最大耐受剂量；④选择化疗药应考虑毒性作用避开患者伴随疾病的薄弱。多柔比星类药物在肝癌的 TACE 中常用药物，而新型多靶点分子靶向药物索拉非尼的出血与多柔比星的Ⅲ期临床研究已经开展，不久会有新的研究结果出现。常用药物剂量：氟尿嘧啶 750～1250mg；MMC 10～20mg；CDDP 60～100mg；ADM 40～80mg。常用组合化疗方案为：FDM（氟尿嘧啶、顺铂、丝裂霉素）或 FAM（氟尿嘧啶、多柔比星、丝裂霉素）方案等。

肝动脉插管灌注化疗具有如下优点：①局部肿瘤组织浓度明显提高，全身体循环浓度明显降低。约 2/3 多的药量在靶器官内，仅到 1/3 的药量在全身其他部位。有报道肝浓度为全身的 100～400 倍，肝肿瘤组织与正常组织的浓度比达（5～20）：1。②全身不良反应明显降低，但局部脏器反应相对较重。③局部灌注所有化疗药的剂量可以大大提高。④疗效明显提高，如 ADM、博来霉素（BLM）、MTX、氟尿嘧啶局部动脉灌注的疗效分别为全身用药的 2.10、2.50、4.17、22.67 倍，甚至全身用药效果欠佳的化疗药也能取得较好的疗效。正因为如此，肝动脉化疗灌注在临床上的应用越来越广泛。

2.栓塞剂　正常肝接受肝动脉和肝门静脉双重血液供应，肝动脉供血占 25%，肝门静脉供血占 75%，而血氧供应各占 50%。肝癌血液供应 95%～99% 来自肝动脉，结扎或栓塞肝动脉，可减少肿瘤血流量的 90%，而正常肝实质血流量仅减少 30%～40%，这为肝动脉栓塞化疗治疗肝癌提供了理论基础。肝动脉结扎或肝动脉近端栓塞可使肿瘤血供减少，但由于末梢动脉压降低，大量吻合支重新开放，侧支循环迅速建立，疗效受到了限制。如将末梢到近端供血动脉栓塞，则能较彻底地阻断肿瘤供血，侧支循环较难建立，可提高肝癌治疗效果。

由于肝癌组织有重新获得血供的特征，从而影响栓塞疗效，目前国内对栓塞剂的研究十分活跃，肝动脉栓塞剂种类很多，可按其栓塞部位分近端和末梢栓塞剂两大类。

(1)末梢栓塞剂:最常用的有碘油、带药微球或微囊。前者能较长期聚在肝癌组织内,从而能较为持久地发挥阻塞血流的作用,同时便于随访和观察疗效。碘油可作为化疗药物的载体,由于能滞留在肝癌组织内,故可较长时间保持药物浓度和生物活性,有效地杀伤癌细胞,增强局部的栓塞化疗作用。后者是将化疗药物包埋在可降解的基质中,这种基质可选择性地进入肝癌的肿瘤小血管后,发挥栓塞作用,当包埋药物的基质降解时则又释放出化疗药物,继续起到靶向抗癌作用。

碘油是目前最常用的栓塞剂。由于①通过供给肝癌血管的虹吸作用选择性的进入肝癌组织;②肿瘤内血管扩张纡曲,且缺乏神经支配,通透性高,使黏滞性大的碘化油不易被血流冲散;③肝癌组织缺乏单核细胞系统和淋巴回流系统清除碘油颗粒,故碘油能长期地聚积于肿瘤内。而正常肝组织有健全的血管结构和吞噬系统,所以进入的部分碘油可在数天内被清除。

(2)近端栓塞剂:最常用的为不锈钢圈、明胶海绵等。前者用于肝固有或肝总动脉主干栓塞,单独使用易形成侧支循环。后者使用较广泛,取材容易,质软使用方便,剪成 1mm×10mm 小条,注射容易。但在 4～7d 逐渐吸收,栓塞血管可再通。经多次高压蒸过的明胶海绵,其吸收时间可明显延长。

肝癌供血动脉近端栓塞,以明胶海绵为例是一种有效的栓塞剂。碘油等栓塞肿瘤内小血管后再用明胶海绵等栓塞近端肿瘤供血动脉,两者有相互增强作用。近端肿瘤血管栓塞,使肿瘤内及其周围的血流中断或减少,减少了对肿瘤内碘油乳剂的冲刷作用。另外,肿瘤内栓塞剂充填则可阻止侧支血供进入。明胶海绵作肝动脉栓塞剂,虽然数日后可被吸收,但待近端血管再通时,肿瘤已坏死,周围形成纤维包裹,肿瘤内血流量减少,从而使碘油较长时期聚积在肿瘤区。

在栓塞剂治疗研究中发现,碘油和微球等栓塞剂具有"载体"功能,即可携带放射性核素,可对肝癌进行栓塞和内放射治疗的双重作用,又减少因核素脱落进入体循环而致严重的骨髓抑制。我院最新研制的 ^{90}Y 玻璃微球,用于治疗中晚期原发性肝癌取得很好疗效。1 年生存率达 66.7%,2 年生存率达 28.6%,其中 1 例已存活 4 年仍健在。

单从肿瘤治疗角度考虑,治疗间隔短较长好,但由于介入治疗同时也给正常组织尤其肝脏带来了损害,机体需要有一定的时间来恢复。为此应根据每个患者的不同情况来安排其治疗间隔。原则上既要让正常组织得到最大程度恢复,又能保持治疗效果,一般经肝动脉单纯灌注化疗间隔 1～2 个月做 1 次。对于已做有效栓塞化疗且肿瘤内碘油沉积良好的患者,复查肿瘤缩小,其治疗间隔理应延长,一般第 1 次 TAE 后间隔 2～3 个月再做第 2 次 TAE,有些患者甚至可间隔 6 个月,时常看到存活 2～3 年的患者只做了 3～6 次,复查肿瘤增大,治疗间隔时间应缩短,并要重新设计治疗方案。

(四)操作要点

1.患者准备　①术前实验室检查:甲胎蛋白,肝、肾功能、血糖、出凝血时间和凝血酶原时间。②术前食管吞钡检查:了解食管、胃底静脉有无曲张及程度。③皮肤准备:若经股动脉插管,应剃去阴毛并做皮肤消毒。④过敏试验:包括碘过敏和普鲁卡因过敏试验。

2.器械准备　①血管造影用的手术包(包括尖头手术刀、蚊式止血钳各 1 把,500ml 量杯 1 只,40ml 量杯 2 只,小碗 2 只,小碟子 1 只,纱布若干,手术衣 2 件,腹单包等)。②Seldinger 经皮穿刺针。③导引钢丝常用 0.8890～0.9652mm(0.035～0.038in),必要时准备带滑动芯的"J"形导引钢丝。④血管扩张管及动脉鞘,其型号必须与造影导管相匹配。⑤F5-F7 肝动脉造影导管数根(盘状导管、RH 管等)。

3.操作方法　①可采用改良 Seldinger 插管法,选择股动脉穿刺部位,常规消毒皮肤后,注射局麻药物,扪及动脉搏动,确定穿刺点,切开皮肤长达 2～3mm,然后用止血钳钝性分离皮下组织,以穿刺针呈 45°快速进针,通常是穿透动脉的前壁,见针尾喷出鲜红色血液时,即插入相匹配导丝和导管,先做腹腔动脉造影以了解血管分布及其变异、肿瘤大小及其浸润范围、侧支循环以及肝门静脉是否通畅,有无癌栓等情况,再缓慢注入组合化疗药物。药物灌注完毕,在X线电视监视下将导管超选择插入肝固有动脉,尽可能接近肿瘤的供血动脉支。②然后在电视监视下缓慢注入碘油化疗药乳化混悬液,使肿瘤逐渐充填,根据肿瘤大小乳化混悬液常用量为10～30ml。在注毕碘油化疗药物乳化剂后有时再注入一些明胶海绵,增强栓塞作用,一旦发现血流缓慢或阻断,就应停止注射。③栓塞后摄取肝区平片,观察碘油混悬液分布及在肿瘤充填情况,并可留作日后对比之用。④治疗结束经导管注射5～10mg地塞米松后,缓慢退出导管,穿刺部位压迫后加压包扎。

4.注意事项　在插管操作时,切勿操作粗暴强行插管。只有当导管进入肝固有动脉时才能在电透监视下缓慢注入碘油乳化混悬液,避免反流造成误栓。注射时要密切注意患者反应,如患者疼痛难忍即应停止操作;另外,插管时间不宜过长。

介入治疗方法的创新:曹玮报道"温热(60℃)化疗栓塞对肝癌患者红细胞免疫功能的影响",检测30例原发性肝癌经肝动脉热化疗栓塞前后患者外周血中红细胞C3b受体花环率(RBC-C3bRR);红细胞免疫复合物花环率(RBC-ICR),并与健康对照组比较分析。结果肝癌组RBC-C3bRR(14.72±3.45)明显低于对照组(22.38±2.59)(P<0.01),RBC-ICR(16.82±4.72)明显高于对照组(5.21±2.67)(P<0.01);肝癌治疗后RBC-C3bRR(19.5±3.35)明显增高(P<0.01),RBC-ICR(10.71±5.26)明显降低(P<0.01)。结论肝动脉热化疗栓塞可改善肝癌患者红细胞免疫功能。张斗元报道"热碘油栓塞治疗小肝癌38例",热碘油(110℃)栓塞术在小肝癌治疗中的临床价值。38例单结节小肝癌(均为原发性)接受了118次超选择肿瘤动脉栓塞。其中,施行瘤内热碘油栓塞治疗103次(38例),15次因第1次热碘油栓塞术后肿瘤动脉完全闭塞未再行栓塞术。结果:38例均获得瘤体内完全性、充填性热碘油栓塞。4例施行了手术切除,病理检查显示:癌组织坏死100%。全组平均随访35(14～55)个月,患者均存活,未发生严重并发症。结论:采用热碘油栓塞术治疗小肝癌的初步结果似乎与外科手术具有可比性,能否替代手术尚需进一步随访研究和积累病例。

(五)并发症与介入后治疗

1.并发症　①穿刺部位出血、局部血肿。主要原因为反复穿刺,技术操作不熟练,术后穿刺点压迫止血不充分、肝素用量过大,或者凝血机制障碍等。一旦发现有出血、血肿形成,首先判断形成原因,以便消除病因。少量出血或小血肿给予重新加压包扎,血肿迅速增大应立即行血肿清除及血管破口修补。预防的关键是整个操作要正确,动脉穿刺口压迫要充分。②栓塞物质逆流造成非靶脏器的误栓。例如引起胃十二指肠炎症、糜烂或溃疡、消化道出血、坏疽性胆囊炎、脾栓塞和急性胰腺炎等。主要表现为上腹部的疼痛,应根据不同情况分别对症处理,密切观察,一般1周左右自然消退,如怀疑胆囊或胃肠道有坏死穿孔,必要时需手术处理。为减少这类并发症的发生,故在介入治疗操作时导管应尽可能地超选择进入肝动脉的右或左侧分支,然后再缓慢注入栓塞剂和药物。③肝硬化伴门脉高压的患者,介入治疗后可能发生食管静脉破裂出血,一旦发生,应按上消化道出血处理。对于严重肝门静脉高压或反复因门脉高压而有上消化道出血者应慎用介入治疗。④近50%的患者有一定程度的肝功能损伤,表现为ALT增高,少数患者还有血清胆红素等增高,系碘油注射至肝动脉后可进入肝窦,导致肝细胞缺血所致。多数病例经过适当对症治疗7～14d皆可恢复正常。

2.介入后治疗　①拔管后穿刺局部压迫,加压包扎,患者需卧床24小时;定时测血压,观察伤口有无渗血及足背动脉搏动。②肝动脉栓塞化疗后可以产生暂时性发热、腹痛、恶心呕吐和麻痹性肠梗阻等,称栓塞综合征。应给静脉滴注广谱抗生素3～5d,以预防继发感染发生,做对症处理后此综合征一般于数天至2周内消失。栓塞综合征的原因是化疗药物反应、肿瘤坏死或者器官缺血、水肿引起局限性腹膜炎所致。③大多数患者栓塞化疗术后有一过性肝功能异常和发生少量胸腔积液、腹水等,可适当给予白蛋白、维生素、葡醛内酯(肝泰乐)和天冬氨酸钾镁保肝药等措施,一般5～10d可恢复到栓塞化疗术前水平。④介入后给予免疫治疗。在每次介入治疗的间隙,给患者γ-干扰素、白介素-2免疫治疗和中医健脾理气的扶正调理,一方面可保护、提高机体免疫水平,为下一次介入治疗做准备;另一方面则可用于控制、减少肝转移的发生,对于介入治疗后残存的肿瘤,通过增强机体免疫加以消灭和控制。

一旦肿瘤缩小到有切除可能时,仍应不失时机争取切除,减少介入治疗次数,旨在保护正常肝组织,争取根治肿瘤。

(六)疗效与评价

介入治疗后患者应该定期做CT、B超检查和血管造影像学随访,并以生化指标、甲胎蛋白(AFP)变化来协助判断疗效。

20世纪80年代初,Yamada报道120例无法手术切除的肝癌患者行肝动脉的介入治疗,1年生存率44%。在20世纪90年代以后,经肝动脉的介入治疗疗效有了一定程度提高,大板大学医学院Nakamura报道一组378例1～4年生存率分别为56.5%、31.6%、17.3%、7.2%;上海医科大学肝癌研究所统计308例行肝动脉介入治疗的患者,采用Kaplan-Meier法得到1～4年生存率分别为64.6%、35.2%、22.6%、9.8%。从以上资料统计已可看出存活率呈现提高的趋势,疗效是肯定的。然而,影响疗效的因素甚多,如患者肝硬化速度,肝功能情况,肿瘤形态、范围、部位,肝门静脉有无癌栓,肿瘤血供、侧支供血情况和癌细胞类型生物学行为等皆有一定关系。除此外,患者的全身状况,精神状况,也是不可忽略的因素。再则介入医生对经肝动脉介入治疗的方法及碘油乳剂的配制掌握也是影响疗效因素之一。

肝动脉插管灌注化疗(HAI)的优点是药物可高浓度、定期地进入肝癌组织,全身不良反应轻,疗效较周围静脉给药高。但HAI亦难彻底消灭肿瘤,对多数患者来说疗效是短暂的。肝动脉栓塞化疗术远期疗效明显优于HAI。Kanematsu总结5年使用碘油多柔比星乳化混悬液经肝动脉栓塞化疗治疗肝癌患者200例,3年生存率为17.3%,其中51例经肝动脉栓塞化疗后行肿瘤切除术。Kasugai报道顺铂优于多柔比星,2年生存率分别为45%和5%,多柔比星对卫星结节和门脉癌栓疗效不佳,而用顺铂者69%卫星结节坏死,78%见癌栓坏死,75%见主癌坏死。一般疗效评价:①TAE比HAI疗效好;②TACE比单纯TAE好;③栓塞剂中碘油优于明胶海绵,碘油栓塞后再加明胶海绵栓塞有助提高疗效;④化疗药物与碘油配制成等比重液优于两者的简单混合。

AFP是最简易的观察疗效的依据,一般在栓塞治疗后AFP水平迅速降低或至正常,与影像学随访所见的肿瘤缩小相一致。如果在随访中AFP重新升高,强烈提示肿瘤复发,皆应再次适时进行经肝动脉的介入治疗。

112例肝动脉造影随访显示,经介入治疗的患者67%肿瘤血管明显减少或消失,肝癌缩小者超过半数,并发现碘油沉积浓密,碘油占肿瘤体积比例越大,潴留时间长,肿瘤缩小越明显。在各型肝癌中单个巨块型肝癌疗效最好,是由于肿瘤多数有包膜,一旦瘤体内有碘油充填且主要供血动脉被切断,易导致肿瘤缺血坏死,癌体则明显缩小。24例介入治疗后二期切除的肝癌标本,均经病理组织学检查证明所有病例的肿瘤组织呈大片状凝固性坏死,尤以肿瘤中央为显著,仅在周边隐约可见残骸阴影或仅见少量残存癌细胞,肿瘤周围不同程度的纤维组织增生,呈现厚薄不一的纤维包膜。Kenematsu发现手术切除肿瘤的纤维包膜中有存活的癌细胞。Lu,Takayasu报道二期肝癌切除病理标本,主瘤全部坏死占83%,卫星子结节坏死占53%,包膜内浸润灶坏死占67%。有学者认为,主瘤体积大,所需血液和营养相对不足,如果一旦肝动脉供血阻断,则使主瘤迅速缺血,营养严重缺失,使其主瘤坏死率高。而子结节小动脉供血不易阻断,加上癌细胞相对活跃,故其坏死率较低。

原发性肝癌,自然死亡时间国内大多数报道为2～6个月。对于亚临床期肝癌,手术是最有效的治疗方法。但因其发病隐匿,早期诊断困难,患者自行就诊时多已属中晚期。由于受背景肝病、肝储备能力和肝切除量的限制,可以适应和耐受手术的肝癌患者只占全部患者的 15%～30%。近年来,以外科治疗与各种非手术治疗方法优化组合的综合治疗日益发展,成为进一步提高肝癌疗效的新途径。而介入治疗则成为首选的非手术治疗方法,经肝动脉的介入治疗对中晚期原发性肝癌,是一种较安全、操作简单的治疗方法,它可使大部分患者减轻症状,延长生命。由于经该治疗的病例不能使肿瘤完全坏死,肿瘤周围及子结节残存多少不等的癌细胞及侧支血供,最终还是要复发或转移。所以,当治疗后肿瘤明显缩小后,可适时争取实施二期切除术,不能手术者应在身体支持的前提下定期介入治疗和适当的防转移全身治疗,为确诊时已不可能切除的肝癌患者带来根治的希望。

肝动脉灌注化疗和栓塞治疗的理论基础是肝癌血液供应的 95% 来自肝动脉,正常肝血液供应的 25%～30% 来自肝动脉,70%～75% 来自肝门静脉,结扎或栓塞肝动脉后正常肝组织的血流量只减少 35%～40%,而肝肿瘤的血液供应量减少 90%,致使肝肿瘤缺血坏死。以此为依据,栓塞肿瘤供血的主要血管使血供减少,就会导致肿瘤缺血、坏死。由于肝有明显的代偿功能,一般情况下,肝动脉栓塞不会导致明显的肝功能障碍。采用肝动脉灌注化疗药物治疗肝癌可使肝局部组织的药物浓度达全身浓度的 100～400 倍,并且肿瘤区域药物浓度高于正常肝组织的 5～20 倍。既可增强化疗药物对肿瘤的治疗效果,同时和全身静脉化疗相比又可降低全身不良反应。治疗中所用的栓塞剂碘油可长期积聚在肿瘤血管内,起长期持久的栓塞作用,造成肿瘤组织缺血、坏死,同时碘油可作为化疗药物的载体,使化疗药物在肿瘤内缓慢释放,从而延长和加强化疗药物的作用。TACE 适应证:可用于各期肝癌治疗,包括:中晚期肝癌;因各种原因不能手术切除的小肝癌;不能根治切除的大肝癌,先行 TACE 后二期切除。肝癌切除术后的辅助性治疗;肝癌自发性破裂出血的止血治疗。禁忌证:碘过敏试验阳性者;肝功能不全,ALT、TB 超过正常值上限的 2 倍,大量腹水;骨髓造血功能抑制,外周血白细胞≤3×10⁹/L 或血小板≤50×10⁹/L 者不宜做灌注化疗,但可行栓塞治疗;重度食管-胃底静脉曲张或近期有破裂出血者;肝门静脉癌栓属相对禁忌,癌栓完全阻塞肝门静脉主干则为绝对禁忌,但可行肝动脉灌注化疗;严重心、肺、肾功能不全。TACE 常被用于肝癌术后的预防性治疗,上海中山医院 1995 年 1 月至 1998 年 12 月的 594 例肝癌切除术,术后 185 例行预防性 TACE 术,364 例未行 TACE 术。把直径＞5cm,多发子灶,血管侵犯作为复发高危因素。在没有复发高危因素的病例中,行预防性 TACE 组 1、3、5 年生存率分别为 97.39%、70.37%、50.85%,而未行预防性 TACE 组的 1、3、5 年生存率分别为 93.48%、75.85%、62.39%,两组相比差异无统计学意义(P＝0.3956)。在具有复发高危因素的病例中,行预防性 TACE 组 1、3、5 年生存率分别为 89.67%、61.28%、44.36%,而未行预防性 TACE 组的 1、3、5 年生存率分别为 69.95%、49.86%、37.40%,两组相比差异有统计学意义(P＝0.0216)。可见,术后预防性 TACE 术对具有复发高危因素的病例具有重要意义。对于已经手术切除者,部分术中发现有血管、胆管内癌栓或残肝内有卫星病灶,术后 TACE 可以显著延长无瘤生存期和总的生存期。因此只要肝功能许可,术后预防性 TACE 或复发后 TACE 治疗已经成为共识。有学者认为,对于能手术切除的肝癌,术前 TACE 是不可取的,其弊端可能在于:①部分患者对 TACE 治疗根本无效,病情发展可能反而会失去手术机会。②即使有效,术前反复多次 TACE 可导致肝脏明显受损,降低对肝切除的耐受能力,肝组织的水肿还会增加手术难度,使术后并发症的发生率和死亡率增加。③术前 TACE 在使肿瘤部分坏死的同时,也会使没有发生坏死的肿瘤细胞之间的黏合力下降,因而易进入血液循环,增加转移的可能性。肝癌肝移植近年发展迅速,由于供肝缺乏,移植前可能会有一段等待供肝的时间。为控制肿瘤生长速度,等待移植,有时需要进行术前 TACE 术。据报道,移植术前 TACE,对移植后的总生存率和无瘤生存率无影响,其作用是控制肿瘤生长速度,从而降低患者等待供肝过程中中途退出的比率。由于移植后肿瘤复发部位并不是仅限于肝,因此,移植术后 TACE 并不是预防性化疗手段,只是在疑有新肝肿瘤复发时才考虑。TACE 作为一种成熟的非手术性肿瘤治疗手段目前已广泛应用于临床,成为中晚期肝癌患者的最主要治疗方法之一。但是 TACE 缓解时间短暂,需要反复多次进行,不可避免地损害肝功能,最终影响患者的远期疗效,为此最近有学者提出减少 TACE 中化疗药剂量。有学者通过临床试验发现化疗药物低剂量组(L-TACE)与常规剂量组(C-TACE)相比,术后 1 周 C-TACE 组肝功能明显受损,4 周后仍有 ALT 和 ALB 两项指标分别显著高于和低于 L-TACE 组,提示了化疗药物对肝功能损害作用与 TACE 中化疗药剂量有关;TACE 术后不良反应发生率比较,C-TACE 组腹胀,恶心、呕吐显著高于 L-TACE 组,发热、腹痛及消化道出血无差异。在疗效分析上,尽管 L-TACE 组与 C-TACE 组比较患者第 3 年生存率已呈下降趋势,但 AFP 及患者 1、2、3 年生存率无显著性差异,这与最近的文献报道基本一致;减少 TACE 化疗药用量在抑制肿瘤生长和延长生存期方面的作用并不随之降低,且很好地保护了肝功能,这对于多数具有肝硬化基础的肝癌患者有着重要意义。有学者在动物实验研究中也证实了这一点,并且发现 C-TACE 组和 L-TACE 组在肿瘤坏死方面无显著性差异,但 C-TACE 组肝组织变性坏死程度最严重,说明肿瘤坏死主要由栓塞所致,增加化疗药剂量只能增加肝组织损害和影响肝功能。因此,为保护患者肝功能,必须尽可能地减少化疗药剂量。评定 TACE 疗效的检查方法中以 CT 最为理想,除能观测到肿瘤大小、碘油聚集情况、肿瘤血管变化外,对 TACE 后微小癌灶的检出率明显高于其他影像检查,故 TACE 后 3~4 周 CT 扫描应列为常规。提高肿瘤局部疗效的措施:加大碘油剂量。只要插管超选到位,仍是安全的。肝动脉有较多的肝内和肝外侧支循环,对肝癌的多支供血动脉应逐一进行 TACE。对于小肝癌,应用同轴微导管超选至载瘤肝段及亚段,可注入更多的药物及栓塞剂,达到"内科性肝癌切除效应",亦称肝亚段。中晚期肝癌一次灌注化疗栓塞往往很难造成肿瘤完全坏死,重复治疗是巩固和提高疗效的必要环节。肝动脉变异型肝癌,由于介入治疗复杂性的增高及介入治疗后血供变化的特点,重复治疗更加重要。重复治疗时应分别行腹腔干和肠系膜上动脉造影,同时根据平扫碘油分布情况及增强 CT 片进行分析研究确定治疗方案。治疗间期一般来说为 45~60d,同时根据 AFP 数值情况以及 CT 片碘油分布情况确定是否继续治疗。HCC 患者肝门静脉系统癌栓形成和侵犯发生率可高达 54.8%,其中主干和左右支癌栓发生率为 32.7%。且肿瘤愈大,癌栓形成概率愈大,直径在 10~15cm 的巨块型肝癌癌栓发生概率为 80%,直径>1cm 的巨块型癌栓概率高达 90%~95%。门脉主干癌栓的存在,除易造成肝内转移外,还可加速门脉高压的形成和引起食管静脉曲张出血,而后者又是导致这类患者死亡的主要原因,因此有效的治疗除对肿瘤本身外,还应对门脉癌栓有效,而门脉癌栓治疗的有效性又决定了肿瘤治疗的有效性,二者相辅相成。既往依据肝脏血供特点,为防止正常肝脏组织坏死引发肝衰竭,保障介入治疗的安全性,曾把肝门静脉主干癌栓列为肝动脉化疗栓塞的绝对禁忌证,但现在越来越多的学者主张对门脉主干癌栓的患者予以积极治疗,其依据为:肝癌造成的门脉主干癌栓,大多是逐渐缓慢形成的,机体具有代偿能力,门脉周围小静脉扩张,形成侧支循环,血管造影可见与门脉主干平行的蛇形静脉丛。这类患者往往一般情况尚好,肝功能基本正常,因此 TACE 是可行的。对于门脉系统癌栓,目前的观点为:当门脉主干癌栓形成时,又无侧支循环形成是动脉栓塞禁忌证;门脉左或右干癌栓不伴动-静脉瘘时,可行超选择供血动脉内栓塞;门脉二级分支癌栓可行常规栓塞;门脉三级分支癌栓由于癌栓的"门脉自家栓塞"作用,TACE 实际上起动门脉联合栓塞的作用,不影响 TACE 的效果。实际上任何经导管的介入治疗均可造成不同程度的肝脏损伤,这些损伤往往与栓塞部位、栓塞剂种类、栓塞程度和药量等许多因素相关。一般认为:门脉主干或一级分支的癌栓的患者不适于用明胶海绵颗粒、钢圈等栓塞剂作主干栓塞,可采用较温和的碘油-化疗药物乳化剂栓塞。门脉内癌栓也是肿瘤,是一种特殊类型的肿瘤,有其自己的血供,几乎所有的癌栓都是富血供的。Okud 发现癌栓与肝门静脉之间以及癌栓内又许多窄小腔隙,并衬有内皮细胞,肝动脉注入的造影剂可进入癌栓,由肝门静脉回流。临床试验证明,栓塞肿瘤血管,除能使肿瘤本身缩小外,也能使癌栓缩小或消失。有学者的研究也充分证明了这一点。尽管很多研究表明对伴有门脉癌栓的肝癌患者行 TACE 可行且有效,但其终究具有一定的危险性,通过研究发现:从 Child-Pugh 评分变化情况分析,有门脉主干或左右支癌栓 TACE 后肝功能损伤特点为:①造成肝功能损害较重。发现有癌栓者不但 Child-Pugh 评分显著升高,且部分患者肝功能分级有改变;Caturelli 等报道无癌栓者虽有 Child-Pugh 评分升高,但一般无肝功能分级的变化。②无癌栓者肝功能损伤一般可在短期(2~3 周)内完全恢复;而有癌栓者肝功能损伤后恢复较慢,术后 3d 持续到 2 周肝功能损害最为明显,虽然经过护肝治疗 4 周后肝功能明显恢复,但在短期内仍难达到术前肝功能指标。TACE 后 ALB 虽然下降缓慢,但持续时间长,无论是在急性损伤期或恢复期都呈持续下降趋势,从大部分病例的病程来看,有不可逆转的趋势,表现为持续低蛋白血症及腹水,即使补充白蛋白一般也无明显好转,仍保持在较低水平。这是 TACE 导致肝储备功能下降、肝功能失代偿的表现。尽管采用较温和栓塞剂,仍出现肝功能代偿表现甚至出现肝衰竭,因此进一步缩小栓塞范围,减少对非癌肝组织的损伤,保护肝脏储备功能,已成为减少并发症、提高生存率的关键。近年来,随着介入技术的进步(如肝段、亚段、肿瘤供血动脉的超选择栓塞)、栓塞剂和化疗药物的发展,TACE 的疗效较前有所提高,严重并发症发生率亦有所减少。学者认为减少肝功能损伤最好方法是超选择插管仅将栓塞剂和化疗药物注入肿瘤供血动脉。TACE 应尽量避开非靶血管,减少碘油乳化剂进入非肝癌区,对于有多支肝动脉分支供血或有侧支循环如膈下动脉、胃十二指肠动脉等供血都应分别插管化疗栓塞。其次,对肝功能明显异常者应减少碘油及化疗药物的用量。另外还应尽量延长治疗间隔时间,减少治疗次数,有学者建议对碘油部分充填的病例间隔 2~3 个月行 TACE,与常规约每月 1 次相比,并发症降低,生存期明显延长。有学者还发现门脉癌栓的 HCC 患者 TACE 后肝功能恢复需要较长时间,因此建议 2 次 TACE 的间隔时间应大于 2 个月。

肝门静脉插管化疗栓塞术(PVCE):肝癌病灶主要由肝动脉供血的解剖基础确立了 TACE 在不可切除肝癌治疗中的基础地位,被公认是不能切除肝癌的首选方法。但 TACE 很难完全杀灭癌细胞,其治疗后患者的 1 年、3 年生存率多在 50%~65% 和 8%~14%。其原因除与肝动脉栓塞不彻底,侧支循环形成等因素有关外,主要是病灶存在肝动脉和肝门静脉双重供血。肝癌血供的研究认为:24% 的癌灶由肝动脉供血,19% 由肝门静脉供血,58% 为肝动脉和肝门静脉双重供血。而且随着癌灶增大,<5cm 的癌灶基本上均为双重血供。癌灶中央部分由肝动脉供血,癌组织生长活跃的周边部分则由肝门静脉供血。Lin 等采用灌注技术研究表明:在人肝癌标本中,57.7% 的癌结节具有肝动脉和肝门静脉双重血供,24.4% 仅有肝动脉血供,17.8% 仅有肝门静脉血供,在双重血供癌结节中,肝动脉主要供应肿瘤的中央部分,而肝门静脉则供应肿瘤的周边部分,并以细小分支向肿瘤中心延伸。TACE 时由于化学药物主要集中于癌灶中央部分和阻断了癌灶中央的血供而使癌灶中央部分坏死,周边部分仍有癌细胞残存。此残存的癌细胞正是癌灶复发和阻碍 TACE 疗效提高的主要原因之一。PVCE 使抗癌药物直接作用于由肝门静脉供血的癌细胞并阻断肝门静脉对癌灶的血供。因此可使相应的癌细胞遭到杀伤。另外,肝门静脉癌栓是肝癌转移复发的主要途径,PVCE 可直接作用于肝门静脉癌栓,对防止肝癌转移复发有重要意义。Elia S 等报道对肝癌同时行右肝肝门静脉栓塞治疗和左肝癌肿块射频消融治疗,取得良好疗效,证实了选择性肝门静脉栓塞治疗肝癌的可行性。Takayama 等术前行选择性肝门静脉栓塞治疗对随后行手术切除癌肿有益。研究表明同时进行肝动脉和肝门静脉联合灌注化疗,在脾动脉注入化疗药物借其脾静脉-肝门静脉回流已达到更好的疗效。在肝动脉灌注化疗栓塞的基础上再进行肝门静脉灌注化疗,可进一步阻断肿瘤的血液供应以提高临床的治疗效果。肝动脉灌注化疗栓塞后肝门静脉对肿瘤血液供应代偿性增加,使经肝门静脉介入的化疗药物较多的进入肿瘤组织。肝门静脉的压力小,速度低,药物的局部停留时间延长,有利于杀灭癌细胞。近年来,非外科条件下阻断肝动脉和肝门静脉血供的治疗方法已被临床采用,并证实安全、有效。有学者采用超声引导下细针经皮选择性肝门静脉穿刺化疗栓塞配合 TACE 治疗中晚期原发性肝癌,取得了

57.2％的总有效率，TACE＋PVCE治疗肝癌在肿瘤缩小程度、AFP变化上较单纯TACE更为明显，有效率64.0％，说明TACE＋PVCE治疗肝癌较单纯TACE有更高的有效率。近年资料显示，TACE术对不能手术切除的肝癌、特别是直径＜5cm的肝癌、富血供肝癌及肝癌术后复发等疗效好，结合其他疗法综合治疗效果更佳。经导管肝动脉灌注化疗栓塞术（TACE）为不能手术切除肝癌的安全、有效、可重复的首选微创治疗方法；在肝癌临床综合治疗中有非常重要的作用。

三、经肝门静脉介入治疗

随着肝癌介入治疗研究的深入，肝门静脉参与肿瘤供血已证实。近年来，经肝门静脉支的介入治疗肝癌已有临床应用的报道，现将临床应用要点介绍如下。

肝门静脉介入治疗的适应证：与经肝动脉介入治疗的适应证相同。由于肿瘤的主要血供来自肝动脉，为此该方法应和经肝动脉血管栓塞治疗（TAE）或经皮穿刺肿瘤内无水乙醇注射术（PEI）合用，最好是选择那些已行TAE治疗且动脉供血已明显减少的肝癌患者。对于准备手术切除的患者，术前做肝动脉及肝门静脉治疗可以明确能否手术切除，控制肿瘤病灶及减少术后复发。

肝门静脉介入治疗的禁忌证：只要患者情况尚好，能够耐受，均可考虑施行。重度门脉高压要慎用。若患者情况太差，有重度黄疸、腹水和肝功能严重损害者，以不用本疗法为宜。

肝门静脉插管局部灌注化疗药及栓塞剂选用与肝动脉介入治疗用药及剂量相同。由于患者先施行了肝动脉介入治疗时间较短，或者患者一般情况较差，可适当减少药量，甚至仅用半量。由于肝门静脉系是一两端均为毛细血管的封闭系统，无法从周围静脉进入，故只能采用穿刺或切开插管的方法进入该系统。

（一）经脐静脉进入肝门静脉

局麻下，在脐孔与剑突之间做4～5cm长的正中切口，切开腹白线，显露脐静脉并予以切开，用导管或弹性探条沿静脉腔向心方向伸入并逐步扩张，使之再通后，在X线电视监视下将导管插入至肝门静脉左支，再通过形状合适的导管在导引钢丝的帮助下进入肝门静脉主干或右支。此法简单，损伤也较小，但有时闭锁的脐静脉不易再通，此外有时也难以进入肝门静脉右支。

（二）经皮穿刺肝门静脉

需在X线电视透视下操作。仰卧位，局麻后，以右侧腋中线第7～9肋间脊柱前一个椎体左右水平为进针点。用尖头刀片做一小切口，血管钳在皮下及肋间肌稍做分离后，用肝门静脉套管针对$T_{11～12}$间水平穿刺至椎体旁2～3cm，注入少量造影剂证实在肝门静脉较大分支内时，穿刺即造成功。借助导引钢丝的帮助可作选择或超选择性插管，也可更换导管进行超选择性插管。此法简单易行，损伤也较小，但当穿刺途径有肿瘤灶时，则较难成功。

该方法通常是较安全的，只要适应证掌握恰当，术中小心谨慎，则一般不会有严重的并发症，报道中的并发症有以下几种。

1.腹腔出血　由于肝门静脉系的解剖特殊性，做肝门静脉栓塞通常须行肝门静脉穿刺术，故凝血机制差、操作不熟练等因素均有可能导致腹腔内出血。预防方法：严格掌握适应证及禁忌证，借助现有的穿刺导引设备如B超、X线电视透视、CT及MRI等，穿刺前慎重定位，以减少穿刺次数，提高、手术的成功率。从现有的报道和笔者的经验来看，采取上述方法是能有效地预防腹腔出血这一并发症的。治疗则就根据具体情况，分别给予止血、补液输血、使用升压药等，必要时外科急症手术止血。

2.肝衰竭　原因是术前已有肝功能明显损害，加上大范围肝门静脉栓塞。预防方法是严格掌握适应证，尽可能作选择性甚至超选择栓塞。一旦出现肝衰竭，则只能采用保肝、对症及支持治疗。

　　术后反应及处理:同经肝动脉途径治疗后反应类似。栓塞后综合征包括恶心、呕吐、发热、腹痛、肝功能损害、黄疸、腹水、麻痹性肠梗阻、非靶器官栓塞等。消化道病变有糜烂、溃疡、出血等。上述反应多为一过性,对症处理即可。术后常规需平卧数小时,必要时穿刺部位用腹带包扎,定期测血压,观伤口,检查腹部情况。抗菌补液3~5d,补液量为1000~1500ml,根据不同情况再加入保肝、止酸、止血、止吐等药物。

　　由于肝门静脉血供在肝癌生长中起着重要作用,特别是对肿瘤周边部分血供;以及肝癌细胞对门脉系统的易侵入性,所以只通过肝动脉治疗是不彻底的。在肝动脉栓塞后,肝门静脉对肿瘤供血呈代偿性增加,经肝门静脉插管灌注的化疗药物能较多地进入肿瘤组织;化疗药物在低压、低流速的肝门静脉系统缓慢流动,使药物在局部停留时间长,延长了肿瘤细胞接触药物时间,能显著提高疗效。据临床报道,采用肝动脉和肝门静脉双途径,灌注化疗药物、栓塞血管,肿瘤完全坏死率比单一经肝动脉介入治疗效果好,并有利于防止复发和转移。

　　有学者通过选择肝门静脉栓塞术(SPVE)在原发性肝癌治疗中的应用,对5例不宜一期手术切除的中晚期肝癌患者先行SPVE,待肝功能恢复≥Child B级后,再行原发性肝癌二期切除术。观察SPVE成功例数、SPVE术后不良反应、栓塞前后肝叶体积变化、肝癌二期切除术病例数、术后肿瘤复发情况等。共成功3例,其中2例行SPVE,1例行SPVE联合肝动脉栓塞化疗。1例患者SPVE后出现肝区隐痛不适。接受SPVE联合肝动脉栓塞化疗患者的肝功能降至Child C级,护肝治疗4周仍无改善。另2例SPVE成功的病例出现程度不同的肝功能减退,予护肝治疗2~3周后肝功能达Child B级。全部病例均未出现异位栓塞、局部出血、胆瘘等并发症。SPVE后,栓塞侧肝叶体积渐缩小,非栓塞侧肝叶体积渐增大。SPVE后第2周时,栓塞侧肝叶体积较栓塞前缩小20.2%~32.8%,非栓塞侧肝叶体积增加8.2%~42.5%。2例SPVE成功的患者施行了肝癌二期切除术,术后恢复良好无并发症。接受肝癌二期切除术的2例患者分别于术后第6、17个月出现肝癌肝内复发,术后第8~20个月死亡。结论:SPVE较安全,它可扩大肝癌肝切除术的适应证,提高肝癌二期切除术的手术安全性。

　　肝门静脉插管化疗栓塞术(PVCE):肝癌病灶主要由肝动脉供血的解剖基础确立了TACE在不可切除肝癌治疗中的基础地位,被公认是不能切除肝癌的首选方法。但TACE很难完全杀灭癌细胞,其治疗后患者的1年、3年生存率多在50%~65%和8%~14%。其原因除与肝动脉栓塞不彻底,侧支循环形成等因素有关外,主要是病灶存在肝动脉和肝门静脉双重供血。肝癌血供的研究认为:24%的癌灶由肝动脉供血,19%由肝门静脉供血,58%为肝动脉和肝门静脉双重供血。而且随着癌灶增大,>5cm的癌灶基本上均为双重血供。癌灶中央部分由肝动脉供血,癌组织生长活跃的周边部分则由肝门静脉供血。Lin等采用灌注技术研究表明:在人肝癌标本中,57.7%的癌结节具有肝动脉和肝门静脉双重血供,24.4%仅有肝动脉血供,17.8%仅有肝门静脉血供,在双重血供癌结节中,肝动脉主要供应肿瘤的中央部分,而肝门静脉则供应肿瘤的周边部分,并以细小分支向肿瘤中心延伸。TACE时由于化学药物主要集中于癌灶中央部分和阻断了癌灶中央的血供而使癌灶中央部分坏死,周边部分仍有癌细胞残存。此残存的癌细胞正是癌灶复发和阻碍TACE疗效提高的主要原因之一。PVCE使抗癌药物直接作用于由肝门静脉供血的癌细胞并阻断肝门静脉对癌灶的血供。因此可使相应的癌细胞遭到杀伤。另外,肝门静脉癌栓是肝癌转移复发的主要途径,PVCE可直接作用于肝门静脉癌栓,对防止肝癌转移复发有重要意义。Elia S等报道对肝癌同时行右肝肝门静脉栓塞治疗和左肝癌肿块射频消融治疗,取得良好疗效,证实了选择性肝门静脉栓塞治疗肝癌的可行性。Takayama等术前行选择性肝门静脉栓塞治疗对随后行手术切除癌肿有益。研究表明同时进行肝动脉和肝门静脉联合灌注化疗,在脾动脉注入化疗药物借其脾静脉-肝门静脉回流已达到更好的疗效。在肝动脉灌注化疗栓塞的基础上再进行肝门静脉灌注化疗,可进一步阻断肿瘤的血液供应以提高临床的治疗效果。肝动脉灌注化疗栓塞后肝门静脉对肿瘤血液供应代偿性增加,使经肝门静脉介入的化疗药物较多的进入肿瘤组织。肝门静脉的压力小,速度低,药物的局部停留时间延长,有利于杀灭癌细胞。近年来,非外科条件下阻断肝动脉和肝门静脉血供的治疗方法已被临床采用,并证实安全、有效。

有学者采用超声引导下细针经皮选择性肝门静脉穿刺化疗栓塞配合 TACE 治疗中晚期原发性肝癌,取得了 57.2% 的总有效率,TACE＋PVCE 治疗肝癌在肿瘤缩小程度、AFP 变化上较单纯 TACE 更为明显,有效率 64.0%。

经肝门静脉介入治疗肝癌的初步结果表明这是一种有效、安全、简单、可行的方法。TACE＋PVCE 治疗肝癌较单纯 TACE 有更高的有效率。PVCE 与 TAE 或 PEI 联用,可取得更为令人满意的疗效,但此治疗方法仍存在一些问题,需要深入研究,如与其他疗法联用时的次序及间隔时间;大部分病例随访时间较短,需要积大组病例,随机分组,长期随访,积累丰富的临床经验,规范其临床应用范围及操作,客观评价其疗效。

四、肝癌介入治疗的研究进展

介入治疗是目前公认的不可切除中晚期肝癌的主要治疗手段,分为血管内及血管外两种途径,它在抑制肿瘤生长、提高患者生存率等方面取得了明显效果。近年来肝癌的介入治疗逐步向综合方向发展,同时也探索出了一些新的治疗手段,为中晚期肝癌患者带来了更大的希望。

(一)肝癌目前的介入治疗方法

1.经肝动脉化疗栓塞术(TACE)　是手术不能切除中晚期肝癌的主要治疗方法之一,配合微导管技术,超选择性肝亚段栓塞可达到动脉和门脉双重栓塞作用,使肿瘤周边可能由肝门静脉参与供血的区域也能被栓塞,部分肝癌可望达到治愈。Rand 等对 46 例组织学证实为肝癌的患者实施了 TACE 治疗,栓塞剂为超液态碘化油和氰基丙烯酸酯混合而成的微球(100~700mm),随访结果:180d、360d、520d、700d 累计生存率分别为 80.6%、70.7%、70.7% 和 47.1%,中位生存率为 666d。TACE 适用于单分支供血、血供丰富的肿瘤治疗,对于血供不明显或供血动脉较多的肿瘤,TACE 对正常肝组织损伤较大,不易彻底栓塞病变,治疗效果降低。由于临床的干预和肿瘤生长过程中生物学行为的改变,使其血供变得复杂,TACE 常不能达到彻底栓塞,肿瘤容易复发,远期效果不满意,需多次反复治疗或联合其他方法提高疗效。程红平等报道过,经皮股动脉置入式导管药盒系统的灌注化疗与栓塞治疗中晚期肝癌,探讨置入式导管药盒系统在中晚期肝癌介入治疗中的应用价值。方法采用 seldinger 技术,经皮股动脉穿刺插管行置入式导管药盒系统治疗中晚期肝癌。结果本组 35 例患者留置管成功率和置管头端到位率均为 100%,疗效,生存率半年以内100%,0.5~1 年 25 例占 71.43%。1~2 年 8 例占 22.86%,2 年以上 2 例占 5.71%。认为介入性导管药盒置入术为介入性治疗中晚期肝癌提供了一个有效的治疗途径。

2.经肝动脉化疗辅助局部消融术　利用热能、冷冻或使蛋白变性的药物破坏肿瘤组织,具有安全、经济、易重复等优点,是介入综合治疗的一部分。

(1)射频消融术(RFA):射频波进入组织转换成热能,使射频电极周围组织发生凝固性坏死,再加上新生的肿瘤血管存在着生理调节缺陷,故肿瘤组织对热的耐受性差。Veltri 等治疗 46 例中晚期肝癌患者,成功率达到 66.7%,Kaplan Meier 分析显示 1 年和 2 年生存率分别为 89.7% 和 67.1%。RFA 对于单个瘤径<3.0cm 或多个瘤径和<5.0cm 疗效较好。Lu 等对 24 例患者的 47 个病灶实施治疗,结果显示直径<3.0cm 的瘤体治疗有效率分别为 83% 和 74%,邻近血管的病灶和瘤周没有明显血管的病灶的治疗有效率分别为 47% 和 88%。目前在射频发生器、电极针数量及操作方法、治疗后监测手段等方面都有很大改进,肿瘤大小、位置、射频电极选择及射频量、定位导向手段等均会影响射频治疗的疗效。

(2)无水乙醇消融术(PEI):无水乙醇既有蛋白凝固作用,又具有栓塞功能。瘤灶内阻力低于周围肝组织,无水乙醇可以选择性地在瘤灶内扩散,更好地起到治疗作用。缺点是对于有分隔的组织区域弥散较差。肿瘤大小、内部分隔情况、无水乙醇用量及穿刺点的准确性等都是 PEI 疗效的相关因素。Lubienski 等对 50 例不能外科切除的肝癌进行对比研究,用 kaplanmeier 和 Logrank 方法对疗效和生存率影响进行统计学分析,结果 PEI 组 6、12、24、36 个月生存率分别为 61%、21%、4%和 4%,而联合 TACE 组生存率分别为 77%、55%、39%和 22%。

(3)激光消融术(LIT):是利用光导纤维产生的高温使肿瘤发生凝固性坏死,对周围正常组织损伤相对较小。<5.0cm 的肝内外瘤灶的治疗是安全有效的。Stroszczynski 等对 182 例肿瘤患者实施 LIT,结果表明 90.9%肝癌患者可以得到较完全的局部消融,并发症发生率为 5.4%。

(4)乙酸消融术(PAI):乙酸的高渗透性可使细胞脱水、蛋白凝固和血管闭塞,较低的 pH,可以溶解肿瘤隔膜和基底膜内的胶原成分,所以局部灭活肿瘤的作用较无水乙醇强。Lin 等对 30 例肝癌患者的 37 个瘤灶进行了 PAI 治疗,病理细胞学显示所有瘤灶内均出现细胞数量减少、细胞聚集减低、细胞质和细胞核的退变,乙酸局部治疗可以达到完全坏死。

3.微波凝固治疗(MCT)　目前 MCT 常用 3 种方法实施,包括经皮 MCT(PMCT)、内镜下 MCT(LMCT)、手术中 MCT。其优点在于:瘤体内自始至终保持较高的温度;较大的肿瘤消融体积;较短的消融时间;改良的对流轮廓。Liang 等报道用 PMCT 治疗 288 例肝癌患者经组织学证实的 477 个瘤灶,结果 1～5 年累计生存率分别为 93%、82%、72%、63%和 51%,统计学分析显示肿瘤数目、大小、Child 分级、肿瘤分化程度、局部肿瘤复发和新瘤出现与生存率之间有明显统计学意义。PMCT 对于直径<4cm 的单发瘤灶、最大直径<4cm 的多发瘤灶及 Child 分级 A 级肝硬化患者治疗效果最优。日本 Seki 等报道用 LMCT 治疗 68 例瘤灶接近肝表面的肝癌患者,结果显示 1 年、3 年及 5 年生存率分别为 97%、81%和 43%,较 PMCT 并发症明显减少。

4.高强度聚焦超声(HIFU)　是一种较新治疗局部实体肿瘤的非侵入性技术,具有适形、无创、覆盖均匀、较大病灶同样可以治疗、可以同时进行监控等优点。20 世纪 90 年代我国首先研制并应用于临床。王文见等用 HIFU 对肝荷瘤鼠进行局部治疗,证实 HIFU 能提高机体淋巴细胞活性,加强机体抗癌活性,有利于防止肝癌的复发和转移。Takegami 等对不同的微泡对比剂增加 HIFU 消融荷瘤兔病变体积做了体内外实验,用全氟丙烷 A 型蛋白微球(超声对比剂)和 MRX 133(微泡对比剂)与生理盐水作对照,结果显示 MRX 133 较全氟丙烷 A 型蛋白微球能显著提高 HIFU 消融体积。

5.放射性核素治疗　正常肝组织对射线耐受性较差,照射剂量受到限制,故疗效不理想。将放射性物质引入到肿瘤的局部行近距离照射,既能充分杀伤肿瘤细胞,又尽可能避免损伤正常肝组织。常用的放射性元素为 ^{99}Y、^{131}I、^{125}I、^{186}Re、^{188}Re 及 ^{32}P 等。放射性核素介入疗法治疗肝癌受诸多因素影响,特别是动静脉分流量的多少,关系到治疗效果的好坏和并发症的有无。Chen 等报道经肝动脉灌注后分流到肺的放射性活度占全部灌注活度的 5.8%～26.0%。Ho 等报道 67.2%的放射性活度分流到肺组织中。故 Salem 等注射钇玻璃微球治疗前先灌注 ^{99m}Tc 标记的白蛋白微球(^{99m}Tc MAA),了解肺等主要脏器分流量大小和肿瘤组织与正常组织吸收比率(TN),模拟放射性微球治疗情况,由于 ^{99m}Tc MAA 与放射性微球直径相似,可以根据模拟结果决定是否能进行放射性治疗。一般认为肺分流量<15%即可进行放射性微球治疗。相比较而言,经皮瘤内注射较肝动脉内注射分流量明显减少,安全性和可行性增加。

6.其他治疗方法　如氩氦刀消融、冷冻疗法、热盐水、低浓度强碱、高浓度盐水等,均有相关的报道,但仍未在临床广泛应用。

(二)肝癌介入治疗进展

1.介入治疗对肝癌细胞和正常肝细胞生物学行为的影响　肝癌介入治疗以后引发的诸多问题特别是

肿瘤复发、转移等是国内外学者关注的焦点,介入治疗后一部分未被杀死的肿瘤细胞生物学行为发生变化,很易对后续治疗产生耐受,最终导致治疗效果不满意或者失败。李欣等对大鼠肝癌模型行动脉内化疗栓塞后测定肿瘤周边组织的微血管密度,结果发现微血管密度增加,与血管生成相关的血管内皮生长因子(VEGF)、碱性成纤维细胞生长因子(bFGF)等表达是增强的。Lee等用FTY720在荷肝癌鼠模型上证明其有抗肿瘤和降低转移的功效,其机制即通过抑制VEGF表达而起作用,进一步说明VEGF在肿瘤复发、转移过程中起着重要的作用。肝癌治疗中越来越多采用放射性栓塞微球,一种新的肝癌治疗方法,未来5年,用放射性栓塞微球治疗有望增加20%。据千年信息咨询公司2008美国经导管栓塞术和封堵器市场调研报告,用封堵粒子治疗肝癌,例如使用放射性栓塞微球,将会越来越增加。

2.抑制肿瘤血管生成的治疗　针对肿瘤血管生成的相关机制,抗血管治疗旨在阻断血管生成的各个环节,研究热点集中在抑制血管生成过程中相关因子的表达上,Lee等证明FTY 720可以抑制VEGF表达而达到阻断肿瘤血管生成作用,提示FTY 720可用于抗肿瘤治疗。目前常用于抗血管生成的药物有以下几种。①TNP 470:它通过活化内皮细胞p53而导致G_1期细胞依赖性激酶抑制素p21的积聚,使内皮细胞停滞在G_1期,具有强有力的抑制内皮细胞生长作用。②血管抑素和内皮抑素:乃来源于肿瘤组织的血管组织抑制药,能特异性地抑制内皮细胞的增殖和迁徙,抑制肿瘤的生长和繁殖。Chen等用编码分泌型鼠内皮抑素的重组腺病毒载体(Av3m Endo)转染人肝癌细胞株Hep3B,癌细胞可有效分泌和表达内皮抑素。③基质金属蛋白酶抑制药(TIMP):基质金属蛋白酶家族是近年来又一研究热点,已经证实其在肿瘤复发和转移过程中起着重要作用。通过阻断基质金属蛋白酶降解细胞外基质成分,从而抑制肿瘤新生血管的产生,达到抑制肿瘤转移和复发的效果。

3.基因介入治疗　通过在特定靶细胞中表达本来不表达的基因,或采用特定的方式关闭、抑制异常表达的基因,达到治疗疾病的目的,是肿瘤治疗的热点。基因治疗的方法主要有以下几种。

(1)自杀基因治疗:又称自杀基因前药法,是向靶细胞导入特定的基因,该基因编码的酶可将无毒的前药物质转化为毒性物质,从而导致靶细胞的死亡。常用的自杀基因如CD5FC(胞嘧啶脱氨酶氟胞嘧啶)和HSV tk GCV(单纯疱疹病毒胸腺嘧啶激酶更昔洛韦)系统,HSV tk可将无毒的核苷酸类似物GCV转化为磷酸化合物,后者能抑制DNA聚合酶和中止DNA的合成。Sun等用表达HSV tk基因的EB病毒复制子转染肝癌细胞株,构建了HSV tk+实验性肝癌Wister鼠模型,然后给予不同浓度的前药GCV和阿昔洛韦(ACV),结果显示GCV和ACV在0.2mmol/L浓度时都能杀死被转染肝癌细胞,抑制率因不同的药物浓度而不同,"旁观者"效应在转染与未转染肝癌细胞比率为1∶5时明显被诱导,IL-2基因在3d后开始表达,3～7d达到高峰,7d后开始下降,由此说明介入联合基因导入可用于治疗肝癌。

(2)导入抑癌基因(如p53、p16基因等)或反义基因(如ras,mys等)治疗:抑癌基因的失活和(或)癌基因的过度表达对肿瘤的发生起着重要作用,故向肿瘤内导入抑癌基因或反义基因,可阻止肿瘤生长基因的表达,起到抗肿瘤作用。

(3)增强免疫力的免疫因子基因治疗(如IL-2、GMCSF、IFN等):由于肿瘤抗原不能有效刺激机体产生抗肿瘤免疫应答,因此肿瘤患者的免疫系统不能及时清除杀灭肿瘤,利用基因转移,修饰肿瘤细胞产生的细胞因子,提高肿瘤细胞的免疫应答能力。Santodonato等用α-IFN基因转染鼠肝癌细胞后,结果显示出明显抗肿瘤作用。为了增加细胞因子表达的靶向性,可以用特定因子(例如AFP增强子)的重组质粒来转染肝癌细胞,提高对肿瘤细胞杀伤的特异性。

(4)RNA干扰技术:外源基因可以是合成的寡核苷酸或用脂质体包裹导入体内,亦可以将其整合至反转录病毒载体或者腺病毒载体使之感染靶细胞。反转录病毒载体只感染处于分裂期的细胞,如肿瘤细胞,腺病毒载体则对各期的细胞均可感染。限制基因治疗临床应用的主要因素是外源性基因转染成功率低,细胞靶向性不强,安全性有待进一步研究。基因治疗主要集中在①寻找新的更有效的治疗基因,增加目的基因的靶向性,减少对正常肝细胞的损伤。②体内基因转染率低,寻找更好的载体增加转染效率。③选择适合的导入途径,目前介入方法可为外源性目的基因导入提供较好的途径,包括经皮穿刺局部导入和经肝动脉注入,可提高目的基因在肿瘤局部和靶血管的浓度,增加转染率。④进一步明确肝癌的发病机制及介入术后肝癌细胞生物学行为的改变,寻找新的肝癌相关基因和异常表达的基因,为基因治疗提供理论基础。

　　网膜支动脉参与肝癌供血的介入治疗。有文献曾报道 19 例经血管造影确认有网膜动脉参与肝癌供血者进行 TACE。观察术后临床经过、相关实验室检查和影像学表现,并与血管造影进行对照分析。病灶位于肝右叶周边区 16 例,3 例位于 S4 段下部。29 支网膜支参与肿瘤供血。15 例患者(78.9%)网膜支被成功栓塞。肝癌破裂病例均成功止血。网膜动脉被成功 TACE 后 71% 的患者发生肿瘤复发。无严重并发症发生。结论网膜动脉参与肝癌供血多见于多次行 TACE、肝癌破裂出血的患者及肿块位于肝右叶周边区。网膜动脉 TACE 是安全的,技术上是可行的,但肿瘤经常残留。

(三)肝癌的综合性介入治疗

　　近年尽管 TACE 已被公认为肝癌非手术治疗的首选方法,但由于动脉栓塞后侧支循环建立及肝门静脉血供存在,单纯的 TACE 难以使肿瘤细胞完全坏死,尤其在肿瘤的周边、包膜及包膜外侵犯,子灶等以肝门静脉供血为主,TACE 后常见癌细胞残留,成为日后复发的根源。因而 TACE 治疗仅具姑息性效果,远期疗效并不理想。另外反复 TACE 后患者机体免疫功能和肝储备能力下降,肿瘤细胞对化疗药物不敏感、耐药等因素都影响远期疗效。因此 TACE 基础上再结合其他疗法以进一步杀灭残癌细胞,提高远期效果成为近年研究的热点。于是肝癌的综合性介入疗法的概念便应运而生。不同的介入方法均有其优缺点,综合治疗可以弥补相互的不足,达到加合作用的效果。

　　1.TACE 联合经皮无水乙醇注射(PEI)　TACE 联合 PEI 治疗可以弥补各自的不足:①TACE 栓塞了肿瘤的肝动脉供血网,使化疗药物产生局部高浓度。②TACE 后,由于肿瘤肝动脉供血网的栓塞,延缓了无水乙醇随血流的流失,延长了无水乙醇局部高浓度的时间。③PEI 可以使肝癌细胞凝固坏死,同时破坏了肿瘤的侧支循环和肝门静脉血供。④TACE 后癌灶实质性组织大量破坏,纤维间隔亦被破坏,这种变化有利于 PEI 时注入较大量的乙醇及其在肿瘤内弥散,充分发挥无水乙醇对肿瘤的破坏作用。⑤将 PEI 与 TACE 联合运用,药物不仅作用于包膜内、而且还作用于包膜外及侵犯血管的肿瘤细胞,延长药物作用时间,减少肝癌复发概率。由于乙醇弥散能力局限且分布不均,易被肿瘤组织内的纤维间隔阻挡,故需反复多次治疗。PEI 常见的并发症有腹痛,颈面部灼热感及酒醉现象,多次注射,大量乙醇逸入肝实质可造成累积性肝硬化。1996 年 Ishii 等报道了 97 例肝癌切除术后复发的病例,PEI 联合 TACE 治疗后 1、3、5 年后的生存率分别为 100%、73.2%、272%;而 TACE 治疗组分别为 88.9%、30.2%、5.5%。2004 年有学者报道 TACE 联合 PEI 组肿瘤平均坏死程度(100±0)%、完全坏死率(100%),1、3、5、7 年生存率分别为 50.5%、58.6%、0、29.6%、16.5%;而单纯 TACE 组肿瘤平均坏死程度(91.5±7.1)%、完全坏死率(20%),1、3、5、7 年生存率分别为 68.5%、27.8%、7.2%、5.2%。统计学处理有显著性差异(P<0.01)。据报道:单纯 TACE 组的肿瘤总缩小率和肿瘤完全坏死率分别为 46.8% 和 20、7%,联合治疗组分别为 78.9%、492%(P<0.05),联合治疗组的 2 年生存率高于单纯 TACE 组(P<0.05)。有文献报道:"TACE 联合经皮无水乙醇注射(PEI)在原发性肝癌治疗",应用 TACE 单独治疗原发性肝癌 64 例,TACE 与 PEI 联合治疗原发性肝癌 21 例。术后对比 12 个月、18 个月、24 个月生存期,评价 TACE 与 PEI 联合治疗的价值。结果:TACE+PEI 组肿瘤缩小有效率为 85.71%,TACE 组肿瘤缩小有效率 68.75%。TACE+PEI 组 1、2、3 年生存率分别为 97.2%、72.1%、39.6%。TACE 组患者 1、2、3 年生存率分别为 83.6%、34.3%、16.2%。结论:TACE 联合

PEI可以提高原发性肝癌的疗效。陈莉报道"探讨超声引导下经皮瘤内注射乙醇、肝动脉化疗栓塞联合乙醇局部综合介入疗法"对直径5~8cm肝癌患者的治疗疗效。经上述2种介入方法治疗的肝癌患者24例，其中分别以乙醇治疗16例、综合介入治疗8例，并与同期56例肝癌手术治疗患者的生存率和复发率进行比较。结果：①2种方法介入治疗及手术治疗患者1、3、5年累计生存率比较均以外科手术组最高（91.9%）；2种方法介入治疗患者1年生存率由高至低依次为乙醇组（86.4%）、综合治疗组（81.8%）；3年生存率由高至低依次为综合治疗组（52.3%）、乙醇组（48.5%）；5年生存率由高至低依次为乙醇组（25.8%）、综合治疗组（25.0%）；2组患者1、3、5年生存率比较差异均无统计学意义（$P > 0.05$）。②手术治疗组（8.9%）与综合治疗组局部复发率比较差异无统计学意义（$P > 0.05$），而显著低于乙醇治疗组（$P < 0.05$）。③两组介入治疗部位以外肝癌病灶复发率为62.5%~80.0%，组间比较差异无统计学意义（$P > 0.05$）。结论：乙醇和局部综合介入治疗可作为无法切除大肝癌的治疗选择。若肿瘤血供丰富首选局部介入综合疗法。术后严密监测、及时补充治疗是提高介入综合治疗疗效的关键。

2.TACE联合肿瘤热消融（RFA）治疗　在对肿瘤加热时，治疗瘤内及瘤周的血液循环可起到冷却作用，TACE可以减少肝癌组织的血供，减少或消除血流的冷却作用，增加肿瘤热消融的坏死体积。热效应可以增加肿瘤组织对化疗药物的摄取，延长药物在肿瘤组织的停留时间，增加肿瘤组织对药物的敏感性，也可增强机体的免疫力。某些化疗药物可以阻止肿瘤耐热现象的发生，增加微波抗肿瘤的效。2003年Kitarnot.等比较了单独RFA和联合TACE的初步效果，在21例患者的26个直径3.0cm肝癌瘤灶中，行RFA联合TACE治疗肿瘤消融区最大径及最小径分别为（39.9±4.4）mm和（32.3±5.2）mm；而单行RFA者肿瘤消融区最大径及最小径分别为（34.6±2.6）mm和（26.0±3.3）mm。有文献报道了TACE联合RFA治疗的1、2、3年生存率分别为100%、约为60%、约为40%；而单行TACE的1、2、3年生存率分别约为40%、15%、约为0%。两组之间统计学处理上有显著差异（$P < 0.05$）。

3.TACE联合即RFA再联合PEI治疗　大部分的原发性肝癌经TACE后不能完全坏死，TACE术后行RFA可使残留肿瘤组织进一步坏死，RFA可通过高温物理性杀伤肿瘤细胞，加强TACE术后的疗效。但对于RFA的相对禁区、体积较大、形态不规则的病灶，TACE联合RFA后仍有残留。PEI可用于RFA的相对禁区，RFA术后注入无水乙醇也可在消融残留区弥散分布，使肿瘤坏死更加彻底。有文献报道了TACE后2周后行RFA为对照组74例，TACE后2周行RFA再间隔20~30d后再行PEI为联合组76例的疗效对比。对照组的完全坏死率为75.8%，联合组的完全坏死率为89.5%，两组间差异有统计学意义（$P < 0.05$）。据报道"肝动脉化学栓塞（TACE）联合经皮射频消融（RFA）和经皮无水乙醇注射（PEI）治疗原发性肝癌"，对原发性肝癌患者经TACE后疗效不满意的38例患者行联合RFA和PEI周期性治疗。结果肿瘤完全坏死29例，坏死率80.6%±5.1%，生存率6个月100%±0，9个月96.5%±2.2%，12个月82.7%±4.3%，18个月65.5%±3.4%，无严重并发症出现。TACE联合RFA、PEI序贯治疗肝癌可提高肿瘤完全坏死率并延长患者生存期，并发症少。

4.中药成分与化疗药结合的综合性介入　有文献报道"芪多糖联合肝动脉栓塞化疗治疗原发性肝癌94例"，随机分为对照组和治疗组。对照组采用单纯肝动脉栓塞化疗，治疗组在肝动脉栓塞化疗的基础土联合注射用黄芪多糖，观察两组治疗后6个月、1年、2年的疗效及生存质量和生存率。结果治疗组1年、2年生存率显著优于对照组（$P < 0.05$）；治疗组在1年及2年时完全缓解和部分缓解总例数分别为22例（59.46%）和15例（65.22%），对照组完全缓解和部分缓解总例数分别为13例（41.94%）和5例（33.33%），两组差异显著（$P < 0.05$）；两组患者治疗后6个月、1年及2年的7项指标及生活质量评分比较均显示治疗组优于对照组（$P < 0.05$）。结论注射用黄芪多糖可显著提高原发性肝癌患者的单纯肝动脉栓塞化疗的效果，提高患者生活质量，延长生存时间，是治疗原发性肝癌的有效药物。有文献报道"康莱特联合介入化疗

栓塞治疗中晚期肝癌疗效观察",分组比较单用介入化疗栓塞(对照组 25 例)与康莱特联合介入化疗栓塞(治疗组 31 例)对症状改善、血生化指标及近期疗效的差异。结果在临床症状改善、抑制瘤体生长、减轻介入化疗后不良反应方面,治疗组明显优于对照组。结论:康莱特联合介入化疗栓塞治疗中晚期肝癌能明显提高疗效,两组近期疗效瘤体缩小变化比较 41.9%、24%,$\chi^2 = 8.77$,$P < 0.05$;改善症状,降低介入化疗栓塞的不良反应。两组治疗前后临床症状改善比较:治疗组改善率为 87.1%,对照组改善率为 52%,$\chi^2 = 9.70$,$P < 0.01$;两组治疗前后 AFP 变化,$P > 0.05$。有医疗机构应用康莱特与化疗药结合综合性介入 25 例,也是类似结论。有学者报道 96 例华蟾素联合肝动脉介入化疗栓塞治疗肝癌的临床研究,肝癌住院患者随机分为两组。治疗组 50 例,采用华蟾素静脉滴注联合 TACE;对照组 46 例,采用单纯 TACE 治疗。治疗后 1 周测定两组白细胞、肝功能变化;4 周后分别测定生活质量、瘤体体积,并观察两组生存期。结果:治疗组在抑制肿瘤生长方面与对照组无差异,对生活质量的改善明显优于对照组($P < 0.05$);两组 0.5 年生存率无明显差别($P > 0.05$),1～2 年生存率治疗组明显高于对照组($P < 0.05$)。治疗组治疗后外周血 WBC、CD3$^+$、CD4$^+$、CD4/CD8、NK 均高于对照组,而血清总胆红素(TBil)、血清丙氨酸氨基转移酶(ALT)均低于对照组($P < 0.05$)。结论:华蟾素能够提高 TACE 患者的疗效,改善免疫功能,并能降低不良反应。

5.TACE 联合氩氦刀冷冻　主要通过细胞损伤和血管损伤两个机制产生肿瘤组织坏死效应。细胞损伤在冻融过程中即时产生,进一步产生血管损伤,造成微循环障碍,最终血液停滞引起延迟坏死。影响氩氦刀冷冻治疗靶组织损伤的因素诸多,包括靶组织损伤温度和冷冻速率、复温速率、重复冻融次数等。有学者报道"动脉栓塞化疗联合氩氦刀冷冻消融治疗 62 例中晚期原发性肝癌分析",62 例巨块型肝癌患者,随机分为对照组和治疗组。对照组:肝动脉栓塞化疗(TACE)30 例;治疗组:TACE+氩氦刀 32 例。观察两组治疗后完全坏死率、初次复发率、1 年生存率、AFP 转阴率及不良反应。对照组、治疗组完全坏死率分别为 26.7%、65.6%,初次复发率为 46.7%、12.5%,1 年生存率为 56.7%、84.4%,AFP 转阴率为 28.57%、59.1%,两组间完全坏死率、初次复发率、1 年生存率、AFP 转阴率的差异均有统计学意义。肝动脉栓塞化疗联合美国氩氦刀冷冻消融治疗中晚期原发性肝癌效果明显优于单纯肝动脉栓塞化疗治疗效果。

6.TACE 联合微波消融　有文献报道"微波消融联合 TACE 治疗原发性肝癌的临床研究",将经病理、影像学诊断及 AFP 值证实的原发性肝癌符合筛选条件的患者共 82 例,按住院号数的单、双数随机分成 2 组:对照组(TACE 组)40 例,综合治疗组(TACE 联合微波消融组)42 例,对照组只给予 TACE 治疗;综合治疗组先行 TACE 后 2～3 周再给予联合微波消融治疗。结果 TACE 组治疗 40 例患者,1、2、3 年生存率分别为 70%、54%和 20%,中位生存期 1.72 年;综合治疗组 42 例患者 1、2、3 年生存率分别为 88%、76%和 51%,中位生存期 2.1 年。综合治疗组的生存率及生存期均显著高于 TACE 组($P < 0.05$)。肝癌的综合介入治疗可显著提高原发性肝癌的生存率,延长生存期。

肝癌综合介入治疗对不能手术治疗的中晚期肝癌是一项有效的治疗方法,治疗后对缓解病情、延长患者生存时间、改善生活质量等方面有其独特的优势。肝癌介入治疗的各种方法各有所长,应有机结合不同的治疗方法,发挥各种治疗方法的优势,避免其缺点,在机体耐受范围内最大程度地杀灭癌细胞,以进一步提高肝癌的治疗效果。综合介入治疗肝癌将是一个长期的方向,随着人们观念上的更新、科技的发展和治疗学上的革命,合理而有计划的综合序贯治疗模式终将取代传统的单一治疗模式。医学相关学科的发展促进了临床诊治手段的不断改进,特别是介入治疗领域的新进展,介入治疗的结合医学相信能使越来越多肝癌患者的长期高质量生存成为可能。

五、肝动脉栓塞化疗预后多因素分析

介入治疗成为目前肝癌治疗的主要手段之一。肝动脉栓塞化疗(TACE)在各种介入疗法中起主导作用。本研究旨在探讨影响 TACE 预后的主要因素,以对患者的病情有一个科学的分析,对于制定个体化的治疗方案及判断预后有重要意义。贾群玲报道 TACE 治疗的 PHC 患者 465 例,对其中资料较完整的 198 例进行多因素分析。其中男 156 例,女 42 例,男女比例为 3.7:1,年龄 16～82 岁,初诊时均无手术指征。方法:采用 Seldinger 技术,经腹动脉穿刺,将导管选择性地插入肝固有动脉,注入造影剂观察血管解剖、肿瘤血管的类型、血管丰富程度及有无动静脉瘘,供养动脉情况,然后灌注化疗药物及注入栓塞剂,化疗栓塞。对 198 例患者随访 24～84 个月,生存期计算以患者首次接受 TACE 治疗的日期为起点,以天为计算单位,至统计日仍存活作为截尾值处理。以患者的生存期为因变量,以 17 项可能影响 PHC 患者 TACE 后生存时间的因素为自变量并赋值。采用 SPSS 10.0 统计分析软件,先对各影响因素进行单因素分析,再用多因素 Cox 逐步回归分析,根据多因素回归模型的拟合结果分析影响预后的因素,Wald 检验统计量,P<0.05 为差异有统计学意义。

单因素分析结果:将单变量引入 Cox 模型,与 PHC 患者 TACE 预后有关的变量有血清总胆红素、临床分期、碘油沉积情况、治疗次数等 4 项因素,见表 19-2。表中 B 表示因变量回归系数的估计值,SE 表示估计值的标准误,Wald 表示估计值的 Wald 检验统计量。

表 19-2　单因素 Cox 回归分析结果

因素	S	E	Wald	P 值
血清总胆红素	0.004	0.002	4.349	<0.05
碘油沉积情况	2.376	0.530	20.802	<0.05
临床分期	0.880	0.333	7.002	<0.05
治疗分数	0.229	0.115	3.975	<0.05

(一)多因素分析结果

将单因素分析具有统计学意义的 4 项指标引入 Cox 多因素回归模型,采用多因素逐步回归方法,控制各因素之间的相互影响,结果表明,血清总胆红素、碘油沉积情况是影响预后的主要因素,见表 19-3。

表 19-3　多因素 Cox 回归分析结果

因素	B	SE	Wald	P 值
血清总胆红素	0.022	0.009	5.272	
碘油沉积情况	1.886	0.397	22.554	<0.05

显示,血清总胆红素、碘油沉积情况是影响 PHC 患者 TACE 预后的主要因素。血清总胆红素是反映肝功能的指标,能比较准确地反映肝细胞受损情况。本组资料的逐步回归结果显示,血清总胆红素与 PHC 患者 TACE 治疗的预后有关。通过研究表明,患者的年龄、肝功能 Child 分级、肝门静脉癌栓形成与否、肝癌的大体病理类型是肝细胞肝癌 TACE 综合治疗预后的危险因素,治疗方式是影响预后的保护性因素。有学者研究表明瘤肝比、肝门静脉癌栓、治疗次数、甲胎蛋白(AFP)术前升高者术后变化是影响预后的主要因素。有文献通过对 197 例中晚期 PHC 进行 Cox 回归分析显示,对治疗有效率有意义的影响因素为治疗方法、肿块类型、肿瘤血供、肝功能、肝门静脉癌栓、碘化油沉积情况,对预后有意义的影响因素为肝功能、肝门静脉癌栓、治疗次数、碘化油沉积、治疗间隔期。肝功能差及肝门静脉癌栓是预后的危险因素,碘化油沉积、治疗次数、治疗间隔期是预后的保护性因素。Yamaoto 等研究表明肝门静脉癌栓、肿瘤大小及类型、碘化油沉积、肝功能等对预后有影响。通过采用多因素分析结果显示,肿瘤类型、门脉癌栓、治疗方法和肝功能等是影响原发性肝癌 TACE 治疗预后的主要因素。从以上结果看,影响 PHC 患者 TACE 预后的因素很多,比较一致的有肝门静脉癌栓、肝功能、碘化油沉积情况。有学者应用 Cox 回归模型分析结

果是肝外转移,血清胆红素和谷氨酰转肽酶与肝癌患者的生存时间明显相关。贾雨辰等研究认为,血清胆红素>51mmol/L者预后不良,均与本研究结果一致。碘油沉积情况是预后的保护性因素,这与多数学者的研究结果一致。有研究证明,原发性肝癌 TACE 治疗后碘化油主要沉积于动脉期明显强化的区域,碘化油充盈愈完全,生存率愈高。因为肝癌栓塞化疗的效果取决于肿瘤内碘油的分布范围、聚集量和滞留时间,分布范围越广,滞留时间越长,肿瘤坏死范围越大,治疗效果越好,其中碘油沉积充满肿瘤组织者生存率最高。提示我们在临床工作中,应尽量使肝癌患者的肿瘤组织内充满碘油,同时也应注意保护肝功能。在单因素分析中,临床分期和治疗次数与患者的生存时间相关,但多因素逐步回归显示,这两项因素不是影响预后的独立因素。本组单因素和多因素分析结果均显示,血清 AFP、肝功能分级、肝门静脉癌栓不是影响 PHC 患者预后的重要因素,与部分学者的研究结果不尽相同,可能是样本量不大或者各因素之间相互影响较大所致,有待大宗病例进一步研究证实。在 PHC 患者的 TACE 治疗中,影响预后的因素是多方面的,血清总胆红素和碘油沉积情况可作为选择病例及判别预后的主要指标,对于高胆红素血症患者,选择 TACE 治疗时应慎重,应全面了解肝功能及患者的一般情况,遵循个体化的治疗原则,有望获得较好的疗效。判断肝癌治疗效果的一个重要指标就是生存期,但是有很多因素可以影响其预后:①肿瘤的大小、数目和病理类型。肿瘤越大,占肝面积越大,疗效越差。结节型肝癌疗效最佳,巨块型次之,弥漫型最差。②肝癌的双重供血和侧支供血。当中晚期肝癌肝动脉栓塞后,一方面由于门脉血供增加,特别是肿瘤周边部位由门脉获得血供而得以继续生长;另一方面由于肝动脉侧支循环开放。因此,门脉对肝癌的部分供血及动脉闭塞后广泛侧支循环形成是影响肝癌介入治疗疗效的重要因素。为使肿瘤完全坏死,重复治疗是有必要的。③肿瘤的栓塞程度。介入治疗中应尽可能做到肿瘤血管超选择和病灶碘油的完全充填,有资料显示碘油充填>50%即可获得满意的临床效果。经济条件较好的患者应尽量选择使用超微导管,碘油沉积越充分,存留时间越长患者的生存期一般越长的生存率,延长生存期。

（二）多因素可以影响其预后

1.肿瘤的大小、数目和病理类型。肿瘤越大,占肝面积越大,疗效越差。结节型肝癌疗效最佳,巨块型次之,弥漫型最差。

2.肝癌的双重供血和侧支供血。当中晚期肝癌肝动脉栓塞后,一方面由于门脉血供增加,特别是肿瘤周边部位由门脉获得血供而得以继续生长;另一方面由于肝动脉侧支循环开放。因此,门脉对肝癌的部分供血及动脉闭塞后广泛侧支循环形成是影响肝癌介入治疗疗效的重要因素。为使肿瘤完全坏死,重复治疗是有必要的。

3.肿瘤的栓塞程度。介入治疗中应尽可能做到肿瘤血管超选择和病灶碘油的完全充填,有资料显示碘油充填>50%即可获得满意的临床效果。经济条件较好的患者应尽量选择使用超微导管,使碘油充分沉积肿瘤,延长存留时间,延长生存期。

介入后的并发症的防治非常重要。邓超报道55例各种介入治疗,其中并发症出现明显恶心、呕吐等消化道反应43例/次,上腹疼痛35例/次,发热37例/次,腹股沟穿刺点渗血或血肿4例,消化道出血2例。

有学者研究表明,患者的年龄、肝功能 Child 分级、肝门静脉癌栓形成与否、肝癌的大体病理类型是肝细胞肝癌 TACE 综合治疗预后的危险因素,治疗方式是影响预后的保护性因素。有学者研究表明瘤肝比、肝门静脉癌栓、治疗次数、甲胎蛋白（AFP）术前升高者术后变化是影响预后的主要因素。有学者通过对197例中晚期 PHC 进行 Cox 回归分析显示,对治疗有效率有意义的影响因素为治疗方法、肿块类型、肿瘤血供、肝功能、肝门静脉癌栓、碘化油沉积情况,对预后有意义的影响因素为肝功能、肝门静脉癌栓、治疗次数、碘化油沉积、治疗间隔期。肝功能差及肝门静脉癌栓是预后的危险因素,碘化油沉积、治疗次数、治疗间隔期是预后的保护性因素。Yamaoto 等研究表明肝门静脉癌栓、肿瘤大小及类型、碘化油沉积、肝功能等对预后有影响。有学者采用多因素分析结果显示,肿瘤类型、门脉癌栓、治疗方法和肝功能等是影响原发性肝癌 TACE 治疗预后的主要因素。从以上结果看,影响 PHC 患者 TACE 预后的因素很多,比较一致的有肝门静脉癌栓、肝功能、碘化油沉积情况。本组资料显示,血清总胆红素、碘油沉积情况是影响 PHC 患者 TACE 预后的主要因素。血清总胆红素是反映肝功能的指标,能比较准确地反映肝细胞受损情况。本组资料的逐步回归结果显示,血清总胆红素与 PHC 患者 TACE 治疗的预后有关。通过应用 Cox 回归模型分析结果是肝外转移、血清胆红素和谷氨酰转肽酶与肝癌患者的生存时间明显相关。有学者研究认为,血清胆红素>51mmol/L 者预后不良,均与本研究结果一致。碘油沉积情况是预后的保护性因素,这与多数学者的研究结果一致。有研究证明,原发性肝癌 TACE 治疗后碘化油主要沉积于动脉期明显强化的区域,碘化充盈愈完全,生存率愈高。因为肝癌栓塞化疗的效果取决于肿瘤内碘油的分布范围、聚集量和滞留时间,分布范围越广,滞留时间越长,肿瘤坏死范围越大,治疗效果越好,其中碘油沉积充满肿瘤组织者生存率最高。提示我们在临床工作中,应尽量使肝癌患者的肿瘤组织内充满碘油。但巨大的肝癌患者肿瘤组织内充满碘油,同时也影响肝功能,造成肝衰竭使生存率下降。尽管部分患者早期肝功能生化指标有所升高但程度较轻。所以,只要通过适当的合理筛选,认真掌控个体化、小剂量的用药方案,技术操作得当,避免化疗栓塞等治疗引起的肝损害,动脉灌注化疗仍是肝癌伴肝功能不全患者可以选择的有效治疗方法。冯爱东报道过,合理改变体位和卧床时间对肝动脉灌注化疗术后康复的影响,目的探讨肝动脉灌注化疗术后合理改变体位和卧床时间对康复的影响。方法随机将 100 例肝癌患者分为干预组和常规组,肝动脉灌注化疗术后,在常规护理下分别采取术后 8~12h 护理干预和术侧下肢制动 24h,并对术后各项康复指标进行监测和对照。结果护理干预下术后 8~12h 下床活动对肝动脉灌注化疗术后患者在疼痛、排尿困难、睡眠、舒适度等方面有明显的作用(P<0.05)。结论护理干预下,术后 8~12h 下床活动,能全面提高肝动脉灌注化疗术后患者的康复质量。

　　肝癌肝动脉栓塞化疗的预后受多因素影响,了解影响预后的多因素,充分分析化疗药剂量、血清总胆红素、碘油沉积情况、门静脉癌栓、肿瘤大小、数目和病理类型、肝功能、伴随疾病,作为选择病例、选择设计方案的主要指标,应全面了解患者的个体情况,遵循个体化的治疗原则,争取获得更好的疗效。

(白红军)

第二十章　常见肝病的中医治疗

第一节　病毒性肝炎

一、概述

病毒性肝炎是由多种肝炎病毒引起的以肝脏损害为主的全身性传染病。根据病原不同,可分为甲型肝炎、乙型肝炎、丙型肝炎、丁型肝炎及戊型肝炎。临床表现主要是食欲减退,疲乏无力,肝脏肿大及肝功能损害,部分病例出现发热及黄疸,但多数为无症状感染者。乙型、尤以丙型肝炎易发展为慢性,少数患者可发展为肝硬化,极少数病例可呈重型肝炎的临床过程。慢性乙型肝炎病毒(HBV)感染及慢性丙型肝炎病毒(HVC)感染均与原发性肝细胞癌发生有密切关系。

病毒性肝炎的分布遍及全世界,但在不同地区各型肝炎的感染率有较大差别。我国属于甲型及乙型肝炎的高发地区,但各地区人群感染率差别较大。

甲型肝炎全年均可发病,而以秋冬季为发病高峰,通常为散发;主要传染源是急性患者和隐性患者,发病年龄多在 14 岁以下,在托幼机构、小学校及部队中发病率较高,且可发生大的流行。主要经粪、口途径传播,粪便中排出的病毒通过污染的手、水、苍蝇和食物等经口感染,以日常生活接触为主要方式,如水源被污染或生吃污染水中养殖的贝壳类动物食品,可在人群中引起暴发流行。人类对甲型肝炎普遍易感,各种年龄均可发病。感染后机体可产生较稳固的免疫力,在本病的高发地区,成年人血中普遍存在甲型肝炎抗体,发病者以儿童居多。

乙型肝炎见于世界各地,人群中 HBsAg 携带率以西欧、北美及大洋洲最低(0.5% 以下),而以亚洲与非洲最高(6%~10%),东南亚地区达 10%~20%。我国人群 HBsAg 携带率约 10%,其中北方各省较低而西南方各省较高,农村高于城市。乙型肝炎的发病无明显季节性,患者及 HBsAg 携带者男性多于女性,一般散发,但常见家庭集聚现象。传染源是急、慢性患者的病毒携带者,病毒存在于患者的血液及各种体液(汗、唾液、泪、乳汁、羊水、阴道分泌物、精液等)中。传播途径包括:①输血及血制品以及使用污染的注射器或针刺等。②母婴垂直传播(主要通过分娩时吸入羊水、产道血液、哺乳及密切接触,通过胎盘感染者约5%)。③生活上的密切接触。④性接触传播。此外,尚有经吸血昆虫(蚊、臭虫、虱等)叮咬传播的可能性。人类对乙型肝炎普遍易感,各种年龄均可发病。乙型肝炎在高发地区新感染者及急性发病者主要为儿童,成人患者则多为慢性迁延型及慢性活动型肝炎;在低发地区,由于易感者较多,可发生流行或暴发。

丙型肝炎见于世界各国,主要为散发,发病无明显季节性,易转为慢性。传染源是急、慢性患者和无症状病毒携带者,病毒存在于患者的血液及体液中。传播途径与乙型肝炎相同而以输血及血制品传播为主,母婴传播不如乙型肝炎多见。人类对丙型肝炎普遍易感,发病以成人多见,常与输血与血制品、药瘾注射、血液透析、肾移植、同性恋等有关。

丁型肝炎在世界各地均有发现,但主要聚集于意大利南部,在我国各省市亦均存在。传染源是急、慢性患者和病毒携带者,HBsAg 携带者是 HDV 的保毒宿主和主要传染源。传播途径与乙型肝炎相同。易感者为 HBsAg 阳性的急、慢性肝炎及或无症状携带者。

戊型肝炎的传染源是急性及亚临床型患者,以潜伏末期和发病初期粪便的传染性最高。通过粪、口途径传播,水源或食物被污染可引起暴发流行,也可经日常生活接触传播。发病常以水媒流行形式出现,多发生于雨季或洪水泛滥之后,由水源一次污染者流行期较短(约持续数周),如水源长期污染,或通过污染环境或直接接触传播则持续时间较长。各年龄普遍易感,感染后具有一定的免疫力。发病者以青壮年为多,儿童多为亚临床型。

各型肝炎之间无交叉免疫,可重叠感染先后感染。HDV 与 HBV 联合感染或重叠感染可加重病情,易发展为慢性肝炎及重型肝炎,尤以 HDV 重叠感染于慢性乙型肝炎者。HAV 或 HBV 重叠感染也使病情加重,甚至可发展为重型肝炎。

本病在祖国医学中一般属于"黄疸"、"胁痛"、"疫黄"等范畴,在证治上均有详细的记载。中医虽然没有病毒性肝炎一词,但是历代医家对于其临床表现为黄疸、胁痛、乏力、疫黄等均有详尽论述,并制订了不少有效方药。

《内经》对于黄疸型病毒性肝炎的记述较为具体。如《灵枢·论疾诊尺》说:"身痛而色微黄,齿垢黄,爪甲上黄,黄疸也。"《素问·平人气象论》说:"溺黄赤,安卧者,黄疸……目黄者日黄疸。"《素问·玉机真藏论》说:"风者百病之长也,……弗治,肝传之脾,病名曰脾风发瘅,腹中热,烦心出黄。"这清楚地分析了黄疸的病因。对于无黄疸型病毒性肝炎,《内经》则归在"胁痛"一症中叙述。如《灵枢·五邪》说:"邪在肝,则两胁中痛",《素问·藏气法时论》说:"肝病者,两胁下痛引少腹。"对于病毒性肝炎转化成慢性,《内经》中常归在"癥瘕"、"臌胀"中叙述。如《灵枢·水胀》说:"腹胀身皆大,大与肤胀等也,色苍黄,腹筋起,此其候也。"

张仲景的《伤寒杂病论》对病毒性肝炎的证治记载得更加具体。书中把黄疸分成黄疸、谷疸、酒疸、女劳疸等四种。如《金匮要略·黄疸病脉证并治第十五》中说:"风寒相搏,食谷即眩,谷气不消,胃中苦浊,浊气下流,小便不通,阴被其寒,热流膀胱,身体尽黄,名曰谷疸"。又说:"病黄疸,发热烦喘,胸满口燥者,以病发时火劫其汗,两热所得。然黄家所得,从湿得之,一身尽发热而黄,肚热,热在里,当下之。"书内所用的茵陈蒿汤、栀子柏皮汤、茵陈五苓散等方剂至今为临床所常用,且有很高的疗效。

晋唐时期,对于本病的病理和传染的叙述又进了一步。如《诸病源候论》说:凡诸病黄疸,皆由饮食过度,醉酒劳伤,脏腑不和,水谷相并,积于脾胃,复为风湿所搏,郁结不散,热气郁蒸,发为黄疸。对于病毒性肝炎属暴发性的,巢元方和孙思邈均有论述。巢氏在《诸病源候论》的"急黄候"中说:"脾胃有热,谷气郁蒸,因为热毒所加,故卒然发黄,心满气喘,命在顷刻,故云急黄也。"孙氏在《千金要方》中指出:"凡遇见时行热病,必多内瘀发黄。"显然,黄疸为外感热病的范畴,其病理和临床表现,与病毒性肝炎是基本吻合的。

宋金元时期,对病毒性肝炎的认识更为深刻,治疗方药也较详备。如宋·郭雍在《伤寒补亡论》中分析道:"夫致黄之由非一,或误下,或火熏,皆能成黄,非止寒热谷气而已。大抵寒邪中人,久不能去,变为热毒。"《太平圣惠方》列出治急黄诸方,治阴黄诸方,治内黄诸方以及治心黄、肝黄、脾黄、肺黄、肾黄诸方等,十分详备。金元医家刘河间、朱丹溪比较强调发黄与湿热的关系。如《宣明论方》热门中消痞丸下说:"治积湿热毒甚者,身体面目黄。"《伤寒直格》中说:"大抵本因热郁极甚,留饮不散,湿热相搏而黄也!"罗大益以阴阳定黄疸总的属性。他在《卫生宝鉴》中说:"黄疸大法,古有五疸之辨","虽其名目如此,然总不出阴阳二证。大都阳证多实,阴证多虚,虚实弗失,得其要矣。"朱丹溪则更明确地说:"疸不用分其五,同是湿热。"

明·王肯堂在《证治准绳》中认为:"按丹溪之言,五疸不要分,同是湿热,已得大意,其药则未备也。"故对于黄疸从湿热治须分上焦湿热病、中焦湿热病、下焦湿热病。张景岳在《景岳全书》中指出黄疸,古人多言为湿热,但应分为阳黄、阴黄、表邪发黄和胆黄四种。其中阳黄因湿多成热,热则生黄,此即所谓湿热证也。阴黄则全非湿热,而总由血气之败。表邪发黄即伤寒证也。胆黄证由伤胆所致。可见其辨证十分细致,治疗上则认为治黄之法,本宜清湿热利小便,然亦多有不宜利者。

清·沈金鳌在《沈氏尊生书》中指出:"诸疸,脾湿病也。"但他认为:"五疸之中,惟酒疸变证最多。盖以酒者,大热大毒,渗入百脉,不止发黄而已。溢于皮肤,为黑,为肿,流于清气道中则胀,或成鼻痈,种种不同也。""又有天行疫疠以致发黄者,俗谓之瘟黄,杀人最急,宜茵陈蒿泻黄汤、《济生》茵陈汤。"这与病毒性肝炎的病理和临床分型是十分相似的。《临证指南医案》疸门中指出:"黄疸、身黄、目黄、溺黄之谓也"。治疗上力推"谦甫罗氏,具有卓识,力辨阴阳,遵伤寒寒湿之指,出茵陈四逆汤之治,继往开来,活人有术。"目前,在黄疸型的病毒性肝炎分阳黄和阴黄的治疗可谓前人经验的总结。

二、诊断要点

(一)流行病学

1.在甲肝流行区,有进食未煮熟海产品及饮用污染水史,有助于甲肝的诊断。

2.有输血、不洁注射史,与HBV感染者密切接触史,家庭成员有HBV感染者,特别是婴儿母亲是HBsAg阳性等有助于乙肝诊断。

3.有输血及血制品、静脉吸毒、血液透析等病史的肝炎患者应考虑丙型肝炎。

4.丁型肝炎流行病学同乙型肝炎,我国西南部感染率较高。

5.戊型肝炎流行病学基本同甲型肝炎,暴发以水传播为多见,老年人多见。

(二)临床表现

各型肝炎的潜伏期长短不一。甲型肝炎为2~6周(平均一个月);乙型肝炎为6周至6个月(一般约3个月);丙型肝炎为5~12周(平均7.8周)。

1.急性肝炎

(1)急性黄疸型肝炎:病程可分为3个阶段。

1)黄疸前期:多以发热起病,伴以全身乏力,食欲不振,厌油,恶心,甚或呕吐,常有上腹部不适、腹胀、便秘或腹泻;少数病例可出现上呼吸道症状,或皮疹、关节痛等症状。尿色逐渐加深,至本期末尿色呈红茶样。肝脏可轻度肿大,伴有触痛及叩击痛。化验:尿胆红素及尿胆原阳性、血清丙氨酸转氨酶(ALT)明显升高。本期一般持续3—7天。

2)黄疸期:尿色加深,巩膜及皮肤出现黄染,且逐日加深,多于数日至2周内达高峰,然后逐渐下降。在黄疸出现后发热很快消退,而胃肠道症状及全身乏力则见增重,但至黄疸即将减轻前即迅速改善。在黄疸明显时可出现皮肤瘙痒、大便颜色变浅、心动过缓等症状。儿童患者黄疸较轻,且持续时间较短。本期肝肿大达肋缘下1~3cm,有明显触痛及叩击痛,部分病例还有轻度脾肿大。肝功能改变明显。本期持续约2~6周。

3)恢复期:黄疸消退,精神及食欲好转。肿大的肝脏逐渐回缩,触痛及叩击痛消失。肝功能恢复正常。本期约持续1~2个月。

(2)急性无黄疸型肝炎:起病大多徐缓,临床症状较轻,仅有乏力、食欲不振、恶心、肝区痛和腹胀、溏便等症状,多无发热,亦不出现黄疸。肝常肿大伴触痛及叩击痛;少数有脾肿大。肝功能改变主要是 ALT 升高。不少病例并无明显症状,仅在普查时被发现。多于 3 个月内逐渐恢复。部分乙型及丙型肝炎病例可发展为慢性肝炎。

2.慢性肝炎

(1)慢性迁延型肝炎:急性肝炎病程达半年以上,仍有轻度乏力、食欲不振、腹胀、肝区痛等症状,多无黄疸。肝肿大伴有轻度触痛及叩击痛。肝功检查主要是 ALT 单项增高。病情延迁不愈或反复波动可达 1 年至数年,但病情一般较轻。

(2)慢性活动性肝炎:既往有肝炎史,目前有较明显的肝炎症状,如倦怠无力、食欲差、腹胀、溏便、肝区痛等面色常晦暗,一般健康情况较差,劳动力减退。肝肿大质较硬,伴有触痛及叩击痛,脾多肿大,可出现黄疸、蜘蛛痣、肝掌及明显痤疮。肝功能长期明显异常,ALT 持续升高或反复波动,白蛋白降低,球蛋白升高,丙种球蛋白及 IgG 增高,凝血酶原时间延长,自身抗体及类风湿因子可出现阳性反应,循环免疫复合物可增多而补体 C_3、C_4 可降低。部分病例出现肝外器官损害,如慢性多发性关节炎、慢性肾小球炎、慢性溃疡性结肠炎、结节性多动脉炎、桥本氏甲状腺炎等。

3.重型肝炎

(1)急性重型肝炎:亦称暴发型肝炎。特点是:起病急,病情发展迅猛,病程短(一般不超过 10 天)。患者常有高热,消化道症状严重(厌食、恶心、频繁呕吐、鼓肠等),极度乏力。在起病数日内出现神经、精神症状(如性格改变,行为反常,嗜睡、烦躁不安等)。体检有扑翼样震颤、肝臭等,可急骤发展为肝昏迷。黄疸出现后,迅速加深,出血倾向明显(鼻衄、瘀斑、呕血、便血等),肝脏迅速缩小。亦出现浮肿,腹水及肾功不全。实验室检查:处周血白细胞计数及中性粒细胞增高,血小板减少;凝血酶原时间延长,凝血酶原活动度下降,纤维蛋白原减少。血糖下降,血氨升高,血清胆红素上升,ALT 升高,但肝细胞广泛坏死后 ALT 可迅速下降,形成"酶胆分离"现象。尿常规可查见蛋白及管型,尿胆红素强阳性。

(2)亚急性重型肝炎:起病初期类似一般急性黄疸型肝炎,但病情呈进行性加重,出现高度乏力,厌食、频繁呕吐、黄疸迅速加深,血清胆红素升高大于 $171\mu mol/L$,常有肝臭、顽固性腹胀及腹水(易并发腹膜炎),出血倾向明显,常有神经、精神症状,晚期可出现肝肾综合征,死前多发生消化道出血、肝性昏迷等并发症。肝脏缩小或无明显缩小。病程可达数周至数月,经救治存活者大多发展为坏死后肝硬化。实验室检查:肝功能严重损害,血清胆红素迅速升高,ALT 明显升高,或 ALT 下降与胆红素升高呈"酶肝分离";人血白蛋白降低,球蛋白升高,白、球蛋白比例倒置,丙种球蛋白增高;凝血酶原时间明显延长,凝血酶原活动度下降;胆固醇酯及胆碱脂明显降低。

(3)慢性重型肝炎:在慢性活动性肝炎或肝硬化的病程中病情恶化出现亚急性重型肝炎的临床表现,预后极差。

4.淤胆型肝炎　亦称毛细胆管型肝炎或胆汁瘀积型肝炎。起病及临床表现类似急性黄胆型肝炎,但乏力及食欲减退等症状较轻而黄疸重且持久,有皮肤瘙痒等梗阻性黄疸的表现。肝脏肿大。大便色浅,转肽酶、碱性磷酸酶以及 5-核苷酸酶等梗阻指标升高,ALT 多为中度升高,尿中胆红素强阳性而尿胆原阴性。

甲型肝炎主要表现为急性肝炎,一般临床经过顺利。乙型肝炎中急性无黄型肝炎远多于急性黄疸型且易于演变为慢性肝炎。急性丙型肝炎的临床表现一般较乙型肝炎为轻,仅 20％～30％病例出现黄疸,演变为慢性肝炎的比例亦高于乙型肝炎,尤以无黄疸型为甚。HDV 与 HBV 同时感染称为联合感染,多表现为一般的急性肝炎,病情多呈良性自限性经过。在 HBsAg 无症状携带者重叠感染 HDV,常使患者肝脏产生明显病变,且易发展为慢性丁型肝炎;HDV 重叠感染若发生于慢性乙型肝炎患者,则常使原有病情加重,可迅速发展为慢性活动型肝炎或肝硬化甚至可能发生重型肝炎。戊型肝炎多表现为急性黄疸型肝炎,很少发展为慢性肝炎。

（三）实验室及其他检查

1.外周血象　白细胞总数正常或稍低,淋巴细胞相对增多。重症肝炎患者的白细胞总数及中性粒细胞均可增高。部分慢性肝炎患者可有血小板减少。

2.肝功能

(1)黄疸指数、胆红素定量实验:黄疸型肝炎可升高。尿检查胆红素、尿胆原及尿胆素均增加。

(2)血清酶测定:血清转氨酶在肝炎潜伏期、发病初期及隐性感染者均可升高,有助于诊断。常用指标有谷丙转氨酶(ALT)及谷草转氨酶(AST)。

(3)胆固醇、胆固醇酯、胆碱酯酶测定:肝细胞损害时,血内总胆固醇减少,梗阻性黄疸时,胆固醇增加。重症肝炎患者胆固醇、胆固醇酯、胆碱酯酶均可明显下降,提示预后不良。

3.血清免疫学检查　HBV 标志物(HBsAg、HBeAg、HBcAg 及抗-HBs、抗-HBe、抗-HBc)对判断有无乙型肝炎感染有重大意义,而抗-HCV 阳性可确诊丙型肝炎感染。

4.肝穿刺病理检查　对各型肝炎的诊断有较大价值,鉴别慢性活动性肝炎与慢性迁延性肝炎有重要意义。

（四）鉴别诊断

1.急性黄疸型肝炎

(1)黄疸前期:应与上呼吸道感染、传染性单核细胞增多症、风湿热及胃肠炎等相鉴别。

(2)黄疸期:应与其他可引起黄疸的疾病相鉴别,如药物性肝炎、钩端螺旋体病、传染性单核细胞增多症、胆囊炎、胆石症等。

2.无黄疸型肝炎及慢性肝炎　应与可引起肝(脾)肿大及肝功损害的其他疾病相鉴别,如慢性血吸虫病、华支睾吸虫病、药物性或中毒性肝炎、脂肪肝等。

3.慢性肝炎黄疸持续较久者　需与肝癌、胆管癌、胰头癌等相鉴别。

4.重型肝炎　应与其他原因引起的严重肝损害,如药物中毒、暴发性脂肪肝等进行鉴别。此外,在急性重型肝炎临床黄疸尚不明显时,应注意与其他原因引起的消化道大出血、昏迷、神经精神症状相鉴别。

三、病因病机

中医学认为,病毒性肝炎的病因有内因与外因两个方面,外因多为感受湿热疫毒之邪,内因则与正气亏虚有关,二者相互关联,互为因果。

1.湿热疫毒　《素问·六元正纪大论》载:"湿热相搏……民病黄瘅"。《沈氏尊生方·诸病源流》谓:"有天行疫疠,以致发黄者,俗称瘟黄。"湿热疫毒内侵是引起病毒性肝炎的始动原因。湿热疫毒既具有湿、热的共性特征,即具有阴邪和阳邪的二重特征,又具有疫毒的特殊性。极易内扰血分,消磨损伤人体正气,使病情缠绵难愈。它可因患者体质的偏胜、生活状况、治疗用药等不同而表现为热证、阳证,也可表现为寒证、阴证,或寒热错杂证。

2.正气亏虚　《内经》曰:"正气内存,邪不可干。""邪之所凑,其气必虚"。饮食不节,饥饱无常,劳倦内伤,损及脾胃;或禀赋薄弱,素体亏虚,气虚不足,阴血血少,均可导致湿热疫毒内侵,成为发病的内在原因。正如《灵枢·百病始生》说:"风雨寒热不得虚,邪不能独伤人,卒然逢疾风暴雨,而不病者盖无虚,故邪不能独伤人,此必因虚邪之风,与其身形,两虚相得,乃客其形。"

3.痰浊、瘀血　湿热疫毒侵入人体,阻碍气机,湿郁热蒸,肝失疏泄,脾失健运,极易产生痰浊、瘀血。痰浊、瘀血成为继发性致病因素,使病情加重,难以逆转。

急性病毒性肝炎的病机主要为外感湿热疫毒,由气及血,侵犯脾胃,郁蒸肝胆所致。病位在肝胆脾胃,病理特点以邪实为主。若湿热疫毒入侵,偏于气分,中阻脾胃,肝郁气滞,肝脾失和,脉络瘀阻,则发为无黄疸型肝炎,临床可见胁痛、恶心呕吐、腹胀纳差、四肢无力等症。若湿热疫毒内蕴,熏蒸肝胆,偏于血分,使肝失疏泄,胆汁内瘀,不循常道,旁流入血,外溢肌肤,则形成色泽鲜明的黄疸型肝炎,临床可见胁痛、口苦、黄疸等症。若素体阳虚,湿热疫毒内侵,邪从寒化,寒湿凝滞,痰阻血脉,胆汁不循常道,溢于肌肤,则发为阴黄,色泽晦暗。若湿热疫毒内侵,与痰瘀胶结,郁阻血分,肝胆疏泄失常,则为瘀胆型肝炎。

慢性病毒性肝炎的病机颇为复杂。由于急性病毒性肝炎失治、误治或反复感邪等原因,更由于湿热疫毒所独有的致病特点及感邪者正气的亏虚,使一部分患者的病势向慢性化发展。其病机多为湿热疫毒蕴结不解,深伏血分,加之情志郁怒,饮食不节,劳倦内伤等诱因,日久导致脏腑功能失调,阴阳气血亏损。临床可见气虚、血虚、脾阳虚、脾肾阳虚、肝肾阴虚、气阴两虚、气血两虚等虚损性变化,以及肝郁气滞、气滞血瘀、络脉瘀滞、肝脾不和、肝气犯胃、心肾不交等失调性变化。其病位在肝胆脾胃肾,有时涉及心,病理特点为本虚标实,正虚邪恋,而以正虚为其矛盾的主要方面。

重型病毒性肝炎颇似“瘟黄”,其病机初为湿热疫毒炽盛,燔灼肝胆,并迅速弥漫三焦,正邪交争剧烈,胆汁溢泄横行,致黄疸迅速加深。其主要转归有:瘟邪逆传心包或湿热蒙蔽清窍,症见神昏谵语;毒热入营迫伤血络,症见出血发斑;肾阴亏竭土不制水,症见尿少、腹水;气虚血脱、阴阳离绝,症见手足逆冷、脉微欲绝。

四、治疗

病毒性肝炎目前尚无可靠而满意的抗病毒药物治疗。一般采用综合疗法,以适当休息和合理营养为主,根据不同病情给予适当的药物辅助治疗,同时避免饮酒、使用肝毒性药物及其他对肝脏不利的因素。重型肝炎的治疗应及早采取合理的综合措施,加强护理,密切观察病情变化,及时纠正各种严重紊乱,防止病情进一步恶化。

(一)一般处理

1.隔离治疗,卧床休息,避免过度劳累。

2.合理营养,避免饮酒。急性肝炎饮食宜清淡、高蛋白、高维生素,不强调高糖饮食;慢性肝炎宜高蛋白饮食,限制糖和脂肪摄入;重型肝炎应限制蛋白质摄入量;合并腹水时宜低盐饮食,限制水、钠摄入;有肝昏迷前期症状及肝昏迷期应禁止蛋白质摄入。

3.对意识障碍患者注意皮肤、口腔护理,避免褥疮及呼吸道感染,对长期静脉输液及保留导管者应防止继发感染。

(二)辨证论治

1.邪犯卫表证

症状:恶寒发热、头身重痛、乏力、食欲不振、恶心甚至呕吐、腹胀,腹泻等,数日后出现目黄、身黄、小便黄,舌苔薄腻,脉浮弦。

病机:湿热邪毒初犯机体,卫气同病。既有湿热郁遏卫表的表证,又有湿热阻滞中焦的里证。湿热郁遏卫表则见恶寒发热、头身重痛、乏力;湿热阻滞中焦则见食欲不振,恶心甚至呕吐、腹胀,腹泻;湿热熏蒸肝胆,胆液外泄,故数日后出现黄疸表现,舌苔薄腻,脉浮弦为湿热兼表之象。

治法:清热化湿,佐以解表。

代表方:麻黄连翘赤小豆汤合甘露消毒丹。

药物:麻黄、连翘、薄荷、藿香、白蔻仁、石菖蒲、黄芩、滑石、木通、赤小豆、茵陈。

加减:热重加银花、栀子;纳呆加炒麦芽、鸡内金。

2.邪正俱盛证

(1)湿热蕴结

症状:面目一身俱黄,黄色鲜明,右胁胀痛,肝脏肿大或兼灼痛,触痛明显,腹部胀满或者胀痛,发热口苦。口渴欲饮或者饮而不多,纳呆厌油,恶心呕吐,大便秘结或者不爽,小便黄赤,舌红苔黄厚腻,脉象弦滑数。

病机:外感湿热,或者嗜酒肥甘,酿生湿热,以致脾胃湿热熏蒸肝胆,胆液外泄,则见面目一身俱黄,黄色鲜明;湿热阻滞气机,肝脉闭阻,胆道不畅,故肝脏肿大或兼灼痛,触痛明显;肝气郁滞,气滞于腹,故腹部胀满或者胀痛;湿热内郁,肝胆热盛,故发热;胆热上蒸故口苦;热盛伤津则口渴欲饮;肝木横逆侮土,脾胃气机升降失常,传道失司,故纳呆厌油,恶心呕吐,大便秘结或者不爽;湿热下注故小便黄赤;舌红苔黄厚腻,脉象弦滑数均系湿热之象。

治法:清热利湿,泻火解毒。

代表方:龙胆泻肝汤加减。

药物:龙胆草、黄芩、山栀子、生地、当归、柴胡、木通、车前子、泽泻、甘草。

加减:湿热俱重加茵陈、藿香、薄荷、白蔻仁、石菖蒲;湿重于热加茯苓、猪苓、白蔻仁、白术;热毒重加银花、野菊花、蒲公英、紫花地丁、紫背天葵、黄柏、茵陈。

(2)肝郁气滞

症状:胁肋胀满或者胀痛,偏于右侧,胸部满闷,精神抑郁,时时太息,或者烦躁易怒。恶心纳呆,厌食油腻,咽中如有物梗阻,经行乳房胀痛,或者月经不调,舌苔薄白,脉弦。

病机:肝居右胁,其脉布于两胁。湿热侵入肝胆,肝气郁而不畅则见胁肋胀满或者胀痛,偏于右侧,胸部满闷;湿热阻滞,气机不畅,情志不调,故精神抑郁,时时太息,或者烦躁易怒,肝木横逆侮土,胃失和降则为恶心纳呆,厌食油腻;肝气不和,遂于上则见咽中如有物梗阻,肝气郁而累及冲任,故见经行乳房胀痛,或者月经不调,舌苔薄白,脉弦为湿热内郁,肝气不畅之象。

治法:疏肝解郁,理气畅中。

代表方:柴胡疏肝散加减。

药物:柴胡、香附、陈皮、白芍、当归、白术、茯苓、甘草、煨姜、薄荷。

加减:腹胀满明显加厚朴、砂仁、陈皮、半夏。

(3)湿热弥漫三焦

症状:高热,黄疸色深鲜明,日趋严重,胁肋胀满疼痛,腹部膨隆,头目昏沉,肢体困重,极度疲乏,食欲大减,恶心呕吐,大便秘结或者黏滞不爽,小便黄赤,舌红绛,苔黄褐厚燥或者焦黑起刺,脉洪大或者滑数。

病机:湿热毒邪鸱张弥漫,疏泄失常,胆汁外溢,故高热,黄疸色深鲜明,日趋严重,热毒充斥,气机阻滞则胁肋胀满疼痛,腹部膨隆;湿热毒邪困阻,阳气郁而不伸故头目昏沉,肢体困重,极度疲乏,脾胃受损,纳运失常,气逆于上,湿热毒邪滞积故食欲大减,恶心呕吐,大便秘结或者黏滞不爽,小便黄赤;舌红绛,苔黄褐厚燥或者焦黑起刺乃热毒盛;脉洪大或滑数系病势日进之象。

治法:清利湿热,除瘟退黄。

代表方:清瘟败毒饮加减。

药物:生石膏、知母、犀角、地黄、玄参、丹皮、赤芍、茵陈、山栀子、黄连、黄芩、连翘、竹叶。

加减:大便秘结加生大黄。

3.邪盛正伤证

(1)湿热伤营动血

症状:高热夜甚,重度黄疸,黄色鲜明,迅速加深,小便短赤,举动失常,嗜睡或者昏谵,呕吐频繁,腹胀如鼓,鼻衄齿衄,皮下瘀斑,呕血便血,可闻及肝臭,肝浊音界有缩小之趋向,舌红绛,苔黄燥或少苔,脉细数。

病机:湿热毒邪内蕴,正气不支,内陷营血,热迫胆汁外溢,故高热夜甚,重度黄疸,黄色鲜明,迅速加深,小便短赤;热毒入营,扰乱心神,故嗜睡或者昏谵;热毒内盛,胃失和降,湿浊毒邪蕴结,故呕吐频繁,腹胀如鼓;热毒迫血妄行,阴液大伤,故见鼻衄齿衄,皮下瘀斑,呕血便血,可闻及肝臭,肝浊音界有缩小之趋向;舌红绛为热毒陷营之证,苔黄燥或少苔为热势内燔之象,脉细数为热盛而阴伤,病情已经进入危境。

治法:清营凉血解毒。

代表方:清营汤合黄连解毒汤加减。

药物:犀角、生地、丹参、玄参、麦冬、石斛、银花、连翘、山栀子、黄柏、黄芩、竹叶、赤芍。

加减:出血明显加紫草、白茅根。

(2)湿热蒙蔽心包

症状:高热不退,或者高热夜甚,重度黄疸,黄色鲜明,迅速加深,神志昏迷,不省人事,躁动不安,甚则发狂,可闻肝臭,肝浊音界急剧缩小,腹胀腹水,衄血、呕血、便血,舌红绛,苔黄燥,脉弦细数。

病机:湿热毒邪鸱张,热毒内迫胆汁外溢,故高热,重度黄疸,迅速加深;热毒内陷心包,扰乱心神,则神昏谵语,狂躁不安;热毒内盛,心失所主,君主之官失职,主不明则十二官危,三焦气化无权,故大小便闭,腹胀腹水,热毒迫血妄行则见出血;阴精耗竭,故肝脏缩小。病势极重,急需救治。

治法:清热解毒,醒脑开窍。

代表方:清宫汤加减。

药物:犀角、玄参、莲心、麦冬、连翘心、竹叶心。另加安宫牛黄丸或者牛黄清心丸,1日1~3次,一次3克。

加减:抽搐加羚羊角、钩藤、生石决明。

4.正气衰竭证

症状:重度黄疸,神志昏迷,鼻衄齿衄,皮下瘀斑,呕血便血,发热骤退,汗出不止,虚烦躁扰,气息短促,面色苍白,四肢厥冷,脉微细欲绝。

病机:热毒内迫胆汁外溢,故重度黄疸,热毒迫血妄行,阴液大伤,故见鼻衄齿衄,皮下瘀斑,呕血便血,邪毒损阴耗阳,使阴液枯而阳气脱,心阳不能运行敷布全身,故见发热骤退,面色苍白,四肢厥逆,冷汗淋漓;阳气浮越,则虚烦躁扰;脉微细欲绝为正气外脱之征。

治法:益气回阳,敛阴固脱。

代表方:参附汤合生脉散加减。

药物:人参、附子、麦冬、五味子、黄芪、甘草。

加减:大汗淋漓加煅龙骨、煅牡蛎。

5.正虚邪恋证

(1)肝郁脾虚

症状:胸胁胀满不适,情志抑郁,善太息,肢倦乏力,食欲减退,腹胀,大便溏泄,舌淡苔白,脉弦。

病机:肝主疏泄,脾主运化,脾虚则运化失常,肝郁则气机不畅,故胁肋胀满疼痛,胸闷叹息,脘痞腹胀;

脾虚湿阻,纳运失常则纳少便溏;脾胃为气血生化之源,脾失健运故全身疲乏;舌淡为脾虚气血不足之象,苔白为湿阻,脉弦为肝郁。

治法:疏肝解郁,健脾助运。

代表方:异功散合逍遥散加减。

药物:人参、白术、茯苓、扁豆、白芍、当归、甘草、陈皮、柴胡。

加减:腹胀明显加香附、厚朴、川楝子;纳差加谷麦芽、鸡内金。

(2)肝郁血瘀

症状:胁肋刺痛,入夜尤剧,面色晦滞,口唇紫黯,肝掌,蜘蛛痣,身目发黄而晦,腹胀,得矢气可稍解,肌肤甲错,舌紫黯,或有瘀点,脉细涩而沉。

病机:湿热之邪入里,肝失条达之性,久病及血,肝脉瘀滞,故见胁肋刺痛;气滞血瘀,瘀血凝滞脉络,故见面色晦滞,口唇紫黯,肝掌、蜘蛛痣;血积于肝,疏泄失职,乃致胆汁外溢而为身目发黄而晦;瘀血内阻,则新血不生,故肌肤甲错;舌紫黯或有瘀点为血瘀;脉细涩而沉,系血瘀久而伤阴液。

治法:行气活血,化瘀通络。

代表方:膈下逐瘀汤加减。

药物:当归、川芎、赤芍、桃仁、红花、泽兰、片姜黄、延胡索、郁金、青皮、柴胡、茵陈。

加减:兼湿热加金钱草、龙胆草、栀子、草河车。

(3)肝肾阴虚

症状:胁肋隐痛,腰膝酸软,眩晕心烦,口燥咽干,面红潮热,形体消瘦,齿衄鼻衄,舌红,苔有裂纹、花剥,脉象细数无力。

病机:湿热久羁,耗及肝肾之阴,胁乃肝之分野,阴虚而胁肋隐痛;腰乃肾之外府,阴虚则腰膝酸软;虚火上炎,阴津被铄,故眩晕心烦,口燥咽干;阴虚生内热,故面红潮热;阴血不足,不能濡养周身,放形体消瘦;虚火内扰,损伤血络为齿衄鼻衄;舌红,裂纹苔,花剥苔责之阴虚,脉细数无力为阴虚内热。

治法:滋补肝肾。

代表方:一贯煎加减。

药物:生地、白芍、山茱萸、女贞子、沙参、麦冬、枸杞子、木瓜、枣仁、甘草、川楝子。

加减:口燥咽干明显加西洋参、太子参、花粉;出血明显加丹参、鳖甲、三七、茜草。

(4)脾肾阳虚

症状:面色不华,或者晦黄,畏寒肢冷,食少脘痞,腹胀便溏,或五更泻,小便余沥不尽或失禁,下肢或全身浮肿,舌淡胖,有齿痕,舌苔白腻,脉象沉细无力。

病机:脾虚则不能运化水谷精微,肾虚则不能温煦四肢百脉,故面色不华,或者晦黄,畏寒肢冷;纳运失常,气机不利,中气下陷故食少脘痞,腹胀便溏;肾虚不固故五更泻,小便余沥不尽或失禁;水湿不运,气化无权,乃致下肢或全身浮肿;舌淡胖、有齿痕为水液滞留之象;脉沉细无力乃脾肾不足之证。

治法:温补脾肾。

代表方:附子理中汤、五苓散加减。

药物:附子、干姜、人参、白术、甘草、桂枝、猪苓、茯苓、泽泻。

加减:有瘀血之象可加川芎、桃仁、虎杖、郁金。

(三)单方、验方

1.茵陈30g,红枣5枚。煎服,1日1剂。用于甲型病毒性肝炎,亦用于预防。

2.茵陈、板蓝根各 15g,1 日 1 剂,连服 5～7 日,用于预防和治疗急性黄疸型肝炎。

3.蒲公英 15g,甘草 6g,1 日 1 剂,连服 5～7 日,用于预防和治疗急性黄疸型肝炎。

4.田基黄、螃蜞菊各 30g,煎服,1 日 1 剂。用于急性肝炎、慢性活动性肝炎。

5.鸡骨草 30～60g,煎服,用于退黄。

6.垂盆草 30g,煎服,用于各型肝炎引起的胁痛。

7.鲜马鞭草 500g,加水煎煮浓缩至 800ml,每次 40～50ml,每日 3 次,用于急性黄疸性肝炎。

(四)中成药

1.肝必复　1 日 3 次,每次 2 粒,用于乙型肝炎、肝硬化、急慢性活动性肝炎。

2.云芝肝泰冲剂　1 日 2～3 次,每次 1 袋,温开水冲服。用于乙型肝炎、迁延性肝炎、慢性活动性肝炎。

3.乙肝解毒胶囊　成人 1 日 3 次,每次 4 粒,小儿酌减。用于肝胆湿热内蕴之急慢性乙型肝炎。

4.护肝片　1 日 3 次,每次 4～5 片,用于急性黄疸性、无黄疸性肝炎、慢性迁延性肝炎。

5.茵栀黄注射液　每次 10～20ml 加入 10％葡萄糖 250ml 中静滴。用于急性、迁延性、慢性肝炎和重型肝炎Ⅰ型。

6.板蓝根注射液　2～4ml 肌肉注射,每日 1～2 次,用于急慢性肝炎。

7.参三七注射液　30％参三七注射液 2ml 肌肉注射,用于重症肝炎改善肝脏微循环,提高存活率。

(五)其他疗法

1.针刺疗法

主穴:合谷、外关、阳陵泉、足三里、中封、阴陵泉。

配穴:后溪、太冲、期门、章门、三阴交、大椎、至阳、肝俞、胆俞。每次选主穴 1～2 个,配穴 2～3 个。

针刺方法:

(1)辨证施治:湿热并重型用迎随、徐疾手法的泻法,留针 15 分钟;热重湿轻型用徐疾手法的泻法,留针 15 分钟;湿重热轻型用徐疾、提插手法的泻法,留针 15 分钟。

(2)运用复式泻法:即针尖取道经方向一进三退,留针 20 分钟,起针时不闭针孔。

(3)透刺法:即用后溪透劳宫或合谷透劳宫。每日 1 次,每次针一侧穴,左右交替。留针 20～30 分钟,2 周为 1 疗程。

(4)用提插补泻法,先泻后补。强行刺激,每次留针 30 分钟,隔 10 分钟捻转 1 次,每日针治 1 次,2 周为 1 疗程,必要时可再继续治疗 1 疗程。

2.灸法

(1)取胆俞、肝俞、阴陵泉、太冲、内庭,每日灸 1～2 次,每穴灸 3～5 壮,若脘痞加足三里,呕吐加内关,便秘加天枢,神疲乏力加气海,大便溏泄加关元。用于急性病毒性肝炎。

(2)取穴①肝俞、脾俞、大椎、至阳、足三里。②期门、章门、中脘、膻中、石子头(太渊上 3 寸)。两组穴交替行麦粒灸或隔饼灸。麦粒灸每壮艾炷约 1.5mg,每次每穴 7 壮;隔饼灸艾炷重 2g,下衬附子饼和脱脂棉花,每次每穴灸 5 壮。两法均隔日施治 1 次。治疗慢性乙型肝炎。

3.穴位注射法

取穴:肝俞、足三里。

操作方法:黄芪注射液或丹参注射液 1 次 2ml 穴位注射,穴位交替使用,1 月为 1 个疗程。

五、预防

（一）一般预防

1.管理传染源

（1）各级卫生防疫站应做好疫情统计，各类肝炎应分别进行登记。

（2）急性甲型、戊型肝炎隔离期自发病日算起3周。乙型、丙型肝炎可不定隔离日期，如需住院治疗，也不宜以HBsAg阴转或肝功能完全恢复正常为出院标准，只要病情稳定，可以出院。条件具备时，甲、乙、丙、丁、戊各型肝炎宜分室住院治疗。

（3）患者隔离治疗后，对其居住、活动地区（家庭、宿舍及托幼机构等）应尽早进行终末消毒。幼托机构发现急性甲型或流行性非甲非乙型肝炎患者后，除患儿隔离治疗外，应对接触者进行医学观察45天。

（4）肝功能异常或HBsAg阳性者不得献血。抗-HBc阳性者不得献血。

（5）对生产、经营饮食品单位的直接接触入口食品的人员、职工食堂全体工作人员、食品商贩以及保育人员等，每年应作健康检查，发现肝炎患者立即进行隔离治疗。

2.切断传播途径

（1）提高个人卫生水平：利用黑板报、小报、电影、电视、广播等各种宣传工具，广泛开展以把住"病从口入"关为中心内容的卫生宣传教育。各企业单位应创造条件，提供流动水，供洗手及洗餐具，养成食前便后洗手的良好习惯。

（2）要加强水源保护，严防饮用水被粪便污染。对甲型肝炎流行区的井水或缸水，须用漂白粉消毒，余氯保持在0.3mg/L。对甲型肝炎暴发点，水余氯应保持在1.0mg/L。中、小学校要供应开水，学生自带水杯。要做好环境卫生及粪便无害化处理。医疗单位中的粪便及污水须经消毒处理后，方能排入下水道，废弃物应及时焚毁。

（3）各服务行业的公用茶具、面巾和理发、刮脸、修脚的用具，均应做好消毒处理。

（4）加强防止医源性传播：各种医疗及预防注射（包括皮试、卡介苗接种等）应实行一人一针一管，各种医疗器械及用具均应实行一人一用一消毒（如采血针、针灸针、手术器械、划痕针、探针、各种内窥镜以及口腔科钻头等）。尤其应严格对带血污染物的消毒处理。对透析病房，应加强卫生管理。

（5）各级综合医院均应积极创造条件建立肝炎专科门诊及肝炎病房，有关医务人员应相对固定。肝炎门诊及病房的病案、用具应单独使用，各种诊治手段应单独施行。

3.保护易感人群

（1）市售人血丙种球蛋白和人胎盘血丙种球蛋白对甲型肝炎接触者有一定保护作用，主要适用于接触甲型肝炎患者的易感儿童。剂量每千克体重0.02～0.05ml，注射时间越早越好，不宜迟于接触后7～14天。

（2）乙型肝炎免疫球蛋白：我国已小量生产，主要用于母婴传播的阻断，可单独使用或与乙型肝炎疫苗联合使用；其次，可用于意外事故者的被动免疫。

（3）血源性乙型肝炎灭活疫苗：我国在有关生物制品研究所开始中批量试生产，主要用于阻断母婴传播。其他人群接种疫苗时，则需经HBsAg、抗-HBs和抗-HBc检查筛选，证明是易感者后方可使用。

（二）生活起居预防

1.不用未检测乙型肝炎指标的血液及血制品。

2.不到黑窝点去献血。

3.不要从事同性恋和宿娼活动。

4.不要用不洁的注射器、穿刺针、针灸针、牙钻、内窥镜等介入性医疗仪器。

5.不要用不消毒的剃须刀、穿耳针、文身针等进行美容活动。

6.不要和乙型肝炎患者及乙肝病毒携带者共用毛巾、牙刷、被褥等，以防生活接触性感染。

7.饮食卫生。餐具一定要消毒，提倡分餐制。不要喝生水、吃不干净的生冷食品。

8.直接接触了传染性物品后，最直接有效的办法是用肥皂和流水充分洗手。

（三）饮食预防

1.慎重用药，尤其是西药（化学药物），以防进一步加重肝脏损害。

2.绝对禁忌饮酒。酒饮后很快被胃吸收，约90％以上的酒精成分在肝脏内代谢，使肝细胞变性坏死。

3.不宜吃罐头食品：因为罐装食品或瓶装饮料常加有苯甲酸之类的防腐剂，对肝脏或多或少有毒性，况且大多久存，不新鲜，肝炎患者不宜食用。

4.鸭血、猪血或猪肝含铁量较高，过多的铁质对肝细胞不利，不宜大量食用。

5.湿热明显者，禁食辣椒、生葱、生蒜、油炸香脆食品等属热性食品，若食之对患者不利。

（胡敬宝）

第二节　自身免疫性肝炎

　　自身免疫性肝炎（AIH）是一种特异或非特异性自身抗原表达所引起的肝组织损伤，是一种病因不明的肝慢性炎症性疾病。本病多发于女性，女男之比约为4：1。临床表现多呈慢性过程，具有乏力、食欲减退、黄疸等类似病毒性肝炎的表现，可有肝大、脾大、发热等症状，同时可伴有肝外自身免疫病如风湿性关节炎、甲状腺炎、溃疡性结肠炎、1型糖尿病等，女姓患者常伴见月经紊乱。

一、病因病机

　　AIH的病因及发病机制尚未完全阐明，目前认为是一组病因未明的慢性炎症性疾病，很多因素被认为是自身免疫反应过程的自我激发诱因。

　　本病发生的病因有内外两方面，注重内因。内因多与素体虚弱、后天失养相关，外因多由于感受外邪、饮食不节所致。

　　1.机体素虚　久病体虚、劳倦损伤，导致正气不足，容易引邪入内，正不胜邪，成为AIH发病的前提。

　　2.肝胆湿热　外湿内侵，或饮食所伤，湿阻中焦，脾胃运化失常，湿邪壅滞，则脾胃升降失常，脾气不升，从而导致肝失疏泄，胃气降，则胆汁不能正常输送，湿邪郁遏，胆汁浸入血液，溢入皮陕，以致发黄。

　　3.肝气郁结　情志抑郁，或暴怒伤肝，肝气不舒，肝郁气滞，失于疏泄而进一步伤肝。

　　4.瘀血停着　肝失疏泄，肝气郁滞，气郁日久，血流不畅，瘀血停积，血瘀阻络。

　　综上所述，AIH病位涉及脾、胃、肝、胆，久病及肾。在病证方面，有虚有实，属本虚标实，或虚实夹杂。实证以气滞、湿热、血瘀为主。虚证以脾虚、肝肾阴虚为主。

二、临床诊断

　　AIH在中医学中没有相应的病名。中医诊断常根据患者的主症来确定，该病临床表现多样，难以用单一的中医病名概括,在病程的不同阶段或据其合并症不同,分别归属于"黄疸…胁痛…积聚""痞满""鼓胀""水肿""血证""痹症""虚劳…风瘙痒"等中医病证。AIH既可表现为单一病证,又可同时兼有数个病证。

三、临床治疗

(一)辨证治疗

中医对AIH的治疗,主要依据辨证与辨病相结合,脏腑辨证主要基于肝脏辨证,同时涉及脾胃、肾等。基本证型有:肝胆湿热型、肝郁脾虚型、气滞血瘀型、肝肾阴虚型、脾肾阳虚型等。病机会随着病情轻重发展变化:疾病早期,病情轻,多为肝郁脾虚、肝肾阴虚;疾病中后期多为瘀血阻络;肝硬化失代偿期则为瘀血阻络与肝肾阴虚或脾肾阳虚并见。而肝胆湿热多见于AIH病情活动期。

1.肝胆湿热

症状:身目发黄,小便黄赤,皮肤瘙痒,口干口苦,胸闷纳呆,疲乏无力,恶心厌油腻,大便干或不成形,舌质红,苔黄腻,脉弦滑数。

治法:清利湿热,利胆退黄。

方药:茵陈蒿汤加减。

方中茵陈清热利湿,为退黄之要药,用量宜大;栀子,大黄清热泻下。并可酌配柴胡、黄芩、虎杖、蒲公英、白花蛇舌草等清热利湿之品。如恶心欲吐,可加橘皮、竹茹、半夏和胃止呕。

2.肝郁脾虚

症状:胁肋胀痛,走窜不定,胸闷喜太息,性情急躁或抑郁,大便时干时溏,月经不调,或见胃脘痞闷,并且症状可因情志波动而增减。舌质淡,苔薄白或白腻,脉弦滑或弦细。

治法:疏肝解郁,健脾益气。

方药:逍遥散加减。

方中柴胡疏肝解郁;当归、白芍养血柔肝;白术、茯苓健脾去湿,使运化有权,气血有源;生姜温胃和中;薄荷助柴胡散肝郁;炙甘草益气补中,缓肝之急。并可加茵陈、郁金、薏苡仁增强疏肝利胆、利湿退黄之效。如气郁化热加黄芩、牡丹皮、川楝子清肝理气。若胃脘胀痛加枳壳、八月札理气止痛。若兼胃失和降,恶心呕吐者,可加陈皮、半夏、砂仁和胃止呕。如脾虚胃弱明显,可用香砂六君子汤健脾和胃。若胸闷不舒可加薤白、瓜蒌皮宽胸散结。

3.气滞血瘀

症状:皮肤瘙痒,胁肋胀痛、刺痛不适拒按,入夜更甚,胁下或见癥块,胸闷胃胀,可有肝掌,面颈部可见蜘蛛痣,舌质紫黯,有瘀斑瘀点,脉弦涩。

治法:疏肝解郁,活血化瘀。

方药:逍遥散合桃红四物汤。

方中逍遥散疏肝解郁,健脾和营;桃红四物汤活血化瘀。若胁下有癥块,而正气尚可攻,可加三棱、莪术、炙鳖甲、穿山甲以增破瘀消坚之力。亦可服鳖甲煎丸活血化瘀。

4.肝肾阴虚

症状:胁肋隐痛,悠悠不休,遇劳加重,皮肤瘙痒,口干咽燥,心中烦热,腰膝酸软,头晕目眩,两眼干涩,视物模糊,耳鸣健忘,失眠多梦,舌红苔少,脉弦细数。

治法:滋补肝肾,养阴清热。

方药:一贯煎加减。

生地黄、枸杞子滋阴养血补肝肾;沙参、麦冬、当归滋阴养血生津以柔肝;川楝子疏肝理气。可酌加女贞子、旱莲草滋补肝肾之阴。若头晕目眩可加黄精、菊花益肾清热。心中烦热可加炒栀子、酸枣仁清热安神。若腰膝酸软加怀牛膝、续断、桑寄生补肝肾、强筋骨。

5.脾肾阳虚

症状:多见于疾病晚期。症见面色苍黄无华,腹胀大,动之有振水声,小便短少不利,脘闷纳差,神倦怯寒,大便或溏或秘,下肢凹陷性水肿,舌胖色淡,边有齿印,或紫暗,苔白腻,脉沉弦无力。

治法:温肾健脾,化气行水。

方药:真武汤加减。

茯苓、附子健脾温肾,助阳利水;生姜、白术燥湿健脾;白芍既可利小便以行水气,又可缓急止痛。若气虚明显,症见便秘,加黄芪、枳壳、制大黄、桃仁益气通便。若损及心阳,出现心悸、口唇紫绀,则桂枝加量,并加用丹参、檀香、砂仁理气温阳通络。若阳损及阴,气阴两虚,舌质淡嫩,苔少,加太子参、北沙参、麦冬、玉竹益气养阴。

(二)其他治疗

1.食疗方 茵陈大枣黄芪汤。

原料:茵陈50克,大枣6枚,生黄芪60克。

制法:将茵陈、大枣、生黄芪加入600毫升水中,煎30分钟,去渣后,当茶频服。

功效:此方可消退黄疸,降低转氨酶,调节机体免疫力,适用于自身免疫性肝炎患者平时饮用。

2.麦粒灸

取穴:脾俞、肾俞、足三里、大椎、关元。

方法:每穴5壮,以皮肤潮红为度,隔日1次,共灸15次。

功效:提高患者的免疫功能。

3.针灸治疗

取穴:①胆俞、阳陵泉、阴陵泉、太冲、内庭;②胆俞、阳陵泉、阴陵泉、中脘、足三里;③胆俞、阳陵泉、阴陵泉、太冲、内庭、内关、公孙、天枢、大肠俞。

操作:胆俞,向脊柱斜刺0.5～1寸,局部酸胀,或沿肋间传导;阳陵泉,直刺1～1.5寸,酸胀麻感向下传导;阴陵泉,直刺1～1.5寸;太冲向涌泉透刺1.5寸,酸麻胀至足底;内庭,直刺0.5～1寸;中脘、足三里直刺1～1.5寸;内关直刺或向上斜刺1～1.5寸,针感上传为佳;公孙直刺1～1.5寸,酸胀麻感至足底;天枢、大肠俞直刺1～1.5寸,均用毫针泻法,留针15～30分钟,每日1次,病情缓解后隔日1次。

主治:①适用于黄疸型肝炎。②适用于黄疸型肝炎,症见食少脘痞者。③黄疸型肝炎,症见胸闷呕恶、腹胀、便秘者。

4.梅花针

取穴:取脊柱两侧、上腹部,尤其在剑突及肝周围重点刺激第8～12胸椎及其两侧。

操作:采用轻刺法或正刺法。先叩刺脊柱两侧3行1～2遍,再在剑突及肝周围重点刺激第8～12胸椎及其两侧5行各4遍,然后对上腹部做局部刺激。每日叩打1次,10次为一疗程。

主治:自身免疫性肝病等。

5.耳穴贴压

取穴:胆、肝、脾、胃、膈等穴。

操作:耳郭常规消毒,用0.5厘米×0.5厘米胶布将1粒王不留行籽固定在所选取的穴位上,每日按压3次,每次5～10分钟,两侧交替使用,每日给予中等揉按刺激,10日为一疗程。

(胡敬宝)

第三节 药物性肝病

药物性肝病(DILI)是指在药物使用过程中,由于药物或其代谢产物引起的肝细胞毒性损害或肝脏对药物及代谢产物的过敏反应所致的疾病,也称为药物性肝炎。其带来的危害包括促使肝硬化、肝脏血管损害和诱导肝癌的发生等,是一种比较常见的药物不良反应,也是较为严重的一种。随着新药的不断研发和临床应用,其发病率有逐年上升趋势。

一、病因病机

肝体柔和,肝气条达,气血阴阳平衡是维持肝脏正常生理功能的基本条件,治疗中肝阴虚证误用温阳药、实证投以补虚药,或长期大量投用苦寒攻伐之剂等误补、误攻均会导致气血阴阳失调而成疾。亦有药毒之损伤,治疗中药物剂量过大、配伍失宜、服用不合格或变质药物等,尤其是有毒药物使用不当,易致肝损伤。

1.中草药 临床发现含有肝脏毒性生物碱的常用中药有:生何首乌、黄药子、雷公藤、千里光、苍耳子、土三七、川楝子、贯众、芫花、潼蒺藜、薄荷(油)、土荆芥、钩吻、艾叶、大白顶草、蓖麻子、羊角菜子、藤黄、大风子、相思子、常山、天花粉、蜈蚣、鸭胆子、黎芦、朱砂、斑蝥等。

2.中药复方制剂 已知可引起肝损伤的中药复方制剂有壮骨关节丸、小柴胡汤、大柴胡汤、复方青黛胶囊(丸)、克银丸、消银片(丸)、消核片、白癜风胶囊、白复康冲剂、白蚀丸、六神丸、疳积散、麻杏石甘汤、葛根汤、大黄牡丹皮汤、防风通圣散、湿毒清、血毒丸、追风透骨丸、消咳喘、壮骨伸筋胶囊、骨仙片、增生平、牛黄解毒片、天麻丸、地奥心血康、昆明山海棠片等。

二、临床诊断

有关药物性肝损害的诊断方法和标准不断修正,目前我国尚未统一,RUCAM 量表,用药后血清生化检测,肝损伤判定标准为 ALT 或直接胆红素(DBil)升高≥2×ULN,AST、ALP 和总胆红素(TBil)同时升高,且至少有 1 项≥2×ULN。急性肝损伤为上述生化检测结果异常≤3 个月;慢性肝损伤为生化检测结果异常>6 个月。关于肝细胞损伤型、胆汁淤积型和混合型同上段标准。分度标准:轻度(毫克/分升,凝血国际标化比值<1.5;中度(++):ALT 或 LTP 水平升高,TBIL≥2.5 毫克/分升或凝血国际标化比值≥1.5;重度(+++):ALT 或 ALP 水平升高,TBIL≥2.5 毫克/分升,且药物性肝损伤(DILD 需要住院治疗;急性肝功能衰竭(++++):ALT 或 ALP 水平升高,TBIL≥2.5 毫克/分升,凝血国际标化比值≥1.5,腹水或肝性脑病和(或)与 DILI 相关的其他器官功能衰竭;致命(+++++):患者因 DILI 死亡或需要进行肝移植。

临床诊断需详细询问病史:①发病 3 个月内用过的药物、剂量、途径、持续时间及同时使用的其他药物;②有无肝病史;③原发病是否累及肝脏;④药物过敏史,以往对该药有暴露史或致敏史者可 1～2 日迅速发病。临床诊断还必须排除其他引起肝损害的原因,需进行病毒性肝炎血清学分析,检测巨噬细胞病毒、EB 病毒、疱疹病毒,也要排除自身免疫性肝炎及排除胆管阻塞。年轻患者要排除 Wilson's 病(肝豆状核变性)。药物停用后临床表现在几日内消失,ALT1 周内下降超过 50%以上,则对诊断大有帮助。偶尔再次应用该药物,则引起肝脏异常的复发(不可主动试验),这对诊断意义重大。

三、治疗

（一）辨证治疗

1.肝气郁结证

症状:胸胁作痛,时痛时止,食欲不振,暖气频作,时有恶心、呕吐,舌苔薄白,脉弦。

治法:疏肝理气。

代表方:柴胡疏肝散加减。

加减:气郁化火者,加牡丹皮、山栀子等;胃失和降者,加半夏、藿香等;肝郁脾虚便溏者,用逍遥丸。

2.肝胆湿热证

症状:胁痛口苦,胸闷纳呆,恶心呕吐,目黄、身黄、尿黄,舌质红,苔黄腻,脉弦滑。

治法:清热利湿。

代表方:茵陈蒿汤加减。

加减:口苦喜饮者,可合龙胆泻肝汤;热毒内蕴,可加连翘、土茯苓、田基黄、垂盆草等。

3.热毒入营证

症状:高热不退,黄疸鲜明且迅速加深,小便短赤,嗜睡或心烦不寐,时有谵语,呕吐、腹胀如鼓,鼻衄,齿衄,皮下瘀斑,呕血,便血,舌质红绛,苔黄燥或少苔,脉细数。

治法:清营解毒,凉血止血。

代表方:犀角地黄汤加减。

加减:神志不清加服紫雪丹或安宫牛黄丸,抽搐者加羚羊角粉。呕血加三七粉、白及;便血加侧柏炭、槐花炭、十灰散等。

4.肝血瘀阻证

症状:胁下痞块,时见刺痛,固定不移,入夜尤甚,面色晦暗,舌质紫暗或有瘀点、瘀斑,脉沉涩。

治法:理气活血,消瘀散结。

代表方:膈下逐瘀汤加减。

加减:疼痛明显者,加三七、延胡索等,挟有痰浊者,加制半夏、白芥子等,兼有水湿者,加泽泻、泽兰、猪苓、车前子等。

5.肝阴亏虚证

症状:胁肋隐痛,悠悠不休,神疲身倦,口干,自觉烦热,头晕目眩,舌红少苔,脉细弦而数。

治法:养阴柔肝。

代表方:一贯煎加减。

加减:口干欲饮者,加石斛、知母等;心烦者,加酸枣仁、合欢皮、丹参;若肝肾阴虚,可加菊花、女贞子、熟地黄等;若阴虚火旺,可加黄柏、知母等。

（二）其他治疗

1.人工肝支持治疗　　非生物型人工肝支持治疗主要用于清除毒性药物和各种毒素,方法包括血液透析、血液滤过、血液/血浆灌流、血浆置换等。生物型及混合型人工肝脏更好地代替功能衰竭的肝脏,降低患者在等待移植过程和移植后危险期的死亡率,或为肝细胞再生赢得时间。

2.肝移植　重症药物性肝病导致肝功能衰竭、中毒胆汁淤积和慢性肝损伤进展到肝硬化时,可考虑作肝移植。中毒与药物性肝衰竭,肝移植后生存率较高,可达60%～90%。

3.中成药　茵栀黄注射液:清热解毒利湿;逍遥丸:疏肝健脾;六味地黄丸:滋阴补益肝肾。

4.食疗方　薏仁绿豆粥、葛根粉糊、黄芪山药羹、枸杞蒸蛋等。

5.针灸治疗

取穴:①足三里、太冲、阳陵泉;②大椎、肝俞、腹股沟淋巴结、足三里。

操作:急性药物性肝病多用泻法,或用平补平泻手法;慢性药物性肝病用平补平泻手法。

6.穴位注射

取穴:①足三里、太冲、阳陵泉;②大椎、肝俞、腹股沟淋巴结、足三里。

操作:用丹参注射液、当归注射液、柴胡注射液、毛冬青注射液等进行穴位注射,上药可单独或配合使用,每次选2～4穴,每穴注射量约1毫升,每日或隔日1次,10次为一疗程。

主治:①适用于急性药物性肝病。②适用于慢性药物性肝病。

7.脐疗法

中药:红花50克,桃仁50克,杏仁30克,生栀子100克。

操作:上药等量,研细末,加之适量冰片,加凡士林或蜂蜜调成糊状。用时将药摊成3厘米×3厘米大小的饼块,直接填脐上,再用敷料固定,每日换药1次。

(胡敬宝)

第四节　非酒精性脂肪肝

非酒精性脂肪肝病(NAFLD),又称非酒精性脂肪肝,是一种无过量饮酒史,肝实质细胞脂肪变性和脂肪贮积为特征的临床病理综合征。NAFLD已成为常见肝病之一,疾病谱随病程的进展表现不一,主要包括单纯性脂肪肝、脂肪性肝炎、脂肪性肝纤维化和肝硬化。NAFLD的有效防治可阻止慢性肝病进展并改善患者预后。

非酒精性脂肪肝依其表现,属于中医学的"胁痛……'肝癖""积聚"等范畴。本病如未发展为肝硬化,一般属可逆性病变,经合理治疗后预后良好。但亦与原发病有关,中医药对非酒精性脂肪肝的治疗,立足于调理,可获得较好效果。

一、病因病机

NAFLD通常合并肥胖症和(或)2型糖尿病、高脂血症,其流行率及其严重程度与肥胖密切相关。

1.饮食失节　食常过饱,或喜膏粱厚味,使胃伤脾损,运化失常,湿热中阻,肝失条达;或过饥失养,脾胃虚弱。气血不足,肝气横侮,致使脘胁闷胀,纳呆欲呕,或发黄疸等症。

2.恼怒过甚　恼怒伤肝,肝气失畅,郁久血瘀,则胁痛积成。

3.脾肾素虚　脾虚失运,痰湿聚生,气机失畅;或肾虚肝失所养,则气痰交阻,久而痰瘀内结使痛胀积聚。

二、临床诊断

(一)临床诊断标准

凡具备下列第1~5项和第6项或第7项任一项者即可诊断为非酒精性脂肪肝病:①有易患因素如肥胖、2型糖尿病、高脂血症和女性等;②无饮酒史或饮酒折合酒精量每周<40克;③除外病毒性肝炎、药物性肝病、Wilson's病、全胃肠外营养和自身免疫性肝病等;④除原发病临床表现外,可出现乏力、肝区隐痛等症状,可伴肝脾肿大;⑤血清转氨酶可升高,可伴有GGT、铁蛋白和尿酸等增高;⑥肝脏组织学有典型表现;⑦有影像学诊断依据。

(二)临床分型

1.单纯性脂肪肝　凡具备下列第1~2项和第3项或第4项任一项者即可诊断:①具备临床诊断标准第1~4项;②肝功能检查基本正常;③影像学表现符合轻、中度脂肪肝;④肝脏组织学表现符合单纯性脂肪肝,无明显肝内炎症和纤维化。

2.非酒精性脂肪性肝炎　凡具备下列第1~2项和第3项或第4项任一项者即可诊断:①具备临床诊断标准第1~4项;②血清ALT和(或)GGT高于正常值上限的1.5倍,持续时间大于4周;③有影像学诊断依据;④肝脏组织学诊断证实。

3.脂肪性肝纤维化和(或)肝硬化　凡具备下列第1~2项和第3项或第4项任一项者即可诊断:①具备临床诊断标准第1~4项;②肝功能和血清肝纤维化标志可正常或异常;③影像学提示脂肪肝伴肝纤维化或肝硬化;④肝脏组织学诊断证实。

三、治疗

【辨证治疗】

(一)辨证要点

以右胁下闷胀或疼痛为多见,且出现肝肿大,常兼有肥胖或食欲不振、舌苔腻。

(二)辨证分型

1.肝郁湿热型

证候:右胁下闷胀,口苦纳差,体胖困重,时有恶心,或目微黄,小便淡黄或黄,大便溏或黏,舌质淡红,苔黄腻,脉弦滑。肝肿大,质软。

分析:证属湿热中阻,肝气郁滞。

治法:疏肝理气,清化湿热。

方药:龙胆泻肝汤(茵陈、生扁豆、泽泻、龙胆草、柴胡、郁金、赤芍、车前子、生栀子、厚朴)加减。

加减:不知饥、纳呆,加生山楂、炒莱菔子;大便干结,加瓜蒌、草决明;呕恶明显加半夏、竹茹。

2.肝瘀痰阻型

证候:右胁下刺痛,体胖口淡,纳差脘胀,多痰时呕,小便清,大便溏软。肝肿大,质硬,面色晦暗,身见血痣;舌暗有瘀斑,苔白腻,脉沉涩。

分析:证属肝血瘀阻,痰湿内蕴。

治法:疏肝散瘀,祛湿化痰。

方药:导痰汤合膈下逐瘀汤(半夏、枳实、胆南星、香附、延胡索、桃仁、丹参、茯苓、赤芍、陈皮、红花、甘草草)加减。

加减:脾肿大,加牡蛎、穿山甲;口苦、苔黄,加茵陈、泽泻。

3.肝脾气虚型

证候:右胁下不舒或隐痛,头晕肢乏,食欲不振,小便清,大便溏泄,面色欠华,舌体胖,苔薄白少腻,脉细无力。肝肿大,质地中等。

分析:证属脾虚气弱,肝络失养。

治法:健脾益气,养肝疏络。

方药:补中益气场合丹栀逍遥散(生黄芪、党参、泽泻、白术、白芍、当归、牡丹皮、柴胡、陈皮、炒栀子、砂仁、炙甘草)加减。

加减:右胁痛甚,加郁金、延胡索;不知饥、纳差,加生山楂、鸡内金。

4.肝肾阴虚型

证候:右胁下疼痛,头晕目眩,腰酸膝软,口于心烦,小便淡黄或有夜尿,大便偏干,舌红而暗,少苔或薄黄干苔,脉细数。

分析:证属肝肾阴虚,络瘀热郁。

治法:滋肾养肝,清络散瘀。

方药:一贯煎合化瘀汤(草决明、北沙参、生地黄、鳖甲、枸杞子、丹参、当归、桃仁、川楝子、白芍、泽泻、黄柏)加减。

加减:脾肿大,加穿山甲、牡蛎;腹胀纳呆,加枳壳、生山楂。

【其他治疗】

(一)单方验方治疗

1.降脂益肝汤

组成:泽泻、制何首乌、草决明、黄精、丹参、生山楂、虎杖、荷叶。

适应证:肾虚热郁,血瘀积滞。

服用法:水煎服,每日1剂。分3次服。

2.降脂复肝汤

组成:生山楂、制何首乌、丹参、益母草、草决明、白芍、柴胡。

适应证:肾虚肝热,血瘀气郁。

服用法:水煎服,每日1剂,分3次服。

(二)中成药治疗

1.强肝丸 由茵陈、党参、黄芪、丹参、当归、白芍、黄精、山楂、神曲、板蓝根、秦艽、郁金、泽泻等组成。功能健脾疏肝,清热散瘀。适用于脾虚肝郁、湿热血瘀的脂肪肝。为丸剂,每丸3克,每次1丸,每日3次,开水送服。

2.脂脉宁胶囊 由制何首乌、枸杞子、冬虫夏草,石斛、姜黄、大皂荚、泽泻、藏红花、酒大黄等组成。功能补肾散瘀,清热化痰。适用于肾虚血瘀、痰热内阻之脂肪肝;每粒0.5克,每次2粒,每日3次,开水送服。

(三)针灸治疗

取穴:期门、支沟、阳陵泉、太冲、肝俞、足三里。

操作:每次选用3~4穴,每日针刺1次,留针20~30分钟。

(四)火罐治疗

取穴:①脾俞、肾俞、关元、阴陵泉;②肝俞、脾俞、章门、足三里。

操作:留罐法。两组穴位交替使用,留罐 10～15 分钟,隔日 1 次,10 次为一疗程。连续治疗 2～3 个月。

(五)刮痧疗法

取穴:肝俞、胆俞、脾俞、中脘、期门、日月、章门、阴陵泉、阳陵泉、太冲。

操作:①刮拭顺序:先刮肝俞、胆俞、脾俞,然后刮中脘、期门、日月、章门,最后刮阴陵泉、阳陵泉、太冲。②刮拭方法:肝俞、胆俞、脾俞用补法;期门、日月、章门用平补平泻法;阴陵泉、阳陵泉、太冲用泻法。

(六)耳穴治疗

取穴:主穴:肝、胆、脾、肾。辅穴:胃、三焦、交感、内分泌、腹。

操作:用耳穴探针选取耳穴敏感点,用耳穴贴压材料粘贴于所选穴位上,定时给予中等强度按压刺激,每日按压 3～5 次,每次按压 5～10 分钟,每次取穴 5～8 个,每 3～5 日更换 1 次,两耳交替进行,8 周为一疗程。

(胡敬宝)

第五节　肝硬化

祖国医学没有肝硬化的病名,其记载散见于相关病症的认识和辨证论治,早期肝硬化可见于"胁痛…积聚""癥瘕""痞块"等病证,晚期肝硬化并腹水、并消化道出血可见于"臌胀"或"单腹胀""水蛊""吐血""便血"等病证。

代偿性肝硬化主要见于中医的积聚病证,积聚的发生主要关系到肝脾两脏,气滞、血瘀、痰结是形成积聚的主要病因病机,其中聚证以气机阻滞为主,积证则气滞、血瘀、痰结三者均有,而以血瘀为主。失代偿性肝硬化主要见于中医的臌胀病证,臌胀的病因病机重点为肝脾肾三脏功能失调,气滞、淤血、水饮互结于腹,其特点为本虚标实。初、中期多见肝郁脾虚,中后期常累及于肾,常见瘀血阻络,脾肾阳虚,肝肾阴虚,气血水互结,晚期水湿之邪,郁久化热,内扰心神,引动肝风,卒生神昏、出血等危象。

积聚应辨别初、中、末期虚实的不同,积证大体可分为初、中、末三期,一般初期正气未至大虚,邪气实而不甚,表现为积块较小,质地较软,虽有胀痛不适,而一般情况尚可。中期正气渐衰而邪气渐甚,表现为积块增大,质地较硬,疼痛持续,并有饮食日少,倦怠乏力,形体渐瘦等症。末期正气大虚而邪气实甚,表现为淤块较大,质地坚硬,疼痛剧烈,并有饮食大减,神疲乏力,面色萎黄或黧黑,明显消瘦等症。在调补脏腑虚损的同时,聚证重调气,积证重活血。

臌胀虽属虚中夹实,虚实错杂,但虚实在不同阶段各有侧重。一般早期多为肝脾失调,肝郁脾虚,淤血阻络;继则肝肾阴虚,正虚邪实;终则肝、脾、肾三脏俱损,水、痰、瘀互结。治宜在辨虚实的基础上,确立攻补并施之法。若证偏重脾肾阳虚、肝肾阴虚者应以补虚为主,祛邪为辅;证偏重气滞、血瘀、水饮者应以祛邪为主,补虚为辅。补虚不忘实,泄实不忘虚,切忌一味攻伐,导致正气不支,邪恋不去,出现危象。

一、积聚的证治方药

1.气结血瘀

[主症]　腹部积块渐大,按之较硬,痛处不移,饮食减少,体倦乏力,面黯消瘦,时有寒热,女子或见经闭不行,舌质青紫,或有瘀点瘀斑,脉弦滑或细涩。

［治法］　祛瘀软坚，补益脾胃。

［方药］　膈下逐瘀汤合六君子汤。五灵脂、赤芍、桃仁、红花、川芎、乌药、玄胡、香附、枳壳、丹参、莪术、三棱、鳖甲、煅瓦楞、党参、白术、茯苓。或配合服用鳖甲煎丸、化症回生丹消症散积。

2.正虚瘀结

［主症］　积块坚硬，疼痛逐渐加剧，饮食大减，面。色萎黄或黧黑，消瘦脱形，舌质淡或紫苔灰糙或舌光无苔，脉弦细或细数。

［治法］　补益气血，化瘀消积。

［方药］　八珍汤合化积丸。气虚甚者，可加黄芪、淮山药、苡仁等益气健脾。舌红光无苔，脉细数为阴液大伤，可加生地、玄参、麦冬、玉竹等养阴生津。

二、臌胀的证治方药

1.气滞湿阻

［主症］　腹胀按之不坚，胁下胀痛，饮食减少，食后作胀，暖气不适，小便短少。舌苔白腻，脉弦。

［治法］　疏肝理气，利湿消水。

［方药］　柴胡疏肝散合胃苓汤。柴胡、枳壳、芍药、川芎、香附、白术、云苓、猪苓、泽泻、桂枝、苍术、陈皮、厚朴。若苔腻微黄，口干而苦，脉弦数，为气郁化火，可酌加丹皮、栀子。

2.寒湿困脾

［主症］　腹部胀满，按之如囊裹水，颜面微显水肿，下肢水肿，院腹痞胀，精神困倦，怯寒懒动，食少便溏，尿少。舌苔白滑或白腻，脉缓。

［治法］　温中健脾，行气利水。

［方药］　实脾饮。附子、干姜、白术、木瓜、槟榔、茯苓、厚朴、木香、草果、甘草、生姜、大枣。水肿重者可加挂心、猪苓、泽泻；气虚少气者可酌加黄芪、党参。

3.湿热蕴结

［主症］　腹大坚满，脘腹撑急，烦热口苦，渴不欲饮，小便短黄。舌边尖红，苔黄腻或灰黑，脉弦滑或数。

［治法］　清热利湿，攻下逐水。

［方药］　中满分消丸合茵陈蒿汤。厚朴、枳实、姜黄、黄芩、黄连、干姜、半夏、知母、泽泻、猪苓、茯苓、白术、橘皮、砂仁、人参、白术、茯苓、车前子、茵陈、栀子、大黄、甘草。腹胀甚、大便秘结可加商陆、大黄，或十枣汤以攻逐水饮。

4.肝脾血瘀

［主症］　腹大坚满，按之不陷而硬，青筋怒张，胁腹刺痛拒按，面色晦暗，头颈胸臂等处可见红点赤缕，唇色紫褐，舌质紫暗或边有瘀斑，脉细涩。

［治法］　党参、白术、茯苓、甘草、活血化瘀，行气利水。

［方药］　调营汤。川芎、赤芍、大黄、莪术、玄胡、当归、瞿麦、槟榔、葶苈子、赤茯苓、桑白皮、大腹皮、陈皮、官桂、细辛、甘草组成。大便色黑，可加参三七、侧柏叶；硬块甚者加穿山甲、水蛭；瘀痰互结者加白芥子、半夏等；胀满过甚可用十枣汤以攻逐水饮。

5.脾肾阳虚

［主症］　腹大胀满，形如蛙腹，撑胀不甚，朝宽暮急.面色苍黄，胸闷纳呆，便溏，畏寒肢冷，水肿，小便不

利,舌质色淡,舌体胖边有齿痕,苔厚腻水滑,脉沉弱。

[治法]　温补脾肾,行气利水。

[方药]　附子理中丸合五苓散加减。附子、干姜、党参、白术、甘草、猪苓、茯苓、泽泻、桂枝。纳呆腹满,食后尤甚可加黄芪、山药、苡仁、白扁豆;畏寒神疲、面色青灰,脉弱无力酌加仙灵脾、巴戟天、仙茅;腹筋暴露者稍加桃仁、赤芍、三棱、莪术等。

6.肝肾阴虚

[主症]　腹大坚满,甚则腹部青筋暴露,形体消瘦,面色晦滞,小便短少,口燥咽干,心烦少寐,齿鼻时衄血,舌红绛少津,脉弦细数。

[治法]　滋养肝肾,凉血化瘀。

[方药]　六味地黄丸或一贯煎合膈下逐瘀汤加减。熟地黄、山萸、山药、茯苓、泽泻、丹皮、沙参、麦冬、枸杞、当归、五灵脂、赤芍、桃仁、红花、川芎、乌药、玄胡、香附、枳壳。若大便秘结者,加知母8g、瓜蒌仁10g。若午后虚热、多汗者,加地骨皮15g。若胁肋闷胀、疼痛不甚者,去川楝子,加柴胡10g、鳖甲20g。若肝区刺痛,则去当归,加白芍15g、郁金12g、三七末4g。若胃脘胀满,饮食难消化者,加鸡内金12g、春砂仁9g、神曲9g。若阴虚有痰者,则去枸杞子,加川贝10g、桑白皮12g。若烦热口渴,舌红而干者,加知母9g、石膏15g、淡竹叶15g。若大便干者,加火麻仁或是瓜蒌仁等。若津伤口干者,重用石斛加花粉、芦根、知母;鼻齿出血者,加栀子、芦根、藕节炭。

臌胀并发血证(上消化道出血),治宜泻心汤(大黄10g,黄连、黄芩各5g,上药三味,以水800ml,煮取250ml,顿服)合十灰散(大蓟、小蓟、柏叶、荷叶、茅根、茜根、大黄、山栀、牡丹皮、棕榈皮各等份,烧灰存性,研极细,用纸包之,以碗盖地上一夕,出火毒。用时先将白藕捣碎绞汁,或萝卜汁烧灰存性,研极细,用纸包之,以碗盖地上一夕,出火毒。用时先将白藕捣碎绞汁,或萝卜汁半碗,调灰15g,食后服下)。

臌胀并发神昏(肝性脑病),治宜辨证方药的基础上加服安宫牛黄丸、紫雪丹、至宝丹。

三、积聚臌胀的非口服疗法

1.中药脐部贴敷疗法　肚脐,穴名神阙,脐和,为经络之总枢,与诸经百脉相通。现代药理研究发现,脐部是透皮给药以及缓释长效的理想给药部位。可依据辨证论治组成脐部贴敷剂。常用药物有菟丝子、莱菔子、砂仁、地龙、汉防己、肉桂、麝香、牛黄等。可加入月桂氮䓬酮、冰片等高效透皮吸收促进剂。中药脐部贴敷疗法可显著地降低血浆内毒素的含量,降低门脉血流量,改善临床症状。

2.中药穴位注射疗法　中药针剂穴位注射可获得药物功效和穴位刺激的双重疗效。常用中药针剂有黄芪注射液、当归注射液、丹参注射液等。常用穴位有足三里。

3.中药灌肠疗法　一般认为,根据辨证论治的口服制剂均可灌肠用药。肝硬化腹水患者采用中药保留灌肠在治疗肠源性内毒素血症具有一定疗效。常用药物有制大黄、乌梅、黄连、黄芩、蒲公英、茵陈、黄芪、茯苓、白术、厚朴、当归、败酱草,或补骨脂、桂枝、茯苓、赤芍、大腹皮、生大黄、生山楂等。

四、肝硬化腹水中医的逐水疗法

肝硬化腹水的中医逐水疗法的基本策略是给"水邪"以出路,通过皮肤(发汗逐水法)、小便(利尿逐水法)和大便(泻下逐水法)逐水邪外出,以改善腹水症状,并降低复发率和复发程度。利尿逐水法一般可参照上述臌胀的证治方药,配合西药利尿剂运用,可显著提高临床疗效。

　　发汗逐水法可选用麻黄连翘赤小豆汤,《伤寒论》第262条曰:"伤寒,热瘀在里,身必黄。麻黄连翘赤小豆汤主之。"麻黄、杏仁、生姜意在辛温宣发,解表散邪;连翘、梓白皮、赤小豆旨在苦寒清热解毒;甘草、大枣甘平和中,其药物组合成为共奏辛温解表散邪,解热祛湿之效。阳黄为湿热侵袭机体,兼有外感证时应用麻黄连翘赤小豆汤既可散外邪又可内清湿热。一般主治湿热蕴郁于内,外阻经络肌肤之病证。有学者总结分析了近十年来《伤寒论》中麻黄连翘赤小豆汤的临床应用,发现麻黄连翘赤小豆汤主要适用于急、慢性荨麻疹、急性肾小球肾炎、慢性肾小球肾炎、奶癣、周围血管疾病、呼吸系统疾病等,且疗效显著,临床上辨证施治,可以达到异病同治的目的。现代药理研究发现,麻黄连翘赤小豆汤具有改善肝功能,利尿,抗炎,抗病原微生物作用。能降低四氯化碳所致小鼠血清谷丙转氨酶活性升高,同时明显降低血清总胆红素含量。肝组织学检查,发现本方能使肝细胞损伤程度降低,且部分动物肝细胞基本恢复正常。连翘、麻黄有利尿作用。连翘醇提水溶液有明显的抗渗出作用及降低血管壁隐性作用,且能增加炎性渗出细胞的吞噬能力。连翘煎剂对金黄色葡萄球菌及肺炎双球菌有抑制作用。若肝硬化腹水患者见有表证,恶寒、发热、黄疸、小便不利者,采用麻黄连翘赤小豆汤有利于腹水的消退和病情改善。

　　泻下逐水法主要适用于顽固性腹水,或兼胸水,水饮停聚胸腹而能耐受攻下者。症见胸腹脘胁痞满胀痛,或腹大坚实,或喘促气粗,口渴,大便秘结,小便短少,苔滑腻,脉沉数有力者。可用十枣汤,该方出自《伤寒论》,主治:悬饮。咳唾胸胁引痛,心下痞硬,干呕短气,头痛目眩,胸背掣痛不得息。臌胀,腹胀喘满,二便不利,舌苔滑,脉沉弦。临床常用于肝硬化腹水或兼胸水、晚期血吸虫病腹、渗出性胸膜炎、肾炎水肿等证属水饮内结,形气俱实者。药物及用法:采用芫花(熬)、甘遂、大戟各等份。上药捣末为散。身体强壮的人每次服用1g,身体虚弱的人0.5g。用水300ml,先煮肥大枣10枚,取240ml,去渣,纳入药末,平时清晨温热服用;若病不除者,第2天晚上服用,加0.5g,得快下利后,中病即止,可进米粥,护养胃气。

　　若患者并发上消化道出血或胃肠反应较重不便口服者,可采用臌胀逐水膏穴位外敷。药物组成及制法:甘遂10g、大戟10g、芫花6g、白术15g、水红花子10g、姜黄10g、肉桂3g、冰片6g,药物粉碎研末,180目过滤网过筛后置入密封袋,常温下保存。用法:每次取5g药物,用蜂蜜调成糊状,以6cm×6cm膏药布制成敷贴剂,外敷神阙、期门、章门穴,保留6小时,每日1次,疗程15天。

(胡敬宝)

第六节　肝硬化腹水

　　肝硬化患者出现腹水,属于中医学"鼓胀"范畴,为本病失代偿的主要标志之一,其特点是腹部胀大如鼓,皮色苍黄,腹筋暴露(腹壁静脉曲张)或肢肿。"鼓胀"名称较多,一般分为:①因寄生虫例如血吸虫病等引起者名为"蛊胀""虫胀""虫臌"。②因病因、腹水性质不同名为"气胀""血胀""虫胀"。③因腹胀情况不同名为"鼓胀""膨脝""单腹胀""单腹蛊"或"蜘蛛蛊(腹)"等。

　　现代医学中的"鼓胀"因肝硬化引起者为主。结核性腹膜炎及腹腔内肿瘤等引起的腹水亦属"鼓胀"范畴。根据中医学的同病(证异)异治、异病(证同)同治原则,均可根据本节进行辨证论治。

一、病因病机

　　肝硬化腹水发生机制比较复杂,除与肝内血流动力学障碍(门脉血液回流受阻、门静脉高压窦后梗阻、肝淋巴液大量形成)、肝功能损伤、血浆白蛋白减少、胶体渗透压下降有关外,还与肾血流动力等改变、抗利尿激素与醛固酮分泌增多致钠水潴留等有关。近年来研究发现还与肝病时血管舒缓素、前列腺素及利钠激素的变化有重要关系。

中医学认为,鼓胀的发生多由黄疸(湿热蕴积)、癥瘕失治或误治、酒食所伤、情志不畅、劳倦过度以及疫毒(包括乙、丙肝病毒)等所致。肝脏损伤,肝病及脾,中焦壅滞,运化失司,加之肝脾日虚,进而累及肾脏(肾脾阳不足、肝肾阴虚),肝失滋润,气滞血瘀,水湿互结停积腹内而成鼓胀。

本病多有较长时间酗酒、肝炎等病史,肝脾肿大,质度变硬,肝功能损伤,白蛋白减少,球蛋白增加,白球蛋白比例倒置,有门脉高压征象(食管、胃底静脉曲张,腹壁静脉怒张等)。肝脏活组织病理学检查,有假小叶形成可确诊。本病晚期有腹水(鼓胀)发生。

二、治疗

肝硬化出现腹水为本病发展至晚期病重的标志,治疗较为棘手。误治或失治腹水将日益增多,治疗难度加大。中西医结合治疗可提高疗效。

(一)腹水的治疗

1.饮食与限钠　宜给予富含营养、易消化吸收的饮食,并少量多餐。①限制入水量:除顽固性腹水、严重低钠血症(每日饮水限制在 500mL)外,每日饮水量一般限制在 1500mL 左右,情况好转可酌情放宽。②限制钠盐:一般给予无盐饮食(含钠量 3～4g)。腹水顽固者应严格忌盐(含钠量不超过 1～1.5g),应用利尿剂。

2.补充白蛋白　对贫血者可输全血(200mL),对血浆蛋白降低者可输人体白蛋白(每次 10～20g)。有氨基酸代谢失衡者,静脉滴注六合氨基酸(每次 250mL,每日或隔日 1 次)。

3.利尿剂应用　根据利尿剂的不同作用机制(有的可抑制肾小管对电解质的再吸收,有的改变肾小管内渗透压,有的具有拮抗醛固酮作用)与患者具体情况,选择合适利尿剂。一般采用中药五苓散、胃苓汤及予之消水去胀丹等辨证加减,药疗效确实,且无电解质紊乱不良反应发生。对重症腹水应联合使用排钾与保钾类利尿剂。双氢克尿噻为排钾利尿剂,每次 50mg,每日 3 次,或速尿(呋塞米),每次 20～40mg,每日 2 次,疗程 2～3 日。安体舒通(螺内酯),为保钾利尿剂,每次 40mg,每日 3 次。本药作用缓慢,通常多于应用 3～5 日后加用双氢克尿噻或呋塞米。疗效不佳,醛固酮增高者,可将螺内酯剂量增至 300mg 左右。据研究,腹水的腹膜吸收量每日为 100～930mL。因此,应用利尿剂排除腹水,来自腹水的排除量每日不超过 930mL,因此,在腹水排除过程中切忌大量利尿,急于求成,否则,大量利尿超过此限度必导致有效循环血量下降。应用利尿剂量宜使有效利尿,使腹水缓缓消退为佳,借以防止有效血容量急剧减少,发生电解质紊乱。一般对无周围水肿的单纯腹水者,要求每日体重下降＜300g 为度,有周围水肿者体重下降＜1000g。

(二)辨证论治

鼓胀的治疗要首辨虚实。初期多以邪实为主,治疗宜从标病入手,着重祛邪。选用疏肝行气、活血化瘀、利水消胀法,必要时可暂用峻下逐水法。腹水中后期往往表现为本虚标实,对正虚邪实证应采取攻补兼施法或扶正祛邪法交替使用。如邪(腹水)实渐消,正虚突出,又需注意补虚,辨证采用健脾益气、滋阴养肝和温阳补肾等法。

1.气滞湿阻证

主症:腹大胀满,嗳气或矢气后胀减,两胁胀痛,食后胀重,纳呆,尿少,苔白或腻,脉弦滑。

治疗:疏肝理气,利水消胀,柴胡疏肝散合四苓散(白术、泽泻、猪苓、茯苓)加减。

前方疏肝理气,后方利水消胀。

加减：①腹胀者，加木香、厚朴、砂仁理气宽中。②腹大尿少者，加车前子，大腹皮；脉沉细，肢冷者，加桂枝、干姜温阳暖中。③胁痛者，加延胡索、郁金活血理气止痛。④便秘者，加大黄。

2.水湿困脾证

主症：腹大胀满，胸脘胀闷，神倦身重，怯寒肢肿，尿少，便溏，苔白腻，脉缓。

治疗：温中化湿，利水消胀，实脾饮（白术、厚朴、木瓜、木香、草果仁、大腹子、炮附子、白茯苓、炮干姜、炙甘草）。

实脾饮中附子、干姜、草果温阳散寒祛湿；大腹皮、茯苓、白术健脾利水；厚朴、木香理气消胀；木瓜柔肝；甘草调和诸药。

加减：①尿少者，加川椒目、肉桂温阳化气利水。②胸胁胀痛者，加青皮、延胡索、川楝子疏肝理气止痛。③胸腹闷胀者，加郁金、枳实、砂仁理气宽中。

3.肝脾血瘀证

主症：腹大坚满，腹壁脉络怒张，胁下癥积疼痛，面色黯黑，头、颈、臂红点赤丝，舌质紫红，脉细或弦涩。

治疗：活血化瘀，行气利水，桃红四物汤合胃苓汤加减。

方中桃仁、红花、当归、川芎活血化瘀；用熟地黄、白芍配当归重在补血养阴。胃苓汤中苍术、厚朴、陈皮、甘草理气除胀祛湿，强化茯苓、猪苓、泽泻、猪苓的利尿作用。

加减：①一般方中加丹参、丹皮加强活血作用。②可加白蔻、砂仁加强消胀除湿作用。③尿少，脉细，肢冷者，加肉桂、干姜、车前子温阳利水。

4.湿热蕴结证　多见于肝硬化、肝炎活动期，肝细胞炎症、坏死、转氨酶升高，病毒复制的重症患者。

主症：腹大坚满，腹水停聚日益增多，脘腹撑急疼痛，烦热口苦，尿赤少，便结或溏垢，巩膜、皮肤发黄，舌尖边或全舌红，苔黄腻，脉弦或滑数。

治疗：清热利湿，攻下逐水，茵陈五苓散合小承气汤（大黄、枳实、厚朴）加减。

方中用茵陈清热利湿退黄，大黄泄热导滞通下，枳实、厚朴行气宽中，五苓散利尿祛湿。

加减：发热，黄疸重，舌苔黄腻者，加黄连、栀子、郁金、大黄；谷丙转氨酶增高者，加当药（肝炎草）。

发热，黄疸，腹胀急，或热迫血溢，呕血、便血或出血倾向者，可急用犀角地黄汤凉血止血。

5.脾肾阳虚证

主症：腹大胀满，脘闷纳呆，面色苍黄，神倦嗜卧，畏寒肢冷，尿清白短少，舌质淡紫，脉沉细而弦.

治疗：温补脾肾，行气利水，济生肾气丸（地黄、茯苓、丹皮、山药、山茱萸、泽泻、炮附子、桂枝、牛膝、车前子）加减。

方中地黄滋阴补肾；山茱萸、山药补肝肾精血；附子、桂枝温阳暖肾；茯苓、泽泻配桂枝温阳化气利水；丹皮、桂枝活血化瘀，通畅肾之血运，促进肾功能恢复以利肾的气化；牛膝、车前子增强温阳补肾利水作用。

6.肝肾阴虚证

主症：腹大胀满，唇紫，面色晦滞，口燥，心烦，齿衄，尿少，手足心热或低热，舌质红绛少津，脉弦细而数。

治疗：滋养肝肾，一贯煎或滋水清肝饮（熟地黄、茯苓、丹皮、山药、山萸肉、泽泻、白芍、柴胡、栀子、大枣）加减。

一贯煎中沙参、麦冬养阴生津；当归、生地黄、枸杞子滋养肝肾以养阴柔肝；配川楝子疏肝理气。

滋水清肝饮中熟地黄可滋补肾阴；山药、大枣补脾肾；山萸肉补肝肾，增强补阴作用；配泽泻泄肾利湿，使熟地黄补而不腻；配茯苓健脾渗湿，使山药补而不滞；配丹皮、栀子、柴胡可清肝泻火，并能利胆；用白芍柔肝而不伤阴。

加减：①内热口干，舌绛少津者，加玄参、麦冬、石斛清热生津。②兼潮热、烦躁者，加银柴胡、地骨皮、竹叶、栀子清热除烦。③尿少腹胀者，加泽泻、猪苓。

按语：中医学认为水之泛滥系由于气的凝滞，气行才能推动水的运行。而肺主一身之气，掌管气化功能，故利尿药通过肺的正常气化作用，才能充分发挥作用。此外，"气为血帅，气行则血行"。肝病则气滞血瘀，脉道瘀阻；脾病则水湿不能运行；肾虚既不能温运脾阳，又不能气化膀胱，造成水湿停滞。因此，在治疗腹水水肿时，应注意行气，采用活血化瘀、健脾利尿等法。

（三）顽固性腹水的治疗

顽固性腹水是指腹水量较大，持续 3 个月以上。顽固性腹水对常规疗法失去反应，对水、钠平衡均不能耐受，血钠减低（<130mmol/L），尿钠<10mmol/L，尿钾<10mmol/L，尿钠/尿钾<1，自由水清除率<1，GFR（肾小球滤过率）和 RPF（肾血浆流量）均低于正常。这种腹水患者具有明显循环功能障碍，尽管内脏血管床显著淤血，但心排出量、有效血容量及肾血流量均减少。如继续使用利尿剂，非但利尿效果不佳，往往使 RPF 及 GFR 更为减少，可导致肾功能衰竭，电解质严重紊乱，甚至危及生命，需注意以下治疗方法：

1.纠正利尿失效因素　对于顽固性腹水，应注意寻找并纠正以下因素：

（1）纠正有效血容量不足：血液分布异常，有效血容量减少和肾灌注不足，往往是引起顽固性腹水的重要原因之一。对具有明显低蛋白血症和组织水肿的患者，可静脉滴注血浆、人体白蛋白或右旋糖酐以提高血浆渗透压，增加循环血量，加强利尿作用，以减少腹水。但须注意滴注速度要慢，快速滴注多量血浆白蛋白等可使血容量骤增，引起门静脉压和下腔静脉压的显著升高，偶可诱发食管静脉曲张破裂出血。

（2）纠正低钾血症：肝硬化腹水患者常存在低钾血症，重者多伴有低氯血症和碱中毒，此时应用利尿剂易于诱发和加重肝昏迷。这是因为：正常情况下有充足 H$^+$ 供应，在肾小管上皮细胞内的 NH$_3$（游离氨）与 H$^+$ 结合为 NH4$^+$ 后，从尿中排出体外。低钾、碱中毒时，H$^+$ 供应减少，以致肾静脉内氨的含量增多。碱血症情况下，NH$_4 \rightleftharpoons$ H$^+$ ＋ NH$_3$ 的反应向右侧转化而 NH$_3$ 生成增加。因此，对低钾血症应注意纠正。

（3）治疗心功能不全：肝硬化时由于腹水或伴有胸水压挤心脏、低钾、营养障碍（蛋白质、维生素 B$_1$ 缺乏）、感染以及心血管可能遭到肝炎病毒所致的免疫性损害等，加上肝硬化腹水患者心脏代偿功能不良，易于出现心力衰竭。有此种情况时应予以西地兰等强心药物治疗。

（4）缓解腹压过高：大量腹水可引起心肺症状，并因腹内压过高压迫肾静脉而使利尿剂不能发挥作用。但放腹水过速、过多可导致损失电解质、蛋白质，并导致血浆胶体渗透压下降，从而加剧腹水的渗出；右心房压力骤降，可引起血管舒缩性晕厥；腹压突降，门静脉血管可舒张，入肝血液一时减少，易致肝细胞坏死；血容量减少，肾脏供血不足等，可致肝昏迷及肾功能衰竭。因此，放腹水应严格掌握指征，并注意以下几点：①一般一次放腹水量不宜超过 2～3L。②可在输鲜血或输液（10％葡萄糖 500mL，50％葡萄糖 250mL，10％氯化钾 30mL，维生素 C 3g）过程中放腹水。③放腹水速度宜缓。放水后宜用腹带将腹部包起。

（5）自发性细菌性腹膜炎（SBP）：肝硬化腹水易并发 SBP，有时表现隐匿，有者竟以对利尿剂失去反应为主要表现。因此，凡遇肝硬化腹水对利尿剂疗效不佳者，首先应考虑到本病可能性，对之进行早期诊治。

2.中医辨证治疗　根据辨证论治，宜应用行气活血化瘀、健脾补肾利尿等法。常用方剂为胃苓汤、金匮肾气丸等方加减。慢性肝病常有蜘蛛痣、眼眶青黑、唇紫黑、舌有瘀斑、舌下静脉怒张、腹壁青筋等血络瘀阻体征，结合本病有肝脾肿大，病理基础有肝细胞坏死，纤维组织增生，假小叶形成，导致肝内血流不畅，侧支循环开放等"瘀阻"表现，根据"气行血行"之理，予研制了活血化瘀、健脾利尿方剂"消水去胀丹"（广木香、丹参、丹皮、生桃仁、白术、白蔻、鸡内金、水红花子、茯苓、猪苓、泽泻、车前子），治疗肝硬化腹水有较好疗效。

3.峻泻法　本法治疗肝硬化腹水临床应用已久。为了探讨其临床实用价值，作者于 1959 年 10 月～

1978 年 10 月 19 年间做了如下对比治疗观察：选择 20～45 岁无明显黄疸及感染、呕便血等并发症的门脉性肝硬化中等量以上腹水患者为对象，除基础治疗相同外，随机分为两组，峻泻组共 38 例，有效率 73.68%，非峻泻组 31 例，有效率 45.16%。选择 20～45 岁上述同样条件的顽固性腹水患者 45 例，能收到 44.4% 的疗效，远非对照组（硫酸镁 16 例均乏效）所能比。

作者的峻泻方为巴豆霜、甘遂、代赭石等，用药后随泻下水样便，腹水逐渐减少，应用大剂量维生素 B$_6$ 和代赭石镇呕止吐，在 83 例用药过程中未曾见到显著呕吐副作用。因此，对无肝昏迷、上消化道出血的顽固性腹水可试用。

4.自身腹水回输法　腹水回输是近年来顽固性腹水治疗上的一大进展。顽固性腹水之所以难治，可能在于本病存在有效血容量不足，肾脏利尿排钠功能障碍。故如片面强调利尿，不但不能奏效，还可导致低血压、肝肾综合征等严重后果，一般扩容措施不但难于显效，往往还会使腹水蓄积，腹胀加重。实践证明，腹水回输是积极扩容和消除腹水的好方法。腹水超滤回输可以纠正有效血容量不足及电解质紊乱，一补充蛋白质，改善肾功能，恢复对利尿剂的反应。超滤后尿量迅速增加，短期内腹水清除，全身症状改善。因此本法为一经济有效的治疗方法，但对有严重心力衰竭、近期上消化道出血、严重凝血障碍及感染性腹水者均不宜进行本法治疗。

5.腹腔-静脉分流术　有人基于肝脏淋巴循环障碍是产生腹水的重要原因之一，而设计了改善淋巴循环，治疗腹水的一系列措施。Leveen 等对常规疗法无效果的顽固性腹水施行腹腔—颈静脉分流术，将腹水引进静脉内。Leveen 等认为分流术后可收到肾功能改善、钠清除率增加、尿量增多、腹水消退的效果。1983 年陈氏报道 30 例曾用利尿药物腹水不消退者，患者术后 2 周腹围平均缩小 6.5～20cm，体重下降 2～16.5kg，尿量于术后 3～7 日内从术前的 730mL/d 增至平均 2736mL/d（1 例 24 小时达 8000mL 以上），为肝硬化难治性腹水的治疗又提供了一项新技术。

（胡敬宝）

第七节　肝功能不全

一、急性肝功能不全

在过去的医学文献中，对于既往无肝脏疾患而突发的急性肝功能衰竭，曾用"急性黄色肝萎缩""恶性黄疸""肝溶解症"及"肝萎缩症"等名称。而在急性病毒性肝炎病程中出现的肝功能衰竭，往往被称为"暴发性肝炎"或"急性重型肝炎"，而"肝昏迷"被指代为急性或慢性肝衰竭终末期。综合多种文献，我们认为急性肝功能衰竭是指因病毒性肝炎、消化系统疾病、糖尿病等代谢性疾病、缺血和缺氧、恶性肿瘤浸润、化学物质、药物或食物中毒、过度饮酒等原因，导致肝细胞大量坏死且黄疸严重，常伴有凝血障碍而引起的综合征群，多于起病后数周内病情达到顶峰，甚至出现肝性脑病。其特点是黄疸迅速加深，进行性神志改变直至昏迷，并有出血倾向、肾功能衰竭、呼吸功能不全、循环障碍、低血糖、感染、胰腺炎、酸碱平衡紊乱等并发症。如经积极救治，病情有可能逆转或康复。

本病属中医学"急黄"范畴，类似急黄的名称还有"瘟黄""时疫发黄""天行发黄"等。历代文献中，虽无急性肝功能衰竭这一病名，但从古籍中的许多记载看来，历代医家对此早有较为深刻的认识，并对本病的病因、病机以及临床表现、治疗方法等均有较详细的描述，《金匮要略》说："黄疸之病，当以十八日为期，治之十日以上瘥,反剧为难治。"指出了黄疸病经一般治疗,疗效不佳,且逐渐加重成为不治之证。在此之后,许多医家对本病的认识更为深刻,并提出了"急黄""瘟黄""疫黄"等病名。

如巢元方著《诸病源候论·急黄候》有如下记载:"脾胃有热,谷气郁蒸,因热毒所加,故卒然发黄,心满气喘,命在顷刻,故云急黄也。"宋代《圣济总录》中有"患者心腹闷,烦躁,身热五日之间,便发狂走,体如金色,起卧不安,此是急黄"的记载。清代沈金鳌所著《沈氏尊生书》说:"天行疫疠以致发黄者,俗谓之瘟黄,杀人最急。"《续名医类案》中有"目黄继而身目皆黄,小便赤,临殁下瘀血数升。"等记载。此外,唐代王焘所著的《外台秘要》、明代王纶所著《明医杂著》、清代吴谦等著《医宗金鉴》等对本病的描述亦颇为详尽。在历代医家的这些描述中,明确地指出了本病的发生,与湿热内蕴、热毒侵袭、天行疫疠有明显关系,并且指出了其主要临床表现有发热,突发黄疸色如金色,短期内出现烦躁、狂走等神志改变,明显出血倾向,在短期内迅速死亡,而且还指出了本病具有强烈的传染性,这些与急性肝功能衰竭的临床表现和特征都极为相似。

【病因病机】

本病多因外感湿热疫毒、酗酒过度、饮食不节、劳倦太过所致。盖外感湿热疫毒,由表入里,郁而不达,内阻中焦,或酒食、劳倦所伤,导致脾胃运化失常,湿热内生。湿热交蒸于肝胆,不得泄越,以致肝失疏泄,胆汁外溢;湿热挟毒,郁而化火,则发病急骤,黄疸迅速加深。疫毒炽盛,极易内陷营血,逆传心包,弥漫三焦,损伤脏腑、经络、气血,而见鼓胀、癃闭、出血、昏迷等危重证候。病变脏腑主要在肝胆脾胃,但可波及心、肾、三焦。若寒湿疫毒,阻遏脾胃,脾阳不振,胆汁外溢,则迁延成阴黄之证。

【临床诊断】

本病的中医诊断依据为:①以神昏谵语,甚至昏迷、目黄、身黄、尿黄等为主要临床表现。轻者仅表现为精神淡漠、性格、行为、智力改变、睡眠昼夜颠倒等。②常伴有鼓胀、癃闭、出血、昏迷等并发症症状。③常有外感湿热疫毒,内伤酒食不节,或有黄疸、胁痛、鼓胀、积聚等病史。

【治疗】

遵循四个原则:防治及治疗并发症;补充肝脏合成功能不足而缺乏的物质;支持肝脏功能,争取时间,等待有害物质清除或肝脏移植;促进肝细胞再生。

(一)辨证论治

1.热毒炽盛

症状:一身尽黄,黄色如金,急速加深,高热口渴,恶心呕吐,脘腹胀满,大便秘结,小便浑黄,烦躁不安。舌边尖红,苔黄而干,脉弦数或洪大。

治法:清热解毒,泻火退黄。

方药:茵陈蒿汤、黄连解毒汤合五味消毒饮加减。

常用药:茵陈蒿、生大黄、栀子、黄芩、黄连、黄柏、蒲公英、野菊花、枳实、郁金等。发热甚加石膏、知母;口渴明显加天花粉、芦根;便秘、苔厚加芒硝。

2.血热妄行

症状:皮肤呈金黄色,高热,尿如浓茶,量少不畅,衄血、便血、皮下斑疹,躁动不安,甚则狂乱,抽搐,或神情恍惚,神昏谵语。舌红绛,苔干黄,脉弦细而数。

治法:清营凉血,解毒开窍。

方药:犀角散合犀角地黄汤加减。

常用药:水牛角、黄连、茵陈、山栀子、郁金、丹参、生地黄、赤芍、牡丹皮、石菖蒲等。出血量多加三七、紫珠草;四肢抽搐加地龙、生石决明;神昏谵语加紫雪散、安宫牛黄丸;大便秘结加生大黄、芒硝;尿少加车前子、泽泻、猪苓、茯苓、滑石。

3.痰火内扰

症状:身目发黄,色如金橘,小便黄赤,发热面赤,胁肋胀痛,口苦烦渴,躁扰如狂,渐至昏迷,呼吸气粗,喉间痰鸣,或呕吐痰涎,舌质红,苔黄厚腻,脉滑数。

治法:清热解毒退黄,泻火涤痰开窍。

方药:礞石滚痰丸加减。

常用药:青礞石、天竺黄、黄芩、黄连、大黄、沉香、浙贝母、茵陈、胆南星、枳实、茯苓。黄疸不退者,加虎杖、鸡骨草;胁肋胀痛者加郁金、川楝子;痰黄稠黏者,加竹沥、瓜蒌;昏迷不醒者,加石菖蒲;抽搐震扑者,加全蝎、白僵蚕、地龙,并加服紫雪丹;壮热烦渴者,加服安宫牛黄丸;腹胀便秘者,加厚朴、芒硝;衄血、便血、斑疹等出血现象者,加水牛角、茜草根、三七粉;如热象不明显者,去大黄、黄连,加远志、竹沥,并服苏合香丸或玉枢丹。

4.寒湿壅滞

症状:一身深黄,色泽不鲜明,腹大如鼓,纳呆便溏,小便黄少,渴不欲饮,神疲乏力,神情呆滞。舌暗淡,苔腻浊,脉沉细。

治法:温中健脾,除湿退黄。

方药:茵陈附子干姜汤合四苓散加减。

常用药:茵陈、制附子、干姜、茯苓、白术、苍术、猪苓、泽泻、金钱草、郁金、石菖蒲等。脘痞纳差加木香、砂仁;腹水尿少加马鞭草、车前子、益母草、水红花子;胁腹胀满加枳壳、青皮。

(二)其他治疗

1.清热解毒,除湿退黄

(1)5%大黄注射液:①功用:泄热解毒,退黄化瘀,凉血止血。②用法:每次 40～60 毫升,加入 10%葡萄糖注射液 250～500 毫升中静脉滴注,每日 1～2 次。

(2)茵栀黄注射液:①功用:清热解毒,泻火利湿,退黄。②用法:每次 40～100 毫升,加入 10%葡萄糖注射液 250～500 毫升中静滴,每日 1 次。

2.开窍醒神

(1)醒脑静注射液(内含麝香、冰片、牛黄、黄连、黄芩、栀子、郁金等):①功用:泄热解毒,息风镇痉,醒神开窍。②用法:每次 6～8 毫升,加入 10%葡萄糖注射液 200 毫升中静滴,每日 1～2 次;或每次 8 毫升,加入 25%葡萄糖注射液 20 毫升中静注,每 2～4 小时 1 次。

(2)清开灵注射液(内含牛黄、水牛角、珍珠母、黄芩、栀子、银花、板蓝根等):①功用:清热解毒,镇静安神。②用法:每次 20～40 毫升,加入 10%萄葡糖注射液 250～500 毫升中静滴,每日 1 次

(3)安宫牛黄丸:①功用:清热解毒,开窍安神。②用法:每日或隔日 1 丸,水冲服或捣碎鼻饲。

(4)紫雪丹:①功用:清热开窍,安神息风。②用法:每次 1～2 克,口服或水调后鼻饲,每日 1～3 次。

(5)至宝丹:①功用:开窍醒神,清热解毒。②用法:每次 1 丸,口服或溶化后鼻饲,每日 1～3 次。

(6)苏合香丸:①功用:芳香化浊,开窍醒神。②用法:每次 1 丸,口服或溶化后鼻饲,每日 1～3 次。

3.针灸疗法

(1)退黄:可选用后溪透劳宫、合谷透劳宫、合谷透后溪、阳陵泉透阴陵泉、太冲透涌泉等组穴位,采用泻法强刺激。

(2)醒脑:可选用十宣、大椎、水沟等穴,以三棱针点刺放血;或选曲池、劳宫、长强、涌泉等穴,以泻法强刺激。

（3）息风：可选大敦（三棱针点刺放血）、三阴交（施以补法或先泻后补）、阳陵泉（施以泻法）、太冲（施以泻法）。

（4）利尿：选用中极、阴陵泉、行间、水沟、膀胱俞、三阴交等穴，针刺用泻法，并加灸气海、关元。

二、慢性肝功能不全

慢性肝功能不全，系指在各种慢性肝脏疾患的基础上，由于肝脏的进行性损伤，肝脏功能的进行性衰退，而逐渐出现肝硬化、腹水、出血、水肿甚或突发性上消化道大出血，最后导致肝昏迷、肝'肾综合征、肝性脑病、肝肺综合征等一系列病理改变的临床综合病征。慢性肝功能不全常分为代偿性和失代偿性两个阶段。虽然病情发展较慢，病程较长，但是如不给予合理的及时治疗，则有病情逐渐恶化或由某些诱因导致病情突然加重的可能，使患者出现上消化道大出血、肝昏迷、肝肾综合征等难以挽救的结局而导致死亡。因此，积极对慢性肝脏疾病进行治疗，阻止肝脏的进一步损害，防止肝功能的继续衰减，是避免其上消化道大出血、肝昏迷、肝肾综合征等危重症发生的积极措施。

本病属中医学"鼓胀"的范畴。历代古籍虽无慢性肝功能不全的病名，但结合古代"风、痨、鼓、膈"四大顽证，考虑慢性肝功能不全与鼓胀疾病类似。本病最早见于《黄帝内经》，对其病名、症状、治疗法则等都有了概括的认识。如《灵枢·水胀》记载其症六有"腹胀，身皆大，大与肤胀等也，色苍黄，腹筋起"，《素问·腹中论》记载其症状是"心腹满，旦食则不能暮食"，病机是"饮食不节"，"气聚于腹"，并"治之以鸡矢醴"。《金匮要略·水气病脉证并治》所论述的石水、肝水等与本病相似，如谓："肝水者，其腹大，不能自转侧，胁下腹痛。"晋代葛洪在《肘后备急方·治卒大腹水病方》中首次提出放腹水的适应证和方法："若唯腹大，下之不去，便针脐下二寸，人数分，令水出，孔合，须腹减乃止。"金元时期《丹溪心法·鼓胀》认为本病病机是脾土受伤，不能运化，清浊相混，隧道壅塞，湿热相生而成。此期在治法上有主攻、有主补的不同争论，深化了鼓胀的研究。及至明清，多数医家认识到本病病变脏腑重点在脾，确立了鼓胀的病机为气血水互结的本虚标实的病理观，治法上更加灵活多样，积累了宝贵的经验，至今仍有效地指导着临床实践。

【病因病机】

鼓胀系指肝病日久，肝脾肾功能失调，气滞、血瘀、水停于腹中所导致的以腹胀大如鼓，皮色苍黄，脉络暴露为主要临床表现的一种病证。本病在古医籍中又称单腹胀、臌、蜘蛛蛊等。在鼓胀的病变过程中，肝脾肾三脏常相互影响，肝郁而乘脾，土壅则木郁，肝脾久病则伤肾，肾伤则火不生土或水不涵木。同时气、血、水也常相因为病，气滞则血瘀，血不利而为水，水阻则气滞；反之亦然。气血水结于腹中，水湿不化，久则实者愈实；邪气不断戕害正气，使正气日渐虚弱，久则虚者愈虚，故本虚标实，虚实并见为本病的主要病机特点。晚期水湿之邪，郁久化热，则可发生内扰或蒙闭心神，引动肝风，迫血妄行，络伤血溢之变。总之，鼓胀的病变部位在肝、脾、肾，基本病机是肝脾肾三脏功能失调，气滞、血瘀、水停于腹中。病机特点为本虚标实。

【临床诊断】

本病的中医诊断依据如下。

1.具备鼓胀的证候特征：初起脘腹作胀，腹渐胀大，按之柔软，食后尤甚，叩之呈鼓音及移动性浊音。继则腹部胀满膨隆，高于胸部，仰卧时则腹部胀满，两侧尤甚，按之如囊裹水，病甚者腹部膨隆坚满，脐突皮光。腹部青筋暴露，颈胸部出现血痣，手部出现肝掌。四肢消瘦，面色青黄。

2.常伴食少、疲乏无力，出血倾向。

3.起病多缓慢，病程较长，常有黄疸、胁痛、积证的病史，酒食不节、虫毒感染等病因。

4.腹部 B 超、X 线食管钡餐造影、Cr 检查、腹水检查,以及血清蛋白、凝血酶原时间等检查,有助于诊断。

【临床治疗】

(一)辨证论治

1.气滞湿阻型

症状:腹部膨胀膨大,按之空空不坚,胁肋胀痛,食后胀甚,暖气得快,面色萎黄,纳食减少,小便量少,或见下肢微肿,舌苔白腻,脉细弦。

治法:疏肝理气,运脾除湿。

方药:柴胡疏肝散合胃苓汤加减。

常用药:柴胡、白芍、枳壳、香附疏肝理气,苍术、茯苓运脾除湿;陈皮、厚朴、槟榔理气除湿行滞,川芎行血中之气;泽泻、猪苓利尿渗湿。诸药合用共奏疏肝理气、运脾除湿之功。

加减:腹部膨胀显现者;加大腹皮、沉香;胁肋胀痛者,加郁金、川楝子,刺痛者加延胡索、蒲黄,身目发黄者,加茵陈、金钱草;泛吐清水者,加半夏、吴茱萸,小便量少者,加车前子、木通;便溏肢冷者,加干姜、附片。

2.血瘀水停型

症状:腹部膨隆胀大,按之坚实,胁下痞块,质硬刺痛,腹壁青筋暴露,面色黧黑,头项胸臂红痣血缕,手掌赤痕,唇色紫暗,口渴不思饮水,大便溏黑,小便短少,舌质紫暗或见瘀斑瘀点,苔白腻,脉弦涩沉细。

治法:化瘀利水,通络行滞。

方药:调营饮加减。

常用药:莪术破瘀通络;川芎、当归、赤芍、延胡索活血祛瘀;大黄通腑泻浊,活血祛瘀;槟榔片、陈皮行气理滞,大腹皮行气利水;茯苓淡渗利湿;益母草、泽兰化瘀利水。诸药同用,共成活血化瘀、理气通络、利湿行水之剂。

加减:腹胀尿少者,加马鞭草、车前子、泽泻;胁下痛甚者,加郁金、三棱、五灵脂,大便色如柏油者,加参三七、白及,胸胁满闷,苔浊腻者,加法半夏、白芥子。

3.寒湿困脾型

症状:腹大胀满,按之如囊裹水,脘腹痞闷,得热稍舒,面色萎黄,或颜面浮肿,或下肢水肿,精神困倦,懒动怯寒,小便短少,大便溏薄,舌苔白腻,脉细缓。

治法:温中运脾,化湿行水。

方药:实脾饮加减。

常用药:方中茯苓、白术健脾行水;附片、干姜、草果温脾暖中,散寒除湿;厚朴、木香行气宽中;泽泻、木通利水除湿。脘胁胀痛者,加青皮、香附、郁金。

4.湿热蕴结型

症状:腹部膨胀,腹皮绷紧,撑胀拒按,烦热口苦,呕恶不适,渴不饮水,面色黄垢,肌肤目睛黄染,小便赤涩,大便溏垢或秘结,舌红苔黄腻,脉弦数。

治法:清热化湿,和水行滞。

方药:中满分消丸合茵陈蒿汤加减。

黄芩、栀子、茵陈清热利水除湿;厚朴、枳实理气行滞,茯苓、猪苓、泽泻利水渗湿;大黄泄热行瘀;大腹皮行气利水。

加减：小便不利，腹部胀甚，加马鞭草、车前草，吞服蟋蟀粉；口苦心烦甚者，加龙胆草、蒲公英；兼见鼻衄、齿衄等诸血证者，加大小蓟、茜根、白茅根；黄疸明显者，加金钱草、满天星、田基黄；恶心呕吐者，加竹茹、半夏。

5.肝肾阴虚型

症状：腹大膨满，腹皮绷急，腹筋显露，面色晦滞，血缕红痣，形体消瘦，午后潮热，颧红心烦，口干少津，时或鼻衄、齿衄，小便短少，大便干结，舌红绛少津，苔少或光剥，脉弦细数。

治法：滋养肝肾，育阴利水，凉血化瘀。

方药：参麦地黄汤加减。

方中生地黄、山茱萸、枸杞子滋养肝肾，沙参、麦冬、石斛养阴生津；阿胶滋肝肾，益精血；牡丹皮、赤芍凉血化瘀，泽泻、茯苓、猪苓、车前草利水渗湿；益母草化瘀利水。加减：低热不退者，加地骨皮、秦艽、银柴胡；衄血者，加白茅根、仙鹤草，身目黄染者，加茵陈；大便干结者，加生何首乌、当归、火麻仁。

6.脾肾阳虚型

症状：腹大胀满，形如蛙腹，撑胀不甚，朝宽暮急，面白无化，神倦畏寒，四肢清冷，下肢浮肿，脘闷纳呆，大便稀溏，口淡不渴饮，时感泛恶，小便短少，舌淡胖有齿痕，苔白滑，脉沉细。

治法：温补脾肾，化气行水。

方药：附子理苓汤加减。

方中附子、肉桂温肾助阳，干姜温脾暖中，党参、白术健脾益气，茯苓、猪苓、泽泻、车前草、木通利水渗湿。

加减：畏寒肢冷者，加鹿角片、胡芦巴；腹胀甚，加大腹皮，沉香；小便不利者，加小茴香、桂枝；兼见齿衄、鼻衄者，加鹿角胶、紫珠草、仙鹤草。

7.阴虚湿热型

症状：腹部膨胀，面色晦黄、血缕赤痣，身目黄染，口干心烦，潮热颧红，齿、鼻衄血，泛恶欲呕，大便干结，小便黄少，舌红疑绛少津，苔黄腻而干，脉细数。

治法：清热除湿，育阴利水。

方药：甘露消毒丹合猪苓汤加减。

方中茵陈蒿、滑石清热除湿，藿香芳化湿浊；木通、猪苓、茯苓、泽泻利水渗湿，黄芩、栀子清热解毒；女贞子、旱莲草、阿胶滋养肝肾之阴。

加减：目身黄染明显者，加金钱草、田基黄；腹胀甚，加大腹皮、马鞭草、佛手；兼齿衄、鼻衄者，加三七、花蕊石、白茅根、仙鹤草。

（二）其他治疗

1.醒脑静注射液　　内含麝香、冰片、牛黄、黄连、黄芩、栀子、郁金等。①功用：泄热解毒，息风镇痉，醒神开窍。②用法：每次 6～8 毫升，加入 10％葡萄糖注射液 200 毫升中静滴，每日 1～2 次；或每次 8 毫升，加入 10％葡萄糖注射液 20 毫升中静注，每 2～4 小时 1 次。

2.清开灵注射液　　内含牛黄、水牛角、珍珠母、黄芩、栀子、金银花、板蓝根等。①功用：清热解毒，镇静安神。②用法：每次 20～40 毫升，加入 10％葡萄糖注射液 250～500 毫升中静滴，每日 1 次。

3.安宫牛黄丸　　①功用：清热解毒，开窍安神。②用法：每日或隔日 1 丸，水冲服或捣碎鼻饲。

（胡敬宝）

第八节　黄疸

【定义】

黄疸是因时气疫毒、湿热、寒湿等外邪侵袭，或饮食失节，嗜酒无度，误食毒物，或劳倦内伤，以致疫毒滞留，寒湿阻遏，湿热交蒸，气滞血瘀及肝胆脾胃功能失调，胆失疏泄而胆汁泛溢，出现以面、目、身肤发黄，小便黄赤为主要特征的病证。

【病因病机】

（一）病因

1.原发病因　湿热或寒湿、时气疫毒等外邪侵袭，是引发外感黄疸的原发病因；劳倦过度、酒食不节、情志抑郁等所致的脏腑虚损，是内伤黄疸的原始病因。

2.继发病因　砂石、虫体等阻滞胆道，积聚日久不消或瘀血阻滞胆道，是胆汁外溢产生黄疸的继发病因。

3.诱发因素　感受外邪、饮食失节、骤受惊恐、情志不遂、劳倦内伤等均可诱发或加重黄疸。

（二）病机

1.发病　黄疸由感受湿热疫毒所致者，病势暴急，病情最凶险，传染性强；而由感受湿热外邪及砂石、虫体阻滞胆道所致者，起病多亦较急；由内伤诸因所致者病势较缓。

2.病位　主要病位在肝胆，与脾、胃、心、肾有关。

3.病性　外感或急性发作的黄疸，病性以湿热、疫毒等邪实为主。而内伤或慢性发作的黄疸病性以虚实夹杂、本虚标实为多；本虚以脾胃、肝肾、脾肾不足为主，标实以湿热或寒湿、瘀血为特征，或为阳黄，或为阴黄。

4.病势　本病一般初始为湿热蕴结脾胃，熏蒸阻滞肝胆。湿热耗伤肝肾之阴，或过用寒凉，湿热寒化，耗伤脾阳，甚或伤及肾之阳气，而同时湿毒滞留，气血运行受阻，则可出现由实转虚或虚实夹杂，以及由中焦病及下焦之势。湿热化毒或感受疫疠之毒邪，热毒炽盛，熏灼肝胆，可进一步耗损心营、肝肾而致上中下三焦俱病之势，出现气血阴阳皆伤之变。

而内有所伤，缓慢起病之黄疸，初为脏腑功能不足而兼寒湿或湿热毒邪为患。若正虚不胜邪，则湿毒滞留，气血运行受阻，气滞血瘀，久之则脏腑阴阳更损，虚实兼夹之势出现。

5.病机转化　外感湿热、饮食不节或酗酒过度，酿生湿热，蕴结于脾胃，熏蒸肝胆之阳黄，可因热盛伤阴而致阴虚湿阻，也可因苦寒药过用伤阳或素体阳虚致湿邪寒化，寒湿困脾，转为阴黄。脾胃肝胆湿热之阳黄，还可因湿热阻滞气机致血行不畅而出现肝胆血瘀；湿热互结化毒，充斥脏腑，可转化为热毒炽盛；热毒不解，深入心营，内陷心包，转化为热毒内陷证；热毒伤正日久可致肝肾阴阳衰竭。感受寒湿或阳黄转阴之寒湿困脾阴黄证，可因阳气受遏，进一步致脾肾阳虚，也可因气血运行受阻，而致瘀滞两胁，肝血瘀阻。

【诊断与鉴别诊断】

（一）诊断依据

按照1995年国家中医药管理局发布的中华人民共和国中医药行业标准《中医病证诊断疗效标准》。

1.目黄、肤黄、尿黄，以目黄为主。

2.初起有恶寒发热，纳呆厌油，恶心呕吐，神疲乏力，或大便颜色变淡。黄疸严重者皮肤瘙痒。

3.有饮食不节，肝炎接触或应用化学制品药物等病史。

4.肝脏、脾脏或胆囊肿大,伴有压痛或触痛。

5.血清胆红素(直接或间接),尿三胆试验,血清谷丙转氨酶,谷草转氨酶,γ-谷酰转肽酶,碱性磷酸酶以及 B 超、胆囊造影、X 线胃肠造影等有助于病因诊断。

6.必要时作甲胎蛋白测定,胰、胆管造影,CT 等检查,以排除肝、胆、胰等恶性病变。

(二)鉴别诊断

1.黄胖病　黄胖病是由虫积匿伏肠中耗伤气血所致。症见面部淡黄虚浮,肌肤色黄带白而眼白如故,小便不黄,兼见头晕心悸、气短乏力等气血亏虚证候及腹痛间作、嗜异见症。黄疸常目黄、身黄、尿黄俱见。

2.萎黄病　萎黄又称虚黄,多为脾胃虚弱所致。由大失血、大病及疟疾等病致气血亏耗而成。与黄疸的区别在于其两目不黄,面及肌肤萎黄少泽,小便通利不黄,必有头晕心悸,气短乏力。而黄疸两目、面及肌肤、小便俱黄。

3.湿病　湿邪郁蒸可引致身黄、面黄,但眼白不黄。黄疸则身、目、小便俱黄。《医学纲目·黄疸》指出:"色如烟熏黄,乃湿病也,一身尽痛。色如橘子黄乃黄病也,一身不痛。"《医学入门·黄疸》作进一步鉴别:"又湿病与黄病相似,但湿病在表,黄病在里。"

4.风气目黄　风气目黄是由风气自阳明入胃上至目眦,风气不得外泄所致。其特点为只见目黄,且以目内眦较为明显,表面凹凸不平,面身不黄,亦无其他见症,多见于肥胖之人及老年人,是为球结膜下脂肪沉积所致。黄疸除目黄、以白睛黄为表现外,亦有身黄、尿黄。

5.多食瓜果发黄　过食含胡萝卜素的胡萝卜、南瓜、菠菜、柑橘、木瓜等,致胡萝卜素潴留沉着,可出现皮肤发黄。其与黄疸病的区别在于发黄部位多在手掌、足底、前额及鼻等处皮肤,眼白不黄,亦无其他症状。黄疸则身、目、小便俱黄,且伴湿热、寒湿或瘀阻症状。

【辨证论治】

(一)辨证要点

1.辨性质　一般起病迅速,病程短,黄色鲜明,舌红,脉弦数,属热证、实证,为阳黄,其中起病急骤,黄色如金,变化迅速,舌绛者,为急黄;而起病较缓,病程长,黄色晦黯或熏黑,舌淡或黯,脉迟缓,属寒证、虚证,为阴黄。

对阳黄需进一步辨湿热孰轻孰重。以发热重,或胸腹热满,按之灼手,口干苦思饮,烦渴不宁,大便干结,小便短赤,舌边尖红紫少津,苔黄腻,脉弦数为主症者,为热重于湿;而以身热不扬,身困倦怠,胸膈痞满,口干黏不思饮,大便黏滞不爽,小便短黄,苔白腻或白滑而厚,脉弦滑或濡稍数为主症者,则属湿重于热。上述两组症状相兼并见,无明显偏重者,为湿热并重。

2.辨病位及证候特征　黄色鲜明,脘腹痞满,纳呆呕恶为主症者,位在脾胃,证属脾胃湿热;黄色鲜明,胁肋胀痛,口苦呕恶为主症者,位在肝胆,属肝胆湿热证;黄色鲜明,胁肋剧痛,痛彻肩背,呕恶严重甚则呕逆胆汁者,位在胆并及于肝,证属胆热瘀结;以黄色如金,高热烦躁,呕吐频作,甚或神昏、抽搐为特征者,位在肝胆,证属热毒炽盛,熏灼肝胆;而身黄如金,入夜身热甚,神昏谵语,皮下斑疹、紫癜或衄血、吐血、便血者,则位在心肝及胆,证属热毒内陷心营;黄色晦黯,肢冷畏寒,腹胀纳少,便溏为主症者,位在脾及肝胆,证属寒湿困脾;若见黄色晦黯,头晕腰酸,脘痞腹胀,肢体困重,五心烦热,舌红苔白腻等症,则位在肝、胆、脾、肾,证属阴虚湿阻;而以黄色黯滞,胁下癥块,舌质淡黯、瘀紫者,则位在肝胆,属血瘀证。

3.辨病势轻重　常综合黄疸色泽变化、患者精神状态及全身情况判定。一般认为,黄疸逐渐加深、患者精神萎靡,全身极度疲乏,厌食严重,提示病势加重;黄疸逐渐变浅,患者神清气爽,纳食增加,病情趋向好转,为顺证病轻;黄疸色晦无泽,患者烦躁不宁或神昏嗜睡,纳差呕吐,甚或吐血、衄血,则为逆证,病重。

(二)治疗原则

黄疸的治疗,首先应据发病情况,分辨外感、内伤,正邪之轻重缓急,而采取或急则治标或缓则治本或标本兼顾的原则。

外感黄疸,属于湿热的,治以清热化湿,同时通利腑气,以使湿热下泄;属于寒湿的应以温中健脾,淡渗利湿,以求湿去黄退。急黄热毒炽盛,当以清热解毒、凉营开窍为法。内伤黄疸的治疗,则应以调整肝胆脾胃的功能为主,可分别予以健脾和胃、疏肝利胆、补益脾肾、滋养肝肾、活血化瘀等治法。

黄疸的发生,主要因湿邪入于血分瘀阻血脉,胆汁外溢所致,治疗当据黄疸之湿、热、寒之轻重,分别在清利、温化的同时,配伍活血化瘀之品。若湿痰交结,瘀于血脉,则以祛湿、活血化痰为法。

祛邪退黄与调整脏腑功能在临床上常常结合应用。具体用法应根据病邪盛衰、正气强弱、疾病新久及证候转化等情况决定,或单独使用,或分先后主次,或相互组合。

(三)分证论治

1.脾胃湿热证

症舌脉:身目俱黄,色较鲜明,脘腹痞满,纳呆呕恶,四肢困重,尿黄赤。热重于湿者,兼见发热,口苦口渴,大便秘结,舌红,苔黄腻或黄燥,脉弦数或滑数;湿重于热者,兼见口干黏腻,渴不欲饮,大便溏滞,或有发热不扬,苔白腻或黄白相兼而腻,脉濡稍数或弦滑。

病机分析:外感湿热或饮食失节,酗酒过度,酿成湿热,蕴结于脾胃,熏蒸肝胆,致肝失疏泄,胆汁外溢而发黄,其色鲜明;湿热蕴阻中焦,脾胃运化升降失常致脘腹痞满,纳呆呕恶,四肢困重;热邪内盛或热结胃腑而致津伤口渴,便秘;湿热下注膀胱,气化失利而致小便短赤;湿甚于内,热为湿遏,不能外透,故身热不扬;湿热夹滞,阻于肠道则大便黏滞不爽;舌红,苔黄腻或黄燥,脉弦滑数,为湿热内蕴、热重于湿之征,苔白腻或白滑而厚,脉濡稍数或脉弦滑则为湿重于热之象。

治法:清利湿热。热重于湿者,佐以泄下,使湿热之邪从二便而去;湿重于热者,配以化气淡渗之剂,使湿从小便去。

方药运用:

(1)常用方:

①热重于湿者,选用茵陈蒿汤加减。药用茵陈蒿、栀子、生大黄、蒲公英、赤芍、郁金、萹蓄、茯苓、生甘草。

湿热黄疸,为湿与热蕴结于里,不得透发于外,不得走泄于下所致。茵陈蒿汤为《伤寒论》中治疗湿热黄疸之专方。方中茵陈蒿性苦微寒,苦泄下降,功善清湿热而退黄,故重用以为君药;栀子苦寒,清三焦湿热、泻肝胆之火,使湿热从小便而出,用为臣药;佐以生大黄,既可清化湿热,又泻热逐瘀,使湿热从大便而去,以萹蓄、蒲公英、茯苓加强清热利湿解毒之功,赤芍、郁金凉血散瘀,利胆退黄;生甘草清热解毒并调和诸药以为使。方中茵陈虽苦寒但具生发之气,能逐内蕴之湿热外出,与栀子、生大黄同用可谓降中有升,泄中有宣透之意。郁金、赤芍更可疏利肝胆,清散瘀热。诸药合用,使湿热之邪在疏解、宣透之机中胶结之势减弱,有助于清利分消,使黄疸诸症悉退。

②湿重于热者,选用茵陈四苓汤合连朴饮加减。药用茵陈、猪苓、厚朴、茯苓、苍术、黄连、石菖蒲、清半夏、白豆蔻、赤芍。

湿热黄疸,湿重于热者,着重利湿,兼清其热,为治疗要点。选茵陈四苓汤合连朴饮加减,重在利湿化湿兼和中清热。方中仍以治黄疸专药茵陈为君,以清热化湿,解毒退黄;以猪苓、厚朴为臣,淡渗利湿,行气化湿;佐以半夏、黄连、白豆蔻、石菖蒲辛开苦降、燥湿和胃及芳香化浊、醒脾和胃,茯苓、苍术健脾化湿燥湿,诸药合用均可助脾运化湿浊,以防湿邪再予困伤中土。赤芍凉血行血散邪祛瘀滞,与黄连均为寒凉之品,并可佐制辛温药之燥性。方中辛苦寒、辛苦温、甘平之剂并用,清利湿热之时更侧重行气燥湿,芳香化湿。健脾化湿与淡渗利湿合用更可杜绝生湿之源,可谓宣化燥利同用,标本共治之良方。

（2）加减：热重于湿见发热口渴重者，加知母、黄芩、生石膏、芦根；呕逆重者，加竹茹；脘腹胀满者，加枳实。湿重于热见发热不扬者，加黄芩、竹叶；呕逆重者，加藿香、生姜汁；口黏胸闷者，加佩兰、杏仁、陈皮；大便溏滞黏臭者，加制大黄、木香；热重兼表证者，甘露消毒丹加减；湿重兼表证者，三仁汤加减；黄疸消退缓者，可重用赤芍，或据症加化痰药如杏仁、陈皮、青黛、白矾之品。

（3）临证参考：清除湿热宜彻底，但又不可过度而致损伤脾阳，湿热基本清除则以健脾为主，佐以化湿疏利；湿热全清，则以健脾和胃、疏肝补肾巩固疗效。本证用茵陈为清化湿热之药，用量一般 30～60g，后下，以保存药效；大黄用法，便秘宜生用、后下，大便溏滞不畅宜制用，用量 10～20g，视病情增减，以腑通热泄为度，切忌长期泻下，以免损伤脾胃；赤芍活血退黄之功较著，无论湿重于热或热重于湿，均宜应用，一般用量 15～30g，黄疸深重可用至 60g。本证向愈期常经历脾虚湿滞、肝脾不和、肝脾两虚等阶段，可用香砂六君子汤、逍遥散、四物汤加减，而忌用苦寒清热药物。

2.肝胆湿热证

症舌脉：身目俱黄，色泽鲜明，右胁胀痛，纳呆呕恶，口苦，肢倦乏力，尿黄短赤。热重于湿者，兼身热烦躁，口渴欲饮，大便干燥，舌红，苔黄腻或黄糙，脉弦滑数；湿重于热者，兼发热不扬，肢倦困重，口黏口腻，大便溏滞，舌红，苔黄白腻滑，脉弦滑或弦滑略数。

病机分析：湿热外邪侵袭，或酗酒过度，湿热内生，熏蒸肝胆，使肝失敷和之性，胆液泛溢而现色泽鲜明之黄疸；湿热阻滞肝胆，气血运行不畅而致胁肋胀痛；湿热阻于中焦，脾胃运化失常，升降不利，发为纳呆呕恶，口苦腹胀；湿热阻碍下焦，膀胱气化不利而致尿黄、尿赤。热重于湿者，可伤津化燥致腑实不通，或热甚动血，迫血妄行而致发热烦躁，口渴欲饮，大便秘结，苔黄燥或黄腻少津，脉弦滑数；湿重于热者，易困脾碍运，困遏阳气，引起发热不扬、口中黏腻、大便溏滞等症。

治法：清肝利胆。热重于湿者，佐以清热解毒，凉血化瘀之品；湿重于热者，佐以芳香化浊，利胆解毒之剂。

方药运用：

（1）常用方：

①热重于湿者，选用龙胆泻肝汤合五味消毒饮加减。药用龙胆草、黄芩、栀子、茵陈、车前子、生大黄、金银花、野菊花、北柴胡、赤芍药、生地黄、甘草。

本方以龙胆草大苦大寒之品为君药，大泻肝胆实火；以黄芩、山栀、茵陈清利三焦湿热为臣；佐以大黄、车前子引邪热下行，金银花、野菊花增强清热解毒之功，北柴胡、生地、赤芍疏肝养血并可凉血清瘀热；甘草缓和中气，调和诸药，防苦寒之性伤胃耗气，为使药。诸药合用，共奏清泻肝胆实火、湿热之功。利胆退黄之余，又可防血热妄行及阴血耗伤。

②湿重于热者，可用甘露消毒丹加减。药用藿香、白豆蔻、清半夏、石菖蒲、薏苡仁、茵陈、木通、黄芩、连翘、赤芍、郁金。

本方以石菖蒲、藿香、白豆蔻、薏苡仁、清半夏芳香化浊，开泄气机，燥湿畅中，健脾利湿，同时配合茵陈、黄芩、连翘、木通清热利湿退黄，清理上中下三焦湿热同时可清热解毒，赤芍、郁金和营开郁，利胆退黄。方中芳香化浊、清热利湿解毒之品相配伍中，均佐以轻清宣透之品，宣上、畅中、导下以治中，浊化湿利，热清毒解。本方为治湿热交阻，弥漫三焦，气机不利，清浊混淆，且湿热并重或湿重于热证之良方。

（2）加减：黄疸较重者，加虎杖、秦艽、金钱草；热重于湿见高热烦躁者，加生石膏、知母、芦根、青蒿等；湿重于热见脘痞纳呆者，加厚朴、苍术、砂仁；湿重呕逆者，加草豆蔻、佩兰；若为痰湿蒙蔽心包；症见神识昏蒙，时或谵语，苔腻滑者，宜改用菖蒲郁金汤加赤芍、茵陈、苏合香丸；若热入心包见狂躁不安，神识昏糊者，可加安宫牛黄丸、至宝丹；有出血倾向者，重用生地黄，并加生茜草、紫草、生槐花等。

（3）临证参考：肝胆湿热之热重于湿者，极易导致瘀热互结，腑气不通而耗伤阴液，治疗应在清热通腑、活血化瘀的同时，重视护阴，重用生地，并加入玄参、麦门冬养阴之品；湿重于热者，湿遏阳气易致湿郁而热炽，必用赤芍、郁金活血解郁，以利湿邪清除。肝胆湿热期以清利肝胆为主，湿热基本清除则以健脾和胃佐以清疏为法，恢复期养肝健脾和胃为主，巩固疗效。

3.胆热瘀结证

症舌脉：目黄、身黄鲜明或呈黄绿色，右胁疼痛剧烈拒按，痛彻肩背，口苦呕逆，脘腹胀满，大便溏结不调色灰白，小便短赤灼热，可兼有高热烦躁或寒热往来，呕逆胆汁，舌红或黯红，苔黄厚腻或黄糙，脉弦滑数。

病机分析：饮食失节或酒食所伤，脏腑失和，胆腑瘀热，或胆腑瘀热不散，久经煎熬结成砂石，均可致胆汁流泌受阻，泛溢发黄；胆热瘀结，损及于肝，气血瘀阻而致右胁胀痛拒按，痛势甚剧，甚则痛彻肩背；胆热瘀阻而致肝胆气逆，出现口苦，呕逆胆汁；脾胃为瘀热所阻，运化升降失常可致脘腹胀满，大便秘结；瘀热内灼阳明或侵袭少阳而致高热烦躁或寒热往来；瘀热流注下焦而致小便短赤灼热；舌红、苔黄厚腻或黄糙、脉弦滑数等均为胆热瘀结之象。

治法：清利肝胆，行瘀通滞。

方药运用：

（1）常用方：大柴胡汤加减。药用北柴胡、黄芩、赤芍、枳实、生大黄、金钱草、茵陈、海金砂、金银花、蒲公英。

方中北柴胡气轻清，微苦微寒，善疏少阳肝胆郁滞，黄芩苦寒味重，主清胸腹蕴热，二药合用为君，可疏肝利胆，清热除郁；赤芍味酸苦寒，凉血活血，散血分瘀滞并清瘀热，枳实、生大黄泻阳明热结以利胆腑壅滞之邪通降，三药共为臣，散瘀清热，通利胆腑；茵陈、金钱草、海金砂清热利湿，排石退黄，金银花、蒲公英清热解毒开郁，共为佐药。诸药合用可谓肝胆同调，气血并治，疏解通下共用，而达肝胆湿热得清，瘀滞得通之效。

（2）加减：大便干结，腹胀甚者，加芒硝、焦槟榔；高热烦躁者，加山栀、生石膏、知母；痛剧可加延胡索、川楝子；黄疸重者，茵陈蒿用90g（后下），赤芍用30g，并加虎杖、半边莲等；砂石阻塞较重者，金钱草用至60g，并加鸡内金、海浮石等；若胆热瘀结演变成火毒炽盛，症见黄疸深重，高热寒战者，宜合用黄连解毒汤清热解毒，凉血泻火，清利肝胆。

（3）临证参考：本证用药，如清利湿热、活血化瘀、软坚散结之品，剂量宜重。当症情危重，中药难以奏效时，应及时转外科手术，切勿延误治疗。肝胆湿热瘀结消除后，以调和脾胃兼疏肝利胆为法治疗，长期坚持可防止瘀热互结而复发。本证向愈期常有肝气郁结或肝经郁热证，可分别用逍遥散，丹栀逍遥散加减治之。

4.热毒炽盛证

症舌脉：身目黄色鲜明如金，急起并迅速加深，发热或高热烦躁，呕吐频作，脘腹胀满，大便秘结，小便短少黄赤。或兼精神萎靡，极度乏力，胁肋胀痛拒按，食欲不振或无食欲。舌质红绛，苔黄或黄厚而糙或焦黄起刺，脉弦数或洪数。

病机分析：热毒入侵，毒性猛烈，熏灼肝胆，肝体受伤，肝用失司，胆汁泛溢入血，浸淫肌肤而发为黄疸，且黄疸起病急骤并不断加深加重；热毒炽盛，灼津耗液，燔灼心营则见高热烦躁，口渴，小便短少；热毒结于阳明，腑气不通，胃失和降则大便秘结，呕吐频作，腹胀；热毒猛烈，损伤元气故精神萎靡，极度乏力；火热毒邪若进一步深入营血则可见动血耗血之症，或热毒燔灼肝经出现热盛动风之症；舌、脉亦属热毒炽盛之象。

治法：清热解毒，泄火退黄。

方药运用：

(1)常用方：清瘟败毒饮合茵陈蒿汤加减。药用黄连、黄芩、山栀子、生石膏、知母、生甘草、赤芍药、丹皮、连翘、茵陈、生大黄、生地黄。

清瘟败毒饮原系余师愚所创，综白虎汤、黄连解毒汤、犀角地黄汤三方加减而成，主治一切火热毒邪炽盛，气血两燔之证。本证选用黄连、黄芩、栀子大苦大寒之品，通泻三焦火热毒邪用以为君；选用生石膏辛寒以清热解肌，配知母、生甘草取白虎汤意，清热保津，清气泄热用以为臣；佐用生地、赤芍、丹皮、连翘以清热凉血散瘀解毒，茵陈、大黄清热利湿，泻火通便以退黄，茵陈配栀子又可清利湿热于小便中。

(2)加减：高热不退宜加用水牛角；黄疸深重者，宜加用秦艽、苦参、白花蛇舌草、虎杖；气阴伤重者，可重用生地，并加西洋参、玄参；抽搐者，加用羚羊角、天麻、钩藤、全蝎、地龙；若出现昏迷者，宜鼻饲安宫牛黄丸，静脉滴注清开灵注射液40～60ml，每日2～3次。

(3)临证参考：热毒炽盛属危重证，治疗当同时兼顾以下诸法：清阳明气分及阳明腑热；泻三焦实火热毒；凉血活血养阴。据正气受损性质及程度，大胆及时扶正，防生他变。其中栀子、连翘清热解毒，量可用至30g，大黄用至20g，茵陈、赤芍活血退黄用至60g以上，且每日用2剂，分4次服。恢复期兼阴虚者，宜兼养阴益气，以善其后。

此外，对气营两燔，一身尽黄之热毒炽盛者，清营凉血，泻火解毒同时，尚须注意宣透，以防热毒内陷。有些医家善用千金犀角散加减。其中升麻善解疫毒且其气轻清而善透解郁热，常加用葛根助升麻清胃透热之力。

5.热毒内陷证

症舌脉：面、目、身黄如金，急起并迅速加重，发热不退或入暮高热，皮下斑疹、紫癜或衄血，牙龈出血，呕血，便血，神志恍惚或神昏谵语，躁动不安或狂乱，抽搐，尿少黄赤或尿闭。可见不思食或索食如狂，呕恶频作，腹胀如鼓，大便不通。舌质红绛，苔黄糙或少苔或苔秽浊，脉弦细数。

病机分析：疫热火毒，侵袭入体，内陷心肝，胆汁大量外溢而致黄疸并急速加深；气阴大量耗损，故高热口渴；正虚邪实，热毒内陷心包，上扰神明则神昏谵语，躁动狂乱；热毒内侵，伤及脾胃，故纳呆不食，或中虚求助于食；热毒闭阻膀胱，气化无权则尿闭；热毒入营血迫血妄行则皮下紫癜、衄血、呕血、便血、尿血；热毒损及肝肾，热盛动风则抽搐；舌、脉亦属热毒内陷之象。

治法：清营解毒，凉血止血。

方药运用：

(1)常用方：清营汤加减。药用水牛角、生地、麦冬、玄参、黄连、栀子、连翘、丹皮、赤芍、大黄、茵陈、金银花。

方中水牛角咸寒，代原方的犀角，能清解心营热毒重用以为君；生地、麦冬、玄参甘咸寒相伍，养阴清热解营分毒；黄连、栀子、连翘苦寒清心解毒共为臣药；丹皮、赤芍凉血散瘀止妄动之血，茵陈、大黄清泻火热湿毒以退黄，共为佐药；银花并连翘清热解毒，并透热毒于心营之外，所谓"透营转气"，为使药。

(2)加减：腹胀如鼓，腑气不通者，加槟榔、芒硝；狂躁，抽搐严重者，加全蝎、地龙、天麻、钩藤；黄疸深重加半边莲、虎杖、白花蛇舌草；出血严重者，加槐花、地榆、茜草、三七；神昏谵语者，加安宫牛黄丸。

(3)临证参考：本证患者出现精神萎靡，极度乏力，应急进人参、西洋参补气防脱，而勿拘泥进补滞邪之说。若见脉细肢冷蜷卧，应大胆用附子、人参、干姜回阳固脱；神识淡漠，汗出如油，蜷卧囊缩，为肾阳衰竭，证情凶险，须急用回阳救急汤加减以回阳救逆，固脱开窍，或加参附注射液静脉滴注。此外，还应密切观察出血、神志及动风的动态变化。

6.寒湿困脾证

症舌脉:身目俱黄色晦黯,畏寒喜暖,倦怠困重,脘痞腹胀,纳少便溏,或胁肋胀痛,小便不利或下肢浮肿,面色青黯,舌质淡或黯淡偏胖,苔白滑或白腻滑,脉沉细迟或濡细。

病机分析:寒湿侵袭或脾胃损伤而寒湿内生,阻滞中焦,阳气郁遏不宣,土壅木郁,则肝胆失疏,胆汁外溢发为黄疸;寒湿为阴邪,故身目发黄而色晦黯;寒湿困脾,运化失调,故脘闷腹胀,食欲减退,大便溏薄;阳气不足或阳气受遏,不能温煦肢体则畏寒肢冷;舌淡体胖,苔白滑或白腻滑,为阳虚湿浊不化之象,脉沉细迟或濡细为寒湿内阻之征。

治法:散寒化湿,温阳健脾。

方药运用:

(1)常用方:茵陈术附汤加味。药用炮附子、茵陈、桂枝、党参、生白术、干姜、炙甘草、茯苓、泽泻、川芎。

方中附子、茵陈并用为君,附子辛温热之品,茵陈辛苦寒,为除湿退黄佳品,二药合用互制其性,使温化寒湿而不过燥,利湿退黄而不伤阳;桂枝配附子温中散寒除湿,党参、生白术、干姜、炙甘草甘温健脾益气,共为臣药,助脾阳之温运,散寒湿之困遏;茯苓、泽泻淡渗利湿,川芎辛温散寒,活血行气,共为佐使。方中寒温并用,通补兼施,标本同治,务使寒湿散而黄退,中阳健运而邪无孳生之源。

(2)加减:腹冷痛便溏者,加吴茱萸、肉豆蔻;胁下痞块,兼见瘀阻者,加莪术、红花、炒土鳖虫;脘痞腹胀者,加厚朴、木香;若损及脾肾之阳,症见肢冷腹凉,下利清谷或五更泄泻,舌淡脉细者,加肉豆蔻、补骨脂、益智仁、吴茱萸,原方桂枝改为肉桂。

(3)临证参考:附子、干姜、桂枝之类温阳散寒之品为主药,必须酌情调整剂量。寒湿重者,适当加入补骨脂、仙灵脾、益智仁等温补肾阳之品,防止向脾肾阳虚转化。活血药物宜用偏于辛温之川芎、红花、当归尾等以利散寒除湿。本证向愈期,常有脾虚湿滞或肝脾两虚之证,以香砂六君子汤、四物汤加减,并佐温中健脾之品,防止寒湿再起。

7.阴虚湿阻证

症舌脉:面目身色皆呈灰黄,腰酸膝软,眩晕目涩,五心烦热,纳少肢困,脘痞腹胀,尿黄。可兼见胁肋隐痛,视物昏花,咽干耳鸣,口干口黏,大便干结或溏滞,舌质红或有裂纹,苔白腻或薄或厚,或花剥苔,脉细濡或沉滑。

病机分析:湿热停滞日久不散,不但损伤脾胃,且热邪可以伤阴,致肝肾阴虚不能濡养头目清窍,症见眩晕目涩、腰酸耳鸣、五心烦热、舌红等症;湿邪黏滞,其性属阴,困阻于脾,则症见黄色晦黯、纳少肢困、脘痞腹胀、苔腻等湿邪困脾之象。

治法:养阴利湿。

方药运用:

(1)常用方:六味地黄丸合二冬苓车汤加减。药用生地黄、山茱萸、天门冬、楮实子、茯苓、车前子、茵陈、丹皮、赤芍、郁金、太子参。

方中以生地、山茱萸、天门冬滋养肝肾之阴,用为君药;茯苓、车前子、茵陈利湿退黄,楮实子养阴利湿以助黄退,共用为臣;太子参益气养阴而不过燥伤阴,丹皮、赤芍、郁金凉血、活血、利胆通络以退黄,共用为佐。方中诸药养阴而不滋腻助湿,利湿而不过燥伤阴,且气阴双补,健脾以助利湿,凉血化瘀通络以助退黄,可谓切合病机,标本兼治之良方。

(2)加减:胁肋隐痛者,加白芍、川楝子;腰酸膝软重者,加川续断、杜仲;阴虚血热出血者,加生槐花、生茜草;大便滞而不畅者,加香附、枳壳;兼湿热者,宜加虎杖、白花蛇舌草、半枝莲;夹瘀者,加丹参、泽兰、王不留行等。

(3)临证参考:楮实子兼滋阴及利湿之功,最宜本证,用量宜大,一般 30～50g。生地、天门冬养阴而不助湿,可用至 30g 以上。党参、白术、香橼皮、玫瑰花等健脾行气之品,可酌情加用,脾气健运则湿邪易除,水谷精气得以化生而真阴易复。治疗本证,养阴、利湿需权衡轻重,养阴而不助湿伤阳,祛湿而勿伤阴,辛温燥湿或苦寒利湿之品为本证忌用。本证恢复期以平补肝肾,滋养肝阴为主,本证用药宜平,缓缓图治。

8.肝脾血瘀证

症舌脉:身、目黄而晦黯,胁下有痞块,可兼见痞块胀痛或刺痛,脘腹作胀,面色黯滞或黧黑,皮肤赤丝红缕、朱砂掌或腹部青筋显露,舌质黯、紫黯或舌边瘀斑,脉细涩。

病机分析:酒食不节,情志不畅,肝气怫郁,脏腑失和,湿热疫毒滞留,皆可致气血运行受阻,瘀滞两胁,肝胆不能疏泄,胆汁流泌受阻,泛溢发为黄疸;瘀阻两胁而致胁下痞块,胀痛或刺痛;气血运行受阻,肌肤失于濡养或久患者血损络而致肌肤甲错,面色晦黯,舌色黯紫,皮肤赤丝红缕。

治法:化瘀消癥。

方药运用:

(1)常用方:膈下逐瘀汤加减,送服鳖甲煎丸。前方药用桃仁、红花、川芎、赤芍、五灵脂、丹皮、制香附、枳壳、延胡索、生黄芪、茵陈蒿、泽泻。

方中用桃仁、红花、川芎、赤芍、丹皮、五灵脂活血化瘀为主药;丹皮、赤芍兼可凉血,清瘀热,辅以香附、枳壳、延胡索行气舒肝,通络止痛,以气行则血行而助祛瘀之力;佐以茵陈、泽泻利湿退黄,生黄芪益气健脾,振生化之源,使气充血旺,气行瘀滞得解。诸药合用,气血并治,标本兼顾,为治胁膈痞块,肝脾瘀滞证之经典用方。

鳖甲煎丸软坚散结,破血攻瘀,疏通肝经络脉之瘀滞。药用鳖甲、䗪虫、桃仁、鼠妇、蜣螂、蜂房、柴胡、厚朴、桂枝、干姜、半夏、葶苈子、阿胶、白芍、人参、紫葳、射干、黄芩、丹皮、瞿麦、石韦、大黄。方中鳖甲咸平,软坚以散结,滋阴潜阳,能消肝脾癥积而不伤阴,用以为君;辅以䗪虫、桃仁、鼠妇、蜣螂活血破血,下瘀消结,硝石攻坚散结,蜂房消肿泄热,与前药相配有活血化瘀,攻积消坚之功,共为臣药;用柴胡、厚朴疏肝理气以畅中,桂枝、干姜、半夏、葶苈子温化痰浊以散结,务使肝脾调和,脾运得健,则痰瘀无稽留之地,阿胶、白芍养血护肝,人参补气益中,共以为佐;紫葳、射干、黄芩、丹皮凉血泄热以散结,瞿麦、石韦滑利小便,大黄通腑泻下,使邪热痰瘀从二便而去,共以为使。

(2)加减:胁下痞块较硬,胀刺痛重者,加炮山甲、地鳖虫、三棱、莪术之类;有出血现象者,牙龈出血加三七粉、白茅根,呕血便血者加三七粉、白及、地榆、血余炭等;若兼寒湿困脾,基本方中宜去桃仁、赤芍、丹皮,加附子、干姜、党参、白术等;若兼阴伤者,加生地、麦冬、女贞子等。

(3)临证参考:本证血瘀之中常兼正虚,治疗需佐补益之品,标本兼顾,缓缓图治。用活血化瘀之品,宜根据血瘀之因寒、因热、因湿、因痰、因气之不同,选择不同性味、功用活血药物,并同时予化湿、化痰、理气之药物。化瘀药物剂量宜据病情调整,以免破气动血。

(四)其他疗法

1.中成药

(1)龙胆泻肝丸:每服 6～9g,每日 2 次。用于肝胆湿热型黄疸。

(2)安宫牛黄丸:口服或鼻饲,每次 1/2～1 丸,急救用时剂量视病情定酌。用于热毒炽盛型黄疸。

(3)复方灵芝冲剂:每次 5g,每日 2 次。用于急性黄疸型肝炎等。

(4)清开灵注射液:20～40ml,加入 10% 葡萄糖注射液或 0.9% 氯化钠注射液 250～500ml 中静脉滴注,若热盛、热毒炽盛者,可加大剂量,且每日可静脉滴注数次。用于湿热、热毒型黄疸。

2.单验方

(1)鲜平地木、鲜车前子、红枣各适量,煎汁代茶,连服数日。用于湿热型黄疸。

(2)茵陈 50g,绿豆 500g(捣末),大蒜 4 头(去皮),水煎服。用于湿热黄疸。

(3)大黄 30g,枳实 5 枚,栀子 7 枚,豆豉 0.6L,水 6L,煮取 2L,分 3 次服。

(4)鸡骨草 5～15g,瘦猪肉 50g(淘米水洗去脂肪),煮水 20 分钟,顿服,每日 1 次。用于小儿黄疸。

3.食疗方

(1)茵陈金钱白面散:茵陈 500g,金钱草 400g,白面 200g,白糖 150g。上药共研细末,与白面、白糖拌匀,每服 100g,做成熟食服之,连用至黄疸消退。

(2)栀子花根煨肉汤:栀子花根鲜品 500g 或干品 250g,猪前腿夹心肉(去肥)500g,黄酒 1 匙。栀子花根和夹心肉切成小块,入砂锅加冷水,文火烧开,文火炖 1～2 小时,喝汤 100ml,每日 2 次,肉可佐餐食之。

(3)茵陈麦芽红枣汤:茵陈 15g,大麦芽 20g,红枣 10 个,白糖少许。上物入锅炖半小时,每日 160～200ml,连服助黄疸消退。

4.外治法

(1)擦身法:用生姜 250g,茵陈 250g,同捣烂以布包之,时时周身擦之,助黄疸消退,小儿尤宜。

(2)熏洗法:地骨皮 120g,生姜、茵陈各等量。地骨皮煎汤熏洗全身后,用生姜、茵陈各等份捣烂用布包好,揉擦全身,每日 1～2 次。用于黄疸型肝炎,助黄疸消退。

5.针灸疗法

(1)胆热瘀结证,针阳陵泉、胆囊穴(阳陵泉下 2 寸,指压痛点)、胆俞穴,配穴为合谷、内关、足三里、绝骨;疼痛剧烈者,针胆囊穴,重刺激胆区(上腹最痛点),皮下埋针;呕吐剧烈者,针合谷、内关、足三里、阴陵泉、肝俞、胆俞,强刺激,留针 20～30 分钟。

(2)热毒炽盛证呕逆不止者,泻法针刺太冲、足三里、内关;高热者针刺大椎、合谷、曲池、少商(放血);黄疸深重者,针足三里、至阳、胆俞、大椎、太冲,或阴陵泉、蠡沟、肝俞,交替使用,强刺激。

(胡敬宝)

第九节　胁痛

【定义】

胁痛是指一侧或两侧胁肋部疼痛为主要表现的病证。胁,指胁肋部,位于胸壁两侧由腋部以下至十二肋骨之间。古代又称为胆肤胁肋痛、季肋痛或胁下痛。

【病因病机】

胁痛的病因为外邪侵袭、肝气郁结、外伤瘀血、失血伤阴。病机主要为湿热阻络、气滞、血瘀,或络脉失养,引发"不通则痛"、"不荣则痛"。病位主要责之于肝胆。

1.外邪侵袭　风寒外袭,表邪不解,邪传少阳,留滞经脉,气血凝滞,发为胁痛。正如《医学正传·胁痛》云:"外有伤寒发寒热而胁痛者,足少阳胆、足厥阴肝二经病也。"另外,外感湿邪,特别是湿热病邪,极易侵犯肝胆,肝胆失于条达,亦致胁痛。

2.肝气郁结　肝在胁下,胆附于肝下,其经脉分布于两胁,因此肝胆有病,往往反映到胁肋部位而发生胁痛。肝为将军之官,其性动而主疏泄,若因情志抑郁,或暴怒伤肝,皆能使肝失调达,疏泄不利,气阻络痹而致胁痛。

3.瘀血停着　气郁日久,血流不畅,逐渐积滞而成瘀血,阻塞胁络,而发生胁痛,或因受外伤,或强力负重,致使胁肋受伤,瘀血停留,阻塞胁络,而致胁痛。

4.肝阴不足　久病体虚,劳欲过度,或由于各种原因引起的失血,均能导致精血亏损。肝阴不足,血虚不能养肝,使络脉失养而发生胁痛。

总之,胁痛病位主要在肝胆,病因有外感、内伤不同,病性有虚实之别,实者以气滞、血瘀、湿热为主,虚者以肝阴不足为主,病机可相互转化,常见由气及血,气血同病;或由实致虚,由虚致实,虚实夹杂。

【诊断与鉴别诊断】

（一）诊断

1.发病特点　常有情志所伤、饮食不节、感受外邪或外伤病史,多有反复发作史。

2.临床表现

(1)凡以一侧或两侧胁肋疼痛为主要临床表现者,即可诊断为本病。有胀痛、刺痛、隐痛以及各种兼证的不同。

(2)实验室检查血液生化检查、肝功能、胆囊造影、B超等有助于诊断。

（二）鉴别诊断

1.胃痛　胁痛与胃痛皆可有肝郁的病机,但胃痛的病位在胃脘,兼有嗳气频作、吞酸嘈杂等胃失和降的症状。而胁痛的部位在胁肋,常伴有目眩、口苦等少阳病的症状。

2.胸痛　胸痛中的肝郁气滞证与胁痛中的肝气郁结证病机基本相同,但是胸痛以胸部胀痛为主,可涉及胁肋,伴有胸闷不舒、心悸少寐,而胁痛是指一侧或两侧胁肋部胀痛为主要表现的病证,常伴有目眩、口苦等,两者有别。

【辨证论治】

（一）辨证

1.辨证要点

(1)辨外感内伤:外感胁痛,起病较急,大多为湿热病邪侵犯肝胆,临床多有表证,发热恶寒并见,同时伴有黄疸、恶心、呕吐等症状,脉象浮数或弦数,舌质红,舌苔黄腻或白腻。内伤胁痛,起病较缓,没有发热恶寒等表证出现,多由肝气郁结,瘀血阻络或肝阴不足等引起。

(2)辨胁痛性质:疼痛以胀痛为主,走窜不定,时痛时止者,多属肝郁不疏,气阻络痹所致;以重着疼痛为主,痛有定处,触痛明显,疼痛多为持续性,间歇加剧,多为湿热结于肝胆,肝胆疏泄功能受累所致;以刺痛为主,痛有定处,触之坚硬,间歇发作,入夜更剧,多为气滞血瘀,瘀血阻滞经脉所致;以隐痛为主,疼痛轻微,但绵绵不绝,疲劳后可使疼痛加重,按之反较舒适,多属血不养肝,络脉失养所致。

(3)辨候虚实:根据胁痛的病因,疼痛的性质,以及脉象、舌诊等方面,对胁痛属虚属实,一般不难辨别。在这里要强调的是,在临床上,很多胁痛患者,往往是虚实互见,既有湿热,又有血虚,或是兼有瘀血停着,因此在治疗上就应该统筹兼顾,这样才能做到丝丝入扣,取得满意的效果。

2.证候

[邪郁少阳]

症状:胸胁苦满疼痛,兼寒热往来,口苦咽干,头痛目眩,心烦喜呕,耳鸣耳聋。舌苔薄白或微黄,脉弦。

病机分析:外邪侵袭,风寒之邪不解,化热入里,邪郁少阳,少阳经气运行不畅,故胸胁苦满疼痛;邪在少阳,正邪交争,故寒热往来;邪蕴化热伤津,则口苦咽干;少阳邪热上攻,阻遏清阳,故头痛目眩;邪热入里扰心,胆热犯胃,胃失和降,则心烦喜呕;少阳经脉络耳,邪在少阳,阻遏经脉,则耳鸣耳聋。舌苔薄白或微黄,脉弦,乃邪郁少阳之征。

［肝胆湿热］

症状：发热恶寒，胁痛口苦，胸闷纳呆，恶心呕吐，目赤或目黄身黄，小便黄赤。舌质红，舌苔黄腻，脉浮数或弦数。

病机分析：外邪入侵，故见发热恶寒；湿热蕴结于肝胆，肝络失和，胆不疏泄，故胁痛而口苦；湿热中阻，以致胸闷纳呆，恶心呕吐；肝开窍于目，肝火上炎故目赤；湿热交蒸，胆液不循常道而外溢，故见目黄身黄；湿热下注膀胱则尿黄。舌苔黄腻，脉弦数，均是肝胆湿热之征。

［肝气郁结］

症状：胁痛，走窜不定，疼痛每因情志之变动而增减，饮食减少，嗳气频作。苔薄，脉弦。

病机分析：肝气失于条达，阻于胁络，故见胁络胀痛；气属无形，时聚时散，故疼痛走窜不定；情志变化与气之郁结关系最为密切，故疼痛每随情志之变化而有所增减；肝气横逆，常易侵犯脾胃，故见食少嗳气。脉弦为肝郁之象。《杂病源流犀烛·肝病源流》云："气郁，由大怒气逆，或谋虑不决，皆令肝火动甚，以致肤胁肋痛。"

［瘀血停着］

症状：胁痛如刺，痛处不移，入夜更甚，或胁肋下有痞块。舌质紫暗，脉沉涩。

病机分析：气郁日久，气滞血瘀，或跌仆损伤，强力负重，致瘀血停着，痹阻脉络，故胁痛如刺，痛处固定不移，入夜疼痛更甚。瘀血停滞，积久不散，则渐成痞块。舌质紫暗，脉象沉涩，均属瘀血内停之征。《金匮翼·胁痛统论》云："污血胁痛者，凡跌仆损伤，污血必归胁下故也。"

［肝阴不足］

症状：胁肋隐痛，其痛绵绵不休，口干咽燥，心中烦热，头晕目眩。舌红少苔，脉细弦而数。

病机分析：精血亏损，血少不能濡养肝络，故见胁肋隐痛，其痛绵绵不休。阴虚易生内热，故口干咽燥，时觉烦热；精血亏虚，不能上荣，故头昏目眩。舌红少苔，脉弦细而数，均为阴虚内热之征。《金匮翼·胁痛统论》云："肝虚者，肝阴虚也，阴虚则脉细急，肝之脉贯膈布胁肋，阴虚血燥则经脉失养而痛。"

（二）治疗

1.治疗原则

（1）实证理气活血：胁痛内伤实证多因气滞血瘀，应以理气疏肝，祛瘀通络为主。对于外感湿热导致胁痛的，应以祛邪为主，利湿清热解毒，并应辨明湿重热重，分别用药。

（2）虚证滋阴柔肝：胁痛虚证多若因肝血不足所致，则应滋养肝肾，养血柔肝。在临床中，各个证型常常互相错杂，虚中有实，实中有虚，应详加辨证，审慎用药。

2.治法方药

［邪郁少阳］

治法：和解少阳。

方药：以小柴胡汤为主方。方中柴胡、黄芩和解少阳；半夏降逆止呕；生姜、大枣调和营卫；甘草调和诸药。减去人参，加郁金、枳壳、香附疏肝行气止痛；若心烦明显，加栀子、豆豉清热除烦；若口渴甚，加石斛、麦门冬生津止渴；若呕甚，加陈皮、竹茹降逆止呕。

［肝胆湿热］

治法：清热利湿。

方药：以龙胆泻肝汤为主方。方中龙胆草泻肝胆湿热；柴胡疏达肝气；黄芩、栀子清热泻火；木通、泽泻、车前子清利湿热。酌加川楝子、延胡索、木香以疏肝和胃，理气止痛。若发热、黄疸者，加茵陈、黄柏，以清热利湿除黄。若疼痛剧烈，呕吐蛔虫者，先以乌梅丸安蛔，继即驱蛔。若湿热煎熬，结成砂石，阻滞胆道，症见胁痛连及肩背者,可加金钱草、海金砂、郁金及硝石矾石散等以利胆排石。若兼胃肠燥热、大便不通、腹胀满者,加大黄、芒硝以泻热通便。

[肝气郁结]

治法:疏肝理气。

方药:以柴胡疏肝散为主方。方用柴胡疏肝,配香附、枳壳以理气;川芎活血;芍药、甘草缓急止痛。胁痛较重者,酌加青皮、白芥子以增强理气通络止痛的作用。若气郁化火,症见胁肋掣痛,烦热口干,二便不畅,舌红苔黄,脉弦数,可加金铃子散、左金丸、丹皮、栀子等以清肝调气。若肝气横逆,脾运失常,症见胁痛而肠鸣腹泻者,可加茯苓、白术以健脾止泻。若兼有胃失和降,症见胁痛而恶心呕吐者,可加旋覆花、半夏、生姜以和胃止呕。

[瘀血停着]

治法:祛瘀通络。

方药:以旋覆花汤加味为主方。方中新绛可用茜草代替,以活血通络;旋覆花理气止痛,葱管通阳行气。酌加归尾、丹参、桃仁、鸡血藤等。瘀血较重者,可用复元活血汤活血去瘀,疏肝通络。方中大黄、桃仁、红花、穿山甲破瘀行滞,当归养血行瘀,柴胡调气散结,气行血活,则胁痛自止。若胁肋下有痞块,而正气未衰者,可加三棱、莪术、地鳖虫等破血消坚之药,亦可用鳖甲煎丸。

[肝阴不足]

治法:养阴柔肝。

方药:以一贯煎为主方。方中生地、枸杞子滋养肝肾,沙参、麦门冬、当归养阴柔肝;川楝子疏肝理气止痛,并可酌加合欢花、玫瑰花、白蒺藜等以疏肝调气。心烦加酸枣仁、丹参以养血安神,头目昏晕者加桑椹子、女贞子以补益肝肾。

3.其他治法

(1)单方验方

1)当归龙荟丸(《医学入门》):当归、青皮、龙胆草、芦荟、青黛、栀子、黄柏、大黄、木香、麝香、黄连。用于湿热甚则两胁痛,诸胁痛皆效。

2)青皮(《古今医鉴》):凡胁痛用青皮,必须用醋炒过,煎服、末服并佳。

3)滑氏补肝散(滑伯仁方):山茱萸、当归、五味子、山药、黄芪、川芎、木瓜、熟地、白术、独活、酸枣仁。用于久病血虚,肝失所养,胁痛阵作。

(2)针灸疗法

1)体针:①太冲、阳陵泉、丘墟、中渎、外关、期门、胆俞、肝俞、中脘,用于治疗肝气郁滞型。若瘀血停着,加日月、膈俞、大包、血海、肝俞、胆俞,各直刺1~1.5寸,留针1分钟,用泻法不留针。②肋间神经痛:取患侧支沟,对侧内关。气郁型加双侧太冲,血瘀型取双侧膈俞。

2)耳针:取穴肝胆、神门、胸、交感,实证强刺激,虚证轻刺激。留针30分钟,或埋皮内针,或用王不留行按压,2~3日更换1次。

【转归及预后】

内伤胁痛各个证候之间可以互相转化。外感胁痛多属湿热蕴于肝胆致病,病久不去,则可见肝胆疏泄失职,气滞血瘀;又可因邪毒久羁而耗劫肝血肝阴,而为虚实错杂之证。肝郁胁痛如久延未治,或治疗不当,日久气滞血瘀,可以转化为瘀血胁痛。久病致虚,或久郁成劳,又可出现肝血不足,虚实互见。

无论外感或内伤的胁痛,只要治疗将养得法,一般预后良好。但也有部分患者迁延不愈,成为慢性,若治疗不得当,演变为癥瘕痞块或肝痈等证,则预后不佳。

(胡敬宝)

第十节　肝癌

【定义】

肝癌是指原发于肝细胞或肝内胆管上皮细胞的恶性肿瘤,又称原发性肝癌,是最常见的恶性肿瘤之一。本病早期症情隐匿,表现为一般的消化道症状,如上腹部不适、腹胀、纳呆、乏力,时有腹痛、胁痛等;晚期则以腹部肿块、持续性疼痛、腹胀、纳差、黄疸、腹水、消瘦等为主要表现;如患者出现肿瘤破裂出血、消化道出血、肝昏迷等并发症,多危及生命。

【病因病机】

原发性肝癌病变在肝,中医的脏腑学说认为肝为刚脏,主疏泄、喜条达而恶抑郁,肝藏血,其生理特点为体阴用阳,肝病时则疏泄无权,肝气郁结,肝血失养,导致元气伤,肝阴耗;当肝气郁结犯脾,则脾气虚;肝阴耗损及肾,则肾水亏。鉴于肝主升、主动、主散的生理特点,肝病多见肝火及肝风等阳亢征象。

1.外感时邪　时邪外感,或寒或热,侵犯机体,入里转化,致脏腑失和,气血运行不畅,变生积块,或邪郁日久,化毒成瘀,毒瘀内聚,终成"癥积"。《金匮翼·积聚通论》曰:"积聚之病,非独痰、食、气血,即风寒外邪,亦能成之。"

2.酒食不节　饥饱失常,或嗜酒过度,或恣食肥甘厚味,或饮食不洁,皆能损伤脾胃,脾失健运,不能输布水谷之精微,湿浊凝聚成痰,痰阻气机,血行不畅,脉络壅塞,痰浊与气血搏结,致生痞块,久而不消,病成癥积。如《卫生宝鉴》曰:"凡人脾胃虚弱或饮食失常或生冷过度,不能克化,致成积聚结块。"

3.情志郁怒　肝主疏泄,主藏血。《血证论》曰:"肝属木,木气冲和条达,不致遏抑,则血脉得畅。"若情志郁怒,可使情志不得发泄而致肝气郁结,气滞则血瘀,瘀血结于腹中,日久可变生积块。如《难经本义》所述:"积蓄也,言血脉不通,蓄积而成病也。"

4.正气亏虚　先天不足,禀赋薄弱,或后天失养,正气亏虚,不能抵御外邪侵袭;或他病日久,耗伤正气,致阴阳失调,气血逆乱,脏腑功能紊乱,瘀血留滞不去,而成积聚。《外台秘要》云:"病源积聚者,由阴阳不和,脏腑虚弱,受于风邪,搏于脏腑之气所为也。"

肝癌病位在肝,与脾、胃、肾、胆密切相关。其病性常虚实夹杂,虚以脾气虚、肝肾阴虚及脾肾阳虚为主;实以气滞血瘀、湿热瘀毒为患。本病早期临床表现不明显,一旦发病,病情复杂,发展迅速,病机转化急剧,预后较差。初起病机多以气郁脾虚湿阻为主,进一步可致湿热毒瘀互结,耗伤阴血,终致正衰邪实,病情恶化,甚则阴阳离决。毒、虚、瘀、热是肝癌的基本病变,邪毒化火,瘀毒互结,脾肾亏虚,进一步表现为肝肾阴虚和脾肾阳虚,贯穿肝癌发病全过程。

【诊断及鉴别诊断】

(一)诊断

1.发病特点　本病好发于青壮年男性,以 40~49 岁为多,男女之比为(3~5):1。肝癌起病隐匿,恶性程度高,进展快,自然生存期短,临床确诊多属中晚期,如不积极医治,一般生存期不超过半年。

2.临床表现　原发性肝癌起病隐匿,早期肝癌称为亚临床肝癌,可无任何临床症状与体征,或仅出现肝病所致的临床表现,如胁痛、纳呆、消瘦等,从中医的辨证角度分析,则多数患者素有情志不畅,烦躁易怒,口苦咽干,疲倦纳呆等"肝失疏泄"、"肝盛脾虚"的症状。一旦出现肝癌临床表现,则多已至中晚期,晚期症状多种多样,其中以肝区疼痛为主,可伴有腹胀、纳差、呃逆、发热、腹泻、消瘦、呕血、便血、衄血、皮下瘀斑等。肝大,质地坚硬,伴或不伴结节,压痛明显,腹水,黄疸,脾肿大为肝癌的常见体征。其中黄疸、腹水、恶病质、锁骨上淋巴结肿大及其他远处转移灶的出现是肝癌晚期的表现。

3.细胞学和病理学诊断 凡肝组织学证实为原发性肝癌或肝外组织病理检查为肝细胞癌者皆可确立诊断。

4.影像学和免疫学检查 在肝癌的临床诊断中,影像学(超声、CT、MRI)发现占位性病变和甲胎蛋白(AFP)阳性是诊断的最重要条件,临床诊断的确立有以下标准。①AFP>400微克/升,影像学发现肝占位性病变,或伴有肝癌的症状体征者。②AFP在20~400微克/升,影像学确认肝实质性占位,伴有肝癌的症状体征,能排除继发性肝癌、肝血管瘤等良性占位病变者。③AFP阴性(<20微克/升),影像学确认肝实质性占位,有明确的肝癌症状体征,能排除继发性肝癌、肝血管瘤或其他占位病变者。④AFP阴性,而影像学未发现肝占位病变,应首先排除活动性肝病和生殖腺胚胎原性肿瘤后,警惕亚临床肝癌的可能。中医的"肝瘿线"、"朱砂掌"、"红丝赤缕"对肝癌的早期诊断有一定参考价值,仍以病理诊断、影像学肝占位病变及AFP阳性为确诊依据。

(二)鉴别诊断

1.肝痈 痈生于肝脏的称为肝痈,本病多因肝郁化火,肝胆不和或膏粱厚味,湿热虫积,壅结于肝;也有因闪挫跌仆等外伤而致血络瘀阻郁结而成。初起有右侧胁肋隐痛,并逐渐加剧,甚至不能向右侧卧,影响呼吸。起病急慢不定,常有恶寒发热等全身症状;如因痰火而成的则起病较缓,大多无全身症状,脉弦滑;由瘀血而成的,则疼痛较甚,无寒热,脉多弦涩。以后肝脏逐渐肿大,腹满挛急,患者明显消瘦,最后肝脏局部化脓而变软,如不及时治疗,则脓肿溃破,脓呈咖啡色而带臭秽,或并发咳吐脓血,或并发剧烈腹痛,下痢脓血及虚脱等症。本病类似于西医学的肝脓肿。

2.痞满 痞满是一种自觉症状,感觉腹部(主要是胃脘部)痞塞不通,胀满难忍,但不能触及块物。

【辨证论治】

(一)辨证

1.辨证要点

(1)辨标本:肝癌属本虚标实之证,本虚即脾气不足,正气亏损;标实即指邪毒内蕴,气血瘀滞,痰湿蕴结。发病之初多为肝郁脾虚,气滞血瘀;日久则气郁化火,湿热内生,瘀毒互结,临床见积块、黄疸、鼓胀、疼痛等症;晚期由于邪毒耗气伤阴,正气大损,致肝肾阴虚,气虚不摄,血动窍闭,常可出现血证(上下血溢)、神昏等危象。

(2)辨腹胀:腹胀为肝癌最常见症状,临床中要注意分清是气胀、水胀还是鼓胀,一般气胀时消时长,叩之如鼓,治当疏肝健脾,理气消胀;水胀则缓慢增长,伴体重增加,持续难消,腹如蛙状,治以通利二便为主,兼以温阳益气;鼓胀多伴有疼痛,固定不移,可触及包块,呃逆频作,影响进食,治以健脾温肾,软坚散结。

(3)辨血瘀与出血:血瘀为肝癌的基本病因病机,而中晚期肝癌又多出现鼻衄、齿衄及黑便等,甚至呕血便血等出血证候,故要谨慎合理使用活血化瘀之剂,有些患者虽有明显的血瘀征象,然须兼顾健脾摄血,不宜多用、久用活血化瘀之品,以免引起出血。

(4)辨舌脉:肝癌患者早中期多见淡暗舌、紫暗舌,中晚期患者可出现"肝瘿线",为肝瘀之象,晚期伤阴,舌质红绛、舌苔光剥为其特点。脉象以弦细为多,也可见弦滑脉、濡脉、细数脉;若病者大肉尽脱,舌红神疲,而脉象反呈弦数有力,乃邪重病进之征,须防血证之变,晚期出血后可见芤脉。

2.证候

[肝热血瘀]

症状:上腹肿块质硬如石,疼痛拒按,或胸胁掣痛不适,烦热口干,或烦躁口苦喜饮,大便干结,尿黄或短赤,甚则肌肤甲错,舌质红或暗红,边尖有瘀点瘀斑,舌苔白厚或黄,脉弦数或弦滑有力。

病机分析:肝气郁结,气滞血瘀,瘀血结于腹中而见上腹肿块质硬如石,疼痛拒按。肝热内盛,经气不利,以致胸胁掣痛不适。肝气郁结,日久化火,火热燔灼,故见烦热口干,口苦喜饮,大便干结,尿短黄赤。瘀血内阻,气血运行不利,肌肤失养,则皮肤粗糙如鳞甲。舌质红或暗红,边尖有瘀点瘀斑,苔白厚或黄,脉弦数或弦滑有力为肝热血瘀之象。

〔肝盛脾虚〕

症状:上腹肿块胀顶不适,消瘦乏力,倦怠短气,腹胀纳少,进食后胀甚,眠差转侧,口干,大便溏薄,尿黄短,甚则出现腹水、黄疸、下肢浮肿。舌质胖,舌苔白,脉弦细。

病机分析:多见于肝癌中期。脾气亏虚,水湿内停,聚而成痰,痰阻中焦,则见上腹肿块胀顶不适。肝气郁结,木盛乘土,致脾气亏虚,健运失常,饮食不为所化,故见消瘦乏力,倦怠少气。脾虚不运,故腹胀纳少,进食后胀甚。火热内扰,神魂不安,故眠差转侧。津为火热所灼,故口干,小便黄短。脾虚不能运化水湿,肝气疏泄失常,故见大便溏薄,腹水,尿少,下肢浮肿。舌质胖,舌苔白,脉弦细为肝郁脾虚之象。

〔肝肾阴虚〕

症状:鼓胀肢肿,蛙腹青筋,四肢柴瘦,唇红口燥,短气喘促,纳呆畏食,烦躁不眠,小便短少,上下血溢,甚则神昏摸床。舌质红绛,舌光无苔,脉细数无力,或脉如雀啄。

病机分析:多见于晚期或中末期肝癌。肝肾阴虚,津液不能输布,水液停聚,血瘀不行,故鼓胀肢肿,蛙腹青筋。肝火内灼,病久致肝肾阴液亏虚,形体不充,故见四肢柴瘦。阴虚津液不能上承,故唇红口燥。阴虚不能敛阳,故见短气喘促。胃液干涸,故见纳呆畏食。虚火内扰心神,见烦躁不眠。阴虚阳微,气化不利则尿短。阴虚火旺,迫血妄行,可见上下血溢。阴虚风动,气血逆乱,以致神昏摸床。舌质红绛,舌光红无苔,脉细数无力,或脉如雀啄,为肝肾阴液枯竭、阴虚火旺之象。

(二)治疗

1.治疗原则

(1)健脾补中应贯穿治疗始终:仲师谓"见肝之病,知肝传脾,当先实脾",脾为后天之本,"脾旺不受邪",健脾对扶持正气、延缓肝癌进程有重要作用。

(2)调理气机为先:肝主疏泄,具有调节人体气机的作用,脾乃中土,为气机升降之枢,故治肝癌以调理气机为先,气行则血行瘀消,水行湿化。

(3)清热解毒用之适量:肝癌发病过程中,多见化热之象,且病情发展较速,故清热解毒为常用治法之一,但用之要适时适量,不可过于苦寒,以防妨碍脾胃,影响气机,有可能加速病情。

2.治法方药

〔肝热血瘀〕

治法:清肝解毒,祛瘀消癥。

方药:龙胆泻肝汤合下瘀血汤去当归、木通、车前子,加蚤休、半枝莲。以龙胆草、栀子、黄芩清肝火,生地凉血滋阴,蚤休、半枝莲清热凉血解毒,䗪虫、桃仁、大黄祛瘀消癥,柴胡畅达肝气。腹部疼痛或胸胁掣痛甚者,酌加徐长卿、蒲黄、五灵脂;大便干结加知母、大黄。

〔肝盛脾虚〕

治法:健脾益气,泻肝消癥。

方药:六君子汤合茵陈蒿汤加干蟾皮、蚤休、半枝莲。方以党参、白术、茯苓、甘草健脾益气,陈皮、半夏理气和胃,半枝莲、蚤休、蟾皮清热解毒泻肝胆,茵陈、栀子、大黄清热利胆退黄。短气乏力明显者用生晒参易党参;腹胀顶甚加槟榔、木香;有腹水黄疸有去蜈蚣,酌加蒲公英、徐长卿、泽泻。

[肝肾阴虚]

治法:滋阴柔肝,凉血软坚。

方药:一贯煎加减。生地黄、当归、沙参、麦门冬、枸杞子养血滋阴柔肝为主药;川楝子疏肝理气,鳖甲、龟版、丹皮、女贞子、旱莲草凉血软坚为辅。如腹水胀顶酌加木香;肝性脑病神昏者加羚羊角送服安宫牛黄丸;上下血溢加鲜旱莲草、鲜藕汁、水牛角。

3.其他治法

(1)古方

1)大黄䗪虫丸(《金匮要略》):由大黄、蛮虫、虻虫、蛴螬、水蛭、干漆等组成。具有活血祛瘀、消肿散结的功效,适于各期肝癌正气未全虚者。每次3~6克,每日3次。

2)安宫牛黄丸(《温病条辨》):由牛黄、犀角、麝香、黄连、黄芩、生栀子、朱砂、珍珠、冰片、明雄黄、郁金等组成,有清热解毒、凉血退热、醒神开窍的功效,对肝癌癌性发热、肝昏迷等有较好的作用。每次1丸,凉开水送服,每日1~3次。

3)犀黄丸(《外科证治全生集》):由麝香、牛黄、乳香、没药组成,具有解毒散结、消肿止痛的功效。适于瘀毒蕴结为主型肝癌。每次6克,每日1~2次,米醋送下。

4)鳖甲煎丸(《金匮要略》):由炙鳖甲、桃仁、柴胡、黄芩、干姜、大黄、桂枝、石韦等组成,具有消癥化积的功效。适于痰瘀互结型肝癌。每次1丸,每日2次,温开水送服。

(2)中成药

1)消癥益肝片:为蟑螂提取物(总氮)的片剂,有解毒化积、消肿止痛的功效,适于各期原发性肝癌。每次6~8片,每日3次。

2)化癥回生口服液:源于《温病条辨》中的化癥回生丹,由益母草、红花、三棱、人参、鳖甲、虻虫、乳香、阿魏、香附等34味药组成,具有消癥化瘀、益气养血、健脾补肾的功效。用于治疗肝癌、肺癌,还可用于治疗胃癌、食管癌、结肠癌、乳腺癌及女性生殖系统肿瘤(如子宫颈癌、卵巢癌)等。每次10毫升,每日3次。

3)槐耳颗粒:主要成分为槐耳菌质,具有扶正固本,活血消癥的功效。适用于正气虚弱,瘀血阻滞,原发性肝癌不宜手术和化疗者辅助治疗用药,有改善肝区疼痛、腹胀、乏力等症状的作用。口服,每次20克,每日3次。1个月为一个疗程,或遵医嘱。

4)亚砷酸注射液:主要成分为三氧化二砷(As_2O_3),主要用于急性早幼粒细胞白血病、原发性肝癌,对胰腺癌、胃癌、肠癌、肺癌、巨核细胞白血病、B细胞性淋巴瘤等也有一定的疗效。用法与用量:亚砷酸注射液10毫克,加0.9%氯化钠溶液或5%葡萄糖500毫升,静脉滴注,每日1次。禁忌证:对本品过敏者禁用,肝肾功能损害者及孕妇慎用。不良反应:白细胞过多综合征、皮疹、心电异常改变、消化道不适、皮肤干燥、色素沉着、谷丙转氨酶增高,上述反应停药后逐渐恢复正常。

(3)外治

1)阿魏化痞膏:由三棱、莪术、穿山甲、大黄、生川乌、生草乌、当归、厚朴、阿魏、乳香、没药、血竭等组成。具有消痞散结的功效。主治腹部肿块、胀满疼痛。外用,用火将阿魏化痞膏烘烊,贴患处。

2)双柏散:由侧柏叶、大黄、黄柏、薄荷、泽兰、延胡索组成。具有活血祛瘀,消肿止痛的功效。主治跌打损伤早期,疮疡初起,局部红肿热痛或局部包块形成而未溃疡者。外用,用蜜糖水调敷或煎水熏洗患处。

3)田螺敷脐贴:鲜田螺肉100克,生姜汁30克,徐长卿末30克,七叶一枝花末40克,冰片3克。具有通利小便,逐水消胀的功效。主治肝癌腹水,胀顶难忍,小便不利。外用。冷饭适量和上药,捣烂至有黏性外敷肚脐。

（4）针灸

1）体针

处方：取足厥阴肝经、足少阳胆经穴为主；肝俞、期门、日月、胆俞、阳陵泉、支沟、太冲。

方义：足厥阴、少阳之脉同布胁肋，期门、肝俞、日月、胆俞为肝胆经俞募相配，疏肝利胆；支沟（即飞虎穴）为治胁痛之经验穴，阳陵泉为胆经下合穴，一上一下和解少阳；太冲以助疏肝调肝，清泄肝热。

辨证配穴：肝热血瘀证加膈俞、血海配三阴交以活血祛瘀，行间、侠溪点刺放血泻肝热；肝盛脾虚证加脾俞配足三里以健脾益气，可灸；肝盛阴亏证加肾俞、太溪。

随症配穴：口苦配丘墟、大陵；呕恶者，加中脘、内关；痛甚则加神门、外丘调神止痛；腹胀便溏甚者，加天枢、关元，可加灸；黄疸加至阳、阴陵泉；神疲畏寒甚者，加关元、命门；腹水明显加神阙，隔甘遂末灸 3 壮；肝昏迷神昏谵语者，加中冲、少冲点刺出血。

刺灸方法：毫针针刺，补泻兼施。每日 1 次，每次留针 30 分钟，10 次为一个疗程。虚证可加灸。痛甚加电针：在体针的基础上，将电针输出电极连接期门、日月、支沟、阳陵泉等腧穴，疏密波，频率为 2/15 赫兹，持续刺激 20～30 分钟。

2）耳针：皮质下、脑干、肝、胆、脾、轮 4～6 反应点。恶心呕吐加贲门、胃；呃逆加耳中；便秘加大肠、便秘点。毫针刺，中强度刺激，每次留针 30 分钟，间歇运针 2～3 次，10 次为一个疗程。或用揿针埋藏或王不留行籽贴压，每 3～5 日更换 1 次。

3）拔罐法：选第 6～第 11 相应背俞穴拔罐。

4）挑治法：第 6～第 11 脊椎夹脊点或阳性反应点挑治，每星期 1 次。

5）隔姜灸：神阙、关元、天枢、脾俞、胃俞、足三里，每次 3 壮，每日 1 次。适用于虚寒证。

【转归及预后】

肝癌病情凶险，临床表现多种多样，晚期可出现消瘦、黄疸、出血、腹水、神昏等症。清代王旭高在《西溪书屋夜话录》中有精确的描述："肝火燔灼，游行三焦，一身上下内外皆能为病，难以枚举，如目红颧赤，痉厥狂躁，淋秘疮疡，善饮烦渴，呕吐不寝，上下血溢皆是。"可见肝癌晚期病及上、中、下三焦，预后极差。

在我国，乙型肝炎病毒和丙型肝炎病毒感染是导致原发性肝癌的最直接原因。影响原发性肝癌预后转归的因素有以下几个方面。病期的早晚、发现肝癌时肝功能的状态、肝癌病理类型等。但最主要取决于病期的早晚，如切除 2 厘米无器官侵犯的小肝癌，5 年存活率可达 60%～100%，而已有症状的手术后 5 年存活率低于 20%。因此关键是早期发现肝癌。

【预防与护理】

防止粮食作物中的黄曲霉素污染，防止水中蓝绿藻的污染，以及预防病毒性肝炎，即"管粮、管水、防肝炎"的七字方针，是防止肝癌发生的根本措施，就我国肝癌发病情况而言，防肝炎首先是防乙型肝炎，对于乙肝两对半阴性的人群，可注射乙肝疫苗，同时应注意血源性传播。积极治疗病毒性肝炎（尤其是乙型肝炎）、中毒性肝炎、肝硬化等，降低肝癌的发病率。通过在高危人群 HBsAg 阳性者中进行 AFP 和 B 超普查，可以发现亚临床肝癌，从而提高肝癌患者的治愈率。对 AFP≥50 微克/升而＜200 微克/升，超过 2 个月以上者，称为 AFP 低浓度持续阳性，这是一组肝癌高危人群，要积极治疗，定期复查，争取消灭在小肝癌阶段。

情志波动对肝病的影响很大，因此需加强情志调理。保持营养平衡，保证蛋白质摄入，进食适量的脂肪和高维生素；对食欲不振者应经常更换饮食花样，少食多餐；上消化道出血者活动期应禁食；对有腹水者，要限制盐的摄入，每日 3～5 克；对有肝昏迷先兆和肝昏迷者，要暂时停止蛋白质的摄入，摄入以糖为主。肝癌介入治疗术后,观察患者足背动脉搏动及伤口有无渗血,观察血压变化,有无呕吐及发热等症状。观察肝区疼痛的性质、持续时间、有无放射痛等,出现疼痛者,按三级止痛法给予镇痛剂,做好心理护理,做好缓解疼痛的卫生宣教。保持床单整洁平整,定时翻身,消瘦者每日用红花乙醇按摩骨突处,以防止褥疮,腹胀并伴有腹水者,应取半卧位,对肝昏迷者及不能进食者做好口腔护理。

(胡敬宝)

第十一节　肝性脑病

肝性脑病是由严重肝病或门-体分流引起的、以代谢紊乱为基础、中枢神经系统功能失调的综合征,其主要临床表现为意识障碍、行为失常和昏迷,表现轻者可仅有轻微的智力减退,只有通过神经心理测试才能发现。门-体分流性肝性脑病强调门静脉高压,肝门静脉与腔静脉间有侧支循环存在,从而使大量门静脉血绕过肝脏流入体循环,是脑病发生的主要机制。

一、病因病机

中医学认为,本病的病因主要由于黄疸、鼓胀或积聚等病失治转化而成。可归属于中医学的黄疸、瘟黄、鼓胀、神昏、厥证、癫狂等范畴。其病初多为疫毒、湿热、痰浊、瘀血之邪内盛,瘀阻脉络,蒙蔽清窍,扰乱神明,疾病后期往往出现脏腑虚损、阴阳两竭,甚或阴微阳脱、阴阳离绝。

1.外邪侵袭　素患肝病,湿热内蕴,复感外邪,外邪入里化热,与痰浊、瘀血相胶结,扰乱神明而发;或湿热结于胃肠,腑浊上攻,蒙蔽清窍;或热毒炽盛,传入营血,内陷心包,出现神识昏昧,甚或昏迷。

2.饮食不节　平素嗜酒过度或恣食肥甘厚味,损伤脾胃,脾失健运,聚湿生痰,痰湿上蒙清窍;或痰湿蕴久化热,痰热上扰心神,神识昏迷。

3.久病失治　黄疸、胁痛、鼓胀、积聚等病失治或误治,湿热疫毒炽盛,疫毒熏蒸,内陷心包,引动肝风而见神昏、谵语、抽搐等。

4.阴阳两竭　素体气阴亏虚,加之失治误治,攻伐太过,亡阴亡阳;或呕血、便血暴作,气随血脱;或邪盛正虚,正不胜邪,阳气外脱,均可导致气阴两竭,神明失用而见神昏。

总之,本病病位在脑,与心、肝、脾密切相关。病机多为湿浊蒙蔽清窍、痰热上扰心神、疫毒内陷心包或气阴两脱,神明失用。

本病预后差,素患黄疸、胁痛、鼓胀、积聚等肝病者一旦出病,属病情恶化之兆,需及时救治。

二、临床诊断

本病的中医诊断依据如下。

1.以神昏谵语、烦躁抽搐、昏睡、甚至昏迷为主要临床表现。轻者仅表现为精神淡漠、性格、行为、智力改变、睡眠昼夜颠倒等。

2.常伴有黄疸、乏力、纳差、胁痛、腹部胀大、下肢水肿等症状。

3.常有外感湿热疫毒,内伤酒食不节,或有黄疸、胁痛、鼓胀、积聚等病史。

三、治疗

（一）辨证治疗

1.湿浊蒙窍证

症状：神情淡漠、呆滞，反应迟钝，昏蒙，或嗜睡，甚或昏迷，静卧不烦，喉有痰鸣，胸脘痞闷，呕恶痰多，舌质淡或淡红，苔白腻，脉濡细或沉滑缓。

治法：利湿化浊，开窍醒神。

方药：菖蒲郁金汤加减合苏合香丸。

常用药：石菖蒲、郁金、半夏、茯苓、陈皮、白蔻仁、干姜、茵陈蒿、鲜竹沥。另可服苏合香丸宣郁开窍。加减：腹胀肢肿者，加厚朴、大腹皮、泽泻、猪苓、车前子；黄疸者，可合茵陈四苓散；喉中痰鸣辘辘，可服猴枣散以豁痰镇惊。

2.痰热内闭证

症状：面赤身热，烦躁谵语，躁扰不宁，甚或昏迷，不省人事，呼吸气粗，口臭，或腹部胀大，身目发黄，小便短赤，大便秘结，舌红苔黄腻，脉滑数。

治法：清热化痰，开窍醒神。

方药：黄连温胆汤加减合至宝丹。

常用药：半夏、竹茹、黄连、茯苓、陈皮、枳实、胆南星、山栀子、石菖蒲。另可服至宝丹清热解毒，化浊开窍。出现抽搐震颤者，加羚羊角、钩藤、全蝎或紫雪丹息风止痉；大便秘结者，加生大黄、芒硝泄热通腑；身目发黄者，可酌加茵陈蒿汤、虎杖、垂盆草、田基黄等清热利湿退黄。

3.疫毒炽盛证

症状：高热口渴，神昏谵语，烦躁抽搐，身目发黄，其色如金，胁腹胀痛，恶心呕吐，或见肌肤瘀斑，或衄血便血，小便深黄，舌红绛，苔黄燥，脉弦滑或数。

治法：清热解毒，凉血开窍。

方药：《千金》犀角散或清瘟败毒饮加减合安宫牛黄丸。

常用药：犀角（用水牛角代）、黄连、连翘、大黄、栀子、茵陈蒿、生地黄、赤芍、牡丹皮、茯苓、泽泻、虎杖、玄参。抽搐明显者，加入羚羊角、钩藤、全蝎、地龙或紫雪丹等息风止痉；高热渴饮者，加石膏、知母、白茅根、天花粉、葛根等生津止渴；如衄血、便血、肌肤瘀斑重者，可加侧柏叶、紫草、茜草根、仙鹤草等凉血止血；腹部胀大有水，小便短少不利者，可加白茅根、车前草、马鞭草、猪苓、泽泻等通利小便。

4.气阴两竭证

症状：昏迷日久，谵语气促，肢体强直，手足痉挛，散发特殊肝臭，小便短少或癃闭不通，或面色苍白，肢冷汗出，舌质红绛，苔焦黄，脉微细数。

治法：益气养阴，回阳固脱。

方药：参附龙牡汤合生脉散加减。

常用药：红参、麦冬、五味子、制附子、生龙骨、生牡蛎、山茱萸肉。或西洋参30克浓煎汁，频频鼻饲，以急救挽脱。亦可用参附注射液或参麦注射液或生脉注射液静脉滴注。阴精耗伤，舌干，少苔，脉微者，可加黄精、玉竹、沙参等以救阴护津。

（二）其他治疗

1.中药注射剂

（1）醒脑静注射液：具有清热解毒，醒脑开窍功效，用法：每次 10～20 毫升，用 5%～10% 葡萄糖注射液或氯化钠注射液 250～500 毫升稀释后静脉滴注。

（2）参附注射液：具有回阳救逆，益气固脱功效，用法：每次 20～100 毫升，用 5%～10% 葡萄糖注射液 250～500 毫升稀释后静脉滴注。

2.中药灌肠　　大黄 15g，败酱草 30g，牡蛎 30g，浓煎至 100 毫升，兑入食醋 50 毫升，保留灌肠，每日 1 次。

3.针灸治疗　　昏迷者可针刺水沟、合谷、十宣、涌泉穴；烦躁不安者，可针刺内关、神门穴。采用泻法。

（胡敬宝）

第二十一章 常见肝病的中西医结合治疗

第一节 肝硬化

一、概述

肝硬化是由不同病因引起的慢性肝病在发展过程中的后期阶段。病变呈弥漫性分布。基本病理变化主要是肝实质变性坏死，纤维结缔组织增生，假小叶形成，导致肝脏逐渐变硬。后期可阻碍门静脉回流，导致门脉高压症。临床表现为肝功能不良，门脉高压以及多系统损害。病因以病毒性肝炎较多见，此外有寄生虫病、营养不良、酒精中毒等，部分病例与自身免疫有关。根据病因、病理或临床表现，一般分为结节性肝硬化与胆汁性肝硬化，以结节性肝硬化较多见。

本病可分属于中医的"黄疸"、"胁痛"、"积聚"、"癥瘕"范围，晚期可出现"臌胀"、"血证"、"昏迷"等严重并发症。上述各主症可为本病先后阶段的演变发展，也可错杂存在。前人曾有黄疸、癥瘕、积聚是"中满胀病之根"之说。

二、病因病理

主要病因：情志不遂，饮食不节，多嗜烈酒，或染湿热疫毒，蛊毒，或续发于黄疸，疟母、久泻久利、某些化学药物中毒等。诸因皆可致脏腑受损、失调。一般先伤肝脾，肝郁木不疏土，导致脾失健运，肝脾不调，气机阻滞。初病在气分，形成痞聚；久则由气入血，使血行不畅，经隧不利，形成癥积。积聚迁延，或因黄疸湿热郁久伤脾，中气亏乏，斡旋无权，湿热益盛，肝气亦不能条达，遂致气血凝滞，脉络瘀阻，湿热壅结肝脾，使气、血、水交互搏击，最终形成臌胀。或寒湿困遏脾阳，脾阳受损，由脾及肾，脾肾阳虚。脾不运湿，肾失开合蒸化，导致水湿内停。或若阳虚及阴；或湿热久壅，肝肾之阴暗耗；或阴津既亏，阳无以化，则水津失布；或阴虚生郁热，热越大，水越溢，"水从火溢"，这些均是形成阳虚或阴虚型腹水的重要原因。至此肝、脾、肾三脏俱虚，运行蒸化水湿的功能更差，气滞、水停、血瘀三者错杂为患，壅结更甚，其胀日重。由于邪愈盛而正愈虚，故本虚标实更为错综，病势日深。同时，水臌与癥积又阻滞气、血、水的运行，影响膀胱气化和消伐正气，使水势愈壅愈甚，形成恶性循环。

如肝肾阴虚，内有郁热；或正虚感邪，邪从热化，因热生痰，内扰心神，热动肝风；或水湿热毒深重，正气不支；或痰浊蒙蔽心窍，均可导致昏厥、谵妄、痉搐等严重变证。若肝不藏血，脾不统血，阴虚或湿热，内热伤络，或生冷硬物，刺激性食物损伤血络，则可并发严重血证。终致邪陷正虚，气阴耗竭，由闭转脱，危及生命。

三、诊断

肝硬化起病及过程可极缓慢,常潜伏 3～5 年乃至更长时间才发病。慢性肝病史、感染血吸虫,大量酗酒、慢性心衰、营养不良、肝病阳性家族史有参考价值。约 30％～50％的早期肝硬化因静止不活动,代偿功能良好而无明显症状。即使有也缺乏特异性,难以从临床上确定诊断,往往在健康检查,或因其他疾病行剖腹手术或尸解时方被发现。

【代偿期】

（一）症状

易倦,纳差,腹胀,便溏,恶心,体重下降,低热,肝区隐痛。也可症状较轻缺乏特异性,或无任何不适。

（二）体征

肝脾常肿大,质地偏硬,有或无压痛。面色黧黑,晦滞,可见蜘蛛痣,肝掌,面颊部毛细血管扩张等。

（三）实验室检查

肝功能可在正常范围或轻度异常,血清球蛋白常有不同程度升高,白蛋白正常或偏低,影像学检查可显示门脉内径轻度扩张,或脾脏轻度肿大。

【失代偿期】

进入此期,上述表现加重,主要表现为门静脉高压和肝功能损害二大症群。

（一）门脉高压症群

1.脾肿大及脾功能亢进,可破坏血细胞,使周围血象三系减少,以血小板及白细胞减少明显。白细胞计数常在 $3.5 \times 10^9/L$（4000/mm³）以下,血小板计数多在 $50 \times 10^9/L$（5 万/mm³）以下。

2.门腔静脉间侧支循环开放,为门脉高压的特征性表现,可见腹壁静脉曲张,尤以食管下段和胃底静脉曲张最具特征性,痔核形成。

3.后期可出现腹水和身形浮肿。

（二）肝功能损害症群

1.乏力,纳差,腹胀等症状加重,常感腹痛,常现低热。

2.内分泌功能失调　出现典型的肝病面容,面色黧黑或呈青灰色,面颊,颈胸部毛细血管扩张,出现蜘蛛痣,肝掌,性欲减退,多数男性乳房发育及乳房疼痛,与雌激素灭活失调有关,女性月经不调,不孕。

3.黄疸　常发生,为肝细胞坏死所致,黄疸严重程度与预后成正比,若总胆红素＞120mmol/L,需注意重症肝损的发生,持续上升者预后差。

4.出血倾向　凝血酶原时间明显延长,易出现鼻衄,齿衄,或皮下黏膜瘀斑甚至胃肠道黏膜出血。

5.腹水　为失代偿期的重要标志,初为轻度腹水,随病变进展而逐渐加重。若无感染主为漏出液,比重＜1.018,李凡他反应阴性,细胞数＜100×10⁶/L,蛋白定量＜25g/L。

6.血浆白蛋白　＜34g/L,球蛋白＞36g/L,A/G＜1,γ 球蛋白显著增高,可＞20％～40％（正常值 9.0％～16.0％）。

7.血 AFP　常中度升高,在活动性肝硬化时尤为明显,其增高表示有肝细胞坏死和再生。肝功好转后,可渐降至正常范围。

【特殊检查】

1.B 超检查　典型肝硬化有下述特征性改变:肝脏表面不光整,呈波浪状或锯齿状,肝体积缩小,肝内光点分布不均匀,回声增强增粗,或呈网状结构。肝静脉变细,走形扭曲。门静脉直径（PV）14mm,脾厚＞

40mm,脾静脉内径＞8mm,胆囊壁增厚,水肿,双边影。腹水。

2.CT检查　显示肝叶形态失常,肝叶比例失调,肝表面呈波浪或锯齿状,肝裂增宽或移位。伴有脂肪变时肝密度降低。在肝炎后肝硬化时右叶肝萎缩明显。在血吸虫性肝纤维化时可见地图样或呈蟹状改变并可清楚显示脾大,腹水。借助 SCTA 血管成像技术可清晰窥视门脉系血管形态变化及侧支循环开放状态。

3.MRI　对肝脏形态及门脉血管改变的显示较 CT 更为清晰,可显示肝硬化再生结节及与肝癌结节的鉴别。

4.血管造影　包括肝动脉造影和门静脉造影等,可了解门静脉侧支循环状况,对肝内还是肝外阻塞导致的门静脉高压可资鉴别;肝硬化时作选择性肝动脉造影可发现异常改变;还可早期发现较小的癌结节、了解肝内占位的性质。可进行肝动脉置管化疗或栓塞治疗术。

5.同位素扫描　可获取肝脾大小、形态及放射性分布图像,可作门静脉流速测定,较清楚显示门体分流程度和门脉高压程度。

6.胃镜　可直观食管-胃底静脉曲张程度、范围及判断有无破裂出血的危险。

7.食管吞钡　可显示食管-胃底静脉曲张程度及范围。

8.腹腔镜　可直接窥见肝表面,并可直视下进行肝穿,可获确诊。对鉴别本病与其他肝病、原发性肝癌等均有较大帮助。

9.肝活组织检查　隐匿型肝硬化或疑有其他肝病时,应作肝穿取活检,多可获肯定诊断。目前多用一秒钟快速穿刺法,简单安全。

【早期诊断要点】

肝硬化的早期诊断和早期治疗是改善本病预后的关键。由于临床症状与病理不一定平行,因此依靠临床症状,难以做出早期诊断。为了能早期诊断,对具有下列之一者应严密随访:①出现原因不明的消化道症状或体力减退者;②原因不明的肝大伴健康状况下降、消瘦、乏力且经久不愈者;③原因不明的脾大;④有传染性肝病史,尤其反复发作者;⑤有中毒性或药物过敏性肝炎史,肝功长期不易恢复;⑥长期营养不良,慢性泄痢或长期大量酗酒者;⑦无原因可寻的蜘蛛状血管痣;⑧长期肝功异常尤其合并有慢性 HBV 携带者。

四、鉴别诊断

腹水需与结核性腹膜炎、缩窄性心包炎、心衰、肾衰、癌性腹水、巨大卵巢囊肿等鉴别。

食管、胃底静脉曲张破裂出血需与消化性溃疡、胃炎、胃黏膜脱垂、胃癌出血、胆道出血等相鉴别,尤其是溃疡出血,因肝硬化易并发溃疡。

脾大需与斑替综合征、黑热病、疟疾,慢性白血病、霍奇金病等鉴别。

肝脏肿大需与慢性肝炎、先天性肝囊肿、肝癌等鉴别。

其他原因引起的神经、精神症状,如尿毒症,糖尿病酮症酸中毒引起的昏迷等更须与肝昏迷作鉴别。

还要进行门脉性、胆汁性肝硬化和心源性等不同类型肝硬化的病因鉴别。

五、并发症

(一)食管胃底静脉曲张破裂出血

常导致大量呕血和黑便,可致休克,诱发腹水与肝昏迷,为主要死亡原因。

（二）肝性脑病

每因消化道出血、腹泻或大量利尿，体内进入多量蛋白质而诱发，出现精神错乱，运动异常，出现扑翼样震颤进而意识模糊，昏迷，血氨增高，也是引起死亡的重要原因之一。

（三）肝癌

多见于肝炎后肝硬化，常与肝硬化并存。二者并存时肝癌症状易被肝硬化症状掩盖。下列情况应考虑并发肝癌的可能性：①肝硬化经积极治疗，病情无缓解反而迅速恶化；②进行性肝大而有结节及压痛；③血性腹水；④肝区疼痛较剧烈且顽固；⑤黄疸呈进行性加深。肝硬化并发肝癌的几率约为 9.9%～39.2%，约 2/3 的肝癌是在肝硬化基础上发生的；⑥血清 AFP 测定，若血清中出现高浓度 AFP，强烈提示原发性肝癌。活动性肝炎时，AFP 也可增高，但很少超过 35ng/ml（正常值为 0～7ng/ml），个别虽超过，但病情好转后滴度逐步下降。肝扫描、B 超、CT 等可发现肝区占位性变。

（四）感染

可并发肺炎，胆道感染，败血症，尤其并发腹水感染。此时出现发热，腹痛，血白细胞升高，腹水呈渗出性，鲎溶解物试验阳性，腹水培养可有细菌生长。

（五）肝肾综合征

即并发肾功衰竭或氮质血症，为晚期肝硬化的严重合并症。可见于：①消化道大量出血后，由肠道吸收的氮质增多，休克导致肾功能损伤；②大量放腹水后，由于细胞外液突然减少；③强利尿剂使用后；④手术以后。

（六）门静脉血栓形成

约 10% 结节性肝硬化患者并发门静脉血栓形成。如突然发生完全性梗阻，可出现剧烈腹痛、腹胀、呕血、便血、休克等，并有脾增大，腹水甚至肝昏迷；若血栓缓慢形成或侧支循环丰富，则无明显临床症状。

（七）消化性溃疡

并发率约 5%～10%。故肝硬化出现出血时不可忽视溃疡病引起之可能。

六、中医证治框要

鉴于肝硬化之基本病理为肝阴不足，气滞血瘀，故柔肝养阴、活血化瘀、软坚散结，为本病之基本治疗大法，养阴，疏肝，活血三者应视症情而有所侧重。

由于肝郁气滞每易招致脾运失司，导致肝脾不调，故着力调理肝脾，实属治疗本病之重要一环。疾病晚期，由于阴津亏耗或阴损及阳，气化不利，水湿停蓄，或湿、瘀化热，出现浮肿、腹水、黄疸、出血或心神受损症状，此时应选用对症之策。

扶持正气，为本病治疗的一个重要方面，必须注意于病程始终。由于本病每现本虚标实，在实施行气活血、软坚散结、逐利水湿时，须衰其大半而止，不可过用攻伐。在需要和可能时，随时掺入扶正之品，因为正气旺盛乃是祛除邪积之必要前提和基础，不容忽视。本病后期常现虚多实少，或虚多实多，必须权衡轻重、缓急、先后、标本，处理好标本的关系，切忌只看到标实而忽视本虚，攻逐太过以求一时之快，往往"自求祸耳"。要尽可能做到稳中求效，缓缓图之，此为上策。扶正的基本原则是养肝、健脾，还要根据阴虚、阳虚之偏，或滋养肝肾，或温补脾肾。

土鳖四逆散系笔者参考诸家，结合自己多年临证经验所制，系在四逆散基础上加入活血软坚健脾之品而成，功能疏肝解郁，柔肝活血，散结软坚。治疗本病之早、中期，有较显著效果。

七、辨证施治

(一)肝脾血瘀

主症:右胁肋胀闷不适,时有隐痛或刺痛,劳倦或情志不遂易诱发加重,面色晦暗黧黑,或见赤丝红缕,蜘蛛痣,易倦,两胁下可扪及痞块。脉弦,舌紫黯或有瘀斑点,舌背青筋显露。

治法:疏肝解郁,活血软坚,散结消瘕。

处方:土鳖四逆散Ⅰ号。

土鳖虫6～10g、柴胡6g、枳壳10g、白芍10～20g、郁金10g、丹参15～20g、炮山甲10g、鸡内金10g、党参15～30g、白术10～15g、甘草3～6g

阐述:早期肝硬化,本证多见。相当部分患者全身状况较好,用药不妨直入。以土鳖虫直入血分,软坚消瘕,对改善微循环,促进肝血流增加,减轻门静脉压力有帮助。四逆散为疏肝主方,内含芍药甘草汤滋柔养肝,缓急止痛。炮山甲化瘀软坚,镇痛之效较佳,很多顽固性肝痛,使用此药后疼痛可获减轻。验之临床,大多数患者经使用本方后,肝区痛胀等症减轻或消失,肝脏回缩,肝功能改善,血白蛋白上升,球蛋白下降。

并脾虚明显,纳差,腹胀,便溏,苔腻,去丹参、郁金,酌减土鳖虫、炮山甲量,加用云苓15g、薏仁15～30g、白蔻4～6g或再加厚朴6g;气滞明显加青皮10g,大腹皮10g,炒莱菔子15g,莪术10g;胁痛痞块明显,再入鳖甲15g,水蛭粉1.5g(吞),三棱10g,牡蛎30g,并用大黄䗪虫丸6g,2次/日。体虚脾大者用鳖甲煎丸1丸,1～2次/日。苔浊腻,舌黯,属痰瘀互结,加白芥子10g,法半夏10g。

本症在运用活血化瘀时,须结合患者体质、症状和体征全面分析,辨证运用。如病久体虚,肝脾气血不足者,宜佐益气养血。见便溏、苔腻、腹胀,滋柔之养血和血之品暂缓。有出血倾向,活血化瘀宜慎。

(二)肝郁湿阻

主症:腹胀,按之空空然不坚,食后胀甚,暖气胁满,胁痛部位不定,胁有痞块,尿少或下肢浮肿。苔偏腻,脉弦。

治法:疏肝散结,运脾燥湿。

处方:土鳖四逆散Ⅱ号。

土鳖虫6g、柴胡10g、枳壳10g、川芎10g、白芍10g、香附10g、郁金10g、青陈皮各10g、川朴10g、连皮茯苓10～30g、炒白术10g

阐述:本方系土鳖四逆散合柴胡疏肝散、平胃散加减。湿阻尿少苔腻,加大腹皮10g,泽泻10g,车前子10N15g(包);大便干结加全瓜蒌30g,槟榔10g,枳壳改枳实10g;便结而脾虚,加生白术30g;兼脾阳不振,便溏舌淡,加熟附片10g,炮姜炭6～10g,川椒6g;湿从寒化,腹胀大按之如囊裹水,腹皮不急,形寒喜热,面色㿠白或萎黄,面肢浮肿,便溏,苔白腻,加苍术10～15g,草蔻10g,木香10g,熟附片10～15g,川椒6～10g,生姜皮10～30g,桂心3～6g,砂仁6g(后下)。

(三)肝阴不足

主症:右胁肋隐痛或刺痛,形瘦面黧,头晕乏力,腰酸尿黄少,或腹大膨满,里热皮灼,腹皮紧,口燥咽干,大便干结,或现低热颧红,或面额鼻准多见血缕红痣,盗汗,五心烦热,失眠心悸,时或鼻衄龈血。舌红或红绛少津,苔净或光剥,脉细或细弦数。

治法:育阴柔肝,活血软坚。

处方:土鳖四逆散Ⅲ号。

土鳖虫 6g、柴胡 4～6g、赤白芍各 12～15g、丹参 15～30g、太子参 15～30g、生地 15g、麦冬 15g、北沙参 10g、川楝子 10g、黑料豆 10～15g、枸杞 10～15g、楮实子 10g 泽兰 10g、丹皮 10g、鸡内金 10g、生甘草 3～6g

阐述：处方取土鳖四逆散合参麦地黄汤、一贯煎意。取枸杞子、黑料豆柔养肝阴；泽兰、丹皮和络宁血，以防出血；楮实子入肝、脾、肾，滋阴清肝利水。

伴衄血加墨旱莲 20g、茅根 30g(或茅花 10g)，仙鹤草 30g，三七粉 3g(分冲)，茜草 15g，山栀 10g。另用地骨皮 30g，银花 10g，白茅根 30g 煎水含漱；烦躁失眠，潮热盗汗，水亏火旺加枣仁、女贞子、百合、墨旱莲各 15g，知母 10g，龟甲 10g，五味子 6g，夜交藤 30g；舌红苔腻，或有便溏脘痞，口干不欲饮属阴虚湿重，去阴柔之品，加厚朴花 6g，生苡仁 15g，芦根 30g，藿香 10g 等芳化和阴而不燥之品，再入桂枝 3g 以通阳化气，助膀胱气化，以阳行阴。阴虚腹水时，南京名老中医邹良材采用兰豆枫楮汤(泽兰、黑料豆、路路通、楮实子)为基本方加味，颇具心得；阴虚气滞，腹胀甚者，可少量配用炮姜、木香，待脾气渐旺，精微便得输布，故有时不必将温燥之品一律弃之不用，这也是邹良材的经验之见；血瘀征明显，忌破瘀攻逐，而当养血滋柔，和蕾消瘀，加当归、红花、桃仁各 10g；便结加火麻仁 15g，郁李仁 15g，首乌 10g，玄参 10g，必要时可暂加生军 6～10g；低热不净加鳖甲 15g，青蒿 15g，知母 10g，白薇 10g，银柴胡 10g；湿热留恋，尿黄可取黄柏、猪苓各 10g，路路通 15～30g，半边莲 15g，茵陈、金钱草、马鞭草各 15～30g，也可选取白花蛇舌草、车前子、陈葫芦、白茅根各 15～30g；兼脾虚便溏，去生地、丹皮、川楝子，减丹参加苡仁、山药、扁豆各 15～30g，党参 15g，白术 10g，谷芽 15g。

此证临床颇不少见。易反复，恶化较快，多伴水、电解质失衡或腹水感染，正气消耗较多。利水则伤阴，滋阴则助湿碍脾，攻逐则易诱发感染、出血、昏迷，尤其阴虚伴内热血瘀者。治疗较棘手，选方用药要极为小心，瞻前顾后。慎用西药利尿和中药化瘀，忌攻逐破瘀。

当阴虚改善后，可表现为脾虚、阳虚、舌由红转淡，且往往兼夹实邪—湿热、血瘀外感等，要注意标本和先后缓急的恰当运用。治程中要始终注意脾胃功能，不能一味养阴生津。夹湿应芳淡醒脾为主，勿过用香燥、苦化和渗利，以防更伤阴津。

（四）瘀热结黄

主症：胁肋刺痛，胁下痞块，身困目黄久不消退，面色黄黯，腹胀或拒按，或腹水，腹皮绷急，烦热，口干口臭，不欲饮水，大便秘或溏垢，小便短赤甚或灼热涩少。舌多黯红，苔多黄腻，脉弦数。

治法：凉血化瘀、清热利湿。

处方：土鳖四逆散Ⅳ号。

土鳖虫 6g、赤芍 10～30g、大黄 6～10g、丹皮 10g、枳壳 10g、丹参 15～20g、炮山甲 10g、山栀 10g、茵陈 30～90g、金钱草 30～60g、车前子 15g(包煎)、白茅根 30g

阐述：方取茵陈蒿汤清热利湿，与土鳖虫、山甲为伍，可入血分，化瘀结而利水道，使瘀热从二便泄出。其中大黄和赤芍，茵陈、土鳖、山甲属必用之品。大黄熟用、生用还是酒制，需根据体质，大便及全身状况，总要使大便稀软，日行 1～2 次为度。大黄不仅能促进胆汁分泌，还能使奥狄括约肌松弛，胆囊收缩，与茵陈合用有很好的利胆、泄热、退黄的协同作用。即使原来便溏不实，也应考虑用少量熟军，往往在继续使用过程中大便渐渐复实。赤芍在有血分瘀热明显，肝痛顽固或有心神症状时宜重用，为凉血泄热，清解瘀热之主药。茵陈、金钱草非量大不能退其久蕴不净之黄疸，但要注意利湿能伤阴，可适当配用枸杞子、黑料豆、女贞子、墨旱莲等纠其偏。瘀黄不退者还可考虑用硝石矾石散、栀子柏皮汤、大黄硝石汤或黛矾散(青黛：朴硝石：明矾粉＝1∶1∶2)每次 1.5g，2 次/日，口服。

热象明显加生地 15～30g、大青叶 15g、银花 15～30g、龙胆草 6g；腹胀少尿便结湿热内盛可加商陆 10g、煨黑丑 10g；有腹水尿赤可加马鞭草 30g。浙江名中医魏长春用消膨利水汤(腹水草 30g、白毛藤 15～

30g、路路通 15～30g、白茅根 30～60g),适于腹水而舌深红者。尿仍不多可用蟋蟀粉、蝼蛄粉、沉香粉,按2:2奎比例,每服 2～3g,2 次/日;热迫血溢,参考血证;伴心神症状可配用醒脑净 20～40ml＋10％ 葡萄糖注射液 200ml 静滴,1 次/日。

此证多见于顽固性黄疸,尤其伴肝内、外梗阻性黄疸,瘀胆型肝炎,胆汁郁积性肝硬化或伴腹水感染者,治疗非如一般黄疸腹水之易。

(五)脾肾阳虚

主症:肝脾肿大,肚腹膨满,朝宽暮急,水鼓如囊裹水,状如蛙腹,按之濡软,下肢浮肿,面色萎滞淡黄或㿠白,形寒肢冷,神倦体乏,纳呆便溏或解不通爽,尿少色清,腰腿酸痛。舌胖大淡黯或淡润,边有齿痕,苔白滑腻,脉沉细。

治法:温阳以助气化,疏利水气。

处方:实脾饮、真武汤、附子理中汤化裁。

熟附片 10～30g(超过 15g 宜先煎 30～60 分钟)、炒白术 12g、肉桂 3g、茯苓 30g、生姜皮 10～30g 木香 10g、大腹皮 10g、干姜 6g、党参(或黄芪)15～30g、半边莲 15～30g 熟苡仁 30g 椒目 6g。

阐述:本型患者全身状况较差,但对中药的反应较好,虽病程迁延经久,但变生血证,昏迷的几率较小,因此预后尚好。脾肾阳虚,气不化水,寒水内蓄,治疗以温补为主,适当加入化气行水药,不过于清利,所谓"离空当照,阴霾自散。"

偏脾阳虚,酌加黄芪或党参 15～30g,山药 15g,白扁豆 15g;偏肾阳虚,加仙灵脾 15g,仙茅 10g,鹿角片 10～15g,胡芦巴 10g,菟丝子 10g 等。

八、特色经验探要

【关于阴虚型腹水和阴虚夹湿的治疗】

阳虚兼水是为顺候,阴虚腹水乃属逆象。为何认为是逆象? 一是因为阴虚大多在阳虚的基础上发展而成(当然也可由素体阴虚,攻下或利水过度伤阴,血去阴伤等原因引起),因此病情更深一层;二是阴虚易生内热,阳气亦易浮动。加之阴虚者血脉枯涩,营络不畅,故易出现热伤血络,邪陷心肝之严重变证和坏证——出血、昏迷;三是在治疗上,养阴则助湿增水,碍脾滞气,化湿则更伤阴津,颇为棘手;四是阴虚者多伴水、电解质紊乱,如再利水湿,可导致进一步失衡,易诱发肝昏迷等严重变证;五是"阳虚易治,阴虚难疗"素为医家经验之谈。阴虚固属难治,更何况夹有给治疗带来矛盾之水湿,阴虚腹水的主要见症有:消瘦明显,面色晦暗或黧黑,或似蒙尘,尿黄少有秽味,伴出血倾向,对西药利尿反应差。舌红或绛,或黯红带紫,苔少或剥,脉细弦或细数。

一般处理原则是:尽量做到养阴而不碍湿,利水而不伤阴。基本方可选用麦味地黄丸、猪苓汤、一贯煎、四物汤、济生肾气丸、牡蛎泽泻散、兰豆枫楮汤等。

基本药物养阴血药多用生熟地、麦冬、北沙参、山萸肉、枸杞子、黑料豆、楮实子、山药、五味子等;去水湿宜淡渗分利为主,少佐芳化醒脾,如茅芦根、玉米须、冬瓜皮子、陈葫芦、猪苓、泽泻、车前草、连皮茯苓、牡蛎、藿佩、苡仁、厚朴花、大腹皮等。还有泽兰、牛膝、益母草、路路通利水兼能活血,更属适宜,因为此类患者均有瘀象。

具体运用时还应注意几点:

1.养阴须顾脾胃:养阴药的选择与多寡既要根据阴虚的程度和部位,如属肺阴虚,宜选用南沙参、杏仁、麦冬、茅芦根等,润肺以通调水道,消上源以下输膀胱;肾阴虚宜选六味地黄、济生肾气等填精益肾以充水之下源;脾阴虚宜选太子参、生白术、山药、苡仁、白扁豆、莲子肉、冬瓜子等平补和脾之品。同时还要时时注意脾胃的承受能力,必要时加健脾运脾药。须知滋阴寒凉之品易伤脾胃,脾伤则水聚,即使阴伤有所好转,也难以继续滋补,阴液之复亦不易巩固,而脾气健旺,水宅精微得以输转,既能滋其化源,又利于滋阴药的应用。尤其在由舌红转淡,阴虚得以恢复,呈现出脾气虚,脾阳虚之本象的转化之际,更要注意参用健脾药,以畅中焦化源。

2.利水勿攻逐:当利水而未达到预期效果,宜选择煨商陆 15～30g、煨黑丑 10g、半边莲、白花蛇舌草、路路通各 15～30g 等中强度利尿药,而不宜采用强力攻逐剂。

3.阴虚夹瘀,当和营养阴通络,忌用逐瘀破瘀,以防络伤血溢。

4.阴虚兼湿热的治疗原则:症见面晦如蒙尘,目黄尿少味秽,衄血低热,便溏肢肿,苔黄腻或灰腻,质红绛或紫红,脉弦滑数,此乃湿热久蕴不化,耗伤肝肾之阴,或阴虚生内热,湿从热化,此时要认清虚是其本,湿热为其标。根据"急则治标,缓则治本"的原则,先清化,清利湿热,酌情采用茵陈蒿汤、茵陈四苓散等,待湿热得化,再图本善后。这是较妥切的选择方法,不能先滋肾后清湿热。清滋并用适于阴虚重于湿热之患者。

5.阴虚腹水在养阴淡化的同时少入桂枝 2～3g,可达通阳以助气化,以阳行阴,通利小便的良好效果。

6.如以齿鼻衄为突出症状者,除以上所介绍之方药外,还可选用犀角地黄汤合三石汤、四妙勇安汤化裁。水牛角、生地、丹皮、赤芍、生石膏、寒水石、滑石、银花、玄参、旱莲草、仙鹤草等,或加羚羊角粉 0.6～1g（分冲）。

【关于逐水药的运用】

（一）适应证

1.臌胀之属水臌,腹水增长较快,症势急迫,中、西药利尿乏效,非逐水不足以缓其急迫,而正气未伤,体实之患者。

2.饮食不减,身无余热,亦无出血。舌质不红不绛,脉不过速。

3.溲少便秘。

（二）禁忌证

1.正虚体亏、脉细弱。

2.发热或便溏。

3.黄疸日深。

4.饮食甚少。

5.有出血倾向或近期内并发过呕吐、便血。

6.有活动性溃疡或严重心、肾疾患。

7.阴虚或血瘀征明显。

8.肝昏迷或昏迷前期。

9.妇女妊娠。

（三）注意点

1.权宜暂用,掌握剂量,小量开始,逐渐增加,衰其大半而止。

2.清晨空腹一次顿服,药后宜饮食配合,米粥、藕粉粥或红枣汤调养。泻后体衰,或可朝攻暮补,加强补养法的配合,并补充必要之水、维生素、蛋白质。

3.防治药后反应,如恶心、呕吐、腹痛、频泻过度、乏力、头晕心悸等,多出现于药后 1～2 小时,4～5 小时后自行消失,严重吐泻者应立即停药。采用虫胶肠溶衣逐水丸剂,可减少呕恶反应。

4.一般以 2～3 天为一疗程,必要时停 2～5 天后再用,药后达到 5～10 次左右泻下效果较为适宜,如不良反应大,亦可间隔 1～2 天一次,但间隔时间不宜过长。

(四)药物选择

1.制甘遂末 1g,1 次/日。

2.牵牛粉 1.5g,1 次/日。

3.甘遂粉 1g、黑白丑粉各 2g、大黄粉 2g、沉香粉 1g、琥珀粉 0.6g(一日量),分装胶囊,一次或分 2 次吞服。

4.舟车丸(大黄、甘遂、大戟、芫花、青皮、陈皮、牵牛、木香、轻粉),十枣汤(大枣、芫花、甘遂、大戟),控涎丹(甘遂、大戟、白芥子),禹公散(牵牛、茴香),十水丸(椒目、大戟、甘遂、玄参、葶苈子、芫花、赤小豆、桑根白皮、泽泻;巴豆),续随子丸(续随子、人参、木香、汉防己、赤苓、槟榔、葶苈子、海金沙、桑白皮)等,上述任选一种。逐水药散剂作用强于丸剂,丸剂大于汤剂。

(五)消肝腹水单方草药

半边莲、腹水草、浮胀草、虫笋、葫芦、乌桕根皮、龙虎草、天平一枝香、一盘花、红赤筷、地枇杷、玉蜀黍、花须、鸡脚稗、猫儿眼睛草、九头狮子草(京大戟)、消胀草等。对消肝性腹水有一定疗效,值得深入研究。

九、西医治疗

【一般治疗】

对代偿期患者可作一般轻工作。症状不明显,可不必服药。失代偿期需绝对休息,进高蛋白、高热量、维生素丰富而易于消化的饮食为宜,少食脂类。有食管静脉曲张,忌食坚硬粗糙食物。腹水浮肿者宜低盐饮食并限水。出现肝昏迷先兆,须严格限入蛋白质物。避免使用对肝脏有害的药物。

【药物治疗】

(一)维生素

视情况补充维生素 B_1、维生素 B_6、维生素 C、维生素 A、维生素 D、维生素 K 等。

(二)护肝药

适当选用一二种:①益肝灵(水飞蓟素)2 片,3 次/日;②护肝片 2 片,3 次/日;③强肝片 3 片,2 次/日;④转氨酶升高可用双环醇片 1 片,3 次/日。

对无肯定疗效的所谓保肝药以不用或少用为宜,以免增加肝脏负担。

(三)止血药物

有出血倾向如齿衄、鼻衄,可选用维生素 K_1 8mg,肌注,1 次/日;或维生素 K_4 4mg,3 次/日;或卡巴克络 5mg,3 次/日;或云南白药 1g,2～3 次/日。

(四)静脉内补充营养

失代偿期全身状况较差者,宜于静脉内补充营养,可间歇交替使用血浆或全血 200ml、20% 白蛋白溶液 50ml、水解蛋白 500ml、复方氨基酸 250ml、肝脑清(支链氨基酸)250ml、极化液等。

(五)利尿剂应用

联合应用 2～3 种利尿剂。配伍原则是使用几种作用于肾脏不同部位的药,排钾利尿与保钾利尿剂的配合运用,以增加利尿效果,减少不良反应,避免电解质紊乱。可选用:①氢氯噻嗪 25～50mg/d＋氨苯蝶啶 100～200mg/d。②速尿 20～60mg/d,口服,肌注或静脉推注。③保钾利尿剂安体舒通片或氨苯蝶啶片 60～180mg/d 等。

注意,过剧利尿非但不能除腹水,反使循环血量骤减而促进肝肾综合征的发生,并易致低钾诱发肝昏迷。用利尿剂的同时,间用白蛋白、血浆或右旋糖酐,可提高胶体渗透压,促进利尿,但昏迷前期需慎用。无低蛋白血症和组织水肿者不宜用白蛋白等制剂。

腹水严重时可适当放腹水,每次 500～1500ml,不宜过多,否则加重低蛋白血症及引起电解质紊乱,反使腹水加重,甚至诱发肝昏迷。放水可与利尿剂同时应用。放腹水应严格掌握指征,只有在腹胀难以忍受或引起心肺压迫症状而利尿剂又不能奏效时使用。

腹水静脉回输,难治性腹水可采用。可纠正有效血容量不足及电解质紊乱,补充蛋白质,改善肾功能,恢复对利尿剂的利尿效应,使尿量增加,短期内腹水减少消退,目前已有多种腹水浓缩方法供选用。

【治疗并发症】

门脉高压并发食管胃底静脉曲张曲裂出血的治疗

食管胃底静脉破裂出血时须紧急采取综合措施,包括重症监护,输血,给氧,止血剂的运用,紧急胃镜下止血,三腔二囊管压迫止血等。

1.止血剂　奥曲肽(善得定,善宁)0.3mg＋0.9％氯化钠注射液 50ml,以微量泵入,4～5ml/h,一般可维持 3～5 天,至出血得到控制停药。血管加压素 2～3mg＋0.9％氯化钠注射液 50ml,以微量泵入,4～5ml/h,维持 1～2 天至出血得到控制。本药 24 小时止血率达 80％以上。注意,本药孕妇及败血症休克患者禁用。

2.内镜下止血　急症出血时行内镜下食管静脉曲张套扎术止血效果肯定。根据具体症情,可结合对曲张之静脉注射硬化剂或行栓塞治疗,尤其对伴有胃底静脉曲张者疗效更佳。

3.气囊压迫止血　食管胃底静脉曲张破裂出血时,可以三腔二囊管插入患者贲门下缘,以挤压并阻断胃底食管下段曲张之静脉而达止血目的。使用时需注意:a.在压迫 12～24 小时出血停止,宜放气观察 12 小时,放气时应先行解除食管囊,再解除胃囊,观察后若无出血即可拔管。b.在拔管后应密切监护病情变化,继续应用止血剂及降低门脉压力药物,做好行内镜下套扎或手术准备。

4.介入门体分流术　以支架经颈静脉置入肝静脉与门静脉间,建立门体分流通道,可使部分门脉血流直接进入肝静脉体循环,可显著降低门脉压力,可迅速控制食管静脉破裂出血,成功率在 90％以上。本方法适应证较宽,成功率高,死亡率低。主要不良反应为部分患者可发生肝性脑病,但一般程度较轻,易于控制。

十、中西医优化选择

对本病的治疗,目前尚难完全治愈。中西医药配合治疗,效果优于单纯西药或中药。过去西医将出现肝腹水视为肝病晚期,最长寿限不超过 5 年。近年来中西医结合或中医治疗的成果已经打破了这种观念。充分发挥中医辨证治疗专长和以西医的某些治法为补充,中、西医有机结合,取长补短,达到最大限度地恢复和保持肝脏功能,使活动性趋向静止,失代偿转为代偿,有效防治各种并发症,使肝硬化患者得以带病延年,极少数患者能尽其天年。究其原因,主要关键是正确的中医辨证施治和合理配合西药。

对肝硬化的早、中期,中医较之西医有较明显的疗效优势。中医通过扶正祛邪,调整机体阴阳失衡,祛除湿热、瘀毒,通腑利胆,疏导肝胆肠胃,改善自觉症,提高机体抵抗力和免疫功能,使全身症状得以改善,在此基础上获得肝脏病理、功能的改善,这是中医的主要思路和取效的方法步骤。中医治疗本病的长处主要表现在:良好的退黄,改善肝胆的郁滞状态,促进食欲,改善胃肠功能,减轻肝区疼痛不适,改善凝血功能。通过养阴柔肝,使舌质由红转淡,改变阴虚内热的内环境,从而减少出血、昏迷等并发症;降低转氨酶,促进蛋白代谢是通过内在机制而不是一味靠补充;改善肝脾等脏器组织的微循环,促使肝脾一定程度的软化回缩;通腑解毒,清除瘀毒湿热,抑制炎症反应和清除毒素;消除腹水和水肿,一方面是通过直接的利水、攻逐,一方面则从辨证角度,如滋阴得以利水,温阳则阴水自散,气畅则水顺等而获效的。尽管利尿效果多数情况下较慢,没有西药快而肯定,但一般无西药之不良反应,有时对西药利尿无效的少数患者能起到很好的利水、消腹水效果;改善全身状况是通过纠偏制衡,调动内在正气,合理调整内在正、邪关系而取得的,因此疗效较易巩固,而不像西医,一味靠补给,有时难达预期效果。如在湿热内盛之际,能量药物的补充及具有酸敛作用的五味子人工制剂联苯双脂等,就并非所宜。即使有效,疗效也不易巩固。中医药的主要缺点在于治疗手段较为单一,长期汤药治疗,患者难以坚持,汤药无效则无更好的中医办法可以补充。对少数难治性肝硬化、顽固性腹水、脾功亢进等亦颇感困难。目前对以中医药清除 HBV 的研究,国内有部分单位取得了可喜的进展。

肝硬化的治疗,一般情况下,宜在辨证施治的基础上,吸收西医治疗专长以弥补中医治疗上的缺陷。西医药在下列情况下可以考虑合并使用:①腹水在用中医辨证或验方治疗效果不明显,腹水不消或有增长趋势时,需配合西药利尿剂或其他措施,或以西医药治疗为主,协用中药。②继发感染包括腹水感染时,需配合有效抗生素,力求迅速控制感染,以防生变。同时,还可使中药组方不致面面俱到而缺乏针对性,影响疗效。可采用中、西医各治各的主要矛盾。③全身状况差,中药一时难以纠正,或进食少而中药效果不满意时,应配合西药能量制剂、促代谢药和支持疗法。在低蛋白血症明显时,输注血浆,白蛋白类制剂,弥补中医扶正手段的不足,为常用的有效方法。④少而精的疗效较肯定的保肝药的适当配合使用。⑤肝昏迷时,应以西医治疗为主,使用降血氨药,维持水与电解质平衡,支持疗法等措施适当配用中医药,如静脉输注醒脑静等,可提高疗效,降低死亡率。⑥脾亢时切脾断流术,腹水回输等是西医之专长。

门脉高压是肝硬化自然进程的严重结局,门脉高压的直接后果是导致门静脉与体静脉之间的侧支循环形成,其中最具临床意义的是食管胃底静脉曲张。曲张的静脉极易发生破裂而引起大出血,大出血如重肝损伤,加重腹水,引发肝性脑病及肝肾综合征,甚至在短时间内因失血性休克而危及生命。当大出血发生时,主要应使用西医药迅速降低门脉压力,迅速控制出血。此时使用诸如奥曲肽,血管加压素,胃镜下血管套扎止血及行门体分流术等措施,均有迅速、直接的止血效果,此为西医药界近十余年来治疗本病的显著进展。

关于食管胃底静脉曲张再次破裂出血的防治。门脉高压患者食管静脉曲张破裂血止后再出血的几率及死亡率均很高,对所有患者在血止后均应给予相关治疗以防再出血的发生。西医药主要使用β受体阻滞剂与利尿剂,以图降低门脉压力。在这方面,中医药可发挥较强的防治作用。其中,使用笔者研制的土鳖四逆散系列方可有效的降低部分患者的门脉压力,软化肝脏,以达到防止再出血的目的。

【饮食调护】

运化功能差者,宜选用清淡易消化食物,运化功能改善后,再逐渐增加补益味厚的食物。前者如米粥、赤豆粥、苡仁米粥、藕粉、新鲜蔬菜,各种淡水鱼类、瘦猪肉等,后者除普通米、面外,适当增加蛋类、奶类、豆制品、牛肉、禽类、动物内脏以及鳖甲、龟肉等。西瓜清暑利尿,暑天食用颇为有益,苹果厚肠止泻,梨寒凉,宜慎用。山芋、南瓜能助湿生热,故均不宜进食。但应指出,进食过少或饮食过于疏简亦绝非所宜,因为营养不良会导致脏气失调。有腹水应却盐味,可用乌鱼或鲤鱼与一头大蒜煨汤服。

食疗方:①赤豆焖鲤鱼:鲤鱼一尾约 500g 左右,去肠杂纳入赤豆 30g,以少量糖、生姜,不用盐焖煮一小时,起锅前放少量黄酒,以去腥味,如无鲤鱼,可以鲫鱼代,有利水消肿之功。②桂圆炖甲鱼:取甲鱼一只,去内脏入桂圆 50g,烹调时加姜、盐适量,隔水清炖一小时,佐餐用。适于慢性肝病营养不良而食欲尚可者。③虫草炖老鸭一只,去内脏毛杂,以冬虫夏草 10～20 枚置腹内,稍加调料,炖烂吃肉喝汤,适于慢性肝病免疫功能低下,肝功不易恢复而证偏阴虚者。④赤豆苡米茯苓粥:白茯苓20g、赤小豆50g、苡米500%。先将赤豆浸泡半天,与苡米共煮粥,赤豆烂后,加茯苓粉再煮成粥,加白糖少许,随意服用,每日数次。适于肝硬化脾虚湿重者。

(吴国庆)

第二节　急性肝功能衰竭

一、概述

　　肝功能衰竭简称为肝衰竭,是多种因素引起的严重肝脏损害,导致其合成、解毒、排泄和生物转化等功能发生严重障碍或失代偿,出现以凝血机制障碍和黄疸、肝性脑病、腹水等为主要表现的一组临床症候群,病死率极高。多年来,各国学者对肝衰竭的定义、分类、诊断和治疗等问题不断进行探索,但迄今尚无一致意见。在不同国家、不同时期,肝衰竭的命名与诊断不同,重型肝炎的概念最早由Lucke提出,称为"致死性流行性肝炎",接着将其分为暴发型、亚急性两型。同时发现与两型相对应的肝组织学变化,即发生大块或亚大块坏死。此后,相继提出暴发性肝衰竭、急性肝衰竭、亚急性肝衰竭、缓发性肝衰竭等概念,其定义特征为①不论病因只要临床出现肝功能衰竭症状者;②起病后以发生Ⅱ度以上肝性脑病为特定临床表现来界定肝衰竭的诊断;③以起病到出现脑病的时限来区分急性、亚急性或缓发性。但对上述分型方法尚存在争议,如有学者认为应将急性肝功能衰竭的范围扩大到无肝性脑病者,另有学者提出应增加在慢性肝病基础上发生的肝衰竭者(AOC)。中国以病毒性肝炎多见,肝炎病毒引起的肝衰竭称为重型肝炎。为更好判断预后、评价治疗效果和选择肝移植的适应证,统一肝衰竭的概念、分型、分期是十分必要的。为适应临床工作需要,规范我国肝衰竭的诊断和治疗,中华医学会感染病学分会和中华医学会肝病学分会组织国内有关专家,制定了我国第一部《肝衰竭诊疗指南》。临床医师可参照指南处理肝衰竭的诊治问题,鉴于肝衰竭是由多种病因引起的复杂的病理生理过程,因此,在针对某一患者时,也应根据具体病情具体分析,制订合理的诊治方案。

　　肝衰竭中医学无此类似病名,但因黄疸贯穿于本病的始终,且多伴神志昏蒙之候,或以鼓胀、出血为特征。中医以症统病,故本病属中医"黄疸"的"急黄""瘟黄""厥证"的"肝厥"以及"鼓胀""血证"等范畴。

　　本节以中西医理论阐述肝衰竭的病因、发病机制、诊断标准及治疗进展,注意肝衰竭并发症发生、发展的结局、影响预后的因素及防治措施。

二、病因

　　急性肝衰竭的病因颇为复杂,不同地区其病因构成存在很大差异。常见或较常见的原因是病毒性肝炎(甲型、乙型、丙型、丁型同时或叠加乙型肝炎病毒感染、戊型流行性或散发型);其他病毒所致肝炎(疱疹病毒、巨细胞病毒等);药物性及肝毒性物质(异烟肼、利福平、对乙酰氨基酚、抗代谢药、化疗药、酒精、毒蕈等);细菌及寄生虫病原体感染(败血症、血吸虫病等);妊娠急性脂肪肝;自身免疫性肝病等。少见或罕见的原因是代谢异常(肝豆状核变性、遗传性糖代谢障碍);缺血、缺氧(休克、充血性心力衰竭等);肝切除或肝移植;肝脏肿瘤;先天性胆管闭锁;Reye 综合征等。

欧美等发达国家病因主要是药物。William 等分析了 1998—1999 年美国 171 例急性肝衰竭的病因构成,结果显示,最常见的病因是醋氨酚中毒,占 36%,其次是特异体质性药物反应,占 16%,甲型肝炎病毒(HAV)和乙型肝炎病毒(HBV)感染各只占 5%,而 19% 的患者病因不明。另一类资料显示,1993—1994 年英国 342 例急性肝衰竭中醋氨酚中毒高达 73%,HAV 感染和 HBV 感染只各占 2%。可引起急性肝炎的任何病毒均能引起急性肝衰竭,但不同病毒的相对比例随地理及社会条件变化而不一。在世界范围内,肝炎病毒引起急性肝衰竭的频率相差颇大。

在我国导致急性肝衰竭的主要病因是病毒性肝炎,其中乙型肝炎占大多数。我国重症肝炎"六五""七五"攻关组(由上海第二医科大学瑞金医院、天津市传染病医院、中国医科大学二院和重庆医科大学二院组成),在 1986—1990 年收治急性、亚急性重型肝炎 453 例,病原分型结果为:甲型肝炎占 2%,乙型肝炎占 72.7%,非甲非乙肝炎占 19.6%,乙肝与巨细胞包涵体病毒混合感染者占 1.6%,丁型肝炎占 1.4%。自国际病毒学会正式命名丙型肝炎病毒与戊型肝炎病毒以来,陆续有致肝衰竭的报道,丙型肝炎病毒致重型肝炎不同地区报道参差不一,约 13%～44%;戊型肝炎病毒仅在感染妊娠妇女及老年人时易发生重型肝炎,可达 20%;而两种或以上肝炎病毒混合感染时也是造成重型肝炎的重要原因,约 50% 以上。肝衰竭的主要诱因有过劳、饮酒、感染、药物、电解质紊乱等。

HAV 感染所致的甲型肝炎是一种世界性流行和分布的急性传染病,人群感染率达 90% 以上,尤其发展中国家常呈暴发流行。我国 1982 年和 1988 年上海市发生食源性甲型肝炎暴发流行,危害极大。甲型肝炎急性肝衰竭多见于人口众多而卫生条件较差的地区。我国 1988 年上海市甲型肝炎流行时发病数 30 余万人,共死亡 47 例,其中死于单纯 HAV 感染者 25 例;死于在慢性 HBV 感染基础上重叠 HAV 感染者 15 例;死于心脏及血液系统等合并症者 7 例。甲型肝炎急性肝衰竭的发生率较低,根据抗-HAV IgM 的出现可诊断为急性甲型肝炎,通常在甲型肝炎病程的早期可发生暴发性肝衰竭(FHF),在病程后期病情复发加剧时发生 FHF 亦属可能,亚暴发性甲型肝炎虽然较少,但也有报告。暴发性甲型肝炎患者的存活率可达 40% 以上。

目前全世界有 3 亿多人为慢性 HBV 感染,我国约占半数。单独 HBV 感染或与其他肝炎病毒混合感染是病毒性肝炎急性肝衰竭的最主要原因。临床多是慢性过程或在慢性肝病基础上突然加重,例如在慢性乙型肝炎甚至在慢性 HBV 携带基础上重叠 HAV 或 HEV 等嗜肝病毒感染,或劳累、酗酒、手术创伤等诱发,有些潜在的慢性 HBV 感染者,在撤除皮质激素或停用化疗药物后,激活免疫反应,偶可引起急性肝衰竭。近年偶有因使用核苷类似物抗乙肝病毒治疗不当或病毒变异致肝衰竭发生的报道。由于肝衰竭时免疫应答增强,清除了大量病毒 DNA 和抗原,有时不能用常规方法捡出病毒标志物。

早期的研究认为在欧洲见到暴发性、亚暴发性病毒性肝炎中,由于非甲非乙型肝炎引起的频率在雅典为 24%,法国为 23%,丹麦为 27%,伦敦为 44%,并且认为此类暴发性肝炎的病死率可高达 9%。这些观察在当时虽然都符合散发性非甲非乙型肝炎所致暴发性或亚暴发性肝炎,但值得怀疑的是,在这些患者中能明确感染来源如输血、应用血制品或静脉注射药瘾者仅有 15%;在累积的 515 例输血后非甲非乙型肝炎患者中,未发现一例暴发性肝炎。因此,在欧洲及北美,所谓的非甲非乙型肝炎所致暴发性或亚暴发性肝炎的病原问题并未能明确。用血清检测 HCV 的方法已证明 HCV 是慢性非甲非乙型肝炎的主要病原,但其在引起暴发性肝炎的作用仅近期才有研究。日本学者报道 21 例 FHF 中 6 例抗 HCV 阳性,7 例血清中查到 HCV RNA,7 例非甲非乙肝炎中 4 例抗 HCV 及 HCV RNA 均阳性,3 例甲型肝炎中 1 例和 8 例乙型肝炎患者中 4 例抗-HCV 及 HCV RNA 也呈阳性,查到多种病毒因子的意义虽然还未能阐明,但对于发生急性肝衰竭可能是重要的。单独丙型肝炎引起的急性肝衰竭相对少见,在欧洲及北美更为罕见。但 HCV 与 HBV 协同或重叠感染引起者则较常见,此外,丙型肝炎在停用化疗药物后,可重新激活免疫介导的免疫损伤,诱发肝衰竭。

HDV(或 delta 因子)是一种缺陷病毒,其复制需要有 HBV 的存在。HDV 急性感染既可以是与 HBV 同时感染,也可以是慢性 HBV 感染者叠加 HDV 感染。暴发性丁型肝炎在临床上与暴发性乙型肝炎没有区别,有些患者则在普通的急性乙型肝炎短时发作之后,再次表现出暴发性肝炎,经检查证明有 HDV 叠加感染。HDV 与 HBV 叠加感染的暴发性肝炎患者的病死率可能高于 HDV/HBV 同时感染的暴发性肝炎。

戊型肝炎是一种经粪-口途径传播的自限性急性病毒性肝炎,过去称肠道传播的非甲非乙型肝炎。印度次大陆、亚洲和非洲等发展中国家都曾发生过戊型肝炎的暴发流行。戊型肝炎具有流行频繁,流行时发生的病例多,青壮年发病率高和孕妇感染者易发生急性肝衰竭、预后差等特点。

由药物引起的直接肝坏死、过敏反应、脂肪性变等均可导致肝功能衰竭。有的药物可直接损伤肝细胞或其代谢系统,即具有直接的肝细胞毒性,或经肝细胞转化后的中间代谢产物药效更强,特别对肝细胞具有直接毒性。药物引起的肝损害,可以与剂量有关,由于摄入大剂量肝毒性药物引起的中毒反应是可预测的,多为直接引起肝毒性药物。有些引起特异质反应,是否发生肝衰竭常无法预测,往往与剂量无关。药物引起肝损害可以作用于肝实质细胞、胆管系统或二者同时受累,也可以是隐袭性发展的慢性肝损害。肝损害可以是唯一临床表现,也可伴有肝外其他器官的明显受累或全身性症状。药物性肝损害临床可表现为急性肝炎、慢性肝炎、药物性胆汁淤滞等不同的临床类型,除药物性胆汁淤滞一般不引起急性肝衰竭外,其他类型的药物性肝损害均可表现为急性肝衰竭。在临床诊断的急性肝衰竭中,药物为仅次于各型病毒性肝炎居第二位病因。如患者原有慢性肝病基础,药物更易造成严重的肝功能衰竭。药物引起的急性肝衰竭国外以解热镇痛药醋氨酚(扑热息痛)最常见,国内则以抗结核药异烟肼最重要。近年已发现过量服中药、中成药引起严重肝功能衰竭的病例。

对其病因、病机的探讨《内经》首发其端,如《素问·六元正纪大论》载:"湿热相搏……民病黄瘅。"《金匮要略·黄疸病》有黄疸、谷疸、酒疸、女痨疸和黑疸之分,称为五疸。提出"诸病黄家,但利其小便"的治疗原则,其首创的茵陈蒿汤、茵陈五苓散、栀子大黄汤等治疗黄疸的名方一直沿用至今。隋·巢元方《诸病源候论》谓:"因为热毒所加,故卒然发黄,心满气喘,命在顷刻,故云急黄也。"唐·孙思邈《千金要方》谓:"凡遇时行热病,多必内瘀发黄。"明·张景岳《景岳全书》曰:"盖胆伤则气败,而胆液泄故为此证。"清·沈金鳌《沈氏尊生》载:"天行疫疠以至发黄者,俗谓之瘟黄,杀人最急。"清-叶天士《临证指南》指出:"阳黄之作,湿从热化,瘀热在里,胆热液泄,与胃之浊气并存,上不得越,下不得泄,熏蒸抑郁……身目俱黄,溺色为变,黄如橘子色。"清·张璐《张氏医通》载有:"诸黄虽多湿热,然经脉久病,不无瘀血阻滞也。"以上说明历代医家对本病的病因、病机认识多宗仲景之论,归纳其病因为湿热瘀致病,病机为肝胆脾胃湿热,同时多存在瘀血阻滞。

迄后现代医家对本病的病因有湿热病邪致病、疫疠致病、毒邪致病等三说并存。认为其病机为热毒炽盛,损伤津液,累及营血,或湿热内蕴,蒙蔽清窍致烦躁不安,神昏谵语,或热入血分,损伤脉络则致出血,或湿热伤中,脾伤水聚,发为腹胀水臌。治疗上参照中医辨证分型标准,早期清热化湿,通腑泄热,病情进展深入营血,宜清热凉血解毒涤痰,晚期宜益气养阴扶正。

三、发病机制

肝衰竭的发病机制十分复杂,是多因素作用的结果,急性、亚急性与慢加急性肝衰竭归纳起来可分为两个方面。

(一)肝衰竭发病机制

1.原发性损伤　即一次打击。各种病因不同,如乙型肝炎病毒(HBV)感染,HBV 是激发强烈免疫反应的启动因素,HBV 的表面抗原(HBsAg)、前 S 抗原等均可成为靶抗原,HBV 感染的肝细胞表达靶抗原,细胞毒性 T 细胞和靶细胞结合,导致肝细胞大量破坏。由于大量特异性抗体的产生、特异性免疫复合物的形成,激活补体,导致肝脏局限性 Arthus 反应与大量肝细胞破坏。与此同时,多种刺激物质,如病毒、免疫复合物等,均可诱发免疫效应细胞产生多种细胞因子,如白细胞介素 1(IL-1)、白细胞介素 6(IL-6)及肿瘤坏死因子(TNF-α)等,复杂的协同作用与级联反应,直接或间接地造成肝细胞广泛坏死,发生肝功能衰竭。

2.继发性损伤　即二次打击。肝功能受损后,肝脏枯否细胞功能减弱,内毒素灭活功能降低,同时肠道屏障功能受损,肠黏膜通透性增加,肠源性内毒素吸收增加,造成内毒素血症。内毒素在重型肝炎中的发病机制是非常复杂的,内毒素可直接损伤肝细胞,并可激活巨噬细胞、中性粒细胞等产生 TNF-α、IL-1、IL-6等促炎性细胞因子,引起微循环障碍与 DIC,最终引起肝细胞坏死或凋亡,同时还可引起全身炎症反应综合征和多脏器功能障碍。

原发性损伤和继发性损伤叠加,则导致大量肝细胞死亡和肝功能衰竭,有效抑制病毒复制及控制继发性损伤可促进肝衰竭恢复,提高其存活率。

慢性肝衰竭发生机制:由于慢性肝病的炎症、坏死、增生在缓慢进行中,丢失的肝细胞逐渐增多,但肝细胞的再生因多种因素的制约不能弥补丢失的肝细胞,丢失、再生失去了平衡。有功能的肝细胞大大减少,而残存的肝细胞,因慢性损伤致结构的破坏,血管扭曲、受压、变窄等逐渐加重,使肝细胞持续处于缺血、缺氧状态,肝功能失代偿,逐渐走向衰竭。各种原因的肝硬化形成、免疫功能紊乱、内毒素血症的发生、门脉高压使肝脏血供不足,无法将有毒物质运至肝脏进行解毒等,都会加重肝损伤,促进肝衰竭的发生发展。

(二)常见并发症发病机制

1.出血　肝衰竭并发出血是最常见、最严重的并发症之一。其发病机制是由多种因素造成的,既有肝细胞合成凝血因子减少,又有肝脏对活化凝血因子的灭活作用降低;既有内毒素血症、弥漫性血管内凝血(DIC)消耗掉大量凝血因子,又有脾功能亢进引起血小板质和量的异常。常见出血为上消化道出血、肺出血、脑出血、腹腔内出血、痔出血、皮肤大片瘀斑等,其中上消化道出血最常见。上消化道出血除与以上因素有关外,尚与门脉高压引起的食管、胃底曲张静脉破裂及肝衰竭时应激反应引起的弥漫性胃黏膜腐蚀性糜烂有关。上消化道出血主要表现为呕血、黑便,严重者可发生低血容量性休克。上消化道出血可使患者原有的肝脏损害进一步加重,继以导致腹水骤增、肝性脑病、严重感染、肝肾综合征的发生,甚至导致多脏器功能障碍。

2.肝性脑病(HE)　肝性脑病系因肝功能衰竭而出现的一系列精神神经症状,其发病机制包括氨和谷氨酰胺的毒性作用、毒性物质(硫醇、酚、氨等)抑制 Na^+-K^+-ATP 酶的活性、谷氨酸的神经毒性作用、脑血流动力学的影响以及低血压、低氧和高碳酸血症对中枢神经系统的损害等。另外,已证实急性肝功能衰竭时重度肝性脑病均存在脑水肿,最终导致脑疝及死亡。现认为脑水肿主要与星状胶质细胞肿胀及细胞外谷氨酸盐、代谢性碱中毒和脑循环变化有关。主要诱因有摄入蛋白不当、镇定类药物、便秘、过度利尿、大量放腹水、感染、上消化道出血、肝肾综合征、水电解质酸碱失衡等。其临床表现主要为精神、神经异常,如性格、行为异常,进而烦躁、睡眠倒错、嗜睡、意识完全丧失或昏迷。临床可分为四期:前驱期、昏迷前期、昏睡期、昏迷期。肝性脑病为肝功能衰竭患者的严重并发症和死亡的重要原因之一。

3.肝肾综合征(HRS)　肝肾综合征是重症肝病患者在无肾脏原发病变的情况下发生的一种进行性功能性肾衰竭,其特征为:①肾脏无器质性病变,肾小管回吸收功能良好;②肝移植后肾功能可完全恢复,而将肾脏移植于非肝病肾衰竭患者,移植肾的功能良好。HRS 的发病机制历来存在两种学说,一是"肝肾反射学说",二是"肾外动脉扩张学说",两种学说的交汇点,就是肾血流量或灌注压不足、肾小球滤过率下降。就肝衰竭合并 HRS 而言,倾向于前一机制同时存在肾外动脉扩张的综合作用。其主要表现为少尿、无尿、血尿素氮及肌酐升高。根据临床表现的差异,通常将 HRS 分为两型:Ⅰ型发病急骤,外周血管阻力升高而血容量降低,心脏指数正常或降低,常伴有自发性腹膜炎、肝性脑病等,多见于急性或亚急性肝衰竭,停用利尿剂和扩张血容量可有短暂疗效,除非肝移植,否则病死率高达 100%;Ⅱ型发病较缓,外周血管阻力下降而血容量正常,心脏指数升高,往往和难治性腹水并存,常有过度使用利尿剂或放腹水、肾毒性药物、消化道出血等诱因,多见于肝硬化晚期和慢性肝衰竭,扩张血容量无明显疗效,而透析疗法可显著延长生存时间。

4.感染　肝衰竭患者细胞免疫功能低下、肝脏解毒能力明显下降,易合并细菌、病毒、支原体、衣原体、真菌等感染。常见的感染部位为原发性腹膜炎、肺感染、急性胰腺炎、胆管感染、泌尿系感染、深部脓肿等,其中以原发性腹膜炎最为常见,其次为肺感染。原发性腹膜炎除与上述原因有关外,尚与肠道黏膜屏障作用下降、肠内菌群过度增殖、肠内细菌易位等因素有关。原发性腹膜炎的主要表现为发热、腹痛、腹部压痛及反跳痛,部分患者可无明显表现,在行腹穿检查时发现腹水白细胞升高或菌培养阳性。肺感染可表现为发热、咳嗽、咳痰,但部分患者为肺间质炎症,症状可不典型,需通过胸部 X 线检查发现。感染可引起或加重内毒素血症,直接或间接导致肝微循环障碍,加重肝损害,并促发多脏器功能衰竭,甚至死亡。早期诊断和积极防治感染是降低病死率的关键之一。

5.水、电解质紊乱和酸碱失衡　重型肝炎时患者极易发生内环境紊乱,势必造成水、电解质和酸碱代谢失衡,常见为水钠潴留、低钾血症、高钾血症、低钠血症、呼吸性碱中毒、代谢性碱中毒、呼吸性碱中毒合并代谢性酸中毒、呼吸性碱中毒合并代谢性碱中毒、三重性酸碱失衡等。

《素问.六元正纪大论》载:"湿热相搏……民病黄瘅。"奠定了湿热为黄疸病因的理论基础。张仲景对黄疸病因、病机进一步阐述,提出"瘀热在里,身必发黄""黄家所得,从湿得之",认为湿热是黄疸病理基础。《诸病源候论·急黄候》指出二"脾胃有热,谷气郁蒸,内毒,卒然发黄,心满气喘,命在顷刻,故云急黄也,有得病,即身体面目发黄者;有初不知是黄,死后乃身面发黄,其候,得病但发热心战者,是急黄也。"

目前认为由感受湿热、疫病之邪,或饮食失当等引起,但由于演变急剧,往往会迅即内传营血,直犯心包。极重者可因邪势张,正气逐渐颓败,而于黄疸未及呈现之时,即有厥脱之变,从而导致迅速死亡。急性病毒性肝炎,特别是暴发型,或亚急性肝坏死,由于热毒熏蒸,肝移热于心,则心神扰乱而昏迷,由于肝不藏血,瘀凝于络脉,则络脉损伤,迫血妄行,感受时邪疫毒,或湿热化火,热毒充斥三焦,燔灼气血而为发热,雍遏中焦则恶心、呕吐、厌食,邪陷气营,扰乱神明而胸闷、烦躁、神昏,热毒迫血妄行,或肝脏损伤,藏血失职,或热灼阴血成瘀,瘀阻脉络而出血;邪热引动脉风,则抽搐痉厥,肝体既损,失于疏泄,热遏中焦,脾气不定,热蕴下焦,真阴消烁,肾脏气化不利,肝脾肾三脏俱病,三焦决渎不利,水液代谢失调而形成腹水,严重者可因气阴两竭,或阳气外脱而死亡。故肝衰竭的病因为湿热疫毒,病机为热毒炽盛:损伤津血,邪陷心包,或湿热蒙蔽清窍,或热入血分,灼伤络脉。其病理性质初期为邪实,并有热炽壅盛之分,后期为正虚,或为邪去而正虚,或阴阳两竭而暴死。

四、临床表现

根据病理组织学特征和病情发展速度,肝衰竭可被分为四类:急性肝衰竭(ALF)、亚急性肝衰竭(SA)、慢加急性(亚急性)肝衰竭(ACLF)和慢性肝衰竭(CLF)。

1.急性肝衰竭 特点是起病急,病情发展迅猛,发病2周内出现以Ⅱ度以上肝性脑病为特征的肝衰竭症候群。患者常有高热,消化道症状严重(厌食、恶心、频繁呕吐、鼓肠等),极度乏力,在起病数日内出现神经、精神症状(如性格改变、行为反常、嗜睡、烦躁不安等)。体检有扑翼样震颤、肝臭等,可急骤发展为肝昏迷。黄疸出现后,迅速加深。出血倾向明显(鼻衄、瘀斑、呕血、便血等)。肝脏迅速缩小。亦出现浮肿、腹水及肾功能不全。实验室检查:外周血白细胞计数及中性粒细胞增高,血小板减少;凝血酶原时间延长,凝血酶原活动度下降,纤维蛋白原减少;血糖下降;血氨升高;血清胆红素上升,ALT升高,但肝细胞广泛坏死后ALT可迅速下降,形成"酶胆分离"现象。尿常规可查见蛋白及管型,尿胆红素强阳性。

2.亚急性肝衰竭 起病初期类似一般急性黄疸型肝炎,但病情进行性加重,出现高度乏力、厌食、频繁呕吐、黄疸迅速加深等症状,血清胆红素升达171.0μmol/L(10mg/dL),甚至更高。常有肝臭、顽固性腹胀及腹水(易并发腹膜炎),出血倾向明显,常有神经、精神症状,晚期可出现肝肾综合征,死前多发生消化道出血、肝性昏迷等并发症。肝脏缩小或无明显缩小。病程可达数周至数月,经救治存活者可发展为坏死后肝硬化。实验室检查:肝功能严重损害,血清胆红素迅速升高,ALT明显升高,或ALT下降与胆红素升高呈"酶胆分离";血清白蛋白降低,球蛋白升高,白、球蛋白比例倒置,丙种球蛋白增高;凝血酶原时间明显延长,凝血酶原活动度下降;胆固醇酯及胆碱酯酶明显降低。

3.慢加急性(亚急性)肝衰竭 在慢性肝病或肝硬化的基础上,在各种诱因作用下,导致病情恶化出现急性或亚急性肝衰竭临床表现。预后极差。

4.慢性肝衰竭 是在肝硬化基础上,肝功能进行性减退导致的以腹水或门脉高压、凝血功能障碍和肝性脑病等为主要表现的慢性肝功能失代偿。

中医证候特征:本病病情复杂,症状繁多,急性起病者可有高热、纳差、呕吐、肢倦神疲、腹部胀满,在起病数日内出现嗜睡、烦躁不安甚至神昏等,身目俱黄,黄色鲜明或晦暗,迅速加深,可出现鼻衄、齿衄、皮肤瘀斑甚或肢体浮肿、鼓胀;或在黄疸、胁痛、鼓胀等基础上,由于复感外邪,饮食失调,情志郁怒等突然出现身目黄染迅速加深,乏力倦怠,纳差,甚则神昏、腹胀如鼓、出血。

五、辅助检查

(一)肝功能检查

1.血清酶学检查 血清谷丙转氨酶(ALT)与谷草转氨酶(AST)主要分布在肝脏的肝细胞内。如果肝细胞坏死,ALT和AST就会升高。但这两种酶在肝细胞内的分布是不同的。ALT分布在肝细胞浆,AST分布在肝细胞浆和线粒体中。肝衰竭早期主要表现为ALT的升高,AST/ALT<1;当肝细胞的破坏程度是加重时,线粒体也受到了严重的破坏,因此,AST升高明显,AST/ALT>1。肝功能衰竭进展,ALT活性迅速下降,血清胆红素显著升高,呈胆酶分离现象。

胆碱酯酶测定:此酶由肝细胞合成,故严重肝损害时,血清胆碱酯酶明显下降。

2.血清红素(T-Bil)　肝功能衰竭时,因肝细胞损害、坏死,胆红素不能正常转化或排泄胆汁受阻及胆小管破裂阻塞而致胆红素淤积,胆红素迅速升高。

3.蛋白质代谢检测　白蛋白是在肝脏制造的,当肝功能受损时,白蛋白产生减少,其降低程度与肝炎的严重程度是相平行的。

4.凝血功能检测肝脏　在凝血机制中占有极其重要的地位,肝功能衰竭时可以发生复杂的、变化不定的止血机制异常。

(1)凝血酶原时间(PT):PT 主要由肝脏合成的凝血因子 Ⅰ、Ⅱ、Ⅴ、Ⅶ、Ⅹ 的水平决定,肝功能衰竭患者,PT 明显延长。PT 受组织凝血活酶来源不同和操作技术等多种因素的影响,使结果在实验室内部与实验室之间存在很大的差异。实验室报告以秒数、比率、活动度百分率以及国际正常化比率 4 种形式表示 PT 结果。PT 是反映肝脏合成功能的重要指标,凝血酶原活动度(PTA)是 PT 测定值的常用表示方法,对判断疾病进展及预后有较大价值,PTA<40% 为肝功能衰竭的诊断标准之一,<30% 者提示预后不良。

(2)凝血因子的检测:仅以 PT 判断肝病患者凝血功能异常和肝细胞损伤程度是不够的,如同时测定凝血活性,可能更有价值。肝功能衰竭时,凝血因子 Ⅱ 活性水平下降,与肝细胞损害程度密切相关。研究显示,凝血因子 Ⅴ 活性在肝功能失代偿或严重肝病时才减少,故认为它是判断肝病患者预后的良好指标。有研究显示:对乙酰氨基酚诱导的需肝移植的暴发性肝功能衰竭患者,凝血因子 Ⅴ 活性<20% 时对死亡的阳性预测值为 0.49,<10% 时为 0.57;而其他原因诱导的需肝移植的暴发性肝功能衰竭患者,凝血因子 Ⅴ 活性<20% 时对死亡的阳性预测值为 0.85,<10% 时为 1.00,因此认为凝血因子 Ⅴ 活性是判断非对乙酰氨基酚诱导的暴发性肝功能衰竭患者预后的最佳预测指标。凝血因子 Ⅶ 的半衰期最短(4~6h),血浆含量较低(0.5~2mg/L),故可作为肝病患者蛋白质合成功能减退的早期诊断指标。纤维蛋白原是肝脏合成的一种急性反应蛋白,在多数急性肝炎患者病程初期它的血浆水平是升高的,慢性肝病患者是正常的,晚期肝硬化与急性肝功能衰竭患者由于血管内凝血消耗与清除增加可能导致低纤维蛋白原血症,故凝血因子 Ⅻ、Ⅺ、高分子量激肽原、激肽释放酶原都由肝脏合成。肝病时,由于它们合成减少,或者参与凝血、激肽、纤溶系统的激活而被消耗,故血浆水平是降低的。

5.血氨　在生理情况下,体内氨主要在肝内经鸟氨酸循环合成尿素,再由小便排出体外。肝功能衰竭时,鸟氨酸-瓜氨酸-精氨酸循环障碍,尿素形成减少,氨被清除减少;或由于门脉高压,门-体静脉短路存在,门静脉内氨逃脱肝的解毒,直接进入体循环,从而引起血氨增高。

6.内毒素测定　鲎试验(即鲎溶解试验)是测定细菌内毒素的快速而灵敏的方法,体液中存在微量的内毒素即可被测出。正常肝脏是一个极其有效的内毒素和活菌的过滤器,因此肝功能衰竭患者出现内毒素水平升高。

7.血浆电解质　急性肝功能衰竭患者血浆电解质紊乱极为常见。急性肝功能衰竭时,解毒功能下降,使患者体内代谢产物和有毒物质增多,可抑制 Na^+-K^+-ATP 酶的活性,引起细胞内钠、钾离子分布的改变。此外,急性肝功能衰竭时,由于食欲不佳或厌食使营养及热量摄入减少,加之疾病中的反复出血,肝组织处于缺血、缺氧状态,影响 ATP 的产生,使钠泵的活动受限。在治疗过程中经常使用的安体舒通等利尿剂也可以抑制 Na^+-K^+-ATP 酶的活性,引起细胞内钠、钾离子含量及浓度的改变。

8.血气分析　急性肝功能衰竭患者常出现酸碱平衡失调,以碱中毒最为常见。

(二)病原学诊断依据

1.甲型肝炎　急性肝炎患者血清抗-HAV IgM 阳性,可确诊为 HAV 近期感染。在慢性乙型肝炎或自身免疫性肝病患者血清中检测抗-HAV IgM 阳性时,判断 HAV 重叠感染应慎重,需排除类风湿因子(RF)及其他原因引起的假阳性。接种甲型肝炎疫苗后 2～3 周 8%～20% 的接种者可产生抗-HAV IgM,应注意鉴别。

2.乙型肝炎　有以下任何一项阳性,可诊断为现症 HBV 感染:血清 HBsAg 阳性;血清 HBV DNA 阳性;血清抗-HBc IgM 阳性;肝内 HBcAg 和(或)HBsAg 阳性,或 HBV DNA 阳性。

(1)急性乙型肝炎诊断:必须与慢性乙型肝炎急性发作鉴别。诊断急性乙型肝炎可参考下列动态指标:①HBsAg 滴度由高到低,HBsAg 消失后抗-HBs 阳转;②急性期抗-HBc IgM 滴度高,抗-HBcIgG 阴性或低水平。

(2)慢性乙型肝炎诊断。临床符合慢性肝炎诊断标准,并有一种以上现症 HBV 感染标志阳性。

(3)慢性 HBsAg 携带者诊断。无任何临床症状和体征,肝功能正常,HBsAg 持续阳性 6 个月以上者。

3.丙型肝炎

(1)急性丙型肝炎诊断。临床符合急性肝炎,血清或肝内 HCV RNA 阳性;或抗-HCV 阳性,但无其他型肝炎病毒的急性感染标志。

(2)慢性丙型肝炎诊断。临床符合慢性肝炎,除外其他型肝炎,血清抗-HCV 阳性,或血清和(或)肝内 HCV RNA 阳性。

4.丁型肝炎

(1)急性丁型肝炎的诊断。①急性 HDV、HBV 同时感染,急性肝炎患者,除急性 HBV 感染标志阳性外,血清抗-HDV IgM 阳性,抗-HDV IgG 低滴度阳性或血清和(或)肝内 HDVAg 及 HDV RNA 阳性;②HDV、HBV 重叠感染,慢性乙型肝炎患者或慢性 HBsAg 携带者,血清 HDV RNA 和(或)HDVAg 阳性,或抗-HDV IgM 和抗-HDV IgG 阳性,肝内 HDV RNA 和(或)肝内 HDVAg 阳性。

(2)慢性丁型肝炎诊断。临床符合慢性肝炎诊断标准,血清抗-HDV IgG 持续高滴度,HDV RNA 持续阳性,肝内 HDV RNA 和(或)HDVAg 阳性。

5.戊型肝炎　急性肝炎患者血清抗-HEV 阳转或滴度由低到高,或抗-HEV 阳性>1:20,或斑点杂交法或逆转录聚合酶链反应法(RT-PCR)检测血清和(或)粪便 HEV RNA 阳性。目前抗-HEV IgM 的检测试剂尚未标准化,仍需继续研究,但抗-HEV IgM 检测可作为急性戊型肝炎诊断的参考。

六、诊断

(一)临床诊断

根据 2006 年中国肝衰竭诊疗指南临床诊断如下所述。

1.分类　肝衰竭的临床诊断需要依据病史、临床表现和辅助检查等综合分析而确定。

(1)急性肝衰竭。急性起病,2 周内出现Ⅱ度及以上肝性脑病(按Ⅳ度分类法划分)并有以下表现者:①极度乏力,并有明显厌食、腹胀、恶心、呕吐等严重消化道症状;②短期内黄疸进行性加深;③出血倾向明显,PTA≤40%,且排除其他原因;④肝脏进行性缩小。

(2)亚急性肝衰竭。起病较急,15 天至 26 周出现以下表现者:①极度乏力,有明显的消化道症状;②黄疸迅速加深,血清总胆红素大于正常值上限 10 倍或每日上升≥17.1μmol/L;③凝血酶原时间明显延长,PTA≤40%并排除其他原因者。

(3)慢加急性(亚急性)肝衰竭。在慢性肝病基础上,短期内发生急性肝功能失代偿的主要临床表现。

（4）慢性肝衰竭。在肝硬化基础上，肝功能进行性减退和失代偿。诊断要点为：①有腹水或其他门脉高压表现；②可有肝性脑病；③血清总胆红素升高，白蛋白明显降低；④有凝血功能障碍，PTA≤40％。

2.分期　根据临床表现的严重程度，亚急性肝衰竭和慢加急性（亚急性）肝衰竭可分为早期、中期和晚期。

（1）早期：①极度乏力，并有明显厌食、呕吐和腹胀等严重消化道症状；②黄疸进行性加深（血清总胆红素≥171μmol/L 或每日上升≥17.1μmol/L）；③有出血倾向，30％＜凝血酶原活动度（PTA）≤40％；④未出现肝性脑病或明显腹水。

（2）中期：在肝衰竭早期表现基础上，病情进一步发展，出现以下两条之一者：①出现Ⅱ度以下肝性脑病和（或）明显腹水；②出血倾向明显（出血点或瘀斑），且 20％＜PTA≤30％。

（3）晚期：在肝衰竭中期表现基础上，病情进一步加重，出现以下三条之一者：①有难治性并发症，例如肝肾综合征、上消化道大出血、严重感染和难以纠正的电解质紊乱等；②出现Ⅲ度以上肝性脑病；③有严重出血倾向（注射部位瘀斑等），PTA≤20％。

（二）病理诊断

1.急性肝衰竭　肝细胞呈一次性坏死，坏死面积大于肝实质的 2/3，或亚大块性坏死，或桥接坏死，伴存活肝细胞的重度变性；坏死大于 2/3 者，多不能存活；反之，肝细胞保留 50％以上，肝细胞虽有变性及功能障碍，度过急性阶段，肝细胞再生迅速，可望恢复。如发生弥漫性小泡性脂肪变性，预后往往较差。

2.亚急性肝衰竭　肝组织新、旧不一的亚大块坏死；较陈旧的坏死区网状纤维塌陷，并可有胶原纤维沉积；残留肝细胞增生成团；可见大量小胆管增生和淤胆。

3.慢加急性（亚急性）肝衰竭　病变特点表现为在慢性肝病（慢性肝炎或肝硬化）的病变背景上，出现大块性（全小叶性）或亚大块性新鲜的肝实质坏死。

4.慢性肝衰竭　主要为弥漫性肝脏纤维化以及异常结节形成，可伴有分布不均的肝细胞坏死。

肝衰竭不是一个独立的临床诊断，而是一种功能判断。在临床实际应用中，完整的诊断应包括病因、临床类型及分期，中国肝衰竭诊疗指南 2006 建议按照以下格式书写。

（1）药物性肝炎：急性肝衰竭。

（2）病毒性肝炎，急性，戊型：亚急性肝衰竭（中期）。

（3）病毒性肝炎，慢性，乙型：病毒性肝炎，急性，戊型：慢加急性（亚急性）肝衰竭（早期）。

（4）肝硬化，血吸虫性：慢性肝衰竭。

（5）亚急性肝衰竭（早期）：原因待查（入院诊断）；原因未明（出院诊断）（对可疑原因写出并打问号）。

（三）中医辨证分型

关于重型肝炎的诊断分型，目前标准尚未完全统一，可参照国家食品药品监督管理局颁布的《中药新药治疗临床指导原则》（2003 年版）关于"中药新药治疗病毒性肝炎的临床指导原则"中的病毒性肝炎中医辨证标准分型。

1.肝胆湿热证

主症：身目俱黄，黄色鲜明，胁肋疼痛，脘闷腹胀，烦热，口干而苦，小便黄赤，舌质红，苔黄腻，

次症：食欲不振，恶心呕吐，困倦乏力，皮肤瘙痒，大便秘结或稀溏，脉弦滑数。

2.湿邪困脾证

主症：脘闷腹胀，或身目俱黄，黄色晦暗，口淡不欲饮，大便稀溏，舌苔白腻。

次症：胁肋疼痛，头重身困，恶心呕吐，食欲不振，脉弦滑或濡缓。

3.肝郁气滞证

主症:胁肋胀痛,脘痞腹胀,恶心嗳气,脉弦。

次症:食欲不振,烦躁易怒,时时叹息。

4.肝郁脾虚证

主症:胁肋胀痛,食后腹胀或腹胀午后加重,倦怠乏力,食欲不振,大便稀或时溏时干。

次症:恶心嗳气,烦躁易怒,时时叹息,神疲懒言,舌质淡,脉弦或弦缓。

5.肝郁血瘀证

主症:胁肋刺痛,痛有定处,肝脾肿大、蜘蛛痣,肝掌,舌质紫暗或有瘀斑、瘀点。

次症:面色晦暗,肌肤甲错,脉弦涩或涩。

6.肝肾阴虚证

主症:胁肋隐痛,腰膝酸软,口干咽燥,手足心热,舌红,苔少或无。

次症:低热,头昏目眩,两目干涩,失眠多梦,脉弦细数。

7.脾肾阳虚证

主症:畏寒肢冷,腰膝酸软,食欲不振,倦怠乏力,腹胀便溏,舌质淡胖,苔白。

次症:面色不华或晦暗,腰膝少腹冷痛,完谷不化或五更泄泻,小便清长或尿频,脉沉细或沉迟。

8.热毒炽盛证

主症:发病急骤,黄疸迅速加深,色黄如金,小便黄赤,高热,烦躁口渴,甚则神昏谵语,舌质红绛,舌苔黄腻或黄燥。

次症:脘腹胀满,大便秘结,衄血、便血、尿血,脉弦数或滑数。

七、治疗

目前针对肝衰竭的治疗方案主要为:①内科综合治疗;②人工肝支持治疗;③肝移植治疗。另外,肝细胞移植、干细胞移植也在临床研究过程中。

1.内科综合治疗　原则以综合疗法为主,主要措施是加强护理,进行监护,密切观察病情;加强支持疗法,维持水电解质平衡,补给新鲜血液或血制品,含高支链氨基酸的多种氨基酸;抑制炎症坏死及促肝细胞再生药物;改善肝微循环,降低内毒素血症,预防和治疗各种并发症(如肝性脑病、脑水肿、大出血、肾功能不全、继发感染、电解质紊乱、腹水及低血糖等)。

(1)加强监护,隔离治疗:对于肝衰竭患者,予以特别监护是有必要的,这样一方面防止由于患者的抵抗力下降而造成的交叉感染,另一方面也有利于医护人员的及时观察与迅速有效处理,更大限度地减少患者由于院内原因所造成的不良后果,并有利于加强医护人员的责任心。因此,一旦怀疑肝衰竭发生,应该尽早转入 ICU 病房。

(2)保证热量供应:肝衰竭患者对能量的需求是增加的,但因消化道症状重、消化吸收功能紊乱,影响了热量的摄入,每日应保证 4120～8240kJ 的能量。营养因素对肝细胞的再生有至关重要的作用。对仅靠输液来维系能量供给的肝衰竭患者,单以葡萄糖来供给是有明显的缺陷,一方面葡萄糖的热价较低,另一方面机体对能量的需求是多方面的,故适量蛋白质、脂肪、维生素以及微量元素的供给是必要的。在营养供给途径方式上应以肠内营养为主,完全不能进食者也可肠外营养,但应尽早增加肠内营养途径。

(3)维持水—电解质平衡:水及电解质紊乱在肝衰竭中是一种常见现象,由于电解质的紊乱会进一步引起重肝患者的病情恶化,因此维系电解质的平衡就有利于重肝患者的进一步恢复、延缓病情的进一步恶化。常见的电解质失衡有钠、钾、硒、镁、铁、钙、磷。纠正这些电解质失衡的治疗是有必要的。总液体量以1500～2000mL/d为宜,并根据出入量情况适当增减。

(4)维护大便通畅:肝衰竭患者的胃肠功能紊乱,常有大便不畅情况,这就进一步加重患者的内毒素血症、肝性脑病情况。因此保持大便通畅是肝衰竭治疗的原则之一,利用乳果糖及乳酸菌制剂可以维系肠道酸性环境,减少有毒物质吸收,利用有益肠道菌群制剂(如双歧杆菌制剂)可缓解腹胀症状,调节大便性状,利用食醋水或大黄液灌肠及开塞露射肛是缓解便秘的有效方法。尤其对于有脑病倾向和肝性脑病者更为重要。

(5)重视心理治疗:肝衰竭患者心理负担重,常出现抑郁、悲观及对恢复病情不利的思想,这些因素常可能导致患者病情进一步恶化发展,因此临床也应予以重视。适当对患者隐瞒不利于患者恢复的病情是有益的,保持患者恢复病情的信心是重要的。这需要医护人员的适时鼓励,解除患者的顾虑,增强患者恢复信心,加强患者的合作,对于肝衰竭患者是有积极作用的。

2.减少肝细胞坏死,促进肝细胞再生　目前使用的保肝、护肝药物品种繁多,疗效不一,在肝衰竭治疗方面应用较多的有下列药物。

(1)促肝细胞生长素:为小分子量蛋白质多肽类物质,目前我国常用的促肝细胞生长素分子量在10ku左右,动物实验证明,这种促肝细胞生长素有明显的促进肝细胞 DNA 合成,改善枯否细胞功能,减少肿瘤坏死因子产生,降低实验性肝衰竭动物死亡率的作用,目前广泛应用于临床肝衰竭的治疗,但其具体作用机理尚需进一步研究,常用剂量为120mg/d,静脉输入,因厂家不同而剂量不同。

(2)胰高血糖素-胰岛素:两种物质均属非特异性促肝细胞生长素,国内普遍应用胰高血糖素 1mg 加普通胰岛素 10U 来促进肝细胞再生,日本学者报告可改变支链氨基酸/芳香氨基酸(BCAA/AAA)的比例并有降血氨作用,但临床疗效尚有争议。

(3)前列腺素 E_1:有明显的扩张血管作用,改善肝内循环,抑制磷酶对肝细胞的破坏,抑制 TNF 的释放,能够增加肝血流量、促进肝细胞再生、稳定溶酶体膜、减少肿瘤坏死因子产生、减轻肝损伤。最近的前列腺素 E_1 的产品经过科学的加工,半衰期延长,其靶向选择性大大增高,使其能聚集在病变的血管和炎症部位并发挥作用,有效地使受损的微循环系统情况改善,临床有效用药量较前明显减少,并在很大程度上降低了用药副作用,使大多数患者可以接受。在临床应用中,发现其能明显改善肾脏血流,有效地维持肝肾综合征患者的每日尿量,但它能否阻止肾功能衰竭的进展有待于进一步临床观察。常用剂量为 $10\mu g$,加入葡萄糖液 200mL 内静滴,无副反应时可逐渐加量至 $30\sim40\mu g$。

(4)解毒护肝药:如还原型谷胱甘肽,其结构含有活性疏基,可清除过氧化物、超氧离子等毒性物质,阻断其对肝细胞的损伤作用。常用剂量 1.2～2.4g/d,加入生理盐水 100mL 中静脉滴注。

3.合理应用免疫调节剂

(1)肾上腺皮质激素:应用肾上腺皮质激素治疗肝衰竭尚存在争议,但如果适应证选择适当,部分病例仍可取得较好的效果。通常选择发病早、病情进展迅速而无并发症的急性或亚急性肝衰竭患者,采用中、大剂量与短疗程激素冲击疗法,可以配合血液净化治疗。另外,甘利欣具有类激素样作用,可能抑制肝衰竭强烈的免疫病理反应,阻断肝细胞的继续坏死,而无肾上腺皮质激素引起继发感染和出血的危险,可以在临床中应用。常用剂量为150mg/d,加入葡萄糖液250mL中静脉滴注。需要注意的是,甘利欣有水、钠潴留的副作用,在使用过程中应密切观察。

(2)胸腺肽:适量的胸腺肽可使肝衰竭患者 T 抑制性细胞活性增强,国外研究显示胸腺肽 α_1 能够降低脓毒血症患者体内的 TNF、PAF、IL-1、IL-6、TXB2 等炎性介质,国内学者认为,胸腺肽 α_1 可降低重肝患者体内 PS、TNF、IL-2R、IL-6、$CD8^+$ T 含量,提高 IL-4、$CD4^+$ T 水平,因此胸腺肽对预防肝细胞坏死和促进肝脏恢复都有一定作用,尤其胸腺肽仅的临床应用为肝衰竭的治疗提供了较好的选择,它能有效地阻止肝细胞的坏死,促进肝细胞的再生,并能有效地防止患者发生机会性感染,为病情的恢复赢得时间,而且没有明显的毒副作用,因此能成为肝衰竭患者治疗的基础用药。胸腺肽常用剂量 $30\sim40mg/d$ 肌内注射,或 $40\sim100mg$ 加入 10% 葡萄糖液 100mL 内静脉滴注,每日或隔日一次;亦可应用胸腺五肽及胸腺肽 α_1(商品名 zadaxin,日达仙),每次 1.6mg,每日 1 次或隔日 1 次,皮下注射。

(3)骁悉与环孢菌素 A(环孢 A):骁悉能高效、选择性、非竞争性、可逆性地抑制次黄嘌呤单核苷酸脱氢酶,高度选择性阻断 T 和 B 淋巴细胞鸟嘌呤核苷酸的经典合成途径,对非淋巴细胞、器官无毒性作用。环孢 A 主要作用于 T 淋巴细胞,在细胞活化早期,它能抑制正被激活的 T 细胞,而不影响静止的 T 细胞,抑制辅助性 T 细胞,促进抑制性 T 细胞,而不改变 T 细胞计数。也有学者认为,它能维持辅助性 T 细胞的正常数量。其作用机制主要为抑制 T 细胞活化、抑制 T 细胞的第二信号。IL-2 的作用与生成、阻止特异性抗原诱导的 T 细胞增殖且没有骨髓抑制作用。这两种免疫抑制剂应用于各种移植患者的手术后治疗,由于它们有效地对机体免疫杀伤系统的抑制,故有可能应用于肝衰竭患者的病情激进期,能有效缓解免疫杀伤作用对肝脏的损伤。

4.病因治疗

(1)HBV 感染致肝衰竭的抗病毒疗法,一种观点认为,肝细胞的严重损伤并非由 HBV 引起,至少 HBV 不是直接导致肝细胞损伤的主要原因,故无需抗病毒治疗。但乙肝病毒感染是肝衰竭发生的始动因子,发病机制中重要的因素之一是由于机体对 HBV 的细胞免疫反应过强所致,而 HBV 在肝细胞内持续复制是诱导强烈细胞免疫反应的重要诱因,抗病毒治疗可使 HBV 复制迅速受到抑制,减少肝细胞间的相互传播,同时肝细胞膜上的靶抗原表达减少,降低了细胞毒性 T 细胞(CTL)对感染肝细胞的攻击,从而可以减轻肝细胞的损伤坏死。近年来,新一代核苷类似物成为乙型肝炎抗病毒治疗研究热点,在知情同意的基础上,应加用抗病毒治疗。目前抗病毒药物主要应用拉米夫定(贺普丁)、阿德福韦脂、恩替卡韦、替比夫定。拉米夫定每次 100mg,每日 1 次;阿德福韦脂每次 10mg,每日 1 次;恩替卡韦每次 0.5mg,每日 1 次;替比夫定每次 600mg,每日 1 次。但应注意后续治疗中病毒变异和停药后病情加重的可能。干扰素不推荐用于肝衰竭的治疗。天津传染病医院应用核苷类似物联合血浆置换治疗乙型肝炎肝衰竭,提示血浆置换可降低血液中乙肝病毒载量,联合治疗组近期抗病毒效果优于单用核苷类似物组,说明血浆置换可与抗病毒药物起协同作用,联合治疗可加快肝功能好转及 HBV DNA 下降,缩短病程,降低病死率。

(2)对于药物性肝衰竭,应首先停用可能导致肝损害的药物;对乙酰氨基酚中毒所致者,给予 N-乙酰半胱氨酸(NAC)治疗,最好在肝衰竭出现前即用口服活性炭加 NAC 静滴。NAC 是细胞内谷胱甘肽(GSH)的前体,能提高细胞内谷胱甘肽生物合成,近代研究证明 NAC 在体内能作为一氧化氮分子(NO)的载体发挥 NO 生理效应,促进收缩的微循环血管扩张,有效增加血液对组织氧输送和释放,纠正组织缺氧,降低多器官功能衰竭的发生。国外将其作为药物中毒引起的急性暴发性肝衰竭的治疗药,近年临床研究证明 NAC 不仅治疗醋氨酚过量所致的肝衰竭成功,对其他原因引起的肝衰竭也显示良好疗效。

(3)毒蕈中毒根据欧美的临床经验可应用水飞蓟素或青霉素 G。

(4)其他病因引起的肝衰竭应根据情况给予不同的处理。

5.抗内毒素血症治疗 各种致肝损伤因素(如肝炎病毒、乙醇、药物等)通过各自的特异性发病机制所造成的肝损伤,称之为"原发性肝损伤"。在肝炎发生、发展过程中机体出现肠源性内毒素血症(IETM)。

内毒素及内毒素激活 Kupffer 细胞所造成的肝损伤,则称之"继发性肝损伤"。这种肝损伤已失去原致肝损伤因素各自的特异性,均为肠源性内毒素血症所致。内毒素在肝衰竭发生、发展及转归中起到重要作用。应加强抗内毒素血症的治疗。虽然人们对内毒素结构、生物学活性及其致病机制,内毒素血症的病理生理过程等有关的认识取得了显著的进展,但是,针对内毒素血症的抗内毒素治疗都不能令人满意。虽然这些治疗措施在动物及少数患者中的应用显示有益,但大量临床应用则显示无明确的治疗效果。因此,内毒素依然是医药工作者久攻不克但又必须攻克的堡垒。

西医对内毒素血症的治疗,目前除应用血液净化治疗以清除血液中内毒素外,也可采取措施减少肠道内毒素的产生与吸收,如口服抗生素抑制肠道细菌生长、口服乳果糖.应用双歧活菌制剂抑制致病菌的生长等方法。经过多年的中西医结合研究,提出了"菌毒并治"的理论,并证实了中医药在治疗内毒素血症方面的优势。

血液净化技术,通过血液灌注或血浆置换等可有效清除血液中的内毒素。血流或血浆灌注技术所用吸附剂有多种,如多黏菌素 B、甘氨酸等,临床及动物实验表明不同的吸附剂疗效亦不同。多黏菌素 B 早已被证明具有抗内毒素作用,但由于它具有对中枢神经系统和对肾脏明显的毒性作用,因此限制了临床静脉使用,而多黏菌素 B 具有与内毒素脂质 A 结合的特性,有人把多黏菌素作为配体,固化在不溶性纤维上进行血液或血浆灌流,这样既可防止多黏菌素 B 释入血内,同时又能清除血中的内毒素。另有用阴离子及纤维蛋白溶解吸附剂或活性炭吸附剂吸附内毒素,但因吸附能力差或因非特异性吸附,影响了其应用。血浆置换技术不但清除游离的内毒素、与蛋白结合的内毒素,同时还可清除血液中过多的炎症因子和抗炎症因子,使炎症反应趋于平衡,去除脂质氧化物,减轻组织的损伤,阻断疾病进展的恶性循环。近年来连续性血液净化的开展,为有效清除炎症介质(如 IPS、TNF-α、PAF、C3a、C5a、IL-1、IL-6、IL-8 等)提供了更有效的治疗方法。天津市传染病医院自承担"七·五"国家攻关课题"重型肝炎治疗及疗效机制研究"开始,对重型肝炎患者进行血液净化治疗,采取血浆置换或血浆置换联合其他血液净化方法,尤其近来采取连续性血液净化法治疗,对减轻患者的临床症状、降低外周血内毒素、TNF-α、过氧化脂质、补体激活片段,改善重肝预后都取得了较好的结果。

抗脂多糖抗体能中和内毒素的实验研究结果令人鼓舞,特别是当抗脂多糖抗体研制和生产技术不断进步,由多克隆抗体到单克隆抗体产品的转化,人们在努力制备对内毒素具有较高亲和力的单克隆抗体。但其临床治疗效果并不理想,目前正在研制具有高亲和力、能中和内毒素的制剂,包括肽类和脂蛋白。

对抗细胞因子的治疗,在对内毒素致病机制的研究中表明,内毒素诱发的炎性细胞因子对组织细胞的损害远远超过内毒素本身对机体的直接影响,采用细胞因子的抗体来中和细胞因子,从而减轻细胞因子对机体的损害,已引起许多学者的关注。在动物重度失血性休克模型中,应用 TNF-α 单抗可以中和循环中的 TNF-α,降低 TNF-αmR-NA 的表达,能有效地防止多器官功能障碍,降低动物死亡率。在动物实验中,应用 IL-1 受体拮抗剂(IL-1RA)可以阻断 IL-1 对组织损伤作用,应用 IL-6 的单抗可以使大鼠在遭受致命的大肠杆菌感染时以及在予以致死量的 TNF-α 时得以存活。给予 IL-8 的单抗能够防止中性粒细胞介导的组织渗透和损伤。但临床试用疗效各家报道迥然不同,有说可以缓解感染中毒症状,更有应用这些生物制剂增加内毒素血症患者远期病死率的报道。因为这些炎症介质的产生又是机体对内毒素防御反应的一部分,具有显而易见的二重性,即过度释放的炎症介质可致机体损伤,而同时这些介质具有复杂的生理功能,可调节机体的免疫能力。如果采用抗体或受体拮抗剂来阻断介质,则就如一柄双刃剑,一方面减轻了组织的炎性损伤,另一方面亦削弱了机体的免疫力,这对于感染性疾病的治疗显然是不利的。此种治疗有待进一步研究。

保护肠黏膜屏障功能,重视营养支持在抗内毒素血症治疗中具有重要意义。

根据中医药学理论,内毒素血症在病机上属"正虚邪实",对应的治疗原则应是"扶正"和"祛邪"并举。单纯对抗性治疗只能解决"祛邪"的问题,而忽视了属于"扶正"的保护性治疗的重要性。我国学者王今达等在"菌毒并治,清下并用,扶正祛邪"原则指导下,对 105 例感染性休克的治疗取得了较好的疗效,张丙生在治疗老年性急腹症过程中,选择应用通里攻下、清热解毒、理气开郁以及活血化瘀之法,并在治疗中采用先攻后补、先补后攻及攻补兼施等法,结果表明对改善症状、减轻毒血症疗效满意,此类例子不胜枚举。另有大承气汤及其制剂为代表的通里攻下法有保护肠屏障、促进内毒素及细菌等从大便中排出体外,防止肠道内毒素及细菌移位,减轻内毒素、细胞因子及其他炎症介质与胃肠肽类激素(如 ET-1)所致损伤,对体内、体外实验以及多种病理模型与患者均有有效防治作用,是防治肠源性内毒素血症使用频率最高的治法和方剂,或加用清热解毒或活血化瘀中药。从肠源性内毒素血症的发病机制与实验及临床研究结果来看,通里攻下法是首选治法,这也符合西药发挥杀菌作用与中药清热活血,消除细菌内毒素作用"菌毒并治"的中西医结合理论,有广阔的发展的前景。

总之,目前对 IETM 的治疗已取得了一定进展,但尚无十分理想的药物,许多药物仍处于实验阶段,确切的作用机制还不明了,因此抗内毒素血症治疗药物与方法有待进一步研究。

6.积极防治并发症

(1)出血:避免使用抗血小板聚集药物,严格掌握肾上腺皮质激素的适应证,重度凝血障碍时给予注射维生素 K,定期输注鲜血、新鲜血浆、凝血酶原复合物和血小板。对有肝硬化门脉高压性胃黏膜病变的患者给予口服 β 受体阻滞剂、H2 受体阻滞剂或胃黏膜保护剂。对于出血患者应安静卧床休息,给氧并可适当给予镇静剂,如安定等,可根据病情给予立止血、洛赛克、补充凝血因子、降低门静脉压力等治疗。

(2)肝性脑病:治疗原则一是预防治疗,防止亚临床型演变为临床型;二是针对临床型的表现与病机采取综合性治疗,如加强基础治疗,提高抵抗力;降低血氨及清除血中有毒物质;纠正氨基酸比例失衡,减少假性神经递质形成。根据病情适当应用乳果糖、微生态制剂、苯二氮䓬受体拮抗剂、门冬氨酸-鸟氨酸及纳洛酮等,并注意清洁肠道,使大便保持每日 2~3 次为宜。

(3)肝肾综合征。肝肾综合征的药物及透析治疗效果较差,重在预防,因此应尽量避免应用可引起肾损伤的药物,及时防治感染,补充血容量和维持水电解质平衡,药物可试用多巴胺、酚妥拉明、八肽加压素、鸟氨酸加压素、甘氨酸加压素(特利加压素)、奥曲肽等。符合急性透析适应证时,应考虑行血液透析,有条件应及时考虑肝移植治疗。

(4)感染:感染可加重肝损害,早期诊断和积极防治感染非常重要。原发性腹膜炎是肝衰竭患者最常见的感染,可口服给予抗生素预防用药;适当应用乳果糖、双歧三联活菌等清洁肠道,又可避免引起肠道菌群失调。有条件者可用免疫球蛋白及新鲜血浆或全血等,以提高机体的免疫功能,对预防和控制严重感染有较好的帮助。在各种损伤性操作中要严格执行无菌操作。疑有感染存在时要积极寻找感染灶,及时应用抗生素治疗,早期可根据经验及本院抗生素应用指南选用广谱抗生素,随后要根据培养及药敏结果及时调整。特别应警惕真菌感染。

(5)水、电解质紊乱和酸碱失衡:肝衰竭患者水电解质紊乱和酸碱失衡非常复杂,要及时根据电解质检查及血气分析结果予以调整。治疗过程中要注意出入量及补液种类,防止发生医源性水电解质紊乱和酸碱失衡。对于碱中毒可给予精氨酸治疗。酸碱失衡中酸血症的机会明显少于碱血症,补充碱性药物应慎重,一般发生严重代酸或急性呼酸伴代酸时可适当补充碳酸氢钠。因为机体对碱中毒的缓冲能力弱,且碱中毒时对肝衰竭患者危害性大,故治疗时应将血 pH 值保持在正常偏酸状态。在阴离子间隙(AG 值)显著升高者,切忌使用较大剂量碳酸氢钠,以免发生代碱。治疗呼碱以处理原发病、纠正过度通气为主,并注意氧气吸入,纠正低氧血症,提高 $PaCO_2$ 水平。治疗代碱除纠正低钾和低氯血症外,可加用精氨酸。严重水电解质紊乱和酸碱失衡要及时考虑行血液透析或血液滤过治疗。

(6)防治脑水肿:国外主张对肝性脑病患者采用硬脑膜下插入微感器监测 ICP,以使其保持在正常水平,通常颅内压应维持在<4.0kPa(30mmHg)。

A.控制水/盐的入量:控制水/盐的入量是肝性脑病伴脑水肿的重要治疗原则,即液体 1000ml/d 以下、钠 10~20mg/d,水肿好转后再据病情调整。

B.提高血管内胶体渗透压:肝性脑病的患者常伴低蛋白血症,提高胶体渗透压是防治脑水肿的重要措施,血浆白蛋白至少提高到 30g/L 以上。

C.降低颅内压:脱水/利尿目前仍多用 20％甘露醇或 25％山梨醇 250mL,快速静脉滴注。临床上应 3~4 小时重复一次,为提高脱水效果可将甘露醇与速尿联合或白蛋白与速尿联合。

D.吸氧:肝衰竭患者常伴低氧血症,脑细胞水肿可以是组织缺氧的结果,脑水肿后又降低了脑氧的摄取,所以常规吸氧,甚至用高压氧来提高氧供和氧摄取率,改善重要脏器的代谢,促进功能的恢复是大有裨益的。

E.降低颅温:保护脑细胞,降低脑代谢,具体可以采取冰帽降温。

7.人工肝支持治疗　人工肝支持系统可部分代替肝脏功能,是目前的研究热点之一,可分为非生物人工肝支持系统、生物人工肝支持系统和混合型生物人工肝支持系统。目前非生物人工肝支持系统在临床中已得到广泛应用,生物人工肝支持系统和混合型生物人工肝支持系统也已进入临床实验阶段。人工肝支持治疗可降低病死率,延长生命,可以作为肝移植治疗的过渡,使患者能等到肝源并提高手术成功率。天津市传染病医院在参加“七·五”国家攻关课题“重症肝炎治疗及疗效机制研究”时,开始引用血液净化治疗重型肝炎,首次报道了其治疗的方法、效果及应注意的事项等,随着研究的不断进展,现根据临床情况采用多种治疗方法联合应用,取得了较好的疗效。

(1)非生物人工肝支持系统:主要通过机械作用、吸附作用以及人工半透膜技术替代肝脏的解毒功能,并可补充凝血因子、白蛋白、调理素、补体等物质,调节水、电解质、酸碱平衡,稳定内环境。目前已用于重型肝炎治疗的人工肝技术和方法主要有血液滤过、血液(血浆)灌流、血浆置换、分子吸附循环系统(MARS)等,这些技术已成熟,易于推广应用,已获得较好的效果。

(2)生物人工肝支持系统:生物人工肝的基本原理是将体外培养增殖的肝细胞置于特殊的生物反应器内,利用体外循环装置将肝衰竭患者血液或血浆引入生物反应器,通过反应器内的半透膜与肝细胞进行物质交换与生物作用。目前主要用于研究的培养肝细胞为猪肝细胞、人肝肿瘤细胞(C3A)等。理论上生物人工肝支持系统可替代人类肝脏的大部分功能,是最理想的人工肝替代方法,但肝细胞来源及安全性问题尚未解决,因此生物人工肝目前还停留在临床研究阶段。

(3)混合型生物人工肝支持系统:将生物人工肝与偏于解毒功能的非生物人工肝支持系统结合,能充分利用各种人工肝支持方法的优点,并克服各自的缺点,最大限度地实现临床肝衰竭人工肝辅助支持治疗所需的效果,因此是目前先进的人工肝系统,正处于临床试验阶段。

但人工肝治疗无法从根本解决肝脏功能衰竭,因此这种治疗必须配合其他治疗方案一起进行。在此项技术成熟的医疗单位应成为重要的肝衰竭治疗方案。对不同期肝衰竭 ALSS 治疗疗效进行分析,发现肝衰竭如能早、中期治疗,其治愈好转率明显提高,分别为 90.9％、71.0％,而晚期治疗仅为 20.5％。可能因早、中期 ALSS 治疗,通过清除患者血液中大量的胆红素、内毒素,调整血氨基酸比例,降低血病毒含量,补充蛋白质等必需物质,维持血正常电解质等,给患者创造一个良好的内环境,暂时阻断有害物质加重肝损害的恶性循环,为肝细胞再生争取了时间。晚期时进行 ALSS 治疗,虽暂时症状得以改善,但终因肝细胞已大块坏死,难以再生而死亡。故 ALSS 治疗肝衰竭应尽早施行,越早效果越好。

8.肝细胞移植　包括原代肝脏细胞移植治疗及肝脏干细胞肝脏移植治疗。原代肝脏细胞移植治疗技术开展较早,近年随着细胞分离、冻存、复苏等技术的进步,细胞数量、活力及应用后效果有所提高。肝脏干细胞基础研究近年不断取得进展,在干细胞来源、体外扩增、诱导与分化等环节取得不少成绩。近期英国、美国、中国等国家在细胞移植临床治疗肝衰竭领域都进行一些重要探索并看到较好苗头,值得关注。无论原代肝细胞移植还是肝脏干细胞治疗肝衰竭,都面临以下突出的问题:肝衰竭病情进展速度很快,而移植的细胞定居、分化、发挥功能要有一定周期,两者之间存在时间差;肝衰竭时需要的功能支持与有限的外来细胞能否提供足够的支持;肝衰竭错综复杂的临床病情对细胞移植后作用的影响等。

9.肝移植　作为一项从根本上解除肝功能衰竭的治疗方法有其明显的优越性,从原则上讲,一切肝脏疾病用目前所有疗法不能治愈而预计在短期内无法避免死亡者,均为肝脏移植的适应证。内科医师决定适宜的手术时机、移植科医师的适时手术、双方的密切合作可能对提高患者的移植存活率有积极作用。但肝脏移植也有明显的问题,如患者无法承受手术打击(即手术时机的选择)、手术费用昂贵(包括手术后的诊疗费用)、肝源的缺乏均是我们所面临的问题,我国目前此项治疗正处于快速发展阶段,全国有多家医院开展这种治疗,目前已作为终末期肝病的标准治疗方案。

10.中医药治疗　因肝衰竭的病机涉及脏腑、气血、邪正等方面,故在治疗上参照中医辨证分型标准早期清热化湿,通腑泄热,病情进展深入营血,宜清热凉血解毒涤痰,晚期宜益气养阴扶正。

(1)辨证施治

1)热毒炽盛证,治宜清热解毒,活络利胆。方用茵陈蒿汤加味,药用茵陈、栀子、大黄、羚羊角、姜黄、白鲜皮,调服安宫牛黄丸或玉枢丹。

2)热入营血证,治宜清营凉血,解毒救阴,方用犀角散合犀角地黄汤,药用水牛角、生地黄、牡丹皮、芍药、升麻、黄连、栀子、茵陈、牡丹皮、赤芍等。

3)痰火内扰证,治宜清热解毒,涤痰开窍。方用西羚三汁饮加味,药用水牛角、连翘、东白薇、皂角刺、羚角片、广郁金、天竺黄、粉丹皮、淡竹沥、鲜石菖蒲汁、生藕汁等。

(2)随证用药

1)严重消化道症状,严重厌油、恶心、呕吐、食欲锐减、极度乏力、二便不通,舌红苔黄厚或燥,证属湿热蕴毒,阳明腑实。治宜通腑泻火,解毒除湿。方用茵陈蒿汤、栀子金花汤加减,重用大黄。

2)黄疸急剧加重,血清胆红素增加迅速,黄疸颜色鲜明,热毒俱盛。治宜清热解毒,凉血活血,方用茵陈蒿汤、犀角地黄汤加减,重用清热解毒之品。根据关幼波教授的经验"治黄必治血,血行黄易却;治黄需解毒,解毒黄易辙;治黄要治痰,痰化黄易散",应加强活血解毒化痰之品,黄芩、黄连、黄柏以解毒,丹皮、赤芍、藕节、白茅根以凉血活血,杏仁、橘红、莱菔子、瓜蒌以化痰。对黄疸持续不退加用汉防己、秦艽以利湿,效果更著。

3)出血倾向:齿鼻衄血、皮肤瘀斑,凝血酶原活动度明显减低,证属湿毒热邪深入营血,迫血妄行。治宜清营凉血,活血解毒,方用清瘟败毒饮、犀角地黄汤加减。应用生地、丹皮、茜草凉血、止血。重用大黄凉血泄热,止血效果更好。

4)神志改变:反应迟钝、计算力或定向力减低,甚而精神异常、谵语、抽搐、昏迷等。证属湿热毒邪入于心包,治宜清心开窍,凉血解毒。鼻饲或胃管注入安宫牛黄丸,湿重神昏,可用局方至宝丹,取其开窍之长;

热盛抽搐者,宜清热熄风,方用羚羊角汤加安宫牛黄丸。

5)顽固腹胀:腹水、腹腔感染出现高热,证属湿热蕴毒,水气不化。热重于湿者,治宜清热利湿,行气消胀,方用茵陈蒿汤、小承气汤、八正散加减;湿重于热者,治宜消肿利湿,活血消胀,方用胃苓汤、小柴胡汤、实脾饮加活血利湿药;合并腹腔感染者,证属湿毒热盛,水气内停,治宜清热解毒,活血利湿,方用黄连解毒汤、四分散、桃核承气汤加减。

(3)单味中草药研究

1)大黄:大量动物实验及临床研究证明大黄有较好的退黄作用,其作用机制如下。

A.增强胃肠蠕动,促进胃肠中积滞的排泄,减少肠道中毒性物质的吸收,以免损害肝脏。

B.促进胆汁排泄,并减少胆红素的肝肠循环。

C.抗感染作用。

D.护肝作用,能减少肝坏死。

2)鲜地黄:李谦等研究口服鲜地黄汁联合人工肝支持系统对慢性重型肝炎的治疗效果。结果显示:与对照组比较,治疗组在口干舌燥、大便干结、胆红素下降、凝血酶原活动度回升、内毒素下降及细胞因子下降等方面均优于对照组。鲜地黄可促进排便,有效降低血清内毒素及促炎性细胞因子水平,促进胆红素下降,缩短凝血酶原时间,减少严重出血的危险,并可改善口干舌燥等症状。

3)赤芍:汪承柏等研究大剂量赤芍对黄疸的减退,内毒素血症的改善方面也有较显著的作用。另外,国内学者对田三七、川芎、丹参注射液、桃仁提取物、赤芍等活血化瘀药进行了不少动物实验与临床研究,发现它们有抗内毒素、活跃微循环、解除血小板聚集、阻止免疫复合物形成等作用,这对重型肝炎活血化瘀治疗提供了理论与实践基础,为重型肝炎的治疗开辟了广阔的前景。

总之,中西医结合治疗本病可提高疗效,降低病死率,采用大剂清热解毒凉血、活血生津救阴,乃至通里攻下的中药结合西医基础治疗,可截断病势,达到较好治疗效果。

(吴国庆)

第二十二章　常见肝病的护理

第一节　病毒性肝炎的护理

一、甲型病毒性肝炎

甲型病毒性肝炎简称甲肝(HA),是由甲型肝炎病毒(HAV)引起的急性肝脏炎症。临床特征是乏力、食欲不振、肝脏肿痛、肝功能异常,部分病例有发热及黄疸。主要经粪-口途径传播而发病。潜伏期 2～6 周,暴发病例的病死率甚高,大部分病例病程有自限性,预后良好。

【诊断】

1.临床表现　潜伏期 15～49 天,平均 30 天。一般以不适、乏力及纳差起病,伴畏寒、发热并有头痛、全身酸痛等非特异上呼吸道症状。多数有恶心、呕吐、厌食、腹部不适、腹胀或腹泻。上述症状多在起病后 24～48 小时内先后出现。少数可有肝肿大,血清转氨酶活力迅速上升。起病后 3～10 天,尿色变深呈深褐色,大便色泽变浅。此后 1～2 天,可见双眼巩膜黄染。

黄疸初期,乏力、食欲不振等更明显。发热等上呼吸道症状则逐渐消退。黄疸加深时可伴有皮肤瘙痒。体检可有肝脏肿大和触痛。少数有脾肿大。黄疸期持续长短随黄疸深浅不同而异。多数患者于第 2 周黄疸开始消退,症状随之改善,尿色、粪色逐渐恢复正常。

黄疸经 2～6 周完全消退,肝脾未能触及,80% 的患者在 3～4 个月内恢复。无黄疸型肝炎较多见,病情较轻,恢复顺利。

少数患者,尤其在前驱期曾从事体力活动,或有其他诱发因素者,可发展为暴发型肝炎。儿童患本病,症状一般较成人轻,恢复较成人快。

甲型肝炎的肝外表现不如乙型肝炎多见。但有极少数可出现皮疹、胸腔积液、再生不良性贫血等。

2.实验室检查

(1)血象:白细胞计数一般正常或偏低。分类计数常见多核中性粒细胞减少而淋巴细胞增多。红细胞计数正常,血红蛋白可轻度下降。

(2)尿:黄疸出现前 1～2 天,尿胆红素及尿胆原阳性,黄疸期胆红素反应递增。髓病情好转,逐渐转为阴性。

(3)肝功能试验:黄疸型患者血清胆红素值升高,于 1～2 周内达高峰,以直接胆红素增高为主。血清白蛋白与球蛋白含量正常。血清转氨酶活力明显上升,常在潜伏期后期开始增高,出现症状后急剧上升,在 5～10 天左右,维持数天或 2 周后迅速下降,恢复正常。暴发性肝炎时黄疸加深,血清胆红素急剧上升,

ALT反而下降,称为"酶胆分离",是病情凶险的征兆。

(4)特异性血清学检查:甲肝特异性IgM抗体(抗-HAV-IgM)出现早,一般在黄疸出现时即可测出。3~4个月大部分消失。抗-HAV-lgG在急性期后期和恢复期早期出现,它在人体内持续多年,当恢复期抗-HAV-IgG滴度比急性期≥4倍升高时,可以诊断甲肝。甲肝患者在潜伏期末期和急性期早期,可从粪便提取液中测到甲肝病毒抗原(HA-Ag)及HAV颗粒。

【治疗】

无特效药物,主要为支持疗法,应以休息为主,辅以适当饮食及药物。由于运动劳累可减少肝脏血流量,增加肝脏负担,故急性期应卧床休息。

饮食以清淡、高热量的食物为主。对厌食、严重呕吐不能进食者,可酌情静脉输液补充营养。病程中禁止使用肝脏毒性药物,如砷剂、锑剂、吗啡等。保肝药物不宜使用过多,可选用维生素C、复合维生素B或肌苷、葡醛内酯(肝泰乐)等。一般不宜使用肾上腺皮质激素。

甲肝。尤其是儿童、青壮年患者大多能自然康复。对年老体弱或原有肝病合并妊娠、慢性酒精中毒者应密切观察,并采取相应治疗方法。

【预防】

急性期患者隔离期的长短存在不同意见。我国规定自发病日算起,隔离不少于30天,托幼机构隔离40天,患者用品应严格消毒。

加强饮食、饮水、环境卫生,包括粪便的管理。强调饭前便后洗手。推行分餐制。餐具应煮沸或蒸汽消毒至少20分钟后再用。

丙种球蛋白有一定预防效果。通常幼儿1ml,儿童2ml,年长儿童及成人3ml肌内注射,1个月后重复1针,保护效果可维持6个月。在接触后7天内使用,可防止发病,减轻病情或缩短病程。

甲肝减毒活疫苗及灭活疫苗已取得进展,并逐步应用于临床。

二、乙型病毒性肝炎

【诊断】

1.临床表现 潜伏期45~160天。急性乙型肝炎的临床症状与甲型肝炎相同,但起病较缓,除一般肝炎症状外,乙型肝炎较甲型肝炎有更多的肝外表现。可有皮疹、局灶性肾炎、关节炎、结节性多动脉炎等。急性患者尚可出现心电图异常、胸腔积液、再生障碍性贫血、急性溶血等表现。不少患者无症状,仅在健康检查或诊治他病时偶被发现。肝肿大有压痛,少数脾肿大,肝功能改变较轻,多为单项ALT增高。一般在3个月内恢复,部分患者易发展为慢性肝炎。

慢性迁延性肝炎(慢迁肝)病情轻,有乏力、食欲不振、肝区不适和肝肿大等主要表现,多无黄疸、蜘蛛痣、脾肿大及肝外表现,肝功能检查仅为单项ALT轻度或反复异常,病程可迁延数年,多为自限性,少数可转为慢性活动性肝炎(慢活肝)或肝硬化。

慢性活动性肝炎(慢活肝)起病缓慢或隐袭。食欲不振、腹胀、乏力等症状显著,伴轻度黄疸、肝病面容、蜘蛛痣和肝掌。可有肝外表现。肝肿大,质地偏硬,进行性脾肿大。肝功能有多项持续反复异常。可出现自身抗体持续升高。肝活检可确诊。

2.诊断方法 临床诊断原则同甲型肝炎。必须综合以下资料进行全面分析:①流行病学资料,如注射史、接触史等。②临床症状和体征。③实验室检查。④其他特殊检查,如B超、肝活检等。确诊最常用的方法是用免疫学方法检测血清中HBV感染标志,检测这些标志物对于乙肝诊断、鉴别诊断以及传染性、病期、预后的估计和疗效判断等都有重要价值。目前,检查乙肝免疫标志物常用的方法为酶联免疫吸附试验(ELISA),放射免疫法则更为敏感,但要求一定设备条件。用 1251HBV-DNA 探针作分子杂交测定血清中 HBV-DNA,是诊断 HBV 感染最可靠、灵敏的方法。

病程超过半年尚未痊愈,病情较轻者可诊断为慢性迁延性肝炎。可行肝穿刺活检。如病情较重,肝活检可见碎屑状肝细胞坏死或桥形坏死,可诊为慢性活动性肝炎。

【治疗】

急性乙型肝炎治疗原则同甲型肝炎,以休息、营养为主,辅以适当护肝药物,避免饮酒、过劳和使用对肝脏有损害的药物。使用护肝药物的目的是调整组织代谢,祛除肝内脂肪沉积,改善肝脏的循环,促进肝细胞再生,防止肝纤维化。这类药物多数通过肝脏代谢,过多使用保肝药物,可增加肝脏负担,对肝炎恢复不利。可辅以中医中药治疗,辨证施治。中西药疗效无明显差异。

目前无消除乙型肝炎病毒颗粒或 HBsAg 的特异药物。急性患者不需使用干扰素、免疫抑制药。对慢性肝炎,可给予抗病毒药物,以干扰素为优,根据病情可给予免疫抑制药和免疫调节药,如 HBV 特异性免疫核糖核酸、转移因子、胸腺肽等。

【预防】

1.隔离患者　隔离期自发病日起不少于 30 天,但由于乙肝和甲肝不同,部分患者可存在慢性病毒携带状态,其隔离期限应参考有关传染性标志物的检测来决定。对于无症状的 HBsAg 携带者,可坚持日常工作,但不能献血,饮食行业人员、保育员应调换工作。本人应注意个人卫生和经期卫生,防止唾液、血液和其他分泌物污染周围环境。对于 HBsAg 阳性的儿童入托,应与 HBsAg 阴性的儿童分班管理。

2.切断传播途径　由于乙型肝炎主要是通过注射途径、母婴传播和生活密切接触传播。因此,除了加强个人卫生与公共卫生管理外,应加强医院隔离消毒,防止交叉感染,各项治疗和预防注射实行一人一针,各项医疗器械和用具(如采血针、针灸针、手术器械、各种内镜、口腔科钻头)应实行一人一用一消毒。排泄物、污水及化验室残余标本均应消毒后再排放。加强血液制品的管理,如 HBsAg 阳性者的血液和含人体成分的生物制品则不得出售和使用。

3.保护易感者　主要对象是 HBV 易感人群,尤其是 HBsAg 阳性母亲所生新生儿的预防。

(1)被动免疫:高效价乙肝免疫球蛋白(HBIG)对阻断 HBV 母婴传播有一定效果,婴儿出生后立即肌注 HBIG 0.5ml,或于出生时,1 个月,3 个月龄时各注射 1 次,其有效率分别为 42% 和 71%,必须指出,HBIG 必须在婴儿出生后 6~12 小时肌注,超过 24 小时其保护效果随时间延长而降低。

(2)主动免疫:乙肝灭活血源疫苗能有效地阻断 HBV 感染,且无严重的不良反应。新生儿免疫后抗-HBs 阳性率 90% 以上,保护效果达 70%~80%。对于阻断母婴传播,以婴儿出生后 24 小时内注射效果较好,免疫后抗-HBs 可持续 5 年或以上。方法多采用 0、1、6 个月共 3 针(免疫时间 2 年),每针 $10\mu g$~$20\mu g$(HBsAg)为宜,但母亲 HBeAg 阳性者,每针 $30\mu g$ 效果更佳。

除了血源疫苗,重组基因疫苗亦较常用,其效果与血源疫苗相同,3 针免疫后抗-HBs 阳转率可达 95% 左右。

(3)被动-主动免疫:HBeAg 阳性母亲,由于携带 HBV 量大,故主张对其所生新生儿,于生后 12 小时内肌注 HBIG 1ml,并于 1 个月,2 个月和 7 个月龄时各肌注乙肝疫苗 1 针,以提高保护效果。

三、丙型病毒性肝炎

指肠道外传播的非甲非乙型肝炎,是由丙型肝炎病毒引起的传染病,呈全世界分布,主要通过输血或血制品传播,尤其反复输入多个献血员血液或血制品更易发生。

【诊断】

本病潜伏期为 2～26 周,平均 7.4 周。临床表现为全身倦怠、发热、恶心、呕吐、黄疸、食欲不振等,与甲肝及乙肝相似,但症状较轻,一部分患者可以无临床症状,仅在健康体检时发现。

丙型肝炎,尤其是输血后丙型肝炎,其临床症状和肝功能异常的程度一般轻于甲型肝炎和乙型肝炎,但其血清 ALT 值呈双峰性或多峰性变动,慢性化率明显较高。在免疫功能健全的成人感染 HCV 时,同 HBV 感染不同,除引起一过性感染(急性肝炎)外,还可引起持续感染,从而导致健康带毒者以及慢性肝炎、肝硬化和肝细胞癌等多种病变。

根据流行病学,临床表现及血清中抗-HCV 阳性可以确立诊断。

【治疗】

急性丙型肝炎的治疗同乙型肝炎。对慢性丙型肝炎主张给予干扰素治疗,每次注射 γ-干扰素 300 万 U,每周 3 次,疗程 6 个月,约 50% 的患者有效,但停药后半数患者复发,进一步的研究尚在进行中。

【预防】

丙型肝炎的预防方法与乙型肝炎相同。目前,我国预防丙肝的重点放在对献血员的管理,加强消毒隔离制度,防止医源性传播。对献血员进行抗-HCV 筛查,可排除 85% 具有 HCV 传染性的献血员,从而明显降低输血后丙型肝炎的发病率。由于献血员抗-HVC 阳性率与 ALT 水平和抗-HBc 是否阳性有关,ALT 异常和抗-HBc 阳性者抗-HCV 阳性率明显高于 ALT 正常和抗-HBc 阴性者,因此在目前尚无条件进行抗-HCV 筛查的地区,可对献血员作 ALT 和抗-HBc 的筛查。排除上述两项指标的献血员后,输血后丙肝发病率可下降 61.2%。

据国外报道,经皮感染丙肝患者的血液者,可立即注射免疫球蛋白(0.06ml/kg),可能有预防作用。

本病的最终控制取决于疫苗预防。HCV 分子克隆的成功,为本病的疫苗预防提供了可能性。

四、丁型病毒性肝炎

丁型肝炎是由丁型肝炎病毒与乙型肝炎病毒等嗜肝 DNA 病毒共同引起的传染病。

HDV 的传播方式与 HBV 相似,以肠道外传播途径为主,例如注射、针刺、输血或血制品。因此传播丁型肝炎的高危人群主要是静脉药瘾者、多次输血者及经常接受血制品的血友病患者或血液透析患者。

【诊断】

1.临床表现　丁型肝炎是在有 HBV 感染的人身上发生和发展的。因此,它的临床经过比单纯 HBV 感染更为复杂。HDV 感染可表现为急性或慢性化过程。丁型肝炎的临床与其他类型的肝炎相似,但一般比其他类型肝炎表现更严重些。

HDV 与 HBV 可同时感染并均表现为一过性的急性过程,也可表现为慢性化过程。HDV 感染还可发生在慢性 HBsAg 携带者或慢性乙型肝炎患者身上,表现为 HDV 急性感染过程或表现为慢性化过程反复发作。无论是重叠感染或 HBV/HDV 同时感染,一般病情较重,但有时也可仅表现为 HDV 标志物阳性而无症状。总之,它的临床类型是多样的。

(1)同时感染:指患者同时或在间隔不长的时间内感染 HBV/HDV 两种病毒,可有以下两种结果:

①急性良性 HDV 相关肝炎:临床与生化特点与单纯急性乙肝相似,偶尔可见分别表示 HBV 与 HDV 感染的两次转氨酶高峰,最后痊愈。由于急性乙肝 HBsAg 血症持续时间很短,故肝内 HDAg 仅一过性出现,血清中不出现 HDAg,抗-HD-IgM 呈低滴度短暂升高,抗-HD-IgG 不断产生。病情呈良性自限性经过。

②暴发型肝炎:如急性乙肝病毒血症时间延长,HBV 复制活跃,有利于 HDV 的持续复制。因此,在 HBV 引起的肝损害基础上,加上 HDV 所致的肝损害,使病变加剧而诱发暴发性肝炎。此时临床症状重,病死率高。肝内 HDAg 持续时间延长,血中可出现短暂的 HDAg 血症,早期出现抗-HD-IgM,随后出现抗-HD-IgG。后者可能在 HBsAg 清除之后持续数月或数年。目前认为 HDAg 与肝损害的程度相关,肝坏死显著时,血清中才能测出 HDAg,它是反映病情严重性的标志。

(2)重叠感染:指慢性 HBsAg 携带者及慢性乙型肝炎或肝病患者发生 HDV 感染。特点为 HBV 感染已慢性化,已建立的 HBV 感染可支持 HDV 大量复制,导致慢性肝炎病情加重,也可形成暴发性肝炎,少数为急性自限性肝炎。

①自限性肝炎:临床上少见,症状轻,病程短,有自限倾向。患者先在肝内出现 HDAg,随后出现 HDAg 血症。继之血清出现抗-HD-IgM 和抗-HD-IgG,HDV 清除后,抗-HD-IgM 滴度下降,抗-HD-IgG 可高水平持续多年。此型见于 HBsAg 携带者感染 HDV。

②慢性活动性肝炎:重叠感染后演变为慢活肝,病情严重,呈进行性发展,预后极差,可发展为肝硬化,或病情突然恶化死亡。患者肝细胞核中 HDAg 可持续检出,血清抗-HD-IgM 与 IgG 呈高滴度,持续不降。

(3)暴发型肝炎:从起病到发展为重症肝炎在 1 个月以内。HDV 感染是发展成重型肝炎的促进因素。

2.实验室检查　丁型肝炎的诊断依据是在血清和肝脏中检测到抗-HD 和 HDAg。抗-HD-IgM 阳性,为急性 HDV 感染。HBV 与 HDV 同时感染者,抗-HD-IgM 呈一过性或持续时间不长;重叠感染者抗-HD-IgM 常持续较长时间或呈波动性。抗-HD-IgM 滴度升高伴肝功能异常,提示病情加重。慢性化者则 HDAg、抗-HD-IgM、HDV 的 RNA 和 HBV 的 DNA 持续阳性,病程进展迅速,预后差。

【治疗和预防】

目前无特效治疗。皮质激素治疗无效。应用 γ-干扰素治疗慢性丁型肝炎可有效地抑制 HDV 复制及 HBV 复制,长期疗程可改善病情。尚需长期观察远期效果。

预防丁型肝炎应先从预防乙型肝炎做起,在高危人群中接种乙肝疫苗可以预防乙肝,也同时预防丁肝。

在 HBsAg 携带者中预防丁型肝炎的发生,除了避免接触外,尚无法预防 HDV 感染。在国外重叠感染多发生于静脉药瘾及性乱者中,在我国主要是通过血液,如注射器、输血或血制品等,密切接触也有可能引起感染,故应防止这些途径的传播。

【护理措施】

1.休息　是急性肝炎治疗的主要措施,原则是在发病后 1 个月内应卧床休息,以后随病情好转,可逐渐增加活动量,以患者不感觉疲劳为度,至肝功能正常 1～3 个月后可恢复日常活动及工作,但仍应避免过度劳累及重体力劳动。

2.饮食　合理的营养、适宜的饮食也是治疗急性肝炎重要措施。在消化道症状明显时应进清淡、适合患者口味的饮食,但随病情好转,食欲改善,则应防止营养过剩。重症肝炎患者应给予低脂、低盐、高糖、高维生素易消化流质或半流质饮食,限制蛋白质摄入量。

3.病情观察　重点观察生命体征、神志、黄疸、出血及酸碱平衡等。

4.避免各种诱发因素　应禁用损害肝脏药物,禁烟、酒,避免过度劳累及感染等诱发因素。

(曹　玲)

第二节　肝硬化的护理

肝硬化是一种由不同病因长期、反复作用引起的肝脏慢性进行性弥漫性病变。病理特点为广泛的肝细胞变性坏死、再生结节形成、结缔组织增生,正常肝小叶结构破坏和假小叶形成,致使肝内血循环紊乱,加重肝细胞营养障碍。临床上以肝功能损害和门静脉高压为主要表现,并可出现多系统受累,晚期出现消化道出血、肝性脑病、继发感染等一系列严重并发症。

肝硬化是我国常见疾病和主要死亡病因之一,患者以青壮年男性多见,35~48 岁为发病高峰年龄,男女比例约为 3.6:1~8:1。据国外报道,肝硬化在总人口死因中位居第九,在 35~54 岁年龄组死因中位居第四;40~60 岁为发病高峰年龄,男女比例约为 2:1。

【病因与发病机制】

引起肝硬化的病因很多,目前在我国以慢性乙型肝炎为主,慢性丙型肝炎也占一定比例;欧、美国家则酒精性肝病居多;近年来,代谢综合征相关的非酒精性脂肪型肝炎(NASH)也逐渐成为肝硬化的重要病因。

1.肝炎病毒感染　主要是乙型肝炎病毒感染,其次为丙型或乙型加丁型重叠感染,其发病机制主要与肝炎病毒所造成的免疫损伤有关,经过慢性肝炎,尤其是慢性活动性肝炎演变而来。

2.慢性酒精中毒　长期大量饮酒者,乙醇及其中间代谢产物(乙醛)直接损害肝细胞、长期酗酒所致的营养失调等所致,称为酒精性肝硬化。

3.药物或化学毒物　长期反复接触某些化学性毒物如磷、砷、四氯化碳等或长期服用某些药物如双醋酚丁、甲基多巴等,可引起中毒性肝炎,最终发展成为肝硬化。

4.血吸虫病感染　反复或长期感染血吸虫的患者,由于虫卵及其毒性产物在肝脏汇管区的刺激,引起汇管区结缔组织增生所致,称为血吸虫病性肝硬化。

5.胆汁淤积　持续性胆汁淤积于肝内胆管或肝外胆管时,高浓度的胆红素及胆汁酸对肝细胞的化学性损害,肝细胞发生变性坏死和结缔组织增生而导致肝硬化。

6.循环障碍　慢性充血性心力衰竭、缩窄性心包炎以及肝静脉或下腔静脉回流障碍导致肝脏长期淤血,肝细胞因缺氧而发生变性坏死和结缔组织增生,导致肝硬化。

7.遗传和代谢性疾病　由于遗传性或代谢性疾病,某些物质或代谢产物沉积于肝脏,造成肝损害,并导致肝硬化,如肝豆状核变性、血色病、半乳糖血症和 α1-抗胰蛋白酶缺乏症、糖原累积症等。

8.其他　造成肝硬化直接和间接的原因还有很多,如自身免疫性肝损害、缺血性肝病、营养不良等。少数患者病因不明,称为隐源性肝硬化。

【病理】

上述各种病因长期作用于肝脏,其导致肝硬化的病理改变过程基本一致,即导致广泛的肝细胞变性坏死、再生结节形成和弥漫性结缔组织增生、假小叶形成。这些病理变化逐步发展,造成肝内血管受压、扭曲、变形、闭塞,致使肝血管床变小,肝内动、静脉小分支、门静脉之间发生异常吻合形成短路,致使肝内血循环障碍,形成了门脉高压的病理解剖基础,同时导致肝细胞的营养代谢障碍,促使肝硬化病变的进一步发展和肝脏功能的不断降低。

【临床表现】

肝硬化往往起病缓慢,症状隐匿。在肝硬化初期,患者的临床表现取决于原发疾病;患者的年龄和性别比例也因原发病不同而异,乙型肝炎肝硬化、酒精性肝硬化所致的肝硬化以中年以后的男性多见,自身免疫性肝炎所致的肝硬化以青年和中年女性多见,原发性胆汁淤积性肝硬化以中年和老年女性多见,遗传性病因导致的肝硬化以青少年多见。临床上根据患者肝脏功能的代偿状况将肝硬化分为肝功能代偿期和肝功能失代偿期。

(一)代偿期

许多患者无任何不适症状,部分患者以乏力、食欲不振为主要症状,可伴有低热、恶心、厌油腻、腹胀、腹泻及上腹不适等症状。症状常与劳累有关,休息和治疗后可缓解。男性可有性欲减退,女性可有月经减少或过早闭经。患者多有体重减轻,肝脏可轻度肿大,质中等度硬,伴轻度压痛。脾脏亦可有轻、中度肿大。肝功能正常或轻度异常。

(二)失代偿期

失代偿期主要表现为肝功能减退和门静脉高压所致的症状和体征。肝功能减退主要表现为肝脏合成及代谢、排泄功能障碍;门脉高压主要表现食管.胃底静脉曲张及破裂出血;而肝性脑病、腹水及其相关并发症(自发性细菌性腹膜炎、肝肾综合征)等是由肝功能减退和门脉高压共同所导致。

1.肝功能减退的临床表现

(1)全身症状与体征:一般状况和营养状况均较差,消瘦、乏力、精神不振,可有不规则低热、面色灰暗黝黑(肝病面容)、皮肤干枯粗糙、浮肿、口腔炎症及溃疡、夜盲等症,部分患者出现与病情活动或感染有关的不规则发热症状。

(2)消化道症状:食欲不振是最常见的症状,甚至厌食,食后饱胀不适,有时伴恶心、呕吐、腹泻。症状的产生与胃肠道淤血肿胀、消化吸收障碍和肠道菌群失调等因素有关。患者可出现腹胀、腹痛、肝区隐痛。腹胀可能与低钾血症、胃肠积气、肝脾肿大和腹水有关。腹痛、肝区隐痛常与肝肿大累及包膜有关。脾肿大、脾周围炎可引起左上腹疼痛。若肝细胞有进行性或广泛性坏死时可出现黄疸。

(3)出血倾向和贫血:患者常可发生鼻衄、牙龈出血、皮肤紫癜和胃肠出血,女性出现月经过多等。症状的产生与肝脏合成凝血因子减少、纤溶酶增加、脾功能亢进和毛细血管脆性增加导致的凝血障碍有关。患者常出现不同程度的贫血,贫血症状与营养不良、肠道吸收障碍、消化道慢性失血及脾功能亢进有关。

(4)内分泌失调:由于肝功能减退,对雌激素、醛固酮和抗利尿激素的灭活减少,患者体内的雌激素和醛固酮、抗利尿激素的水平增高。雌激素水平的增高可通过负反馈作用,致雄激素和肾上腺糖皮质激素分泌减少。可出现下述症状或体征:

1)肝掌和蜘蛛痣。

2)男性患者有性欲减退、睾丸萎缩、乳房发育和女性阴毛分布等;女性出现月经失调、停经、不孕和乳房萎缩等,发生原因与雌、雄激素比例失调有关。

3)糖耐量降低及糖尿病症状,发生原因与肝及外周靶细胞发生胰岛素抵抗有关。

4)水肿及腹水,由于体内醛固酮、抗利尿激素的增多引起。

5)皮肤色素沉着,好发于颜面部及其他暴露部位,与肾上腺皮质激素减少有关。

2.门静脉高压的表现   侧支循环的建立与开放,及腹水、脾大是门静脉高压的三大临床表现,尤其侧支循环的开放,对门静脉高压的诊断有特征性意义。

(1)腹水:是失代偿期最显著的表现。腹水出现前,患者常有腹胀,以进餐后明显。大量腹水时,患者腹部膨隆,皮肤紧绷发亮,并因膈肌上移,出现呼吸困难、心悸。部分患者可出现胸水。腹水形成的主要因素有:①门静脉高压:其一可导致腹腔脏器毛细血管床静水压增高,组织间液回流减少而漏入腹腔;其二导致肝静脉回流受阻,使肝淋巴液生成增多,超过胸导管引流的能力而渗入腹腔;②低蛋白血症:使血浆胶体渗透压降低,血管内液外渗至组织间隙;③内分泌失调所致的抗利尿激素增多引起钠水潴留;④有效循环量不足导致肾血流量减少,肾小球滤过率降低,排钠和排尿量减少。

（2）侧支循环的建立与开放:门静脉高压时,来自消化器官和脾脏的回心血受阻,使门、腔静脉交通支扩张、血流量增加,建立起侧支循环。临床上重要的侧支循环有:①食管和胃底静脉曲张;②腹壁静脉曲张;③痔静脉曲张,痔核形成。

（3）脾大:门静脉高压可致脾脏淤血性肿大,多为轻、中度肿大,部分可达脐下。后期可出现脾功能亢进,表现为红细胞、白细胞和血小板均减少。

3.肝脏情况　早期肝脏肿大,表面尚平滑,质中等度硬;晚期肝脏缩小,可呈结节状,表面不光滑,质地坚硬,一般无疼痛。但当肝细胞进行性坏死或并发炎症时可有压痛、叩击痛。

（三）并发症

1.上消化道出血　上消化道出血为最常见的并发症。多由于食管下段与胃底静脉曲张破裂导致,部分出血为并发急性胃黏膜糜烂或消化性溃疡导致。以发生突然、大量呕血、伴黑便为特征,常诱发肝性脑病,是出血性休克甚至急性死亡直接原因之一。

2.感染　因门腔静脉侧支循环开放以及低蛋白血症和白细胞减少导致的机体抵抗力下降,增加了细菌入侵繁殖的机会,常并发感染,如肺炎、胆道感染、大肠杆菌性败血症、自发性腹膜炎等。自发性腹膜炎是指腹腔内无脏器穿孔的急性腹膜细菌性感染。其主要原因是肠道内细菌异常繁殖并经肠壁进入腹腔,以及带菌的淋巴液漏入腹腔引起感染。致病菌多为大肠杆菌及副大肠杆菌,厌氧菌也是致病菌之一。一般起病较急,主要表现为腹痛、腹胀、发热、腹水迅速增长,出现腹膜刺激征,严重者发生感染性休克。

3.肝性脑病　这是晚期肝硬化最严重的并发症和最常见的死亡原因。

4.原发性肝癌　原发性肝癌大部分在肝硬化基础上发生。患者短期内肝脏迅速增大、持续性肝区疼痛、腹水多呈血性、不明原因的发热,应警惕癌变的可能,需做进一步检查。

5.肝肾综合征　由于大量腹水致有效循环血量减少,肾血管收缩、肾血流量减少、肾小球滤过量下降引起。表现为少尿、无尿、稀释性低钠血症,低尿钠和氮质血症等,肾脏本身无器质性改变,故又称为功能性肾衰竭。上消化道出血、休克、大量的腹水和强烈利尿、内毒素血症和电解质、酸碱平衡紊乱等与并发症的发生密切相关。

6.电解质和酸碱平衡紊乱　肝硬化患者在腹水出现前一般已存在,出现腹水后,电解质和酸碱平衡紊乱更为严重。常见的有:①低钠血症,与长期摄入不足、长期利尿和大量放腹水使钠丢失增多以及水钠潴留所致的稀释性低钠血症有关;②低钾血症与代谢性碱中毒,与进食少、呕吐、腹泻、长期使用利尿剂或葡萄糖制剂、继发性醛固酮分泌增多等有关。

【辅助检查】

（一）实验室检查

1.血、尿常规　失代偿期时可有不同程度贫血,脾功能亢进时全血细胞计数减少;尿内可有蛋白、红细胞;黄疸时尿中检测胆红素阳性,尿胆原增加。

2.肝功能检查　代偿期肝功能正常或轻度异常,失代偿期则多有异常。

（1）转氨酶:轻、中度增高,以丙氨酸氨基转移酶（ALT）显著,肝细胞广泛大量坏死时则可能有天门冬氨酸氨基转移酶（AST）升高,AST 活力大于 ALT。

（2）血清蛋白:血清总蛋白正常、降低或增高,血清白蛋白降低,球蛋白却增高,白蛋白/球蛋白（A/G）的比值降低或倒置。

（3）凝血酶原时间:有不同程度的延长。

（4）血清蛋白电泳:白蛋白减少,γ 球蛋白增多。

3.免疫功能检查   血清 IgG、IgA、IgM 增高,以 IgG 最显著;病毒性肝炎患者的病毒标志物呈阳性反应。

4.腹水检查   一般应为漏出液,若患者发生癌变、自发性腹膜炎等并发症时,腹水性质可发生改变。

(二)其他辅助检查

1.影像检查   常用的影像学手段如 B 超、X 线、CT、核磁共振成像(MRI)等可以发现肝硬化和(或)门脉高压的征象。如肝包膜增厚、肝表面轮廓不规则、肝实质的回声不均匀增强或 CT 值增高或呈结节状,各肝叶比例改变,脾脏厚度增加及门静脉、脾静脉直径增宽等。食管静脉曲张时,食管 X 线吞钡检查可见食管下段虫蚀样或蚯蚓样充盈缺损,胃底静脉曲张时可见菊花样充盈缺损。

2.内镜检查   消化道内窥镜可直观静脉曲张的部位和程度,阳性率较 X 线检查高;并可在直视下对出血部位进行止血治疗。

3.肝组织病理学检查   在 B 超引导下采用自动穿刺针进行肝活检组织病理学检查,显示典型的肝硬化结节形成。肝活检可靠性及安全性很高,患者的痛苦也较小,但也有其局限性,如病变不均一有可能造成取样误差,且不可能对同一患者反复多次进行穿刺,因而不便于观察动态变化或治疗效果。

【诊断要点】

肝硬化诊断的"金标准"是肝活检组织病理学检查,并根据有病毒性肝炎、长期酗酒、血吸虫病或营养失调等病史,肝功能减退与门静脉高压症的临床表现,影像学肝质地坚硬,以及实验室肝功能试验异常等可以确诊。

【治疗要点】

对于肝硬化的治疗主要是病因治疗、一般对症支持治疗及预防和治疗各种并发症。最重要的是从整体观念出发,给患者制定一个系统的、规范的临床治疗方案及长期随访监测计划。

(一)病因治疗

对慢性乙型和丙型肝炎所致的肝硬化,如果病毒复制仍然活跃,可给予相应的抗病毒、降酶、退黄治疗;对于失代偿期的肝硬化患者应禁用干扰素等有可能加重肝功能损害的药物。对于酒精性肝硬化患者应立即严格戒酒。对于胆汁淤积性肝硬化应及早给予大剂量熊去氧胆酸治疗。对于自身免疫性肝炎所致的肝硬化若仍有疾病活动,应给予激素或激素加硫唑嘌呤治疗。只有去除或有效控制病因,才能有效延缓、阻断甚至逆转肝硬化的发展。

(二)一般治疗

包括休息、饮食、营养支持疗法,维持水、电解质和酸碱平衡,特别注意钾盐的补充;酌情应用氨基酸、血浆及白蛋白等。

(三)降低门静脉压力

常用心得安,应从小量开始,递增给药。用法:每次 10～20mg,每日 3 次或每次 40mg,每日 2 次。其他硝酸酯类,如消心痛,或钙通道阻滞剂也可选用。

(四)并发症的治疗

1.腹水治疗

(1)卧床休息、限制水钠摄入。常规限钠能使基础尿钠排出量相对较高的患者腹水消退。

(2)利尿剂的应用:大多数腹水患者需要加用利尿剂治疗,约 90% 的患者对限钠和利尿剂治疗有反应。主要使用安体舒通和速尿,二者有协同作用,可避免电解质紊乱和过度利尿。使用安体舒通和速尿的比例为 100mg∶40mg。

(3)腹腔穿刺放液及补充血容量:大量腹水出现明显压迫症状时,可穿刺放液以减轻症状,同时按放腹水量每升补充白蛋白 6～8g,以提高血浆胶体渗透压,可有效预防大量排放腹水造成的循环改变和肾脏损害。有证据表明在白蛋白的扩容配合下,每次放腹水大于 5L 是安全的,一次最大放液量可达 15～20L。

(4)自身腹水浓缩回输:腹水浓缩回输是利用半透膜的有限通透性,让水和小分子物质通过,保留白蛋白等成分,通常可将腹水浓缩 2～6 倍,钠盐被大量清除。浓缩后的腹水经外周静脉回输至患者体内,可提高血浆白蛋白浓度和血浆胶体渗透压,增加有效血容量,改善肾功能,抑制醛固酮和抗利尿激素的分泌,减少外源性白蛋白和利尿剂的应用。但有感染的腹水禁止回输。

(5)手术置管介入方式:近年来,有证据证实通过体内置入支架或分流管,以使腹水生成减少和出路增加,是难治性腹水治疗的有效方法,如经颈静脉肝内门体分流术(TIPS)、腹腔静脉分流术(PVS)等。

2.上消化道出血的治疗　对已发生上消化道大出血者,按上消化道出血治疗原则采取综合措施进行治疗。

(五)手术治疗

如脾切除术、肝移植,是近年来治疗肝硬化的方法。

(六)中医中药

祖国医学对慢性肝病有独特的见解,认为肝硬化由湿热所致,肝气郁积,影响脾胃,致血行不畅、脉络阻塞,造成积聚或症瘕,后期则出现鼓胀,辨证多属肝郁脾虚或水积鼓胀型,前者可用柴胡疏肝汤(散)加减等;后者可用五苓散或五皮饮加减,在治法上除有中药汤饮外,还有一系列外治疗法,如穴位敷贴、中药灌肠等行之有效的方法。

【主要护理诊断/问题】

1.活动无耐力与肝功能减退、大量腹水有关。

2.营养失调低于机体需要量与肝功能减退、门静脉高压引起食欲减退、消化和吸收障碍有关。

3.体液过多与肝功能减退、门静脉高压引起钠水潴留有关。

4.焦虑与担心疾病预后、经济负担等有关。

5.有皮肤完整性受损的危险与营养不良、水肿、皮肤瘙痒、长期卧床有关。

6.潜在并发症:上消化道出血、肝性脑病、感染、肝肾综合征。

【护理措施】

1.休息与活动　肝功能代偿期患者可参加一般轻工作;肝功能失代偿期或有并发症者,须卧床休息,病室环境要安静、舒适;大量腹水患者可采取半卧位、坐位或取其自觉舒适的体位,使膈肌下降,以利于减轻呼吸困难;肢体水肿者,可抬高下肢,以利静脉回流,减轻水肿。并告知患者休息有利于保证肝、肾血流量,避免加重肝脏负担,促进肝功能的恢复;卧床休息时使用床栏,防止坠床。

2.病情观察

(1)密切观察患者精神、表情、行为、言语、体温、脉搏、呼吸、血压的变化以及有无扑翼样震颤、皮肤黏膜、胃肠道有无出血等,及时发现有无感染、出血征兆及肝性脑病先兆表现。

(2)观察患者的食欲、有无恶心呕吐、对饮食的爱好等;评估其营养状况,包括每日营养摄入量、体重、化验室检查的有关指标变化。

(3)观察腹水和皮下水肿的消长情况,准确记录出入液量、测量腹围及体重,在患者有进食量不足、呕吐、腹泻时,或遵医嘱使用利尿剂及放腹水后更应加强观察。

(4)及时送检各类标本,监测血常规、大便隐血、肝功能、电解质及血氨等的变化,尤其在使用利尿剂、抽腹水后和出现吐泻时应密切观察电解质的改变。

3.饮食护理　既保证饮食中的营养供给又必须遵守必要的饮食限制是改善肝功能、延缓肝硬化病情进展的基本措施。以高热量、高蛋白质、低脂、维生素、矿物质丰富而易消化的食物为原则,并根据病情变化及时调整,必要时遵医嘱给予静脉内营养补充。严禁饮酒。分述如下:

(1)总热量:充足的热量可减少对蛋白质的消耗,减轻肝脏负担,有利于组织蛋白的合成。肝硬化患者要有足够的热量,每日食物热量以 2500～2800 千卡较为适宜。按体重计,每日每千克体重约需热量 35～40 千卡。

(2)蛋白质:蛋白饮食对保护肝细胞、修复已损坏的肝细胞有重要意义,应适量供给,一般每日供给 100～120 克。血浆蛋白减少时,则需大量补充蛋白质,可供 1.5～2g/kg·d,有腹水或使用糖皮质激素治疗者可增至每天 2～3g/kg·d。但在肝功能严重受损或出现肝昏迷先兆症状时,则要严格限制进食蛋白量,控制在 30g/d 左右,以减轻肝脏负担和减少血中氨的浓度。蛋白质主要来源以豆制品、鸡蛋、牛奶、鱼、瘦肉、鸡肉等为主,尤其是豆制品,因其所含的蛋氨酸、芳香氨基酸和产氨氨基酸较少,且含可溶性纤维,可避免诱发肝性脑病或防止便秘。

(3)糖类:供应要充足,每日以 300～500 克为宜。充足的糖类可保证肝脏合成并贮存肝糖原,对防止毒素对肝细胞的损害是必要的。但是过多地进食糖类,不仅影响食欲,而且容易造成体内脂肪的积聚,诱发脂肪肝及动脉硬化等症,患者体重也会日渐增加,进一步加重肝脏的负担,导致肝功能日渐下降。

(4)脂肪:适量摄入可保证足够的总热量,也有助于增加患者的食欲,但不宜过多。肝硬化患者的肝脏胆汁合成及分泌均减少,使脂肪的消化和吸收受到严重影响。过多的脂肪在肝脏内沉积,不仅会诱发脂肪肝,而且会阻止肝糖原的合成,使肝功能进一步减退。一般来说,每日以 40～50 克为宜。禁用动物油,可采用少量植物油。

(5)维生素:维生素要全面而丰富。B族维生素对促进消化、保护肝脏和防止脂肪肝有重要生理作用。维生素 C 可促进新陈代谢并具有解毒功能。脂溶性维生素 A、D、E 对肝都有不同程度的保护作用。新鲜蔬菜和水果含有丰富维生素,如苹果、柑橘、柚子等,日常食用可保证维生素的摄取。

(6)矿物质:肝硬化患者体内多有锌和镁离子的缺乏,在日常饮食中应适量摄取含锌和镁丰富的饮食,如瘦猪肉、牛肉、羊肉、鱼类以及绿叶蔬菜或乳制品等。

(7)盐和水:有腹水者,应予少盐或无盐饮食,大量腹水时,钠盐的摄入量限制在 0.6～1.2g/d。水的摄入量限制在 1500ml/d 以内。如血清钠小于 130mmol/L,每日摄水量应控制在 1000ml 以下。若有稀释性低钠血症,血清钠小于 125mmol/L,摄水量应限制在 300～500ml/d(由于 1g 钠约潴留 200ml 水,故限制钠的摄入比水更为重要)。要教会患者如何安排每日摄入的食盐量,并向患者介绍各种食物的成分,例如含钠量高的食物有咸肉、咸鱼、酱菜、罐头食品及酱油、含钠味精等,应尽量减少食用;多食含钠较少的粮谷类、瓜茄类和水果等。

(8)少食多餐:肝硬化患者的消化能力降低,每次进食不宜过量,以免加重肝脏负担。要少食多餐,尤其是在出现腹水时,更要注意减少进食量,以免增加饱胀不适的感觉。食谱应多样化,讲究色美味香及软烂可口易消化,以增加患者的食欲。

(9)避免食物诱发上消化出血:有食管胃底静脉曲张者,应避免进食坚硬、粗糙的食物,以防止刺伤食道造成破裂出血。可指导患者进食菜泥、果泥、肉末、软饭、面食等,且进餐时应细嚼慢咽;服用片剂的药物应先磨成粉末再行服用。

4.对症护理

(1)皮肤黏膜出血:①避免外力碰撞身体或肢体局部长时间束缚(如测血压、静脉穿刺扎止血带等),导致皮下出血;②做好口腔护理,保持口腔清洁和完整,避免感染和出血。指导患者选择合适的牙具,避免使用刷毛太硬的牙刷,切勿用牙签剔牙,以防牙龈损伤或出血;③有牙龈出血者,用软毛牙刷或含漱液清洁口腔;④避免用力擤鼻、挖鼻孔,鼻衄时,可以局部冰敷。

(2)腹水/水肿的皮肤护理:①选择宽松合适、柔软舒适的衣裤,以免衣物过紧影响肢体血液循环;②协助患者勤修剪指甲,告知勿搔抓皮肤以免破损感染;③每日温水擦身,动作宜轻柔,避免用力擦拭致破损或皮下出血,尤其是水肿部位。指导患者避免使用碱性香皂与沐浴液,并使用性质温和的护肤乳液,以减轻皮肤干燥及瘙痒症状;④长期卧床患者协助床上翻身,预防压疮的发生;⑤阴囊水肿明显时,可使用软垫或托带托起阴囊,以利于水肿消退和防止摩擦破损。

(3)腹腔穿刺放腹水护理:①协助医师准备穿刺用物及药品;②术前向患者说明穿刺的目的、注意事项,并测量体重、腹围、生命体征,嘱患者排空小便,以免误伤膀胱;③术中观察患者面色、脉搏、呼吸及有无不适反应;④术毕以无菌敷料覆盖穿刺部位,并以腹带加压收紧包扎,以免腹内压骤降致回心血量突然减少发生虚脱;⑤协助患者取侧卧位,以减轻穿刺点的表面张力,防止和(或)减轻溢液,术后至少卧床休息12小时;⑥及时送检腹水标本,记录抽出腹水的量、性质和颜色;⑦术后注意观察患者血压、脉搏、神志、尿量及不良反应;监测血电解质的变化;⑧观察穿刺部位敷料有无渗出,渗出液量及色,及时更换浸湿敷料、腹带。

5.用药护理　①指导患者正确的服药方法、时间及有可能出现的副作用,并观察服药后的效果,慎用安眠镇静剂。②使用利尿剂应注意:遵医嘱小剂量、间歇利尿;监测神志、体重、尿量及电解质,利尿治疗以每天减轻体重不超过0.5kg为宜,以免诱发肝性脑病、肝肾综合征;使用排钾利尿剂者应注意补钾;观察腹水,渐消退者可将利尿剂逐渐减量。③指导患者不可随意增减药量及擅自服用他药,以免加重肝功能损害。

6.心理护理　关心体贴患者,懂得去聆听其倾诉,了解其疾苦,排解其忧郁,消除其顾虑,以积极乐观的生活态度影响患者,增强患者战胜疾病,应对变化的信心、力量和能力。同时要让患者明白七情伤体的道理,自觉地克服不良情绪,而做到心境平和,气机调畅,提高机体的抗病力。

【健康教育】

1.向患者讲解与肝硬化预后的相关知识,使之掌握自我护理的方法,学会自我观察病情变化,要求患者及家属掌握各种并发症的诱因及其主要表现,出现异常及时就诊。

2.指导患者合理安排生活起居,注意休息,生活规律,保证充足的休息与睡眠;失代偿期更应多卧床休息,避免疲劳;指导患者学会自我观察大小便的色、质、量,学会自测并动态地观察体重、腹围、尿量;保持大便通畅,切忌怒责;便秘时可按医嘱服用乳果糖等调节排便;指导患者学会自我调摄,防止诸如上呼吸道、胃肠道、皮肤等各类感染。

3.指导患者根据病情制定合理的饮食计划和营养搭配,切实落实饮食计划。饮食宜丰富维生素、蛋白质,高热量,易消化;禁止饮酒。忌辛辣、粗糙、坚硬、肥厚、刺激性食物及浓茶、咖啡等。

4.指导患者了解常用的对肝脏有毒的药物,用药应遵医嘱,不能随意服用或更改剂量,以免加重肝脏损害,避免使用镇静安眠药。

5.指导患者保持平和心情,防止郁怒伤肝。

(何　萍)

第三节　酒精性肝病的护理

酒精性肝病是因长期大量饮酒所导致的肝损害。主要表现为三种形式:酒精性脂肪肝、酒精性肝炎和酒精性肝硬化,这三种形式可单独或混合存在。本病在欧美等国多见,近年我国也有上升趋势。

【临床表现】

1.酒精性脂肪肝常无症状或症状轻微,可有乏力,食欲不振,右上腹隐痛或不适。肝脏多有肿大,但压痛常见。患者有长期饮酒史。

2.酒精性肝炎常发生在近期(数周至数月)大量饮酒后,出现食欲减退、恶心呕吐、乏力、肝区疼痛等症状。可有发热,常有黄疸,肝大并有触痛。严重者可并发急性肝衰竭。

3.酒精性肝硬化发生于长期大量饮酒者,其临床表现与其他原因引起的肝硬化相似。可伴有慢性酒精中毒的其他表现。

【评估要点】

1.一般情况　患者性别、年龄、生命体征,生活习惯、营养状况、二便情况,对疾病的认识程度。

2.专科情况

(1)详细询问嗜酒史,包括饮酒种类、量、时间和方式。

(2)有无食欲减退、乏力、低热等。

(3)营养状况如何,是否消瘦及其程度,有无水肿。

(4)皮肤黏膜有无黄染、出血点、蜘蛛痣、肝掌、腹壁静脉显露。

(5)肝、脾触诊应注意其大小、质地、表面情况、有无压痛。

3.实验室及其他检查　酒精性肝病可有 AST 和 ALT 异常,肝脏超声或 CT 检查常能协助早期诊断。

【护理诊断/问题】

1.焦虑　与急性肝衰竭、肝硬化有关。

2.知识缺乏　缺乏有关疾病的防治知识。

3.营养失调,低于机体需要量　与氨基酸、脂肪及糖类代谢异常有关。

【护理措施】

1.由于缺乏对疾病的了解,患者产生各种不良情绪反应,护士应做好心理疏导工作。

2.向家属或患者说明疾病的基本知识,必须阐明防治肝炎的重要性,教会患者及家属一般肝硬化知识,树立战胜疾病的信心。

3.应进高蛋白、高热量、低脂饮食,并补充多种维生素。

4.遵医嘱用药,注意使用糖皮质激素的指征及不良反应。

5.休息可减少患者体能消耗,减轻肝脏负担、增加肝脏血流量,有助于肝细胞修复和改善腹水、水肿。

【应急措施】

1.肝功能失代偿期患者应卧床休息。

2.对于酒精依赖所出现的戒断现象,做好应急防护,必要时加床档或使用保护带。

3.随时备好抢救物品,如双囊三腔管、止血药、升压药等。

【健康教育】

1.指导患者戒酒,对患者进行戒酒教育,告知戒酒是治疗酒精性肝病的根本。

2.避免用对肝脏有损害的药物,在医生指导下进行用药,并定期进行复查。

3.合理安排休息时间,注意劳逸结合。

4.病情稳定,临床无症状者应 2 个月左右复查 1 次肝功能,肝、脾 B 超。

（余　米）

第四节　原发性肝癌的护理

本病系指原发于肝细胞或肝内胆管细胞的肿瘤。主要由乙型和丙型肝炎病毒感染、黄曲霉菌污染、饮水污染引起,其他如吸烟、饮酒及遗传易感性也具有重要作用。肝癌多见于东南亚和非洲。我国是肝癌高发区,我国肝癌占全球的40%～50%,死亡的人数仅次于胃癌,每10万人口就有20.4人死于肝癌,多数死亡年龄为40～70岁,男女比例约为2∶1。

【病理组织学】

1.大体病理学分型　　1982年我国肝癌病理协作组将肝癌分为4型:块状型(肿瘤直径＞5cm,其中＞10cm称为巨块型),块状型又可以分为单块型、融合块型、多块型;结节型(肿瘤直径＜5cm,结节型又可以分为单结节型、融合结节型、多结节型;小癌型(单个癌结节直径≤3cm,或者两个相邻的癌结节直径之和≤3cm);弥漫型。1984年日本学者Okuda将肝癌分为5型:膨胀型、浸润型、混合型(再分单结节和多结节型)、弥漫型、特殊型(如带蒂外生型)。此外,肝癌根据其分化程度还可以分为Ⅰ、Ⅱ、Ⅲ、Ⅳ级。

2.组织病理学分型　　分为肝细胞性肝癌(占90%左右,可以分为小梁型、假腺型、实体型、硬癌型、多形态型、透明细胞型、纤维板层型和纺锤型,其中纤维板层型多见于年轻无病毒性肝炎的患者,甲胎蛋白阴性,预后好)、胆管细胞性肝癌和混合性肝癌。

【临床表现】

起病隐匿,早期可无任何症状与体征。本病约有1/3不能早期诊断。有症状者占2/3,轻者可类似肝炎后肝硬化症状。首发症状以肝区疼痛最为常见,其次是上腹部包块,再其次是乏力、纳差、消瘦、腹胀、发热、腹泻等。肝区疼痛以持续性钝痛或隐痛较为常见,部分有阵发性加剧。肿瘤波及横膈时可有右肩背放射痛或胸痛。位于肝左叶可表现为中上腹部疼痛而类似胃痛。肝区疼痛产生的原因可能与肿瘤增大或破裂出血引起肝包膜张力增高、肿瘤坏死物刺激肝包膜有关。

中晚期肝癌的体征可有:肝大、质硬、表面凹凸不平、有压痛,有的肿瘤血管丰富,可听到血管杂音,可有黄疸、腹水、胸水、脾大、下肢水肿等。

少见的肝癌临床症状为伴(旁)癌综合征(是由癌组织分泌的生物活性物质引起的一些特殊的症候群):如红细胞增多症、低血糖、血小板增多症、高钙血症、高纤维蛋白原血症、高胆固醇血症、性征改变、类癌综合征等。

带蒂肝癌的瘤体不在肝内而容易误诊为其他肿瘤,肝癌在胆管内生长而较早出现黄疸,肝癌在血管内生长可主要表现为门静脉或下腔静脉癌栓的症状。

肝癌常见的并发症有上消化道出血、癌结节破裂出血(突然右上腹部剧烈疼痛,并伴有腹膜刺激征、大汗淋漓、血压下降、脉搏细数等)、肝功能衰竭(肝性脑病、肝肾综合征、出血倾向)、恶病质、腹水、胸水、继发感染等,这些并发症有相应的症状和体征。

肝癌转移可表现出相应的症状和体征。

胆管细胞癌与肝细胞癌常有不同的临床病理特点:男女发病率相近(肝细胞癌男性远多于女性)。常无(乙型和丙型)病毒性肝炎肝硬化及门静脉高压症,瘤体硬而无包膜(肝细胞癌多软而有包膜)。组织学多为腺管型(肝细胞癌多为小梁型和假腺管型),纤维间质较多,肿瘤血管较少,血流转移少、而淋巴结转移多,较少侵犯门静脉和肝静脉。黄疸伴发热出现较早。AFP常阴性。

丙型病毒性肝炎相关肝癌患者较乙型病毒性肝炎相关肝癌患者年龄大、肝硬化重、预后差。

肝癌的自然病程:如果不治疗,小肝癌或亚临床肝癌的 1,3,4,5 年的存活率分别为 72.7%,36.4%,13.6% 和 0%,中位存活时间为 15 个月左右(从诊断明确起);中期肝癌中位存活时间为 6 个月左右,晚期肝癌中位存活时间为 3 个月左右。各种肝癌平均 5 年的存活率不超过 5%。

【辅助检查】

1.实验室检查

(1)甲胎蛋白(AFP):阳性率为 60%~70%。表现为血 AFP 升高≥30μg~400μg/L,持续 2 个月以上或血 AFP 升高≥500μg/L,持续 1 个月以上。

部分活动性肝病(急慢性病毒性肝炎、肝硬化活动,由于肝细胞再生明显阶段也具有合成 AFP 的能力,升高者占 19.9%~34.4%,升高的幅度多为 30μg~200μg/L,血 AFP 与 ALT 定量动态曲线呈正相关)、妊娠(分娩后转为阴性)、胚胎生殖腺肿瘤(睾丸癌、卵巢癌、前列腺癌、精原细胞瘤、混合性生殖细胞瘤、腹膜后恶性畸胎瘤、肝母细胞瘤等)、消化管癌(胃癌、胰腺癌、胆管癌、食管癌、大肠癌,多数轻度升高,其中胃癌多见,而且部分胃癌患者血 AFP 升高≥500μg/L,血 AFP 升高的胃癌又称为胃肝样腺癌)、其他肿瘤(如肺癌、肾癌、乳腺癌、白血病)也可以升高,甚至存在遗传性持续性血 AFP 升高的家族。术前 AFP 升高者,如果手术后 1~2 个月仍然未降到正常说明有残癌。术前 AFP 升高,手术后降到正常但以后又升高常表示复发。治疗后血 AFP 下降多表示病情好转,AFP 升高多表示病情恶化。肝癌 AFP 有 50%~70% 与 Con A 无亲和性,而肝炎肝硬化患者 AFP 有 80%~90% 与 Con A 有亲和性;肝癌 AFP 大多数与 LCA 有亲和性,而肝炎肝硬化患者 AFP 与和 LCA 无亲和性。一般肝癌患者含与 LCA 有亲和性的 AFP 大于 25%,而肝炎肝硬化患者含与 LCA 有亲和性的 AFP 小于 15%,所以可用此 AFP 异质体来鉴别良、恶性。

(2)各种酶类:γ-谷氨酰转移酶同工酶Ⅱ(γ-Glutamyl transferaseⅡ,γ-GTⅡ)、异常凝血酶原(Des-γ-carboxy prothrombin,DCP)、α-L-岩藻糖苷酶(α-L-Fucosidase,FUCA)等也有较特异的增高。其他如醛缩酶(Aldolase,ALD)及其同工酶、5'-核苷酸酶(5'-Nucleotidase,5'-NT)、γ-GT、碱性磷酸酶(AKP)、α₁-抗胰蛋白酶(α₁-antitrypsin,AT)、铁蛋白和酸性同工铁蛋白、癌胚抗原(CEA)、谷胱甘肽-S-转移酶(GST)、M₂ 型丙酮酸激酶同工酶(M₂-PyK)、恶性疾病相关性 DNA 结合蛋白 2、组织多肽(t-PA)、癌基因蛋白(erbB-2)等也有一定的升高。这些标记对 AFP 阴性者尤其有诊断帮助。

(3)其他:肝炎病毒标记检查(乙型和丙型)、患者免疫功能检查(NK 细胞活性、巨噬细胞活性及 T 细胞亚群 CD₄、CD₈)等也有诊断参考意义。

2.医学影像学检查　包括腹部 B 超、CT、MRI、血管造影和核素检查等。

3.病理检查　腹腔镜下或超声引导下穿刺活检病理组织学检查。

【诊断标准】

1.亚临床肝癌　是指患者无临床症状,血甲胎蛋白升高或(和)影像发现肝内占位性病变(病变通常直径≤5cm)。诊断依据:有乙肝、丙肝背景的患者血甲胎蛋白升高≥30μg~400μg/L 持续 2 个月以上(或血甲胎蛋白升高≥500μg/L 持续 1 个月以上),并排除活动性肝病、妊娠、生殖腺肿瘤,或(和)影像发现。

2.临床肝癌　指有临床症状(消瘦、乏力、纳差、肝区疼痛、腹部包块等)的肝癌。多数肝癌瘤体较大。1999 年第 4 届全国肝癌学术会议制定的临床诊断标准:血甲胎蛋白升高>400μg/L+排除活动性肝病、妊娠、生殖腺肿瘤及转移性肝癌+能够触及有硬块的肝脏或一种影像学检查有明确肝癌特征;血甲胎蛋白升高≤400μg/L+排除活动性肝病、妊娠、生殖腺肿瘤及转移性肝癌+两种影像学检查有明确肝癌特征,或者有两种肝癌标志物(血甲胎蛋白异质体、异常凝血酶原、γ-谷氨酰转移酶Ⅱ、α-L-岩藻糖甘酶等)阳性,并有一种影像学检查明确有肝癌特征;有肝癌临床症状(消瘦、乏力、纳差、肝区疼痛、腹部包块等)+肯定的肝外转移灶(包括肉眼血性腹水或者腹水中有癌细胞)+能够排除转移性肝癌。

【临床分期分型】

1977 年全国肝癌防治研究协作会议制定的三期三型标准：Ⅰ期（无明显肝癌症状和体征）；Ⅱ期（超过Ⅰ期标准而无Ⅲ期证据）；Ⅲ期（有明确恶病质、黄疸、腹水、肝外转移这四种症状体征之一）。单纯型（临床和化验无明显肝硬化表现）；硬化型（临床和化验有明显肝硬化表现）；炎症型（病情发展快，伴有持续癌性高热或 ALT 持续升高 1 倍以上）。

1985 年日本学者 Okuda 提出的分期：根据瘤体体积（＞肝脏体积的 50％ 为阳性）、腹水（有腹水为阳性）、血清白蛋白（＜30g/L 为阳性）和血清总胆红素（＞51、3μmol/L 为阳性），这 4 项指标将肝癌分为四期：Ⅰ期（4 项均阴性）、Ⅱ期（4 项中有 1～2 项阳性）、Ⅲ期（4 项中有 3～4 项阳性）。

1997 年国际抗癌联盟的肝癌 TNM 分期：依据体检、医学影像学和（或）手术探查结果，将肝癌描述为 T_1（单个结节，直径≤2cm，无血管侵犯）、T_2（单个结节，直径≤2cm，有血管侵犯；或者多个但局限于一叶，直径≤2cm，无血管侵犯；或者单个结节，直径＞2cm，无血管侵犯）、T_3（单个结节，直径＞2cm，有血管侵犯，或者多个但局限于一叶，直径≤2cm，有血管侵犯，或者多个但局限于一叶，直径＞2cm，有（无）血管侵犯）、T_4（多个，超出一叶，或者侵犯门静脉主要分支或肝静脉，穿破内脏腹膜）、N_1（有局部淋巴结转移）、M_1（有远处转移）。再根据这些描述将肝癌分为四期：Ⅰ期（$T_1N_0M_0$）、Ⅱ期（$T_2N_0M_0$）、ⅢA 期（$T_3N_0M_0$）、ⅢB 期（T_1-$T_3N_1M_0$）、ⅣA 期（T_4N_0-N_1M_0）、ⅣB（T_1-T_4N_0-N_1M_1）。

【鉴别诊断】

1. 继发性肝癌　原发癌灶最常见为大肠癌、胃癌、胰腺癌，其次是肺癌、乳腺癌，其他还有胆管或胆囊癌、食管癌、卵巢癌、子宫癌、前列腺癌、膀胱癌、肾上腺癌、甲状腺癌、腹膜后恶性肿瘤等。无乙型或者丙型病毒性肝炎肝硬化背景。90％ 血甲胎蛋白低于 25μg/L，但其他肿瘤标志如 CEA、CA19-9、CA125、SPA 等可以升高。多数多发、散在、大小相仿（但单个结节也不少见）。继发性肝癌超声检查可见"牛眼征"，边界较原发性肝癌清楚，血供多数不如原发性肝癌丰富；CT 平扫显示实质性占位低密度而中央有更低密度，增强后动脉期有明显的边缘增强（但不如肝血管瘤），而中央低密度更明显，即边缘增强；MRI 也可显示与原发性肝癌不同。

2. 肝血管瘤　多数与原发性肝癌鉴别不难，但误诊、误治也不少见。肝血管瘤女性多见，无乙型或者丙型病毒性肝炎肝硬化背景，多数无临床症状，血甲胎蛋白低于 25μg/L，病程长、发展慢、一般情况好，与原发性肝癌影像表现不同：无门脉癌栓，边界清楚。肝血管瘤超声显示为无声晕的实质性占位（大于 3cm 的常为强回声，小于 3cm 的常为低回声），病灶周边或内部无血流信号或仅有斑点状色彩暗淡的血流信号，CT 平扫显示实质性占位低密度，较大病灶增强显示动脉期有缓慢充填，边缘结节状增强，密度与主动脉相近，门静脉期增强区扩大，但密度仍然与肝内血管密度相近，而延迟扫描病灶显示除中央的更低密度外其他部位为等密度充填（即慢升慢降型），但较小病灶增强也可表现速升速降型，门脉期可以表现为等密度或低密度，类似原发性肝癌；MRI 显示病灶 T_1 低信号而 T_2 信号与 T_1 相互对应的高信号，但随回波延长信号强度增加，增强后 T_1 加权像与 CT 增强相似；血管造影显示病灶为边界清楚的、无周边血管环绕的团状或丝状影，病灶内造影剂充盈早但停滞时间长；放射性核素肝检查对于肝血管瘤的鉴别也有重要意义。

3. 肝脓肿　常有中度发热或高热，部分有寒战，肝区常有明显疼痛、触痛及叩击痛；白细胞数多数明显增高，可有核左移及中毒颗粒出现；阿米巴肝脓肿患者粪便中可找到滋养体和包囊及补体结合试验阳性。无乙型或丙型病毒性肝炎肝硬化背景；血甲胎蛋白低于 25μg/L。肝脓肿液化时较容易与原发性肝癌相鉴别：超声显示圆形或类圆形无回声或均匀低回声液性暗区，壁厚而粗糙，病灶边界不清楚；CT 平扫显示实质性占位，密度近似软组织而高于水，增强显示病灶中央有明显增强但呈现蜂窝状不均匀，周边因为充血水肿而形成轻微增强的边界不清的环状征，整个病灶增强后反而感觉较增强前缩小；MRI 显示中央坏死病

灶区 T_1 高信号而 T_2 仍然高信号，T_2 显示其周边有一 3mm～5mm 厚的壁（略低高信号）而其壁外有一较厚的信号更高的水肿区；血管造影显示病灶为充盈缺损，病灶区无血管，而肝内血管光滑移位与病灶一致。肝穿出脓液即可以确诊。但近年来随着抗生素的广泛应用，其临床症状往往不典型，病灶早期未液化，影像学的表现也并不典型，鉴别有困难，可以进行超声引导下的肝脏穿刺病理组织学检查。

4.肝腺瘤　女性多见，无乙型或者丙型病毒性肝炎肝硬化背景，常有口服避孕药物史，多数无临床症状，血甲胎蛋白低于 $25\mu g/L$。影像学的表现为圆形或类圆形，边界清楚，但与分化好而有包膜的原发性肝癌影像学上的表现相似。放射性核素 ^{99m}Tc-PMT 延迟扫描较分化好的肝癌有更强的阳性显像。

5.局灶性结节增生（FNH）　为肝实质损害与增生组织共同形成的良性病变。男女比例为 1：2，育龄妇女口服避孕药者多见；临床上 3/4 无症状（少数有腹部包块，局部自发性破裂出血，局部压迫门静脉形成局部门静脉高压症）。病理表现为无包膜而边界清楚的结节，多数单个，多数直径 1cm～5cm，显微镜下的表现类似非活动的肝硬化，有细胞退变、炎性细胞浸润，也有细胞再生及纤维化，纤维组织中有扩张的血管，也含胆栓的胆管。CT 平扫显示实质性占位，多位于肝脏外周，密度略微低于肝实质，边界清楚，部分病例因为病灶中央瘢痕组织条索状分隔而呈现放射状低密度。MRI 显示病灶 T_1 为等或略低信号而 T_2 为等或略高信号，中央瘢痕区 T_1 低信号而 T_2 高信号。典型三联征为 T_1 为等信号、T_2 为等信号，中央瘢痕区 T_2 为高信号。增强与原发性肝癌类似；放射性核素 ^{99m}Tc-PMT 延迟扫描较肝癌有更高的阳性显像。

6.肝囊肿　无乙型或丙型病毒性肝炎肝硬化病史，多数无临床症状，血甲胎蛋白低于 $25\mu g/L$。影像学的表现为圆形或者类圆形病灶，内部均匀，边界清楚。超声显示囊壁清晰光滑而且薄的强回声，囊液均匀无回声，后方回声明显增强；CT 平扫显示水样低密度，病灶无增强；MRI 显示病灶 T_1 低信号、T_2 高信号，病灶无增强。

7.肝包虫病　有西北牛羊接触史；血嗜酸性粒细胞增高；Casoni 皮内试验及补体结合试验阳性；X 检查可有囊壁钙化；超声显示囊壁的强回声，囊液均匀无回声，病灶内可以有大小不等的子囊而呈现车轮状改变。

8.其他　肝硬化结节（CT 平扫显示实质性占位，密度稍高，增强后结节增强不如正常肝组织，MRI 显示病灶 T_1 高或等信号、T_2 等或低信号）；炎性假瘤（有时呈现分叶状或多个结节融合，周边无血流，无增强）；肝血管平滑肌肉瘤（HAML）；肝内胆管囊腺瘤；肝结核瘤（起病缓慢，午后低热、盗汗、乏力、消瘦，右季肋隐痛不适，常放射及右背肩部、血沉快、结核菌素试验强阳性、绝大部分患者有肝外脏器结核病史、肝穿可找到抗酸杆菌）；胆管错构瘤；肝脂肪瘤、肝内肉芽肿等。

【治疗】

1.原发性肝癌间质疗法　是指治疗因子直接作用于肿瘤以杀灭肿瘤细胞，从而减轻机体的肿瘤负荷，阻抑肿瘤的发展，延长患者的存活期，目前包括射频（RFT）、冷冻、激光、微波、立体定位放射治疗（X 刀、γ 刀、光子刀）或超声聚焦刀（HIFU）、电化学疗法（ECT）、无水乙醇局部注射（PEI）。适应证：一般情况尚可，无明显心、肺、肾等重要脏器质性病变；无广泛肝外转移；肝功能分级 Ⅰ～Ⅱ级；肿瘤部位表浅，癌灶单个直径≤5cm，癌灶数量≤5 个，而 X 刀、γ 刀治疗时癌灶单个直径应该≤3cm，癌灶数量应该≤3 个，血白细胞数>3×10^9/L，血小板>50×10^9/L。本方法还适用于不愿意或不能外科手术治疗者。这种治疗的一个最大问题是治疗不彻底而容易复发转移。

2.放射介入法经导管肝动脉内栓塞化疗（TAE/TACE）

（1）适应证：一般情况尚可，无明显心、肺、肾等重要脏器病变；无广泛肝外转移；肝功能分级 Ⅰ～Ⅱ级，无严重黄疸（血清总胆红素<3mg/dl），无大量腹水，无肝性脑病；无活动性食管胃静脉曲张出血；肿瘤单发或者多发，肿瘤体积≤全肝体积的 2/3；门静脉主干内无完全阻塞的癌栓，病灶侧肝脏门静脉分支内虽然有

癌栓,但健侧肝脏门静脉内无癌栓或者虽然也有癌栓但仍然有血流通过;肿瘤属于多血供型;无碘过敏;患者不愿意或不能手术。

(2)常用的栓塞剂和化疗药物:栓塞剂有碘化油、明胶海绵细条,常用的化疗药物有顺铂、卡铂、多柔比星、吡柔比星、表柔比星或氟尿嘧啶,其剂量根据患者一般情况、肝功能分级、血白细胞数及血小板数量、肿瘤局部情况、是否联合用药等情况而定。如果患者血白细胞数$<3\times10^9/L$,血小板$<50\times10^9/L$或者肝功能差,可以用碘化油进行 TAE 而不宜 TACE。碘化油经常与化疗药物制成混悬剂合用,导管内可以注入导向放射治疗剂和缓慢释放型化疗药物(如丝裂霉素 C 微球)。

(3)操作中应注意的事项:部分患者肝动脉变异,应予注意。较小的肿瘤进行栓塞时应该应用超微导管进入肿瘤供血动脉较小的肝段分支,以减少对正常肝细胞的损害,而且只有栓塞肿瘤内的中小血管,才能使肿瘤难以建立侧支循环。

(4)继续治疗问题:使用碘化油栓塞后 2～4 周应该拍摄 CT 平片,以了解肿瘤区域的碘油积聚情况,判断疗效和指导下一步治疗选择。由于 1 次经导管肝动脉内栓塞化疗后肝功能的损害需要 4～6 周才能完全恢复,再次栓塞主要是栓塞肿瘤建立的侧支循环血管,而侧支循环血管的建立也需要一定的时间;随着 TACE 次数的增多,肝功能的损害也加重;所以 TACE 次数应该先密后疏,第 2 次 TACE 应该间隔 1 个半月左右,第 3 次 TACE 应该间隔 2 个月左右,第 4 次 TACE 应该间隔 3 个月左右,以后根据具体情况而定。经导管肝动脉内栓塞化疗是姑息性治疗,小的癌灶由于同时有较多的门脉血供的缘故(大的癌灶主要为动脉血供,门脉血供少),周边常有癌细胞残留(中央坏死约为 80%),大的癌灶由于药物不容易到达肿瘤的中央,所以肿瘤中央区常有癌细胞残留(中央坏死约为 35.3%)。肝动脉栓塞及化疗药物灌注 2～5 次后患者肝功能分级好转,肿瘤缩小 50% 左右,可以进行二期或者二步切除;经导管肝动脉内栓塞化疗虽然没有达到能够切除的条件,但达到间质疗法的条件时可以再进行间质疗法或者超声引导肝内门静脉支栓塞化疗,现在越来越多的文献主张这样的联合。对于有肺转移的可以同时进行肺动脉内栓塞化疗。

(5)不良反应

①栓塞化疗术后综合征:表现为恶心、呕吐、纳差、上腹部不适或疼痛、发热等,见于栓塞化疗术后 1 周内。发热发生在 90% 以上,一般在栓塞化疗术后 2～3 天出现,经历 1 周左右消失,少数甚至持续 1 个多月。

②栓塞剂逆流到其他脏器血管导致异位栓塞:栓塞剂逆流到胃十二指肠动脉或者腹腔动脉分支,可引起胃十二指肠溃疡、坏死、出血,胰腺炎,脾梗死,胆囊缺血坏死。多数只是短暂的缺血,1 周左右可恢复。

③有动静脉瘘:有发生肺栓塞的可能。

④肝功能恶化:部分肝储备功能差、栓塞化疗药物剂量过大,有门静脉内癌栓,肿瘤血管栓塞选择性差的患者可出现肝功能恶化,轻者栓塞化疗术后转氨酶、胆红素升高,腹水形成或增加,血白蛋白下降,凝血酶原时间延长等,10 天左右恢复或者迁延 1 个月左右恢复,重者可出现不可逆的肝功能衰竭。

⑤其他:呃逆、食管胃静脉曲张出血、骨髓抑制而导致血白细胞数和血小板下降、菌血症或败血症或肝肿瘤局部继发感染或肝脓肿、肝破裂出血、糖尿病加重、肾功能损害、心脑血管意外等。

(6)疗效影响因素:①单个优于多个,肿瘤小预后好。②透明细胞癌对 TACE 敏感,小细胞、低分化或未分化癌对 TACE 敏感性差。③有门静脉癌栓者预后差。④有动、静脉瘘、侧支循环建立快的预后差。⑤碘化油与化疗药物联用较单独应用效果好。⑥联合应用明胶海绵较单独应用碘化油栓塞剂好。⑦肿瘤血供丰富、碘化油积聚好的预后好。⑧导管超选择介入(甚至介入小肿瘤的肝亚段血管)效果好。⑨TACE后能够进行二期或者二步切除或再进行间质疗法或者超声引导肝内门静脉支栓塞化疗的预后好。

3.生物治疗　非特异性免疫调节剂的抗癌治疗(卡介苗、短小棒酸杆菌、香菇多糖、OK432、力尔钒、高聚生等),细胞因子治疗(白介素-2、干扰素、肿瘤坏死因子、粒细胞—单核细胞集落刺激因子等),抗癌效应细胞的过继免疫治疗(LAK 细胞、TIL 等),单克隆抗体导向治疗(肿瘤特异性抗体交联毒素、同位素或者化疗药物)、肿瘤的转基因治疗。

【护理措施】

1.疼痛的护理

(1)给患者创造一个安静舒适的休息环境,减少各种不良的刺激因素和心理压力,尊重患者,尽量满足患者的要求。

(2)教会患者一些放松技巧,如深呼吸等,鼓励患者参加转移注意力的活动,如与患者交谈、嘱其多听音乐等。

(3)疼痛严重患者,应与医师协商给予长期医嘱的镇痛药物,以消除或减轻患者的疼痛,并注意观察镇痛药用药后反应。最新的镇痛方式为患者自控镇痛,即应用特质泵,连续性输入镇痛药。患者可自行控制,采取间歇性投药,增强患者自我照顾和自主能力及对疼痛的控制能力。

(4)观察患者疼痛的性质、部位及伴随症状,及时发现问题并协助医师处理异常变化。

2.心理护理

(1)及时对患者恐惧心理的程度进行评估,以确定对患者进行心理辅导的程度。护理人员应给予患者诚挚的关心和帮助,使患者接受这一事实,乐观对待疾病。

(2)注意鼓励患者参与治疗和护理,适当给予一些治疗知识,使其相信科学,增强与疾病斗争的勇气和决心。

(3)注意家属的情绪,家属的不良情绪可影响患者,因此,要给予家属一定的心理支持,倾听他们的诉说,并给予指导。

3.提供合理营养

(1)应提供高蛋白、适当热量、高维生素饮食。避免摄入高脂肪、高热量和刺激性食物,防止加重肝脏负担。有恶心、呕吐时,给予止吐药后进少量食物,增加进餐次数。进食少者给予支持疗法,如静脉补充营养。

(2)必要时给予静脉输注清蛋白等。患者伴有肝衰竭或肝性脑病倾向时,蛋白质摄入量应减少,甚至暂禁蛋白质饮食。有腹水时限制水的摄入,低钠饮食。

4.病情监测

(1)观察有无肝区疼痛加重,有无发热、腹水、黄疸、呕血、黑粪等。

(2)观察有无转移表现,有无肝昏迷先兆表现。

(3)加强口腔和皮肤护理,以预防感染。

【健康指导】

1.指导患者保持乐观情绪,建立积极的生活方式,有条件者可参加社会性抗癌组织活动,增加精神支持,以提高机体抗癌能力。

2.保持生活规律,注意劳逸结合,避免情绪剧烈波动和劳累,以减少肝糖原分解,减少乳酸和血氨的生成。

3.指导患者合理进食,增强机体抵抗力。戒烟、酒,减轻对肝脏的损害。

4.指导患者和家属熟悉肝癌的有关知识及并发症的预防和识别,以便随时发现病情变化,及时就诊,调整治疗方案。

5.遵医嘱服药,忌服损伤肝脏药物。

(余 米)

第五节　肝性脑病的护理

【概述】

肝性脑病(HE)是肝脏功能严重障碍,由肝衰竭、肝硬化等慢性肝病或门体分流所引致,以代谢紊乱为基础的中枢神经系统功能失调的一种综合征。临床上以神经精神症状为主,表现为行为异常,意识障碍,昏迷,可有扑翼样震颤和病理神经反射。诊断前需排除其他脑病和中枢神经系统失调综合征。近年把轻微型肝性脑病,即没有可识别的大脑失常临床表现及相关的症状和体征,只有通过精细的智力测试或神经电生理检测才有异常发现的肝性脑病,也归入本症。

【病因】

1.上消化道出血　每100毫升血液中含蛋白质约20克,出血后血液淤积在胃肠道内,蛋白质分解,肠内产氨增高。

2.大量排钾利尿、放腹水　常导致有效循环血容量减少及大量蛋白质和水、电解质丢失,可致低钾性碱中毒,促使NH_3透过血脑屏障,进入到脑细胞产生氨中毒。

3.高蛋白质饮食　可导致血氨增高。

4.药物　镇静药、麻醉药可直接抑制大脑和呼吸中枢,造成缺氧加重肝脏损害。含氮药物可引起血氨增高。加重肝损害的药物也是诱发肝性脑病的常见原因,如乙醇、抗结核药物等。

5.感染　增加了肝脏吞噬、免疫、解毒功能负荷,并引起代谢增高与耗氧量增加。

6.便秘　可以使含氮物质与肠道细菌接触时间延长,有利于氨的产生和吸收。

7.其他　腹泻、外科手术、尿毒症、分娩等可增加肝、脑、肾代谢负担或抑制大脑功能,从而促使肝性脑病的发生。

【临床表现】

肝性脑病的分期及临床表现具体见表22-1。

表 22-1　肝性脑病的分期及临床表现

分期	意识	智力	个性、举止	神经肌肉异常	脑电图
0期 (轻微型)	无改变	注意力和操作能力下降,心理智能测试异常	无改变	无改变	无改变
Ⅰ期 (前驱期)	意识下降、性格改变、日夜颠倒	计算能力下降、注意力不集中、健忘	行为夸张欣快或抑郁、多语、易激	扑翼样震颤、共济失调、书写障碍	对称性慢波4～7次/秒
Ⅱ期 (昏迷前期)	嗜睡,举止失常	定向力丧失计算能力和记忆力显著下降	抑制力下降,个性明显改变,焦虑或淡漠,行为不恰当	扑翼样震颤、言语不清、反射减退、共济失调	对称性慢波4～7次/秒
Ⅲ期 (昏睡期)	昏睡但可叫醒,精神错乱	计算力和有意交流丧失	行为举止怪异,偏执或易怒,情绪激动	扑翼样震颤、反射亢进、肌阵挛	对称性慢波4～7次/秒

分期	意识	智力	个性、举止	神经肌肉异常	脑电图
Ⅳ期 （昏迷期）	浅昏迷或深 昏迷	无	无	扑翼样震颤不能 引出，反射消失	对称性慢波 1～3 次/秒

【护理】

（一）入院时

1.意识障碍　与血氨增高、大脑处于抑制状态有关。

（1）护理目标：患者感知恢复正常。无受伤、误吸发生。

（2）护理措施

1）饮食护理：以碳水化合物为主要食物，每日供给热量 1200～1600kcal 和足量的维生素。昏迷者鼻饲 25％葡萄糖液供给热量。胃不能排空时应停止鼻饲改用静脉滴注。全日蛋白质<30～40g，给予支链氨基酸为主的豆制品（即植物性蛋白）最好，不用动物性蛋白，昏迷时禁用蛋白质。水入量一般为尿量加 1000ml/d。脂肪尽量少用。

2）避免其他诱发因素，防止导致病情加重。禁止给患者应用安眠药和镇静药物，防止大量进液或输液，防止感染，保持大便通畅。

3）作好昏迷患者的护理。患者取仰卧位，头略偏向一侧以防舌后坠。保持呼吸道通畅，必要时吸氧。对眼睑闭合不全角膜外露患者可用生理盐水纱布覆盖眼部。做好尿潴留、大小便失禁的护理及防压疮的护理。

4）加强病情观察。对一期、二期患者的性格改变和行为异常应予重视并严密观察，协助医师及早诊断，及时处理以控制病情的恶化。加强对患者生命体征的监测并作记录。

5）认真执行医嘱进行药物治疗。准确而迅速给以降氨等有关药物，了解药物的作用、注意事项及药物不良反应等。

2.心律失常、心脏停搏危险

（1）护理目标：患者家属对受伤危险的认知程度增加，并能采取有效措施加以预防，未出现受伤现象。未出现心律失常和心脏停搏等并发症。

（2）护理措施

1）准确记录液体出入量，如饮食饮水量、静脉补液量、大小便量、呕吐和引流液量等。准确记录 24 小时出入水量可供临床医师参考、及时调整补液方案。

2）遵医嘱补钾。静脉补钾时，要做到：①见尿补钾：一般以尿量超过 40ml/h 或 500ml/d 方可补钾；②禁止静脉推注钾，防止血钾突然升高，导致心脏停搏；③限制补钾总量；④控制补液中钾浓度：补液中钾浓度不超过 40mmol/L（氯化钾 3g/L）；⑤滴速勿快：补钾速度不宜超过 20～40mmol/h。

3）疗效观察：患者补液过程中，严密观察治疗效果和注意不良反应。如神志、脱水征象、生命体征和辅助检查结果。

4）移去环境中的危险物品，减少意外受伤的可能。建立安全保护措施，如加床栏保护、加强监护，以免发生意外。

5）并发症的预防和急救。在加强对患者生命体征观察的同时，严密监测心电图。一旦患者出现心律失常应立即通知医师，积极配合治疗；若出现心脏停搏应做好心肺复苏的急救和复苏后的护理。

3.体液过多：腹水

（1）护理目标：患者能维持正常水电解质平衡。

（2）护理措施

1）轻度腹水者可采取平卧位,以增加肝、肾血流量;大量腹水者应取半卧位,使横膈肌下降,减轻呼吸困难。

2）限水限钠,限制每日的进水量与盐的摄入量,每日进水量控制在 1000ml 左右,盐限制在 1～2g。

3）准确记录液体出入量,如饮食饮水量、静脉补液量、大小便量、呕吐和引流液量等。定期测量腹围、血压、体重,查看双下肢水肿情况并认真做好记录。注意监测电解质、清蛋白数值。

4）做好皮肤护理。每天可用温水轻轻擦浴,保持皮肤清洁。水肿好发部位是患者的臀部、外阴、下肢,可用棉垫或气圈保护,经常更换体位,防止压疮发生。

5）督促患者正确服用利尿药,并观察疗效。

（二）住院过程中

1.做好安全防护,避免肝性脑病的诱发因素,防止病情加重

（1）护理目标:患者烦躁不安时能及时发现并妥善处理,保证患者安全。患者家属能配合治疗及护理。

（2）护理措施

1）严密观察病情,注意观察神志、瞳孔变化。

2）加强床边防护,防止坠床。

3）防止大量进液或输液,过多液体可引起低血钾、稀释性低血钠、脑水肿等,从而加重肝性脑病。

4）避免快速利尿和大量放腹水,防止水电解质紊乱和酸碱失衡。

5）防止感染,保持大便通畅。

2.活动无耐力,与电解质紊乱有关

（1）护理目标:恢复血清钾水平,增强活动耐受力。

（2）护理措施

1）加强对血清电解质水平的动态监测。

2）控制病因或诱因的护理:鼓励患者多进食牛奶、香蕉、橘子汁、番茄汁等含钾丰富的食物。

3）增加患者活动耐受力:依据患者耐受程度,为其制订循序渐进的活动计划,并根据其肌张力的改善程度,逐渐调整活动内容、时间、形式和幅度,且主动协助或鼓励患者实施活动计划,使之逐渐增加活动耐力。

3.知识缺乏

（1）护理目标:患者及家属了解药物使用的相关知识和注意事项,能积极配合。

（2）护理措施

1）教会患者及家属如何正确服用各种药物、如何识别药物的不良反应,出现异常情况时要及时就诊。

2）新霉素可影响肠黏膜对一些营养物质如糖、脂肪酸、氨基酸、维生素 A、K 等的吸收。少量吸收入血可引起肾和前庭神经的损害。肾功能不全时不宜使用。

3）乳果糖开始时以 30～45ml/h 口服,直到出现腹泻,然后逐渐减量到每天保持 2～4 次软便为宜,一般维持量是 30ml,每天 2～3 次。不良反应为饱胀、腹绞痛、恶心呕吐等。

4）谷氨酸钾或谷氨酸钠能与氨结合,生成谷氨酰胺,经肾脏排泄。两药均系碱性,能加重碱中毒,因此在碱血症时先静脉滴注精氨酸或大量维生素 C。

（三）出院前指导

1.做好出院前健康教育

（1）护理目标:使患者及家属掌握出院后的健康相关知识,促进疾病缓解,避免疾病复发。

（2）护理措施

1）告知患者及家属多数肝性脑病的发生都有明显的诱发因素,如上消化道出血、大量排钾利尿、大量放腹水、高蛋白饮食、便秘、服用镇静催眠药或感染等。指导患者及家属尽量避免诱发因素,防止复发。

2）出院用药指导:护士教会患者及家属如何正确服用各种药物、如何识别药物的不良反应,出现异常情况时要及时就诊。

3）指导患者及家属定期来院复诊。

2.做好心理护理

（1）护理目标:患者能保持心情愉快,有信心通过自我保健使疾病不致恶化。

（2）护理措施

1）患者意识一旦清醒后,及时介绍病因与诱发因素,使患者认识病情的严重性,但又有信心延缓病情进展。

2）指导家属关心、照顾患者。

【安全提示】

1.加强安全防护　部分早期肝性脑病患者因行为异常、狂躁而出现自伤或伤害他人行为。因此,在护理工作中护士除了加强病房巡视外,还应祛除病房内一切不安全因素,把水果刀、热水瓶、玻璃杯、剪刀等危险物品收藏好,及时与患者家属联系,告知病情,请家属陪护或派专人陪护,以免发生意外。当患者出现狂躁时,护理人员以尊重、体谅、和蔼态度对待,切忌伤害人格或以绝望的态度对待,更不能训斥,以免使患者更狂躁。慎用镇静剂,必要时加床栏或使用约束带,防止坠床或撞伤。约束带在使用时应注意患者肢体皮肤的变化,应用棉垫包裹后再约束,每2小时放松一次,观察皮肤的情况,躁狂的患者可用大单在其胸腹部及膝部处进行约束,注意大单的宽度和松紧度要适宜。

昏迷的患者要保持呼吸道通畅,保证氧气供给。注意观察患者口中有无分泌物,可将患者头偏向一侧,并及时清除分泌物。有尿失禁或尿潴留者,可留置导尿管,保持会阴部皮肤的干燥、清洁,预防感染,并准确记录小便的颜色及量。昏迷的患者还应预防压疮的发生,每2小时翻身一次,每次翻身后应在骨突处按摩或热敷以促进血液循环,可在两腿之间放软枕,必要时应用防压疮气垫床。

应用药物时应注意患者的用药疗效及不良反应,包括静脉用药、口服用药及灌肠用药,同时应注意患者的用药安全性,意识不清的患者防止自行将管路拔出、防止针头刺伤以及自伤或伤害他人。

2.消除诱因　对于肝性脑病病例,在起病之初就应积极寻找引起昏迷的诱发因素。多数肝性脑病的发生都有明显的诱发因素,如上消化道出血、大量排钾利尿、大量放腹水、高蛋白饮食、便秘、服用催眠镇静药或麻醉剂以及感染等,这些因素都是可以避免或治疗的。消除诱因是避免肝性脑病发生发展的最基本策略和重要环节。

3.防治脑水肿、出血与休克　颅内压增高超过30mmHg时可出现脑水肿的临床症状,最早症状是收缩期高血压、肌张力增高,并逐渐成为去大脑姿态。终因脑疝形成,出现呼吸抑制而死亡。可应用甘露醇、高渗葡萄糖静脉滴注达到脱水、降低颅内压作用。另外,抬高头部20°可降低颅内压,但头部抬高到40°~60°时,相反地将使颅内压显著增高,故对合并脑水肿的肝性脑患者应采取头部轻度抬高的姿势,但勿高于水平位30°。由于肝衰竭者常有凝血障碍,甚至有发生DIC的可能,如有发生应积极处理。应用H_2受体拮抗剂、质子泵抑制剂使胃内pH保持在5.0以上,可防止上消化道出血。另外,静脉滴注维生素K_1、输新鲜血或冷沉淀可达到预防和治疗出血的目的,一旦出现上消化道大出血,应立即按消化道大出血常规处理。

【经验分享】

1.提高肝性脑病患者灌肠的效果　给予肝性脑病患者灌肠治疗是减少肠道内毒性代谢产物尤其是减

少氨的一项重要措施。灌肠液以生理盐水为最佳，一次剂量可用 500～700ml，并加用适量的 0.25%～1% 醋酸溶液。肝性脑病患者灌肠宜采取抬高臀部然后右侧卧的体位。因为右半结肠是产氨最多的地方，灌肠液应抵右半结肠才能有效地清除该处的内容物，并降低该处的 pH 值，减少毒物的生成和吸收。用弱酸性溶液灌肠，可使肠内的 pH 值保持于 5～6，有利于血中 NH_3 逸出进入肠腔随粪便排出，忌用肥皂水灌肠。每日大便 3～5 次最为理想，注意肛门周围皮肤护理。

2.正确实施饮食护理　食人的蛋白质大部分在肠道内被消化吸收，未被吸收的部分被肠道细菌所分解而产生氨。因此肝性脑病患者要避免含氨较多的食物进入肠道，防止因肠道细菌分解而产生有毒物质，尤其是产氨。控制与调整饮食中蛋白质摄入量，能量供给应以糖类为主，每天供给热量 1200～1600kcal 和足量的维生素，并保持糖类和蛋白质的比例均衡。有肝性脑病病史者的蛋白质摄入量不宜超过 70g/d，但不能低于 40g/d，以免引起负氮平衡。发生肝性脑病时，更应严格控制蛋白质摄入量。患者清醒后可以从少量蛋白质开始进食，以植物蛋白质为主，开始每千克体重 0.5g/d，能耐受时增至 40～80g/d。因植物蛋白质含纤维素丰富，能促进肠道蠕动，且有降低氨生成的潜在作用。

轻微肝性脑病患者不必禁食蛋白质，但应以植物性蛋白或动、植物混合性蛋白饮食结构为佳。Ⅰ～Ⅱ期肝性脑病患者起病数日内的蛋白质摄入量应限制在 20g/d 以内，如病情好转，每 3～5 天可增加 10g 蛋白质，完全恢复后每天可摄入 0.8～1.0g/kg 体重的蛋白质，以维持基本的氮平衡。Ⅲ～Ⅳ期肝性脑病患者应禁止从胃肠道补充蛋白质。显著腹水者钠量应限制在 250mg/d，水入量一般为尿量加 1000ml/d。食物配制应注意含有丰富的维生素，尤其维生素 C、维生素 B 族、维生素 K 及维生素 E 等，不宜用维生素 B6，因其可使多巴在周围神经处转为多巴胺，影响多巴进入脑组织，减少中枢神经系统的正常传导递质。脂肪尽量少用，因脂肪可延缓胃的排空。

3.放腹水的患者护理　腹腔穿刺放腹水前嘱患者排尿，以免穿刺时损伤膀胱。放液前遵医嘱测量体重、腹围并记录。穿刺时根据患者情况采取适当体位，如坐位、半坐卧位、平卧位、侧卧位，根据体位选择适宜穿刺点。告知患者在操作过程中若感头晕、恶心、心悸、呼吸困难，应及时告知医护人员，以便及时处理。

一次放液过多可导致水电解质紊乱及诱发或加重肝性脑病，因此应慎重。大量放液后需束以多头腹带，以防腹压骤降，内脏血管扩张而引起休克。放腹水完毕，穿刺点用碘仿消毒后，覆盖无菌纱布，稍用力压迫穿刺部位数分钟，用胶布固定。测量腹围、脉搏、血压及检查腹部体征并记录。嘱患者卧床休息。密切观察患者的生命体征变化及术后反应，观察穿刺处无菌纱布是否干燥、局部有无渗出。观察并记录放腹水的量、颜色以及患者有无不适。

4.肝性脑病的健康指导　疾病知识的指导：向患者及家属介绍导致肝性脑病的各种诱发因素及避免方法。

饮食和生活指导：①嘱患者养成良好的生活习惯，保持粪便通畅。②患者抵抗力低下，应注意避免感染，保持床单的清洁干燥，保证患者的个人卫生，减少与外界的接触。平时注意保暖，防止感冒。③患者由于长期肝脏受损，肝功能减退及营养摄入不足，导致体质下降，不能从事重体力劳动或长时间活动。有些肝性脑病患者在昏迷前期的躁狂后出现身体疲乏，此时应让患者卧床，有专人陪护，在患者进食、如厕时保证其安全性。④使患者了解减少饮食中蛋白质的重要性，从而能自觉遵守。进蛋白质饮食时以植物蛋白质如豆腐为主，减少动物蛋白质如肉类的摄入。

用药指导：指导患者严格遵医嘱服药，了解药物的不良反应。

定期复查：指导家属学会观察患者的思维过程、性格、行为、睡眠方面的改变，一旦有诱发因素存在，应及时就诊。

（曹　玲）

参考文献

1.池肇春.实用临床肝病学(第2版).北京:人民军医出版社,2015

2.王家马龙,李绍白.肝脏病学(第3版).北京:人民卫生出版社,2013

3.吴孟超,李梦东.实用肝病学(第2版).北京:人民卫生出版社,2011

4.贾杰.肝病相关性疾病.北京:科学出版社,2016

5.刘渡舟,程昭寰.肝病证治概要.北京:人民卫生出版社,2013

6.(美)娄格,福斯.哈里森胃肠病学与肝病学.北京:北京大学医学出版社,2011

7.卢秉久,张艳,郑佳连.王文彦肝病辨证思维经验集.北京:科学出版社,2015

8.范虹.肝病.北京:中国医药科技出版社,2015

9.陈立华.肝病中医临床实践.北京:人民卫生出版社,2015

10.静思之.肝病防治一本通.北京:中国中医药出版社,2010

11.范建高.脂肪性肝病(第2版).北京:人民卫生出版社,2013

12.(美)Jawad Ahmad.西奈山肝病诊疗指南.北京:科学出版社,2018

13.尹常健.肝病临证十法.北京:人民卫生出版社,2012

14.(日)与芝真.肝病.河南:河南科学技术出版社,2014

15.张梅奎.中医肝病诊治自学入门.北京:金盾出版社,2011

16.Neil Kaplowitz Laurie DeLeve.药物性肝病.上海:上海科学技术出版社,2016

17.常占杰,宋春荣.肝病.北京:中国医药科技出版社,2016

18.梁庆伟,石磊.肝病偏验方.北京:中国医药科技出版社,2017

19.王震宇.专家解析乙肝病毒携带.天津:天津科技翻译出版社,2011

20.吕文良.名老中医肝病治验录.北京:金盾出版社,2012

21.姚鹏.脂肪肝患者生活一点通.北京:金盾出版社,2012

22.杨悦娅.养肝病自除.上海:上海科学技术出版社,2014

23.康俊杰,吴剑华,陈进春.康良石肝病指归.北京:中国中医药出版社,2015

24.吴国琳.余国友中医药治疗肝病临证经验实录.北京:科学出版社,2017

25.余孟学.中医辨证治疗肝病.北京:金盾出版社,2010

26.陈成伟.药物与中毒性肝病(第2版).上海:上海科学技术出版社,2013

27.胡仕琦,王宇明.肝病知识与咨询热点(第2版).北京:科学技术文献出版社,2011

28.刘士敬.肝病的自助疗法.吉林:吉林科学技术出版社,2011

29.池肇春,毛伟征,孙方利,王正根,王浩文.消化系统疾病鉴别诊断与治疗学(第2版).济南:山东科学技术出版社,2017

30.于皆平,沈志祥,罗和生.实用消化病学(第3版).北京:科学出版社,2017

31.金中奎,陈雷.肝胆外科诊疗风险与防范.北京:人民军医出版社,2011

32.苏忠学,吴亚光.实用肝胆外科学.广州:广东世界图书出版社,2012

33.杜运生,周宁新.肝癌外科治疗新进展.北京:人民军医出版社,2012

34.张新华.实用肝胆胰恶性肿瘤学.武汉:武汉大学出版社,2012

35.江杨清.中西医结合临床内科学.北京:人民卫生出版社,2012

36.蒲晓东.病毒性传染病中医治疗概要.北京:科学出版社,2011

37.王永炎,鲁兆麟.中医内科学.北京:人民卫生出版社,2010

38.姚希贤.衷中笃西消化病治疗学.北京:中国中医药出版社,2016

39.杨世忠.中医肝胆病学.北京:中国中医药出版社,2016

40.林礼务,高上达,薛恩生.肝胆胰脾疑难疾病的超声诊断.北京:科学出版社,2012

41.于保法.肿瘤介入化学免疫治疗学.北京:军事医学科学出版社,2014

42.吴孟超,郑伟达.原发性肝癌中西医结合治疗学.北京:人民卫生出版社,2011

43.陈素良,朱会宾.新发传染病学.石家庄:河北科学技术出版社,2010

44.金中奎,樊华.肝胆外科查房释疑.北京:人民军医出版社,2012

45.何蕾,张文智.肝胆外科重症监护手册.北京:人民军医出版社,2012